LPN San

Österreich

LPN-San Österreich

Lehrbuch für Rettungssanitäter, Lehrsanitäter, Betriebssanitäter und Bundesheersanitäter in Österreich

5., überarbeitete Auflage

BEARBEITER
PETER HANSAK
BERTHOLD PETUTSCHNIGG
HANS-PETER HÜNDORF
ROLAND LIPP
STEFFEN LIPP
JOHANNES VEITH

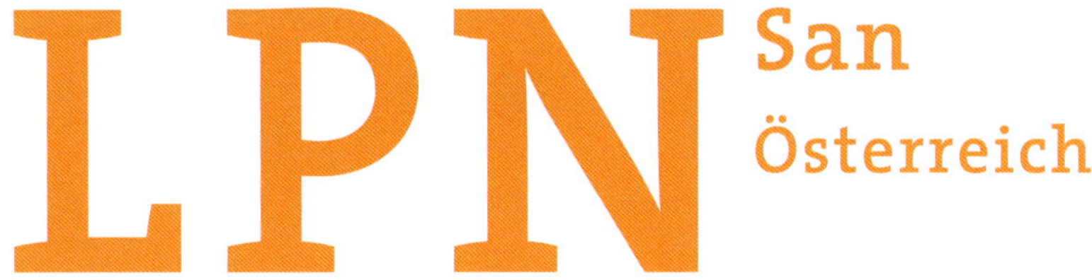

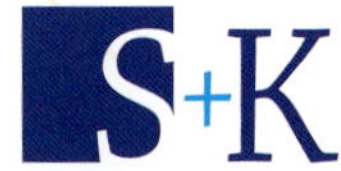

Verlagsgesellschaft Stumpf + Kossendey mbH, Edewecht 2022

Anmerkungen des Verlags

Die Herausgeber bzw. Autorinnen und Autoren und der Verlag haben höchste Sorgfalt hinsichtlich der Angaben von Therapie-Richtlinien, Medikamentenanwendungen und -dosierungen aufgewendet. Für versehentliche falsche Angaben übernehmen sie keine Haftung. Da die gesetzlichen Bestimmungen und wissenschaftlich begründeten Empfehlungen einer ständigen Veränderung unterworfen sind, ist der Benutzer aufgefordert, die aktuell gültigen Richtlinien anhand der Literatur und der medizinischen Fachinformationen zu überprüfen und sich entsprechend zu verhalten.

Die Angaben von Handelsnamen, Warenbezeichnungen etc. ohne die besondere Kennzeichnung ®/™/© bedeuten keinesfalls, dass diese im Sinne des Gesetzgebers als frei anzusehen wären und entsprechend benutzt werden könnten.

Der Text und/oder das Literaturverzeichnis enthalten Links zu externen Webseiten Dritter, auf deren Inhalt der Verlag keinen Einfluss hat. Deshalb kann er für diese fremden Inhalte auch keine Gewähr übernehmen. Für die Inhalte der verlinkten Seiten ist stets der jeweilige Anbieter oder Betreiber der Seite verantwortlich.

Aus Gründen der Lesbarkeit ist in diesem Buch meist die männliche Sprachform gewählt worden. Alle personenbezogenen Aussagen gelten jedoch stets für Personen beliebigen Geschlechts gleichermaßen.

Bibliografische Information der Deutschen Nationalbibliothek

Die Deutsche Nationalbibliothek verzeichnet diese Publikation in der Deutschen Nationalbibliografie; detaillierte bibliografische Daten sind im Internet über http://dnb.dnb.de abrufbar.

Satz: Bürger Verlag GmbH & Co. KG, Edewecht
Umschlaggrafik: Yi Xie, Y I X I E D E S I G N, 34130 Kassel
Druck: mediaprint solutions GmbH, 33100 Paderborn
Nachdruck 2023
ISBN 978-3-96461-144-4

Inhalt

Vorwort zur 5. Auflage

Seit der ersten Auflage des LPN-San Österreich sind 20 Jahre vergangen. Mit dieser nunmehr fünften Auflage wird das Erfolgskonzept des vorliegenden Lehrbuchs in bewährter Weise fortgesetzt. Die lange Zeit, über welche dieses Buch Sanitäterinnen und Sanitäter durch ihre Ausbildung geführt und ihnen im dienstlichen Alltag Unterstützung geboten hat, offenbart, zu welchem festen Bestandteil des österreichischen Rettungsdienstes das Lehrwerk geworden ist.

Wie mit jeder neuen Auflage erfolgt auch mit dieser Ausgabe eine inhaltliche Anpassung an die Veränderungen im Rettungswesen in Österreich seit der vierten Auflage. Seit Inkrafttreten des Sanitätergesetzes und der zugehörigen Ausbildungsverordnung im Jahr 2002 haben sich viele Ausbildungsinhalte verändert, sind neue Medizinprodukte wie der Larynxtubus in die Kompetenz der Rettungssanitäter eingeflossen und wurde auch das Gesetz in kleinen Teilen immer wieder den Notwendigkeiten angepasst. All diesen Veränderungen haben wir im Interesse unserer Leserinnen und Leser in den vergangenen beiden Jahrzehnten immer Rechnung getragen und diese in jede neue Ausgabe einfließen lassen, und so halten wir es auch mit dieser aktuellen Auflage.

Im Jahr 2019 hat in Österreich die Diskussion um eine Evaluierung und Neugestaltung des Sanitätergesetzes begonnen. Wie lange dieser Prozess dauert, war bei Drucklegung dieses Buches noch nicht absehbar. Unabhängig vom Ausgang der Diskussion wird dieses Lehrbuch auch zukünftigen Rettungs-, Lehr- und Betriebssanitäterinnen und -sanitätern, auch denen des Österreichischen Bundesheeres, eine verlässliche Stütze bleiben.

Im Namen aller Autorinnen und und Autoren sowie der Herausgeber möchten wir uns bei allen Sanitäterinnen und Sanitätern, die uns in den vielen Jahren seit Bestehen dieses Buches mit ihren Hinweisen und Anregungen unterstütz haben, herzlich bedanken. Ein Lehrbuch lebt nicht nur von seinem Inhalt, sondern auch von der Akzeptanz seiner Leserinnen und Leser. Daher möchten wir Sie gleichzeitig wiederum auffordern, uns auch weiterhin mit Ihrem Feedback zu unterstützen, um die Qualität dieses Lehrbuchs auch weiterhin auf dem bestehenden, hohen Niveau zu halten.

PETER HANSAK
BERTHOLD PETUTSCHNIGG

Vorwort zur 1. Auflage

Das vorliegende Buch richtet sich vor allem an ehrenamtliche und angestellte Rettungssanitäter im Rettungsdienst, außerdem an Betriebssanitäter und Sanitäter des österreichischen Bundesheeres. Es entspricht in Inhalt und Umfang dem österreichischen Sanitätergesetz, der Ausbildungsverordnung 2003, und berücksichtigt auch den Inhalt des für die Berufsausübung des angestellten Sanitäters vorgesehenen »Berufsmoduls«. Freiwillige Mitarbeiter der Einsatzorganisationen, die vor dem In-Kraft-Treten des Sanitätergesetzes die Ausbildung zum Sanitätshelfer absolviert haben, können sich mit diesem Buch über den aktuellen Stand der Sanitäterausbildung und des Rettungswesens in Österreich informieren.

Bereits bei der Auswahl der Autoren wurde darauf geachtet, dass das Thema zum Beispiel von einem Sanitäter oder von einem in der Notfallmedizin kundigen Arzt geschrieben wurde. Auch wurde darauf geachtet, dass keine komplizierten wissenschaftlichen Abhandlungen entstehen, sondern dass der Text nach pädagogischen Gesichtspunkten an die Adressaten angepasst wurde. Bei den Themen, bei denen es erforderlich erschien, wurde dem Autor noch ein Pate zur Seite gestellt, der seinen zusätzlichen Sachverstand mit einfließen lassen konnte. Besonderer Wert wurde auf die bei der Versorgung von Patienten erforderliche praktische Verwendbarkeit der Ausführungen gelegt. Da Tätigkeiten des Rettungssanitäters und ärztliche Maßnahmen für die optimale Versorgung des Patienten ein Ganzes darstellen, werden in diesem Buch im Sinne einer ganzheitlichen Lehre auch wichtige Handlungen beschrieben, die nicht vom Rettungssanitäter durchgeführt werden dürfen, diesem jedoch bekannt sein müssen. Auf spezielle notärztliche Maßnahmen wird, wenn notwendig, hingewiesen, insbesondere unter dem Gesichtspunkt, dass Sanitäter gemäß dem Sanitätergesetz (SanG) verpflichtet sind, einen Arzt anzufordern.

Die für die Zielgruppe wichtigen Maßnahmen wurden in die Elementar-, Standard- und spezielle Therapie gegliedert, um auf diese Weise dem Lernenden eine gut strukturierte Handlungsanweisung an die Hand zu geben.

Besonderer Dank gilt allen Autoren und Paten für ihre hervorragende Arbeit bei der Erstellung der Texte. Den Mitherausgebern sei Dank für die konstruktive und stets vertrauensvolle Zusammenarbeit. Nicht zuletzt gilt unser aller Dank dem Team der Verlagsgesellschaft Stumpf + Kossendey, das uns stets mit Rat und Tat zur Verfügung stand und bei der zum Teil beschwerlichen Arbeit immer wieder aufmunterte.

Die Leser werden gebeten, das Buch kritisch zu lesen und, falls sie mit den einen oder anderen Ausführungen nicht einverstanden sind, uns darüber zu informieren.

Peter Hansak,
Berthold Petutschnigg

Abkürzungen

a	Jahr/Alter (lat. annus); arteriell; auch: Beschleunigung
A	Ampere (Einheit für elektrische Stromstärke); auch: Fläche; auch: Adenin
A., Aa.	Arterie, Arterien (lat. Arteria/Arteriae)
Abb.	Abbildung
ABCDE	Airway (Atemweg) – Breathing (Atmung) – Circulation (Kreislauf) – Disability (Neurologie) – Exposure (Erweiterte Untersuchung) (Anamneseschema)
ABGB	Allgemeines Bürgerliches Gesetzbuch
Abk.	Abkürzung
Abs.	Absatz
ACLS	Advanced Cardiac Life Support (erweiterte Reanimationsmaßnahmen)
ACS	akutes Koronarsyndrom
AED	Automated External Defibrillator (automatisierter externer Defibrillator)
AES	Alkoholentzugssyndrom
AF	Atemfrequenz
AGE	arterielle Gasembolie
AHA	American Heart Association
AIDS	Acquired Immune Deficiency Syndrome (erworbenes Immunschwächesyndrom)
AIS	Abbreviated Injury Scale (Trauma Score)
ALAT	s. ALT
ALL	akute lymphatische Leukämie
ALS	Advanced Life Support (erweiterte lebensrettende Maßnahmen), s. a. ACLS
ALT	Alaninaminotransferase (Enzym), s. a. GPT, SGPT
AlVG	Arbeitslosenversicherungsgesetz
AMI	akuter Myokardinfarkt
Amp.	Ampulle
AMS	Acute Mountain Sickness (akute Höhenkrankheit)
AMV	Atemminutenvolumen
AP	alkalische Phosphatase
APG	Allgemeines Pensionsgesetz
APRV	Airway Pressure Release Ventilation (Beatmung mit Druckentlastung)
ArbVG	Arbeitsverfassungsgesetz
ARG	Arbeitsruhegesetz
Art.	Artikel
ÄrzteG	Ärztegesetz
ASB(Ö)	Arbeiter-Samariter-Bund (Österreich); auch: assistierte Spontanbeatmung
ASchG	ArbeitnehmerInnenschutzgesetz
ASD	Atriumseptumdefekt (Vorhofseptumdefekt)
ASS	Acetylsalicylsäure
AStV	Arbeitsstättenverordnung
ASVG	Allgemeines Sozialversicherungsgesetz
ATP	Adenosintriphosphat
AUVA	Allgemeine Unfallversicherungsanstalt
AV	atrioventrikulär (auf Vorhof und Herzkammer bezogen); auch: alveoläre Ventilation
aVF	EKG-Ableitung nach Goldberger
AVK	arterielle Verschlusskrankheit
aVL	EKG-Ableitung nach Goldberger
aVR	EKG-Ableitung nach Goldberger
AVRAG	Arbeitsvertragsrechts-Anpassungsgesetz
AZG	Arbeitszeitgesetz
AZV	Atemzugvolumen
bar	Bar (Einheit des (Luft-)Drucks, veraltet), s. a. Pa (Pascal)
BE	Broteinheit; auch: Base Excess (Basenabweichung, Basenüberschuss)
BF	Berufsfeuerwehr
BGA	Blutgasanalyse
B.I.G.	Bone Injection Gun (Gerät zur i.o. Punktion)
BIZ	Betroffeneninformationszentrum
BKTW	Behelfskrankentransportwagen
BLS	Basic Life Support (Basismaßnahmen der Wiederbelebung)
BMI	Bundesministerium für Inneres; auch: Body-Mass-Index
Bsp.	Beispiel
BTE	Biphasic Truncated Exponential Waveform
B-VG	Bundes-Verfassungsgesetz
BWK	Brustwirbelkörper
BWS	Brustwirbelsäule
BWZ	Bundeswarnzentrale
BZ	Blutzucker
bzw.	beziehungsweise
C	Kohlenstoff; auch: Cytosin (DNA-Base)
°C	Grad Celsius
C1–C7	Kurzbezeichnungen für die Halswirbel (s. a. HWK)
C1–C9	Komplementfaktoren 1–9
CI–CVIII	Kurzbezeichnungen für die Spinalnerven im Halswirbelbereich
ca.	circa
Ca	Kalzium
CBRN	chemische, biologische, radiologische und nukleare Gefahren
CCT	kranielle Computertomografie
CE	Conformité Européenne (europäische Konformität)
CEI	Zentraleuropäische Initiative
CEN	Comité Européen de Normalisation

Ch.	Charrière (Maß für den Durchmesser von Tuben, Kathetern und Bougies)
CH	Christophorus Flugrettungsverein
CISM	Critical Incident Stress Management
Cl	Chlor
cm	Zentimeter
cm H_2O	Zentimeter Wassersäule
CO_2	Kohlendioxid
CO-Hb	Carboxy-Hämoglobin
COPD	Chronic Obstructive Pulmonary Disease (chronisch-obstruktive Lungenerkrankung)
CPAP	Continuous Positive Airway Pressure (kontinuierlicher positiver Atemwegsdruck)
CPPV	Continuous Positive Pressure Ventilation (kontinuierliche Überdruckbeatmung)
CPR	kardiopulmonale Reanimation
CT	Computertomografie, Computertomogramm
CTG	Kardiotokografie (simultane Aufzeichnung der Wehen und der fetalen Herzfrequenz)
DAWI	Dienstleistungen von allgemeinem wirtschaftlichem Interesse
DF	Dienstführender
d.h.	das heißt
DHG	Dienstnehmerhaftpflichtgesetz
dia	diastolisch
dl	Deziliter
4-DMAP	4-Dimethylaminophenol
DNHG	Dienstnehmerhaftpflichtgesetz
DNS, DNA	Desoxyribonukleinsäure, Desoxyribonucleid Acid (Träger der genetischen Information)
dpt	Dioptrie (Maßeinheit für die Brechkraft von Linsen)
DSG	Datenschutzgesetz
DSGVO	Datenschutz-Grundverordnung
EAK	Europäischer Abfallkatalog
e.b.	endobronchial
EDV	Elektronische Datenverarbeitung
EEG	Elektroenzephalogramm
EFZG	Entgeltfortzahlungsgesetz
EHEC	hämorrhagisches Escherichia coli (Bakterienart)
EKG	Elektrokardiogramm
EL	Einsatzleiter/Einsatzleitung
EMD	elektromechanische Dissoziation (s.a. PEA), elektromechanische Entkopplung
EMRK	Europäische Menschenrechtskonvention
EN	Europäische Norm(-ung)
ER	endoplasmatisches Retikulum
ERC	European Resuscitation Council
ERU	Emergency Response Unit
ERV	exspiratorisches Reservevolumen
EStG	Einkommenssteuergesetz
ET	Eurotransplant International Foundation (für die Organzuweisung bei Transplantationen zuständige Organisation)
e.t.	endotracheal
et al.	et alii (und andere)
etc.	et cetera
$etCO_2$	endtidale Kohlendioxidkonzentration, endexspiratorischer Kohlendioxidwert
ETEC	enterotoxische Escherichia coli (Bakterienart)
ETT	endotrachealer Tubus
EU	Europäische Union; auch: Extrauteringravidität
EuGH	Gerichtshof der Europäischen Gemeinschaften
e.V.	eingetragener Verein
evtl.	eventuell
EZR	Extrazellulärraum
F	Frequenz; auch: Kraft
FACT	Field Assessment and Coordination Team (steuernde Einsatzgruppe bei Katastrophen)
FAST	Face – Arm – Speech – Time (Schlaganfalldiagnostik)
Fe	Eisen (von lat. ferrum)
FF	Freiwillige Feuerwehr
ff.	folgend(e)
FGG	Führungsgrundgebiet (alt: Stabsfunktionen)
FH	Fluorwasserstoff
FMS	Funkmeldesystem
FR	First Responder
FSME	Frühsommer-Meningoenzephalitis
FüIS	Führungsinformationssystem
(F)VC	(forcierte) Vitalkapazität (Lungenfunktion)
FW	Feuerwehr
g	Gramm; auch: Gravitation (Erdanziehungskraft)
G	Gauge (Maßeinheit für den Durchmesser von Kanülen); auch: Giga-; auch: Grundwert (Bezugsgröße in der Prozentrechnung); auch: Guanin (DNA-Base)
g%	Gramm-Prozent (Gramm pro 100 ml)
GABA	Gammaaminobuttersäure
GCS	Glasgow Coma Scale (Trauma Score)
GefStoffV	Gefahrstoffverordnung
GewO	Gewerbeordnung
ggf.	gegebenenfalls
GH	Growth Hormone (Wachstumshormon), s.a. STH
GHS	Globally Harmonized System (global harmonisiertes System zur Einstufung und Kennzeichnung von Chemikalien)
GI-Blutungen	gastrointestinale Blutungen
GINA	Global Initiative for Asthma
GIS	geografisches Informationssystem
GK	Österreichisches Grünes Kreuz
GPS	Global Positioning System

gr./griech. griechisch
GSD Gesundheits- und Soziale Dienste
GSM Groupe Spécial Mobile (Mobilfunkstandard)
GSVG Gewerbliches Sozialversicherungsgesetz
h Stunde
H Wasserstoff
H_2CO_3 Kohlensäure
H_2O Wasser
HAES Hydroxyethylstärke (Plasmaersatzlösung, Infusionslösung)
Hb Hämoglobin (roter Blutfarbstoff)
HbCO mit Kohlenmonoxid beladenes Hämoglobin
HBO hyperbare Oxygenierung (Überdruck-Sauerstoffbehandlung)
HbO_2 Sauerstoffsättigung des Hämoglobins
HBV Hepatitis B-Virus
HDM Herzdruckmassage
HF Herzfrequenz; auch: Hochfrequenz
HIB Haemophilus influenzae Typ B (Bakterienart)
HITT Hochinfektionstransportteam
HIV Human Immunodeficiency Virus
HLW Herz-Lungen-Wiederbelebung
HME Heat and Moisture Exchanger
HMV Herzminutenvolumen
HNO Hals-Nasen-Ohren
HWK Halswirbelkörper
HWS Halswirbelsäule
HWZ Halbwertzeit
Hz Hertz (Maßeinheit der Stromfrequenz)
HZV Herzzeitvolumen
IC inspiratorische Kapazität (Lungenfunktion)
ICD International Classification of Diseases (internationale Diagnoseklassifikation)
ICR Interkostalraum, Zwischenrippenraum
ID Innendurchmesser
i.d.R. in der Regel
I.E. Internationale Einheit; auch: Immunitätseinheit
I:E Inspirations-/Exspirationsverhältnis
IFA Internationale-Flug-Ambulanz e.V.
Ig Immunglobuline
IgA Immunglobulin Typ A (Antikörper)
IgD Immunglobulin Typ D (Antikörper)
IgE Immunglobulin Typ E (Antikörper)
IgG Immunglobulin Typ G (Antikörper)
IgM Immunglobulin Typ M (Antikörper)
IGV Industriegaseverband
IHT Interhospitaltransfer
IKRK Internationales Komitee vom Roten Kreuz
ILCOR International Liaison Committee on Resuscitation
i.m. intramuskulär
IMV Intermittent Mandatory Ventilation (intermittierende mandatorische Ventilation, intermittierende maschinelle Beatmung)
inkl. inklusive
i.o. intraossär
IPPB, IPPV Intermittent Positive Pressure Breathing, Intermittent Positive Pressure Ventilation (intermittierende Überdruckbeatmung)
IRC International Response Capacity
IRT International Response Team
IRV inspiratorisches Reservevolumen (Lungenfunktion)
ITF Intensivtransportflugzeug
ITH Intensivtransporthubschrauber
ITW Intensivtransportwagen
i.v. intravenös
IZR Intrazellulärraum
IZV intrazelluläres Volumen
J Jod; auch: Joule (Maßeinheit für Energie), s.a. kJ
JD Journaldienst
JUH Johanniter-Unfall-Hilfe e.V.
K Kalium; auch: Kelvin (Maßeinheit der absoluten Temperaturskala)
Kap. Kapitel
kcal Kilokalorie (Kalorie: Maßeinheit für den Energiewert von Lebensmitteln, veraltet), s.a. kJ
Kdo Kommandofahrzeug
KED® Kendrick Extrication Device® (Rettungskorsett)
kg Kilogramm
kg KG Kilogramm Körpergewicht
KH Kohlenhydrate; auch: Krankenhaus
KHK koronare Herzkrankheit
KHz Kilohertz (s.a. Hz)
KIT Kriseninterventionsteam
kJ Kilojoule (Maßeinheit für den Energiewert von Lebensmitteln), s.a. J
km/h Kilometer pro Stunde
kN Kilonewton (s.a. N)
KOF Körperoberfläche
kp Kilopond (s.a. p)
kPa Kilopascal (s.a. Pa)
Kps. Kapsel
KTD Kendrick™ Traction Device (Streckschiene)
KTW Krankentransportwagen (veraltet), s.a. SEW
KUG Klinikunterstützungsgruppe
kV Kilovolt (s.a. V)
KV Krankenversicherung
l Liter; auch: Lambda (Einheit der Wellenlänge)
L1–L5 Kurzbezeichnungen für die Lumbalwirbel (Lendenwirbel), s.a. LWK
LI–LV Kurzbezeichnungen für die Spinalnerven im Lendenwirbelbereich

LAN	Local Area Network
lat.	lateinisch
LD	Leitstellendisponent
LFZ	Lage- und Führungszentrum
LH	luteinisierendes Hormon
Lig.	Ligamentum (Band)
LJ	Lebensjahr
Lkw	Lastkraftwagen
LL	Leitstellenleiter
LLS	Landesleitstelle
l/m	Liter pro Minute
LMA	Laryngeal Mask Airway (Larynxmaske)
LNA	Leitende/r Notärztin/Notarzt
LRKdt	Landesrettungskommandant
LSD	Lysergsäuredimethylamid
LV	linker Ventrikel, linksventrikulär
LWK	Lendenwirbelkörper
LWS	Lendenwirbelsäule
LWZ	Landeswarnzentrale
µ	Mikro-
m	Meter (Längenmaß); auch: Masse
M	Mega-
mA	Milliampere (s. a. A)
MANV	Massenanfall von Verletzten und Erkrankten
mbar	Millibar (s. a. bar)
MDA	Methylendioxyamphetamin
MDMA	Methylendioxymethamphetamin
MDS	Monophasic Damped Sinusoidal Waveform; auch: Motorik, Durchblutung, Sensibilität
MDT	mobiler Datenterminal
MED	medizinische Betreuung
MEES	Mainz Emergency Evaluation Score (Trauma Score)
MEGUS	Medizinisches Großunfallset
Met-Hb	Methämoglobin
mg	Milligramm
Mg	Magnesium
MHDA	Malteser Hospitaldienst Austria
MHz	Megahertz (s. a. Hz)
MIC	Monitoring and Information Centre (auf EU-Ebene)
min	Minute
MJ	Megajoule (s. a. J)
ml	Milliliter
MLS	Mobile Leitstelle
mm	Millimeter
mmHg	Millimeter Quecksilbersäule
mmol	Millimol (s. a. mol)
MMR	Masern, Mums, Röteln
MNS	Mund-Nasen-Schutz
mol	Mol (Einheit der Stoffmenge)
mol/kg	Mol pro Kilogramm (Einheit für die Molalität)
mol/l	Mol pro Liter (Einheit für die Molarität)
mosmol/l	Einheit der Osmolalität (s. a. osmol/l)
MPBV	Medizinproduktebetreiberverordnung
MPG	Medizinproduktegesetz
mRNS	Messenger-Ribonukleinsäure (Moleküle, die zur Umwandlung der RNS in DNS beitragen)
MRT	Magnetresonanztomografie, Kernspintomografie; auch: Mobile Radio Terminal
ms	Millisekunde
MSH	Melanozyten stimulierendes Hormon
mSv	Millisievert
MTE	Monophasic Truncated Exponential Waveform
mV	Millivolt (s. a. V)
MV	Megavolt (s. a. V)
mval	Millival (s. a. val)
n	Nano-
N	Newton (Einheit für Kraft); auch: Stickstoff
N., Nn.	Nerv, Nerven (lat. Nervus/Nervi)
Na	Natrium
NA	Notarzt/Notärztin
NACA	National Advisory Comitee for Aeronautics
NaCl	Natriumchlorid (Kochsalz)
$NaClO_3$	Natriumchlorat
NAH	Notarzthubschrauber
NastV	Nadelstichverordnung
NAVA	Neural Adjusted Ventilatory Assist (druckunterstützte proportionale Spontanatmung)
NAW	Notarztwagen
NEF	Notarzteinsatzfahrzeug
NFS	Notfallsanitäter/-in
NGO	Non-governmental Organization
NH_2	Aminogruppe (Baustein der Aminosäuren)
NH_3	Ammoniak
NH_4	Ammonium
NIV	nicht-invasive Ventilation
NKA	Notfallsanitäter mit Notfallkompetenz Arzneimittellehre
NKI	Notfallsanitäter mit Notfallkompetenz Beatmung und Intubation
NKV	Notfallsanitäter mit Notfallkompetenz Venenzugang
nl	Nanoliter
nm	Nanometer
NMR	Nuclear Magnetic Resonance (Magnetresonanz)
NO	Stickstoffmonoxid
NO_2	Stickstoffdioxid
NSTEMI	Non-ST-elevation Myocardial Infarction (Nicht-ST-Hebungsinfarkt)
NW	Nebenwirkung
Ω	Ohm (Einheit für den elektrischen Widerstand)
O, O_2	Sauerstoff
o. a.	oder andere

o.Ä.	oder Ähnliches
ÖAMTC	Österreichischer Automobil-, Motorrad- und Touringclub
ÖBB	Österreichische Bundesbahn
ÖGHMP	Österreichische Gesellschaft für Hygiene, Mikrobiologie und Präventivmedizin
ÖN/ÖNORM	Österreichische Norm
ÖRK	Österreichisches Rotes Kreuz
o.g.	oben genannte
OGH	Oberster Gerichtshof
OP	Operation; auch: Operationssaal
ORF	Österreichischer Rundfunk
osmol/l	Einheit der Osmolarität
OvD	Offizier vom Dienst
OvT	Offizier vom Tag
p	Druck (von engl. pressure)
P	Leistung (von engl. power, Einheit: Watt); auch: Prozentwert
P.	Fortsatz (Processus)
p%	Prozentsatz
Pa	Pascal (Einheit des Drucks)
PA	Pulmonalarterie
$paCO_2$	Kohlendioxidpartialdruck im arteriellen Blut
PAD	Public Access Defibrillation (öffentlich zugängliche Defibrillatoren)
paO_2	Sauerstoffpartialdruck im arteriellen Blut
PAP	Pulmonary Arterial Pressure (Pulmonalarteriendruck)
pCO_2	Kohlendioxidpartialdruck
PCV	Pressure Controlled Ventilation (druckkontrollierte Beatmung)
PCWP	Pulmonary Capillary Wedge Pressure (Pulmonalkapillardruck)
P_{dia}/P_{sys}	diastolischer bzw. systolischer Blutdruck
PEA	pulslose elektrische Aktivität (s.a. EMD)
pH	Maß der Wasserstoffionenkonzentration
Ph	Phosphor
PHTLS	Prehospital Trauma Life Support
Pkw	Personenkraftwagen
PLS	Patienten-/Personenleitsystem
PLT	Patienten-/Personenleittasche
P_m	arterieller Mitteldruck
P_{max}	inspiratorische Druckbegrenzung
PNS	peripheres Nervensystem
p.o.	per os (durch den Mund)
pO_2	Sauerstoffpartialdruck
ppm	parts per million (Konzentrationsangabe »Millionstel«)
PSA	Persönliche Schutzausrüstung
PSV	Pressure Support Ventilation (druckunterstützte Spontanatmung)
PTBS	posttraumatische Belastungsstörung
PTS	Pediatric Trauma Score (Trauma Score)
PTSD	Posttraumatic Stress Disorder
p_vCO_2	Kohlendioxidpartialdruck im zentralvenösen Blut
p_vO_2	Sauerstoffpartialdruck im zentralvenösen Blut
PVT	pulslose ventrikuläre Tachykardie
QM	Qualitätsmanagement
r	Radius
RAM	Random Access Memory
RD	Rettungsdienst
RG	Rasselgeräusche
Rh	Rhesus(faktor)
RID	Règlement Concernant le Transport International Ferroviaire de Marchandises Dangereuses (Regelung zur Ordnung f. die internat. Eisenbahnbeförderung gefährl. Güter)
RKT	Rettungs- und Krankentransportdienst (veraltet, s.a. RD)
RLS	Rettungsleitstelle
RNS	Ribonukleinsäure
ROSC	Return of Spontaneous Circulation (Wiederkehr des Spontankreislaufs)
RR	Blutdruck (Riva-Rocci-Messmethode)
RR_{dia}/RR_{sys}	diastolischer bzw. systolischer Blutdruck
rRNS	ribosomale Ribonukleinsäure
RS	Rettungssanitäter/-in
RTS	Revised Trauma Score
RTW	Rettungswagen
s	Strecke; auch: Sekunde
S	Schwefel; auch: Stabsfunktion
S1–S5	Kurzbezeichnungen für die Sakralwirbel (Kreuzwirbel)
SI–SV	Kurzbezeichnungen für die Spinalnerven im Kreuzbeinbereich
SAB	Subarachnoidalblutung
SAMPLE	Symptome – Allergien – Medikamente – Patientengeschichte – Letzte Mahlzeit – Ereignis (Anamneseschema)
San-EL	Sanitätsdiensteinsatzleitung
SanG	Sanitätergesetz
SanHiSt	Sanitätshilfsstelle
SaO_2	arterielle Sauerstoffsättigung
SAR	Search and Rescue
s.c.	subkutan (unter die Haut)
SEF	Sanitätseinsatzfahrer
Sek.	Sekunde
SEW	Sanitätseinsatzwagen (früher: KTW)
SHT	Schädel-Hirn-Trauma
SI	Schockindex; auch: Système International (Internationales Einheiten-System)
SIDS	Sudden Infant Death Syndrome (plötzlicher Säuglingstod)
SIM	Subscriber Identity Module

SKKM	Staatliches Krisen- und Katastrophenmanagement
s.l.	sublingual (unter die Zunge)
SMG	Suchtmittelgesetz
sO_2	Sauerstoffsättigung
s.o.	siehe oben
SpO_2	partielle Sauerstoffsättigung
SPG	Sicherheitspolizeigesetz
SSW	Schwangerschaftswoche
STaRT	Simple Traige and Rapid Treatment (Sichtungsalgorithmus)
STEMI	ST-elevation Myocardial Infarction (ST-Hebungsinfarkt)
StGB	Strafgesetzbuch
StrSchV	Strahlenschutzverordnung
StVO	Straßenverkehrsordnung
s.u.	siehe unten
SvE	Stressverarbeitung nach belastenden Einsätzen
S_vO_2	zentralvenöse Sauerstoffsättigung
syn.	synonym
sys	systolisch
t	Zeit; auch: Sammelstelle Tote
T	Temperatur; auch: Thymin (DNA-Base)
Tab.	Tabelle
TAG-Lagen	Terror-, Amok- und Geisellagen
TBG	Thyroxin bindendes Globulin
t_E	Exspirationszeit
Th1–Th12	Kurzbezeichnungen für die Thoraxwirbel (Brustwirbel); s.a. BWK
ThI–ThXII	Kurzbezeichnungen für die Spinalnerven im Brustwirbelbereich
TIA	transitorisch-ischämische Attacke
TPG	Transplantationsgesetz
TUIS	Transport-Unfall-Informations- und Hilfeleistungssystem der chemischen Industrie
U	Unverletztenbetreuungsstelle
UbG	Unterbringungsgesetz
UKW	Ultrakurzwelle
UN	United Nations
UrlG	Urlaubsgesetz
USV	unterbrechungsfreie Stromversorgungsanlagen
UV	Unfallversicherung
V	Volt (Einheit der elektrischen Spannung); auch: Volumen
V., Vv.	Vene, Venen (lat. Vena/Venae)
V_1 bis V_6	Brustwand-Ableitungen beim EKG nach Wilson
V.a.	Verdacht auf
VF	ventrikuläres Flimmern, Kammerflimmern; auch: Vitalfunktion(en)
vgl.	vergleiche
VKO	verbrannte Körperoberfläche
Vol%	Volumenprozent
vs.	versus
V_t	Tidal Volume (Atemzugvolumen, Atemvolumen)
VT	ventrikuläre Tachykardie, Kammertachykardie
W	Watt (Einheit der physikalischen Leistung); auch: Arbeit
WHO	World Health Organization (Weltgesundheitsorganisation)
WPW-Syndrom	Wolff-Parkinson-White-Syndrom
Ws	Wattsekunde (Einheit der Leistung)
Z.	Ziffer
ZNS	Zentrales Nervensystem
ZVD	zentraler Venendruck

1 Standardisierte Patientenbeurteilung und -versorgung, Erste Hilfe und erweiterte Erste Hilfe

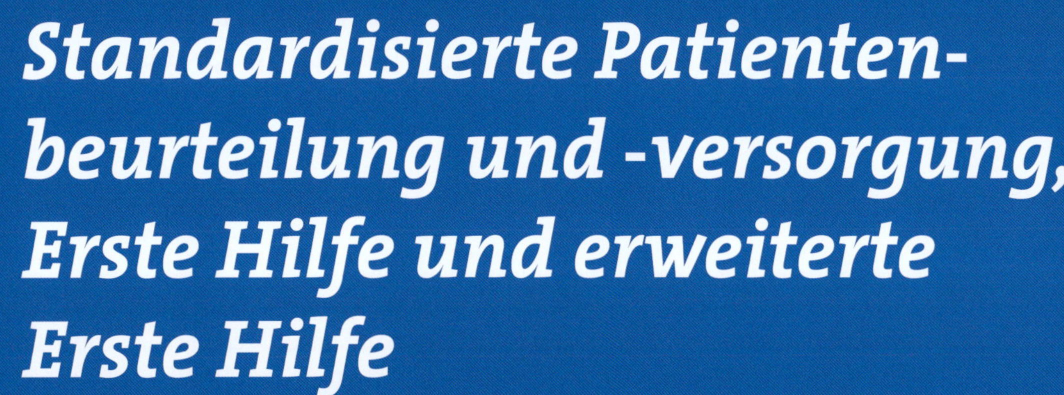

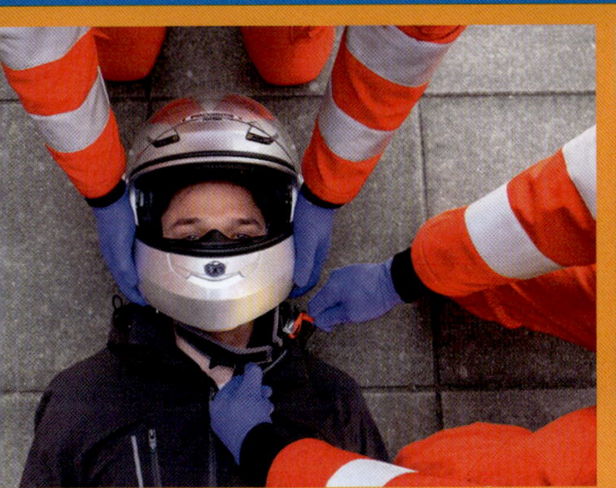

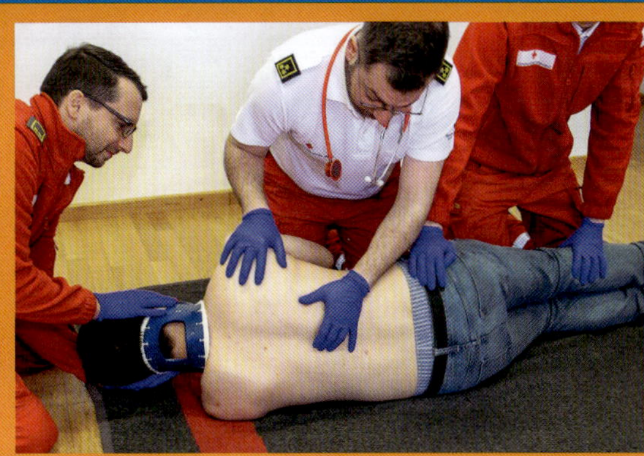

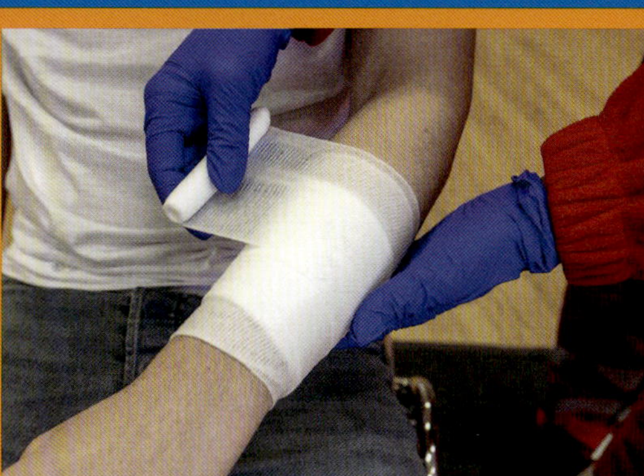

Inhalt:

1.1 Standardisierte Patientenbeurteilung mittels ABCDE- und SAMPLE-Schema

Peter Hansak

Der Mensch steht im Mittelpunkt der Arbeit eines Sanitäters. Bei der ersten Kontaktaufnahme mit einem Patienten ist es wesentlich zu beurteilen, ob es sich um einen Notfall handelt oder nicht. Ein Notfall liegt vor, wenn vitale Funktionen eines Patienten durch Verletzungen, Erkrankungen oder aus sonstigen Gründen bedroht, gestört oder ausgefallen sind und damit Leben oder Gesundheit des Patienten gefährdet sind.

Dabei stellt ***ein strukturierter Handlungsablauf zur Beurteilung des Patientenzustands*** die Grundlage für eine korrekte Einschätzung dar. Wird ein Patient als »kritisch krank/verletzt« und damit als Notfall eingestuft, besteht grundsätzlich die Indikation und die gesetzliche Verpflichtung (§ 4 SanG) zur Nachberufung eines Arztes. Diese ***Nachforderung*** erfolgt über die jeweilige Leitstelle, die entsprechend ihren Ressourcen und unter Beachtung der Eintreffzeiten ein mit einem Notarzt besetztes Rettungsmittel und/oder einen niedergelassenen Arzt entsendet.

1.1.1 Kontaktaufnahme mit dem Patienten

Unter Beachtung des Eigenschutzes (Beurteilung der Situation) verschafft sich der Sanitäter einen ersten Eindruck. In jedem Fall geht der ***Eigenschutz*** vor, d.h. bei Bedarf ist vor der Zuwendung zum Patienten die Gefahrenzone abzusichern, eine Rettung des Patienten aus dieser vorzunehmen oder durch Sonderkräfte zu veranlassen. Die Beurteilung »kritisch krank/verletzt« ist häufig eine Blickdiagnose, die nach dem ABCDE-Schema untermauert wird. Durch die Beurteilung der Situation kann der Sanitäter nicht nur auf den Hergang bzw. die Ursache des Geschehens schließen, sondern auch die Folgen für den Patienten abschätzen.

Bei der ersten Kontaktaufnahme mit dem Patienten konzentriert sich der Sanitäter auf die Beurteilung der Lebensfunktionen des Patienten. Dies erfolgt anhand der ***Kontrolle von Bewusstsein, Atmung und Kreislauf***. Durch Ansprechen des Patienten sowie Sehen, Hören und Fühlen von Lebenszeichen wird erfasst, ob der Patient bei Bewusstsein ist und über Lebenszeichen verfügt. In dieser ersten Phase kommen keine Geräte zur Anwendung. Es gilt, lebensbedrohliche Probleme so rasch wie möglich zu erkennen und über die Durchführung der notwendigen sanitätsdienstlichen Maßnahmen weiteren Schaden für Leben und Gesundheit des Patienten abzuwenden.

Sind Bewusstsein, Atmung und Kreislauf erhalten und keine Maßnahmen der Wiederbelebung notwendig, erfolgt eine weiterführende ***symptomorientierte Anamnese (ABCDE-Sample)*** unter Einbeziehung Dritter (Kollegen, Angehörige, sonstige anwesende Personen = Fremdanamnese).

1.1.2 Strukturierte Untersuchung, Bewusstseinslage und Lebenszeichen

Im ersten Schritt wird durch ***Ansprechen und Berühren*** die Bewusstseinslage des Patienten erhoben:

- Patient reagiert nicht:
  Der Patient ist ohne Bewusstsein.
- Patient reagiert nicht adäquat:
  - > Der Patient ist zeitlich und/oder örtlich desorientiert,
  - > er antwortet unverständlich oder nicht auf die Fragen (verwirrt),
  - > ist schläfrig (somnolent),
  - > unruhig (agitiert).
- Patient reagiert adäquat:
  Der Patient ist zeitlich und örtlich orientiert, kommuniziert verständlich und antwortet korrekt auf Fragen.

MERKE

Reagiert der Patient auf Ansprache und Berührung nicht, ist von einem Notfall auszugehen!

1.1.3 Das ABCDE-Schema

A – Airway

▶ Kontrolle der Atemwege

Kontrolle

Sind die Atemwege frei?

Massnahmen

Wenn nicht, Atemwege freimachen (Fremdkörper, Blut, Erbrochenes entfernen und Kopf überstrecken) und freihalten (Seitenlage).

B – Breathing

▶ Beurteilung der Atmung

Kontrolle
Ist die Atmung ausreichend? Beurteilung der
- Atemfrequenz:
  - normal (12 – 15 Atemzüge pro Minute),
  - zu schnell/tachypnoisch (> 30 Atemzüge pro Minute),
  - zu langsam/bradypnoisch (< 10 Atemzüge pro Minute);
- Atemtiefe (Atemzugvolumen):
  - normal,
  - tief,
  - flach;
- Bewegung des Brustkorbs:
  - symmetrisch,
  - asymmetrisch,
  - invers (Brustkorb zieht sich bei Einatmung zusammen und dehnt sich bei Ausatmung scheinbar wieder aus);
- Atemgeräusche:
  - Stridor, inspiratorisch oder exspiratorisch (zischendes, pfeifendes Atemgeräusch durch Verengung der Luftwege),
  - Hyperventilation (erhöhte Atemfrequenz),
  - Biot-Atmung (ausreichend kräftige und gleichmäßig tiefe Atemzüge immer wieder durch plötzliche Pausen unterbrochen),
  - Cheyne-Stokes (periodisches An- und Abschwellen der Atemtiefe und des Abstands der einzelnen Atemzüge),
  - Kußmaul-Atmung (abnorm vertiefte, aber regelmäßige Atmung);
- Hautfarbe:
  - normal (rosig),
  - blass,
  - bläulich (zyanotisch).

Massnahmen
Wenn keine Lebenszeichen vorhanden sind: Reanimation beginnen.

Wenn die Atmung nicht ausreichend ist und Lebenszeichen vorhanden sind: Sauerstoffgabe.

Wenn die Atmung ausreichend ist: korrekte Lagerung durchführen.

C – Circulation

▶ Beurteilung des Kreislaufs

Kontrolle
Beurteilung des Pulses (primär am Handgelenk):
- Stärke:
  - tastbar (normal, kräftig, schwach),
  - nicht tastbar;
- Frequenz:
  - normal (60 – 100 Schläge pro Minute),
  - zu schnell/tachykard (> 100/min),
  - zu langsam/bradykard (< 60/min),
  - rhythmisch/arrhythmisch.

Ist der Puls am Handgelenk nicht tastbar, erfolgt eine Kontrolle an der Halsschlagader. Ist er dort fühlbar, muss von einer schweren Kreislaufveränderung ausgegangen werden (Schockzeichen).

Bei einer Pulsfrequenz von unter 40 Schlägen pro Minute bzw. über 140 Schlägen pro Minute muss man mit einer deutlichen Beeinträchtigung des Kreislaufs (Schock) rechnen. Der Puls ist meist schwach und oft nur an der Halsschlagader zu tasten. Blässe und Kaltschweißigkeit sind sichere Zeichen für eine verminderte Gewebsdurchblutung aufgrund der Beeinträchtigung des Kreislaufs.

Beurteilung der Haut:
- normal (rosig und warm),
- blass, kalt, schweißig (Schockzeichen).

Auch Blutverlust führt zu einer Beeinträchtigung der Kreislaufsituation des Patienten. Daher sind die sofortige Blutstillung und die korrekte Lagerung ein wesentlicher Beitrag zur Stabilisierung des Kreislaufs.

D – Disability

▶ Neurologisches Defizit

Kontrolle
Beurteilung des neurologischen Status:
- Patient ist zeitlich und örtlich orientiert?
- Patient hat Sprachstörungen?
- Gibt es neurologische Ausfälle (Kribbeln, Gefühllosigkeit in den Gliedmaßen, Lähmungen oder Schwäche von Gliedmaßen)?
- Ist die koordinierte Motorik des Patienten eingeschränkt?
- Schmerzen?

E – Exposure

▶ Erhebung

Kontrolle
Es erfolgt die genaue »Untersuchung« des Patienten:
- Anamnese über SAMPLE-Schema (internistische Notfälle; s. Tab. 1),
- traumatologischer Notfallcheck (bei traumatischen Notfällen).

Tab. 1 ▶ Internistischer Notfallcheck – SAMPLE

Symptome/ Schmerzen	– Welche Symptome liegen vor? Wie fühlen sich die Schmerzen an (dumpf, stechend ...)? – Strahlen die Schmerzen aus? – Seit wann hat der Patient diese Symptome/ Schmerzen?
Allergien	– Sind Allergien bekannt?
Medikamente	– Welche Medikamente nimmt der Patient? – Wann hat er diese zuletzt eingenommen?
Patienten-geschichte	– Sind Vorerkrankungen bekannt? – Gibt es alte Befunde?
Letzte Nahrungs-aufnahme	– Wann hat der Patient zuletzt etwas gegessen?
Ereignis	– Was hat der Patient gemacht, als die Beschwerden begonnen haben?

Um Veränderungen des Patientenzustands und die Effektivität der gesetzten Maßnahmen zu erkennen, muss der Patient kontinuierlich beobachtet und immer wieder neu beurteilt werden!

Tab. 2 ▶ Traumatologischer Notfallcheck (systematische Untersuchung)

Beim traumatologischen Notfallcheck wird der Patient von Kopf bis Fuß vom Sanitäter untersucht.	
Kopf	– Untersuchen nach Blutungen/Wunden – Abtasten nach Schmerzen und Frakturen – Inspektion des Rachens, der Nase und der Gehörgänge – Kontrolle der Pupillenreaktion
Hals	– leichtes Drehen des Kopfes unter Führung des Sanitäters (Schmerzen?) – Abtasten der HWS – Inspektion auf gestaute Halsvenen
Wirbelsäule	– Abtasten nach Schmerzen – Suche nach Prellmarken – Kontrolle der unteren Extremitäten auf Lähmungen und Sensibilitätsstörungen
Brustkorb	– Frage nach Schmerzen beim Atmen – Suche nach Prellmarken – Abtasten der Schlüsselbeine und Schulterblätter – Abtasten des Brustkorbs und der Rippenbögen auf Schmerzen
Bauch	– Suche nach Prellmarken – Abtasten nach Druckschmerz oder Abwehrspannung – Cave: Schwangerschaft
Becken	– Suche nach Prellmarken – Abtasten nach Schmerzen und auf Instabilität
Extremitäten	– Untersuchen nach Blutungen/Wunden – Abtasten nach Schmerzen – Suche nach Stufenbildung und Achsen- – abweichung – MDS-Kontrolle (Motorik, Durchblutung, – Sensibilität) – Kontrolle der Beweglichkeit von Fingern/ Fuß, Armen/Beinen – Kontrolle auf abnorme Beweglichkeit und Reibegeräusche

1.1.4 Diagnostik

Markus Böbel

Das Wort ***Anamnese*** kommt aus dem Griechischen und bedeutet korrekt übersetzt »Erinnerung«. Im täglichen medizinischen Sprachgebrauch wird unter dem Begriff Anamnese die Krankengeschichte des Patienten verstanden.

Der Untersuchungsgang zum Erkennen einer Krankheit wird als *Diagnostik* bezeichnet. Auch dieser Begriff leitet sich aus dem Griechischen ab und bedeutet »Fähigkeit, zu unterscheiden«. Die ***Diagnostik*** umfasst ***die Erhebung der Anamnese, die körperliche und die apparative Untersuchung*** des erkrankten oder verletzten Patienten. Als *Diagnose* bezeichnet man die erkannte Krankheit. Kann man sich nicht sofort auf ein Krankheitsbild festlegen, so spricht man bei ähnlichen Krankheitsbildern von ***Differenzialdiagnosen***.

Im Notfall ist es erforderlich, möglichst schnell zu einer ***Arbeitsdiagnose*** zu gelangen. Hierzu sind trotz der Notfallsituation einige Voraussetzungen notwendig. So sollte das Rettungsdienstpersonal ein ruhiges und sicheres Auftreten gegenüber dem Patienten zeigen. Weiterhin sollten die Techniken der klinischen Untersuchung gut beherrscht werden. Für die Durchführung der körperlichen Untersuchung des Patienten ist es in aller Regel erforderlich, einen Teil der Kleidung des Patienten zu entfernen. Hierbei sollten, wenn immer möglich, die Privatsphäre und das Schamgefühl des Patienten berücksichtigt werden. Dies kann erreicht werden, indem beispielsweise die körperliche Untersuchung nicht auf der Straße, sondern im Rettungswagen erfolgt.

1.1.4.1 *Allgemeine Anamnese*

Die Anamnese ist im medizinischen Sprachgebrauch die Erhebung der medizinischen Vorgeschichte des Patienten. Hierbei wird unterschieden zwischen Eigen- und Fremdanamnese. Für die ***Eigenanamnese*** ist es erforderlich, dass der Patient wach und bewusstseinsklar ist. Hierbei erzählt der Patient selbst seine Krankheitsgeschichte. Bei der ***Fremdanamnese*** erfolgt die Erhebung der Krankengeschichte durch das Befragen von Familienangehörigen, Unfallzeugen oder Pflegepersonal. Eine Fremdanamnese ist immer dann erforderlich, wenn der Patient selbst keine Aussagen zu seiner Krankengeschichte machen kann, beispielsweise bei Bewusstlosigkeit, bei Vergiftungen (Intoxikationen) und bei psychiatrischen Notfällen. Eine Fremdanamnese ist

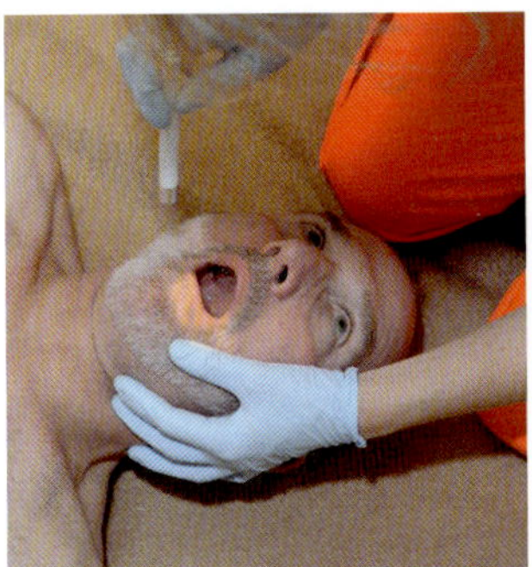

Abb. 1 ▶ Inspektion der Mundhöhle

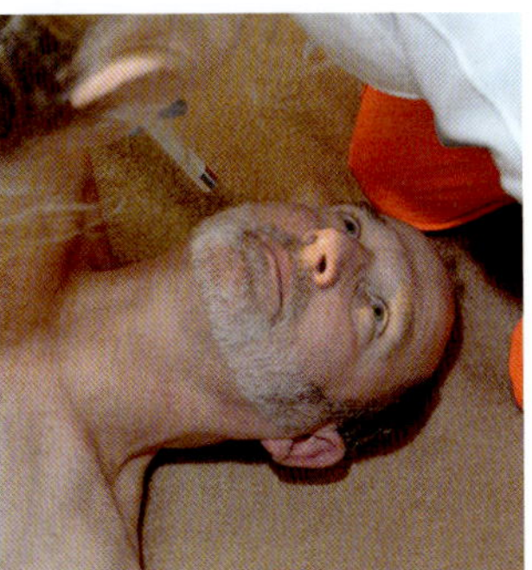

Abb. 2 ▶ Inspektion der Nasenöffnung

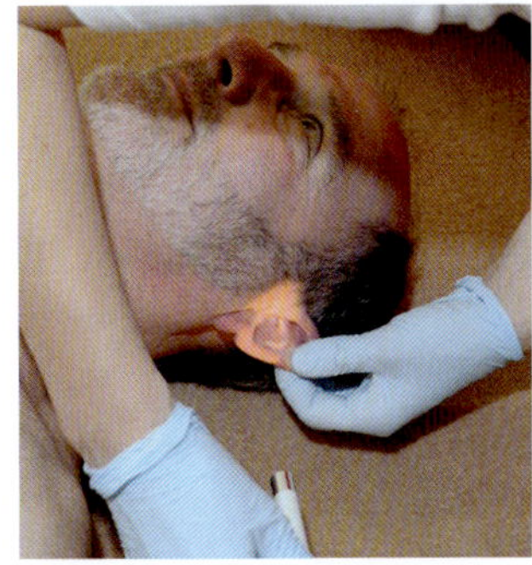

Abb. 3 ▶ Inspektion der Gehörgänge

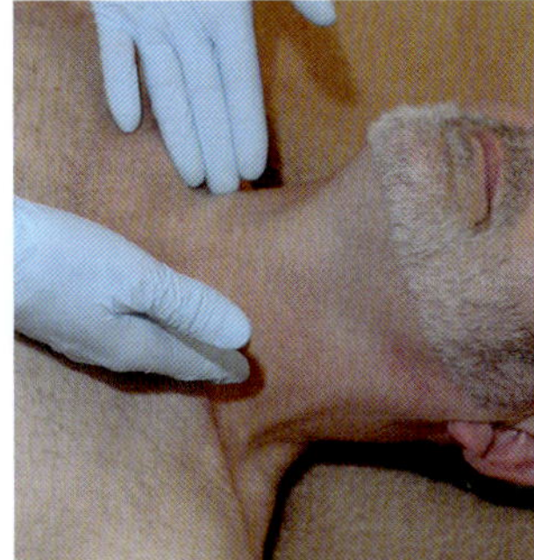

Abb. 4 ▶ Inspektion von Hals und Mimik

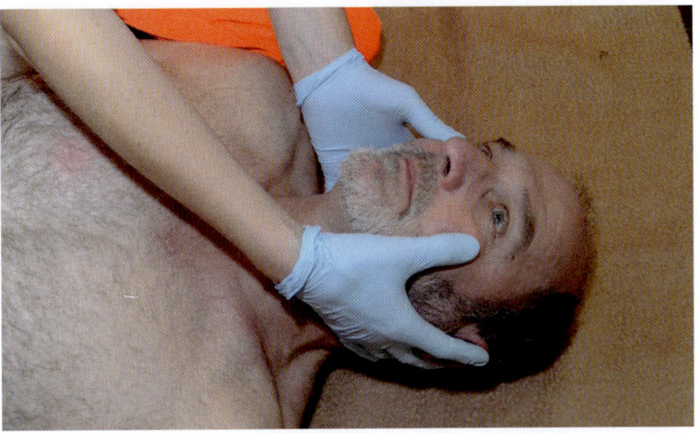

Abb. 5 ▶ Palpation des knöchernen Gesichtsschädels

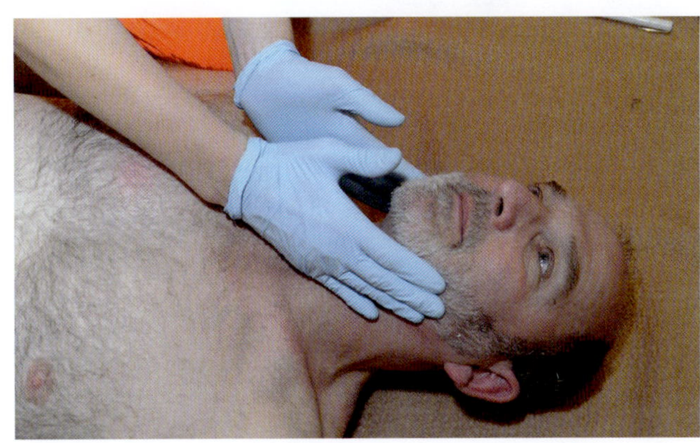

Abb. 6 ▶ Palpation des Kiefers

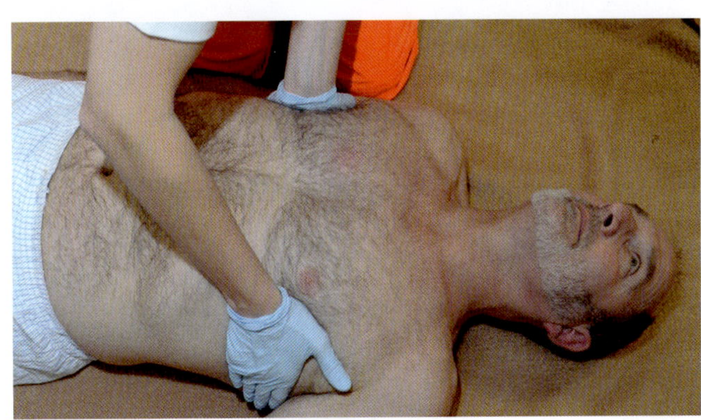

Abb. 7 ▶ Kompression des Thorax

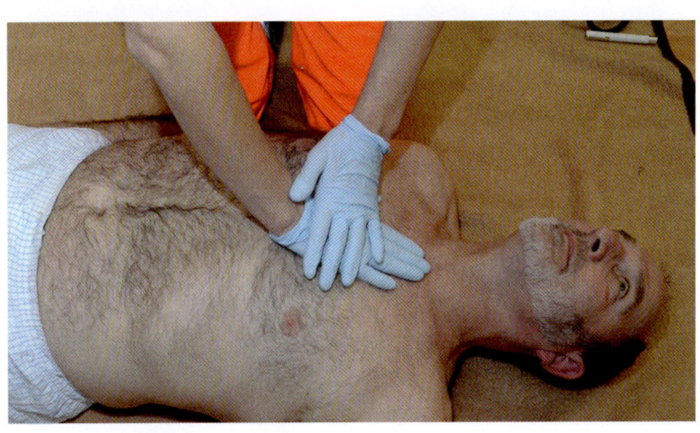

Abb. 8 ▶ Palpation des Sternums

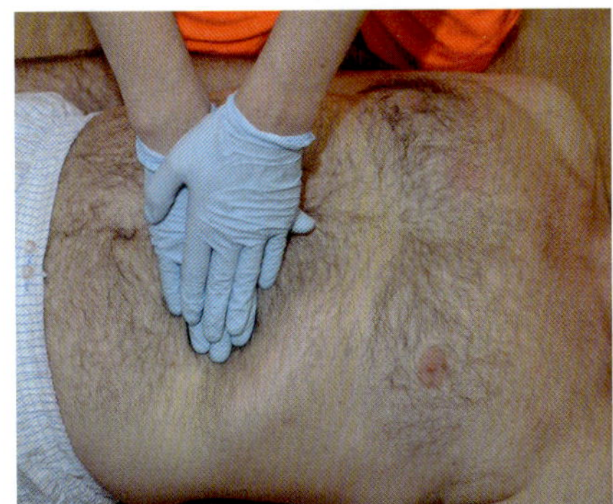

Abb. 9 ▶ Palpation des Abdomens

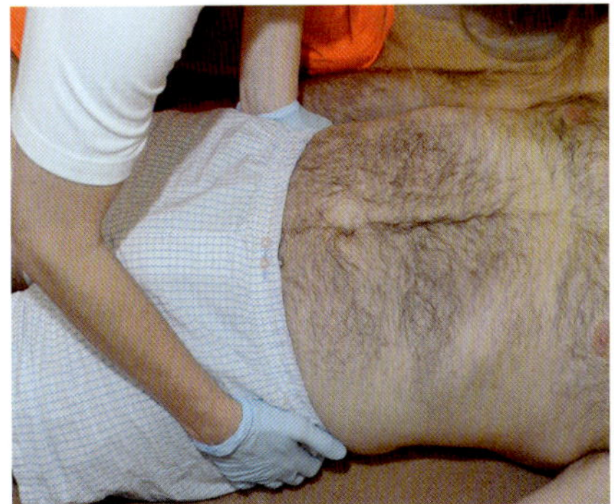

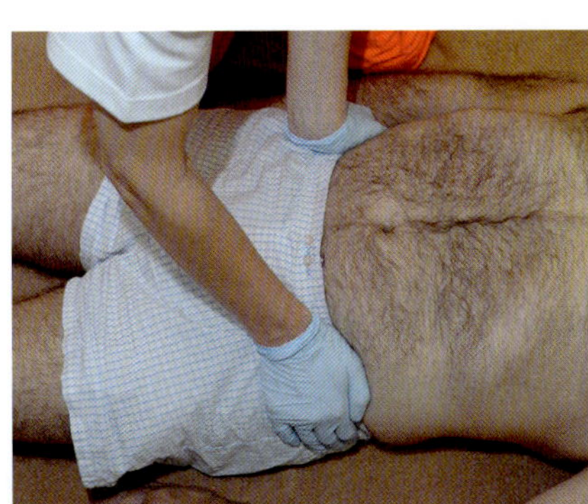

Abb. 10/11 ▶ Kompression des Beckens in zwei Ebenen

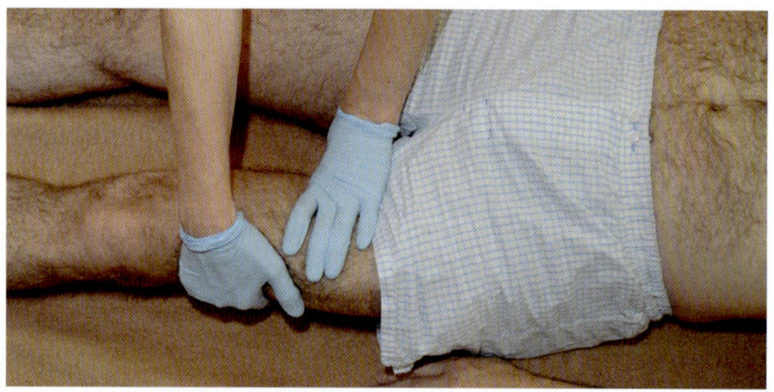

Abb. 12 ▶ Palpation/Kompression des Oberschenkels

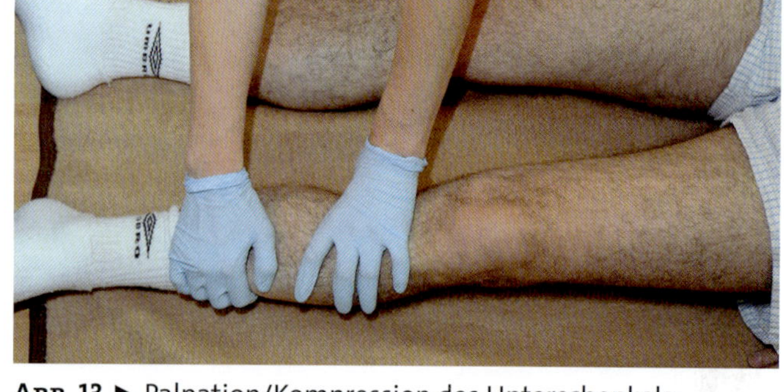

Abb. 13 ▶ Palpation/Kompression des Unterschenkels

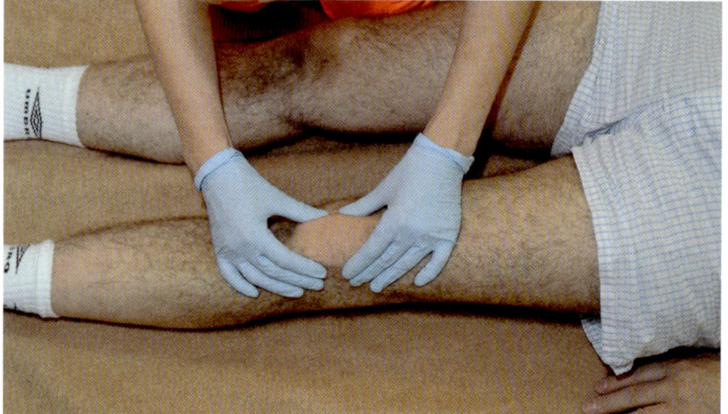

Abb. 14 ▶ Palpation der Patella

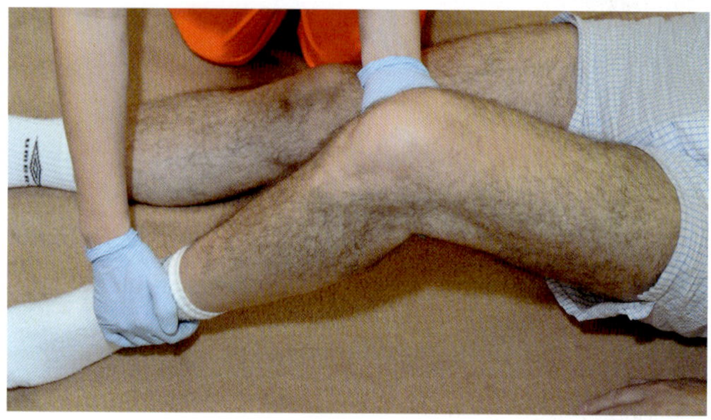

Abb. 15 ▶ Funktionsprüfung des Kniegelenks

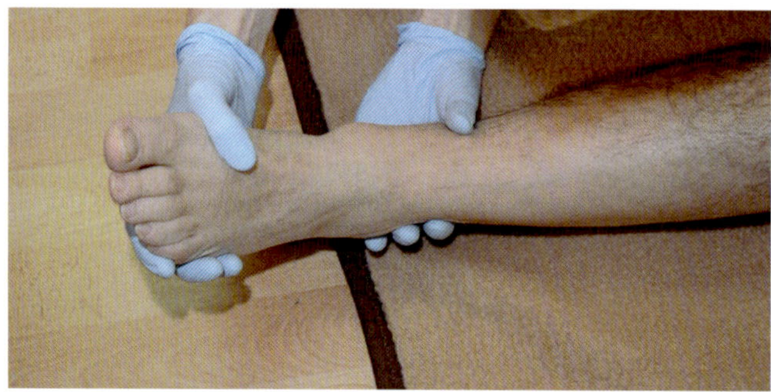

Abb. 16 ▶ Funktionsprüfung des Sprunggelenks

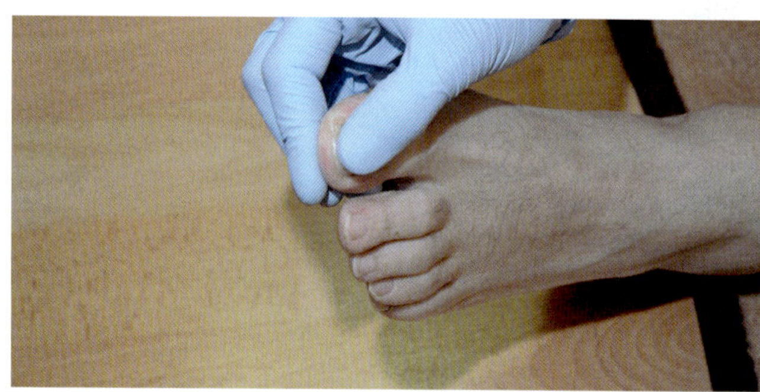

Abb. 17 ▶ Funktionsprüfung des Zehengelenks

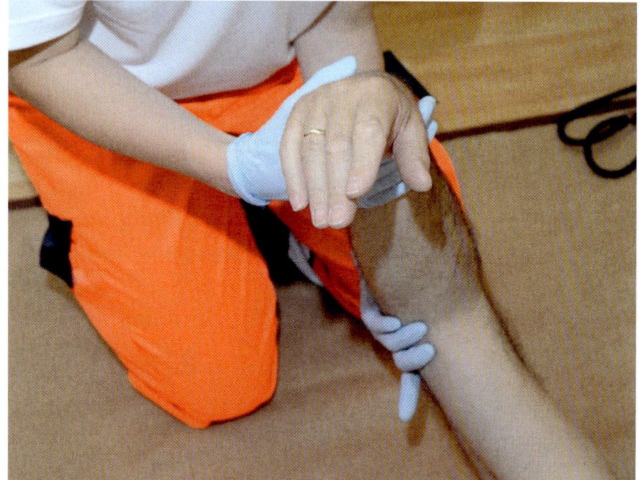

Abb. 18 ▶ Funktionsprüfung des Ellenbogengelenks

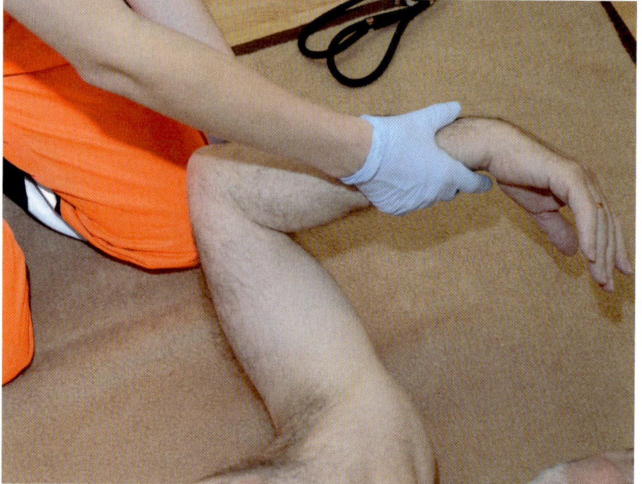

Abb. 19 ▶ Funktionsprüfung des Schultergelenks

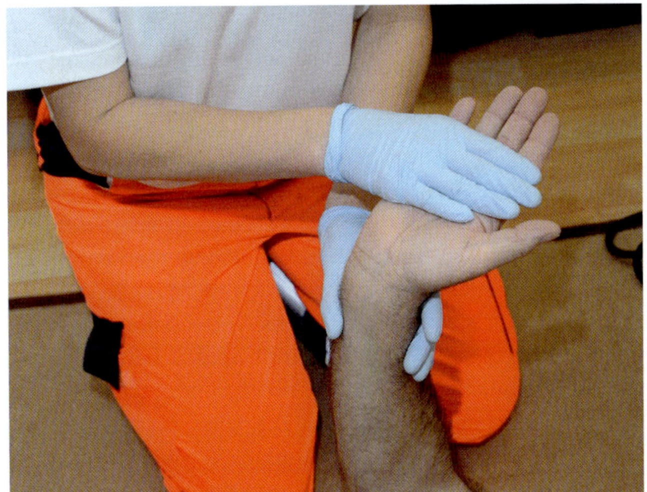

Abb. 20 ▶ Funktionsprüfung des Handgelenks

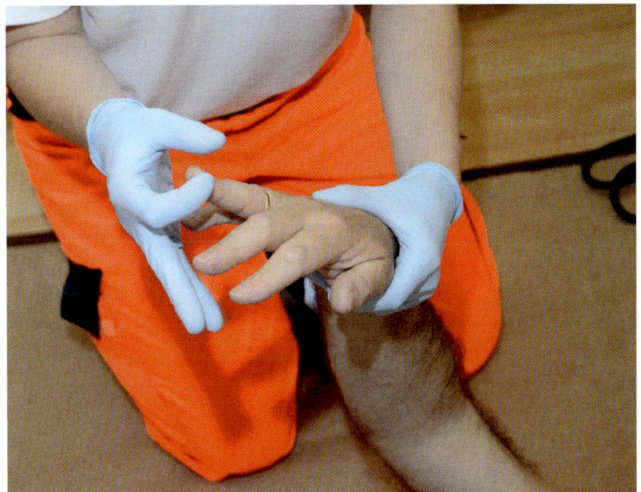

Abb. 21 ▶ Funktionsprüfung der Fingergelenke

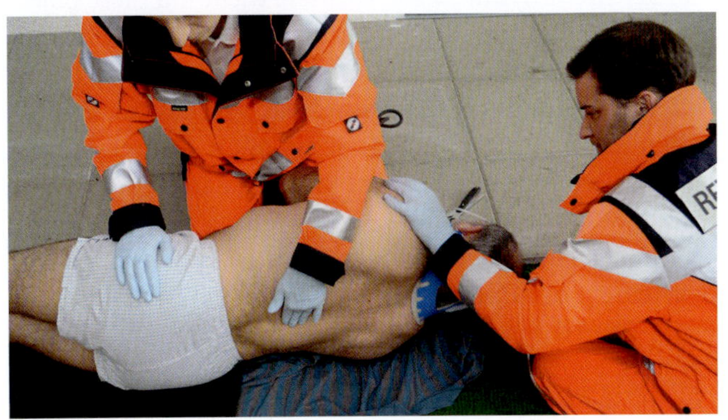

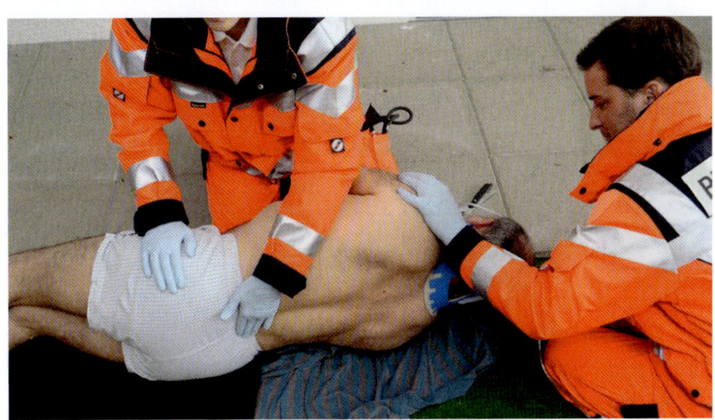

Abb. 22/23 ▶ Palpation der Wirbelsäule und Untersuchung des dorsalen Thorax bei achsengerechter Drehung

immer bei Kindern und häufig bei älteren, verwirrten Patienten notwendig. Egal ob Eigen- oder Fremdanamnese, es erfolgt immer eine strukturierte Befragung des Patienten bzw. seiner Angehörigen. So beginnt die Befragung immer mit der Erhebung der aktuellen Anamnese. Die aktuelle Anamnese umfasst den Anlass, der zum Einsatz des Rettungsdienstes geführt hat, beispielsweise Schmerzen, Luftnot oder Bewusstseinstrübung. Erweitert wird die aktuelle Anamnese durch die allgemeine Vorgeschichte. Zu der allgemeinen Vorgeschichte werden Fragen gestellt, um einen Zusammenhang zwischen dem jetzt aktuell im Vordergrund stehenden Problem und früheren Erkrankungen oder Verletzungen herstellen zu können. So ist es zum Beispiel Aufgabe der allgemeinen Anamnese, bei einem Patienten mit jetzt aktuell bestehenden Schmerzen in der Brust zu erfahren, ob solche Situationen früher schon einmal aufgetreten sind, ob vielleicht bereits ein Herzinfarkt durchgemacht wurde oder ob gar bereits eine Operation an den Herzkranzgefäßen durchgeführt werden musste.

Die Anamnese kann noch um die sogenannte Familienanamnese erweitert werden. Hierbei werden Fragen nach ähnlichen Erkrankungen bei engen Verwandten gestellt. Diese Art der Anamnese ist im Rettungsdienst eigentlich nie erforderlich und gehört zur Anamneseerhebung in der Klinik.

Eine schnelle und gezielte Erhebung der rettungsdienstrelevanten Anamnese erfordert vom Rettungsdienstpersonal einen ***ruhigen Umgangston ohne Aggressionen***, etwa gegenüber alkoholisierten Personen, und ohne Suggestivfragen (»Sie haben aber doch Schmerzen, oder?«). Der Patient sollte die Möglichkeit haben, frei zu erzählen, ohne direkt vom Rettungsdienstpersonal unterbrochen zu werden. Generell müssen die Fragen zur Anamnese in einer für den Patienten verständlichen Form gestellt werden. So sollten medizinische Begriffe vermieden werden und das Niveau der Fragen dem Patienten angemessen sein.

Die Erhebung einer guten und vollständigen Anamnese kann richtungsweisend für die weitere Diagnostik und Therapie des Patienten sein. Im Rettungsdienst ist jedoch zu beachten, dass bei Patienten, die eine vitale Gefährdung aufweisen, die Anamneseerhebung oftmals mit dem Beginn der Versorgung des Patienten einhergehen muss. So darf beispielsweise bei der Notwendigkeit einer kardiopulmonalen Reanimation keine Zeit mit der Erhebung einer Fremdana-

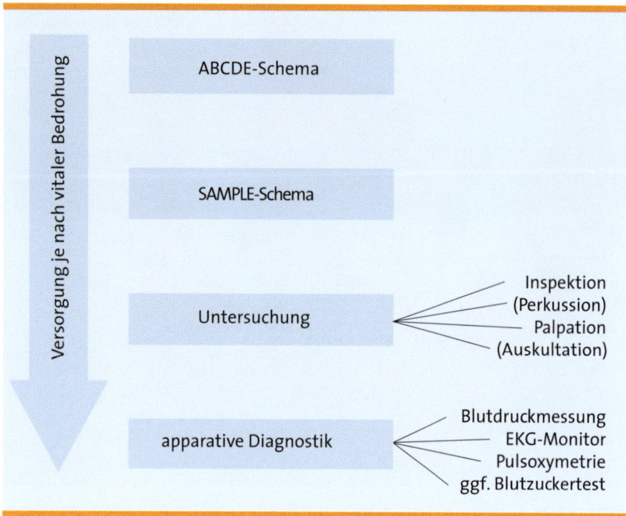

Abb. 24 ▶ Diagnosestellung (Angaben in Klammern: keine Aufgabe des Sanitäters)

mnese verloren gehen. Die Befragung von Angehörigen oder Zeugen des Ereignisses muss gleichzeitig mit dem Beginn von Beatmung und Herzdruckmassage erfolgen.

1.1.4.2 *Untersuchung*

Die Untersuchung hat zum Ziel, bestehende Symptome des Patienten möglichst schnell und ohne aufwendige technische Hilfsmittel einer Diagnose zuzuordnen. Die Untersuchung erfolgt durch den Einsatz der Sinne ***Sehen, Hören, Fühlen*** und ***Riechen*** des Untersuchers. Der wichtigste Schritt der Untersuchung ist die Durchführung eines strukturierten Untersuchungsgangs. Nur dies gewährleistet, dass die wichtigsten Symptome auch richtig erkannt werden. Im Vordergrund der Untersuchung steht das Organ oder der Körperteil, der für die Beschwerden des Patienten verantwortlich ist. Ausnahme hiervon sind unfallverletzte Patienten, die strukturiert von Kopf bis Fuß untersucht werden müssen.

Im Rettungsdiensteinsatz erfolgt der Untersuchungsgang immer in einer bestimmten Reihenfolge:

- ABCDE-Schema,
- SAMPLE-Schema,
- gezielte körperliche Untersuchung (Inspektion),
- gezielter Einsatz apparativer Diagnostik und Monitoringverfahren.

Im Folgenden werden die einzelnen Methoden der Untersuchung im Rettungsdienst, die durch den Rettungssanitäter durchgeführt werden können, dargestellt.

▶ Inspektion

Die Inspektion ist die ***Untersuchung*** des Patienten ***durch Hinsehen*** und Erkennen von Veränderungen. Die Inspektion bietet häufig schon die Möglichkeit, Symptome einer Diagnose zuzuordnen. Diese erfolgt prinzipiell »vom Scheitel bis zur Sohle«, beschränkt sich also nicht nur auf die vom Patienten selbst beschriebenen Körperregionen. So können durch die Inspektion des Patienten beispielsweise abnorme Stellungen von Knochen als sichere Knochenbruchzeichen diagnostiziert werden. Weiterhin können sichtbare Weichteilschwellungen, Prellmarken und offene Verletzungen erkannt werden. Bei der Inspektion des Bauches können zum Beispiel ein aufgetriebener Bauch oder einseitige Vorwölbungen bei eingeklemmten Leistenbrüchen erkannt werden. Bei der Inspektion des Brustkorbes steht im Vordergrund, Störungen der Atmungsfunktion zu erkennen. Die Überprüfung umfasst die Suche nach äußeren Verletzungszeichen wie Prellmarken und die inspektorische Überprüfung der Atmung. Hierbei sind die Atembewegungen, die Atemfrequenz, die Atemtiefe und der Atemrhythmus zu beachten. Nicht nur diese objektiven Parameter werden berücksichtigt, auch Zeichen schwerer Atemnot werden bei der Inspektion erkannt. So zeigen Patienten mit Luftnot meist ein unruhiges, ängstliches Verhalten sowie eine aufrechte Haltung mit nach hinten abgestützten Armen, um die Atemhilfsmuskulatur einsetzen zu können.

Zur Inspektion gehört im besonderen Umfang auch die Beurteilung der ***Hautfarbe (Kolorit)***. Hierbei wird eine normale, überschießende oder unzureichende Durchblutung der Haut beurteilt. Zusätzlich ist die Hautfarbe von der Sauerstoffversorgung des Blutes abhängig. Im Einzelnen unterscheidet man die in Tabelle 3 dargestellten Qualitäten.

Zur Inspektion gehört abschließend auch noch die Beurteilung besonderer ***Gerüche*** des Körpers. So sind bei einigen Krankheitsbildern charakteristische Gerüche zu bemerken, etwa der Foetor alcoholicus bei alkoholisierten Patienten oder ein fruchtiger Azetongeruch bei Patienten mit Entgleisungen des Blutzuckers.

Mit der Inspektion erfolgt die Palpation des Patienten. Unter ***Palpation*** versteht man die ***Untersuchung*** des Patienten ***durch Betasten*** mit den Fingerspitzen und der ganzen Hand. Durch die Palpationsuntersuchung können schmerzhafte Regionen als Hinweis auf Verletzungen oder Erkrankungen erkannt werden. Die Palpation muss ausgesprochen vorsichtig und in ständigem Kontakt mit dem Patienten erfolgen. So können beispielsweise durch die Palpation der verschiedenen Skelettabschnitte Hinweise auf knöcherne Verletzungen gefunden werden. Am Skelettapparat wird die Palpationsuntersuchung durch die Funktionsuntersuchung ergänzt. Dies bedeutet, dass nach dem Abtasten der knöchernen Abschnitte durch ein passives Bewegen der entsprechenden Extremität nach verletzungsbedingten Einschränkungen gesucht wird. Bei der Skelettpalpation sind tastbare Fehlstellungen und Schmerzen auf Druck immer als frakturverdächtig einzustufen.

TAB. 3 ▶ Hautfarbe (Kolorit)

Rötung	Diese ist Zeichen einer vermehrten Durchblutung, z. B. bei einer krisenhaften Erhöhung des Blutdrucks, bei allergischen Reaktionen oder bei Venenverschlüssen (Thrombosen).
Weißes Hautkolorit	Hierbei liegt häufig eine Blutarmut oder eine Mangeldurchblutung der Haut in einer Schockreaktion zugrunde.
Zyanose	Bei Sauerstoffmangelsituationen kommt es zu einer bläulichen Verfärbung der Haut, der Zyanose. Die Intensität der Zyanose ist abhängig vom Grad des Sauerstoffmangels. So kann die Zyanose bei leichten Verläufen sehr diskret sein und ist nur bei sehr sorgfältiger Inspektion zu bemerken. Bei schweren Sauerstoffmangelzuständen ist die Zyanose maximal ausgeprägt und leicht zu erkennen. Lippen und die Fingerendglieder sind bei der Inspektion besonders zu beachten, da sich Zyanosen an diesen Stellen bei Notfallpatienten besonders häufig bemerkbar machen. Das Feststellen einer Zyanose ist in der Notfallsituation immer ein alarmierendes Zeichen.
Ikterus	Als Ikterus bezeichnet man die Gelbfärbung der Haut und der Augäpfel, die besonders häufig bei Lebererkrankungen auftritt.

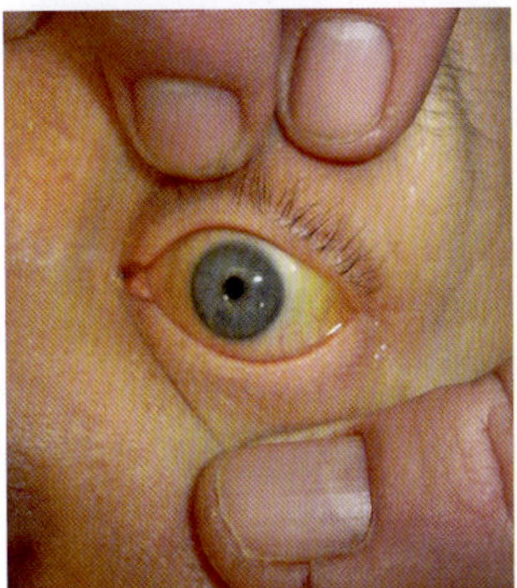

ABB. 25 ▶ Sklerenikterus

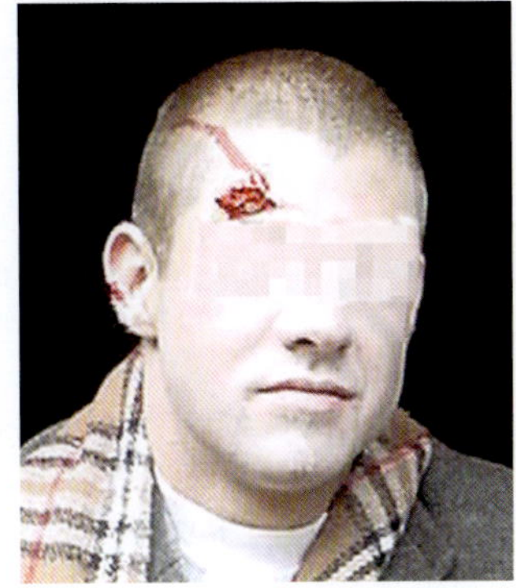

ABB. 26 ▶ Weißes Hautkolorit

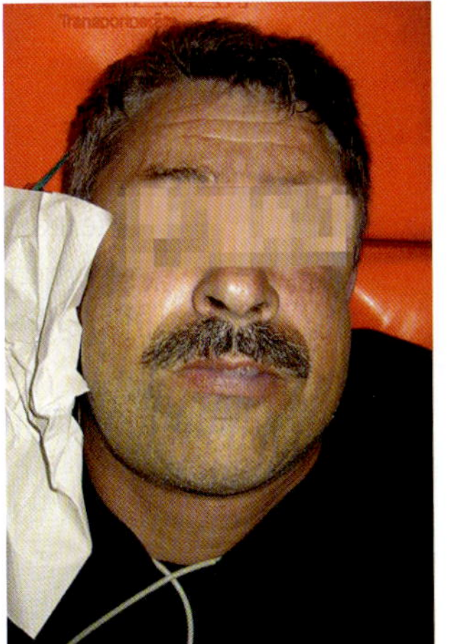

ABB. 27 ▶ Zyanose

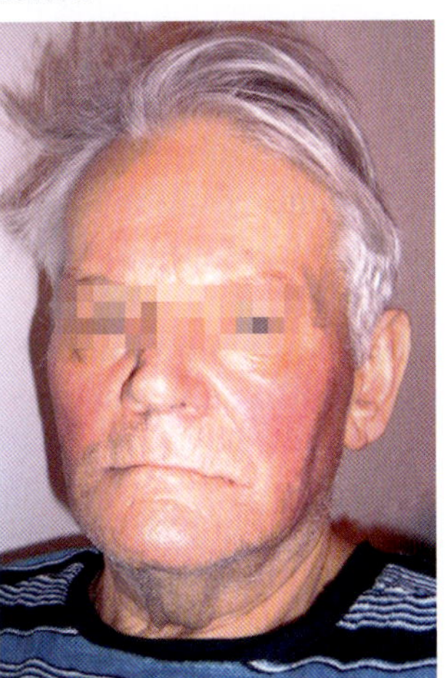

ABB. 28 ▶ Rötung der Haut

TAB. 4 ▶ Einteilung der Bewusstseinslage

Bewusstseinsklarheit	Der Patient reagiert auf Ansprache. Es ist jederzeit eine Kommunikation mit dem Patienten möglich. Der Patient ist zeitlich, örtlich und zur Person vollständig orientiert.
Bewusstseinstrübung	Dies ist ein Zustand mit verlangsamten Reaktionen und verminderter Wachheit. Der Patient reagiert nicht mehr adäquat auf Schmerzreize. Fragen können nicht mehr korrekt beantwortet werden.
Bewusstlosigkeit	Der Patient ist auch mit Schmerzreizen nicht mehr erweckbar. Es ist keine Kommunikation mit dem Patienten mehr möglich.

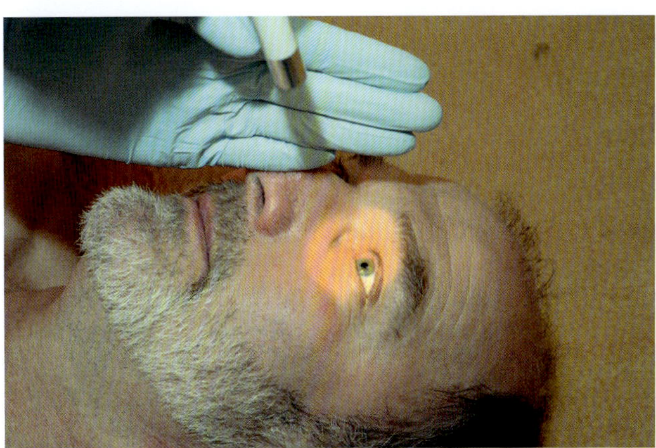

ABB. 29 ▶ Lichtreaktion der Pupillen prüfen

Der Palpation zugänglich sind auch bestimmte Abschnitte des Gefäßsystems. Die Überprüfung erfolgt durch ***Pulstasten***. Hierbei werden die Pulswellen, die sich im Gefäßsystem ausbreiten, an bestimmten, vorgegebenen Stellen mit den Fingerspitzen getastet. Hierdurch können die Frequenz des Herzschlags, der Rhythmus und die Stärke des Pulses beurteilt werden.

Zum Standard einer Untersuchung im Rettungsdienst gehört eine einfache orientierende neurologische Untersuchung. Hierzu zählt die Überprüfung der Bewusstseinslage. Die ***Einteilung der Bewusstseinslage*** erfolgt in drei Kategorien und ist streng definiert (VGL. TAB. 4).

Zur Erweiterung der einfachen neurologischen Basisuntersuchung müssen zudem die ***Pupillen des Patienten*** beurteilt werden. Dies ist eine zuverlässige Möglichkeit zur Einstufung der Schwere von Schädel-Hirn-Verletzungen und Erkrankungen. Beurteilt werden hierbei die Pupillenform und -größe sowie die Reaktion auf direkten Einfall von Licht.

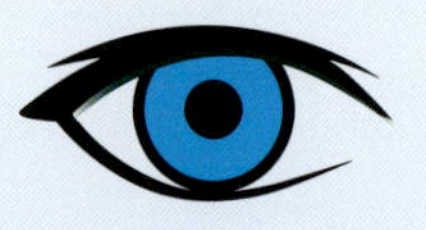
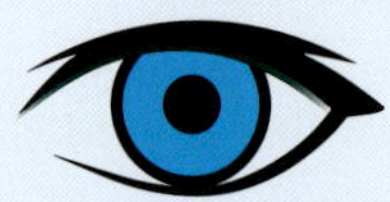

Normale kreisrunde Pupillen:
Je nach Stärke des Lichteinfalls sind die Pupillen eng bis mittelweit und reagieren prompt und synchron auf das Licht der Augenlampe.

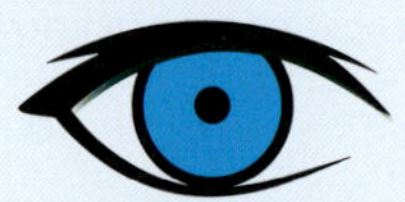
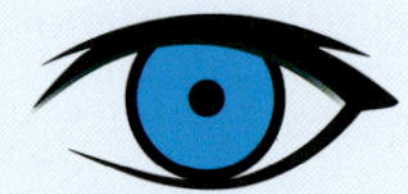

Beidseitig enge Pupillen (auch im Dunkeln):
Vergiftung mit Opiaten oder Insektiziden.

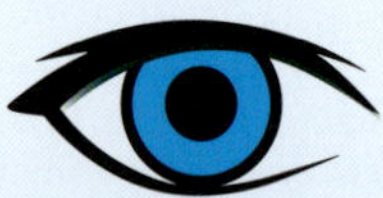
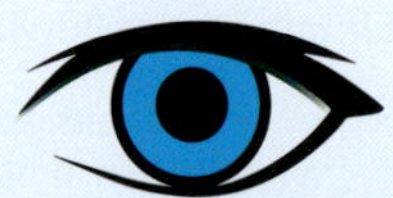

Geweitete lichtstarre Pupillen:
Lebensbedrohliche Durchblutungsstörung und somit Sauerstoffmangel im Gehirn oder Vergiftung (z.B. Stechapfel, Tollkirsche).

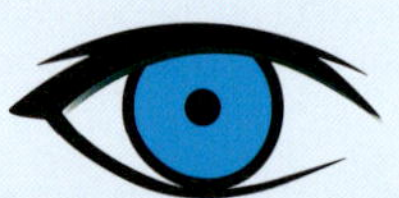
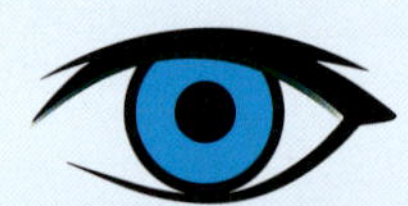

Pupillendifferenz (seitenungleich, einseitige Lichtstarre):
Verdacht einer unfallbedingten Raumforderung im Gehirn (z.B. Blutung bei SHT, Tumor) oder Läsion steuernder Nerven.

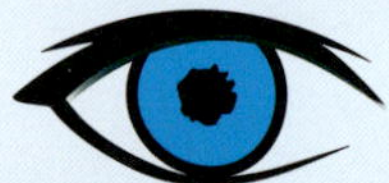
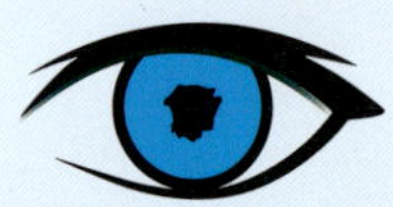

Entrundete Pupillen:
Kreislaufstillstand; Läsion von Gehirn oder steuernden Nerven.

Abb. 30 ▶ Pupillenreaktionsmuster

Die Befunde können voneinander abweichen, d.h. unterschiedlich weite Pupillen können z.B. ein Hinweis auf das Vorliegen einer Hirnverletzung sein (s. Abb. 30).

1.1.4.3 *Apparative Diagnostik und Monitoring*

Nach Anamnese und Untersuchung folgt der Einsatz von apparativer Diagnostik und Überwachung. Da es bei vital gefährdeten Notfallpatienten schnell zu Verschlechterungen kommen kann, ist es erforderlich, diese Patienten während der präklinischen Versorgung und des Transports in die Klinik engmaschig zu überwachen. Hierzu stehen im Rettungsdienst verschiedene Möglichkeiten zum ***Monitoring der Vitalfunktionen*** zur Verfügung. Als Minimalmonitoring für jeden Notfallpatienten sind die Blutdruckmessung, ein Drei-Kanal-EKG sowie die Pulsoxymetrie gefordert.

Der Einsatz von Technik im Rettungsdienst birgt jedoch auch Gefahren. So sollte die Technik nicht von der Behandlung des Patienten ablenken.

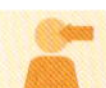 **MERKE**

Merke: Behandle immer den Patienten, nie den Monitor!

Stehen dem Sanitäter zur Patientenbeurteilung apparative Hilfsmittel zur Verfügung, müssen diese von ihm auch entsprechend eingesetzt werden.

Im Rahmen dieser apparativen Hilfsmittel gelten als abnorme Befunde:

- systolischer Blutdruck (RR_{sys}) < 90 mmHg,
- exzessiv erhöhter RR_{sys} in Kombination mit Luftnot, Brustschmerzen oder Halbseitenzeichen,
- Sauerstoffsättigung (SpO_2) < 94 % unter Sauerstoffinsufflation,
- Blutzuckerspiegel < 40 mg/dl bzw. > 300 mg/dl.

Die Anwendung der Geräte wird im Kapitel 9 »Gerätelehre und Sanitätstechniken« beschrieben.

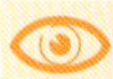 **BEACHTE**

Die apparative Patientenbeurteilung ersetzt in keinem Fall die klinische Patientenuntersuchung!

1.2 Standardisierte Patientenversorgung

Roland Lipp, Andreas Flemming, Johannes Veith, Peter Hansak

Die Aufgabe des Rettungsdienstes besteht nicht nur darin, den Notfallpatienten zeitgerecht einer medizinischen Versorgung zuzuführen, sondern auch durch präklinische Erstversorgung die Überlebenswahrscheinlichkeit zu verbessern und die Folgeschäden zu mindern – und somit im Idealfall auch die Krankenhausverweildauer zu verringern.

Merke

Um frühzeitig und systematisch die wichtigsten diagnostischen und therapeutischen Maßnahmen bei der Versorgung von Notfallpatienten durchzuführen, ist eine standardisierte Patientenversorgung sehr hilfreich.

Unter dem Begriff ***Standardisierte Patientenversorgung*** werden im Folgenden die Mindestanforderungen definiert, die an die Therapie durch das Rettungsteam gestellt werden, um

Angaben in Klammern: Keine Aufgabe des Rettungssanitäters.

Spezielle Therapie

Standardtherapie
- Lagerung und Thermoregulation
- Sauerstoffgabe
- (Sicherung des i.v. Zugangs), ggf. BZ-Kontrolle
- psychische Betreuung
- Überwachung und Dokumentation

Elementartherapie
A Freimachen und Freihalten der Atemwege
B Ventilation und Oxygenierung sichern
C Kreislauffunktion sichern und stabilisieren

A AIRWAY
Kontrolle der Atemwege
B BREATHING
Beurteilung der Atmung
C CIRCULATION
Beurteilung des Kreislaufs
D DISABILITY
Neurologisches Defizit
E EXPOSURE
Erhebung

S Symptome/Schmerzen
A Allergien
M Medikamente
P Patientengeschichte
L Letzte Nahrungsaufnahme
E Ereignis

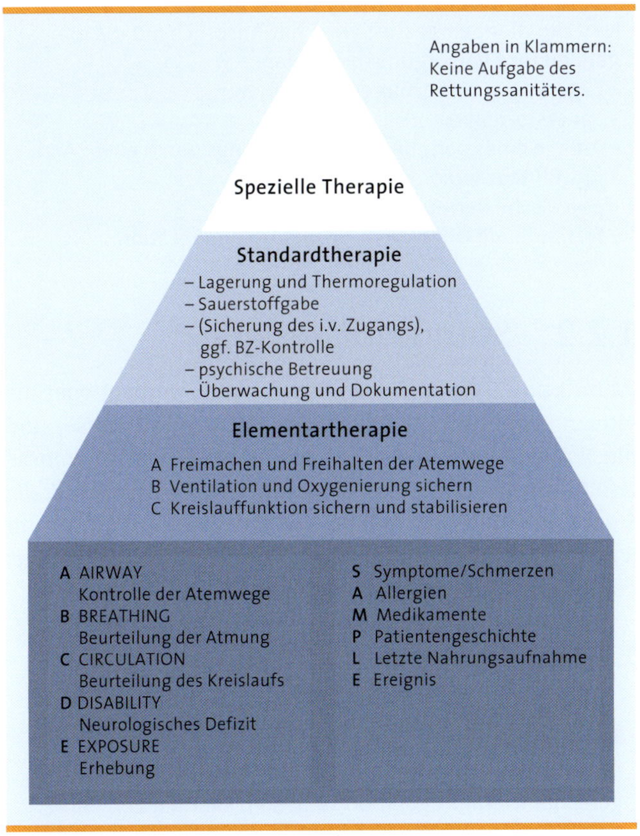

Abb. 31 ▶ Bausteine der Patientenversorgung

dem Anspruch einer kompetenten Versorgung gegenüber jedem Notfallpatienten zu genügen. Selbstverständlich muss die Therapie grundsätzlich situationsgerecht unter Beachtung aller Untersuchungsbefunde aus der Patientenbeurteilung erfolgen und der Anamnese angepasst werden. Besonders bei zeitkritischen Notfallsituationen, zum Beispiel bei einer unstillbaren Blutung, darf die durchgeführte Therapie/Diagnostik nicht die zeitgerechte und schnelle Einlieferung in eine geeignete Klinik verzögern und muss teilweise während des Transports durchgeführt werden. Hierbei kommt den Maßnahmen der Standardtherapie besondere Bedeutung zu.

Rechtlich und ethisch gesehen beinhaltet eine standardisierte Versorgung den Versorgungsstandard, auf den jeder Patient einen Anspruch hat. In diesem Buch stellen die ***Elementar-, Standard-*** sowie die ***spezielle Therapie*** die immer wiederkehrende grundsätzliche Darstellung der einzelnen therapeutischen Aufgaben durch den Rettungsdienst dar.

Das standardisierte Therapieschema vereinfacht zudem ein systematisches Lernen und ermöglicht ein sicheres und zeitgerechtes Handeln an Notfallstellen.

Merke

Die standardisierte rettungsdienstliche Patientenversorgung beruht auf drei grundsätzlichen Bausteinen:
– der Elementartherapie,
– der Standardtherapie,
– der speziellen Therapie.
Diese drei Komplexe sind als ein Verbundsystem zu betrachten, sie bauen aufeinander auf und ergänzen sich gegenseitig.

Wenn diese drei Aufgabenkomplexe bei Einsätzen systematisch abgearbeitet werden, kann die standardisierte Versorgung die Arbeit erleichtern und für den Patienten ein hohes Maß an Qualität bei der Versorgung garantieren. Grundlage der Versorgung ist dabei die Elementartherapie, auf der Standardtherapie und anschließend spezielle Therapie aufbauen.

1.2.1 Elementartherapie

Die Elementartherapie ist der erste Pfeiler der rettungsdienstlichen Versorgung. Sie greift immer dann, ***wenn eine Störung vitaler Funktionen vorliegt*** und diese wiederhergestellt oder erhalten werden müssen. Nach der Rettung eines Patienten unter Wahrung des Eigenschutzes müssen diese

Maßnahmen mit höchster Priorität erfolgen. Die frühzeitige Alarmierung eines Notarztes ist hierbei ebenfalls selbstverständlich. Die Elementartherapie umfasst ***drei grundsätzliche therapeutische Schritte*** und entspricht somit dem internationalen ABC-Schema:

- Freimachen und Freihalten der Atemwege (A = Airway),
- ausreichende Sauerstoffversorgung und ausreichende Ventilation sichern (B = Breathing),
- stabile Kreislaufverhältnisse sichern (C = Circulation).

1.2.1.1 *Gesicherte Atemwege (A)*

Zur Aufrechterhaltung freier Atemwege sind Maßnahmen durchzuführen, durch die z.B. bei bewusstlosen Patienten nach einer Reklination des Kopfes und der Racheninspektion eventuell vorhandenes Blut, Schleim oder Erbrochenes im Rachenraum entfernt werden. Die Fremdkörper werden durch manuelles Ausräumen, mit der Absaugpumpe oder mit der Magill-Zange entfernt. Die Maßnahme wird als das ***»Freimachen der Atemwege«*** bezeichnet.

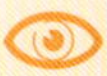 **BEACHTE**

Bei einem bewusstlosen Patienten werden freie Atemwege in der Regel durch einfache Maßnahmen wie Kopf überstrecken, Esmarch-Handgriff oder Absaugen erreicht und durch stabile Seitenlage während des Transports aufrechterhalten. Ärzten stehen darüber hinaus die endotracheale Intubation oder weitere invasive Maßnahmen zur definitiven Sicherung der Atemwege zur Verfügung.

1.2.1.2 *Sauerstoffversorgung und Ventilation (B)*

Ein der Erkrankungsschwere bzw. dem Verletzungsmuster des Patienten angepasstes Atemminutenvolumen und Sauerstoffangebot stellt eine ausreichende Sauerstoffversorgung der Zellen sicher. Hierbei müssen die Aufnahme, die Abgabe sowie der Transport, insbesondere von Sauerstoff und Kohlendioxid, gesichert sein. Im Rettungsdienst kann dies situationsabhängig beim ateminsuffizienten Patienten initial mit einer ***Hochlagerung des Oberkörpers*** erreicht werden, die es ermöglicht, die Atemhilfsmuskulatur einzusetzen und die Zwerchfellbeweglichkeit zu erhöhen.

 **MERKE**

Bei Störung vitaler Funktionen wird im Rahmen der Elementartherapie grundsätzlich eine Sauerstoffinhalation mit einem Flow von 10 – 15 l/min über Maskensystem vorgenommen.

1.2.1.3 *Stabile Kreislaufverhältnisse (C)*

Bei instabilen Kreislaufverhältnissen muss frühzeitig versucht werden, diese Instabilität ursächlich zu behandeln. »Ursächlich behandeln« bedeutet, dass entweder ***das fehlende Volumen ersetzt***, mobilisiert oder ***die kardiale Pumpkraft wiederhergestellt*** bzw. ***der lebensbedrohende***, aber stillbare ***Blutverlust begrenzt*** wird. Hierbei werden die unterschiedlichen Therapieansätze deutlich. Erster therapeutischer Schritt kann z.B. die Lagerung sein. Beim Volumenmangelschock ist die Schocklagerung, sofern durchführbar, indiziert. Alle stillbaren lebensbedrohlichen Blutungen müssen frühzeitig gestoppt werden. Beim kardiogenen Schock hingegen wird der Patient mit erhöhtem Oberkörper bzw. bei Blutdruckwerten unter 80 mmHg systolisch flach gelagert und bei Atem-Kreislauf-Stillstand die Reanimation eingeleitet, um so stabile Kreislaufverhältnisse zu schaffen. Da durch die schwere Kreislaufdepression auch der Sauerstofftransport beeinträchtigt ist, wird selbstverständlich in solchen Situationen auch nach den oben genannten Empfehlungen Sauerstoff appliziert.

 **MERKE**

Jeder Patient, der im Rettungsdienst transportiert und als Notfallpatient eingestuft wird, hat Anspruch auf die folgenden fünf Versorgungsprinzipien:
- Lagerung und Thermoregulation,
- Sauerstoffgabe,
- Anlage eines periphervenösen Zugangs durch einen Arzt, ggf. Blutzuckerkontrolle,
- psychische Betreuung,
- fortlaufende Überwachung und Dokumentation.

1.2.2 Standardtherapie

Wenn keine Störung der vitalen Funktion vorliegt oder die vitalen Funktionen gesichert sind (Elementartherapie) und die Notfalluntersuchung bzw. die Erfassung der Anamnese erfolgt, muss bei allen Notfallpatienten ***als zweiter Schritt die Standardtherapie*** durchgeführt werden (s. Abb. 31), zumal im Rahmen der Elementartherapie nicht alle Maßnahmen aus der Standardtherapie abgedeckt sind.

1.2.2.1 *Lagerung und Thermoregulation*

 **MERKE**

Die Patientenlagerung und die gesicherte sowie situationsgerechte Thermoregulation stellen im Rahmen der Standardtherapie einfache und nicht-invasive Maßnahmen dar, die dazu dienen, weiteren Schaden vom Patienten abzuwenden und Störungen vitaler Funktionen vorzubeugen.

Die ***Lagerung*** des Patienten richtet sich nach der Erstdiagnose. Zur Stabilisierung der Kreislaufverhältnisse kann zum Beispiel die Schocklage im Rahmen der Elementartherapie erforderlich sein, ebenso die sitzende Lagerung bei akuten Atemnotzuständen. Bei Patienten ohne eine akute Störung der Vitalfunktion wird im Rahmen der Standardtherapie die Lagerung entsprechend dem Krankheitsbild durchgeführt, die eine Besserung des Patientenzustands erwarten lässt oder zumindest einer weiteren Verschlechterung seines Zustands vorbeugt. Zusätzlich ist auf eine situationsgerechte Thermoregulation – in der Regel mit ***Wärmeerhalt*** und Schutz vor weiterer Auskühlung – zu achten.

So wird zum Beispiel bei einem nicht bewusstseinsgetrübten Schlaganfallpatienten der Betroffene in der Regel flach gelagert, um einen optimalen Zu- und Abstrom des Blutes im Gehirn zu gewährleisten und damit einer weiteren Schädigung des Gehirns mit möglicher Folge einer Störung des Bewusstseins entgegenzuwirken.

1.2.2.2 *Sauerstoffgabe*

Damit eine gute Sauerstoffsättigung des Blutes (> 94 %) erreicht werden kann, soll die ***Sauerstoffgabe*** im Rettungsdienst grundsätzlich ***über eine Inhalationsmaske*** mit Reservoir erfolgen. Dabei wird in der Inspirationsluft bei einem Sauerstoff-Flow von 6 l/min eine Sauerstoffkonzentration von ca. 40 % erreicht. Bei Patienten mit einem Sauerstoffmangel oder einer Störung der vitalen Funktionen, z. B. Volumenmangelschock, muss ein Flow von etwa 10–15 l/min appliziert werden, um eine Sauerstoffkonzentration in der Inspirationsluft von ca. 90 % zu erreichen (s. o., Elementartherapie). Mit der Sauerstoffbrille werden trotz hohen Flows nur niedrigere inspiratorische Sauerstoffkonzentrationen erzielt. Im Verlauf der rettungsdienstlichen Versorgung soll eine Anpassung der Sauerstoffdosierung (pulsoxymetrische Überwachung – Cave: Kohlenmonoxidintoxikation) an die medizinischen Bedürfnisse, also den Verlauf der Grunderkrankung, durchgeführt werden.

Entscheidend für eine optimale Sauerstoffversorgung des Patienten ist es, frühzeitig mit der Inhalation von Sauerstoff zu beginnen. Die Voraussetzung hierfür stellt eine ausreichende Eigenatmung dar.

BEACHTE

Mit Sauerstoffmasken erzielt man eine höhere Sauerstoffkonzentration der Inspirationsluft, diese sollen mit einem zusätzlichen Reservoir-Beutel und eventuell mit Rückatemventil betrieben werden.

Ist es bei einem Patienten mit schwerer Atemnot nicht möglich, über die Sauerstoffmaske zumindest eine Sauerstoffsättigung von 94 % zu erreichen, besteht die Option, ein ***CPAP-Ventil*** zu verwenden. CPAP steht für „Continuos Positiv Airway Pressure“, bezeichnet also einen kontinuierlichen positiven Druck in den Atemwegen. Diese Technik kommt in der Notfallmedizin bereits seit Langem mittels Beatmungsgeräten zur Anwendung. Für den Rettungssanitäter steht das nach seinem Erfinder (Georges) Boussignac benannte System zur Verfügung. Hierbei wird die Inhalationsmaske gegen eine spezielle Maske mit einem CPAP-Ventil getauscht, welche mit dem zugehörigen Band am Kopf des Patienten dicht sitzend befestigt wird. Auch bei der Anwendung des CPAP-Ventils wird der Flow des Sauerstoffs auf 15 l/min eingestellt. Durch diese Methode wird ein ***positiver Druck in den Atemwegen*** erzeugt, der ***verhindert, dass*** die ***Alveolen*** beim Ausatmen ***kollabieren***. Hierdurch wird die Sauerstoffsättigung verbessert und dem Patienten die Atmung erleichtert.

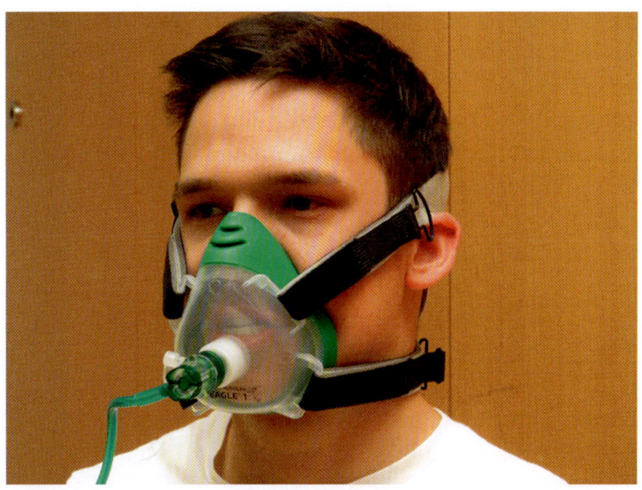

Abb. 32 ▶ Dicht sitzende CPAP-Maske

Voraussetzung ist, dass der Patient bei Bewusstsein ist, es sich nicht um einen traumatologischen Notfall handelt und er die Maske toleriert, anderenfalls muss weiter die Inhalationsmaske verwendet werden.

1.2.2.3 *Venöser Zugang*

MERKE

Der periphervenöse Zugang ist zur Volumensubstitution (Elementartherapie) und zur Gabe von Medikamenten (Elementar- und spezielle Therapie) erforderlich. Das Legen eines periphervenösen Zugangs bedarf immer einer medizinischen Indikation und ist dem Arzt oder dem Notfallsanitäter mit Notfallkompetenz vorbehalten. Ist bei vitaler Indikation kein zeitgerechter venöser Zugang zu schaffen, ist durch den Arzt ein intraossärer Zugang zu erwägen.

Geeignete Punktionsstellen sind u. a. die peripheren Venen des Handrückens und des Unterarms. Der Rettungssanitäter

muss im Rahmen der Standardtherapie die ***Assistenzleistung für das Legen eines venösen Zugangs*** und die Vorbereitung von Medikamenten und Infusionen beherrschen. Nach der Punktion wird der venöse Zugang durch Infundieren einer Vollelektrolytlösung oder durch Verschluss mit einem geeigneten Mandrin offen gehalten. Diese Maßnahme wird bei bestehender Indikation frühzeitig durchgeführt, da sie die Möglichkeit zum jederzeitigen therapeutischen Eingreifen gibt.

1.2.2.4 *Blutzuckerbestimmung*

Bei der Bestimmung des Blutzuckerwertes handelt es sich nicht um eine Therapie, sondern um ein Diagnoseverfahren; wegen der weitreichenden Folgen einer nicht erkannten und folglich nicht behandelten Hypoglykämie wird die Blutzuckerbestimmung hier jedoch gesondert aufgeführt.

BEACHTE

Bei jedem Patienten mit Bewusstseinsstörung, zentralen neurologischen Ausfällen oder anderen anamnestischen Hinweisen muss frühestmöglich der Blutzuckerwert bestimmt werden.

Die Bestimmung des Blutzuckers muss spätestens bei der Anlage eines periphervenösen Zugangs durchgeführt werden. Natürlich kann auch mittels Lanzette frühzeitig eine Probe aus der Fingerbeere oder dem Ohrläppchen entnommen werden. Für die Therapie einer Hypoglykämie ist bei bewusstseinsgetrübten Patienten jedoch immer ein venöser Zugang und damit der Notarzt notwendig.

1.2.2.5 *Psychische Betreuung*

Obgleich jedem Rettungsdienstmitarbeiter klar sein sollte, welchen Stellenwert die psychische Betreuung von Patienten hat, wird dies in der Einsatzsituation nicht immer beachtet. Jeder Notfall stellt für den Patienten eine nicht nur durch die Erkrankung oder Verletzung ausgelöste physische Stresssituation dar. Angst vor bleibenden Schäden, dem Krankenhausaufenthalt und vor dem Ungewissen verschlimmern seine Situation.

So können beispielsweise bei einem Herzinfarktpatienten zusätzlicher Stress und Angst in Verbindung mit anhaltender tachykarder Herzfrequenz und daraus folgender verschlechterter Sauerstoffversorgung der Herzmuskelzellen schwere gesundheitliche Folgen haben, z.B. Herzrhythmusstörungen bis zum Kammerflimmern. Die psychische Betreuung von Patienten hat daher neben der medizinischen eine wesentliche soziale Bedeutung im Rettungsdienst.

1.2.2.6 *Überwachung und Dokumentation*

Um den Zustand des Patienten beurteilen zu können und eine Überwachung zu gewährleisten, ist es erforderlich, zu Beginn und kontinuierlich neben Puls, Blutdruck und Atemfrequenz auch das EKG und die Sauerstoffsättigung mittels Pulsoxymetrie zu kontrollieren. Auch ein erhobener Blutzuckerwert muss dokumentiert, bei Therapie auch im Verlauf erfasst werden. Ebenfalls muss der neurologische Verlauf, zum Beispiel eine Veränderung der Bewusstseinslage oder der Pupillengröße, überwacht werden. Daher ist es unumgänglich, ***jeden Einsatz und*** die ***erhobenen Parameter*** zu ***dokumentieren***. Alle Sanitäter sind aus diesen Gründen auch nach dem Sanitätergesetz (SanG) verpflichtet, alle am Patienten gesetzten Maßnahmen zu dokumentieren (s. a. Kap. 3.2 und 14.3).

BEACHTE

Nicht zuletzt aus rechtlichen Gründen ist es erforderlich, die Dokumentation der Einsätze kontinuierlich zu betreiben.

Die Dokumentation gibt Auskunft über den Zustand des Patienten bei Übernahme und Übergabe und über mögliche Veränderungen während der rettungsdienstlichen Obhut, also über den Verlauf des Patientenzustands. Ein zeitnahes Ausfüllen erleichtert die Dokumentation sehr, allerdings muss in Notfallsituationen die medizinische Therapie selbstverständlich vor der Dokumentation stattfinden. Das SanG sieht eine Aufbewahrungspflicht der Einsatzdokumentation von mindestens 10 Jahren vor. Mit den Protokollen können auch weitere qualitätssichernde Maßnahmen durchgeführt werden.

1.2.3 Spezielle Therapie

Der dritte Pfeiler der Versorgung von Notfallpatienten ist die Durchführung von speziellen Maßnahmen, die überwiegend dem Notarzt vorbehalten sind. Unter der speziellen Therapie werden die ***auf die Verdachtsdiagnose abgestimmten und ergänzenden Maßnahmen*** verstanden. Hierunter fallen das Vorbereiten der Intubation, zum Beispiel zur Notfallnarkose, ebenso wie Wundverbände und die initiale kurze Kühlung bei kleinen Verbrennungen (< 10 % verbrannte Körperoberfläche). Weiterhin werden Medikamente durch den Notarzt appliziert, beispielsweise Glucose bei Hypoglykämie.

1.3 Erste Hilfe und erweiterte Erste Hilfe

Die Maßnahmen der Ersten Hilfe, wie sie jeder Laie in einem Erste-Hilfe-Grundkurs vermittelt bekommt, sind die Grundlage der Ausbildung des Rettungssanitäters und daher auch der erste Teil seiner sanitätshilflichen Ausbildung. Trotz seiner speziellen und vertieften Ausbildung soll der Sanitäter nie diese Grundlagen vergessen, die ihm auch selbst, außerhalb des Dienstbetriebes und ohne den Rückhalt der Ausrüstung eines Rettungswagens und durch Kollegen, im zivilen Bereich nützlich bleiben werden.

1.3.1 Rettung und Sturzhelmabnahme

Kersten Enke

1.3.1.1 *Rettungsgriff nach Rautek*

Der ***Rautek-Rettungsgriff*** wird ***zur Rettung von sitzenden Personen aus unmittelbarer Gefahr***, zum Beispiel bei der Rettung Verletzter aus einem Pkw bei Brand- oder Explosionsgefahr, angewandt, wenn keine schonendere Rettungsmethode möglich ist (Crash-Rettung). Der Rautek-Griff ist ein »Rettungsgriff« und keine Transporttechnik. Er ist daher für einen Personen- bzw. Krankentransport über längere Strecken sowie das Überwinden von Höhenunterschieden nicht geeignet.

Beim seitlichen »Retten« aus dem Pkw wird zwischen Sitzlehne und Patient in Hüfthöhe zur Fahrzeugmitte hindurchgegriffen und die Person auf der Sitzfläche mit dem Rücken zum Helfer herumgedreht. Eine eventuell vorhandene Einklemmung der unteren Extremitäten ist dabei zu beachten. Dann verschränkt der Helfer den rechten oder linken Arm des Patienten vor dessen Brust. Er führt seine Arme seitlich unter dessen Achseln hindurch und ergreift den angewinkelten Arm. Dabei liegen die Daumen des Helfers auf dem Arm der zu rettenden Person, um Verletzungen des Thorax zu vermeiden. Ein zweiter Helfer kann unterstützend eingreifen, indem er die Beine des Verletzten anhebt.

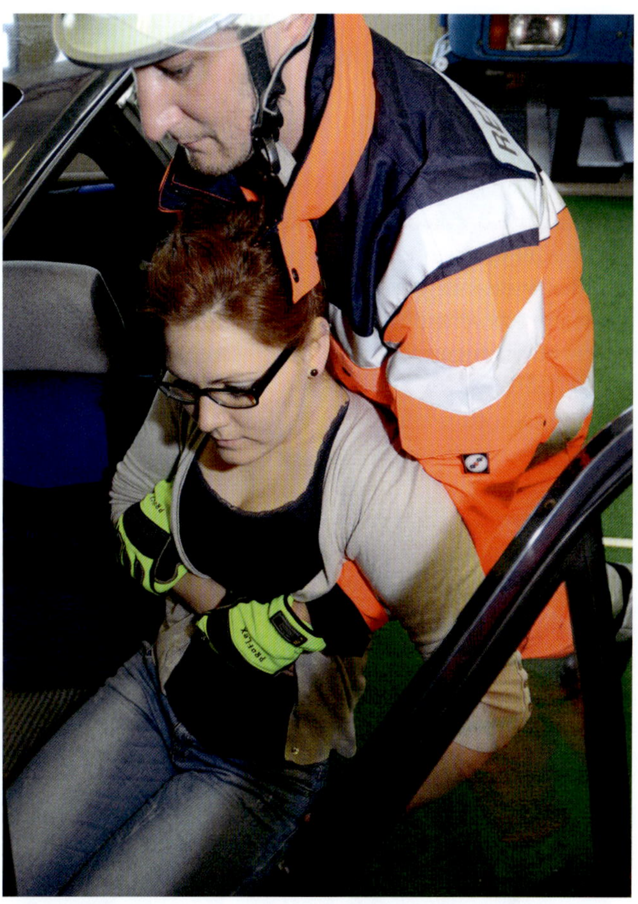

Abb. 33 ▶ Rettung aus dem Pkw mit dem Rautek-Griff

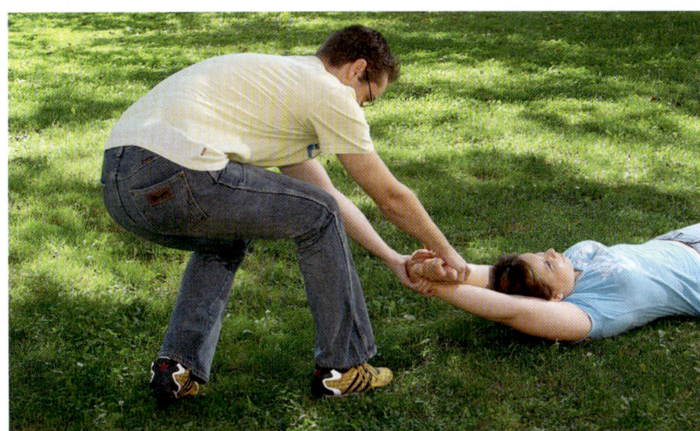

Abb. 34 ▶ Wegziehen in Rückenlage

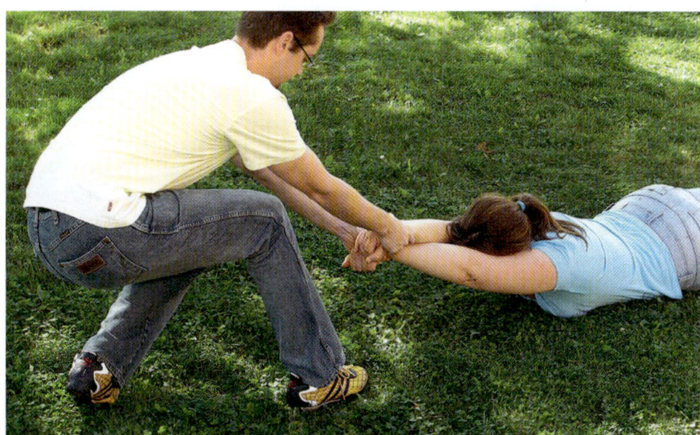

Abb. 35 ▶ Wegziehen in Bauchlage

1.3.1.2 *Retten durch Wegziehen*

In der ersten Hilfe erfolgt die Rettung aus einer Gefahrenzone prinzipiell durch Wegziehen (s. Abb. 34/35).

1.3.1.3 *Helmabnahme*

Die ***Helmabnahme*** ist grundsätzlich ***bei allen helmtragenden Patienten ohne Bewusstsein*** erforderlich. Alle nicht bewusstlosen Patienten haben in der Regel den Helm bereits vor Ankunft des Rettungsdienstes abgenommen. Falls der Helmträger dies dennoch nicht getan hat, wird nach entsprechender Aufklärung und Einwilligung eine kontrollierte Helmabnahme durchgeführt.

Die Helmabnahme erfolgt ***nach Möglichkeit durch zwei Helfer***. Zuerst wird der Helm »gesichtet«, um eventuelle Verletzungen oder ein Hindernis (z.B. Pfählungsverletzung) abschätzen zu können. Bei Zersplitterungen des Visiers bzw. der Helmschale ist mit Weichteilverletzungen zu rechnen. Der Helm wird sichergestellt und in der Klinik abgegeben. Probleme können die unterschiedlichen Helmmodelle und Verschlussmechanismen bereiten.

Eine Helmabnahme in Bauch- oder Seitenlage des Patienten ist schwierig und setzt besondere Übung und Erfahrung voraus. Deshalb muss der Patient zunächst achsengerecht umgedreht werden. Die HWS wird dabei manuell fixiert und stabilisiert.

1.3.2 Störung des Bewusstseins

Gérard Peters, Johannes Veith, Gregor Wisser

1.3.2.1 *Kennzeichen einer Bewusstseinsstörung*

Allgemein wird die erste Vitalfunktion (Hirnfunktion) auch als »Bewusstsein« bezeichnet.

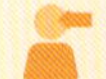

MERKE

Alles, was für eine Störung des Wachheitsgrads oder das gestörte Erleben von Bewusstseinsinhalten spricht, ist Kennzeichen einer Bewusstseinsstörung.

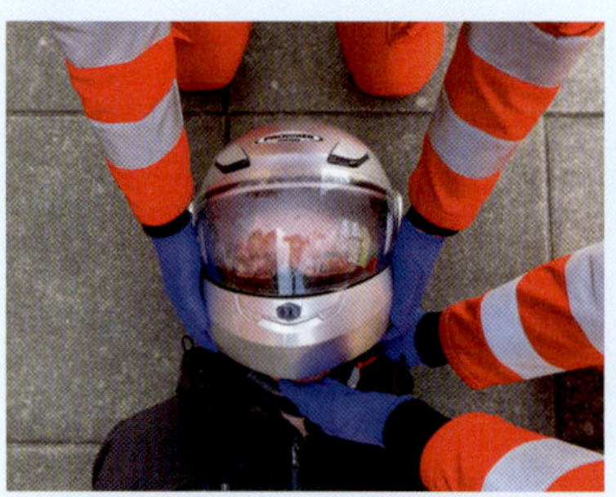

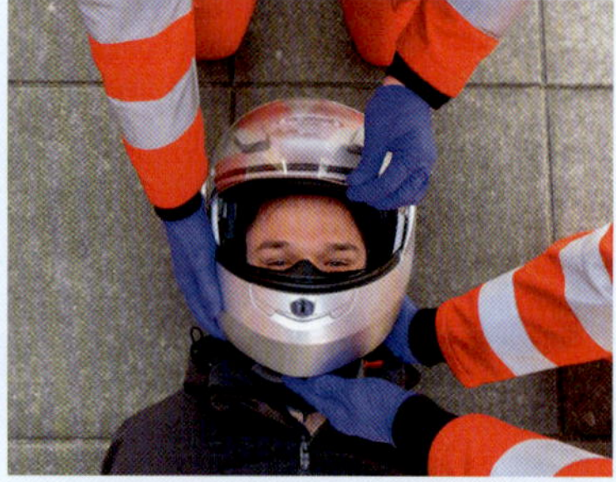

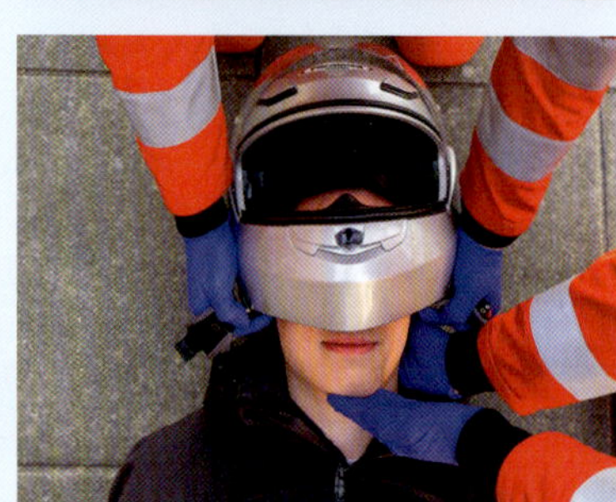

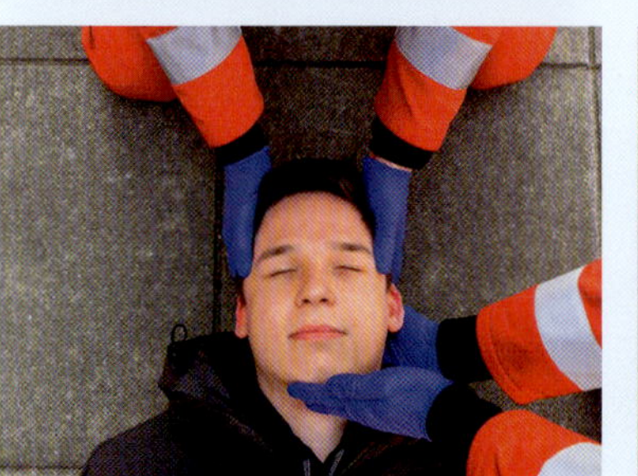

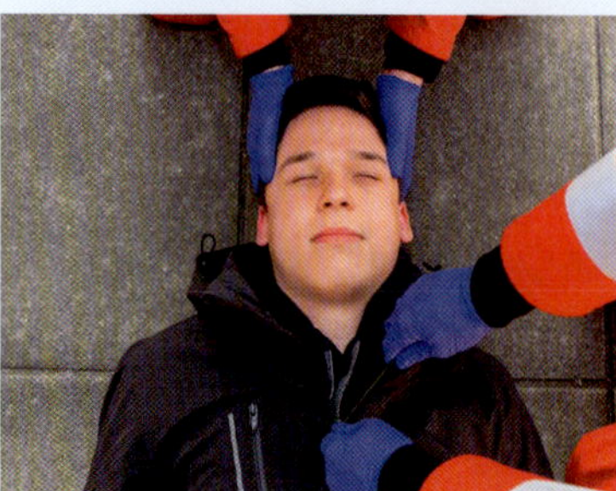

Helmabnahme mit zwei Helfern

- Fixierung des Kopfes mit Helm durch 1. Helfer, 2. Helfer fixiert die HWS
- Öffnen von Visier und Helmverschluss
- Helfer 1 zieht den Helm leicht auseinander und vom Kopf
- Vorsichtiges Abnehmen des Helms
- 1. Helfer übernimmt wieder die Fixation des Kopfes
- 2. Helfer öffnet die Kleidung, danach wird eine HWS-Schiene angelegt.

Abb. 36–41 ▶ Helmabnahme

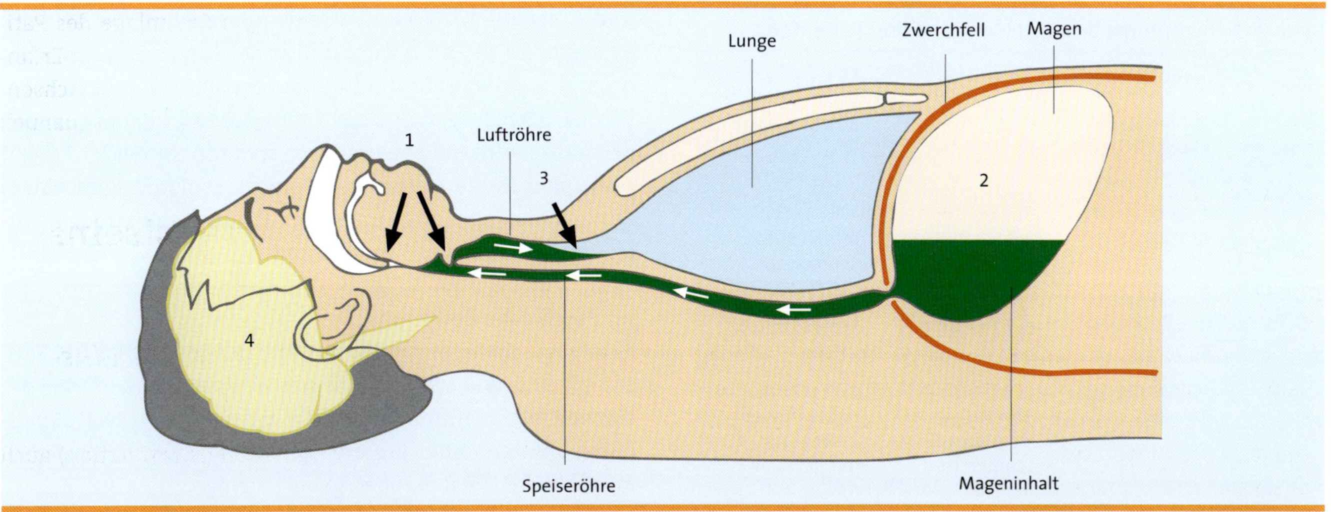

Abb. 42 ▶ Gefahren bei Bewusstseinsstörungen: Verlegung der Atemwege durch Zurücksinken des Unterkiefers und Erschlaffung der Zungenmuskulatur (1); Zurücklaufen von Mageninhalt = Regurgitation (2); Eindringen von Mageninhalt oder anderen Flüssigkeiten in die Atemwege = Aspiration (3); Abschwächung oder Ausfall von Schutzreflexen (Husten, Schlucken) (4)

1.3.2.2 *Gefahren einer Bewusstseinsstörung*

Neben der eigentlichen Hirnfunktionsstörung können als Folge einer Bewusstlosigkeit weitere Gefahren (s. Abb. 42) für den Patienten auftreten:

▶ Zurückfallen der Zunge
Durch die Erschlaffung der Zungenmuskulatur fällt die Zunge zurück und kann somit – vor allem bei einem Patienten in Rückenlage – die Atemwege verlegen.

▶ Regurgitation
Durch die Erschlaffung des Schließmuskels der Speiseröhre kann es zum passiven Rückfluss (Regurgitation) von Mageninhalt in den Mund-Rachen-Raum kommen.

▶ Aspiration
Bei erloschenen Schutzreflexen ist das Eindringen von Mageninhalt oder anderen Flüssigkeiten in die unteren Atemwege möglich.

▶ Ausfall der Schutzreflexe
Durch den Ausfall von Husten-, Schluck- und Würgereflex kann es zum Eindringen von Fremdkörpern und Flüssigkeiten in die Luftwege kommen.

BEACHTE

Neben den primären Gefahren einer Bewusstseinsstörung sind natürlich auch sekundäre Schäden wie traumatische Verletzungen durch Sturz, Unterkühlung oder Ähnliches möglich. Vom Sanitäter ist somit ein zielgerichtetes, schnelles Handeln zur Abwehr dieser vitalen Bedrohung gefordert.

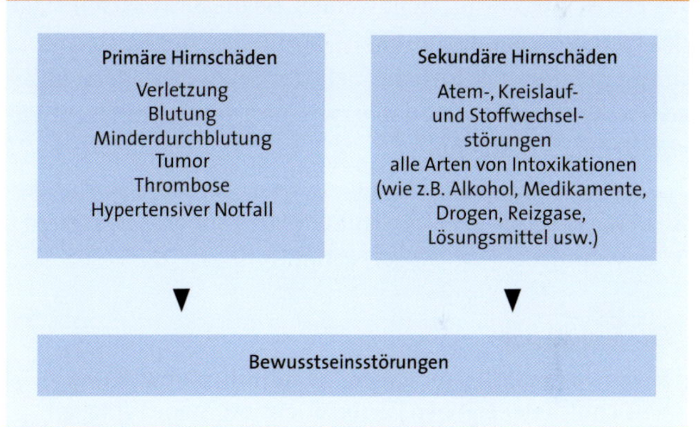

Abb. 43 ▶ Ursachen für Bewusstseinsstörungen

1.3.2.3 *Ursachen einer Bewusstseinsstörung*

Der Schweregrad einer Bewusstseinsstörung hängt vom Ausmaß der Schädigung des zentralen Nervensystems bzw. des Gehirns ab. Die Ursachen können in zwei große Hauptgruppen aufgeteilt werden (primäre und sekundäre Hirnläsionen, vgl. Abb. 43).

1.3.2.4 *Patientenbeurteilung und Maßnahmen*

Damit schnellstmöglich geeignete Maßnahmen ergriffen werden können, muss das Rettungsteam in kürzester Zeit eine orientierende Untersuchung durchführen (Kontrolle von Bewusstsein sowie ABCDE).

Tab. 5 ▶ Symptome bewusstseinsgetrübter Patienten

	Somnolenz	Sopor	Koma
Symptome	Benommenheit, abnorme Schläfrigkeit	tiefe Schläfrigkeit	Bewusstlosigkeit
	Augenöffnen auf Ansprache	Augenöffnen auf Schmerzreiz	kein Augenöffnen auf Schmerzreiz
	Erweckbarkeit durch äußere Reize	Erweckbarkeit durch Schmerzreiz	fehlende Erweckbarkeit
	Teilnahmslosigkeit	geordnete Abwehrbewegung auf Schmerzreiz möglich	evtl. reflektorische Abwehrbewegung möglich
	Erinnerungslücke		

▶ Bewusstseinslage

Als Erstes muss festgestellt werden, ob die Bewusstseinslage des Patienten eingeschränkt ist. Wenn dies der Fall ist, muss in einem zweiten Schritt die Tiefe der Bewusstlosigkeit abgeschätzt werden. Es wird dabei zwischen ***drei Bewusstseinszuständen*** unterschieden:

1. bewusstseinsklarer Patient
2. bewusstseinsgetrübter (somnolenter, soporöser) Patient
3. bewusstloser (komatöser) Patient.

 **MERKE**

Ein bewusstseinsklarer Patient ist zeitlich, räumlich und hinsichtlich der eigenen Person orientiert. Seine Fähigkeit zur sinnlichen Wahrnehmung der Umwelt ist nicht gestört. Der Umgang mit Ideen, der Ausdruck über die Sprache, Erwartungshaltungen und die Fähigkeit der Planung bzw. das Vorhandensein ethischer Werte sind ebenfalls Ausdruck eines nicht gestörten Bewusstseins.

Ein bewusstseinsgetrübter Notfallpatient weist einige der in Tabelle 5 genannten Symptome auf. Diese Symptome sind oftmals nicht exakt voneinander abgrenzbar. Somit ist eine Einstufung in die Grade ***Somnolenz*** (lat., Schläfrigkeit) und ***Sopor*** (lat., tiefer Schlaf) aufgrund des fließenden Übergangs häufig schwierig. Ein ***komatöser*** (gr., tiefer, fester Schlaf) Patient dagegen bietet erstdiagnostisch eine eindeutige Symptomatik.

▶ ABC(DE)

Die wichtigste Maßnahme bei einem bewusstlosen Patienten ist die ***Überprüfung der Lebensfunktionen Atmung (AB) und Kreislauf (C)***. Sind die Atemwege frei und die Atmung ausreichend, muss für weiterhin sichere und freie Atemwege gesorgt werden. Falls die Intubation nicht zeitgerecht möglich ist oder der Patient nicht ausreichend überwacht werden kann, wird ein bewusstloser, spontan atmender Patient prinzipiell in die Seitenlage gebracht. Dadurch wird einem Zurückfallen der Zunge und einer daraus resultierenden Verlegung der Atemwege vorgebeugt.

▶ Psychische Betreuung

Es ist nur schwer abzuschätzen, wie tief bewusstlos der Patient ist und wie viel er in seiner Bewusstlosigkeit von der Umwelt wahrnimmt. Auch vom bewusstlosen Notfallpatienten können daher Äußerungen des Rettungsdienstpersonals und der Umstehenden gehört werden.

ZUSAMMENFASSUNG

Die Vitalfunktionen Bewusstsein, Atmung und Kreislauf sowie die Hirnfunktion sind eng miteinander verbunden. Um Schaden vom Patienten abzuwenden, muss eine Störung schnell diagnostiziert und sofort konsequent behandelt werden. Hierbei kommt der Diagnose der Bewusstseinsstörung eine wichtige Bedeutung zu. Die Vielfalt der Ursachen muss bekannt sein und der Grad der Bewusstseinsstörung im Rettungsdienst eingeschätzt werden können. Die Säulen der Therapie umfassen lebenswichtige Basistechniken, z. B. das Freimachen und Freihalten der Atemwege sowie die Sicherung einer ausreichenden Ventilation und Kreislauffunktion.

1.3.3 Störung der Atmung

Neben dem Bewusstsein und der Herz-Kreislauf-Funktion ist die Atmung als Vitalfunktion von entscheidender Bedeutung.

1.3.3.1 *Ursachen für eine Atemstörung*

Eine Störung der Atmung ist kein typisches Symptom einer einzelnen Krankheit, sondern kann bei ganz unterschied-

Tab. 6 ▶ Ursachen für eine Störung des Sauerstoffangebots

- verminderte Sauerstoffkonzentration der Inspirationsluft (z. B. CO_2 in Klärgruben, Futtersilos und Gärkellern)
- reduzierter Sauerstoffpartialdruck (z. B. im Gebirge)
- erhöhte Konzentration von Fremdgasen/toxischen Gasen (z. B. bei Bränden oder in Lackierereien)
- Ertrinken
- Verschütten

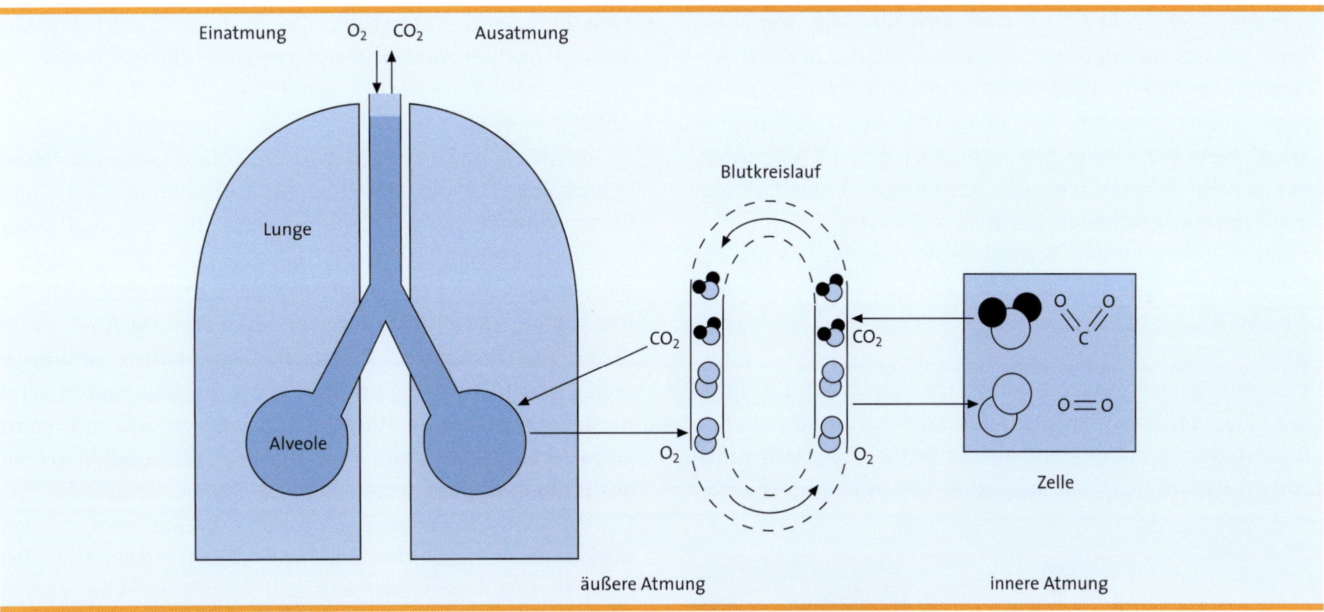

Abb. 44 ▶ Weg des Sauerstoffs von der Alveole zur Zelle und des Kohlendioxids von der Zelle zur Alveole

lichen Erkrankungen auftreten. So liegt bei einer Atemstörung durch eine Störung des Sauerstoffangebots die Konzentration von Sauerstoff, die eingeatmet wird, unter dem physiologisch erforderlichen Anteil. Dies führt zu einer Reduzierung der Menge an Sauerstoff in den Alveolen. Weitere Ursachen einer Atemstörung können Störungen der neuromuskulären Regulation der Atmung, der Atemtechnik oder der Sauerstoffdiffusion sein (s. Kap. 5.3.2).

1.3.3.2 *Folgen einer Atemstörung*

Jede Störung der Atmung bewirkt zunächst eine Verringerung der Sauerstoffkonzentration im Blut. Dies führt zu einer Verminderung des Sauerstoffpartialdrucks im Gewebe.

MERKE

Die verschiedenen Gewebe des menschlichen Körpers reagieren unterschiedlich empfindlich auf einen Sauerstoffmangel. Am gefährdetsten sind das Gehirn und das Herz.

Bei einer ausgeprägten Ateminsuffizienz ist der Patient zunächst unruhig. Abhängig vom Sauerstoffdefizit kann es zur Bewusstseinsstörung bis hin zur Bewusstlosigkeit kommen. Am Herzen bewirkt ein Sauerstoffmangel zunächst eine Beschleunigung der Herzfrequenz (Tachykardie) und einen Blutdruckanstieg. Bei anhaltendem Sauerstoffmangel kann es zur Herzrhythmusstörung (Arrhythmie), zu einer Abnahme der Herzfrequenz (Bradykardie) und zum Abfall des Blutdrucks bis hin zum Herzstillstand kommen.

1.3.3.3 *Patientenbeurteilung und Maßnahmen*

Die Elementarmaßnahmen greifen immer dann, wenn eine Störung vitaler Funktionen vorliegt. Ziel dieser Maßnahmen sind sichere freie Atemwege, ein ausreichendes Atemminutenvolumen, eine suffiziente Sauerstoffversorgung sowie stabile Kreislaufverhältnisse. Beim ausreichend spontan atmenden, wachen Patienten mit Dyspnoe (Atemnot) wird im Rahmen der Standardtherapie versucht, die ***Eigenatmung zu erleichtern***. Dazu wird der Oberkörper hochgelagert. Außerdem können dem Patienten Atemkommandos oder Anweisungen, z. B. zur Lippenbremse, gegeben werden. Dadurch soll eine nicht ausreichende Atmung verbessert werden.

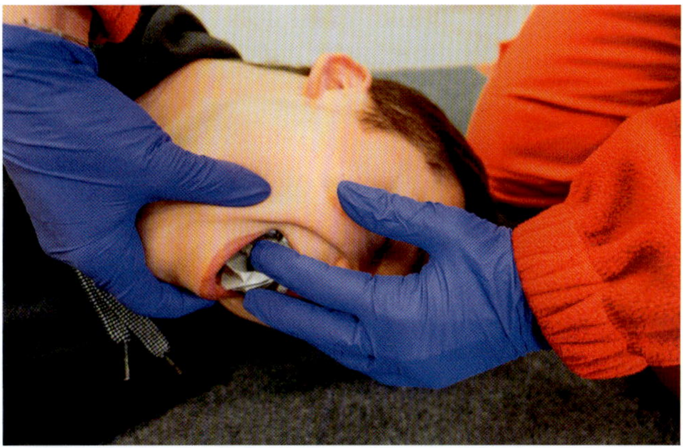

Abb. 45 ▶ Notfallmäßiges manuelles Freimachen der Atemwege. Cave: Bissverletzung möglich, Eigenschutz durch Daumen der anderen Hand!

Besteht der Verdacht auf eine ***Verlegung der Atemwege durch einen Fremdkörper*** (Bolusaspiration), müssen die Schwere der Atemwegsverlegung erkannt und der Bolus sofort entfernt werden. Sind die Atemwege nur teilweise verlegt, kann der Patient den Fremdkörper meist aushusten. Dies ist nicht möglich, wenn die Atemwege komplett verlegt sind. Typisches Zeichen ist die inverse Atmung.

Bei einer kompletten Verlegung der Atemwege kann der Patient weder sprechen noch atmen oder husten; werden keine Maßnahmen ergriffen, verliert er schnell das Bewusstsein.

Ist der Patient ansprechbar, werden zunächst alle ***sichtbaren Fremdkörper*** oder lose Gebissteile aus der Mundhöhle ***entfernt***. Der Sanitäter steht sodann seitlich bzw. leicht hinter dem Patienten. Der Brustkorb des nach vorn gebeugten Patienten wird unterstützt. Durch bis zu ***fünf kräftige Schläge mit der flachen Hand zwischen die Schulterblätter*** des Patienten kann es zur Lösung des Bolus und zum Abhusten kommen (Abb. 46).

Sind die Schläge auf den Rücken erfolglos, kann der ***Heimlich-Handgriff*** versucht werden (Abb. 47). Der Sanitäter steht hinter dem vornüber gebeugten Patienten und legt beide Arme um dessen Oberbauch. Die eine Faust liegt zwischen Bauchnabel und Schwertfortsatz, dem unteren Anteil des Brustbeins, und wird mit der anderen Hand gefasst. Dann drückt man mit beiden Händen fünfmal bauch- und kopfwärts kräftig zu. Die Druckerhöhung im Bauchraum wird in den Brustkorb weitergeleitet. Dadurch soll der Bolus gelöst werden. Anschließend muss die Mundhöhle erneut auf Fremdkörper inspiziert werden. Bei weiter bestehender Obstruktion wird abwechselnd mit fünf Schlägen auf den Rücken und fünf Oberbauchkompressionen fortgefahren. ***Bei Eintritt einer Bewusstlosigkeit*** und dem Fehlen von Lebenszeichen ist mit der ***Wiederbelebung*** zu ***beginnen***.

Es wird sofort mit 30 Thoraxkompressionen begonnen, ohne die Kreislaufzeichen zu kontrollieren. Danach wird die Mundhöhle kurz nach Fremdkörpern inspiziert und versucht, den Patienten zweimal zu beatmen. Im Weiteren wiederholen sich diese Zyklen aus 30 Thoraxkompressionen und zwei Beatmungsversuchen. Vor jeder weiteren Beatmung erfolgt eine Mundraumkontrolle, wenn ein Bolus wahrscheinlich ist. Ist eine Beatmung möglich, werden die Kreislaufzeichen kontrolliert und entsprechend weiter therapiert.

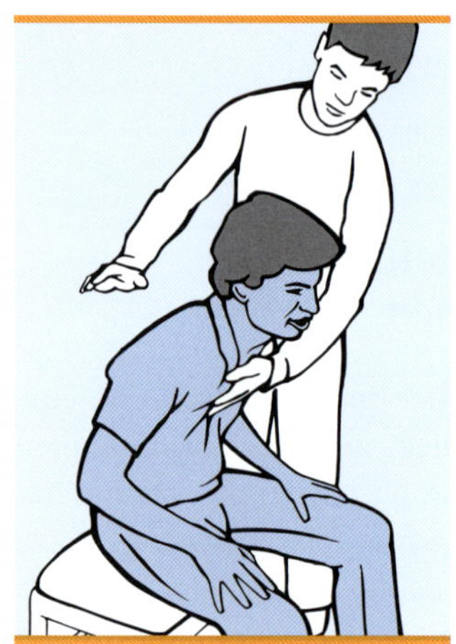

Abb. 46 ▶ Fremdkörperausräumung durch Schläge zwischen die Schulterblätter beim ansprechbaren Patienten

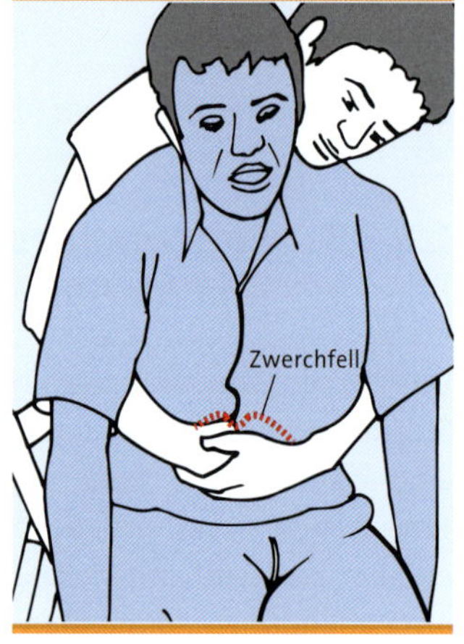

Abb. 47 ▶ Anwendung des Heimlich-Handgriffs zur Lösung eines Bolus beim ansprechbaren Patienten

BEACHTE

Beim Heimlich-Manöver kann es zu Verletzungen innerer Organe kommen. Der Patient muss daher auch bei erfolgreicher Entfernung des Bolus anschließend ärztlich untersucht und ggf. stationär beobachtet werden.

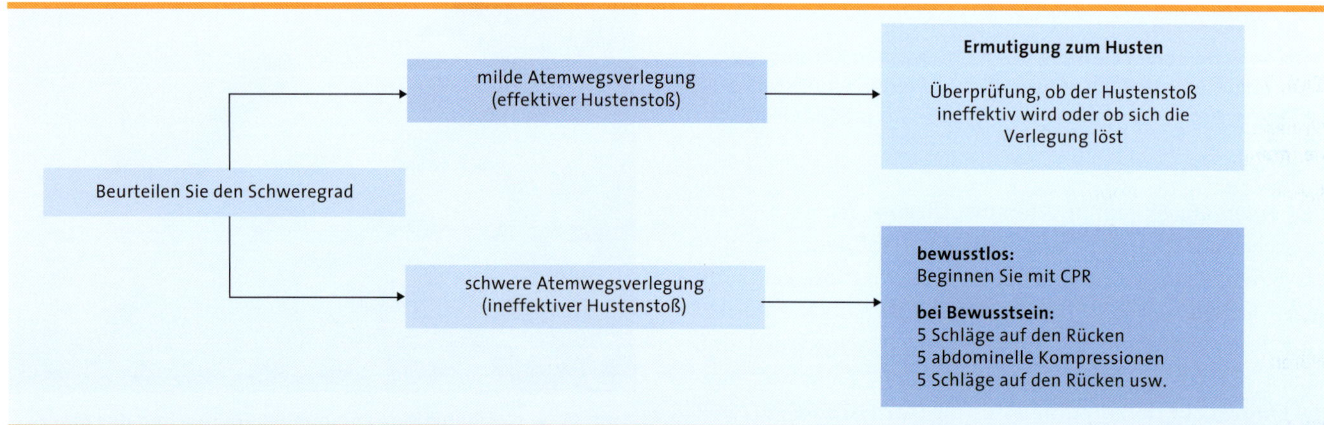

Abb. 48 ▶ Vorgehen bei Patienten > 1 Jahr (Quelle: ERC-Leitlinien)

1.3.4 Störung des Herz-Kreislauf-Systems

Benjamin Zurek, Felix Mahfoud

Bei einem Herz-Kreislauf-Stillstand kommt es bereits nach wenigen Sekunden zu ersten Funktionsstörungen. Abhängig von den jeweiligen Begleitumständen treten nach etwa fünf Minuten bleibende Schäden am Gehirn auf.

1.3.4.1 *Kennzeichen und Gefahren bei Herz-Kreislauf-Störungen*

Akute Störungen des Systems können unverhofft und plötzlich auftreten. Oftmals sind solche Störungen mit einem akuten Verlauf für den Patienten gekennzeichnet. Eine plötzliche Verschlechterung des Allgemeinzustands und Symptome wie akute Atemnot führen schnell zu einem klassischen Notfallbild. Bei einem totalen ***Ausfall der Pumpfunktion (Herz-Kreislauf-Stillstand)*** wird der Organismus gar nicht mehr mit Sauerstoff versorgt ***(Anoxie).*** Wird dieser Zustand nicht schnellstmöglich behoben, kommt es zum Tod.

1.3.4.2 *Ursachen für Herz-Kreislauf-Störungen*

Die Ursachen dieser Störungen lassen sich in drei Ursachengruppen unterteilen.

▶ Kardiale Ursachen

Bei Störungen der Herzfunktion liegt eine Verminderung oder ***Einschränkung der Pumpfunktion*** des Herzens vor. Es können jeweils die linke, die rechte oder beide Herzhälften betroffen sein.

▶ Zirkulatorische Ursachen

Durch Veränderungen an den Blutgefäßen kann es zur Umverteilung der zirkulierenden Blutmenge und somit zu einer ***Störung des Bluttransports in den Gefäßen*** kommen. Die Regulation der Gefäßweite durch das vegetative Nervensystem spielt hierbei eine wichtige Rolle. Werden z.B. Blutgefäße plötzlich geweitet, kommt es zu schwerkraftabhängigen Verteilungsstörungen. Das Blut »versackt« z.B. beim Wechseln der Körperlage vom Liegen ins Stehen. Solche Verteilungsstörungen verursachen also einen ***relativen Volumenmangel***. Das Gesamtblutvolumen ist nicht vermindert.

▶ Verringerung des zirkulierenden Blutvolumens

Man unterscheidet bei Störungen des Herz-Kreislauf-Systems durch Verringerung des zirkulierenden Blutvolumens den relativen Volumenmangel (z.B. Versagen der Kreislaufregulation) vom ***absoluten Volumenmangel*** (z.B. Blut- oder Flüssigkeitsverlust).

1.3.4.3 *Patientenbeurteilung und Maßnahmen*

Zunächst wird der Zustand des Patienten ohne Hilfsmittel begutachtet (ABCDE). Dabei zeigen sich die Symptome bei der Inspektion durch Sehen, Hören und Fühlen (s. Tab. 7).

Bei der Versorgung von Patienten mit akuten Störungen des Herz-Kreislauf-Systems steht eine Reihe von Maßnahmen zur Verfügung.

Nach Überprüfung der Vitalfunktionen werden sofort alle nötigen Elementarmaßnahmen eingeleitet. Es müssen eine ausreichende Zirkulation sowie ***Ventilation (Beatmung) und Oxygenierung*** (10–15 l/min Sauerstoff) gesichert werden. Im Anschluss erfolgen die Standardmaßnahmen der Behandlung.

Patienten mit Herz-Kreislauf-Störung werden ***mit erhöhtem Oberkörper gelagert***, wenn möglich mit herabhängenden Extremitäten. In dieser Herzbettlagerung wird

Tab. 7 ▶ Basisdiagnostik

Sinneswahrnehmung	Zu begutachtendes Organ/Funktion	Wichtige Beispiele
Sehen	Bewusstsein	schläfrig, schlafend, bewusstlos
	Atmung	Atemnot (Dyspnoe), schnelle Atmung (Tachypnoe)
	Allgemein-/Gemütszustand	unruhig, ängstlich, aggressiv
	Haut	Hautkolorit (Blässe, Zyanose, Rötung), Schweißsekretion
	Mimik, Gestik	schmerzverzerrt, apathisch
Hören	Atmung	brodelndes Atemgeräusch, keuchende Atmung, pfeifendes Atemgeräusch (Stridor)
	Sprache	klar, verwaschen, unverständlich
Fühlen	periphere und zentrale Pulse	Pulslosigkeit, Tachykardie, Bradykardie, Arrhythmie, flache oder kräftige Pulse
	Haut	Temperatur, Hautspannung (Turgor), Schweißsekretion

die Volumenbelastung vor dem Herzen gering gehalten (Senkung der Vorlast), da weniger Blut zum rechten Herzen zurückfließt.

Störungen des Herz-Kreislauf-Systems gehen häufig mit einer akuten psychischen Belastung für den Patienten einher. Diese verursacht Angst sowie eine psychomotorische Unruhe, die die Gesamtsituation des Patienten verschlechtern. Daher sind ***beruhigender Zuspruch*** und die psychische Betreuung äußerst wichtige Maßnahmen im Zuge der Standardtherapie, die sich während der gesamten präklinischen Behandlung des Notfallpatienten fortsetzen sollen.

1.3.5 Atem- / Kreislaufstillstand und Reanimation

Andreas Flemming

1.3.5.1 *Grundlagen*

Die Vitalfunktionen Atmung und Kreislauf sichern im Wesentlichen die Sauerstoff- und Energieversorgung und den Abtransport der Stoffwechselendprodukte des gesamten Organismus. Dem ZNS als zentralem Steuerorgan, Sitz des Bewusstseins und zahlreicher kognitiver Fähigkeiten kommt bei einem Ausfall der Vitalfunktionen Atmung und Kreislauf eine besonders sensible Stellung zu: Bereits ***nach einem Sauerstoffmangel*** im Hirngewebe (Hypoxie) ***von durchschnittlich 3–5 Minuten*** ist mit schweren neurologischen Ausfällen oder einem ***irreversiblen Hirnschaden*** zu rechnen.

Diese Tatsache verdeutlicht, dass nur die schnellstmögliche, unterbrechungsfreie und standardisierte Reanimation die Behandlungsstrategie der Wahl ist. Bereits die Laienausbildung gewährleistet mit einfachen Maßnahmen und einem zeitgerechten Notruf einen Minimalkreislauf und die Beatmung, d.h. die ***Basismaßnahmen der Wiederbelebung (Basic Life Support, BLS).*** In Abhängigkeit vom Ausbildungsstand werden diese Basismaßnahmen durch den Einsatz von automatisierten externen Defibrillatoren (AED) erweitert. Die Ausführung des BLS ermöglicht dem in der Regel später hinzukommenden Rettungsdienst im Idealfall die hierauf aufbauende Anwendung ***erweiterter lebensrettender Maßnahmen (Advanced Life Support, ALS).*** Nach Einsetzen eines Spontankreislaufs wird das Reanimationsergebnis mittels intensivmedizinischer Maßnahmen stabilisiert, um dem Patienten das bestmögliche neurologische Ergebnis zu sichern.

BEACHTE

Beim Kreislauf- und Atemstillstand müssen die Maßnahmen zur Wiederbelebung schnellstmöglich begonnen und unterbrechungsfrei durchgeführt werden, um einen hypoxischen Hirnschaden zu verhindern.

Das ***Hauptziel*** ist, zeitgerecht einen ausreichenden ***Spontankreislauf wiederherzustellen***. Durch die anschließenden therapeutischen Maßnahmen soll dieser Zustand stabilisiert und das neurologische Outcome verbessert werden.

Dies begründet die Forderung nach standardisierten BLS- und ALS-Maßnahmen und einer schnellen Zugriffszeit für den Rettungsdienst.

▶ Rettungskette

Für den Reanimationserfolg ist das Ineinandergreifen der einzelnen Behandlungsschritte im Sinne einer »Kette der erfolgreichen Reanimation« von entscheidender Bedeutung. Die frühzeitige und kontinuierliche ***kadiopulmonale Reanimation (CPR) inklusive Defibrillation*** ist ein wichtiges Ketten-

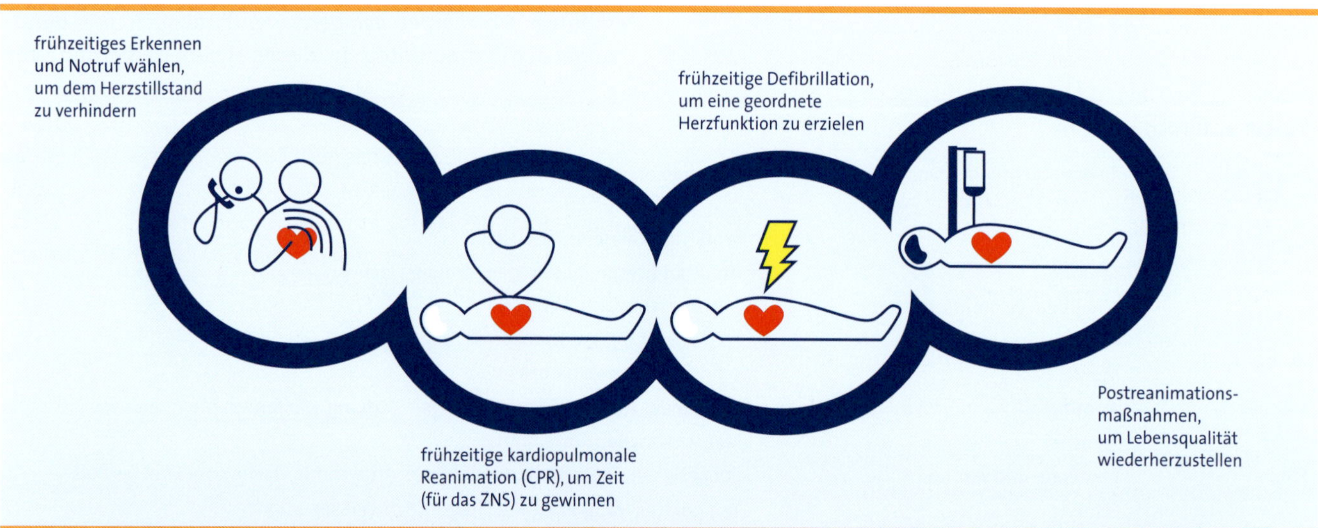

Abb. 49 ▶ Kette der erfolgreichen Reanimation (Quelle: ERC-Leitlinien)

glied. Nach dem Wiederherstellen eines Spontankreislaufs – Return of Spontaneous Circulation (ROSC) – kommt mit dem Kettenglied der »Postreanimationsmaßnahmen« (Stabilisierung der Vitalfunktionen, kontrollierte Hypothermie) ein weiterer, hauptsächlich klinisch wichtiger Baustein hinzu.

MERKE

Nur wenn alle Kettenglieder zur erfolgreichen Reanimation lückenlos ineinandergreifen und die entsprechenden Maßnahmen konsequent durchgeführt werden, ist die Grundlage für den Reanimationserfolg gelegt.

1.3.5.2 *Symptomatik und Ursachen des Kreislaufstillstands*

Jede schwere Störung vitaler Funktionen kann in einem Kreislaufstillstand enden. Dies bedeutet, dass frühzeitig mit den entsprechenden therapeutischen Maßnahmen begonnen werden muss. Hierbei handelt es sich immer um Maßnahmen der Elementartherapie ABC, die in der standardisierten Patientenversorgung den höchsten Stellenwert aufweisen.

▶ **Symptomatik des Kreislaufstillstands**

- **Bewusstlosigkeit**
  - keine Bewegungen erkennbar
  - fehlende Reaktion auf Ansprache und Schulterschütteln (cave: HWS-Verletzung).
- **Atem-Kreislauf-Stillstand**
  - keine Lebenszeichen erfassbar (Sehen, Hören, Fühlen).

▶ **Ursachen des Kreislaufstillstands**

Die Kenntnis über die Ursachen eines Kreislaufstillstands ist auch für den Sanitäter von entscheidender Bedeutung, denn die ursächliche Beseitigung einer reversiblen Störung ist eine Voraussetzung für die erfolgreiche Reanimation.

Häufig sind folgende ***kardiale Probleme ursächlich*** für den Kreislaufstillstand beim Erwachsenen:

- Herzinfarkt
- Herzinsuffizienz
- Herzmuskelentzündung (Myokarditis)
- Herzrhythmusstörungen
- Lungen(arterien)embolie
- Herzbeutel-/Perikardtamponade.

Ursachen für einen ***respiratorischen*** Kreislaufstillstand sind:

- Atemwegsverlegung (Zurücksinken der Zunge bei Bewusstlosigkeit, Fremdkörper)
- Aspiration von Flüssigkeiten und Fremdkörpern
- Sauerstoffmangel in der Inspirationsluft
- zentrale Atemstörungen (SHT, Intoxikation)
- Thoraxtrauma (Spannungspneumothorax).

Daneben können pathologische Veränderungen im Füllungszustand des Gefäßsystems sekundär zu einem Pumpversagen führen. Hierbei ist die Füllung des Herzens, zum Beispiel aufgrund von Volumenmangel oder Herzbeuteltamponade, stark eingeschränkt, und es ist keine ausreichende Herzauswurfleistung mehr zu erzielen.

Weitere Ursachen eines Kreislaufstillstands sind:

- Störungen des Stoffwechsels
- Störungen des Wasser-Elektrolyt-Haushalts
- Störungen des Säure-Basen-Haushalts
- Hypothermie.

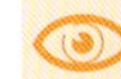
BEACHTE

Die häufigsten Ursachen eines Kreislaufstillstands beim Erwachsenen sind kardiale Probleme.

1.3.5.3 *Pathophysiologie*

Unmittelbar mit vollständigem Ausfall der mechanischen Pumpfunktion des Herzens fehlt auch eine tastbare Pulswelle, der ***Patient ist pulslos***. Nach weiteren 10–15 Sekunden führt der eingetretene zerebrale Perfusionsstillstand zur ***Bewusstlosigkeit***, die von generalisierten zerebralen Krampfanfällen begleitet sein kann. Der ***Atemstillstand*** tritt nach ca. 30–60 weiteren Sekunden hinzu und kann initial noch kurzzeitig (bis zu einigen Minuten) als ***»Schnappatmung«*** imponieren. Hierunter wird eine kurze Phase insuffizienter Atembewegungen verstanden, die funktionell ***einem Atemstillstand gleichgesetzt*** wird. Daher gilt die Schnappatmung auch nicht als Lebenszeichen.

Bereits nach 3–5 Minuten des unterbrochenen zerebralen Blutflusses kommt es zu teilweise irreversiblen Hirnschäden. Dadurch dass sich der Zeitpunkt des Kreislaufstillstands im Rettungsdienst meist nicht exakt bestimmen lässt und die Hypoxietoleranz zusätzlich eng von den Umgebungsfaktoren abhängig ist (z.B. Hypothermie), kann auch eine Reanimation nach Überschreiten dieser Zeitspanne sinnvoll sein und erfolgreich durchgeführt werden. Eine vorliegende Hypothermie verlangsamt den Stoffwechsel und erhöht somit auch die Hypoxietoleranz besonders des ZNS. In der Literatur sind erfolgreiche Reanimationen nach 30 Minuten Untertauchen im Eiswasser beschrieben.

MERKE

Der Zeitpunkt des Beginns der Reanimationsmaßnahmen ist ein entscheidender Faktor für die Prognose einer Reanimation. Eine frühzeitige CPR kann die Anzahl der Überlebenden nach Kreislaufstillstand mit Kammerflimmern verdoppeln oder gar verdreifachen.

1.3.5.4 *Patientenbeurteilung und Maßnahmen*

Die Therapie eines Kreislaufstillstands beginnt immer mit den einfachen lebensrettenden Maßnahmen (Basic Life Support, BLS) und wird dann durch die erweiterten lebensrettende Maßnahmen (Advanced Life Support, ALS) ergänzt. Die BLS-Maßnahmen sollen auch von Laien nach Schulung beherrscht werden, die ALS-Maßnahmen sind geschultem Fachpersonal vorbehalten.

▶ Reanimation von Erwachsenen: Basic Life Support

Überprüfen der Bewusstseinslage

Hierzu wird der Patient laut angesprochen und leicht an den Schultern geschüttelt. Der Ersthelfer hat um Hilfe zu rufen.

Überprüfen der Atmung

Die Atemwege müssen durch Reklination des Halses und Anheben des Kinns freigehalten werden. Hierzu wird eine Hand auf die Stirn des Patienten gelegt und der Kopf leicht nachgezogen. Die andere Hand hebt den Unterkiefer mit Zeige- und Ringfinger an (s. Abb. 50).

Eine »Schnappatmung« wird als funktioneller Atemstillstand gewertet. Falls der Patient weiter bewusstlos ist und nicht oder nicht normal atmet, wird ein Atem-Kreislauf-Stillstand angenommen. Es muss spätestens jetzt der Rettungsdienst alarmiert werden und sofort mit der Thoraxkompression begonnen werden. Falls der Patient normal atmet, muss im nächsten Schritt der Atemweg des Bewusstlosen gesichert werden.

Während der Atemweg offen gehalten wird, erfolgt die ***Suche nach Anzeichen einer normalen Atmung***. Hierzu wird für maximal 10 Sekunden auf folgende Zeichen geachtet:

- Sehen von Bewegungen des Brustkorbs (ggf. Hand auf Thorax/Epigastrium)
- Hören von Atemgeräuschen
- Fühlen eines Luftstroms an der eigenen Wange.

Grundlagen der Thoraxkompression

Thoraxkompressionen erzeugen hauptsächlich durch einen erhöhten intrathorakalen Druck und die direkten Kompressionen ***einen Blutfluss***. Die erreichten arteriellen Drücke bei korrekter Kompression liegen bei 60–80 mmHg bei erniedrigtem diastolischen Druck.

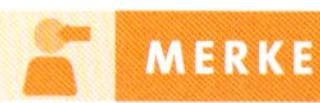

MERKE

Ohne Kompression keine Perfusion!

Die Qualität der Thoraxkompression, d.h. Drucktiefe, Druckfrequenz und Entlastung, muss durchgehend gut sein. Diese Tatsachen erfordern eine standardisierte Ausbildung, Überprüfung und ferner regelmäßige Wiederholungen an geeigneten Übungsphantomen.

Für die Durchführung der Reanimation wird der Patient flach auf eine ***feste Unterlage*** gelagert, damit die Thoraxkompressionen effektiv ausgeführt werden können.

MERKE

Erwachsener Patient:

- Kompressionsfrequenz: 100–120/min
- Drucktiefe: 5 bis max. 6 cm

Helfer:

- seitlich am Patienten knien
- Druckpunkt aufsuchen »Mitte des Brustkorbs«
- Ballen einer Hand auf die »Mitte des Brustkorbs« legen
- Ballen der anderen Hand auf die erste Hand legen
- Finger verschränken
- Haltungskontrolle: keinen Druck auf Rippen, Oberbauch oder Schwertfortsatz ausüben
- gestreckte Arme (Ellenbogen durchdrücken)
- Druckphase:
  - > Oberkörper auf gestreckte Arme verlagern
  - > Brustbein senkrecht Richtung Wirbelsäule drücken.

BEACHTE

Gefahren der Thoraxkompression:

- Verletzungen von inneren Organen bei falschem Druckpunkt
- zu schwacher Druck oder fehlende Entlastung
- zu hohe Abweichung der Kompressionsfrequenz
- zu lange Pausen.

Grundlagen der Beatmung

Die Beatmung während der Reanimation soll in erster Linie eine ausreichende Oxygenierung des Blutes sicherstellen, hierzu ist frühzeitig die ***Applikation von 100% Sauerstoff*** erforderlich. Eine Hyperventilation (zu viele Atemzüge oder zu hohes Volumen) ist nicht nur unnötig, sondern schädlich, weil hierdurch der intrathorakale Druck ansteigt und in der Folge der venöse Rückstrom zum Herzen und die Auswurfleistung verringert werden.

Thoraxkompression und Beatmung

Die Thoraxkompressionen und die Beatmung müssen miteinander kombiniert werden, um eine erfolgreiche Reanimation zu gewährleisten. Hierbei hat die Anzahl der Helfer keinen Einfluss auf das Kompressions-Ventilations-Verhältnis. Die »Zwei- oder Ein-Helfer-Technik« beschreibt lediglich die Zuordnung der einzelnen Maßnahmen zum jeweiligen Helfer.

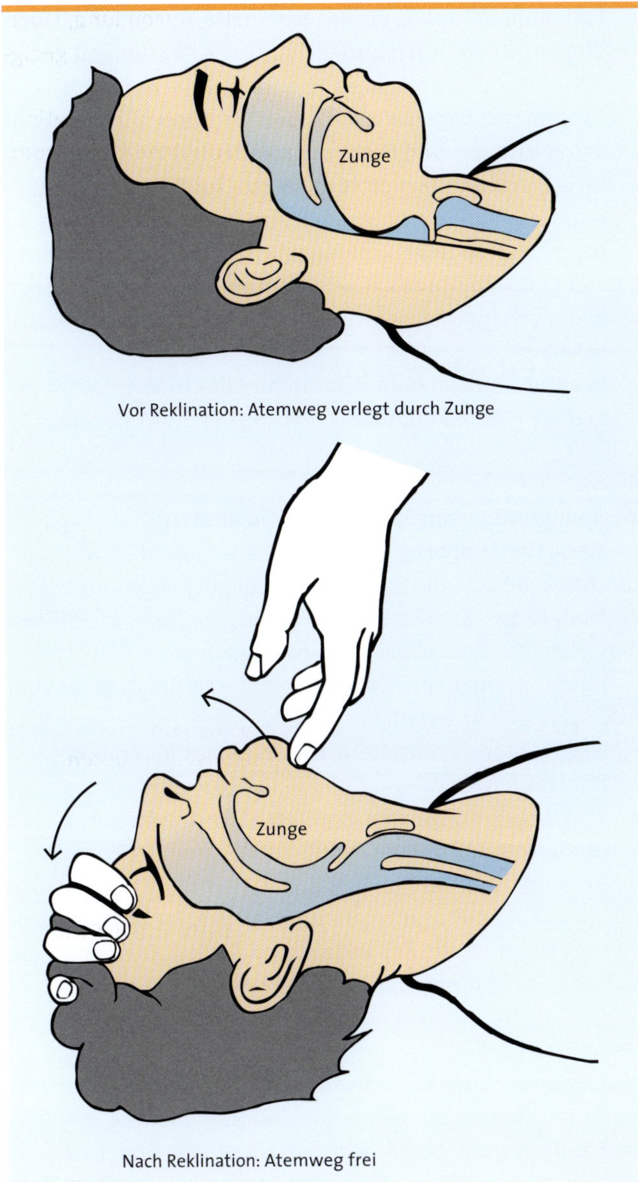

Abb. 50 ▶ Überstrecken des Kopfes

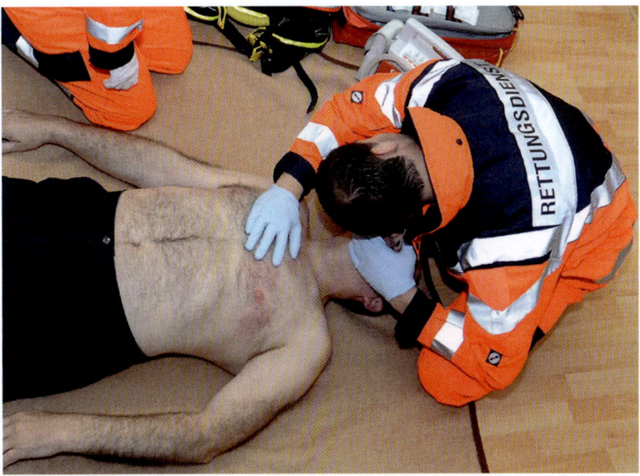

Abb. 51 ▶ Atemkontrolle: Sehen-Hören-Fühlen bei überstrecktem Kopf

Das ***Ventilations-Kompressions-Verhältnis*** beträgt beim erwachsenen Patienten ***30:2***.

Die Thoraxkompressionen werden nur beendet, wenn der Patient wieder Zeichen eines ausreichenden Kreislaufs zeigt, bzw. alle zwei Minuten für eine EKG-Diagnose und ggf. eine Defibrillation unterbrochen, sofern ein Defibrillator zur Verfügung steht.

Sonderfall: CPR in beengten Räumen

In beengten Räumen kann bis zur Schaffung ausreichender Platzverhältnisse die sogenannte Über-Kopf-CPR erwogen werden. Hierbei steht oder kniet der Kompressionshelfer in Grätschstellung über dem Patienten. Alternativ kann der Helfer am Kopfende des Patienten auch aus dieser Position Beatmung und Thoraxkompression allein durchführen. Alle anderen technischen Durchführungshinweise zur Thoraxkompression müssen selbstverständlich beachtet werden, um die erforderliche Qualität zu gewährleisten.

Risiken für den Helfer

Es hat bisher nur wenige veröffentlichte Vorfälle gegeben, in deren Verlauf es bei Helfern bei der Durchführung von Reanimationsmaßnahmen zu nachteiligen Folgen gekommen ist – im Sinne einer Übertragung von Infektionskrankheiten.

Laborstudien haben gezeigt, dass bestimmte Filter oder Schutzvorkehrungen mit Einwegventilen eine orale Übertragung von Bakterien vom Patienten auf den Helfer während der Mund-zu-Mund/Nase-Beatmung verhindern können.

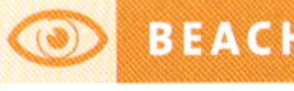

BEACHTE

Alle Helfer müssen grundsätzlich angemessene Sicherheitsvorkehrungen treffen, besonders dann, wenn bekannt ist, dass der Patient an einer ernsthaften Infektion leidet.

Problematik der HWS-Reklination bei HWS-Verletzung

Bei Patienten mit vermuteter Verletzung der Halswirbelsäule (Unfallmechanismus) wird empfohlen, die HWS manuell durch einen Helfer zu stabilisieren und dann nur das Kinn anzuheben bzw. den modifizierten Esmarch-Handgriff durch professionelle Helfer anzuwenden.

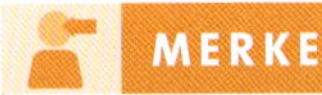

MERKE

Im Zweifel hat der freie Atemweg immer Vorrang vor der möglichen Schädigung der HWS.

Reanimationsqualität

Der Reanimationserfolg hängt entscheidend von der Qualität der medizinischen Behandlung und hierbei besonders von einer korrekten BLS-Technik sowie frühzeitigen ALS-Maßnahmen ab. Alle Maßnahmen sollen auf der Grundlage des Universalalgorithmus in ein Team-Ablaufschema integriert werden, das auch die regionalen Vorgehensweisen festlegt.

Thoraxkompression

- Bei den BLS-Maßnahmen muss auf eine korrekte Technik (Druckpunkt, Drucktiefe und Frequenz) und kontinuierliche Durchführung der Thoraxkompressionen geachtet werden.
- Die Pausen (»No-Flow-Time«) müssen hierbei auf ein Minimum reduziert werden.
- Ein falscher Druckpunkt kann zu Verletzungen führen, eine nicht ausreichende Drucktiefe oder Frequenz reduziert den »Notkreislauf«.
- Mittlerweile sind auch Defibrillatoren erhältlich, die über einen zusätzlichen Sensor die Qualität der Thoraxkompression analysieren und somit eine direkte »Qualitätssicherung« ermöglichen.

Beatmung

- Bei zu hohem Beatmungsdruck oder zu hohem Atemzugvolumen kann bei nicht gesichertem Atemweg eine Mageninsufflation mit folgender Regurgitation und Aspiration auftreten.
- Des Weiteren können die Zwerchfellbeweglichkeit eingeschränkt und die Beatmung erschwert werden.
- Jegliche Hyperventilation kann ebenfalls negative Auswirkungen auf den Reanimationserfolg haben.
- Die Sicherung des Atemwegs durch Intubation ist dem Arzt vorbehalten und kann situationsabhängig auch auf die Postreanimationsphase verschoben werden.
- Der primäre Einsatz des Larynxtubus als Alternative zur Maskenbeatmung wird – bis zur Durchführung der Intubation – empfohlen.

Stabilisierung des Reanimationserfolgs

Das Wiederherstellen einer Spontanzirkulation (ROSC) ist der erste Erfolg der Reanimationsbemühungen. Gesamtziel der CPR ist, diesen Zustand zu stabilisieren, um dem Patienten wieder ein möglichst selbstbestimmtes Leben zu ermöglichen.

Für den Rettungsdienst ist es wichtig, die folgenden Grundsätze zu beachten:

- Patienten mit ROSC müssen unter kontinuierlichem Monitoring auf die nächste geeignete Intensivstation transportiert werden.
- Zu jeder Zeit ist eine ausreichende Ventilation, Oxygenierung und Kreislauffunktion zu sichern.
- Patienten mit ROSC, die das Bewusstsein nicht wiedererlangen, sollen frühestmöglich (für 12–24 Stunden) auf 32–34 °C gekühlt werden. Hiermit kann schon im Rettungsdienst begonnen werden, z. B. mittels Kühlkissen, kalter Infusion und Entkleiden, außerdem wird Temperaturmonitoring empfohlen. Hierzu sind entsprechende regionale Vorgehensweisen festzulegen. Wissenschaftlich belegt ist diese Kühlung nur für Patienten mit initialem EKG-Rhythmus »Kammerflimmern« – sie scheint aber auch für andere Situationen eher sinnvoll und nicht schädlich.
- Eventuell auftretende »Krampfanfälle« müssen durch geeignete medikamentöse Sedierung durchbrochen werden.

▶ Reanimation von Säuglingen und Kindern: Basic Life Support

Die Ätiologie und die Pathophysiologie des Atem-Kreislauf-Stillstands im Kindesalter unterscheiden sich in einigen Bereichen von denen des Erwachsenenalters.

Kinder werden im Rahmen einer Reanimation in drei Altersgruppen unterteilt:

- Neugeborene – unmittelbar nach Geburt bis Ende des Klinikaufenthalts
- Säuglinge – bis zum vollendeten 12. Lebensmonat
- Kinder – erstes Lebensjahr bis zum Beginn der Pubertät.

Die Neugeborenenreanimation unterscheidet sich deutlich von der Reanimation der anderen kindlichen Altersgruppen, sodass diese Maßnahmen gesondert dargestellt werden.

Grundlagen

Im Gegensatz zum Erwachsenenalter hat der Kreislaufstillstand im Kindesalter selten eine kardiale Ursache, sondern ist ***häufig respiratorisch begründet***. Seltener findet sich im EKG ein defibrillationspflichtiger Rhythmus, beispielsweise bei Kindern mit angeborenen Herzfehlern.

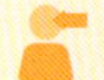

MERKE

Die häufigste Ursache des Kreislaufstillstands im Kindesalter ist eine Störung im Bereich der Atmung mit der Folge eines hypoxischen Kreislaufstillstands. Die grundlegende Therapie (Freimachen und Freihalten der Atemwege und Beatmung) muss diese Tatsache besonders berücksichtigen.

Beispiele für Erkrankungen des Atmungssystems, die zum Kreislaufstillstand im Säuglings- und Kindesalter führen können, sind:

- Epiglottitis (Kehldeckelentzündung,), selten Pseudokrupp
- Pneumonie (Lungenentzündung)
- Bronchiolitis (Entzündung der Bronchien)

- Fremdkörper- und Flüssigkeitsaspiration
- Status epilepticus (anhaltender Krampfanfall)
- Intoxikationen
- erhöhter Hirndruck.

Das ***Sudden Infant Death Syndrome (SIDS)*** ist die häufigste Ursache für einen Atem-Kreislauf-Stillstand im Säuglingsalter. Die Ursache ist weiterhin ungeklärt, und die Kinder werden häufig erst spät aufgefunden, sodass eine erfolgreiche Reanimation selten ist. Mit zunehmendem Lebensalter können auch nicht-respiratorische Ursachen wie Volumenmangel aufgrund von Flüssigkeitsverlusten durch Trauma und Sepsis ursächlich für einen Reanimationszustand sein.

Der Reanimationserfolg im Kindesalter ist schlechter als im Erwachsenenalter, dies gilt für die Erfolgsquote ebenso wie für das neurologische Outcome. Ursächlich hierfür sind hauptsächlich die folgenden Faktoren:

- Die Notfallsituation verläuft häufig unbeobachtet, sodass die Basismaßnahmen zeitlich verzögert vorgenommen werden.
- Der häufig initial bestehende Atemstillstand führt zu einer zellulären Hypoxie mit kardialem Pumpversagen und einer schwer therapierbaren pulslosen elektrischen Aktivität (PEA).
- Da die zerebrale Hypoxietoleranz sehr viel weniger ausgeprägt ist als die Hypoxietoleranz des Herzens, versterben diese Kinder – trotz primär erfolgreicher Reanimation – oft noch sekundär infolge von Multiorganversagen oder überleben mit schweren neurologischen Schäden.

BEACHTE

Trotz der allgemein schlechteren Reanimationsprognose im Kindesalter muss bei Atem-Kreislauf-Stillstand ohne sichere Todeszeichen unverzüglich die CPR begonnen werden.

Die lebensrettenden Basismaßnahmen im Säuglings- und Kindesalter unterscheiden sich hauptsächlich in zwei Punkten von den Maßnahmen im Erwachsenenalter:

1. Nach der Feststellung des Atemstillstands werden ***sofort 5 Initialbeatmungen*** durchgeführt.
2. Das ***Verhältnis von Kompression zu Beatmung*** beträgt abweichend ***15:2*** bei Durchführung durch professionelle Helfer. Bei Laienreanimation – oder als Ein-Helfer-Technik kann auch mit dem Verhältnis 30:2 gearbeitet werden.

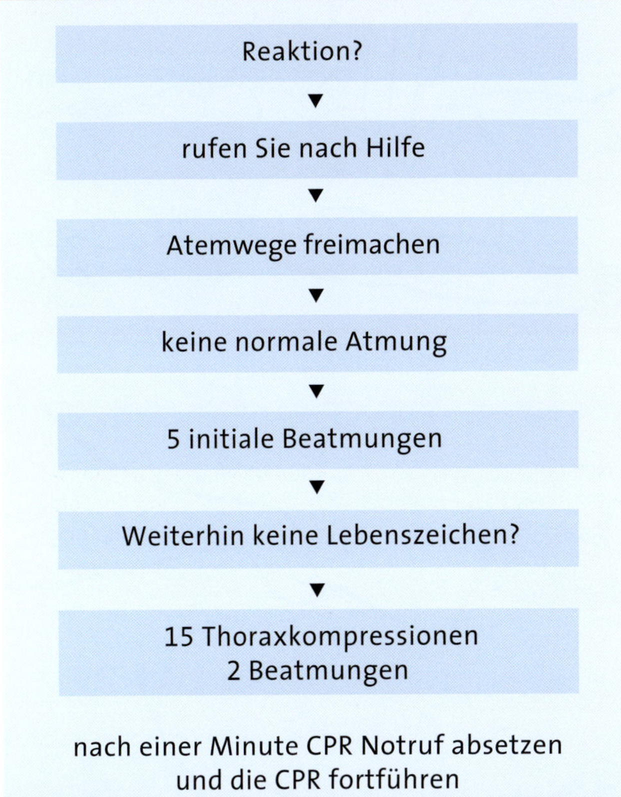

Abb. 52 ▶ Basic Life Support bei Kindern (Laie bzw. Ein-Helfer-Technik)

Überprüfen der Bewusstseinslage und Atemkontrolle mit Initialbeatmung

Durch lautes Ansprechen und gegebenenfalls leichtes Rütteln wird die Bewusstseinslage eingeschätzt (cave: HWS-Verletzung). Wenn das Kind nicht reagiert, wird die Atmung überprüft. Hierzu wird die Halswirbelsäule behutsam überstreckt, dabei muss Druck auf den Mundboden verhindert werden. Falls eine HWS-Verletzung vermutet wird, findet der Esmarch-Handgriff Verwendung (vgl. Kap. 5.3.5).

Bei Neugeborenen und Säuglingen soll der ***Hals nicht überstreckt***, sondern in Neutralposition fixiert bzw. die »Schnüffelstellung« angewendet werden. Eine »Überstreckung« der HWS in dieser Altersgruppe kann bereits eine Verlegung des Atemwegs bewirken.

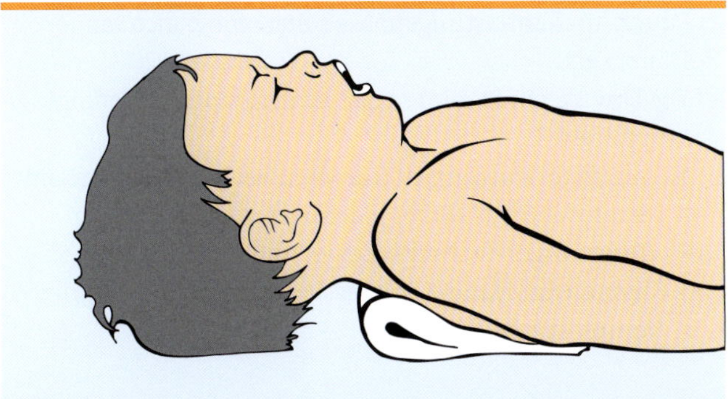

Abb. 53 ▶ Schnüffelstellung beim Säugling (ggf. Schulterpolster)

MERKE

Neugeborene und Säuglinge werden in der Neutralposition fixiert oder in die Schnüffelstellung verbracht. Durch »Sehen, Hören und Fühlen« wird für max. 10 Sekunden die Atmung überprüft. Atmet das Kind nicht oder zeigt eine »Schnappatmung«, wird mit der Beatmung begonnen.

Der Rettungsdienst führt die Beatmung mit Beutel-Masken-Technik und der Gabe von 100 % Sauerstoff durch. Falls keine Hilfsmittel zur Verfügung stehen, wird beim Säugling Mund-zu-Mund-Nase und beim Kind Mund-zu-Nase beatmet. Falls eine offensichtliche Verlegung der Atemwege vorliegt oder die Beatmung nicht effektiv ist, muss der Atemweg kontrolliert und freigemacht werden. Es werden insgesamt ***5 effektive Beatmungen*** angestrebt.

Überprüfen des Kreislaufs

Erfolgt trotz Beatmung keine Reaktion des Kindes, wird für max. 10 Sekunden der Kreislauf überprüft. Hierbei wird auf indirekte Hinweise wie Bewegungen oder Husten geachtet und durch das Rettungsdienstpersonal der Puls kontrolliert. Bei Säuglingen ist es am einfachsten, die A. brachialis an der Innenseite des Oberarms zu palpieren, bei Kindern wird der Puls der A. carotis oder A. femoralis getastet (in der Leiste).

Werden keine Kreislaufzeichen festgestellt und kein Puls getastet bzw. liegt eine Pulsfrequenz unter 60/min mit schlechter Hautperfusion vor, muss mit den ***Thoraxkompressionen*** begonnen werden. Bei Unsicherheit bezüglich der Kreislauffunktion muss ebenfalls mit Thoraxkompressionen und Beatmung begonnen werden.

- Der Druckpunkt für die Thoraxkompressionen findet sich in allen Altersgruppen im unteren Brustbeindrittel.
- Die Drucktiefe soll ein Drittel des Thoraxdurchmessers betragen.
- Die Kompressionsfrequenz beträgt 100 – 120/min und das Verhältnis Kompression/Beatmung 15 : 2. Bei Laienhelfern oder bei Anwendung der Ein-Helfer-Methode beträgt das Verhältnis 30 : 2.
- Druck- und Entlastungsphase sollen von gleich langer Dauer sein.
- Die Drucktechnik wird in den Altersgruppen wie folgt empfohlen:
  - Säuglinge: Zangengriff (Daumen bei beidseitigem Umfassen des Brustkorbes) oder bei nur einem Helfer »Zwei-Finger-Technik« (Zeige- und Mittelfinger);
  - Kinder: »Ein-Hand-Kompression«, ggf. »Zwei-Hand-Kompression«.

Atemwegsverlegung

Die Aspiration von Fremdkörpern ist besonders im Kleinkind- und Säuglingsalter durch in den Mund eingeführte

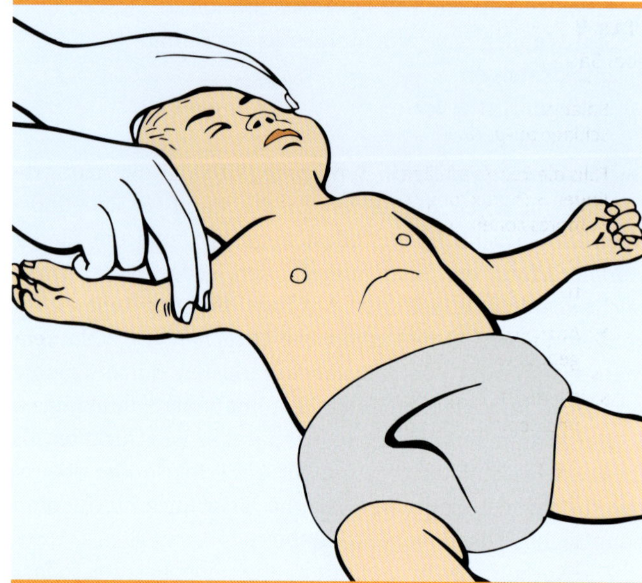

Abb. 54 ▶ Pulskontrolle beim Säugling an der A. brachialis

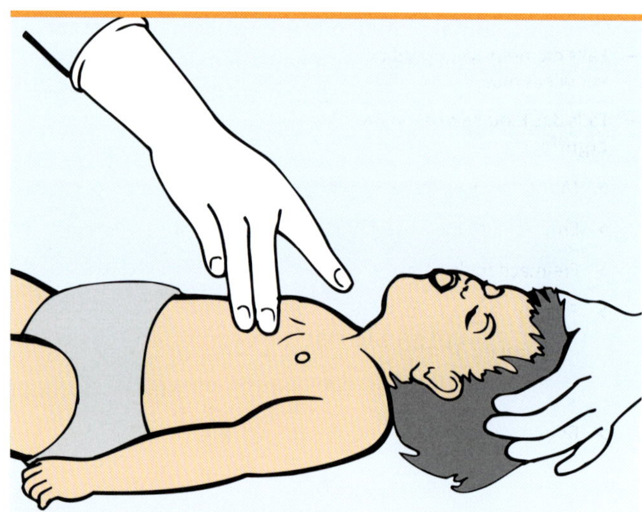

Abb. 55 ▶ Zwei-Finger-Technik

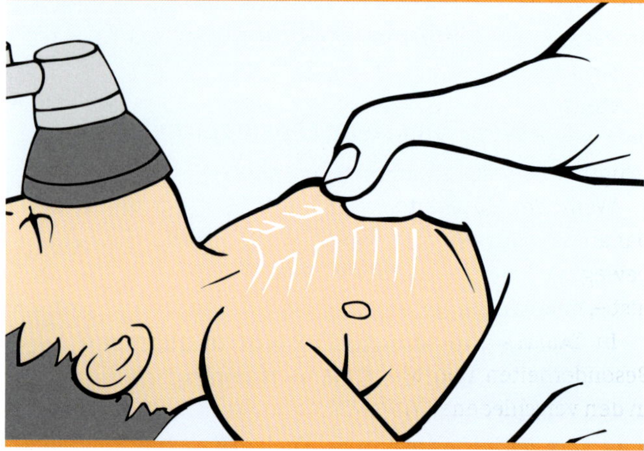

Abb. 56 ▶ Zangengriff bei Säuglingsreanimation

Tab. 8 ▶ Handlungsanweisungen bei Atemwegsverlegung bei Säuglingen/Kindern mit ineffektivem Husten

- Solange das Kind noch bei Bewusstsein ist, werden 5 Rückenschläge ausgeführt.
- Falls die Rückenschläge nicht erfolgreich sind, werden bei Säuglingen 5 Thoraxkompressionen und bei Kindern 5 abdominelle Kompressionen durchgeführt.
  - Der Säugling wird für die Rückenschläge in Bauch- und Kopftieflage gehalten, wobei der Kopf abgestützt wird.
  - Auch Kinder werden zu diesem Manöver in eine vornübergebeugte Position gebracht.
  - Für die Thoraxkompressionen wird der Säugling in Rücken- und Kopftieflage auf dem Oberschenkel des Helfers gelagert.
  - Aufgrund der Begleitverletzungsgefahr darf nur bei Kindern im Alter über einem Jahr eine abdominelle Kompression (Heimlich-Handgriff) angewendet werden. Hierzu steht oder kniet der Helfer hinter dem Kind und platziert seine geballte Faust unterhalb des Schwertfortsatzes und oberhalb des Nabels.
  - Bei den 5 Kompressionen muss ein Druck auf den Schwertfortsatz ausgeschlossen werden.
- Falls die Atemwege weiterhin verlegt sind, werden diese Manöver wiederholt.
- Falls das Kind bewusstlos ist, werden folgende Maßnahmen ergriffen:
  - Mundrauminspektion
  - Entfernen sichtbarer Fremdkörper
  - Freimachen der Atemwege durch Überstrecken des Halses
  - 5 Beatmungs(-versuche)
    - bei ineffektiver Beatmung: Kopfstellung korrigieren
    - Mundrauminspektion
  - Beginn der Thoraxkompression (CPR-Algorithmus)

Fremdkörper (Spielzeug, Erdnüsse) möglich. Diese Fremdkörper können zur kompletten oder inkompletten Verlegung der Atemwege führen. Häufig sind Personen beim Unfallereignis anwesend und können erste Maßnahmen einleiten.

Grundsätzlich gilt, dass Kinder zu einem effektiven Hustenstoß, also ***zu weiterem Husten***, verbal aufgefordert werden sollen, hierbei hat sich die Haltung mit vorgebeugtem Oberkörper bewährt.

Wenn der Hustenstoß ineffektiv ist oder wird – erkennbar an fehlender Stimme, stillem Husten, ineffektiven Atembewegungen, Zyanose und zunehmendem Bewusstseinsverlust –, muss unverzüglich gehandelt werden.

In Tabelle 8 werden zusammenfassend die wichtigen Besonderheiten und Maßnahmen bei Atemwegsverlegung in den verschiedenen Altersgruppen dargestellt.

1.3.6 Tod

Klaus Püschel, Erich Miltner

Viele präklinische Reanimationsversuche werden nach einiger Zeit wegen Erfolglosigkeit abgebrochen und enden somit mit dem Tod des Patienten. Außerdem trifft der Rettungsdienst bisweilen Patienten an, die bereits vor dem Eintreffen der Helfer verstorben sind.

1.3.6.1 *Phasen des Sterbens*

Die ***Lehre vom Sterben und vom Tod*** ist die ***Thanatologie***. Sie befasst sich mit den verschiedenen Begriffen des Todes (Scheintod, klinischer Tod, Hirntod, biologischer Tod), mit den ***Vorgängen im Organismus vor dem Tod (Agonie)***, mit den Kriterien zur Todesfeststellung (sichere und unsichere Todeszeichen) sowie mit den frühen und späten Leichenveränderungen.

Ethische Aspekte verdienen beim Sterbeprozess besondere Beachtung; im Rettungseinsatz gibt es für diesbezügliche Abwägungen oft allerdings nicht ausreichend Zeit.

Das ***Sterben ist ein prozesshaftes Geschehen***, das je nach Todesmechanismus sehr unterschiedlich ablaufen kann. So findet man einerseits bei einem chronisch kranken Patienten mit einer Krebserkrankung einen sehr langsamen Sterbeprozess, andererseits eine sehr kurze Agonie nach einer Explosion oder beim Überfahrenwerden des Körpers durch ein Schienenfahrzeug.

1.3.6.2 *Todesbegriff*

Der Stillstand von Atmung und Kreislauf wird als ***klinischer Tod*** bezeichnet. Beim klinischen Tod zeigen sich die Pupillen meist weit und lichtstarr, die Muskeln sind schlaff, Reflexe fehlen, der Patient ist ***pulslos, Spontanatmung und Kreislauftätigkeit stehen still***. Eine Reanimation kann unter Umständen noch innerhalb eines kurzen Zeitraums gelingen, die Wiederbelebungszeit des Gehirns nach einem Durchblutungsstopp beträgt fünf bis zehn Minuten. Andere Organe und Gewebe des Körpers sterben unterschiedlich schnell in Stunden (innere Organe) bis Tagen (Bindegewebe) ab.

BEACHTE

Bestehen auch nur geringe Zweifel daran, dass der Tod endgültig eingetreten ist, sind für den Mitarbeiter im Rettungsdienst Wiederbelebungsmaßnahmen unerlässlich. Vom endgültigen Tod kann erst dann ausgegangen werden, wenn durch einen Arzt festgestellt wird, dass Reanimationsmaßnahmen aussichtslos sind.

Im Zusammenhang mit Fragen der Organtransplantation ist als neuer, zusätzlicher Todesbegriff der ***irreversible Hirnfunktionsausfall*** (Hirntod) definiert worden. Unter ***Hirntod*** versteht man den unumkehrbaren Verlust aller Hirnfunktionen. Der Hirntod wird mit dem Individualtod gleichgesetzt. Die Feststellung des Hirntodes erfolgt auf der Intensivstation nach einem vom Verband der intensivmedizinischen Gesellschaften Österreichs (FASIM) festgelegten Verfahren.

Als *intermediäres Leben* bezeichnet man den Zeitraum zwischen Individualtod und Absterben der letzten Zelle. In dieser Phase bestehen ***Zellfunktionen über den Tod hinaus*** noch fort. Beispiele für diese sogenannten supravitalen Erscheinungen sind:

- Bildung eines Muskelwulstes bei mechanischer Reizung
- lokale Pupillen- oder Hautreaktionen auf chemische Reize.

Der Endpunkt des intermediären Lebens ist der biologische Tod.

1.3.6.3 *Todeszeichen*

Da der Sanitäter in vielen Fällen vor dem Notarzt bei einem mutmaßlichen Leichnam eintrifft, muss er entscheiden, ob er mit Reanimationsmaßnahmen beginnt oder ob bereits sichere Zeichen des Todes vorliegen.

Da bis zum Auftreten der ersten Leichenflecken eine bestimmte Zeit verstreicht, zumeist 20 bis 30 Minuten, wird der Rettungsdienst diese häufig nicht sehen, weil er in der Regel bereits innerhalb dieses Zeitraums an der Einsatzstelle eintrifft. Die Leichenstarre tritt zumeist erst zwei bis drei Stunden nach dem Tod ein (beginnend normalerweise im Kiefergelenk). Es gilt, dass ***bei Zweifeln*** über das Vorhandensein sicherer Todeszeichen ***sofort mit Reanimationsmaßnahmen begonnen*** werden muss. Über den Abbruch von Reanimationsmaßnahmen entscheidet allein der Notarzt.

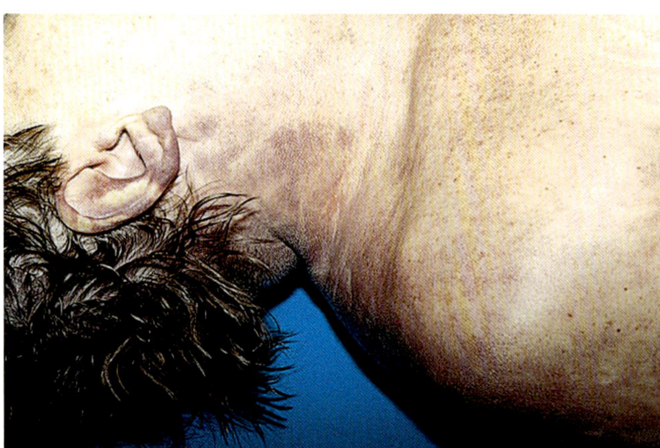

Abb. 57 ▶ Leichenflecken sind im Nacken-, Hals- und Schulterbereich frühzeitig nach dem Kreislaufstillstand feststellbar.

MERKE

Man kann keine schematisch starren zeitlichen Grenzen bis zum ärztlichen Abbruch der Reanimationsmaßnahmen festlegen. Nach allgemeiner Auffassung erscheint eine Richtzeit von 20–30 Minuten gerechtfertigt.

Beim sogenannten ***Scheintod***, lateinisch ***Vita minima***, können unsichere Todeszeichen in der Agonie bei tiefer Bewusstlosigkeit vor dem endgültigen Herzstillstand in Erscheinung treten, insbesondere Blässe der Haut, Abkühlung, Reflexlosigkeit oder minimale Atemtätigkeit. Mögliche Ursachen für derartige Zustände sind häufig Vergiftungen sowie Stoffwechselentgleisungen mit tiefem Koma.

In Zweifelsfällen muss mit Reanimationsmaßnahmen sofort begonnen werden. Es sind Fälle bekannt, in denen gegen Sanitäter wegen des Vorwurfs der unterlassenen Hilfeleistung oder der fahrlässigen Tötung ermittelt wurde, weil vorschnell vom Tod des Patienten ausgegangen wurde und Rettungsmaßnahmen gar nicht erst eingeleitet bzw. zu früh abgebrochen wurden oder sogar der Notarzt abbestellt wurde.

Tab. 9 ▶ Sichere und unsichere Todeszeichen

Sichere Todeszeichen	Unsichere Todeszeichen
– Totenflecke – Totenstarre – Fäulnis – i.d.R. nicht mit dem Leben zu vereinbarende Verletzungen	– Atemstillstand, Pulslosigkeit – keine Reaktion auf Schmerzreize – Reflexlosigkeit – Blässe der Haut – Auskühlung des Körpers

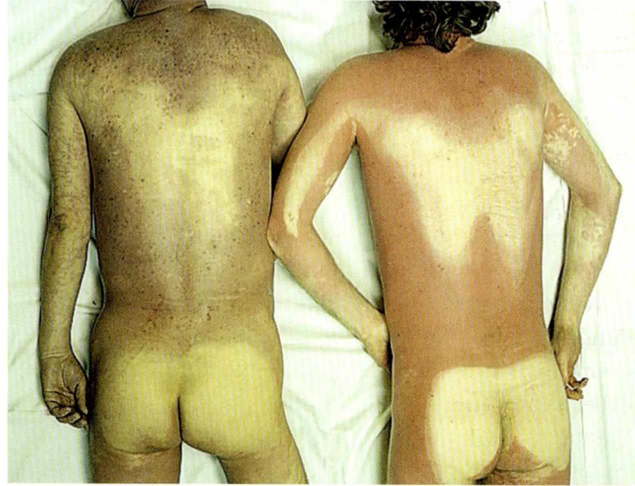

Abb. 58 ▶ Hellrote Leichenflecke bei Kohlenmonoxidvergiftung (rechts) im Gegensatz zu den sonst üblichen blauvioletten Leichenflecken (links)

1.3.7 Blutungen und Wunden

Gerrit Schneider, Kersten Enke

1.3.7.1 *Wunden*

Als Wunden werden mechanische, thermische, chemische und strahlungsbedingte ***Schädigungen von Gewebe oder Organen*** bezeichnet. Sie können oberflächlich, in die Tiefe gehend und penetrierend in verschiedenen Arten und Schweregraden auftreten. Wunden stehen häufig in Verbindung mit weiteren Verletzungen (Frakturen etc.). Sie beeindrucken oft durch ihre meist unmittelbar sichtbare Oberflächenschädigung und Blutung.

MERKE

Wundgefahren:
- Verlust von Blut und Plasma
- Wundschmerz
- Infektion.

▶ Wundversorgung

Neben der Elementartherapie zum Erhalt der Vitalfunktionen und der Standardtherapie ist die Versorgung von Wunden eine wichtige Tätigkeit des Rettungsfachpersonals, deren optimale Durchführung für den weiteren Heilungsverlauf von Bedeutung sein kann. Auf die besonderen Gefahren von Wundinfektionen wie zum Beispiel Tetanus (Wundstarrkrampf) ist zu achten.

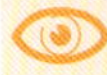
BEACHTE

Unter folgenden Umständen sollte jede Wunde von einem Arzt angesehen und ggf. chirurgisch versorgt werden:
- kein Schutz gegen Tetanus
- Wunde länger als 2 cm und tiefer als 5 mm
- Bisswunden
- Wunden in Gelenknähe
- Wunden mit Fremdkörpereinschluss
- Stichwunden im Rumpfbereich
- Schusswunden
- Wunden im Bereich der Geschlechtsorgane.

▶ Wundverbände

Wundverbände bestehen im Allgemeinen aus:
- einer sterilen Wundauflage
- bei Bedarf einem (Druck-)Polster
- einer Fixierung.

Sterile Wundauflagen werden im Rettungsdienst häufig mit Heftpflaster fixiert. Zusätzlich werden Binden (starr, halbelastisch, elastisch), Dreiecktücher und Schlauchverbände zur Befestigung verwendet.

Netz- und Schlauchverbände

Netz- und Schlauchverbänden ist aufgrund der einfachen und raschen Anwendung im Rettungsdienst der Vorzug zu geben. Sie stellen eine ***einfache Lösung*** für Verbände an speziellen Körperregionen wie zum Beispiel dem Kopf dar. Durch ihre Elastizität ist zudem ein guter Halt ***an stark beweglichen Körperteilen*** (Knie, Ellenbogen, Fuß) gegeben. Ein Netzverband besteht aus einem hochelastischen Netz, welches über die jeweilige Körperregion gezogen wird, um eine Wundauflage zu fixieren. Netzverbände gibt es in verschiedenen Größen und damit für unterschiedliche Anwendungsbereiche.

Der Schlauchverband dient u.a. auch zur Fixierung von Wundauflagen.

Pflasterverbände

Bei kleineren Wunden reicht in der Regel ein ***Wundpflaster mit Gazeauflage*** aus. Rahmen- oder Kastenverbände decken mit breiten Pflasterstreifen die äußeren Kanten der Wundauflage ab und fixieren sie auf der Haut.

Das größte Problem bei Pflasterverbänden ist die Tatsache, dass die Haut der Patienten häufig verschwitzt, behaart oder verschmiert (z.B. mit Blut) ist und das Pflaster daher nicht ausreichend haftet. Abhilfe schaffen kann in den meisten Fällen eine vorherige Reinigung der Haut mit Hautdesinfektionsmittel an der betroffenen Körperstelle. Haftet der Pflasterverband nicht, ist ein Bindenverband anzulegen.

Zu beachten ist außerdem, dass ***einige Patienten allergisch auf Pflaster*** bzw. deren Klebstoff reagieren. Falls möglich, sollten die Patienten daher vor der Anlage eines Pflasterverbands nach vorhandenen Allergien befragt werden.

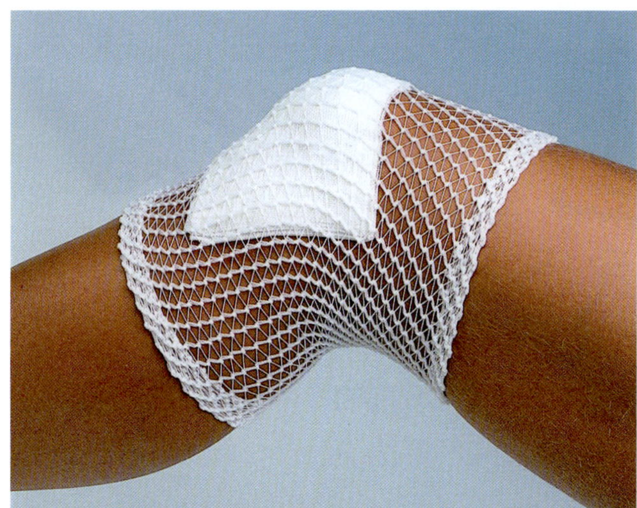

Abb. 59 ▶ Netzverband am Knie

Bindenverbände

Besonders an den Extremitäten ist darauf zu achten, dass der Verband nicht zu stramm gewickelt wird, um eine Stauung oder eine Abbindung zu vermeiden. Vor und nach der Anlage des Verbands ist daher eine ***Kontrolle der Durchblutung*** sowie der Hautfarbe erforderlich. Bei einer bläulichroten Verfärbung der verbundenen Extremität wird der Verband gelöst und weniger fest erneut angelegt. Die primär aufgebrachte Wundauflage verbleibt bis zur klinischen Versorgung auf der Wunde.

Jeder Bindenverband beginnt mit zwei Kreisgängen um die Extremität, mit denen die Binde fixiert wird. Die Binde wird so gehalten, dass in den Spalt zwischen Bindenkopf und ablaufender Binde gesehen werden kann (»die Binde läuft«).

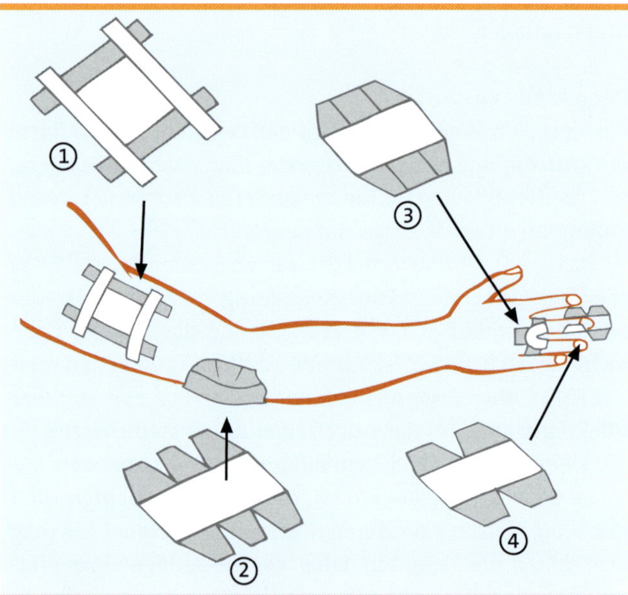

Abb. 60 ▶ Rahmenverband (1), Pflasterschnellverbände für Ellenbogen (2), Fingerzwischenraum (3) und Fingerkuppen (4)

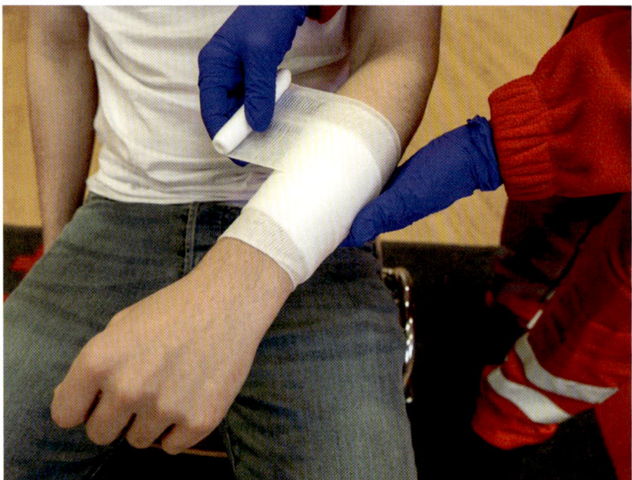

Abb. 61 ▶ Bindenverband am Unterarm

Dabei wird grundsätzlich am distalen Körperende begonnen und ***nach proximal gewickelt***. Zehen und Fingernägel werden zwecks Kontrolle der Durchblutung möglichst nicht verbunden.

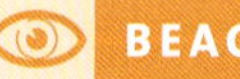

BEACHTE

Ringe müssen vor dem Anlegen des Verbands abgelegt werden, da eine spätere Entfernung durch eine Schwellung erschwert werden kann und schwere Gewebeschäden drohen.

Ellenbogenverbände

Beim Anlegen eines Ellenbogenverbands wird die Binde von innen nach außen angelegt, wobei der Ellenbogen leicht angewinkelt wird. Der Verband beginnt mit zwei Kreisgängen unterhalb des Gelenks. Anschließend wird die Wundauflage über der Mitte fixiert. Die weiteren Gänge erfolgen je oberhalb und unterhalb des Gelenks.

Handverbände

Die Binde wird zuerst am Handgelenk mit zwei Kreisgängen fixiert. Anschließend wird die Binde vom Handgelenk über Handrücken und Fingerspitzen geführt und die Wundauflage fixiert. Nach eineinhalb Bindentouren wird der Verband über Kreuz wieder zum Handgelenk geführt. Dieser Vorgang wird mehrfach wiederholt, bis der Handrücken komplett bedeckt ist.

Kopfverbände

Nach dem Auflegen einer sterilen Wundauflage wird die Binde mit zwei Bindengängen um Kinn und Scheitelbereich angelegt. Danach wird die Binde unterhalb des Kinns in Richtung Nacken gekreuzt und anschließend wieder in Richtung Stirn geführt. Nach anderthalb Bindentouren wird die Binde auf der gegenüberliegenden Seite über Ohr und Nacken wieder zum Kinn gewickelt usw. (Abb. 62).

Tab. 10 ▶ Allgemeine Regeln zur Wundversorgung

Die Wiederherstellung und Sicherung der Vitalfunktionen einschließlich der Stillung lebensbedrohlicher Blutungen hat Vorrang vor der Wundversorgung (Elementartherapie)!
Starke und spritzende Blutungen stoppen; Extremität hochhalten, abdrücken, Druckverband anlegen, nur in Ausnahmesituationen abbinden.
Eingedrungene Fremdkörper in der Wunde belassen, dabei entsprechend angepasste Abpolsterung und Fixierung durchführen.
Großflächige, sterile Abdeckung mit geeignetem Material durchführen (z. B. große sterile Kompressen 20 × 40 cm).
Fixierung der Wundauflage.
Betroffenen Körperteil bzw. Körperregion ruhigstellen und gegebenenfalls erhöht lagern.

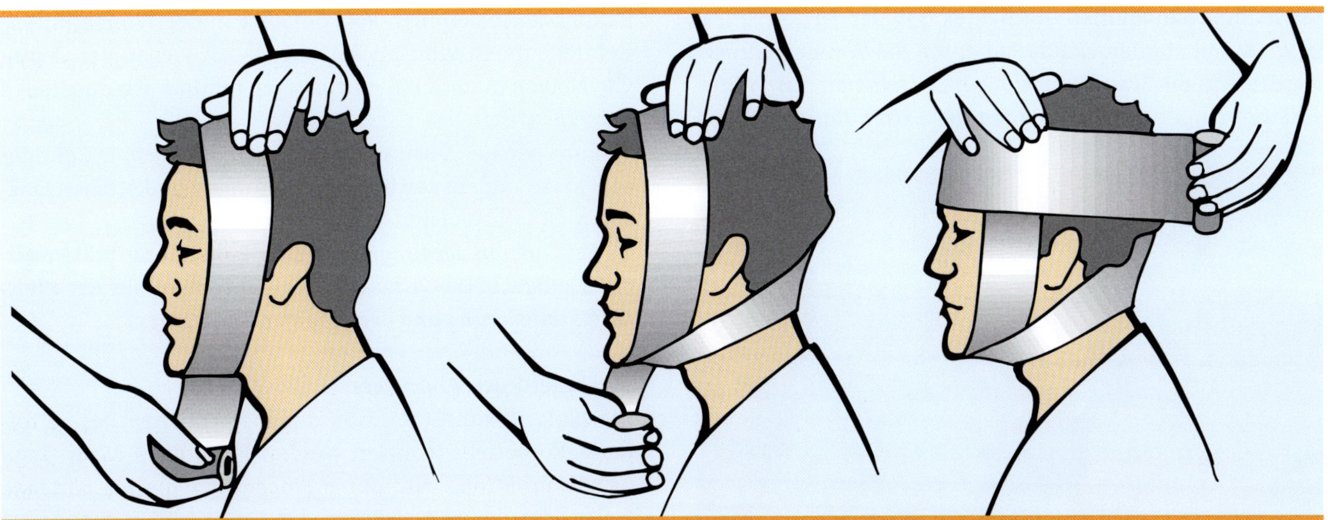

Abb. 62 ▶ Anlegen eines Kopfverbands

Stumpfverbände bei Amputationen
Die Binde wird zuerst proximal des Stumpfes mit zwei Kreisgängen fixiert. In Abhängigkeit von der Stumpfgröße wird eine entsprechend große und dicke Wundauflage aufgelegt. Diese wird nun kreisförmig umwickelt. Anschließend werden mehrere Bindentouren zum Stumpf geführt und die losen Enden mit Kreisgängen fixiert.

▶ **Verletzungen durch Fremdkörper**
Besonders große, tief eingedrungene Gegenstände können erhebliche Gefäß-, Nerven-, Weichteil- und Organverletzungen verursachen. Grundsätzlich werden in den Körper ***eingedrungene Fremdkörper vom Rettungsdienstpersonal nicht entfernt***, da zusätzliche Folgeverletzungen sowie eine Nachblutung (»Sektkorkeneffekt«) drohen könnten. Der Ein- bzw. Austrittsbereich wird mit einer großen eingeschnittenen Kompresse rund um den Fremdkörper abgedeckt. Sofern möglich, wird der ***Fremdkörper durch elastisches Material***, zum Beispiel Mullbinden oder ein Dreiecktuch-Ringpolster, ***umpolstert*** und in den Verband einbezogen. Es kann erforderlich sein, zur unmittelbaren Rettung und Befreiung bzw. für den problemlosen Transport zum und im Rettungsmittel den Fremdkörper zu kürzen. Gegebenenfalls muss frühzeitig auch die Feuerwehr zur technischen Rettung nachalarmiert werden.

BEACHTE

Wenn Fremdkörper in Körperhöhlen eingedrungen sind, ist immer mit schweren inneren Blutungen zu rechnen. Die rechtzeitige Anlage von großlumigen venösen Zugängen ist daher empfohlen.

1.3.7.2 *Blutstillung*

Äußere Blutungen sind eine häufige Indikation für Rettungsdiensteinsätze. Allerdings sind lebensbedrohliche äußere Blutungen selten. Sie bergen wie die inneren Blutungen immer die Gefahr eines hämorrhagischen Schocks. Der Begriff der »Golden Hour of Trauma« betont die besondere Bedeutung des ***Faktors Zeit in der Versorgung*** schwer verletzter Traumapatienten. Diese profitieren in der ersten Stunde nach Traumaereignis besonders von einer zeitgerechten Einlieferung in die klinische Versorgung. Dies muss bei der rettungsdienstlichen Versorgung Beachtung finden.

▶ **Einführung**
Arterielle Blutungen beeindrucken durch ihr ***pulsierendes oder spritzendes Erscheinungsbild*** und werden hinsichtlich des tatsächlichen Blutverlustes oft überschätzt. Eher unterschätzt werden Blutungen an Kopf und Rumpf, Einblutungen in die Weichteile oder die Ablederung von Hautschichten (Decollement), zum Beispiel nach Überrolltrauma. Auch bei kapillären Sickerblutungen aus großen Wundbereichen sind extreme Blutverluste möglich.

Neben sofort ersichtlichen Blutungen ist der Patient auf weitere ***»versteckte« Verletzungen*** zu ***untersuchen***. Besonders dicke sowie dunkle und wasserdichte Bekleidung kann an der Einsatzstelle das Erkennen von Blutungen erschweren. Zur besseren Erkennung und Versorgung des Patienten ist die Kleidung am verletzten Körperteil zu entfernen. Die Blutstillung findet möglichst am liegenden Patienten statt. Der Helfer trägt dabei Einmalhandschuhe.

Äußere Blutungen sind fast immer durch Druck zu kontrollieren. Dies geschieht durch ***manuelles Abdrücken und*** durch das ***Anlegen eines Druckverbands***. Als provisorische

Maßnahme kann notfalls auch direkt mit den Fingern (idealerweise mit sterilen Handschuhen) in die Wunde gedrückt werden, um die Blutung zu stoppen. ***In seltenen Ausnahmesituationen*** gilt eine ***Abbindung der Extremität*** als Ultima Ratio. Das Abklemmen von Gefäßen in der Wunde mittels Gefäßklemmen wird im Rettungsdienst wegen der Gefahr von Nerven- und Gefäßverletzungen nur in Ausnahmefällen durchgeführt.

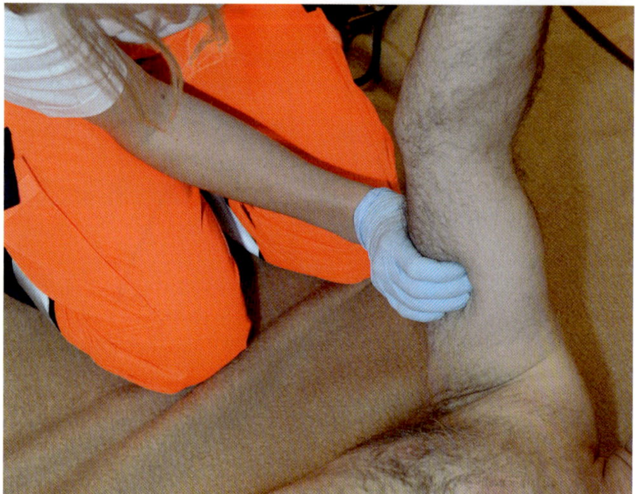

Abb. 63 ▶ Abdrücken der A. brachialis

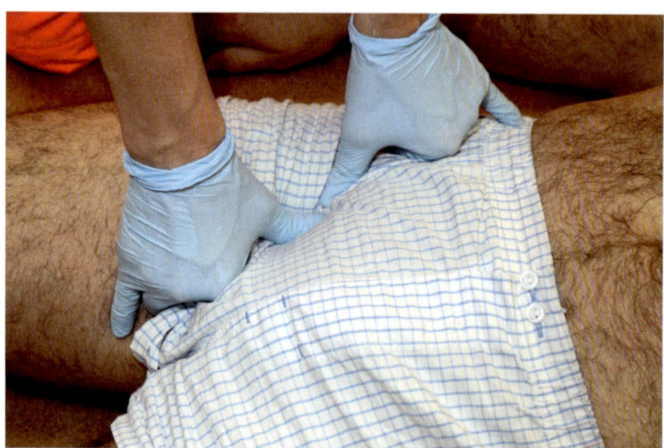

Abb. 64 ▶ Abdrücken der A. femoralis

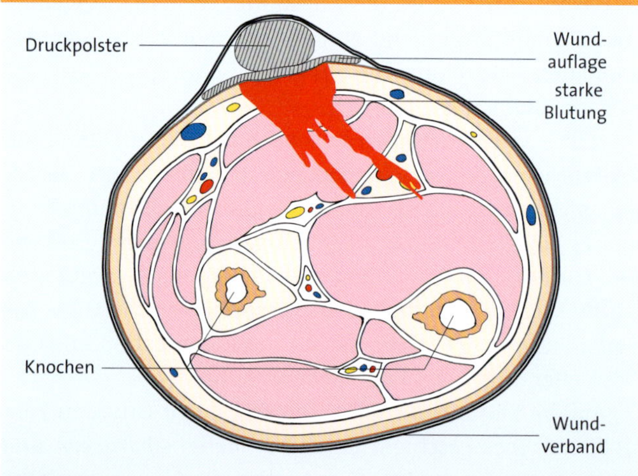

Abb. 65 ▶ Funktionsweise eines Druckverbands

Eine genaue Dokumentation aller erhobenen Befunde, hier insbesondere von äußeren Blutungen und offenen Frakturen, ist selbstverständlich.

Bei inneren Blutungen ist eine Blutstillung präklinisch nicht möglich. Die Primärversorgung besteht aus der ***Kreislaufstabilisierung und*** dem ***zügigen Transport***.

▶ Fingerdruck, Abdrücken

Die Blutung kann oft schon durch Hochhalten des betroffenen Körperteils reduziert werden. Führt diese Maßnahme nicht zum Erfolg, wird durch ***Fingerdruck auf die blutende Stelle oder*** durch ***Abdrücken der versorgenden Arterie*** bis zum Anlegen eines Druckverbands die Blutung vorübergehend unterbunden.

Am verletzten Arm wird die A. brachialis in der Muskellücke gegen den Oberarmknochen gedrückt (Abb. 63). Der Erfolg der Maßnahme ist durch Tasten der A. radialis am Handgelenk zu kontrollieren.

Am Bein wird die A. femoralis in der Leistenbeuge durch recht kräftigen Druck beider Daumen gegen das Schambein komprimiert (Abb. 64).

▶ Druckverband

Druckverbände kommen bei kleineren arteriellen und größeren venösen Blutungen zum Einsatz. Mehr als 90 % aller Blutungen lassen sich mit dieser Methode stillen. Die Wunde wird zuerst mit einer sterilen Wundauflage bedeckt. Diese wird mit einer Mullbinde, einer elastischen Binde oder einem Dreiecktuch fixiert. Anschließend wird der ***Wundbereich durch ein Druckpolster*** (z.B. mithilfe einer Binde, eines Verbandpäckchens oder einer gefalteten großen Kompresse) ***komprimiert***, das unter Zug befestigt wird. Dabei darf weder eine Stauung, die die Blutung verstärken würde, noch eine Abbindung angelegt werden. Blutet der Druckverband schnell durch, wird ein zweites Druckpolster aufgebracht (Abb. 65). Nach Versorgung erfolgt die Ruhigstellung der Extremität in möglichst erhöhter Lagerung.

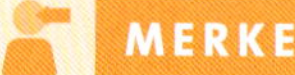

MERKE

Äußere Blutungen sind fast immer durch Druck zu kontrollieren!

▶ Abbindung

Eine Abbindung – also eine ***völlige Unterbrechung der Blutzirkulation*** (Blutsperre) – ist nur ***in*** folgenden ***Ausnahmefällen*** bei lebensbedrohender Blutung gerechtfertigt:

- eine ausreichende Blutstillung ist trotz eines korrekt angelegten Druckverbands nicht möglich,
- Fremdkörper machen einen Druckverband unmöglich,
- großflächige Verletzungen, bei denen ein Druckverband technisch nicht möglich ist,
- nach Abtrennung von Arm oder Bein, wenn alle anderen Blutstillungsmaßnahmen versagen,
- Paralleleinsatz bei multiplen lebensbedrohlichen externen Blutungsquellen,
- Einsatzsituationen, in denen lebensrettende weitere ABC-Maßnahmen erforderlich und nicht genügend Helfer verfügbar sind.

Eine Abbindung kann durch drei Techniken erreicht werden:

1. Eine Abbindung im althergebrachten Sinne durch ***zirkulär angebrachte Gegenstände*** wie Gürtel, Stoffstreifen, Dreiecktuch usw., die mittels eines Knebels bzw. Quengels verdrillt werden und durch den damit ausgeübten Druck die venöse und arterielle Blutzirkulation unterbrechen (= Knebelverbände). Diese Methode hat allenfalls noch Bedeutung im Bereich der Ersten Hilfe und kommt wegen ihrer potenziellen Gefahren (Gewebeschädigung) im Rettungsdienst nicht zum Einsatz!
2. Die Unterbrechung der Blutzirkulation ***mittels geeigneter Blutdruckmanschetten*** (s. Abb. 66). Diese Methode ist effizient und verursacht aufgrund der Breite der Manschetten keine Gewebeschädigungen. Vielerorts gehören geeignete Manschetten für die oberen Extremitäten zwar zur Ausstattung der Fahrzeuge, diejenigen für die unteren Extremitäten (Oberschenkelmanschette) jedoch fehlen meist. Außerdem stellt es regelmäßig ein Problem dar, den erforderlichen Druck der Manschetten über einen längeren Zeitraum konstant aufrechtzuerhalten. Dafür sind die herkömmlichen Blutdruckmanschetten nicht ausgelegt, sodass die Gefahr einer erneuten unbemerkten Blutung besteht.
3. ***Probates Mittel*** zur Durchführung einer Abbindung sind heute die sogenannten ***Tourniquets*** (s. Abb. 67). Diese entsprechen im Prinzip der unter 1. geschilderten Technik eines Knebelverbands, sind jedoch soweit optimiert, dass es bei ihrer sachgerechten Verwendung nicht zu den unerwünschten Gewebe-, Nerven- und Gefäßschädigungen kommt.

Das Tourniquet muss den arteriellen Blutfluss komplett unterbrechen, ein falsch angelegtes Tourniquet kann die Blutung unter Umständen verstärken (Stauung). Die Überprüfung der Effektivität sollte über ein Stoppen der Blutung, nicht über das Verschwinden des distalen Pulses erfolgen. Das Tourniquet sollte so weit wie möglich (etwa 5 cm) ***proximal der Verletzung und direkt auf der Haut angebracht*** werden, um ein Abrutschen zu verhindern.

Generell ist bei allen Abbindungen zu beachten, dass die Liegedauer limitiert ist und sie nach einer festgelegten Zeit wieder geöffnet werden sollen.

Ein angelegtes Tourniquet kann zu (starken) Schmerzen führen. In diesem Fall ist eine Analgesie erforderlich.

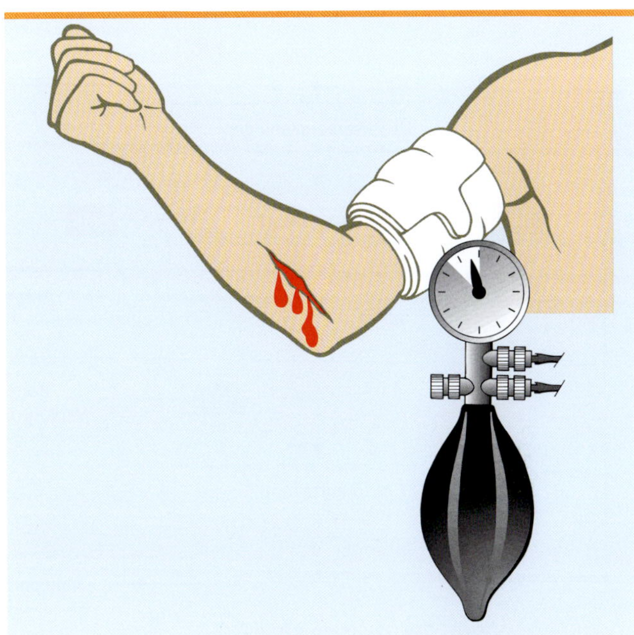

Abb. 66 ▶ Abbinden mit Blutdruckmanschette, Blutung sistiert

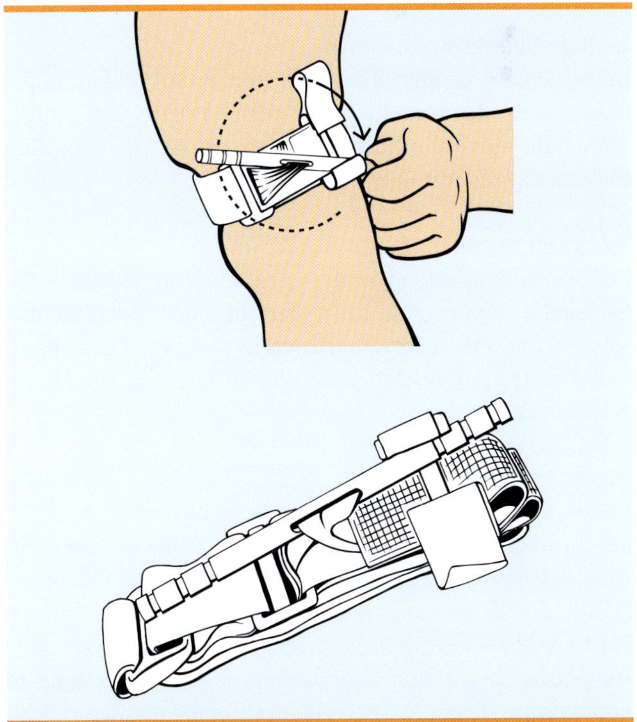

Abb. 67 ▶ Abbinden mit Tourniquet

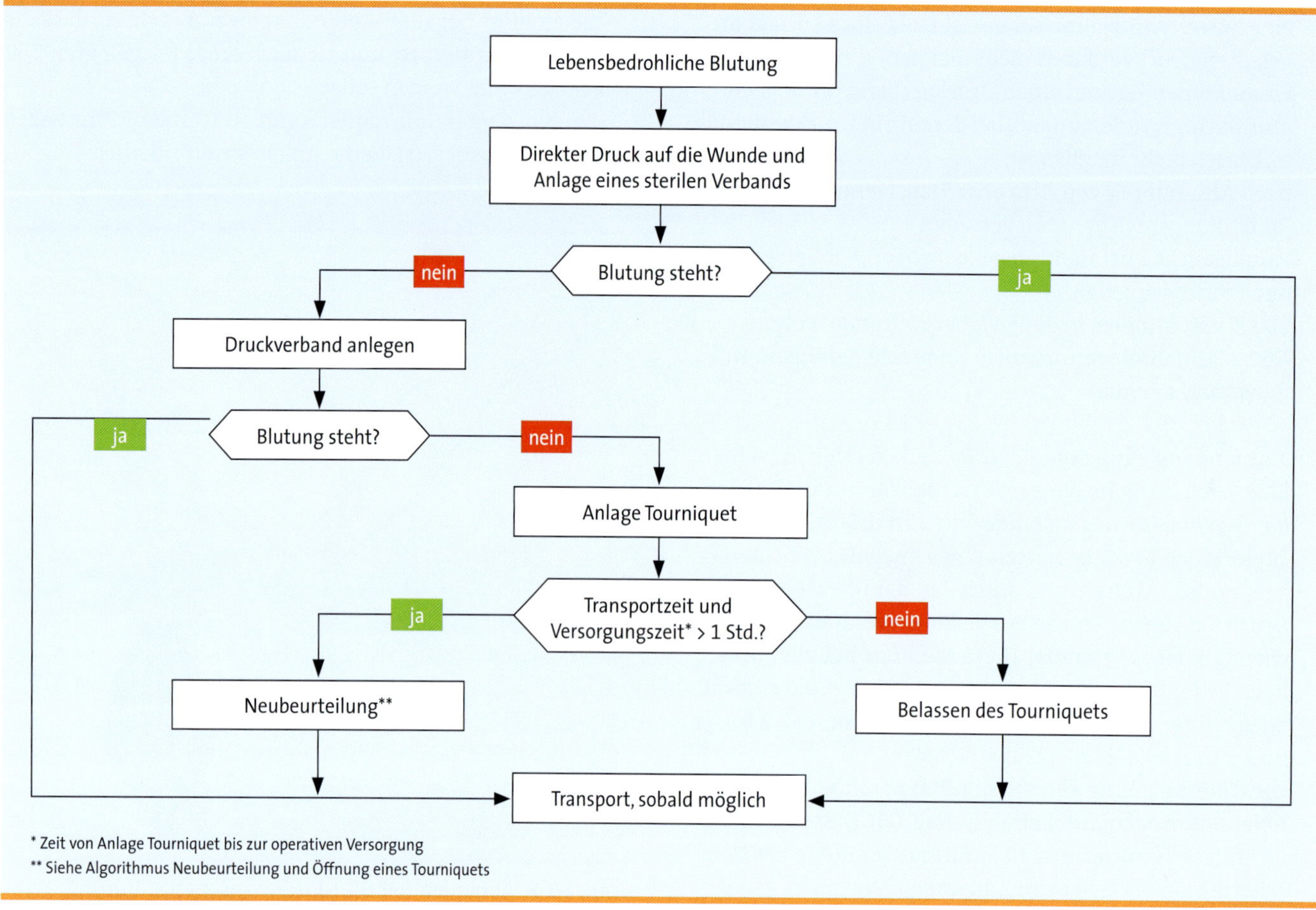

Abb. 68 ▶ Vorgehen bei der Anlage eines Tourniquets

▶ Blutstillungsmaßnahmen

Im Folgenden werden die bisher genannten Blutstillungsmaßnahmen den jeweilig betroffenen Körperregionen zugeordnet, da nicht alle Körperregionen die Anwendung aller Blutstillungstechniken erlauben.

Extremitäten

Die Blutstillung erfolgt in der Regel durch Hochhalten der Extremität, Abdrücken am Oberarm oder Oberschenkel sowie durch einen Druckverband. In seltenen Fällen kann eine direkte Kompression in der Wunde oder eine Abbindung erforderlich sein.

Kopf

Blutungen am Kopf müssen zuerst sorgfältig auf offene Schädel-Hirn-Verletzungen inspiziert werden. Dabei ist eine mögliche ***Verletzung der HWS*** zu ***berücksichtigen***. Anschließend erfolgt die Versorgung mit sterilen Kompressen. Stärkere Blutungen, z.B. bei Kopfschwarten- und Skalpierungsverletzungen, werden durch Druckverbände am hochgelagerten Kopf gestillt. Hierzu hat sich die Anwendung elastischer Binden und dicker weicher Kompressen bewährt. Bis zum Anlegen des Verbands und bei nicht wirkungsvollem Druckverband kann manueller Druck auf die Wundauflage ausgeübt werden. Bei Kopfschwartenverletzungen soll die Kopfschwarte mit Ringer- oder NaCl-Lösung feucht gehalten werden. Ein abgetrennter Skalp wird nach dem Standard der »Amputatversorgung« gelagert und mit in die Klinik transportiert.

Körperstamm

Wunden am Körperstamm stellen in den seltensten Fällen eine Vitalbedrohung dar. Meist genügen das ***Abdecken der Wunde mit sterilem Material*** und die Fixierung mittels Heftpflaster. Nur selten ist eine manuelle Kompression zur Blutstillung erforderlich. Bei großen Weichteilverletzungen mit starker Blutung ist die ***Tamponade mit großen Kompressen***, ggf. mit sterilen Tüchern, erforderlich. Mit breiten elastischen Binden kann auch hier ein Druckverband angelegt werden. Ausgetretene Darmschlingen werden drucklos abgedeckt und mit NaCl- oder Vollelektrolytlösung feucht gehalten.

Abriss von Extremitäten

Amputationsverletzungen im Bereich der oberen Extremitäten und der Füße lassen sich meist durch Druckverbände

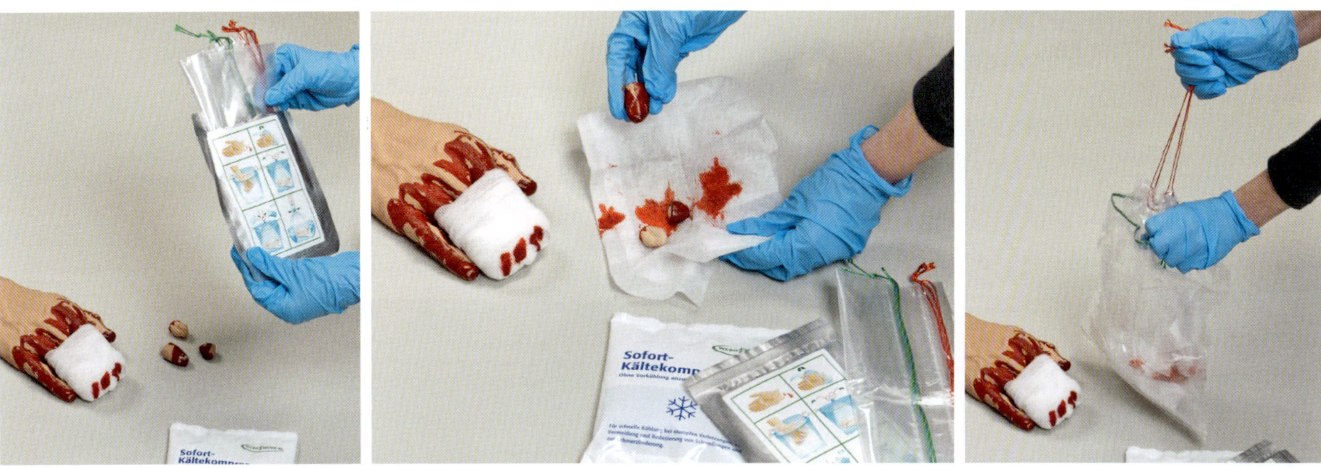

Abb. 69–71 ▶ Anwendung eines »Dr. Marx Replantatbeutels« (WERO MEDICAL)

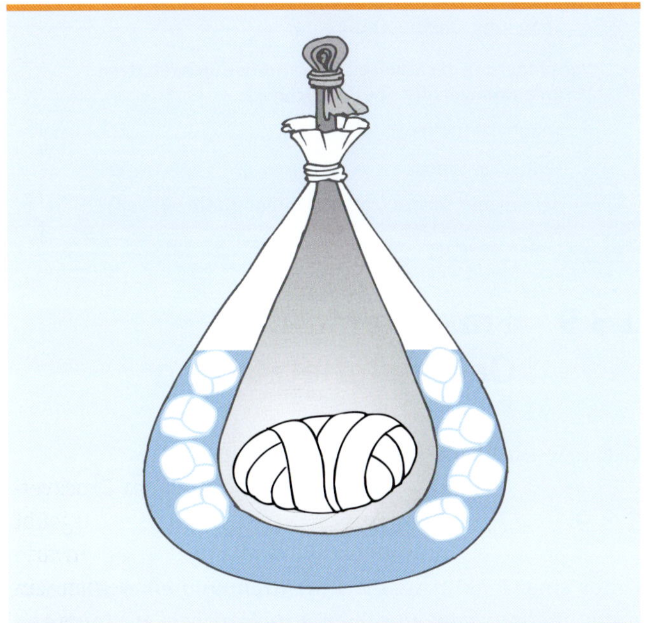

Abb. 72 ▶ Amputatversorgung mit Eiswürfeln oder künstlichem Eis

und Hochlagerung versorgen. Nur bei stärkeren arteriellen Blutungen kann nach erfolgloser direkter oder indirekter Kompression das Anlegen einer Abbindung erforderlich sein. Häufig ist, bedingt durch Zurückziehen und Einrollen der Gefäßstümpfe, nur eine diffuse Blutung festzustellen. Diese kann meist mit dicken Kompressen, die mit elastischen Binden angewickelt werden, gestillt werden.

▶ Versorgung von Amputationsverletzungen

Zur Versorgung von Amputationsverletzungen stehen auf den Rettungsmitteln Replantatbeutel zur Verfügung. Das ***Amputat*** wird weder gründlich gereinigt noch desinfiziert, sondern ***in steriles trockenes Material eingeschlagen*** und ***in den inneren Beutel*** des Replantatsets ***gelegt***. Der innere Beutel wird sorgfältig verschlossen. Sodann wird der ***äußere Beutel*** über den inneren Beutel umgeschlagen und je zur Hälfte ***mit künstlichem Eis*** (alternativ Speiseeis oder Eiswürfel) ***und Wasser aufgefüllt***. Sogenannte Coolpacks sind weniger gut geeignet. Es ist darauf zu achten, dass das Amputat nicht mit dem Eiswasser oder dem Eis in Berührung kommt (cave: Kälteschäden!). Der Außenbeutel wird verschlossen und mit dem Patientennamen, der Uhrzeit sowie dem Rufnamen und der Kennung des Rettungsmittels versehen.

▶ Zusätzliche Blutstillungsmittel

Um lebensbedrohliche äußere Blutungen zu stillen, wurden in der letzten Zeit auch spezielle blutstillende Verbände (QuikClot®) oder spezielle Pulver (Celox™) entwickelt und vor allem im militärischen Bereich erprobt. Diese Blutstillungsmittel erzeugen nach dem Aufbringen auf die Wunde eine gelartige Masse, welche die lebensbedrohliche Blutung stillt und die Wunde provisorisch verschließt. Insbesondere das Pulver kann nicht nur bei Extremitätenverletzungen, sondern auch bei Verletzungen der Kopf-, Nacken-, Hals- und Brustregion eingesetzt werden.

1.3.8 Schock

Michael Kretzschmar

Das Schocksyndrom stellt eine gefährliche Komplikation mit häufig tödlichem Ausgang bei verschiedenen Erkrankungen bzw. bei Verletzungen dar. Als das Ergebnis einer generalisierten und/oder lokalisierten ***Verminderung der Gewebedurchblutung führt*** das Schockgeschehen ***zu einer Minderversorgung*** der Gewebe ***lebenswichtiger Organe mit Sauerstoff***. Unglücklicherweise wird dieses Geschehen oft verkannt, bis der Allgemeinzustand des Patienten in einer Weise beeinträchtigt ist, dass selbst eine geeignete Therapie ohne Erfolg bleibt.

1.3.8.1 *Definition, Ablauf und Ursachen des Schocksyndroms*

Das Schocksyndrom ist eine ***akute, generalisierte, kritische Verminderung der peripheren Gewebedurchblutung mit*** daraus folgendem ***Sauerstoffmangel lebenswichtiger Organe***, der zu Störungen des Zellstoffwechsels bis hin zum Zelltod sowie zum gleichzeitigen Anstieg toxischer Substanzen im Blut führt.

 **MERKE**

Das gemeinsame Kennzeichen aller Formen des Schocksyndroms ist die isolierte oder häufiger kombinierte Störung einer der drei Regelgrößen der Herz-Kreislauf-Funktion:
- Pumpfunktion des Herzens
- Blutvolumen im Gefäßsystem
- Gefäßtonus.

1.3.8.2 *Symptome und Basismaßnahmen*

Allgemeine Gesichtspunkte machen eine Einteilung der Stadien nach den Mechanismen der Kompensation (Zentralisation, Hypoxie) bzw. Dekompensation (Kapillarstase und Gefäßlähmung) sinnvoll. Am Patienten ist eine solche Abgrenzung wegen des fließenden Übergangs nicht möglich. Deshalb erfolgt die Stadieneinteilung im Wesentlichen nach klinischen Zeichen. Einen Überblick über die wichtigsten Symptome, unabhängig von der Ursache des Schockgeschehens, vermittelt Tabelle 11.

Symptome
- Haut: kalt, blass, schweißig
- Bewusstseinslage: normal bis getrübt
- Atmung: Atemfrequenz erhöht
- Herzfrequenz: meist tachykard.

Erste Hilfe
- Sicherung der Vitalfunktionen
- Lagerung
- exakte Blutstillung
- Sauerstoffgabe/Frischluftzufuhr
- Schutz vor Wärmeverlust
- psychische Betreuung.

ZUSAMMENFASSUNG

Der Schock ist ein Syndrom unterschiedlicher Ursache, dessen Kennzeichen eine ungenügende Durchblutung lebenswichtiger Organe mit daraus resultierendem Missverhältnis von Sauerstoffbedarf und Sauerstoffangebot ist.

Tab. 11 ▶ Ursachen für das Schocksyndrom

- **Verminderung des venösen Rückstroms durch absoluten Volumenmangel (hypovolämischer Schock)**
  - Blutverluste durch äußere oder innere Verletzungen oder ausgedehnte Gewebeschäden (z.B. bei Verbrennung, Erfrierung, Strahlung, Entzündung)
  - Flüssigkeits- und Elektrolytverluste (durch Nierenschäden, Erbrechen oder Diarrhö)
- **Minderung der Herzleistung (kardialer Schock)**
  - Herzinfarkt
  - akute Herzinsuffizienz
  - Herzrhythmusstörungen (Tachykardie, Vorhofflimmern)
- **Extrakardiale Flussbehinderung (obstruktiver Schock)**
  - Lungenarterienembolie, Fett-, Luftembolie
  - Herzbeuteltamponade
  - Spannungspneumothorax
- **Verminderung des venösen Rückstroms durch relativen Volumenmangel (distributiver Schock)**
  - anaphylaktischer Schock
  - septischer Schock
  - neurogener Schock (ZNS-Schädigung, Intoxikation)

1.3.9 Frakturen und Gelenkverletzungen

Gerrit Schneider, Kersten Enke

1.3.9.1 *Frakturen*

Unter einer Fraktur ist die ***Durchtrennung eines Knochens unter Bildung von einzelnen Bruchstücken*** zu verstehen. Einen Sonderfall stellt die kindliche Grünholzfraktur dar: Bei dieser Art bleibt der Periostmantel intakt, und es treten keine freien einzelnen Fragmente auf. Frakturen entstehen entweder ***durch direkte oder indirekte äußere Gewalteinwirkung***, als Ermüdungsbruch infolge wiederholter Mikrotraumen oder nach nur geringer Gewalteinwirkung als pathologische Fraktur bei vorgeschädigtem Knochengewebe.

Für die rettungsdienstliche Versorgung von Frakturen ist nur die klinische Einteilung in geschlossene oder offene Frakturen von Bedeutung.

Sichere Frakturzeichen sind:
- abnorme Beweglichkeit
- Fehlstellung (Stufenbildung/Achsenabweichung)
- sichtbare Knochenteile in der Wunde
- Knochenreiben (Krepitation) hörbar, ggf. auch fühlbar.

Unsichere Kennzeichen sind:
- Schmerz (Dolor)
- Schwellung (Tumor)
- Hämatom oder Rötung (Rubor)
- aufgehobene bzw. eingeschränkte Funktionstauglichkeit (Functio laesa).

Bei der Versorgung von möglichen Frakturen gilt: Nach dem ersten Überblick ist die Elementartherapie mit der Kontrolle der Vitalfunktionen vorrangig. Die Diagnostik von Frakturen kann sich am Einsatzort nur auf das ***Erkennen der sicheren Frakturzeichen sowie*** die ***Überprüfung von Motorik, peripherer Durchblutung und Sensibilität (MDS-Schema)*** beschränken. Bei der Untersuchung wird palpiert bzw. komprimiert, die Extremitäten werden vorsichtig durchbewegt, es sei denn, dass grobe Fehlstellungen bereits vorher sichtbar sind.

▶ **Immobilisation**

Unter Immobilisation versteht man das ***bewegungsfreie Lagern***, also die Ruhigstellung der frakturierten Extremität (s. Kap. 9.5).

1.3.9.2 *Gelenkverletzungen*

Gelenkverletzungen entstehen oft durch stumpfe Gewalteinwirkung im Sport- und Freizeitbereich. Sie sind unter Umständen schwer von Frakturen zu differenzieren. Unterschieden wird in:
- ***Kontusion:*** Prellung des Gelenks mit oftmals unsicheren Frakturzeichen (besonders Hämatombildung)
- ***Distorsion:*** Verstauchung, entsteht durch eine kurzzeitige Überdehnung der Gelenkkapsel und der Bänder
- ***Luxation:*** teilweise oder komplette Lösung der gelenkbildenden Strukturen mit Störung der Gelenkfunktion
- ***Luxationsfraktur:*** neben der Luxation sind die Gelenkenden der Knochen gebrochen.

Gelenkverletzungen werden nach Wunsch des Patienten ***in der vorgefundenen Position ruhiggestellt***. Falls möglich, erfolgt eine Fixierung am Körper des Patienten (z.B. bei der Schulterluxation) oder mithilfe der Vakuummatratze. Gegebenenfalls ist auch der Einsatz von Alu-Polsterschienen oder Lagerungshilfsmitteln wie beispielsweise Decken sinnvoll.

1.3.9.3 *Provisorische Ruhigstellungsmittel*

Stramm gerollte Decken, Dreiecktücher (Armtragetuch), aber auch Bretter und Ähnliches können als Mittel der Laienhilfe einen Notbehelf darstellen, wenn rettungsdienstliche Hilfe nicht schnell zur Verfügung steht. Das Rettungsdienstpersonal wird diese Hilfsmittel in der Regel entfernen und durch professionelles Ruhigstellungsmaterial ersetzen. Lediglich das ***Armtragetuch*** wird präklinisch ***zur Immobilisation*** vorzugsweise ***von Verletzungen des Handgelenks sowie*** des ***Unterarms*** und bei geschienten Oberarmfrakturen eingesetzt.

Hinweis

Die Themen Brustkorbverletzungen, plötzlich auftretende Erkrankungen, Vergiftungen und Transport des Unterrichtsfachs »Erste Hilfe und erweiterte Erste Hilfe« werden im Kontext der jeweiligen Schwerpunktkapitel ausführlich behandelt.

Literatur:

Adams HA et al. (2016) Taschenatlas Notfallmedizin. 3. Aufl. Thieme, Stuttgart.

Beck A, Strecker W (2002) Wunde – Fraktur – Luxation. In: Notfall Rettungsmed 5 (8): 613–624.

Deutsches Rotes Kreuz (Hrsg.) (2017) Handbuch Sanitätsdienst. 9. Aufl. Generalsekretariat, Bonn.

Enke K et al. (Hrsg.) (2019) Lehrbuch für präklinische Notfallmedizin. Bd. 1: Patientenversorgung und spezielle Notfallmedizin. 6. Aufl. Stumpf + Kossendey, Edewecht.

Kleber C, Lindner T, Bail HJ (2009) Erstversorgung von Frakturen und Luxationen. In: Notfall Rettungsmed 12 (7): 551–560.

Knacke PG et al. (Hrsg.) (2018) Das Trauma-Buch. Präklinische Versorgung Verletzter. 3. Aufl. Stumpf + Kossendey, Edewecht.

Leitlinien zur Reanimation 2021 des European Resuscitation Council. In: Notfall Rettungsmed 24 (4).

Madea B (Hrsg.) (2019) Die ärztliche Leichenschau. Rechtsgrundlagen – Praktische Durchführung – Problemlösungen. 4. Aufl. Springer, Berlin/Heidelberg.

Perkins GD et al. (2021) European Resuscitation Council Guidelines 2021. Section 1: Executive Summary. In: Resuscitation 161: 1–60.

Richter S, Garay P (2013) Versorgung von Frakturen und Gelenkverletzungen: Jede verletzte Extremität ist individuell. In: Rettungsdienst 36 (9): 848–857.

Rothe L, Skwarek V (2017) Erste Hilfe konkret – für Ausbildung und Praxis. 7. Aufl. Bildungsverl. EINS, Köln.

Ziegenfuß T (2021) Notfallmedizin. 8. Aufl. Springer, Berlin.

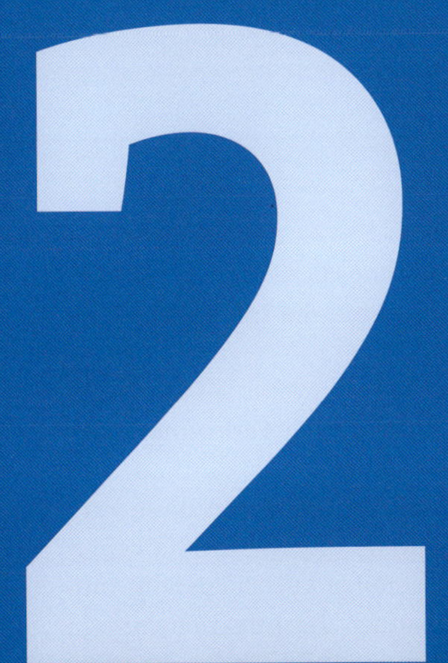

Hygiene im Rettungsdienst

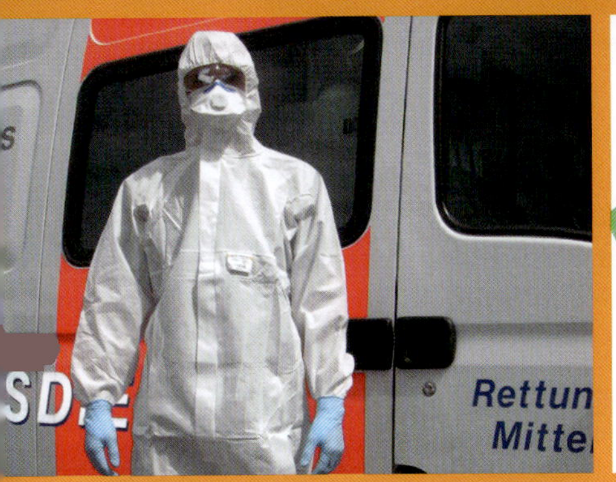

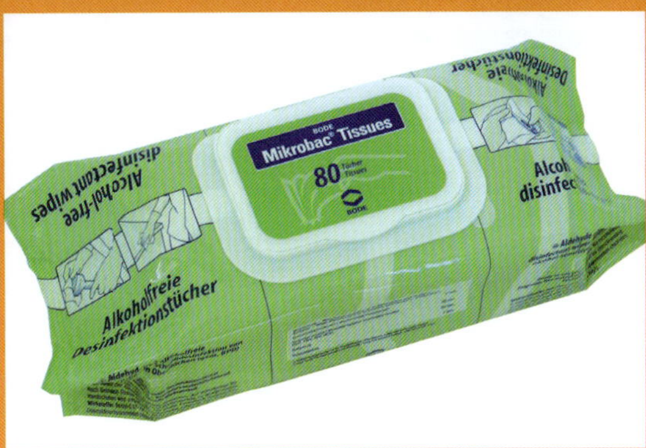

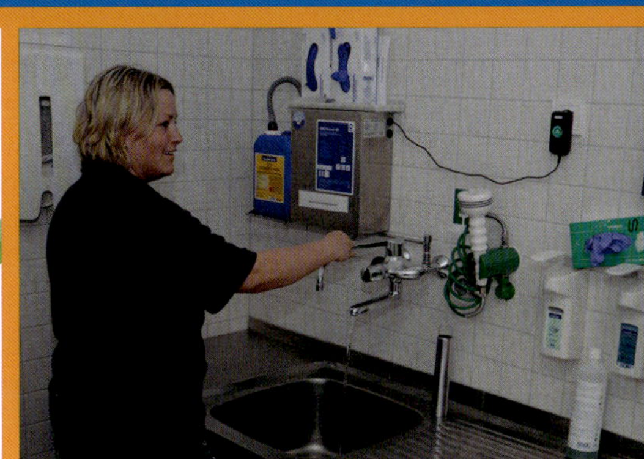

Inhalt:

2.1 Allgemeine Infektionslehre

Matthias Neumann

Unter ***Hygiene*** versteht man ***alle Maßnahmen, Verfahren und Verhaltensweisen***, die das Ziel haben, ***Infektionen zu vermeiden*** und der Gesunderhaltung des Menschen und der Umwelt zu dienen.

Für Krankentransportfahrzeuge gilt in zunehmendem Maße, dass neben den ***Transporten von Patienten mit unerkannten oder bekannten Infektionskrankheiten*** auch Menschen befördert werden, die durch ihre Grunderkrankung bzw. deren Therapie (z.B. Chemotherapie bei Krebserkrankungen) eine ***erhöhte Anfälligkeit gegenüber Krankheitserregern*** besitzen. Besonders in diesen Fällen ist eine angemessene Vorbeugung gegenüber Infektionen zu gewährleisten, da es sonst leicht zu den gefürchteten, in medizinischen Einrichtungen erworbenen Infektionen (nosokomiale Infektionen) kommen kann.

Grundsätzlich müssen dem Rettungsdienstpersonal die Erkrankung des zu transportierenden Patienten sowie die möglichen Infektionsgefahren bekannt sein, die sich aus dieser Erkrankung ergeben. Nur so kann das Personal auf eventuell eintretende Probleme entsprechend reagieren. Patienten können in ***vier Risikogruppen*** eingeteilt werden:

Gruppe 1 umfasst Patienten, bei denen ***kein Verdacht*** auf das Vorliegen einer Infektionskrankheit besteht. Bei diesen Patienten sind keine über das normale Maß hinausgehenden hygienischen Maßnahmen erforderlich.

Gruppe 2 umfasst Patienten, bei denen eine Infektion besteht, die jedoch ***nicht durch die beim Transport üblichen Kontakte übertragen*** werden kann (z.B. Virushepatitis, HIV-Infektion ohne klinische Symptome des Vollbildes AIDS, geschlossene Lungentuberkulose o.Ä.). Bei diesen Patienten sind ebenfalls keine über das normale Maß hinausgehenden hygienischen Maßnahmen erforderlich.

Gruppe 3 umfasst Patienten, bei denen die ***Diagnose*** gesichert ist ***oder*** der begründete ***Verdacht*** besteht, an einer ***hochansteckenden (kontagiösen) Infektionskrankheit*** zu leiden (z.B. Cholera, Tollwut, offene Lungentuberkulose, COVID-19). Vor bzw. während und nach dem Transport von Patienten der Gruppe 3 sind spezielle, einer Infektion vorbeugende (infektionsprophylaktische) Maßnahmen zu treffen. Diese werden im Folgenden besprochen.

Gruppe 4 schließlich umfasst Patienten, die ***in besonderem Maße infektionsgefährdet*** sind (z.B. Patienten mit ausgedehnten Unfalltraumen, Frühgeborene, Verbrennungspatienten, Patienten mit manifestem AIDS). Für diese Patienten ist im Rettungsdienst bei der Versorgung und während des Transports ein erhöhtes Infektionsrisiko vorhanden. Häufig müssen diese Patienten vom Rettungsdienst verlegt werden, sodass auch bei Sekundärtransporten die Infektionsgefahr besteht.

Ein häufig unterschätztes Problem stellen ***Verlegungstransporte*** von einem Krankenhaus zu einer Spezialklinik oder zur Rehabilitationstherapie dar. Nicht selten leiden diese Patienten an nosokomialen Infektionen durch Hospitalkeime. Diese Erreger sind resistent gegenüber verschiedenen Antibiotika, eine Resistenz gegenüber Desinfektionsmitteln besteht aber nicht. Eine Verunreinigung (Kontamination) des Fahrzeuginnenraums und der Dienstkleidung durch diese meist hochresistenten Erreger ist fast unvermeidbar. Hier besteht nicht nur das ***Problem der Keimverschleppung*** von einem Krankenhaus zum anderen, sondern bei ungenügenden Desinfektionsmaßnahmen auch die Gefahr der ***Übertragung auf weitere Patienten*** und auf das Personal. Solche Krankheitserreger würden beispielsweise Patienten der Gruppe 4 aufs Höchste gefährden.

2.1.1 Krankheitserreger

Krankheitserreger werden in Bakterien, Pilze, Protozoen, Viren, Prionen und Parasiten unterteilt.

Bakterien besitzen keinen echten Zellkern, sondern nur ein »Kernäquivalent«, und vermehren sich durch Zellteilung. Des Weiteren besitzen sie auch keine Mitochondrien, die zur Energiegewinnung dienen. Sie reagieren in der Regel ***empfindlich auf die Anwendung von Antibiotika***. Eine Einteilung erfolgt nach der Zellform, z.B. in Kugel-, Stäbchen- und Schraubenform. Bakterien verursachen Erkrankungen wie Lungenentzündung, Wundinfektionen und Lungentuberkulose.

Pilze besitzen einen echten Zellkern mit Zellmembran, vermehren sich durch indirekte Kernteilung (Mitose) und sind ***kaum antibiotikaempfindlich***. Pilze werden unterschieden in Hefen, Schimmelpilze und in solche Pilze, die sich auf der Haut, in den Haaren und den Nägeln (Dermatophyten) ansiedeln können. Sie verursachen Erkrankungen oder Schädigungen beispielsweise der Haut oder gar der Leber, der Nieren und der Nerven.

Protozoen sind einzellige Krankheitserreger, die dem Tierreich zugeordnet werden müssen. Einige Arten können sich direkt in einem Wirt entwickeln, andere benötigen einen Zwischenwirt, z.B. Insekten. Eine Unterteilung erfolgt in Geißeltierchen, Wurzelfüßler und Sporentierchen. Protozoen verursachen Erkrankungen wie die Schlafkrankheit, Malaria und die Amöbenruhr.

Viren sind die kleinsten infektiösen Einheiten mit eigenem Erbmaterial. Sie besitzen nur einen Zellkern mit nur einer Nucleinsäure (RNS oder DNS). Viren brauchen, um sich zu vermehren, eine Wirtszelle, die sie durch das Einschleusen ihres Erbmaterials dazu zwingen, neue Viren zu produzieren. Viren sind für Organismen aller Art krank machend (pathogen). Des Weiteren sind sie ***unempfindlich gegenüber Antibiotika*** und können auch jeden Bakterienfilter passieren. Je nach Virustyp verursachen sie Erkrankungen wie Masern, Röteln, Varizellen (Windpocken), Tollwut und AIDS.

Bei den ***Parasiten*** unterscheidet man Endoparasiten, die innerhalb des Wirts leben, und Ektoparasiten, die ständig (permanent) oder zeitweilig (temporär) am Wirtsorganismus existieren. Zu den Endoparasiten gehören z.B. Würmer (Saug-, Band-, Faden- und Rundwürmer). Diese leben von der aufgenommenen Nahrung des Wirts. Den permanenten Ektoparasiten ordnet man z.B. Kopflaus, Filzlaus und Milben, den temporären Ektoparasiten Flöhe, Wanzen, Zecken und andere zu.

Bei ***Prionen*** (von engl. Proteinaceous Infectious Particle) handelt es sich um eine Unterklasse der Eiweiße, die sowohl im menschlichen als auch im tierischen Organismus natürlicherweise vorkommen. Einige Formen sind jedoch schädlich für den Organismus, sie sind dann für die variante Form der Creutzfeldt-Jakob-Krankheit (vCJK) beim Menschen, BSE (»Rinderwahnsinn«) beim Rind oder »Scrapie« bei Schafen verantwortlich. Das pathogene Prion gelangt entweder durch kontaminierte Nahrung (dieser Infektionsweg ist am wahrscheinlichsten; andere Infektionswege wie etwa die Schmierinfektion konnten aber noch nicht ausgeschlossen werden) in den Körper (z.B. bei BSE) oder es entsteht durch die spontane Umfaltung körpereigener Prionen (z.B. Creutzfeldt-Jakob-Krankheit, familiäre Schlafkrankheit).

Grundsätzlich sind pathogene Prionen von anderen Krankheitserregern wie Viren, Bakterien oder Pilzen zu unterscheiden, da sie kein eigenes Erbmaterial enthalten. Sie sind nicht nur von großem wissenschaftlichen Interesse, sondern hatten durch die »BSE-Krise« in den 1990er Jahren und die neue Variante der Creutzfeldt-Jakob-Krankheit auch starke Auswirkungen auf Gebiete wie Landwirtschaft, Verbraucherschutz, Medizin und Politik.

2.1.2 Übertragungswege

Es werden im Wesentlichen sechs unterschiedliche Übertragungswege differenziert.

Bei ***Kontaktinfektionen*** handelt es sich um eine ***Direktübertragung durch Kontakte*** wie beim Händeschütteln, Küssen, Geschlechtsverkehr, Beißen und Kratzen (Beispiele: Herpes, Pfeiffer'sches Drüsenfieber).

Bei der ***Tröpfcheninfektion*** haften die Erreger an kleinsten Wassertröpfchen, die ***durch Anhusten, Anniesen***, aber auch bei der normalen Atmung ***oder*** beim ***Ansprechen*** übertragen werden (Beispiele: Tuberkulose, Grippe, Windpocken).

Auch die Übertragung durch Gegenstände oder Lebensmittel ist möglich, denn Instrumente, Geräte, Kleidung, Nahrungsmittel und anderes können mit Krankheitserregern behaftet sein (Beispiele: alle Formen von Wundinfektionen, Durchfallerkrankungen).

Bei der ***Staubinfektion*** lagern sich die Erreger auf Staubpartikeln ab und werden an diesen haftend, z.B. durch Aufwirbeln, übertragen (Beispiele: Papageienkrankheit, Vogelkrankheit).

Blutkontakte durch ungeschützten Umgang mit Blut oder offenen Wunden, Kanülenstichverletzungen, traumatisierender Koitus, kontaminierte Transfusionen, Organtransplantationen etc. können zur ***Übertragung kleinster Mengen kontaminierten Blutes*** und somit zur ***hämatogenen Infektion*** führen (Beispiele: Syphilis (Lues), Virushepatitis, AIDS).

Beim letzten Übertragungsweg dienen ***Tiere als Überträger.*** Die Krankheitserreger werden durch Zwischenwirte (Vektoren) wie Zecken, Anopheles-Mücken, Tsetse-Fliegen, Hunde, Rattenflöhe usw. übertragen (Beispiele: Frühsommer-Meningoenzephalitis, Malaria, Schlafkrankheit, Tollwut, Pest, Vogelgrippe).

2.1.3 Infektionsketten

Die einzelnen Glieder einer Infektionskette zeigen die Verbreitung von Krankheitserregern auf direktem oder indirektem Weg auf (VGL. TAB. 1).

Um eine Infektion zu verursachen, muss ein Erreger vorhanden sein, er muss anhaften, eindringen und sich vermehren können. Schließlich muss der Organismus entsprechend auf den Erreger reagieren.

2.1.4 Eintrittspforten

Die intakte ***Haut ist ein fast perfekter Schutz*** gegen das Eindringen von Erregern. Über die verletzte Haut hingegen kann

TAB. 1 ▶ Infektionsketten

Übertragungswege »von – zu«

- Mensch – Mensch
- Mensch – Gegenstand – Mensch
- Tier – Mensch
- Tier – Gegenstand – Mensch
- Mensch – Vektor (meist Insekt) – Tier – Mensch

eine große Zahl von Erregern mühelos eindringen. Mögliche ***Eintrittspforten sind Verletzungen der Haut***, die beispielsweise durch Injektionsnadeln, venöse Zugänge, Drainagen, Wunden, Schürfwunden, Tierbisse und Instrumente hervorgerufen wurden.

Über die ***Atemwege*** kann ebenfalls eine große Zahl von krank machenden Keimen in den Organismus gelangen. Dies geschieht zum einen durch das ***Anatmen von an Wassertropfen gebundenen Krankheitserregern*** (Tröpfcheninfektion), die durch Sprechen, Niesen oder Husten freigesetzt werden. Des Weiteren kann es ***durch ärztliche und pflegerische Maßnahmen (iatrogen)*** zur Übertragung von Erregern kommen. In Betracht kommen hier z.B. die Intubation, die Bronchoskopie und die endotracheale Absaugung.

Bei der Infektion über den ***Magen-Darm-Trakt*** (Gastrointestinaltrakt) wird die Infektion durch die ***Aufnahme kontaminierter bzw. infizierter Nahrungsmittel*** und Trinkwasser herbeigeführt. Aber auch eine iatrogene Übertragung (durch ärztliche Maßnahmen übertragen) z.B. durch Magensonden, Instrumente oder durch eine Magenspülung muss berücksichtigt werden.

Sehr häufig gelangen die Krankheitserreger beim ***ungeschützten Geschlechtsverkehr*** (Koitus) in den Organismus, dies ist die häufigste Form der Infektion über den ***Urogenitaltrakt***. Iatrogen kann das unsterile Arbeiten beim Legen eines Blasenkatheters genannt werden.

Beim Eintritt von Krankheitserregern über die ***Gebärmutter*** als Eintrittspforte (diaplazentar) gelangen die Erreger während der Schwangerschaft über die Gebärmutter in den kindlichen Organismus. Während der Geburtsphase ist eine iatrogene Übertragung durch Untersuchungen, Manipulationen, Geräte, Sonden und Instrumente möglich.

Auch über die ***Augenbindehaut*** (Konjunktiva) ist eine Infektion möglich. Die Erreger gelangen durch eine Kontaktinfektion in den Organismus, z.B. durch Reiben der Augen ohne vorherige Händereinigung oder durch das Verabreichen von Augensalben und Tropfen. Iatrogen ist die Übertragung durch diagnostische Maßnahmen und Instrumente möglich.

2.2 Grundbegriffe der Desinfektion und Sterilisation

MERKE

Unter ***Desinfektion*** versteht man den Vorgang, lebendes oder totes Material in einen Zustand zu versetzen, in dem es nicht mehr infizieren kann. Sie dient dem Unterbrechen der Infektionskette. Im Rahmen der ***Sterilisation*** werden hingegen alle Mikroorganismen abgetötet und eine völlige Keimfreiheit hergestellt.

2.2.1 Desinfektion

Im Umgang mit Desinfektionsmitteln sind nachfolgende Regeln genau zu beachten; diese sichern den Erfolg der Maßnahme und schützen die Gesundheit von Patienten und Rettungsdienstpersonal:

- Desinfektionsmittel nur mit kaltem Wasser ansetzen
- Einsatz nur in angegebener Konzentration und mit vorgegebener Einwirkzeit
- Konzentrat und Wassermenge genau abmessen
- zuerst Wasser in den Behälter geben, dann das Konzentrat zugeben (Vermeidung von Schaumbildung)
- nur definierte und vom Hersteller zugelassene Reinigungsverstärker zusetzen
- bei Flächen- und Instrumentendesinfektionsmitteln immer geeignete Handschuhe tragen
- Mittel nur für den angegebenen Zweck verwenden (Hände-, Haut-, Schleimhaut-, Oberflächen-, Instrumentendesinfektionsmittel)
- Standzeit der angesetzten Desinfektionsmittellösung beachten (bei Einsatz der Wipe-Systeme können Flächendesinfektionsmittel mit Ausnahme von Sauerstoffabspaltern bis zu 28 Tage verwendet werden).

Desinfektionsmittel müssen zielgerichtet eingesetzt werden. Das heißt, dass bei einer durch Bakterien ausgelösten Infek-

Tab. 2 ▶ Wirkungsbereiche von Desinfektionsmitteln

Begriff	Bedeutung
bakterizid	Bakterien abtötend
fungizid	Pilze abtötend
viruzid	Viren inaktivierend
tuberkulozid	Tuberkelbakterien abtötend
sporozid	Sporen abtötend

Tab. 3 ▶ Hygieneroutine und Desinfektionsmittel im KTW

während des Transports	Mit Blut, Sekret, Eiter oder Exkrementen kontaminierte Flächen sofort desinfizieren (möglichst noch während des Transports): Mit Einmal-Desinfektionstuch aufnehmen.
nach dem Transport	Flächen, die durch den Patienten kontaminiert sein könnten, einer Wischdesinfektion mit einer Flächendesinfektionsmittellösung im 1 h-Wert unterziehen und verbrauchtes Einmal-Material entsorgen.
täglich	Sichtbare normale Verschmutzungen werden mit einem umweltfreundlichen Reiniger ohne Desinfektionsmittel abgewischt.
wöchentlich	Wischdesinfektion des gesamten Fahrzeuginnenraums (Ausräumen der Materialien und Koffersysteme aus den Halterungen, zusätzlich Wischdesinfektion der Fahrzeugdecke, Koffer innen usw.).
Beachten:	Alle in der Routinedesinfektion eingesetzten Flächendesinfektionsmittel müssen zumindest eine begrenzt viruzide Wirkung (wirksam gegen behüllte Viren z. B. Hepatitis B, Hepatitis C, HIV) aufweisen. Die Viruzidie der Mittel kann z. B. der Liste der ÖGHMP bzw. des VAH (Verbund für angewandte Hygiene e. V.) entnommen werden.

tion auch ein Mittel benutzt wird, das auch wirklich in der Lage ist, Bakterien zu inaktivieren, bzw. dass bei Viruserkrankungen ein Mittel zum Einsatz kommt, das viruzid wirkt. Die Desinfektionsmittel sind in verschiedene Wirkungsbereiche eingeteilt (vgl. Tab. 2).

Alle im Rettungsdienst und Krankentransport verwendeten Desinfektionsmittel müssen von der ÖGHMP (Österreichische Gesellschaft für Hygiene, Mikrobiologie und Präventivmedizin) »gelistet« sein. Die ***ÖGHMP*** veröffentlicht regelmäßig ***Listen der geprüften Desinfektionsmittel und -verfahren***. Die Mittel der ***ÖGHMP-Liste*** (www.oeghmp.at) sollen bei allen routinemäßigen Desinfektionen zur Anwendung gebracht werden. Die Einwirkzeiten der Mittel betragen je nach Konzentration nur 15 Minuten bis vier Stunden. Die Liste umfasst die Bereiche Händedesinfektion, Flächendesinfektion, Instrumentendesinfektion und Wäschedesinfektion.

In Tabelle 3 werden die Maßnahmen dargestellt, die während und nach Transporten durchzuführen sind.

In den letzten Jahren haben sich aus Sicht der Arbeitssicherheit und des Zeitaufwands für Hygienefachkräfte sowie aus ökonomischen Gründen Desinfektionstücher durchgesetzt, die bereits mit der notwendigen Menge an Desinfektionsmittel durchtränkt sind. Diese werden (auch) in kleinen Packungen zur Einzelentnahme angeboten, sodass es nicht zum Austrocknen der Tücher kommt (s. Abb. 3).

2.2.2 Sterilisation

Unter ***Sterilisation*** versteht man die ***Abtötung sämtlicher vermehrungsfähiger Mikroorganismen***; sterilisiert bedeutet keimfrei. Bevor ein medizinisches Instrument sterilisiert wird, muss eine sorgfältige Vorreinigung durchgeführt werden. Nach der Sterilisation verbleibt das keimfrei gemachte Produkt bis zu seiner Verwendung in einer verschweißten Verpackung. Im Rettungsdienst müssen alle Materialien zur Patientenversorgung, die aufgrund ihrer Anwendung am Patienten ein hohes Infektionsrisiko für den Patienten darstellen (z. B. Venenverweilkanülen, Tuben etc.), steril verpackt sein. Bei der Dienstübernahme sind ***sterile Verpackungen*** des Fahrzeugs auf Beschädigung bzw. auf ihr Ablaufdatum zu ***kontrollieren***. Bei den Arbeiten mit sterilen Materialien hat der Rettungssanitäter darauf zu achten, dass er bei Assistenzleistungen die Teile, die Kontakt zum Patienten haben, nicht berührt. Gebräuchliche Sterilisationsmethoden sind:

- ***Autoklavierung:*** Die Sterilisation mit Wasserdampf ist das wichtigste Sterilisationsverfahren.
- ***Heißluftsterilisation:*** Zur Sterilisation im Heißluftsterilisator sind höhere Temperaturen und eine längere Einwirkzeit erforderlich. Durch die hohen Temperaturen können nur hitzestabile Materialien wie Metall, Glas, Porzellan, Öle, Fette oder Pulver sterilisiert werden.
- Sterilisation mit ***ionisierender Strahlung***.

2.3 Persönliche Hygiene

Je nach Einsatzspezifikation (z.B. Infektionstransport) wird während des Dienstes oder ggf. nach Dienstschluss ***geduscht und*** die ***Kleidung gewechselt***. Duschen ist dem Baden vorzuziehen, weil beim Baden alle Mikroorganismen der Haut und des Rektal- und Genitalbereichs im Badewasser und somit auf der gesamten Körperoberfläche verteilt werden.

Die ***Haare*** stellen durch anhaftende Keime ein Infektionsrisiko für Patienten und Sanitäter dar. Um ein Umherwehen von längeren Haaren zu vermeiden, müssen diese während der Dienstzeit ***zusammengebunden getragen*** werden. Bei bestimmten Einsätzen wie Infektionstransporten, Verlegungen immungeschwächter Patienten (Transplantationspatienten, Patienten mit großflächigen Verbrennungen, mit Vollbild AIDS usw.) muss eventuell eine OP-Haube getragen werden.

Die ***Fingernägel*** sind im Rettungsdienst wegen der Verletzungsgefahr für den Patienten, der Gefahr der Durchspießung von Schutzhandschuhen sowie der Möglichkeit der Ansammlung von Schmutzpartikeln ***stets kurz*** zu ***halten***. Bei der Nagelpflege müssen Verletzungen vermieden werden, um keine Eintrittspforten für Erreger zu schaffen. Während der Dienstzeit dürfen weder Nagellack noch Nagelapplikationen oder »French-Nails« etc. getragen werden, da eventuelle Verunreinigungen (z.B. Blut) unter dem Nagel sonst nicht erkennbar sind. Nagellack wird zudem durch Händedesinfektionsmittel aufgelöst, und die brüchige Oberfläche des Nagellacks bildet Nischen für Krankheitserreger.

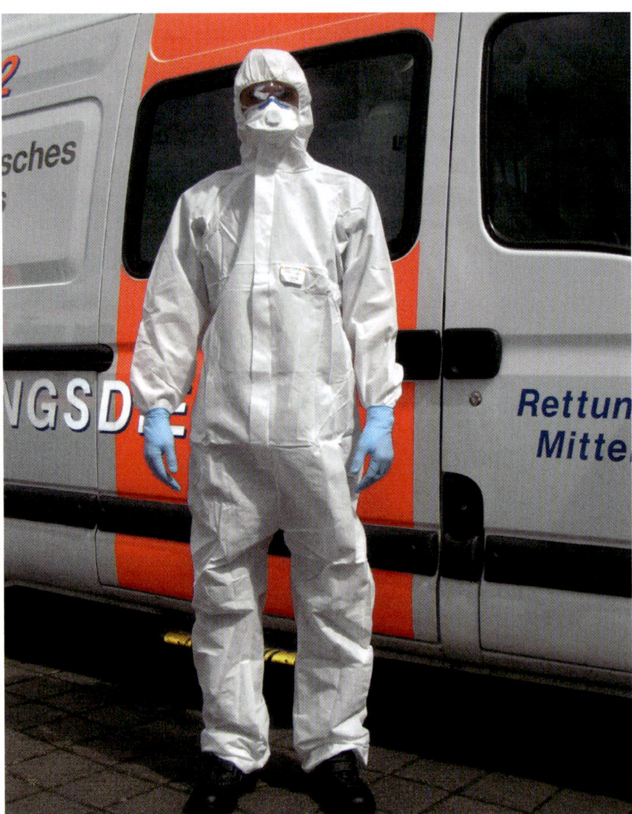

Abb. 1 ▶ Schutzkleidung für Infektionstransporte der Risikogruppe 3

Bei Verschmutzung von ***Berufskleidung*** ohne Kontamination kann die Reinigung der Dienstkleidung im privaten Bereich erfolgen, nach Möglichkeit jedoch nicht mit privaten Kleidungsstücken im selben Waschgang. Ist die Dienstkleidung sichtbar mit Sekreten bzw. Körperflüssigkeiten kontaminiert, ist diese auf Kosten der Dienststelle in eine Reinigung zu geben, die ein ***desinfizierendes Waschverfahren*** durchführen kann, und darf nicht im privaten Bereich gewaschen werden.

Die ***Dienstschuhe*** sind mindestens dreimal pro Woche und bei Bedarf ***desinfizierend abzuwaschen***. Der Effekt von Plastiküberschuhen (z.B. bei Infektionstransporten) ist zweifelhaft, weshalb sie auch kaum mehr angewendet werden. Wenn notwendig, sollten für Infektionstransporte eigens dafür vorgesehene Schuhe (Stiefel) verwendet werden.

Der Arbeitgeber stellt dem Mitarbeiter bei Tätigkeiten in Bereichen mit erhöhtem Gesundheitsrisiko (Infektionstransport) eine gesonderte, zusätzliche ***Schutzkleidung*** zur Verfügung, die ***aus Overall, Gesichtsmaske*** oder ***Atemschutzmasken, Schutzbrille, Schuhen, Handschuhen*** und Klebeband, je nach Einsatzart, besteht (s. Abb. 1). Je nach Art der Infektionskrankheit kommen die notwendigen Teile der Schutzkleidung zum Einsatz.

Generell ist das Tragen von ***Schmuck*** an Händen und Unterarmen im Rettungsdienst und Krankentransport ***nicht gestattet***. Hierunter fallen zum Beispiel Armbänder und (Ehe-)Ringe. Ein Problem stellt die Armbanduhr dar, da diese zu diagnostischen Zwecken benötigt wird. Grundsätzlich darf keine Armbanduhr getragen werden, wenn der Träger Händedesinfektionen durchführen muss. Gleiches gilt, wenn das Tragen steriler Handschuhe erforderlich ist bzw. bei invasiven Tätigkeiten oder Infektionstransporten.

Nahrungsaufnahme und Nikotingenuss sind ***in*** den ***Fahrzeugen*** des Rettungsdienstes ***nicht gestattet***. Vor und nach dem ***Toilettenbesuch*** ist eine hygienische Händedesinfektion (s.u.) durchzuführen.

Hauptüberträger für Krankheitskeime sind die Hände des Personals. Deshalb zählt die ***hygienische Händedesinfektion*** zu den effektivsten und mit den heutigen Mitteln auch zu den einfachsten Maßnahmen, um Infektionen zu vermeiden.

Ziel ist es dabei, vorhandene Mikroorganismen auf der Handoberfläche abzutöten. Eine hygienische Händedesinfektion ist beispielsweise nach jedem ungeschützten Patientenkontakt, nach ungeschütztem Kontakt mit kontaminiertem

Material (z.B. Blut, Sekreten), vor der Nahrungsaufnahme, vor und nach Toilettenbesuchen, nach der Wagenreinigung und nach Dienstschluss vor dem Verlassen der Rettungswache durchzuführen. Zur richtigen Durchführung wird eine ausreichende Menge ***Händedesinfektionsmittel*** vom Spender (Spender mit dem Ellenbogen betätigen) in die Hohlhand gegeben und in der Hand, an den Fingern, zwischen den Fingern, am Handrücken, am Daumengrundgelenk und im Nagelfalz verrieben (VGL. ABB. 2).

Um eine ausreichende Wirkung zu erzielen, müssen die ***Einwirkzeit von 30 Sekunden*** eingehalten und die Hände während der gesamten Einwirkzeit benetzt gehalten werden. Bei Kontamination mit Tuberkulosebakterien und Hepatitis-B-Viren muss die Desinfektion zweimal, eventuell mit verlängerter Einwirkzeit, durchgeführt werden; hier sind die Präparatinformationen des Herstellers zu beachten. Sollten starke sichtbare Verschmutzungen vorhanden sein, sind diese vor der Händedesinfektion grob mit einem desinfektionsmittelgetränkten Einmal-Tuch zu entfernen. Ist dies nicht ausreichend oder kein Tuch verfügbar, werden die Hände vorsichtig abgespült und mit Seife und warmem Wasser gewaschen.

Die unvermeidbare, häufige Anwendung alkoholischer Präparate verändert trotz der darin enthaltenen Pflegesubstanzen den Säureschutzmantel der Haut. Deshalb empfiehlt es sich, in einsatzfreien Zeiträumen die Hände nach der hygienischen Händedesinfektion mit einer Hautlotion einzucremen. Denn nur eine intakte Haut bietet ausreichenden Schutz vor eindringenden Keimen!

BEACHTE

Einmal-Handschuhe sind die wichtigste persönliche Schutzausrüstung (PSA) des Sanitäters und sollten bei jedem Patientenkontakt zur Risikominderung verwendet werden.

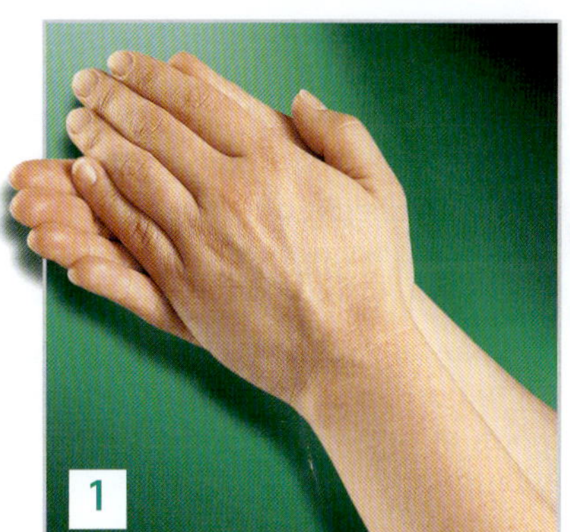

1 Handfläche auf Handfläche.

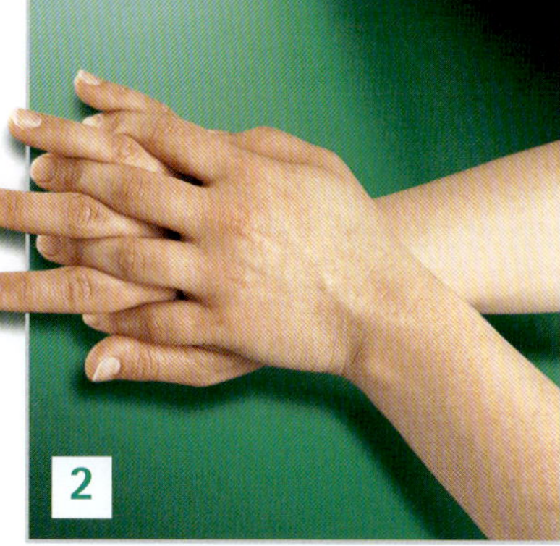

2 Rechte Handfläche über linkem Handrücken und linke Handfläche über rechtem Handrücken.

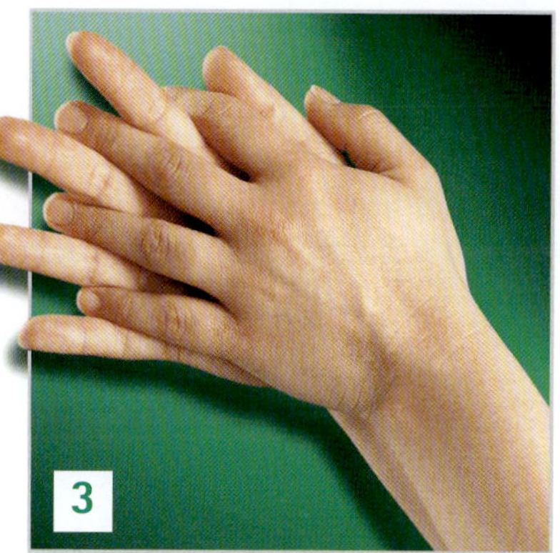

3 Handfläche auf Handfläche mit verschränkten gespreizten Fingern.

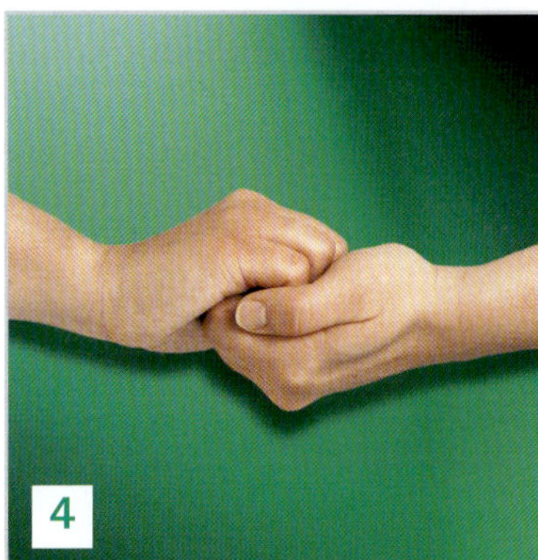

4 Außenseite der Finger auf gegenüberliegende Handflächen mit verschränkten Fingern.

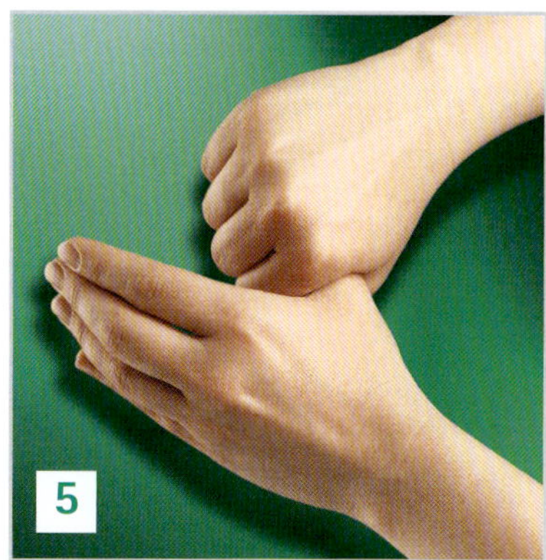

5 Kreisendes Reiben des linken Daumens in der geschlossenen rechten Handfläche

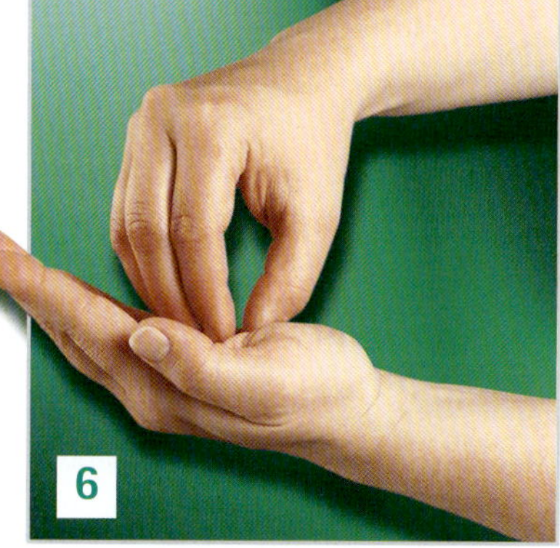

6 Kreisendes Reiben hin und her mit geschlossenen Fingerkuppen der rechten Hand in der linken Handfläche und umgekehrt.

ABB. 2 ▶ Korrekte Händedesinfektion (Quelle: B. Braun Melsungen AG)

2.4 Vorgehen bei Verletzungen des Personals

Zur Vermeidung von ***Nadelstichverletzungen*** sind Stahlmandrins unmittelbar nach dem Gebrauch in einem geeigneten Gefäß (durchstichfester Behälter) zu entsorgen. Das Zurückstecken von gebrauchten Kanülen (Nadeln) in die Schutzhülle ist verboten, da es hierbei sehr leicht zu ***Stichverletzungen*** kommen kann.

Grundsätzlich dürfen im Rettungsdienst ***nur noch Sicherheitskanülen verwendet*** werden! Bei diesen schiebt sich ein Stechschutz automatisch über die Kanülenspitze. Auch Verletzungen anderer Art (z.B. durch falsches Öffnen einer Ampulle) müssen vermieden werden, da hierdurch potenzielle Eintrittspforten für Krankheitserreger geschaffen werden. Im Dienst zugefügte Wunden werden sofort versorgt, dem Vorgesetzten und dem Arbeitsmediziner gemeldet und anschließend das Unfallgeschehen und die Maßnahmen aus versicherungsrechtlichen Gründen in einem Unfallbericht dokumentiert. Lässt sich das Eindringen von möglichen Keimen in die frische Wunde bei Fortsetzung des Dienstes nicht ausschließen, ist dieser zu beenden.

Bei Nadelstichverletzung oder anderen Schnitt- oder Stichverletzungen mit möglicherweise kontaminierten Gegenständen gilt: Wunde ca. eine Minute bluten lassen (Blutfluss durch Ausstreichen fördern), anschließend ein alkoholisches (Haut-)Desinfektionsmittel in die Wunde schütten. Es muss brennen! Dann wird der Vorfall am Dienstweg gemeldet, mittels Versicherungsdatenblatt ***»Unfallmeldung« der AUVA*** (Allgemeine Unfallversicherungsanstalt) dokumentiert, und es folgt eine Blutabnahme zur Untersuchung auf Antikörper gegen HCV (Hepatitis C), HIV und Impfantikörper gegen HBV (Hepatitis B). Ebenso kann der Patient um eine Blutabnahme ersucht werden, muss aber nicht zustimmen. Die weitere Behandlung bzw. medikamentöse Prophylaxe wird vom Krankenhaus aufgrund der Patientendaten und des Ergebnisses der Blutuntersuchung durchgeführt. Die Betreuung erfolgt durch öffentliche Krankenhäuser. Für Schnitt- und Stichverletzungen steht ein eigener Kataster mit den entsprechenden Kontaktadressen zur Verfügung.

Grundsätzlich sollten alle Mitarbeiter im Rettungsdienst ***gegen Hepatitis A und B geimpft*** sein. Sowohl die Impfung als auch die notwendige Titerbestimmung wird von der AUVA bezahlt und muss vom Arbeitgeber angeboten werden (s. u. Kap. 2.8).

2.5 Hygiene-Massnahmenplan

2.5.1 Gerätedesinfektion

Im Rettungsdienst werden neben vielen Einmal-Produkten auch Gerätschaften benutzt, die nach ihrem Gebrauch desinfiziert werden müssen (Aufbereitung). Die geeignetsten Vorgehensweisen sind nachstehend erklärt.

Die ***Eintauchdesinfektion*** ist nach der automatischen, maschinellen Aufbereitung in speziellen Dekontaminationsmaschinen das am besten geeignete Verfahren ***zur manuellen Aufbereitung von Instrumenten***, Masken, Spateln, Absaugbehältern, Schlauchsystemen etc. Die Instrumente müssen in geöffnetem Zustand eingelegt werden, sodass das Desinfektionsmittel die gesamte Fläche benetzen kann. Bei Hohlkörpern, z.B. Schläuchen, müssen die Innenräume komplett gefüllt sein. Eine Blasenbildung ist zu vermeiden, da an den Stellen, an denen sich Luftblasen bilden, keine Oberflächenbenetzung und somit auch keine Desinfektion stattfindet. Eine Reinigung darf erst nach Ablauf der Einwirkzeit des Instrumentendesinfektionsmittels erfolgen. ***Grundsätzlich ist Einwegartikeln der Vorzug zu geben!***

2.5.2 Wäschedesinfektion

Die Wäschedesinfektion soll möglichst ***nur in Wäschereien*** erfolgen, die ***zur desinfizierenden Reinigung*** von Krankenhauswäsche zugelassen sind. Besteht die Möglichkeit, dass Wäsche mit Erregern meldepflichtiger Erkrankungen kontaminiert wurde, müssen chemische Mittel und thermische

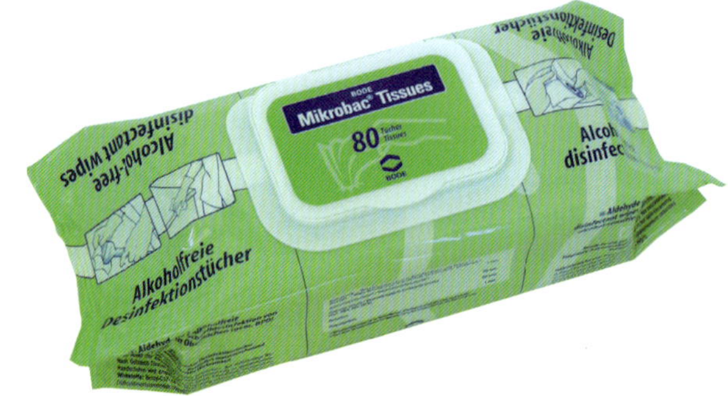

Abb. 3 ▶ Desinfektionstücher für Medizinprodukte und Flächen

Verfahren zur Anwendung kommen. Die Wäsche muss nach Gebrauch und zum Transport unverzüglich in ein geeignetes, verschlossenes Behältnis (Plastiksack, spezielle Tonne) verbracht werden.

Da bei mit Blut und Exkrementen kontaminierten Textilien eine mögliche Infektionsgefährdung nicht sicher auszuschließen ist, sollte möglichst analog verfahren werden.

2.5.3 Ausscheidungen

Ausscheidungen können auch bei infektiösen Erkrankungen ohne Vorbehandlung ***in die Kanalisation abgegeben*** werden. Nur in Ausnahmefällen, wenn eine korrekte Entsorgung in die öffentliche Kanalisation nicht möglich erscheint, ist bei einigen wenigen, hochkontagiösen Erkrankungen oder im

Tab. 4 ▶ Gerätedesinfektion

Material	Durchführung
Krankentrage	Einmal-Wäsche nach jedem Patientenkontakt wechseln. Trage und Tragenauflage mindestens 1 × täglich und bei sichtbarer Kontamination einer Wischdesinfektion unterziehen.
Inventar/ medizinische Geräte	nach Verwendung mit Wischdesinfektion desinfizieren; Vorsicht bei elektrotechnischen Geräten
wiederverwendbare Mehrwegmaterialien (z. B. Masken, Laryngoskope, Guedel-Tuben)	Nach jeder Verwendung in Instrumentendesinfektionsmittel einlegen, nach Ablauf der Einwirkzeit reinigen; auch Materialien, die nicht zwingend steril zur Anwendung kommen müssen (z. B. Guedel-Tubus), sollten eingeschweißt und somit geschützt aufbewahrt werden.
Endotrachealtuben	ausschließliche Verwendung steriler Einmal-Tuben
Urinflaschen und Steckbecken	Entsorgung der Fäkalien und Aufbereitung der Geräte in einer thermisch desinfizierenden Steckbeckenspülanlage (SBS) im Krankenhaus
Beatmungsgeräte, Beatmungsbeutel und Zubehör	zum Schutz vor Kontamination konsequent Bakterienfilter einsetzen; Filter nach jedem Einsatz am Patienten erneuern; besteht die Möglichkeit des Filtereinsatzes nicht, Ventilgehäuse, Ventilteile und Schlauchsysteme demontieren, zerlegen und in Desinfektionsmittel einlegen; Außenmantel, Schlauchsystem und Schaltfläche der o. g. Geräte nach jedem Einsatz einer Wischdesinfektion unterziehen (auch bei Filtereinsatz), bei Beatmungsbeuteln sollten nur noch bei 120 °C sterilisierbare Silikonbeutel eingesetzt werden (alternativ: Einmal-Beutel/Masken/Schläuche)
Blutdruckmessgeräte	Manschetten mit Textilbezug sind obsolet. Abwaschbare Bezüge verwenden und nach jedem Gebrauch einer Wischdesinfektion unterziehen.
Stethoskope	bei Dienstbeginn und nach Gebrauch Wischdesinfektion der Ohroliven; nach Gebrauch Wischdesinfektion der Membran
Vakuumimmobilisatoren, pneumatische Kammerschienen, Vakuumschienen	nach jedem Einsatz am Patienten die Materialien einer Wischdesinfektion unterziehen; Vakuummatratze durch Leintücher vor massiver Kontamination schützen, für pneumatische Schienen sollen nur durchsichtige Schläuche oder eigene Mundstücke zum Aufblasen verwendet werden; beide sollten als Einmal-Produkte eingesetzt werden
Immobilisatoren für die Halswirbelsäule (z. B. Stifneck®)	Wischdesinfektion nach jedem Einsatz, dabei besonders auf die schwer zugänglichen Stellen achten. Handelt sich eigentlich um ein Einwegmaterial!
Rettungstücher	Textilausführung ungeeignet; Kunststoffausführung: Wischdesinfektion der glatten, abwaschbaren Oberfläche
Schaufeltrage	Desinfektion bei Verunreinigung und Verdacht auf Kontamination, ansonsten routinemäßige Desinfektion 1 × pro Woche
Pulsoxymeter	Gehäuse, Kabel und Sensor nach jedem Gebrauch einer Wischdesinfektion unterziehen, ansonsten Gerät desinfizierend abwischen.
Rettungskorsett (z. B. KED®-System)	Wischdesinfektion nach jedem Einsatz, besonders auf schwer zugängliche bzw. schwer desinfizierbare und zu reinigende Stellen achten (Klettverschlüsse, Kinn- und Stirnriemen, Gurtbänder und Verschlüsse)
stationäre und mobile Absauggeräte	nach jedem Gebrauch Gerät zerlegen, Abgesaugtes in die Kanalisation oder in die Steckbeckenspülanlage im Krankenhaus entleeren; bei Mehrwegsystemen: Gerät mit Schlauchsystem blasenfrei in Instrumentendesinfektionslösung einlegen, nach der Einwirkzeit Gerät ausspülen, trocknen und Funktionskontrolle durchführen, Fingertipp und ggf. Bakterienfilter austauschen; alternativ: automatische Aufbereitung in einem Krankenhaus oder bevorzugt Verwendung von Einmal-Absaugsystemen, Sekretauffangbehälter und Schlauchsystem werden dabei nach Gebrauch zerlegt entsorgt
EKG- und Defibrillationsgeräte	Wischdesinfektion der EKG-Kabel und der Defibrillator-Paddles nach jedem Einsatz (reinigen/desinfizieren); Klebeelektroden sind grundsätzlich Einmal-Produkte

Seuchenfall eine Desinfektion von Ausscheidungen gemäß ÖGHMP-Liste erforderlich. Heute haben sich Reiseurinbeutel mit einem Bindemittel und Einlagen für Steckbecken durchgesetzt, die sich auch sicherer entsorgen lassen.

2.5.4 Wasser im Rettungsmittel

Sauerstoff kann bei einer kurzen Transportzeit trocken appliziert werden. Eine Ausnahme stellen aber Kleinkinder, Säuglinge und Neugeborene als Patienten dar. Auch bei Verlegungsfahrten mit langen Einsatzzeiten bei Patienten mit chronisch obstruktiven Lungenerkrankungen (z.B. chronischer Bronchitis, Asthma bronchiale, spastischer Bronchitis) und hohen Sauerstoffkonzentrationen kann es erforderlich sein, den Sauerstoff zu befeuchten. Konventionelle ***O_2-Befeuchter*** sind aufgrund der hohen hygienischen Anforderungen an den Betreiber nicht mehr einzusetzen. Bei Einsatz von ***Einmal-Artikeln*** wird das Befeuchtersystem original verpackt im Fahrzeug mitgeführt und nur ***bei Bedarf montiert*** (z.B. Respiflo®). Die maximale Einsatzzeit wird den Herstellerangaben entnommen (montiert meist vier Wochen). Das montierte System darf nie offen stehen (Schutzkappen), zudem muss das Anbruchdatum vermerkt werden.

Auf Einsatzfahrzeugen wird heute kein Frischwasserbehälter mehr mitgeführt. Da auch bei größter Anstrengung die Vorgaben der Hygiene nicht eingehalten werden können, kann das Wasser weder als Trinkwasser noch zum Kühlen bei Verbrennungen Verwendung finden.

Als Alternative zur Händereinigung können Desinfektionstücher in einer Spenderbox, für Verbrennungen spezielle, mit einer Flüssigkeit durchsetzte Verbandsstoffe verwendet werden.

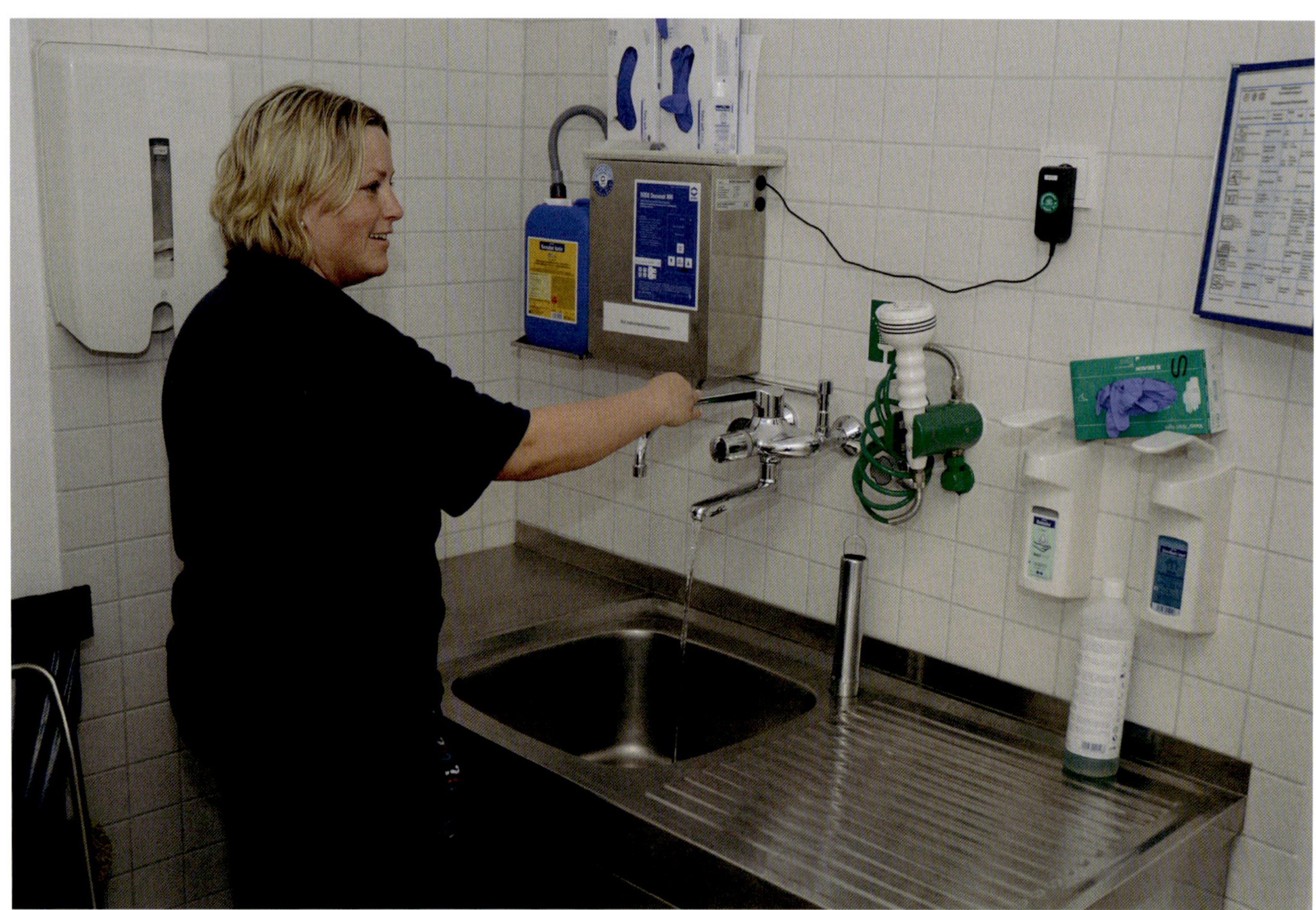

Abb. 4 ▶ Arbeitsplatz zur Gerätedesinfektion mit Desinfektionsmittel-Dosiergerät und Hygieneplan

2.6 Infektionstransport

2.6.1 Auftrag

Der Einsatz sollte immer von der Dienststelle aus beginnen, damit die notwendigen Vorbereitungen getroffen werden können. Die Besatzung muss über die Art und die Gefahren der Infektion informiert sein.

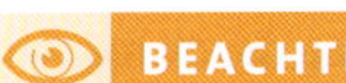

BEACHTE

Zielort des Transports und besondere Übergabemodalitäten in der Zielklinik müssen vor Transportbeginn abgeklärt werden.

2.6.2 Maßnahmen vor dem Transport

Falls vorhanden, sollte für Infektionstransporte ein dafür reserviertes Fahrzeug eingesetzt werden. Das Fenster vom Fahrerraum zum Patientenraum ist beim Transport immer geschlossen zu halten. Der Fahrer selbst soll nie Kontakt zum Patienten haben und lenkt das Fahrzeug ohne Schutzbekleidung. Daher besteht die Mannschaft für einen Infektionstransport in der Regel aus drei Sanitätern. Ansonsten wird das Fahrzeug bis auf das unbedingt benötigte Material ausgeräumt. Die Notfallausrüstung muss im Fahrzeug verbleiben, kann aber z. B. im Fahrerraum mitgeführt werden, so sie dort gesichert untergebracht werden kann. Ein ***Infektionsschutzset*** muss bereitgehalten werden; dieses besteht aus einem Einmal-Overall, Einmal-Handschuhen, einer Atemschutzmaske mit Ausatemventil und einer Schutzbrille. Wenn mit dem Verspritzen von infektiösem Material gerechnet werden muss, ist die Schutzbrille zu tragen. Alle Materialien für die Schlussdesinfektion werden bereitgestellt. Am Einsatzort muss eine genaue Anamneseerhebung durchgeführt werden.

2.6.3 Maßnahmen während des Transports

Vor dem Erstkontakt mit dem Patienten wird nach Rücksprache mit dem zuständigen Arzt die erforderliche Schutzkleidung angelegt. Leidet der Patient unter einer aerogen übertragbaren Krankheit, erhält er eine Atemschutzmaske ohne Ausatemventil. Die Versorgung erfolgt unter den üblichen Bedingungen, d.h. während des Transports besteht die ***übliche Betreuungsverpflichtung gegenüber dem Patienten***. Des Weiteren muss der Kontakt mit der eigenen Haut (z.B. durch Kratzen) vermieden werden. Werden Patienten beatmungspflichtig, ist der Einsatz von Bakterienfiltern zwingend erforderlich.

Die Patienten werden in der Zielklinik ohne Umwege an das Personal der entsprechenden Station übergeben. Das Fahrzeug wird noch in Schutzkleidung zum Standort zurückgeführt und bei der Rettungsleitstelle als nicht einsatzbereit gemeldet. Bei bestimmten Erregern kann es notwendig sein, dass die Desinfektion von einer öffentlichen Desinfektionsanstalt vorgenommen werden muss (s. u.).

2.6.4 Schlussdesinfektion

Die Desinfektion des Fahrzeugs erfolgt erst auf der Dienststelle in dem hierfür vorgesehenen Raum. An modernen Dienststellen schließt an diesen Raum eine Hygieneschleuse für die Mitarbeiter an. Das Einwegmaterial und andere infektiöse Abfälle werden in ein geeignetes Behältnis gegeben und vorschriftsmäßig entsorgt. Die infektiöse Wäsche (bei Infektionstransporten sollte grundsätzlich Einwegwäsche verwendet werden) ist in entsprechend gekennzeichneten Behältern einer geeigneten Wäscherei zuzuführen bzw. ebenfalls zu entsorgen. Je nach Infektionstransport sollten die Sanitäter duschen und ihre Dienstkleidung wechseln. Das fehlende Material wird ersetzt, und die durchgeführten Desinfektionsmaßnahmen werden dokumentiert.

Bei Erkrankungen nach dem Epidemiegesetz muss eine ***spezielle Schlussdesinfektion*** des Fahrzeugs erfolgen. Hierzu wird nach Vorankündigung und ohne Zwischenstopp die nächstgelegene ***geeignete Desinfektionsanstalt*** angefahren. In jedem Fall muss den Anweisungen des Fachpersonals nachgekommen werden.

Der ***Anzeigepflicht nach*** dem ***Epidemiegesetz*** unterliegen u. a. Erkrankungen, Todesfälle und Verdachtsfälle an Masern, Legionärskrankheit, virusbedingtem hämorrhagischen Fieber (VHF), SARS (Severe Acute Respiratory Syndrome), Influenzavirus A/H5N1 und H1N1 und Pest sowie Tuberkulose.

2.7 Entsorgung von medizinischen Abfällen

Als medizinische Abfälle werden Abfälle bezeichnet, die in Einrichtungen, die dem AIDS-Gesetz, Apotheken-, Ärzte-, Zahnärzte-, Hebammen-, Krankenanstalten- und Kuranstalten-, Gesundheits- und Krankenpflegegesetz, den Ausübungsregeln für das Piercen und Tätowieren durch Kosmetik (Schönheitspflege)-Gewerbetreibende, dem Blutsicherheitsgesetz oder Tierärztegesetz unterliegen, anfallen oder aus medizinischen und veterinärmedizinischen Versuchs-, Untersuchungs- und Forschungsanstalten stammen.

Für Abfälle, die ***wie Hausmüll behandelt*** werden können (Gruppe 1), kommen als Sammelbehälter sowohl Einweg- als auch Mehrwegbehälter mit Müllsäcken infrage. Abfälle, die nur innerhalb des medizinischen Bereichs eine ***Infektions- oder Verletzungsgefahr*** darstellen (Gruppe 2), werden in Abfälle ohne und mit Verletzungsgefahr unterteilt. Für Abfälle ohne Verletzungsgefahr können Säcke oder Einwegbehälter verwendet werden. Diese ***Sammelbehälter*** müssen folgende Eigenschaften besitzen:

- flüssigkeitsdicht,
- verschließbar,
- undurchsichtig,
- ausreichende Festigkeit.

Zur Vermeidung von Verletzungen sind für die ***getrennte Sammlung von verletzungsgefährdenden Abfällen***, auch wenn sie zusätzlich mit gefährlichen Erregern behaftet sind,

- mechanisch ausreichend feste,
- flüssigkeitsdichte und
- fest verschließbare

Einmal-Behälter zu verwenden. Abfälle der Gruppe 3, die innerhalb und außerhalb des medizinischen Bereichs eine Gefahr darstellen, dürfen nur in Einweg-Behältern entsorgt werden. Hierzu zählen u.a. mikrobiologische Kulturen und mit gefährlichen Erregern behafteter Abfall.

In die vierte Gruppe gehören Abfälle, für die ***besondere Sammelvorschriften*** gelten, wie z.B. Arzneimittel, Desinfektionsmittel und Körperteile. Welcher Abfall wie entsorgt werden muss, kann der ÖNorm S 2100 entnommen werden. Jedem Abfall ist hier eine fünfstellige »Schlüsselnummer« zugeordnet. Eine genaue Aufstellung über den Umgang mit medizinischen Abfällen findet sich in der ÖNorm S 2104. In einer eigenen Deponieverordnung ist bundesweit zusätzlich festgelegt, welchem Entsorgungsunternehmen die Abfälle der jeweiligen Gruppe zur Endbehandlung übergeben werden dürfen.

2.8 Schutzimpfungen für Personal im Gesundheitswesen

Da es in Österreich keine Impfpflicht für Personal im Gesundheitswesen gibt, liegt es in der Verantwortung des Sanitäters, sich selbst und dem Patienten gegenüber den bestehenden ***Impfempfehlungen*** nachzukommen.

Für Angestellte im Gesundheitswesen ist die Impfung gegen ***Hepatitis A und B*** kostenlos. Sie wird über die AUVA bezogen. Es empfiehlt sich, nach der Grundimmunisierung über eine Titerbestimmung festzustellen, ob der Impfschutz gegeben ist und wie lange dieser anhält.

Aufgrund des vermehrten Auftretens von Masernfällen in den letzten Jahren, ist es Sanitätern dringend empfohlen, sich gegen ***Masern*** impfen zu lassen. Die Impfung ist kostenlos. Auch hier kann im Zweifelsfall mittels Titerbestimmung festgestellt werden, ob ein Impfschutz vorhanden ist bzw. bereits durch eine Maserninfektion eine Immunisierung besteht. In vielen Fällen muss Gesundheitspersonal vor der Einstellung nicht nur einen Tuberkulosetest sondern auch eine Masernimmunisierung nachweisen. In diesem Zusammenhang empfiehlt das Gesundheitsministerium, Masern in Kombination mit ***Mumps*** und ***Röteln*** zu impfen (MMR).

Weitere empfohlene Impfungen sind:

- Diphtherie, Pertussis (Keuchhusten), Tetanus (Wundstarrkrampf), Poliomyelitis (Kinderlähmung),
- Varizellen (Windpocken),
- Influenza (Grippe),
- Pneumokokken.

Im Zweifelsfall sollten sich Sanitäter an ihren Arbeitsmediziner wenden und von diesem beraten lassen!

Literatur:

Bundesministerium für Soziales, Gesundheit, Pflege und Konsumentenschutz (Hrsg.) (2021) Impfungen für Personal des Gesundheitswesens. www.sozialministerium.at.

Verordnung über Behandlungspflichten von Abfällen (Abfallbehandlungspflichtenverordnung).

Verordnung über ein Abfallverzeichnis (Abfallverzeichnisverordnung).

ÖNorm S 2104 und S 2100.

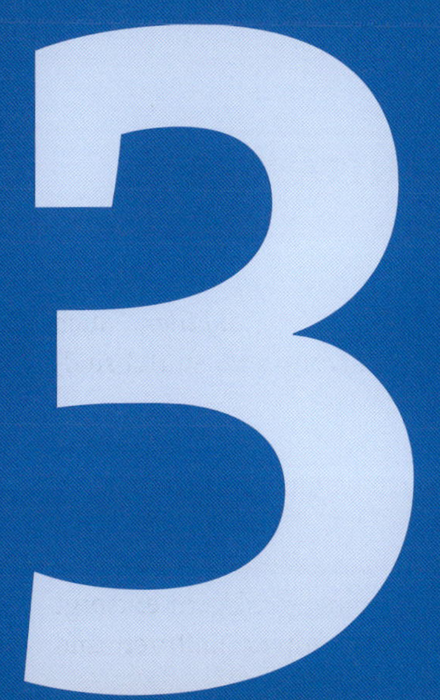

Berufsspezifische rechtliche Grundlagen

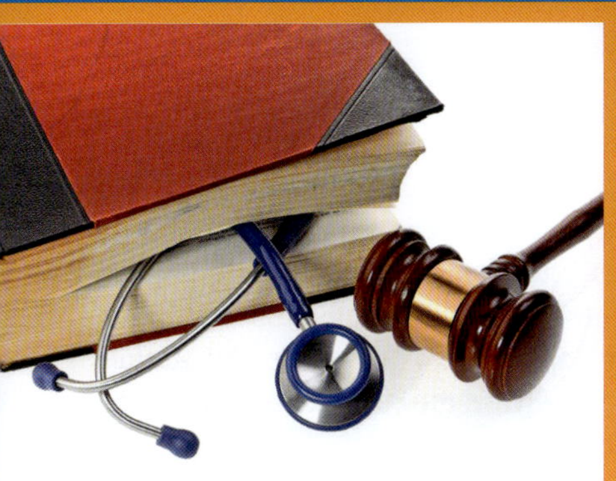

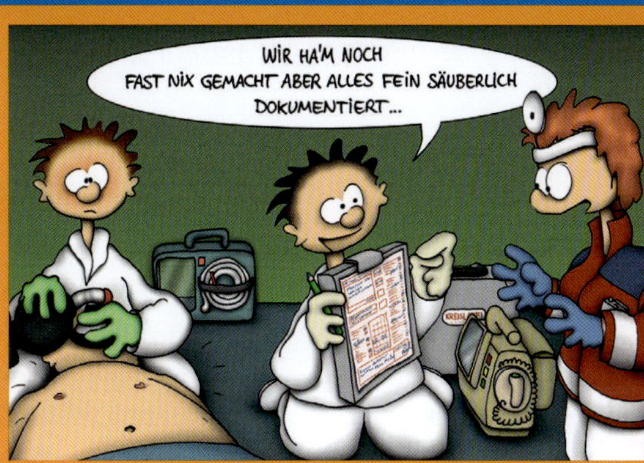

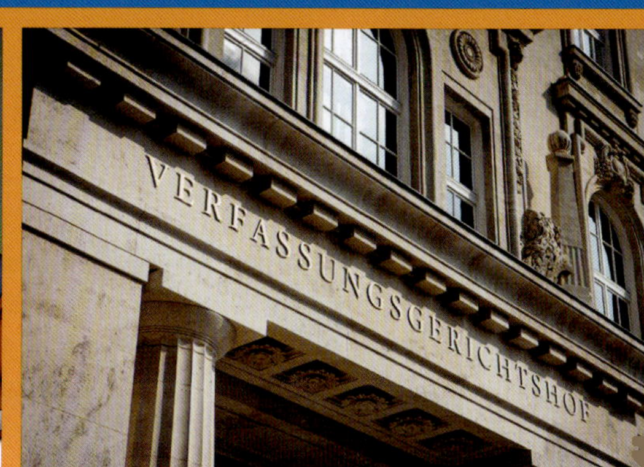

Inhalt:

3.1 Aufgaben und Kompetenzen des Rettungssanitäters

Johannes Becker, Peter Hansak

Das Rettungsdienstpersonal wird ständig mit rechtlichen Problemen, die sein Arbeitsfeld betreffen, konfrontiert. Daher ist es unerlässlich, dass diese Thematik auch im Rahmen der Rettungssanitäterausbildung behandelt wird. In diesem Abschnitt sind relevante Themen aufgezeigt, die ***in Konfliktfällen*** aber eine ***Beratung durch*** einen Vorgesetzten oder einen ***Juristen*** nicht ersetzen können.

Viele Gesetze, viele Übertretungen!

(Sprichwort)

3.1.1 Sanitätergesetz

Mit dem Sanitätergesetz (Bundesgesetz über Ausbildung, Tätigkeit und Beruf des Sanitäters – SanG) wurde im Jahr ***2002*** in Österreich der ***Beruf des Sanitäters eingeführt***. Der Beruf bzw. die Tätigkeit des Sanitäters kann als Rettungssanitäter oder als Notfallsanitäter ausgeübt werden. Durch den Begriff der »Tätigkeit« werden auch freiwillige Mitarbeiter der Einsatzorganisationen vom SanG erfasst. Neben der Voraussetzung für die Zulassung zur Ausbildung bzw. für die einzelnen Ausbildungsschritte sind auch die ***Pflichten und Kompetenzen der Sanitäter*** durch das Gesetz geregelt.

Als erste Pflicht des Sanitäters ist im Gesetz (§ 4) die Verpflichtung festgehalten, nötigenfalls einen Notarzt oder einen zur selbstständigen Berufsausübung berechtigten Arzt anzufordern. Auch die tätigkeitsrelevante Fortbildung ist hier angeführt und wird in weiteren Paragrafen ausführlich erläutert. Die Dokumentationspflicht (§ 5) gilt für jede sanitätsdienstlich gesetzte Maßnahme im Rahmen der Patientenbetreuung. Auf Verlangen ist dem betroffenen Patienten oder dessen gesetzlichen Vertretern jederzeit Einsicht in diese Dokumentation zu gewähren (§ 7). Der Sanitäter ist zur Verschwiegenheit (§ 6) über alle ihm in Ausübung seiner Tätigkeit anvertrauten oder bekannt gewordenen Geheimnisse verpflichtet. Diese ***Verschwiegenheitsverpflichtung*** besteht nicht

- bei meldepflichtigen Krankheiten,
- bei Weitergabe der notwendigen Informationen an Sozialversicherungsträger und Krankenanstalten,
- wenn der Betroffene den Sanitäter von der Geheimhaltungspflicht selbst entbunden hat oder
- wenn höherwertige Interessen der öffentlichen Gesundheit oder der Rechtspflege im Vordergrund stehen.

Neben der Auskunftspflicht trifft den Sanitäter nach § 5a auch eine ***Anzeigepflicht***. Nach dieser sind Sanitäter verpflichtet, bei begründetem Verdacht, dass durch eine gerichtlich strafbare Handlung ...

- der Tod, eine schwere Körperverletzung oder eine Vergewaltigung herbeigeführt wurde oder
- Kinder oder Jugendliche misshandelt, gequält, vernachlässigt oder sexuell missbraucht werden oder worden sind oder
- nicht handlungs- oder entscheidungsfähige oder wegen Gebrechlichkeit, Krankheit oder einer geistigen Behinderung wehrlose Volljährige misshandelt, gequält, vernachlässigt oder sexuell missbraucht werden oder worden sind,

... dies zur Anzeige zu bringen.

In einige Fällen sieht der Gesetzgeber jedoch von dieser Pflicht ab:

- wenn die Anzeige dem ausdrücklichen Willen des volljährigen, handlungs- oder entscheidungsfähigen Patienten widersprechen würde, sofern keine unmittelbare Gefahr für diese oder eine andere Person besteht, oder
- die Anzeige im konkreten Fall die berufliche Tätigkeit des Sanitäters beeinträchtigen würde, deren Wirksamkeit eines persönlichen Vertrauensverhältnisses bedarf, sofern nicht eine unmittelbare Gefahr für diese oder eine andere Person besteht, oder
- der Sanitäter eine entsprechende Meldung an die Einrichtung, in der er tätig ist, erstattet hat und durch diese eine Anzeige erfolgt ist, oder
- wenn sich der Verdacht gegen einen Angehörigen richtet, sofern dies das Wohl des Kindes oder Jugendlichen erfordert und eine Mitteilung an die Kinder- und Jugendhilfeträger und gegebenenfalls eine Einbeziehung einer Kinderschutzeinrichtung an einer Krankenanstalt erfolgt.

Auch wenn sich dieser Paragraf juristisch gesehen »nur« an Sanitäter in einem Dienstverhältnis richtet, daher ehrenamtliche Sanitäter und Zivildiener von der Anzeigepflicht nicht betroffen sind, sollten auch diese im Sinne des Gesetzes handeln und im gleichen oben angeführten Rahmen von ihrem Anzeigerecht als Bürger gebrauch machen.

MERKE

Oftmals kann es in diesem Zusammenhang für den Rettungssanitäter zu Problemen in der Entscheidungsfindung kommen. In jedem Fall sollte er sich dann ohne Verzögerung mit seinem Vorgesetzten in Verbindung setzen und die weiteren Schritte abklären.

Der ***Tätigkeitsbereich des Rettungssanitäters*** (§ 9) umfasst:

- die selbstständige und eigenverantwortliche Versorgung und Betreuung kranker, verletzter oder sonstiger hilfsbedürftiger Personen, die medizinisch indizierter Betreuung bedürfen, vor und während des Transports, einschließlich der fachgerechten Aufrechterhaltung und Beendigung liegender Infusionen nach ärztlicher Anordnung sowie der Blutentnahme aus der Kapillare zur Notfalldiagnostik,
- die Übernahme sowie Übergabe von Patienten im Rahmen eines Transports,
- Hilfestellungen bei auftretenden Akutsituationen einschließlich der Verabreichung von Sauerstoff,
- die qualifizierte Durchführung von lebensrettenden Sofortmaßnahmen sowie
- die sanitätsdienstliche Durchführung von Sondertransporten.

Infolge der Ausbreitung von SARS-CoV-2 (sog. Corona- oder COVID-19-Krise) wurden die Durchführung von Abstrichen aus Nase und Rachen zu diagnostischen Zwecken und die Blutentnahme aus der Kapillare zur Bestimmung von Antikörpern im Kontext einer Pandemie zusätzlich in den Tätigkeitsbereich des Rettungssanitäters aufgenommen, beide fließen damit auch in die Ausbildung ein. Zudem wurden Rettungssanitäter berechtigt, unter bestimmten Voraussetzungen Schutzimpfungen bei Erwachsenen vorzunehmen. Dies ist jedoch auf Impfungen gegen SARS-CoV-2 beschränkt.

Die Tätigkeiten eines Sanitäters (Rettungssanitäter und Notfallsanitäter) dürfen ***ehrenamtlich oder beruflich*** bei Einsatzorganisationen des Rettungsdienstes (RD), im Bundesheer, bei öffentlichen Sicherheitsdiensten, als Zollorgan, als Strafvollzugsbediensteter, als Angehöriger eines Wachkörpers oder als Zivildienstleistender ausgeübt werden (§ 14). Personen, die den ***Beruf des Sanitäters*** (d.h. im Rahmen eines Dienstverhältnisses) ausüben möchten, müssen zusätzlich zur allgemeinen Ausbildung das sog. ***Berufsmodul*** (s. Kap. 14) im Umfang von 40 Stunden absolvieren (§§ 43 u. 44).

Die Berufs- bzw. Tätigkeitsausübung durch Sanitäter ist befristet und bei Nichterfüllung der ***gesetzlichen Fortbildungsverpflichtung*** mit Sanktionen belegt. Die Berechtigung ist jeweils auf zwei Jahre angesetzt und verlängert sich mit der Absolvierung der gesetzlich festgelegten Fortbildungs- und Rezertifizierungsverpflichtung.

BEACHTE

Alle Sanitäter müssen innerhalb von zwei Jahren Fortbildung in der Dauer von mindestens 16 Stunden nachweisen.

Gesondert von dieser Fortbildungsverpflichtung sind binnen zwei Jahren die Fähigkeiten im Bereich der Herz-Lungen-Wiederbelebung und der Anwendung von halbautomatischen Defibrillatoren durch einen Arzt zu rezertifizieren (§§ 50 u. 51).

Tab. 1 ▶ Ausbildungsschema der Sanitäter

1. Rettungssanitäter (RS)
– 100 Stunden Theorie
– 40 Stunden Berufsmodul (nur für Berufsausübung)
– 160 Stunden Praxis im Rettungsdienst
2. Notfallsanitäter (NFS)
– Voraussetzung: 160 Stunden im RKT als RS
– Eingangstest
– 160 Stunden Theorie
– 40 Stunden Praxis in einem Krankenhaus
– 280 Stunden Praxis in einem Notarztsystem, 120 Stunden auch in einem Krankenhaus möglich
2.1 Notfallsanitäter mit allgemeiner Notfallkompetenz »Arzneimittellehre« (NKA)
– 40 Stunden Theorie
2.2 Notfallsanitäter mit allgemeiner Notfallkompetenz »Venenzugang und Infusion« (NKV)
– 10 Stunden Theorie
– 40 Stunden Praxis in einem Krankenhaus
– 500 Stunden Praxis in einem Notarztsystem
2.3 Notfallsanitäter mit besonderer Notfallkompetenz »Beatmung und Intubation« (NKI)
– Voraussetzung: 500 Stunden im Notarztrettungsdienst
– 30 Stunden Theorie
– 80 Stunden Praxis in einem Krankenhaus
Jede Ausbildung schließt mit einer kommissionellen Prüfung ab.

Kommt ein Sanitäter der vorgeschriebenen Fortbildungs- und/oder Rezertifizierungsverpflichtung nicht nach, so ruht seine Berufs- bzw. Tätigkeitsberechtigung, bis die versäumten Fortbildungsstunden im fehlenden Ausmaß nachweislich nachgeholt sind und hierüber zusätzlich eine Erfolgskontrolle abgelegt wurde. Gleiches gilt für eine nicht erfolgte Rezertifizierung. Die Berechtigung zur Ausübung des Berufes bzw. der Tätigkeit des Sanitäters erlischt, wenn das Gesamtausmaß der nachzuholenden Fortbildungsstunden die Dauer von 100 Stunden übersteigt. In diesem Fall muss bei einer Wiederaufnahme der Tätigkeit die gesamte Ausbildung wiederholt werden (§ 26)!

Voraussetzung für die Aufnahme zur Ausbildung als Sanitäter ist die Vollendung des 17. Lebensjahres, für die ***selbstständige Ausübung*** der Tätigkeit oder des Berufes ist die ***Vollendung des 18. Lebensjahres vorgeschrieben***.

3.1.2 Ärztliches Weisungsrecht

Im Rahmen der präklinischen Versorgung eines Notfallpatienten ***hat der behandelnde Arzt grundsätzlich*** gegenüber dem Rettungsdienstpersonal als ärztlichem Assistenzpersonal ***Weisungsrecht***. Es ist dabei unerheblich, ob es sich um den diensthabenden Notarzt, den Hausarzt oder den Arzt des ärztlichen Bereitschaftsdienstes handelt. Diese Weisungsbefugnis erstreckt sich über den gesamten Zeitraum der Anwesenheit des Arztes und gilt auch für vorausschauende Anweisungen im Rahmen des Transports. Eine Einschränkung erfährt diese Weisungskompetenz nur bei Weisungen zur Durchführung von offensichtlich den Patienten schädigenden Maßnahmen oder solchen, bei denen der Rettungssanitäter ein ***Übernahmeverschulden*** begehen würde. Ein solches kommt insbesondere bei ***Durchführung von Maßnahmen*** zu tragen, ***die dem Sanitäter nicht gestattet sind*** und die ihm der Arzt daher auch nicht übertragen kann. Der Arzt trägt die Verantwortung für die medizinische Behandlung und muss somit entscheiden, ob ein Arzt mit größerer Fachkompetenz alarmiert werden soll. In diesem Zusammenhang kann dem Rettungspersonal nicht zugemutet werden, die Qualität der medizinischen Maßnahmen des behandelnden Arztes zu überprüfen. Es hat aber im Rahmen seiner Assistenzleistung jederzeit die Möglichkeit und die Verpflichtung, Vorschläge zu machen oder eigene Vorbehalte gegenüber angeordneten Maßnahmen zu äußern. Erst wenn der Arzt den Patienten in die alleinige Obhut des Rettungsdienstpersonals übergibt, trägt dieses die weitere Verantwortung für den Patienten.

MERKE

Sieht sich der Sanitäter nicht in der Lage, diese Verantwortung zu übernehmen, so muss er den behandelnden Arzt bitten, den Transport zu begleiten.

Lehnt der Arzt die Begleitung ab, so steht es dem Rettungsdienstpersonal frei, einen anderen Arzt/Notarzt für die Transportbegleitung anzufordern.

3.1.3 Strafrechtliche Bestimmungen

Neben den spezialgesetzlichen Strafvorschriften im Verwaltungsrecht, beispielsweise denen des Medizinproduktegesetzes und den Regelungen des Privatrechts, enthält das Strafgesetzbuch (StGB) eine Vielzahl von Straftatbeständen, deren Verwirklichung bei der Arbeit im Rettungsdienst möglich ist. Bei der Patientenversorgung sind insbesondere die ***Körperverletzungs- und Tötungsdelikte***, die sowohl vorsätzlich als auch fahrlässig begangen werden können, von Bedeutung. Zu denken ist aber auch an Freiheitsberaubungen bei Transporten gegen den Willen des Patienten, Sachbeschädigungen, z. B. durch gewaltsames Öffnen einer Tür, oder Hausfriedensbruch beim Betreten fremder Wohnungen.

3.1.3.1 *Rechtfertigungsgründe*

Die bloße Verwirklichung der Tatbestandsmerkmale einer Strafvorschrift reicht für eine Bestrafung nicht aus. Es gilt zu prüfen, ob das ***Vorgehen gerechtfertigt*** war ***oder nicht***. Im Rettungsdienst kommen vor allem die ***Rechtfertigungsgründe der Patienteneinwilligung und des rechtfertigenden Notstands*** in Betracht.

Grundsätzlich bestimmt der Patient, ob und wer in seinen Körper eingreifen kann. Ist der Patient nicht mehr in der Lage, seinen Willen zu äußern, ist dieser zu mutmaßen durch den behandelnden Arzt, die Angehörigen oder z. B. über eine Patientenverfügung. Bei minderjährigen und unter Betreuung stehenden Patienten hängt die Einwilligungsfähigkeit davon ab, ob der Patient die Tragweite der Versorgungsmaßnahmen ermessen kann. Bei Kindern unter 14 Jahren (unmündigen Minderjährigen) liegt die Einwilligungsberechtigung in jedem Fall bei den Erziehungsberechtigten. Für den Transport bzw. die notfallmedizinische Versorgung genügt in der Regel die Einwilligung eines Elternteils. Dieser ist auch berechtigt, in Vertretung für den Unmündigen einen Revers zu unterschreiben.

Der ***rechtfertigende Notstand*** wird im StGB nicht geregelt. Er lässt sich nur aus der Gesamtrechtsordnung ableiten, weshalb er auch übergesetzlicher Notstand genannt wird. Rechtfertigender Notstand liegt vor, wenn ein Rechtsgut von einem bedeutenden Nachteil bedroht ist, dieses ***Rechtsgut nur auf Kosten eines anderen gerettet*** werden kann und das gerettete Rechtsgut einen wesentlich höheren Wert als das geopferte hat. Der rechtfertigende Notstand schließt die Rechtswidrigkeit eines Handelns aus. Leben und Gesundheit zählen zu den höchsten Rechtsgütern unserer Rechtsordnung.

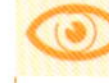
BEACHTE

Im Rettungsdienst ist dieser Rechtfertigungsgrund von Bedeutung für alle Eingriffe in Rechte anderer Bürger, um z. B. einem Patienten in Not zu helfen. Besonders muss in diesem Zusammenhang ausdrücklich auf die Pflicht der Abwägung der widerstreitenden Interessen und auf die Wahl der angemessenen Mittel hingewiesen werden.

Beispiel

Zwei Kollegen werden mit ihrem Rettungswagen zu einem internistischen Notfall gerufen. Dort eingetroffen, teilen ihnen die Nachbarn mit, dass sie noch vor wenigen Minuten

Hilferufe aus der Mietwohnung vernommen hätten. Mittlerweile sind diese allerdings verstummt, sodass die Kollegen annehmen müssen, dass es sich hier um einen ernsten Notfall handelt. Da die Tür verschlossen ist, auch auf Klingeln und Klopfen hin nicht geöffnet wird und mit einem Eintreffen der verständigten Exekutive und Feuerwehr in kurzer Zeit nicht gerechnet werden kann, entschließen sie sich, die Tür gewaltsam zu öffnen, um in die Wohnung zu gelangen, wo sie die in Lebensgefahr befindliche Person vermuten. Zuvor haben sie sich vergewissert, dass nicht eventuell ein anwesender Nachbar einen Schlüssel zu dieser Wohnung besitzt oder ein offen stehendes Fenster vielleicht einen einfacheren Zugang zu den Räumlichkeiten ermöglicht. Wenn dies alles nicht zutrifft, können sie die Tür aufbrechen. Die hieraus ***resultierenden strafbaren Handlungen***, wie Sachbeschädigung und Hausfriedensbruch, werden ***durch den rechtfertigenden Notstand aufgehoben***. Die Gefahr, die dem Leben der betroffenen Person droht, ist als wesentlich höher einzuschätzen als der Wert der verletzten Rechtsgüter.

Völlig anders wäre die Situation, wenn in einer Parterrewohnung ein Fenster offen stehen würde. Hier müssten die Kollegen über diesen Weg den Zugang in die Wohnung suchen, wodurch zumindest der Straftatbestand der Sachbeschädigung nicht verwirklicht wird.

3.1.3.2 *Unterlassungsdelikte*

Bei Unterlassungsdelikten ist der Straftatbestand der unterlassenen Hilfeleistung gemäß § 95 StGB hervorzuheben.

§ **RECHTSGRUNDLAGE**

§ 95 StGB: Unterlassene Hilfeleistung

Wer es bei einem Unglücksfall oder einer Gemeingefahr (§ 176) unterlässt, die zur Rettung eines Menschen aus der Gefahr des Todes oder einer beträchtlichen Körperverletzung oder Gesundheitsschädigung offensichtlich erforderliche Hilfe zu leisten, ist mit Freiheitsstrafe bis zu sechs Monaten oder mit Geldstrafe bis zu 360 Tagessätzen, wenn die Unterlassung der Hilfeleistung jedoch den Tod eines Menschen zur Folge hat, mit Freiheitsstrafe bis zu einem Jahr oder mit Geldstrafe bis zu 720 Tagessätzen zu bestrafen, es sei denn, dass die Hilfeleistung dem Täter nicht zuzumuten ist.

Der Gesetzgeber verlangt, dass jeder einem anderen in einer Notsituation Hilfe leistet. Im Unterschied zum § 94 StGB (Imstichlassen eines Verletzten) muss der Täter in diesem Fall den Unglücksfall nicht selbst verursacht haben. Beispielsweise müssen Verkehrsteilnehmer, die an einer Unfallstelle vorbeikommen, entsprechend ihren Kenntnissen (Erste-Hilfe-Ausbildung) oder ihrer beruflichen Ausbildung (Sanitäter, Krankenpflegepersonal, Ärzte etc.) bestmögliche Hilfe leisten. Ist eine Person nicht in der Lage, Hilfe zu leisten, so wird von ihr zumindest erwartet, dass sie einen Notruf abgibt oder anderweitig Hilfe herbeiholt.

Das Gesetz lässt sich wie folgt zusammenfassen: ***Jeder muss bestmögliche Hilfe nach Ausbildung, verfügbaren Hilfsmitteln und Zumutbarkeit leisten.*** Keinesfalls ist ein Helfer verpflichtet, sein eigenes Leben oder seine Gesundheit zu gefährden, um einer anderen Person Hilfe zu leisten (Eigenschutz geht vor!). Hieraus ist für Sanitäter abzuleiten, dass sie entsprechend ihrer Qualifikation (Ausbildung), der Zumutbarkeit (Berücksichtigung aller Gefahrenmomente und Risiken für Patient und Retter) und dem zur Verfügung stehenden Material Hilfe leisten müssen.

Im Dienst kommt die beruflich bedingte ***Garantenstellung*** des Rettungsdienstpersonals gegenüber seinen Patienten hinzu. Daraus kann bei Schadensverursachung durch Unterlassen einer gebotenen Hilfsmaßnahme der einer Begehungstat gleichgestellte Vorwurf z.B. einer Körperverletzung oder Tötung folgen.

3.1.3.3 *Schweigepflicht*

Die Einhaltung der Vorgaben des § 121 StGB (Verletzung von Berufsgeheimnissen) muss als besonders wichtig betrachtet werden, da hier ***bereits kleine unbedachte Äußerungen*** den Straftatbestand erfüllen können. Die Offenbarung von Wahrnehmungen rund um einen Patienten, diese müssen nicht nur in Zusammenhang mit seiner Erkrankung stehen, müssen aber ein berechtigtes Interesse des Betroffenen verletzen, um einen Straftatbestand zu bilden.

BEACHTE

Dieser Paragraf gilt bereits während der Ausbildungszeit und ungeachtet dessen, ob der Dienst ehren- oder hauptamtlich verrichtet wird. Die Verletzung des Berufsgeheimnisses ist nur auf Verlangen des Geschädigten zu verfolgen (Privatanklagedelikt) und unterliegt einer zeitlichen Einschränkung.

3.1.3.4 *Fahrlässigkeit und Sorgfaltspflicht*

§ **RECHTSGRUNDLAGE**

§ 6 StGB: Fahrlässigkeit

(1) Fahrlässig handelt, wer die Sorgfalt außer Acht lässt, zu der er nach den Umständen verpflichtet und nach seinen geistigen und körperlichen Verhältnissen befähigt ist und die ihm zuzumuten ist, und deshalb nicht erkennt, dass er einen Sachverhalt verwirklichen könne, der einem gesetzlichen Tatbild entspricht.

(2) Fahrlässig handelt auch, wer es für möglich hält, dass er einen solchen Sachverhalt verwirkliche, ihn aber nicht herbeiführen will.

Bei fahrlässiger Körperverletzung gemäß § 88 StGB wird die Tat nicht verfolgt,

- wenn den Täter kein schweres Verschulden trifft und
- aus der Tat keine Gesundheitsschädigung oder Berufsunfähigkeit von mehr als vierzehntägiger Dauer entsteht.

Jeder Sanitäter ist ***zur Sorgfaltübung verpflichtet***. Diese Verpflichtung und die Zumutbarkeit leiten sich in erster Linie aus seinem Ausbildungsstand und seiner Erfahrung ab. Zur Bewertung einer Handlung wird ein fiktiver »Normsanitäter« herangezogen.

Keinesfalls werden Wissen, Erfahrung oder Ausbildungsstand von Sanitätern verschiedener Ausbildungsstufen miteinander verglichen, z.B. die Handlung eines Rettungssanitäters mit der eines Notfallsanitäters. Daraus ergibt sich aber auch, dass niemand sich auf ein Unternehmen einlassen darf, von dem ihm selbst bewusst sein muss, dass ihm zu dessen Bewältigung die Voraussetzungen fehlen (z.B. Legen eines venösen Zugangs durch einen Rettungssanitäter). Diese Form der Fahrlässigkeit wird deshalb auch als Einlassungsfahrlässigkeit bezeichnet. Das Maß der Sorgfalt ergibt sich nicht nur aus gesetzlichen Vorschriften, sondern auch aus Ausbildungsunterlagen, Dienstvorschriften und Dienstanweisungen. Diese können eine entscheidende Rolle bei der Beurteilung spielen, ob ein Vergehen vielleicht sogar als grob fahrlässig einzustufen ist.

Als ***grobe Fahrlässigkeit (grobes Verschulden)*** wird ein Fehler gesehen, der aufgrund auffallender Sorglosigkeit geschieht, einem aufmerksamen Sanitäter aber in der gleichen Situation nicht passieren würde.

Typische Fahrlässigkeitsdelikte sind: »Fahrlässige Tötung«, »Fahrlässige Körperverletzung« oder »Gefährdung der körperlichen Sicherheit«.

3.2 Dokumentation im Rettungswesen

Grundsätzlich ist ***jede Maßnahme*** am Patienten laut SanG vom Sanitäter zu ***dokumentieren***. Neben der gesetzlich vorgeschriebenen Aufzeichnungspflicht besteht auch die Notwendigkeit der Datenerfassung für die Verrechnung der erbrachten Leistung an die Krankenkassen und zur statistischen Auswertung von Daten. Neben der Pflicht zur Dokumentation findet sich im SanG (§ 2b) auch das Recht des Sanitäters, ***personenbezogene Daten*** zu ***erfassen***.

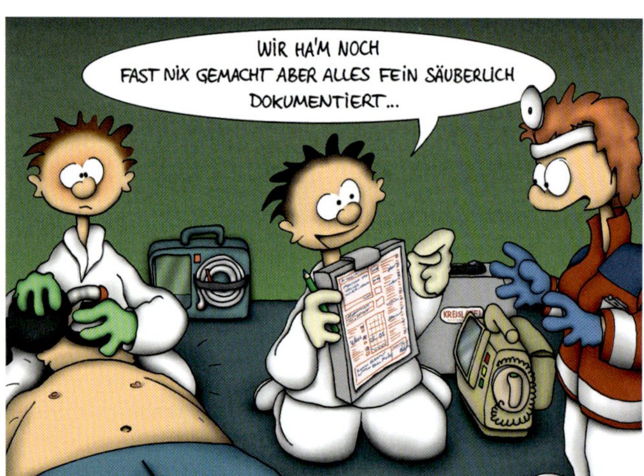

Abb. 1 ▶ Jede sanitätsdienstlich gesetzte Maßnahme ist zu dokumentieren ...

Bereits bei Eingehen eines Anrufes in der Leitstelle (s. Kap. 10.2.3) erfolgt die Erfassung der notwendigen Informationen und Daten in vorgegebenen Protokollen oder Eingabemasken. Heute erfolgt die Datenerfassung in Leitstellen nur noch direkt am PC. Gleichzeitig werden automatisch relevante Zeiten (Alarmzeit, Terminzeit, Auftragsvergabe etc.) erfasst. Durch den Sanitäter werden im Rahmen des Transports die an das Transportmittel weitergeleiteten Daten vervollständigt und der Transportauftrag für die Verwaltung zur Abrechnung fertiggestellt. Auf Notarztrettungsmitteln kommen zusätzlich zu Transportprotokollen ***spezielle Einsatzprotokolle*** für den Notarzt zum Einsatz. Ausführlicher wird dieses Thema im Kapitel Berufsmodul (s. Kap. 14.3) behandelt.

3.3 Hilfs- und Rettungswesen

Die Grundlagen für das Hilfs- und Rettungswesen werden im Bundes-Verfassungsgesetz (B-VG) geregelt. Dort wird die Zuständigkeit im Gesundheitswesen zwischen Bund und Ländern nach verschiedenen Materien aufgeteilt. Nach Artikel 10 B-VG ist das Gesundheitswesen bis auf die Bereiche Leichen- und Bestattungswesen sowie Gemeindesanitätsdienst und Rettungswesen in Gesetzgebung und Vollziehung Angelegenheit des Bundesgesetzgebers. Die sogenannte »Generalklausel« nach Artikel 15 B-VG besagt zusätzlich, dass alle Angelegenheiten, die durch das B-VG nicht ausdrücklich dem Bund übertragen sind, in den selbstständigen Wirkungsbereich der Länder fallen. Gemäß Artikel 118 ist den Gemeinden die örtliche Gesundheitspolizei, auch auf dem Gebiet des Hilfs- und Rettungswesens, im eigenen Wirkungsbereich übertragen, daher müssen sie für die Organisation desselben, z.B. durch Verträge mit Rettungsorganisationen, Sorge tragen. Die Gemeinden können den Rettungsdienst aber auch selbst übernehmen und sicherstellen (z.B. Gemeinde Wien). Den ***Ländern obliegt*** jedoch die ***Gesetzgebung*** im Bereich des Gemeindesanitätsdienstes und ***des Rettungswesens***. Die Länder können daher aufgrund der Bestimmungen des Artikel 15 B-VG für das Rettungswesen eigene Gesetze erlassen. Daher gibt es in Österreich neun inhaltlich abweichende Rettungsgesetze, d.h., es gibt neun verschiedene rechtliche Regelungen für die Organisation des Rettungsdienstes in den Bundesländern. Gleiches gilt auch für die Katastrophenschutzgesetze der Länder (s. Kap. 11.1.1).

Die ***Organisationen des Rettungsdienstes schließen*** auf Basis der Landesgesetze ***Verträge mit den Gemeinden*** ab und besorgen in deren Auftrag den Rettungsdienst. Einzig in der Bundeshauptstadt Wien gibt es einen eigenen Rettungsdienst, der von der Gemeinde selbst betrieben wird.

3.4 Verkehrsrecht

3.4.1 Bevorzugte Straßenbenutzer

Zu den ***Sonderrechten der Fahrzeuge des Rettungsdienstes*** führen §§ 26 und 26a Straßenverkehrsordnung (StVO) aus:

RECHTSGRUNDLAGE

§ 26 StVO: Einsatzfahrzeuge

Die Lenker von Fahrzeugen, die nach den kraftfahrrechtlichen Vorschriften mit Leuchten mit blauem Licht oder blauem Drehlicht und mit Vorrichtungen zum Abgeben von Warnzeichen mit aufeinanderfolgenden verschieden hohen Tönen ausgestattet sind, dürfen diese Signale nur bei Gefahr im Verzuge, zum Beispiel bei Fahrten zum und vom Ort der dringenden Hilfeleistung oder zum Ort des sonstigen dringenden Einsatzes verwenden. (...)

Die Befreiung von Straßenverkehrsregelungen mit der Folge z.B. der Weiterfahrt trotz roter Ampel oder der Überschreitung der zugelassenen Höchstgeschwindigkeit setzt ein besonders ***umsichtiges Fahrverhalten des Sanitätseinsatzfahrers*** voraus. Er muss die von ihm in Anspruch genommenen Sonderrechte den anderen Verkehrsteilnehmern durch ***eingeschaltetes Blaulicht und Einsatzhorn*** signalisieren, damit diese sich möglichst frühzeitig auf die besondere Fahrweise einrichten können. Zudem werden die anderen Verkehrsteilnehmer dadurch verpflichtet, freie Fahrt zu schaffen.

Die Fahrt mit Sondersignalen erlaubt nicht, »blindlings« oder »auf gut Glück« zum Beispiel in eine Kreuzung bei rotem Ampellicht zu fahren. Der Fahrer muss sich vielmehr davon überzeugt haben, dass ihn alle anderen Verkehrsteilnehmer wahrgenommen und sich auf seine Absicht eingestellt haben.

Für die Anfahrt zur Einsatzstelle bestimmt die Leitstelle, ob mit oder ohne Gebrauch von Sondersignalen zu fahren ist. Der Fahrer des Rettungsfahrzeugs muss dieser Weisung, sofern die mangelnde Angemessenheit der Anordnung nicht offensichtlich ist, nachkommen. ***Beim Patiententransport*** in eine Versorgungseinrichtung ***entscheidet*** der für den Patienten ***verantwortliche Sanitäter über die Dringlichkeit*** und somit über die Verwendung von Sondersignalen.

3.4.2 Anschnallpflicht

Zwar sind Personen in Einsatzfahrzeugen nach dem Kraftfahrgesetz (KFG §§ 106 u. 107) von der Anschnallpflicht befreit, jedoch schränkt das Gesetz dies ein:

> »… *wenn der Gebrauch des Sicherheitsgurts mit dem Zweck der Fahrt unvereinbar ist.*«

BEACHTE

Da dies im Rettungsdienst nie der Fall ist – diese Bestimmung wurde eigentlich für Beamte der Exekutive aufgenommen – müssen alle Sanitäter während der Fahrt zu jeder Zeit angeschnallt sein.

Dies betrifft nicht nur das Rettungsdienstpersonal, sondern auch begleitende Angehörige und den Patienten, der entweder auf der Trage oder im Tragesessel transportiert wird. Auch die ÖNorm 1789 schreibt den ***Schutz des Patienten durch entsprechende Rückhaltesysteme*** vor.

3.4.3 Unfälle mit Einsatzfahrzeugen

Bei einem ***Verkehrsunfall mit Eigenbeteiligung*** muss die Besatzung eines Krankenkraftwagens ***grundsätzlich anhalten***, sich über die Unfallfolgen vergewissern, die Polizei verständigen und gegebenenfalls Hilfe leisten (§ 94 StGB). Dies gilt auch bei dringenden Einsätzen. Hier kann allerdings ***bei Bagatellschäden die Fahrt fortgesetzt*** werden, sofern das eigene Fahrzeug noch einsatzbereit ist und keine Verletzten am Unfallort zurückbleiben. Kann die Fahrt nicht fortgesetzt werden, sind über Funk unverzüglich über die Rettungsleitstelle der Dienstführende und die Polizei zu informieren. Der begonnene Transport wird durch die Leitstelle an ein anderes Fahrzeug übergeben. In der gleichen Art ist vorzugehen, wenn die Mannschaft eines Einsatzfahrzeugs auf dem Weg zum Einsatzort einen anderen Unfall wahrnimmt (§ 95 StGB).

3.4.4 Mitnahme von Begleitpersonen

Grundsätzlich können nur so viele Personen, wie Sitz- und Liegeplätze im Zulassungsschein ausgewiesen sind, mitgenommen werden. Der Transport von Tieren oder Toten in Rettungsfahrzeugen ist aus sanitätspolizeilichen Gründen verboten. Ausgenommen sind Patienten, die im Fahrzeug verstorben sind.

3.4.5 Führerscheingesetz

Auf Basis des Führerscheingesetzes (FSG) wurde die Feuerwehr- und Rettungsverordnung (FSG-FRV) erlassen, die es Besitzern von Führerscheinen der Klasse B ermöglicht, im Rettungsdienst und in der Katastrophenhilfe Fahrzeuge bis 5,5 Tonnen zulässigem Gesamtgewicht zu lenken (Rettungsführerschein). Voraussetzung sind die Absolvierung einer Ausbildung entsprechend der Verordnung und die Ausstellung einer Bestätigung durch den verantwortlichen Leiter/Kommandanten der Rettungsorganisation. Der Ausweis gilt als Ergänzung zum Führerschein und muss im Dienst mit diesem zusammen mitgeführt werden.

3.5 Patientenrechte

3.5.1 Betreuungspflicht

Das Rettungsdienstpersonal ist aus vertraglichen (Transportvertrag) und medizinischen Gründen (Versorgungspflicht) gehalten, die ***Patienten im Krankenraum*** zu ***begleiten***. Dies gilt ungeachtet dessen, ob der Patient sitzend oder liegend, ob im Rettungs- oder Sanitätseinsatzwagen transportiert wird. Befindet sich das Rettungsdienstpersonal im Führerhaus und wird der Patient durch Angehörige im Krankenraum betreut, ist in einer akut auftretenden Notfallsituation ein schneller Zugriff auf den Betroffenen nicht möglich. Ein Verstoß gegen diese Vorgehensweise wird vom Arbeitgeber sanktioniert und kann, wenn Patienten zu Schaden kommen, zu einer straf- und zivilrechtlichen Verfolgung der verantwortlichen Sanitäter führen.

3.5.2 Transportzielhierarchie

Bei der Wahl des Transportziels gibt es oft Unklarheiten, wer eigentlich bestimmt, welches Krankenhaus angefahren werden soll. ***Grundsätzlich*** ist der ***Wille des Patienten entscheidend***. Ein anwesender Arzt sowie das anwesende Ret-

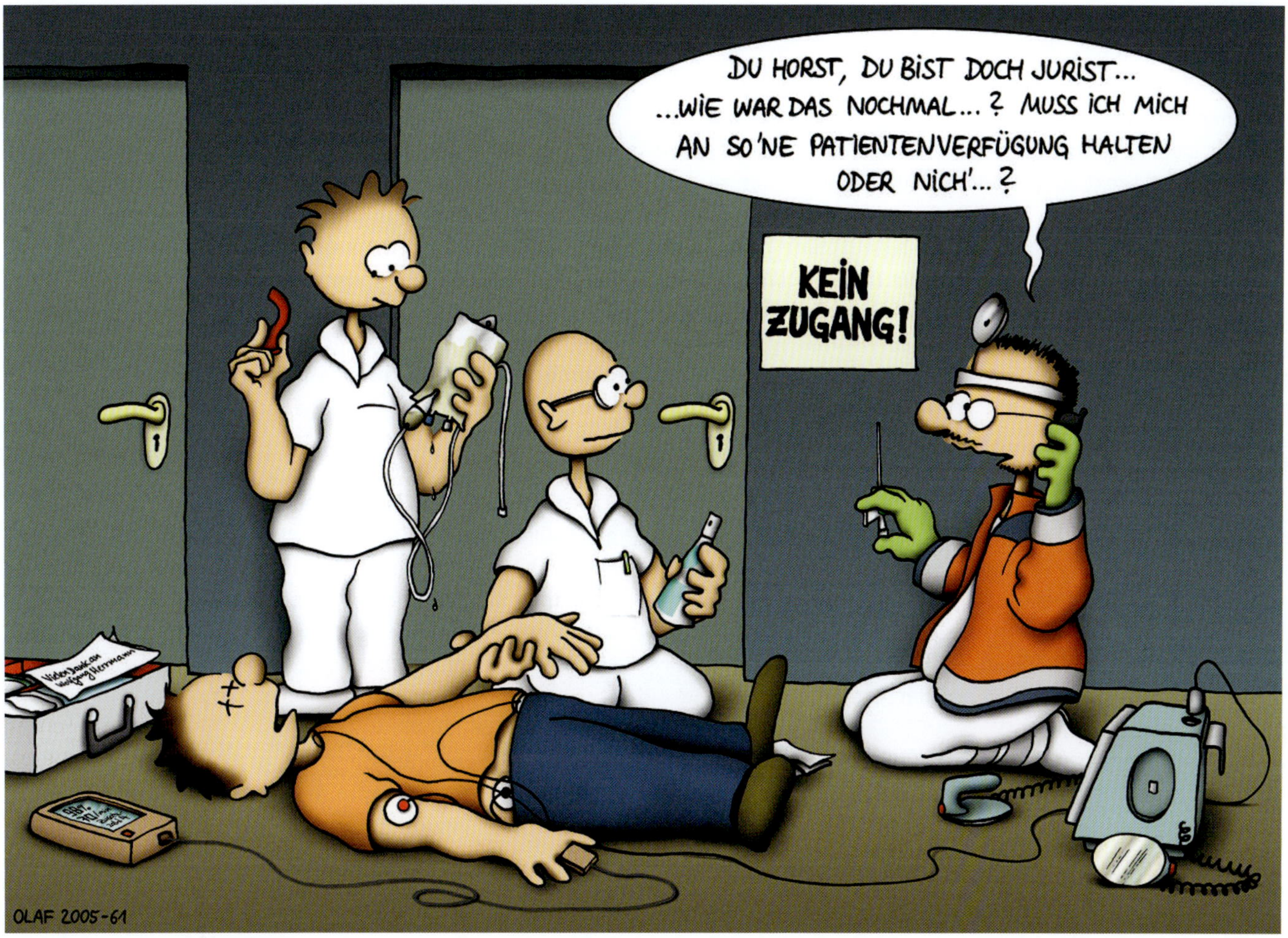

Abb. 2 ▶ Patientenverfügung

tungsdienstpersonal können aber jederzeit dem Patienten Ratschläge bezüglich der Krankenhauswahl unterbreiten. Angehörige möchten oft das Transportziel auch entgegen dem Wunsch des Patienten bestimmen. Dies ist jedoch nur bei unter Betreuung stehenden Patienten und bei Kindern zulässig. Ansonsten können die Angehörigen allenfalls bei der Meinungsbildung behilflich sein.

MERKE

Der Patient soll grundsätzlich in das nächste zur Versorgung geeignete Krankenhaus gefahren werden.

Dies hat organisatorische Gründe im Rettungsdienst wie im Gesundheitswesen und auch nur dieser Transport wird von der zuständigen Sozialversicherung bezahlt. Möchte der Betroffene zu einem weiter entfernten Zielort, müssen folgende Fragen bejaht werden können:

- Ist es für die Leitstelle möglich, längere Zeit auf dieses Fahrzeug zu verzichten?
- Ist der Transport medizinisch vertretbar?
- Ist der Patient bereit, entstehende Mehrkosten, die ihm eventuell privat in Rechnung gestellt werden, zu tragen?

In jedem Fall ist die ***Aufklärung des Patienten über einen Selbstbehalt*** bei den Transportkosten zu dokumentieren, oder mittels Kostenübernahmeerklärung bestätigen zu lassen.

3.5.3 Behandlungs- und Aufnahmepflicht

Wird ein Patient in ein Krankenhaus verbracht, muss der Krankenhausarzt ihn untersuchen und Erste Hilfe leisten, auch wenn seine Abteilung voll belegt ist. Generell gilt die Behandlungspflicht auch, wenn der Patient bereits notärztlich versorgt wurde oder noch von einem Arzt begleitet wird. Der ***Krankenhausarzt muss sich*** in jedem Fall ***vom Zustand des Patienten überzeugen***, bevor er ihn an eine andere Klinik verweist. Sollten Unstimmigkeiten mit dem Krankenhauspersonal auftreten, ist Streit im Beisein des Patienten zu vermeiden, da darunter die Versorgung des Patienten und das Ansehen des Rettungsdienstes leiden könnten. Über solche Vorfälle ist der Dienstführende zu informieren, damit er sich mit dem Arzt direkt oder mit der Krankenhausverwaltung in Verbindung setzen kann.

In einigen Bundesländern können Leitstellen bzw. Einsatzfahrzeuge bereits über ***elektronische Anmeldesysteme*** einen Patienten ***im zuständigen Krankenhaus*** voranmelden und werden Krankenhaussperren rechtzeitig sichtbar gemacht (z.B. virtEBA Steiermark).

3.5.4 Patientenverfügung

In Zusammenhang mit der ***Patientenverfügung*** wird auch oft von einem Patiententestament gesprochen, was zu Missverständnissen führt. Die Verfügung verfolgt das Ziel, dem Patienten in einer aussichtslosen Situation, in der er sich nicht mehr artikulieren kann, ein Sterben in Würde zu ermöglichen. Unter anderem kann in einer Patientenverfügung die Ablehnung von Maßnahmen der Herz-Lungen-Wiederbelebung erfolgen.

Im Rahmen des Patientenverfügungsgesetzes (PatVG) wird zwischen einer verbindlichen und einer beachtlichen Patientenverfügung unterschieden.

BEACHTE

Die verbindliche Patientenverfügung ist für ihre Gültigkeit an zwingende Formvorschriften gebunden und gilt auch für Sanitäter in Hinblick auf die Unterlassung von Wiederbelebungsmaßnahmen.

Eine solche ***verbindliche Patientenverfügung*** muss folgende Voraussetzungen erfüllen:

- Die medizinische Behandlung, die Gegenstand der Ablehnung ist, muss konkret beschrieben sein.
- Die Aufklärung über die Folgen der Ablehnung durch einen Arzt muss dokumentiert und von diesem unterschrieben sein.
- Sie muss mit einem Datum versehen sein.
- Die Errichtung muss durch einen Rechtsanwalt, Notar etc. erfolgt sein.
- Sie darf nicht älter als acht Jahre sein oder über einen geringeren in der Erklärung festgelegten Zeitraum hinausgehen.

Von der Regelung sind nach dem Gesetz Maßnahmen einer Notfallversorgung unberührt, sofern die Suche nach der Patientenverfügung oder deren Prüfung das Leben oder die Gesundheit des Patienten ernstlich gefährden.

3.5.5 Sterbeverfügungsgesetz

Das Sterbeverfügungsgesetz (StVfG) regelt die Voraussetzungen zum ***Nachweis eines dauerhaften, freien und selbstbestimmten Entschlusses zur Selbsttötung*** einer Person, die an einer unheilbaren zum Tod führenden oder an einer schweren, dauerhaften Krankheit leidet, deren Folgen die betroffene Person in ihrer gesamten Lebensführung dauerhaft beeinträchtigt.

Als Präparat zur Herbeiführung des Todes ist Natrium-Pentobarbital vom Gesetzgeber zugelassen. Nach der Einnahme von 15 g tritt innerhalb weniger Minuten ein komatöser Zustand ein, die Person ist schmerzfrei und ruhig, die Atmung wird immer flacher und langsamer. Der Tod selbst tritt meist erst nach Stunden ein.

Jeder ***Zwischenfall bzw. Notruf*** im Rahmen der »freiwilligen Selbsttötung« ist von der Rettungsleitstelle ***als Notfall zu bewerten*** und stellt eine Notarztindikation dar. Die Entscheidung über das Vorgehen vor Ort obliegt dem Notarzt. Ist kein Arzt anwesend, müssen die ***Sanitäter alle sanitätshilflichen Maßnahmen*** entsprechend ihrer Ausbildung ***setzen***.

3.6 Grundlagen des Haftungsrechts

Aus dem Bereich des Zivilrechts ist für das Rettungsdienstpersonal die Thematik der ***persönlichen Haftung für Sach- und Personenschäden*** von besonderer Bedeutung (vgl. Kap. 14.1.2.8).

 **RECHTSGRUNDLAGE**

§ 1295 ABGB: Schadensersatzpflicht

Jedermann ist berechtigt, von dem Beschädiger den Ersatz des Schadens, welchen dieser ihm aus Verschulden zugefügt hat, zu fordern (...)

§ 1325 ABGB: Schmerzensgeld

Wer jemanden an seinem Körper verletzt, bestreitet die Heilungskosten des Verletzten; ersetzt ihm den entgangenen oder, wenn der Beschäftigte zum Erwerb unfähig wird, auch den künftig entgehenden Verdienst und bezahlt ihm auf Verlangen überdies ein den erhobenen Umständen angemessenes Schmerzensgeld.

Zur Regulierung der hieraus entstehenden Ansprüche ist üblicherweise jede im Rettungsdienst tätige Person ***über den Arbeitgeber haftpflichtversichert***, sofern der Schaden nicht vorsätzlich oder grob fahrlässig verursacht worden ist.

Beispiel. Ein Patient liegt auf einer Trage, er ist angeschnallt, die beiden Sanitäter tragen Berufsschuhe und gehen in angemessenem Tempo. Einer stolpert ohne besonderen Grund. Der Patient stürzt samt Trage zu Boden und verletzt sich. Dieser Schaden wäre mit an Sicherheit grenzender Wahrscheinlichkeit durch die Haftpflichtversicherung abgedeckt, da die Sanitäter entsprechend den Vorgaben (Patient war angeschnallt, sie trugen Berufsschuhe und gingen in angemessenem Tempo) handelten.

Anders sieht die Situation aus, wenn der Patient nicht angeschnallt gewesen wäre. In diesem Fall muss geprüft werden, inwieweit der Versicherungsschutz noch greift. Das Unterlassen des Anschnallens eines Patienten stellt nämlich einen besonders krassen Verstoß gegen die üblichen und erforderlichen Anforderungen zum Patiententransport dar. Die Versicherung könnte zunächst einmal die teilweise oder vollständige Regulierung des entstandenen Schadens verweigern oder bei Zahlung an den Patienten versuchen, die Sanitäter in Regress zu nehmen. Im Einzelfall müssen Streitigkeiten in einem Zivilprozess geklärt werden, der sich mit ungewissem Ausgang über einen sehr langen Zeitraum hinziehen kann.

Leistungen und Umfang des Versicherungsschutzes sind in den Verträgen genau geregelt. Nur solche Schäden werden reguliert, die in direkter Ausübung der rettungsdienstlichen Tätigkeit entstanden sind. Die Notwendigkeit, dass vom Arbeitgeber solche Haftpflichtversicherungen abgeschlossen werden, ergibt sich schon aus § 1313a ABGB.

 **RECHTSGRUNDLAGE**

§ 1313a: Haftung für Erfüllungsgehilfen

Wer einem anderen zu einer Leistung verpflichtet ist, haftet ihm für das Verschulden seines gesetzlichen Vertreters sowie der Personen, deren er sich zur Erfüllung bedient, wie für sein eigenes.

Der Geschädigte kann danach auch den Träger des Rettungsdienstes selbst in Anspruch nehmen, ohne dass dieser sich selbst für das Verschulden seiner Mitarbeiter entlasten kann. Dies gilt selbstverständlich aber nur bei Schäden, die der Mitarbeiter bei Erfüllung der vertraglichen Pflichten gegenüber dem Patienten verursacht hat (s. auch Dienstnehmerhaftpflichtgesetz Kap. 14.1.2.8).

3.7 Unterbringungsgesetz

Der Geltungsbereich des Unterbringungsgesetzes (UbG) erstreckt sich auf Anstalten und Abteilungen für Psychiatrie, in denen Personen in einem geschlossenen Bereich angehalten oder sonst Beschränkungen ihrer Bewegungsfreiheit unterworfen werden.

Die Voraussetzung zur Unterbringung in einer Anstalt für Geisteskranke ist, dass im Zuge einer psychischen Krankheit das eigene Leben oder die ***eigene Gesundheit bzw. das Leben und die Gesundheit Dritter gefährdet*** werden und der Betreffende nicht anders behandelt werden kann. Die Unterbringung kann zwangsweise (mittels Parere) oder freiwillig (auf Verlangen) erfolgen. Den Wunsch auf eine ***freiwillige Unterbringung*** müssen volljährige Personen und mündige Minderjährige selber stellen. Bei unmündigen Minderjährigen bedarf es der Zustimmung des Erziehungsberechtigten. Eine ***»Unterbringung ohne Verlangen«*** (Zwangseinweisung) kann durch Polizeiärzte, hierzu berechtigte Ärzte einer Primärversorgungseinheit und im öffentlichen Dienst stehende Ärzte erfolgen sowie bei Gefahr im Verzug auch durch Organe der öffentlichen Sicherheit veranlasst werden. In diesem Fall hat der Beamte den Transport zu begleiten und seine Entscheidung auch gegenüber dem aufnehmenden Arzt in der jeweiligen Anstalt auszusprechen. Der Transport dieser Personengruppe ist nicht vordringliche Aufgabe des Rettungsdienstes und schon gar nicht des Notarztrettungsdienstes. Nach dem UbG kann »erforderlichenfalls der örtliche Rettungsdienst beigezogen werden«.

3.8 Reversfähigkeit und Transportverweigerung

In Fällen der Transportverweigerung wird das Rettungsdienstpersonal oftmals vor erhebliche Probleme gestellt, da hier ohne die Anwesenheit eines Arztes entschieden werden muss, ob der Patient in eine Klinik transportiert werden muss oder ob er am Ort des Geschehens verbleiben kann.

Grundsätzlich kann ein Patient nur unter den folgenden ***Voraussetzungen*** einen ***Revers als Nachweis der Transportverweigerung*** unterschreiben:

- Der Patient muss mindestens 14 Jahre alt, einsichtsfähig und klar orientiert sein.
- Die Verweigerung muss frei von Zwang, ernstlich und eindeutig erfolgen.
- Der Patient muss sich über die Folgen seiner Ablehnung im Klaren, d. h. durch die Sanitäter entsprechend ihrem Wissensstand aufgeklärt worden sein.

Um eventuelle Vorwürfe der unterlassenen Hilfeleistung oder Haftungsansprüche von vornherein auszuschließen, ist in solchen Fällen folgende Vorgehensweise – in Anwesenheit zumindest eines ***zweiten Sanitäters als Zeugen*** – zu wählen:

- Der Patient ist über seinen Zustand und die hieraus möglichen resultierenden Gefahren zu belehren.
- Der Patient muss darauf hingewiesen werden, dass er eigenverantwortlich handelt. Hier gilt es im Besonderen, ihm klarzumachen, dass er später niemanden für eventuell entstehende Schäden verantwortlich machen kann.
- Das Rettungsdienstpersonal muss gerade in solchen Situationen immer höflich und besonnen auftreten und den gesamten Vorgang dokumentieren. Als Dokumentation eignen sich die üblichen Rettungsdienstprotokolle für das Rettungsdienstpersonal und zusätzlich auch Formulare, auf denen man sich die ***Transportverweigerung bestätigen lässt (Revers)***.
- Der Patient muss darauf hingewiesen werden, dass er umgehend den Hausarzt aufsuchen soll bzw. bei einer Verschlechterung seines Zustandsbildes jederzeit wieder den Rettungsdienst anrufen kann.
- Bevor der Patient den Revers unterschreibt, lässt sich der Sanitäter von diesem den Text vorlesen, um zu gewährleisten, dass der Inhalt auch wirklich wahrgenommen und verstanden wurde.
- Sinnvoll ist auch, zumindest eine weitere anwesende Person als Zeugen mit unterschreiben zu lassen.
- Verweigert der Patient die Mitfahrt und die Unterschrift am Revers, ist dies am Revers zu vermerken und von Zeugen oder Kollegen bestätigen zu lassen. Besteht Gefahr für Leben oder Gesundheit des Patienten im Falle der Ablehnung und verweigert er die Unterschrift, ist zusätzlich die Polizei als öffentliches Organ beizuziehen.

Bei Notfällen ist ein Arzt beizuziehen, der dann mit seiner medizinischen Fachkompetenz den Patienten nochmals aufklärt.

MERKE

Stellen Sanitäter im Rahmen der standardisierte Patientenbeurteilung fest, dass der Patient keine Verletzungen, Krankheitssymptome oder sonstigen Beschwerden aufweist und daher auch kein Transport in eine Gesundheitseinrichtung notwendig ist, wird dies am Einsatzprotokoll dokumentiert und ist kein Revers notwendig.

3.9 Weitere relevante rechtliche Bestimmungen

3.9.1 Medizinproduktegesetz

Der immer weiter reichende Einsatz von Medizinprodukten auch im Rettungsdienst erhöht die Bedeutung des Medizinproduktegesetzes (MPG) im Dienstalltag. Dessen Sinn und Zweck ist es, dafür zu sorgen, dass Patienten, Anwender und Dritte durch den Einsatz von Medizinprodukten möglichst nicht gefährdet werden. So müssen diese Produkte u. a. eine deutlich angebrachte CE-Kennzeichnung aufweisen.

Konkrete Vorgaben zum Betrieb und zur Anwendung von Medizinprodukten geben § 49 ff. des Medizinproduktegesetzes; dort wird festgehalten, dass die ***Produkte und Geräte nur ihrer Zweckbestimmung entsprechend eingesetzt*** und von Personen betrieben und angewendet werden dürfen, welche die ***dafür erforderliche Ausbildung*** oder Kenntnis und Erfahrung besitzen.

Weiterhin ist geregelt, dass der Anwender sich vor der Anwendung eines Medizinprodukts ***von*** dessen ***Funktionsfähigkeit und ordnungsgemäßem Zustand*** zu ***überzeugen*** und die Gebrauchsanweisung sowie alle weiteren sicherheitsrelevanten Hinweise zu beachten hat. Anwender von Medizinprodukten müssen gravierende Mängel und Funktionsstörungen eines Medizinprodukts, die zum Tod oder zu einer Verschlechterung des Gesundheitszustands des Patienten geführt haben oder hätten führen können, unverzüglich am Dienstweg an das Bundesministerium für Gesundheit melden.

Personen, die Medizinprodukte im täglichen Einsatz zur Anwendung bringen, müssen unter strenger Berücksichtigung der Gebrauchsanweisung ***in*** die ***sachgerechte Handhabung nachweislich eingewiesen*** werden. Die Durchführung der ***Funktionsprüfung und*** die ***Einweisung*** der Anwender sind zu ***dokumentieren***.

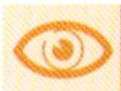
BEACHTE

Auch müssen Gebrauchsanweisungen für alle an einer Dienststelle verwendeten Medizinprodukte jedem Sanitäter jederzeit zugänglich sein.

Zusätzlich zu den vom zuständigen Ministerium an Betreiber ausgesandten Informationen und Warnhinweisen werden auf der Homepage des TÜV-Österreich (www.tuev.at) alle »Vorfälle mit Medizinprodukten« in Österreich aufgelistet. Die Liste wird laufend aktualisiert.

Tab. 2 ▶ Anwenderpflichten

Geräteeinsatz
– nur gemäß der Zweckbestimmung
– nur mit entsprechender Qualifikation
– nur nach Ersteinweisung
– nur, wenn die Prüffristen noch nicht abgelaufen sind
– nur, wenn die Betriebsbereitschaft geprüft und das gesamte Zubehör vorhanden ist
– nur, wenn bei der Prüfung der Betriebsbereitschaft und der Prüfung des Zubehörs keine Fehler oder Mängel festgestellt wurden

3.9.2 Todesfeststellung

MERKE

Grundsätzlich darf der Tod nur von einem Arzt festgestellt werden.

Das Rettungsdienstpersonal braucht aber trotzdem in bestimmten Situationen ***keine Maßnahmen*** mehr zu ergreifen. Dies ist ***bei sicheren Todeszeichen*** der Fall, wenn ausgeprägte Totenflecken, eine ausgeprägte Leichenstarre, Verwesungserscheinungen oder eine Verletzungen vorliegen, die mit dem Leben nicht mehr vereinbar sind. Eine solche Entscheidung muss sehr sorgfältig abgewogen werden.

Bei den angeführten Todesfällen ist zusätzlich über die Leitstelle die Polizei zu informieren:

- Verdacht auf Fremdverschulden
- Todesfälle infolge von Suizid
- Todesfälle infolge eines Unfalls
- Todesfälle an öffentlichen Plätzen
- Wohnungsöffnungen mit Todesfällen ohne anwesende, direkte Angehörige
- namenlose Tote (N.N.)
- Todesfälle von Minderjährigen
- Todesfälle von Ausländern.

Stellen Sanitäter aufgrund sicherer Todeszeichen den Tod eines Patienten fest, so ist bei Verständigung der Exekutive in jedem Fall deren Eintreffen vor Ort abzuwarten. Handelt es sich um einen Todesfall, der nicht der Verständigungspflicht der Polizei unterliegt, so ist ***für den Beschauarzt*** ein ***ausgefülltes Einsatzprotokoll*** zu hinterlegen, welches die folgenden Punkte enthalten muss:

- Eintreffzeit,
- Fahrzeugkennung,
- Name des Sanitäters, der den Tod festgestellt hat und
- Art der Todeszeichen, Ausprägung und Lokalisation.

Eine Abholung des Verstorbenen durch die Bestattung erfolgt erst nach Ausstellung des Totenbeschauscheins, auf Anweisung des Beschauarztes bzw. Freigabe des Toten durch die Polizei. In einigen Bundesländern darf auch ein Notarzt sowie jeder zur selbstständigen Berufsausübung berechtigte Arzt die Feststellung des eingetretenen Todes treffen und die Zustimmung zur Verbringung der Leiche vom Sterbeort geben.

Den Angehörigen des Verstorbenen ist mit der nötigen Zurückhaltung und dem entsprechenden Respekt zu begegnen (vgl. Kap. 5.6 und 12.4.2).

Literatur:

Allgemeines Bürgerliches Gesetzbuch (ABGB).

Bachner-Foregger H (2020) StGB. 29. Aufl. Manz, Wien.

Barth P et al. (2017) Das Allgemeine bürgerliche Gesetzbuch: samt den wichtigsten Nebengesetzen. 25. Aufl. Manz, Wien.

Bundesgesetz über Ausbildung, Tätigkeiten und Beruf der Sanitäter (Sanitätergesetz – SanG).

Bundesgesetz über die Unterbringung psychisch Kranker in Krankenanstalten (Unterbringungsgesetz – UbG).

Bundesgesetz über Patientenverfügungen (Patientenverfügungs-Gesetz – PatVG).

Grabenwarter C, Frank SL (2020) B-VG: Bundes-Verfassungsgesetzund Grundrechte. Kurzkommentar. Manz, Wien.

Medizinproduktegesetz 2021 (MPG).

Pinzinger E (1997) Der Rettungsdienst in Österreich. Eine rechtliche Betrachtung des österreichischen Rettungsdienstes. Universitätsverlag Rudolf Trauner, Linz.

Schwimann M (2019) Bürgerliches Recht für Anfänger. 13. Aufl. LexisNexis ARD Orac, Wien.

Sladecek E et al. (2021) Recht für Gesundheitsberufe. 10. Aufl. LexisNexis Verlag ARD Orac, Wien.

Straßenverkehrsordnung (StVO).

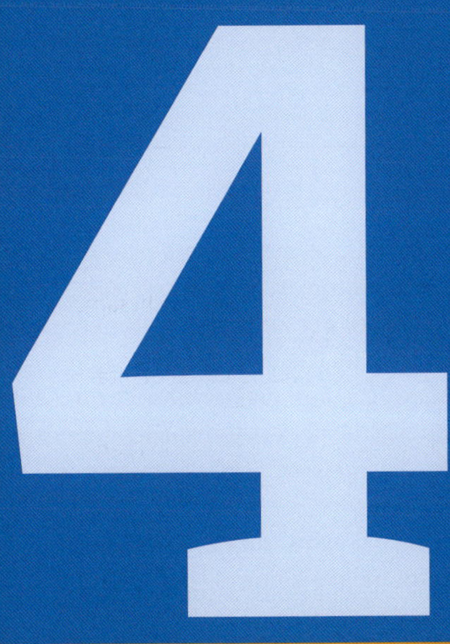

Anatomie und Physiologie

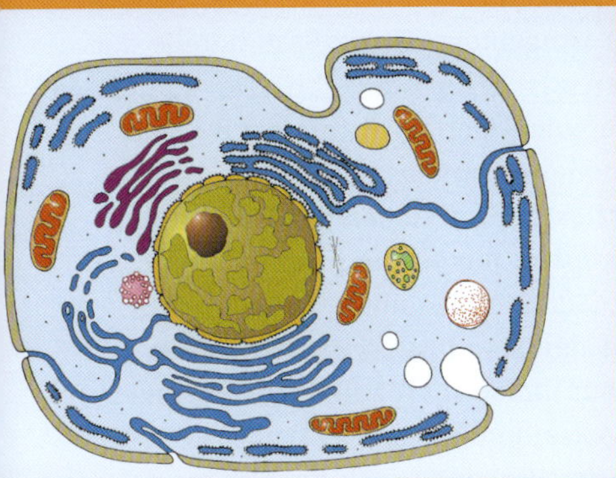

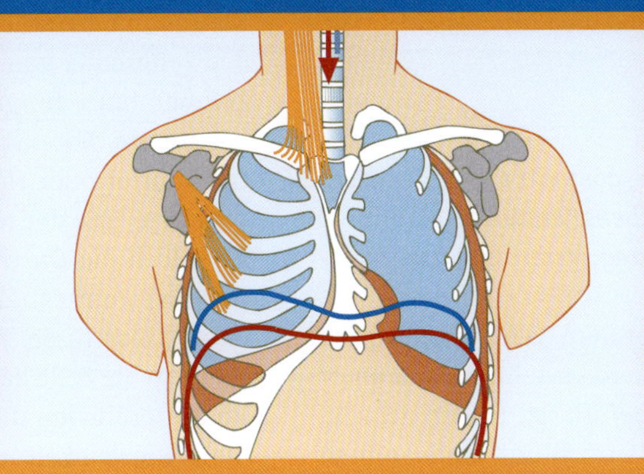

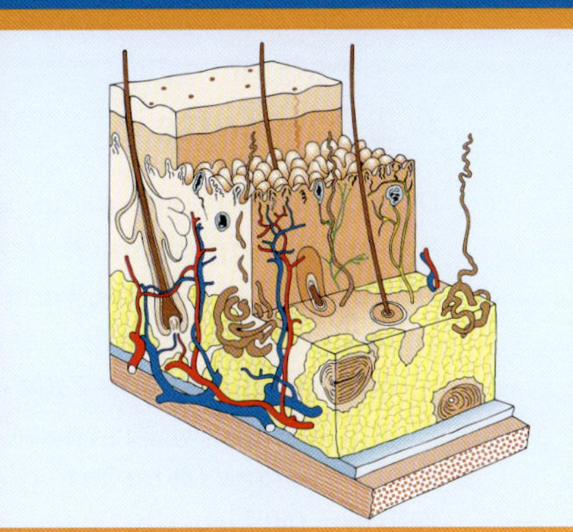

Inhalt:

4.1 Zelle und Gewebe

Jens Peters, Mike Hallanzy

Der Körper des Menschen ist ein komplexes Gebilde miteinander verbundener Organsysteme. Diese Organsysteme (z. B. das Herz-Kreislauf-System) bestehen aus verschiedenen Organen (z. B. Herz, Gefäße, Blut), die jeweils spezifische Aufgaben innerhalb des Systems übernehmen und so zur Funktion des Körpers beitragen. Die Organe werden aus unterschiedlichen Geweben gebildet, die ihrerseits spezialisierte Aufgaben wahrnehmen (z. B. Muskelgewebe, Stützgewebe). Die kleinsten lebensfähigen Bau- und Funktionseinheiten, aus denen die Gewebe bestehen, sind die Körperzellen.

4.1.1 Zelle

Die Zelle zeichnet sich dadurch aus, dass wir an ihr die ***wichtigsten Grundfunktionen des Lebens*** entdecken können: ***Stoffwechsel, Wachstum, Vermehrung, Vererbung und Bewegung.***

Betrachtet man eine ***Zelle*** unter dem Lichtmikroskop, so sieht man, dass sie aus einem Zellleib besteht, der ***mit*** einer ***Grundsubstanz (Zytoplasma) ausgefüllt*** ist, ***in der*** sich ein ***Zellkern (Nukleus) befindet***. Bei Betrachtung unter einem Elektronenmikroskop (mit einer Auflösung von bis zu 0,1 Nanometer [nm]) lassen sich zahlreiche kleine Bestandteile innerhalb der Zelle erkennen, die sogenannten ***Zellorganellen***. Diese sind die ***»Organe« der Zelle*** und nehmen etwa die Hälfte des Zellvolumens ein. Die andere Hälfte der ***Grundsubstanz*** besteht zu über 70 % aus Wasser und darin gelösten Molekülen. Diese eiweißreiche Substanz hat eine wichtige Funktion, da hierin die ***meisten Stoffwechselprozesse*** stattfinden.

Das ***Zytoplasma*** der Zelle ist ***von*** einer ***Membran umschlossen***, der Zellmembran (Plasmalemm). Diese nur etwa ein Hunderttausendstel Millimeter (10 nm) dünne Membran bewirkt eine Abgrenzung und damit einen Schutz des Zellinhalts von der Umgebung. Einige Bestandteile der Zellmembran fungieren als Rezeptoren, d. h., sie können bestimmte Botenstoffe wie Überträgerstoffe (z. B. Neurotransmitter oder Hormone) erkennen und Reaktionen hervorrufen. Eine der ***wichtigsten Funktionen*** der ***Zellmembran ist*** jedoch die ***Durchlässigkeit nur für bestimmte Stoffe***, die selektive Permeabilität (Semipermeabilität; teilweise durchlässig). Durch sie wird der Ein- bzw. Austritt bestimmter Stoffe in die Zelle bzw. aus ihr heraus reguliert. Dabei spielen im Wesentlichen die Molekülgröße, die elektrische Ladung, die Fettlöslichkeit und das Vorhandensein von Trägermolekülen (Carriermolekülen) eine Rolle.

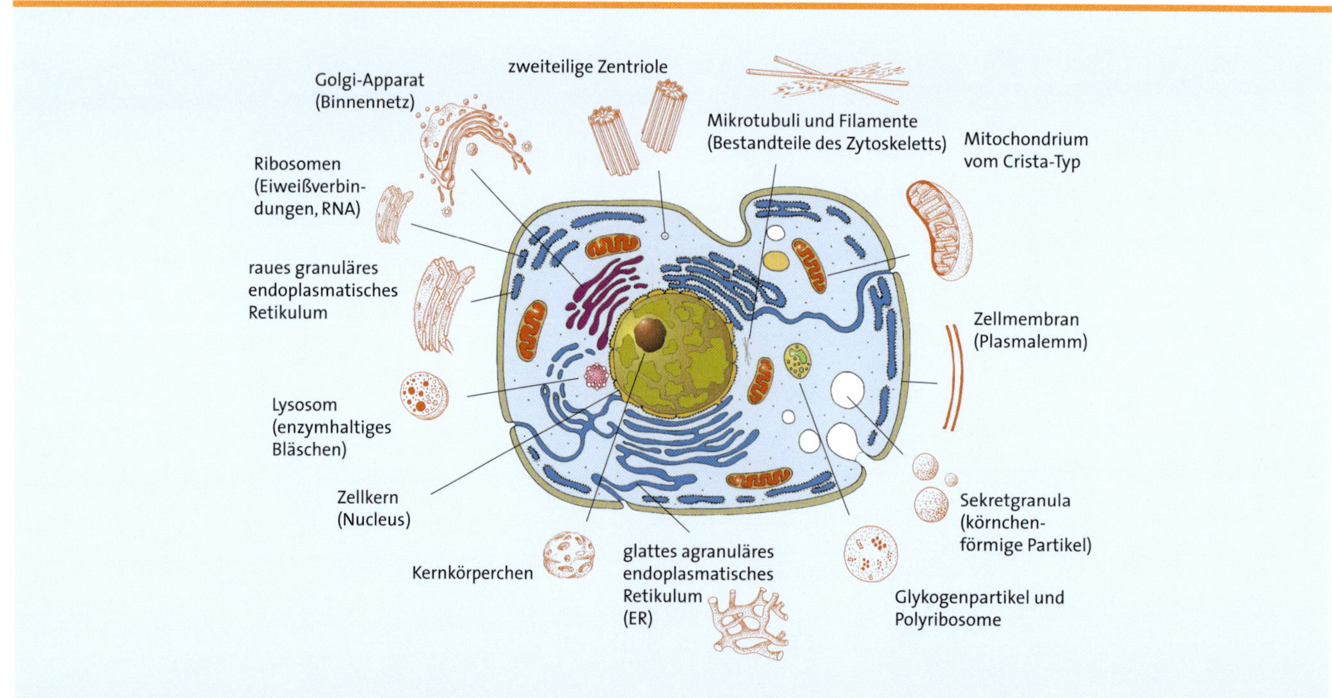

Abb. 1 ▶ Schematische Darstellung einer Zelle

Tab. 1 ▶ Zellorganellen

Zellorganellen	Ort	Funktion
Zellkern	Zellplasma	»Direktor« der Zelle, Träger der Erbanlagen (DNS, in Chromosomen zu Genen angeordnet)
Nukleolus	Zellkern	Herstellung der Bausteine für Ribosomen
Ribosomen	Zellplasma	Werkzeuge für die Proteinsynthese
Mitochondrien	Zellplasma	»Kraftwerke« der Zelle, Produktion des Energieträgers ATP (Adenosintriphosphat)
endoplasmatisches Retikulum (ER)	Zellplasma	Transport- und Verteilersystem in der Zelle
Golgi-Apparat	Zellplasma	»Schaltstation« zwischen ER und Zellmembran, Kontrolle von Transportrichtung und Verteilung
Lysosomen	Zellplasma	Einlagerung und Verdauung von Fremdsubstanzen, Selbstauflösung der Zelle
Mikrofilamente	Zellplasma	Zellbewegung, Plasmaströmung
Mikrotubuli	Zellplasma	Aufbau des Zellteilungsapparates
Intermediärfilamente	Zellplasma	Stabilisierung
Zentriole	Zellplasma	Organisation des Zellteilungsapparates
Zellmembran	um die Zelle herum	Stoffaustausch, Reizbeantwortung, Bewegung, Kontakthemmung

4.1.2 Gewebe

Zellen, die in ihrer Bauart und in ihrer Funktion gleich sind, ***bilden Zellverbände***. Diese Zellverbände werden ***Gewebe*** genannt und stellen eine funktionelle Einheit dar. Es werden die folgenden vier Gewebearten unterschieden.

4.1.2.1 *Epithelgewebe*

Epithelgewebe bedecken innere und äußere Körperoberflächen (Deckgewebe), die sich ***unterschiedlich spezialisiert*** haben. So findet man Oberflächenepithel (Haut und Schleimhäute), Sinnesepithel (Stäbchen und Zäpfchen im Auge), Resorptionsepithel (Nahrungsaufnahme im Darm), Flimmerepithel (Lunge) und Drüsenepithel. Das Drüsenepithel bildet exokrine Drüsen, die ihr Sekret meist über einen Ausführungsgang an die Oberfläche von Haut oder Schleimhäuten absondern, während endokrine Drüsen ihre Sekrete (Hormone) durch Diffusion in die Blutbahn abgeben.

4.1.2.2 *Binde- und Stützgewebe*

Diese Gewebe ***geben*** dem ***Körper Form und Gestalt.*** Stützgewebe unterteilt man in Knorpel- und Knochengewebe, während man bei den Bindegeweben das straffe von dem lockeren und dem netzartigen (retikulären) Bindegewebe trennt. Fettgewebe ist eine Sonderform des retikulären Bindegewebes, weil in den Fettzellen Fetttröpfchen eingelagert sind.

4.1.2.3 *Muskelgewebe*

Viele lebenswichtige Funktionen, wie die Fortbewegung und der Herzschlag, ***wären ohne Muskelgewebe nicht möglich.*** Die ***Muskelzellen*** bestehen ***im Inneren*** aus feinen, fadenförmigen Proteinmolekülen. Diese werden als Aktin- und Myosinfilamente bezeichnet. Aktin- und Myosinfilamente bündeln sich in ***Myofibrillen***. Diese Fasern durchziehen die Zelle in Längsrichtung, sodass ***ihr Zusammenziehen (Kontraktion)*** eine ***Verkürzung*** der ***Zelle*** bewirkt. Diese Kontraktion wird üblicherweise durch Impulse des Nervensystems ausgelöst. Allerdings müssen drei unterschiedliche Spezifikationen des Muskelgewebes unterschieden werden: die glatte und die quer gestreifte Muskulatur sowie das Herzmuskelgewebe.

▶ Glatte Muskulatur

Glatte Muskulatur findet sich ***in*** den ***Gefäßwänden,*** in den ***Organen des Magen-Darm-Trakts*** und im ***Urogenitaltrakt***. Die ***Kontraktionen*** dieses Muskeltyps sind nicht dem Willen unterworfen, sie verlaufen ***unwillkürlich***, gesteuert vom vegetativen Nervensystem oder von lokalen Reizen (z.B. Dehnung der Magenwand). Die Kontraktionen verlaufen langsam, die Muskulatur ist immer etwas angespannt (Ruhetonus).

▶ Quer gestreifte Muskulatur

Dieser Muskeltyp wird auch als ***Skelettmuskel*** bezeichnet. Die ***Zellen*** dieses Typs sind vergleichsweise groß und werden ***als Muskelfaser bezeichnet.*** Diese werden von der Muskelfaszie (straffes Bindegewebe) umschlossen. Muskelfasern können bis zu 15 cm lang werden und sich um ca. die Hälfte ihrer Länge verkürzen. ***Kontraktionen*** dieses Zelltyps werden vom ***zentralen Nervensystem*** ausgelöst und sind dem Willen unterworfen.

▶ Herzmuskulatur

Bei der ***Herzmuskulatur*** handelt es sich um eine spezialisierte Form der quer gestreiften Muskulatur. Ein wichtiges Unterscheidungsmerkmal ist die ***Verbindung der einzelnen Muskelzellen untereinander***. Sie wird in Form von Kittlinien (Glanzstreifen) gebildet. Diese ***Glanzstreifen*** haben eine wichtige Funktion bei der Weiterleitung der elektrischen Reize von Muskelzelle zu Muskelzelle. Sie ***ermöglichen*** eine ***gleichzeitige Kontraktion der gesamten Herzmuskulatur***.

Das Herzmuskelgewebe ist in der Lage, ohne Nervenimpuls zu kontrahieren. ***Jede Herzmuskelzelle*** ist dazu fähig, sich spontan zu depolarisieren, d.h. ***sich selbst*** zu ***erregen***. Das Herzmuskelgewebe ist nicht dem Willen unterworfen, sondern arbeitet autonom (eigenständig), kann aber auch vom vegetativen Nervensystem beeinflusst werden.

4.1.2.4 *Nervengewebe*

Die ***Nervenzellen*** (Neurone) ***sorgen für*** die ***Kommunikation zwischen*** verschiedenen ***Geweben.*** Neurone bestehen aus einem Zellleib und davon ausgehenden Fortsätzen. Der längste und mächtigste dieser Fortsätze wird als Axon (bis 1 m Länge) bezeichnet, die übrigen als Dendriten. Viele parallel verlaufende Axone bilden den Nerv. Die Dendriten bauen mit den Axonen Kontaktstellen (Synapsen) zur Informationsübermittlung auf. Solche Kontaktstellen bestehen auch mit Sinneszellen, Muskeln und anderen Organen und Geweben.

Das Nervengewebe ist nicht nur für die Kommunikation zuständig, sondern ***auch für die Speicherung und Verarbeitung von Informationen.*** Zu diesem Zweck sind die Neurone in hochgradig organisierten Netzwerken zusammengefasst.

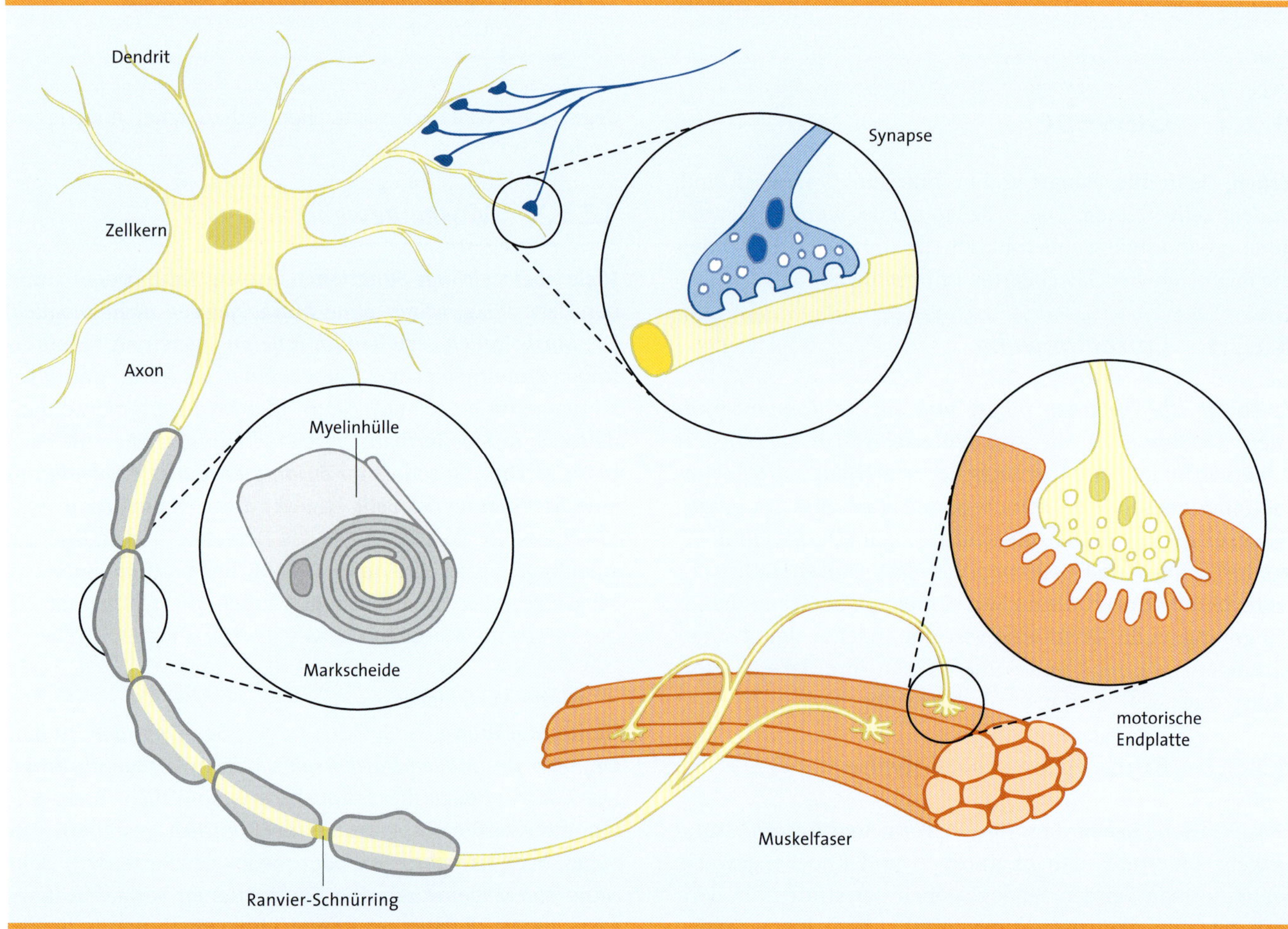

Abb. 2 ▶ Schematische Darstellung einer Nervenzelle

Das größte dieser Netzwerke ist das ***zentrale Nervensystem***, also Gehirn und Rückenmark. Neurone werden über ein Nervenhüllgewebe (Neuroglia) geschützt, isoliert und ernährt.

4.1.3 Organe

Organe bestehen nicht nur ***aus*** dem eigentlichen ***Funktionsgewebe (Parenchym)***, sondern auch aus umhüllenden ***und*** auskleidenden Strukturen, dem ***Stroma***, das aus Bindegewebe besteht. Das Parenchym und das Stroma bestehen nicht nur aus Zellen, sondern auch aus einem Raum, der zwischen den Zellen liegt: dem ***Zwischenzellraum (Interstitium)***. In der Regel ist das Interstitium mit einer Zwischenzellsubstanz (Interzellularsubstanz) ausgefüllt, die sowohl für die mechanische Funktion als auch für die Stoffwechselfunktion der Gewebe von großer Bedeutung ist.

4.2 Blut

Das Blut ist ein Gemisch aus flüssigen und festen Bestandteilen, dessen Zusammensetzung sich je nach Befinden des Körpers, zum Beispiel bei Krankheiten, ändern kann. Es ist in vielerlei Beziehung das flexibelste Organ des menschlichen Körpers.

Das ***Blut besteht aus flüssigen Bestandteilen*** (Plasma), deren Anteil bei ca. 55 % liegt. Das übrige Volumen machen verschiedene ***feste Bestandteile*** mit ca. 45 % Anteil aus. Geht man davon aus, dass ein erwachsener Mensch mit 70 kg Gewicht ca. 5–6 l Blut in seinem Körper trägt, so entspricht dies in etwa 8 % seines Körpergewichts.

4.2.1 Aufgaben des Blutes

Die Zusammensetzung des Blutes entspricht seinen vielfältigen Aufgaben. Es dient der Abwehr, der Wärmeregulation, dem Transport, als Puffer und dem Verschluss defekter Gefäße durch Gerinnung.

▶ **Abwehr**

Die ***Abwehrfunktion*** wird ***von*** den ***weißen Blutkörperchen*** (Leukozyten) ***wahrgenommen***, die in die drei spezialisierten Zellarten Granulozyten, Lymphozyten und Monozyten unterteilt werden. Sie wehren körperfremde Stoffe, insbesondere Krankheitserreger ab.

Tab. 2 ▶ Aufgaben und Funktionen des Blutes

Aufgaben	Funktionelle Beispiele
Transport ...	von O_2, CO_2, Stoffwechselprodukten
Abwehr ...	durch Leukozyten
Wärmeregulation ...	durch ständig angepasste Blutzirkulation
Reparatur ...	durch das Gerinnungssystem
Puffer ...	anhand des Bikarbonatpuffers

▶ **Wärmeregulation**

Die von den Muskeln und anderen stoffwechselaktiven Organen produzierte Wärme wird durch die ***Blutzirkulation*** im gesamten Körper verteilt. Eine Temperatur von 37 °C ± 0,5 °C wird so aufrechterhalten.

▶ **Transport**

Nährstoffe und Stoffwechselendprodukte, Hormone und die Blutzellen wie zum Beispiel Leukozyten werden zu ihrem Bestimmungsort transportiert, also zu den Zellen, und von den Zellen zum jeweiligen Ausscheidungsort. Eine der ***wichtigsten Transportfunktionen*** betrifft den ***Sauerstoff- und Kohlendioxidtransport***, der ***durch*** die ***roten Blutkörperchen*** (Erythrozyten) ***und*** durch das ***Plasma*** sichergestellt wird. Dabei dienen die Erythrozyten mehr dem Sauerstofftransport, das Plasma mehr dem Kohlendioxidtransport (vgl. Kap. 4.4.2).

▶ **Gerinnung**

Mithilfe der Blutbestandteile können Defekte der Gefäßwände ***(Wunden) abgedichtet*** werden. Hierzu dienen die ***Blutplättchen*** (Thrombozyten) und bestimmte Eiweiße, die im Plasma enthalten sind.

▶ **Pufferfunktion**

Das Blut enthält verschiedene Puffersysteme, die den ***pH-Wert*** des Blutes in dem sehr engen Bereich von 7,35–7,45 ***konstant halten*** sollen.

4.2.2 Blutgruppen

Käme man auf die Idee, ***wahllos*** das ***Blut*** von Menschen zu ***vermischen***, so wäre eine ***Verklumpung*** (Agglutination) wahrscheinlich. Eine solche Agglutination innerhalb des menschlichen Kreislaufs hätte ***verheerende Folgen, die u. U.***

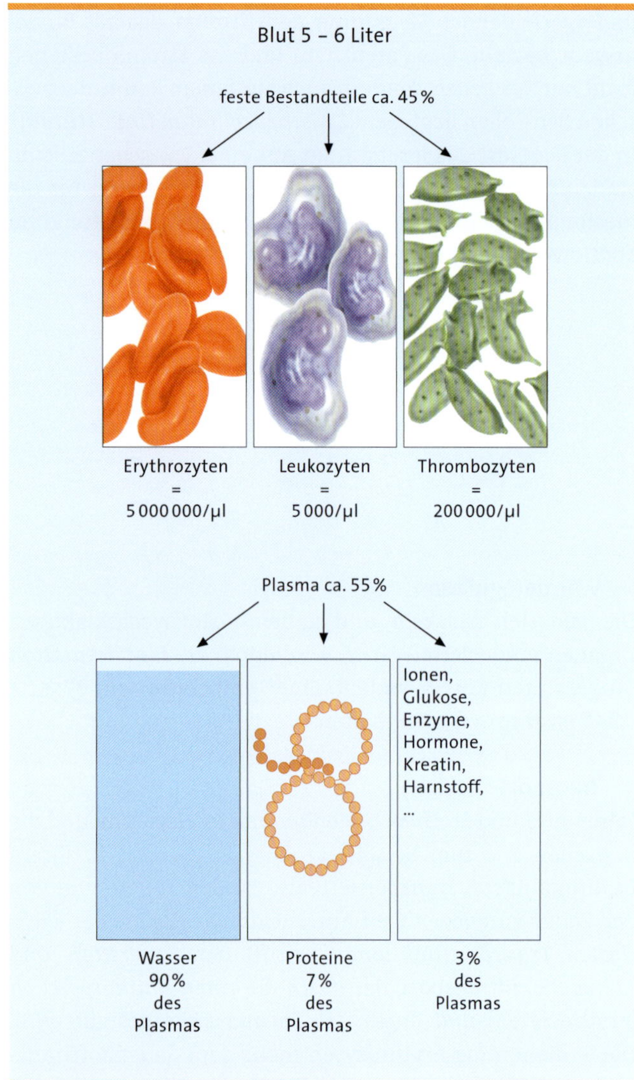

Abb. 3 ▶ Zahlenmäßiges Verhältnis der drei Blutzellreihen (Normalwerte)

auch den Tod bedeuten könnten. Da es nicht grundsätzlich zu einer Verklumpung kommt, ist diese Reaktion offensichtlich ***von bestimmten Bestandteilen des Blutes abhängig***. Hier spielt die Blutgruppe eine wesentliche Rolle.

Das älteste und wichtigste Blutgruppensystem ist das ***»ABO-System«*** (1901 entdeckt), nach dem man ***vier Blutgruppen*** unterscheiden kann: A, B, AB und 0 (Null). Auch das ***Rhesus-System*** ist mittlerweile sehr bekannt. Die Tatsache, dass mindestens 300 weitere Blutgruppenmerkmale existieren, überrascht jedoch viele.

Das ***Prinzip*** der Verklumpungsreaktion und damit der Unterschied der Blutgruppen lässt sich einfach erläutern: Die Erythrozyten tragen die Merkmale der jeweiligen Blutgruppe, sogenannte ***Antigene***. Im Plasma des Blutes der Blutgruppen A, B und 0 befinden sich ***Antikörper, die*** eine ***Verklumpungsreaktion*** (Agglutination) ***mit den Antigenen anderer Blutgruppen eingehen*** können. Dabei befinden sich im Plasma der Blutgruppe A Antikörper gegen Blut der Blutgruppe B, im Plasma der Blutgruppe B Antikörper gegen Blut der Blutgruppe A, im Plasma der Blutgruppe 0 Antikörper gegen Blut der Blutgruppen A und B sowie AB. Das Plasma der Blutgruppe AB enthält keine Antikörper.

4.2.3 Gerinnungssystem

Kommt es zu einer ***Gefäßverletzung***, werden diese ***Defekte*** üblicherweise ***von innen*** wieder ***verschlossen***. Hierbei ist das Ineinandergreifen der drei Reaktionsabläufe Gefäßreaktion, Blutstillung und Blutgerinnung entscheidend für die Aufhebung des Defekts.

Nach jeder Gefäßverletzung kommt es zunächst zu einem ***Zusammenziehen des Gefäßes*** (Vasokonstriktion), um die Durchblutung des betreffenden Areals und somit einen drohenden Blutverlust zu verhindern. Dabei ist auch das Gefäßendothel, also die ***innere Schicht der Gefäßwand***, beteiligt, die sich zusammenzieht und mit ***sich selbst verklebt*** (***Gefäßreaktion***). An die ***Wundränder lagern*** sich die ***Thrombozyten*** an, die bei nicht allzu großen Wunden diese innerhalb von ein bis drei Minuten verschließen, indem sie einen Thrombozytenpfropf (Thrombozytenthrombus) bilden (***Blutstillung***). Der Thrombozytenpfropf wird faserig von einer Substanz, dem Fibrin, umsponnen, sodass der ***endgültige Thrombus entsteht*** (***Blutgerinnung***). Danach werden die Wundränder durch Zusammenziehen der Fibrinfasern einander angenähert und der Thrombus nach und nach durch Einlagerung von Bindegewebsgrundzellen ersetzt, sodass eine Narbe entsteht.

4.2.4 Immunsystem

Günter Trugenberger

Das Immunsystem ist eines der kompliziertesten und am meisten vernetzten Organsysteme im menschlichen Körper. Die ***äußeren Schutzbarrieren*** bestehen nicht nur aus der Haut, sondern auch aus dem Speichel und der Tränenflüssigkeit. Beides ***enthält Enzyme, die keimtötend sind.*** In den Atemwegen ***bilden Schleimhäute einen Schutzschild***, und auch der Verdauungstrakt (Gastrointestinaltrakt) weiß sich zu wehren: Viele ***krank machende (pathogene) Keime fallen sowohl der Magensäure als auch den körpereigenen Bakterien zum Opfer***, die im Dickdarm leben. Zusammen mit unspezifischen Abwehrstoffen, die Krankheitserreger schwächen oder zerstören können, und den großen Fresszellen (Makrophagen) spricht man bis zu diesem Punkt von ***unspezifischen Abwehrmechanismen***, die auch als ***Resistenz*** bezeichnet werden.

Haben die ***Erreger*** aber diese Barrieren überwunden und sind ***in*** die ***Blutbahn*** oder das Gewebe eingedrungen, so ***beginnt*** die ***spezifische Abwehr***, auch ***Immunität*** genannt. Eine Vielzahl von ***spezialisierten Abwehrzellen*** wird von verschiedenen Organen des Körpers produziert und in den Kampf geschickt. So sind Organe und Gewebe wie Milz, Thymusdrüse, Knochenmark, Lymphknoten und -gewebe, Rachenmandeln und Darm z.T. Reifungsorte, aber auch »Arbeitsplätze« dieser Abwehrzellen. Weiße Blutkörperchen (***Leukozyten***) sind sowohl im Blut als auch im Gewebe vorhanden und ***greifen*** die ***Erreger an***. Leukozyten haben viele spezialisierte Unterarten, wie z.B. die Lymphozyten, kleine und große Fresszellen (Granulozyten und Makrophagen).

Die spezifische Abwehr basiert auf der Fähigkeit des Immunsystems, »körperfremd« und »körpereigen« zu unterscheiden. ***Körperfremde Strukturen***, wie sie zum Beispiel bei Krankheitserregern vorliegen, werden ***Antigene*** genannt. Spezielle Abwehrzellen docken an solchen Antigenen an und versuchen, diese zu zerstören. Gleichzeitig versuchen sogenannte T-Helferzellen, sich nach dem Schlüssel-Schloss-Prinzip mit den Antigen-Bruchstücken zu verbinden. Ist dies gelungen, können mithilfe von besonderen Zellen (B-Zellen und T-Effektorzellen) sogenannte Antikörper produziert werden. Diese ***Antikörper*** sind ***auf die entsprechenden Antigene spezialisiert und vernichten sie.*** Bei einem erneuten Angriff derselben Antigene ***läuft also der Verteidigungsprozess umso rascher ab*** (Prinzip der Schutzimpfung). Die Zellreste der Antigene werden danach von den körpereigenen Fresszellen beseitigt.

Kann das Immunsystem nicht mehr »körperfremd« und »körpereigen« unterscheiden, kommt es zu sogenannten ***Autoimmunerkrankungen, bei denen das Immunsystem gesunde körpereigene Zellen angreift und teilweise zerstört.***

Weitere Störungen des Immunsystems stellen die sogenannten ***Immundefekterkrankungen*** dar. Man unterscheidet hierbei zwischen angeborenen und erworbenen Immundefekten. ***Angeborene*** Immundefekte ***betreffen*** meist die ***Antikörperproduktion und/oder*** Funktionen der ***T-Helferzellen***. Im Gegensatz dazu sind ***erworbene*** Immundefekte die ***Folge von Unterernährung, Stoffwechselerkrankungen oder Virusinfektionen***. Eine besonders ausgeprägte Form der Immundefekterkrankung ist die HIV-Infektion, bei der die T-Helferzellen zerstört werden. Einen weiteren Sonderfall stellt die gezielte Unterdrückung des Immunsystems dar, die Immunsuppression. Diese ist oft bei Organverpflanzungen (Transplantationen) notwendig, um immunologische Abwehrreaktionen des Organempfängers auf das Spenderorgan zu unterdrücken. Der Einsatz entsprechender Medikamente (Immunsuppressiva) bringt allerdings eine stark erhöhte Infektionsanfälligkeit des Patienten mit sich.

4.3 Herz-Kreislauf-System

Jens Peters, Mike Hallanzy

4.3.1 Herz

Das Herz (Cor), ein 300–500 g schweres Hohlorgan, ist etwas größer als die Faust eines Menschen. Es liegt schräg im Mittelfell (Mediastinum), zu zwei Dritteln in der linken und zu einem Drittel in der rechten Brustkorbhälfte. Es hat die Form eines auf der Spitze stehenden Kegels und ist mit seiner oberen Seite (Herzbasis) in Richtung Wirbelsäule, mit seiner Spitze (Apex) gegen die Rippen geneigt. Die Herzspitze ist in Höhe des 5. Zwischenrippenraums (Interkostalraum) unter Umständen tastbar. Das ***Herz dient dem Körper als Pumpe, die das Blut durch den Kreislauf befördert.***

Anatomisch ***besteht*** das Herz aus Muskelgewebe (Myokard), und zwar ***aus spezialisierten Muskelzellen***, die sich ausschließlich im Herzen finden. Dieses Muskelgewebe besitzt die Fähigkeit, ***eigenständig Reize*** zu ***bilden und*** diese Impulse ***an benachbarte Herzmuskelzellen*** (Myokardzellen) ***weiterzuleiten***. Um eine geordnete Herzfunktion zu gewährleisten, wird diese Fähigkeit der Reizbildung hauptsächlich von spezialisierten Herzmuskelzellen, dem Erregungsbildungs- und Erregungsleitungssystem, übernommen.

Der Herzmuskel ist ***in*** verschiedene ***Hüll- und Verschiebeschichten eingebettet***. Innen ist er von der ***Herzinnenhaut*** (Endokard) ausgekleidet und außen von der ***Herzaußenhaut*** (Epikard) umgeben.

Die Herzaußenhaut stülpt sich an der Ein- bzw. Austrittstelle der großen Gefäße um und bildet den ***Herzbeutel*** (Perikard). Der Herzbeutel ***umgibt das gesamte Herz***. Durch ihn und die großen einmündenden Gefäße ist das Herz im Mittelfellraum verankert. Zwischen Epikard und Perikard befindet sich ein Flüssigkeitsfilm, der von der Herzaußenhaut abgesondert wird und ein Gleiten des Herzmuskels innerhalb des Herzbeutels gewährleistet.

Betrachtet man das Herz in einem Längsschnitt, so lassen sich ***vier Hohlräume*** erkennen. Die beiden kleineren, oben liegenden Hohlräume werden als ***Vorhöfe (Atrien)*** bezeichnet, die beiden größeren, unten liegenden Hohlräume als ***Kammern (Ventrikel)***. Man unterscheidet jeweils zwischen linkem und rechtem Vorhof bzw. linker und rechter Kammer. Der rechte und der linke Teil des Herzens (rechtes Herz und linkes Herz) werden ***durch*** eine ***Herzscheidewand*** (Septum cardiale) vollständig voneinander ***getrennt***. Die Herzscheidewand besteht ebenfalls aus Herzmuskelgewebe (Myokard) mit den darin eingelagerten Strukturen des Erregungsbildungs- und Erregungsleitungssystems.

▶ Herzklappen

Die ***Vorhöfe und*** die ***Kammern*** werden ***jeweils durch*** eine ***Herzklappe*** voneinander ***getrennt***. Diese Klappen werden wegen ihres einem Segel ähnlichen Aussehens als Segelklappen bezeichnet. Dabei ist die Segelklappe im rechten Herzen dreizipfelig (Trikuspidalklappe) und im linken Herzen zweizipfelig (Bikuspidalklappe oder Mitralklappe). Die Klappen haben die ***Funktion, den Blutstrom nur in eine Richtung zuzulassen:*** Ein Blutstrom aus den Kammern zurück in die Vorhöfe wird verhindert. Damit ergibt sich zwangsläufig eine ***Fließrichtung des Blutes aus den Vorhöfen in die Kammern.*** Letztere müssen dabei – insbesondere im linken Herzen – einem relativ großen Druck standhalten. Beide Klappen sind über Sehnenfäden mit den kegelförmigen Muskelvorsprüngen an der Innenwand der rechten bzw. linken Herzkammer, den sogenannten Papillarmuskeln, verwachsen, um ein Umschlagen der »Segel« beim Blutausstoß aus den Kammern in die Vorhöfe zu verhindern.

Beide Kammern besitzen je einen Abgang für ein großes Blutgefäß, im rechten Herzen für den Stamm der Lungenarterien (Truncus pulmonalis) und im linken Herzen für die Hauptschlagader (Aorta). ***Am Übergang zwischen Kammer und Gefäß*** befindet sich ***jeweils eine Herzklappe***, die jedoch in ihrer Form mit den Segelklappen nicht vergleichbar ist, sondern das Bild dreier halbmondförmiger Taschen bildet. Diese Klappen werden daher als Taschenklappen bezeichnet und nach den sich an sie anschließenden Gefäßen als ***Pulmonalklappe*** (rechtes Herz) und ***Aortenklappe*** (linkes Herz) benannt. Die Taschenklappen verhindern den Rückfluss des aus dem Herzen ausgestoßenen Blutes in die Kammern. Sowohl die Segelklappen als auch die Taschenklappen bestehen aus Bindegewebe und sind auch von der Herzinnenhaut (Endokard) überzogen.

Alle vier ***Herzklappen*** liegen ***in einer Ebene***. Diese Ebene wird als ***Klappen- oder Ventilebene*** des Herzens bezeichnet.

▶ Blutversorgung des Herzens

Die Tätigkeit des Herzmuskels ist ein Energie und Sauerstoff verbrauchender Prozess. Dementsprechend muss eine ***permanente Versorgung des Herzmuskels beispielsweise mit Glukose und Sauerstoff, aber auch die Entsorgung von Stoffwechselendprodukten gewährleistet*** sein. Aus diesem Grunde zählt der Herzmuskel zu den am besten durchbluteten Geweben des menschlichen Körpers.

Die ***Versorgung*** des Muskels mit sauerstoffreichem Blut wird ***über zwei*** kleine ***Arterien***, die von der Aorta unmittelbar über der Klappenebene abzweigen, gewährleistet. Beide Arterien umschließen das Herz wie ein Kranz, weshalb sie als ***Herzkranzarterien*** (Koronararterien) bezeichnet werden. Dabei versorgt die rechte Herzkranzarterie (Arteria coronaria dextra) den überwiegenden Anteil des rechten Herzens. Wegen des größeren Muskelvolumens des linken Herzens teilt sich die linke Herzkranzarterie (Arteria coronaria sinister) in zwei starke Äste, die überwiegend den linken Teil des Herzens versorgen. Über Koronarvenen wird sauerstoffarmes Blut direkt in den rechten Vorhof zurückbefördert.

▶ Erregungsbildungs- und Erregungsleitungssystem

Die ***Pumpleistung*** lässt sich durch das perfekte ***Zusammenspiel*** zwischen dem ***Erregungsbildungs-/Erregungsleitungssystem und*** dem ***Herzmuskelgewebe*** (Myokardgewebe) erklären.

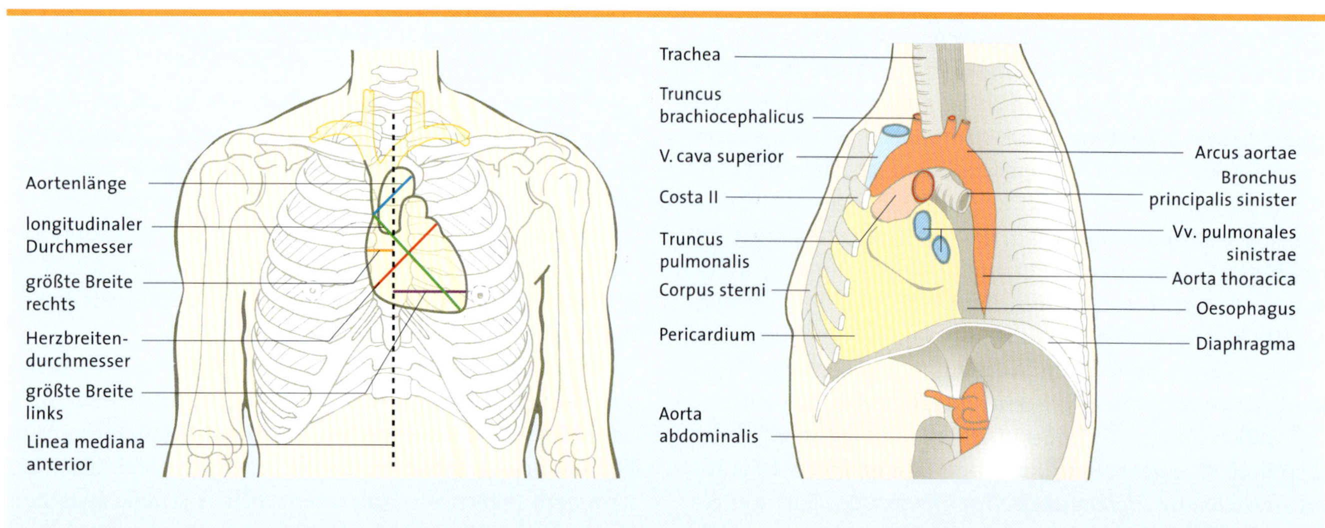

Abb. 4 ▶ Lage des Herzens von frontal (vorn) und von lateral (seitlich)

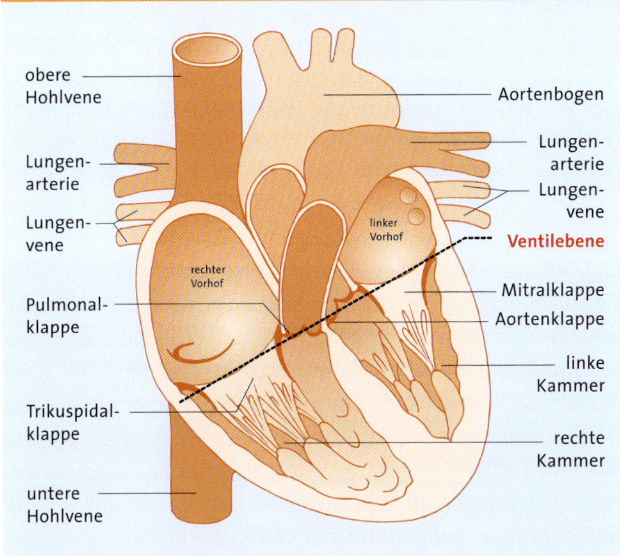

Abb. 5 ▶ Schematischer Aufbau des Herzens (Frontansicht)

Beim ***Myokardgewebe*** handelt es sich um sogenannte autonome (eigenständige) Muskulatur. Das bedeutet: Sie ist ***von*** den Befehlen des ***zentralen Nervensystems*** (ZNS) ***weitgehend unabhängig***. Würde man das ZNS ausschalten, so könnte das Herz weiterschlagen, und zwar in einer typischen Frequenz (Herzfrequenz) von 60–80 Schlägen pro Minute. Dieses Phänomen bezeichnet man als ***Autorhythmie***. ***Verantwortlich für*** diese ***konstante Frequenz*** ist der übergeordnete Impulsgeber für alle anderen Herzmuskelzellen: der ***Sinusknoten***.

Der Sinusknoten besteht aus spezialisierten Herzmuskelzellen, nicht aus Nervengewebe. Er ***bildet*** in einer Frequenz von 60–80 Schlägen pro Minute ***elektrische Impulse, die*** er ***an*** seine ***Umgebung abgibt***. Die Umgebung ist das Herzmuskelgewebe des rechten und linken Vorhofs. Der Sinusknoten selbst befindet sich im rechten Vorhof, etwa an der Mündung der oberen Hohlvene (Vena cava superior). ***Durch*** die ***Abgabe*** der elektrischen Impulse des Sinusknotens ***wird*** die ***Muskulatur beider Vorhöfe erregt***. Dabei wird der Impuls von Muskelzelle zu Muskelzelle weitergeleitet, bis schließlich alle Vorhofmuskelzellen erregt sind. ***Auf*** diese ***Erregung erfolgt*** üblicherweise ein Zusammenziehen der Muskulatur (***Kontraktion***), ***wodurch*** das ***Blut*** der Vorhöfe durch die Segelklappen ***in*** die ***Kammern gedrückt wird***.

Mit einer gewissen Verzögerung wurde bereits vor der Kontraktion der Vorhofmuskulatur der elektrische Impuls über den ***AV-Knoten (Atrioventrikularknoten)*** auch in Richtung Kammer weitergeleitet. Die Bezeichnung ***Atrio-*** (Atrium: Vorhof) ***-ventrikular-*** (Ventrikel: Kammer) ***-knoten*** bezieht sich auf seine Lage zwischen rechtem Vorhof und rechter Kammer auf Höhe der Trikuspidalklappe. Der AV-Knoten hat die ***Funktion, den Impuls kurzzeitig aufzuhalten***,

Tab. 3 ▶ Übersicht: Herzklappen

1. Segelklappen (Atrioventrikularklappen)
– Trikuspidalklappe (zwischen rechtem Vorhof und rechter Kammer)
– Mitralklappe (zwischen linkem Vorhof und linker Kammer)
2. Taschenklappen (Semilunarklappen)
– Pulmonalklappe (zwischen rechter Kammer und Pulmonalarterie)
– Aortenklappe (zwischen linker Kammer und Aortenbogen)

um eine Kontraktion der Vorhofmuskulatur und damit einen Bluttransport in die Kammern vor der Kontraktion der Kammermuskulatur zu ermöglichen. Seine Funktion ist somit mit der eines »Schrankenwärters« vergleichbar, der eine Passage des Impulses erst nach einer zeitlichen Verzögerung zulässt. Der ***Impuls*** wird ***nun über*** das ***His-Bündel in*** die ***Tawara-Schenkel weitergeleitet***. Wir finden einen rechten Tawara-Schenkel, der die Muskulatur der rechten Kammer versorgt, und einen linken Tawara-Schenkel (geteilt in einen vorderen und hinteren Ast), der die Muskulatur der linken Kammer versorgt. Die Tawara-Schenkel gehen in die ***Purkinje-Fasern*** über, die ein verzweigtes Netz in der Kammermuskulatur bilden. Von den Purkinje-Fasern, aber auch von den Tawara-Schenkeln ***wird*** der ***Impuls an*** die ***Muskelzellen der Kammern übergeleitet***. Dabei wird zunächst die Muskulatur der Herzscheidewand, danach die Muskulatur der Herzspitze und schließlich die übrige Muskulatur beider Kammern bis zur Ventilebene erregt. Die Ventilebene ist nicht leitend, verhindert also einen Übertritt des Impulses auf die Vorhöfe.

Das ***beschriebene System*** aus Sinusknoten, AV-Knoten, His-Bündel, Tawara-Schenkeln und Purkinje-Fasern wird als ***Erregungsbildungs- und Erregungsleitungssystem*** des Herzens bezeichnet.

Es handelt sich hierbei nicht um Nervengewebe, sondern um spezialisierte Herzmuskelzellen, die Reize bilden und

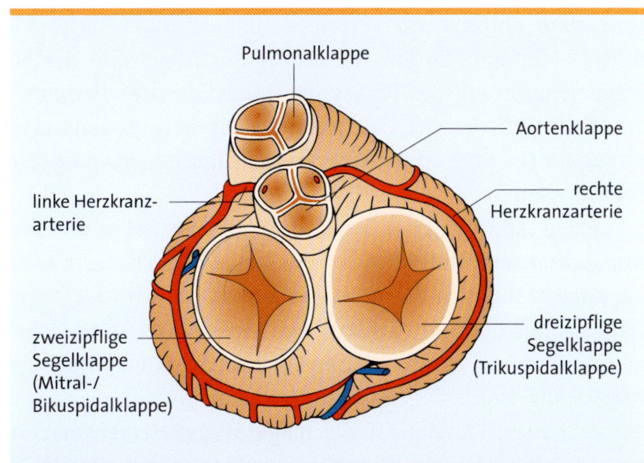

Abb. 6 ▶ Ventilebene des Herzens

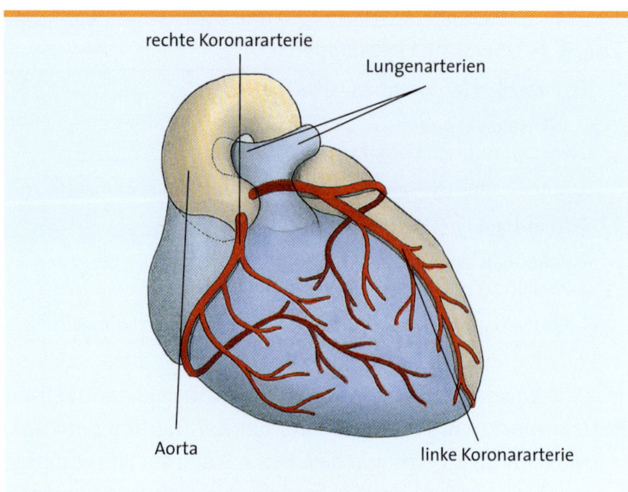

Abb. 7 ▶ Schematische Darstellung der Herzkranzarterien

weiterleiten können – Fähigkeiten, die wir sonst nur bei Nervenzellen finden. Auch alle übrigen, nicht zum Erregungsbildungs- und Erregungsleitungssystem gehörenden Herzmuskelzellen sind in der Lage, Impulse zu bilden und schnell weiterzuleiten. Diese Fähigkeit wird jedoch im Regelfall von der intakten Funktion des Erregungsbildungs- und Erregungsleitungssystems »unterdrückt«.

Fällt der ***Sinusknoten*** (primärer Schrittmacher) ***als Schrittmacher*** des Herzens ***aus, kann*** diese Aufgabe der ***AV-Knoten*** (sekundärer Schrittmacher) ***übernehmen***. Sollte ***auch dieser*** die ***Funktion nicht aufrechterhalten*** können, so ist eine geordnete Herzaktion durch die ***Reizbildung im His-Bündel bzw. Tawara-Schenkel oder*** in den ***Purkinje-Fasern*** (tertiärer Schrittmacher) möglich. Die ***Frequenz*** dieser Schrittmacher ***nimmt*** jedoch in ihrer Reihenfolge ***ab***: Der Sinusknoten leistet eine Ruhefrequenz von 60–80 Impulsen pro Minute, der AV-Knoten eine Frequenz von 40–50 Impulsen pro Minute und die tertiären Schrittmacher lediglich eine Frequenz von 20–40 Impulsen pro Minute.

Der Körper ist dazu im Stande, über sein ***vegetatives Nervensystem Einfluss auf*** verschiedene Leistungen des Herzens zu nehmen. So können der Sympathikus und der N. vagus (Hauptnerv des Parasympathikus) die ***Herzfrequenz***, die ***Kontraktionskraft*** der Herzmuskelzellen (sogenannte Schlagkraft) und die ***Erregungsleitungsgeschwindigkeit*** beeinflussen.

Mittels komplizierter Regelmechanismen ist also eine ***Anpassung der Herzleistung an das aktuelle Leistungsniveau des Körpers*** möglich. Dabei führt die Ausschüttung des Überträgerstoffes des Sympathikus, Noradrenalin, zu einer Steigerung der oben beschriebenen Eigenschaften, eine Aktivierung des N. vagus dagegen führt zu einer Hemmung dieser Eigenschaften. Frequenz und Schlagkraft des Herzens haben einen Einfluss auf die Durchblutung der an den Kreislauf angeschlossenen Organe.

▶ Herzaktion

> **Die Herzaktionen werden in Diastole und Systole unterschieden. Die *Diastole* umfasst dabei die *Erschlaffungs- und Füllungsphase*, die *Systole* die *Anspannungs- und Austreibungsphase* der Kammern. Dabei verlaufen die Phasen im linken und rechten Herzen immer zeitgleich.**

Folge einer Erregung der Herzmuskelzellen ***ist*** üblicherweise die anschließende Verkürzung bzw. ***Kontraktion***. Dabei wird zunächst die Muskulatur beider Vorhöfe erregt, die anschließend das Blut in die Kammern drückt. Während der Kontraktion der Vorhofmuskulatur wurde der Impuls über das Erregungsbildungs- und Erregungsleitungssystem an die Muskeln beider Kammern weitergeleitet. Die Kammermuskulatur verkürzt sich nun ihrerseits und ***presst*** das ***Blut in*** den ***Stamm der Lungenarterien und*** in die ***Aorta***.

Das Herz als »Pumpe« des Kreislaufs befördert täglich ***etwa 7000 l Blut durch den Körper***. Bei jedem Herzschlag werden ca. 70–80 ml Blut (Herzschlagvolumen: SV) in den Lungenkreislauf (aus der rechten Kammer) und in den Körperkreislauf (aus der linken Kammer) ausgeworfen. Ausge-

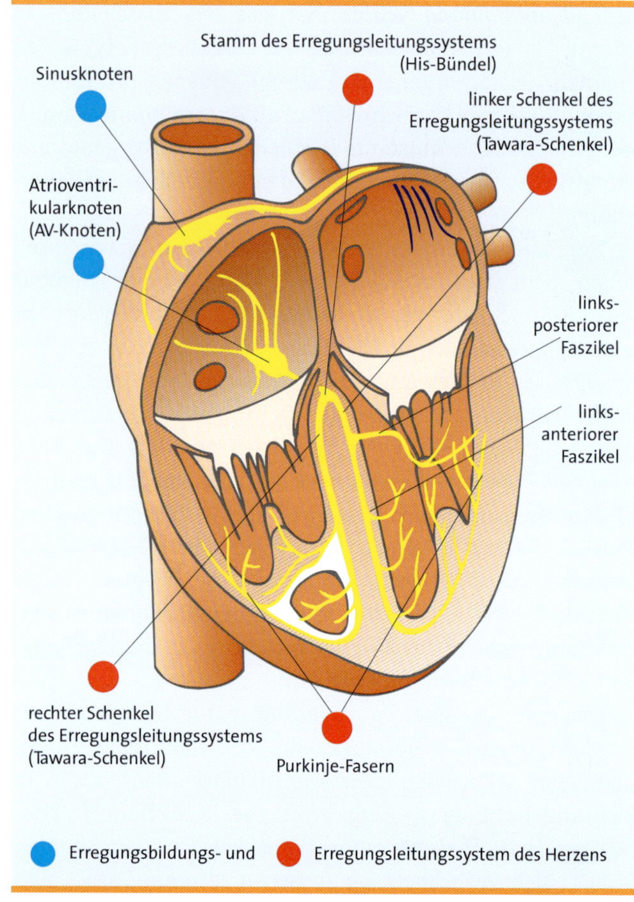

Abb. 8 ▶ Erregungsbildungs- und Erregungsleitungssystem des Herzens

hend von ca. 70 Herzschlägen pro Minute (Herzfrequenz: HF) bedeutet dies eine ***Auswurfleistung*** von ***ungefähr 4900 ml pro Minute***. Dieses Volumen wird als ***Herzminutenvolumen*** (HMV, auch ***Herzzeitvolumen***: HZV) bezeichnet.

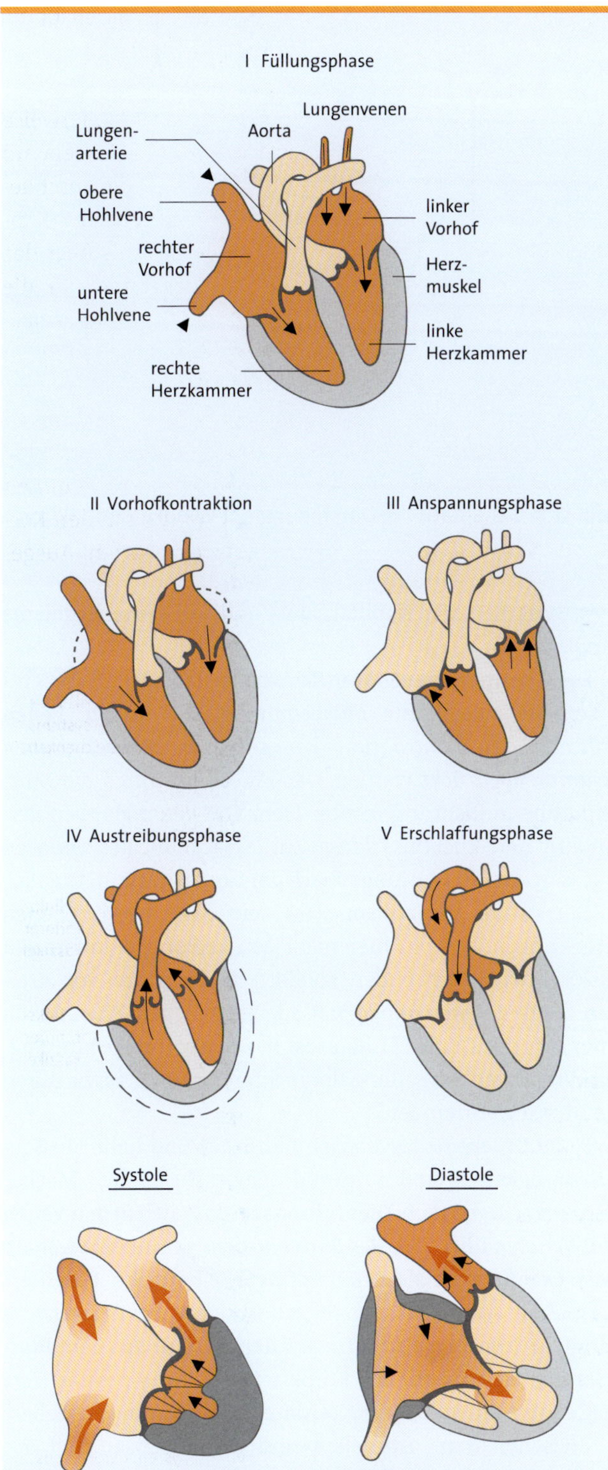

Abb. 9 ▶ Die Tätigkeitsphasen des Herzens während einer Herzaktion

4.3.2 Gefäßsystem

Grundsätzlich findet man im menschlichen Körper zwei Arten von Blutgefäßen. Alle Gefäße, ***die das Herz verlassen, also von der rechten und linken Herzkammer in den Kreislauf abgehen,*** bezeichnet man als ***Schlagadern (Arterien).*** Dabei führen die Arterien des Lungenkreislaufs sauerstoffarmes Blut und die des Körperkreislaufs sauerstoffgesättigtes Blut. Gefäße, ***die das Blut sammeln und zum rechten bzw. linken Vorhof des Herzens leiten,*** bezeichnet man als ***Blutadern (Venen).*** Die Venen des Körperkreislaufs führen hierbei sauerstoffarmes, die des Lungenkreislaufs sauerstoffgesättigtes Blut.

Der ***Aufbau*** der ***Arterien und Venen*** ist ***grundsätzlich ähnlich***, jedoch unterscheiden sich die verschiedenen Schichten in ihrer Ausprägung je nach Funktion des Gefäßes. Die Gefäße haben drei Wandschichten, die einen Hohlraum umgeben, den man in der Länge betrachtet mit einem Schlauch vergleichen kann.

Die innere Schicht der Gefäße heißt Tunica interna (Intima). Sie besteht aus Zellen, die der Oberfläche anliegen (Gefäßendothel) und aus darüber liegenden elastischen Bindegewebsfasern. Als Tunica media (Muskularis) wird die mittlere Schicht aus glatten Muskelzellen und aus elastischen Bindegewebsfasern bezeichnet. Aus Bindegewebe und elastischen Fasern schließlich besteht die äußere Schicht, Tunica externa (Adventitia) genannt, in der bei größeren Arterien kleine Blutgefäße zur Versorgung der Gefäßwand sowie Nerven verlaufen. Der ***Aufbau der Venen unterscheidet sich von*** dem der ***Arterien in erster Linie*** darin, dass die ***Muskelschicht*** (Tunica media) ***wesentlich geringer ausgeprägt*** ist.

Die unterschiedliche ***Ausprägung der Schichten spielt bei*** der ***Regulation der Durchblutung*** des Körpers eine ***entscheidende Rolle***: So finden sich große ***Arterien in der Nähe des Herzens***, deren mittlere Schicht (Tunica media) weniger Muskelzellen, jedoch mehr elastische Fasern aufweist. Man spricht von ***Arterien des elastischen Typs***. In der Auswurfphase des Herzens steigt der Druck innerhalb der Gefäße, und aufgrund der Elastizität dehnen sie sich – ihr Lumen vergrößert sich, sodass sie ***mehr Blut aufnehmen*** können.

Ist die Auswurfphase beendet, sinkt der Druck auf die Wand der Arterien, sodass diese sich zusammenziehen – das Lumen verkleinert sich – und das in der Arterie befindliche Blut in dahinter liegende Gefäßabschnitte weitergedrückt wird. Die Arterien des elastischen Typs sorgen damit für einen gleichmäßigen Blutstrom im Kreislauf, der durch die Herzklappenfunktion in eine Richtung gelenkt wird. Diese Funktion bezeichnet man als ***Windkesselfunktion*** der Aorta. Diese Windkesselfunktion ist auch ***für*** die ***Durchblutung des Herzens selbst entscheidend, da*** die ***Herzkranzarterien in der***

Diastole (Entspannungs- und Füllungsphase des Herzens) ***durchblutet werden.***

Bei den ***Arterien***, die ***weiter vom Herzen entfernt*** liegen, überwiegt dagegen der Anteil der glatten Muskelzellen in der Tunica media, weshalb man sie als ***Arterien des muskulären Typs*** bezeichnet. Sie haben einen wesentlichen ***Einfluss auf*** die ***Durchblutung der*** von ihnen versorgten ***Organe***. Wenn die Muskulatur kontrahiert und das Lumen sich verringert, so führt dies zu einer geringeren Durchblutung. Umgekehrt führt die Entspannung der Muskulatur zu einer Vergrößerung des Lumens und damit zu einer vermehrten Durchblutung. Diese Funktion betrifft im Wesentlichen die Arteriolen, die kleinsten Schlagadern, die sich am Übergang zwischen Arterien und Kapillaren befinden.

Die ***Verringerung des Gefäßlumens durch Muskelkontraktion*** bezeichnet man als ***Vasokonstriktion*** (Vas: Gefäß; Konstriktion: Verengung), die ***Erweiterung*** des Gefäßlumens ***durch Entspannung*** der Muskulatur als ***Vasodilatation*** (Dilatation: Erweiterung).

Die ***Regulation des Blutflusses zum Herzen*** (venöser Rückstrom) oder zumindest ein Einfluss hierauf ist den ***Venen kaum möglich***. Durch Weitstellung des venösen Gefäßlumens kann der Rückfluss zum Herzen jedoch wesentlich behindert werden.

Um den ***Blutfluss*** zu ***gewährleisten***, der im venösen Teil des Körperkreislaufs nicht auf den im Gefäßsystem herrschenden Druck (***Blutdruck***) zurückzuführen ist, weisen die Venen eine anatomische Besonderheit auf. Aus der inneren Schicht (Tunica interna) werden bei Venen in der unteren Körperhälfte ***Taschenklappen*** gebildet, ***die*** einen ***Blutfluss ausschließlich in Richtung zum rechten Herzen hin zulassen und*** damit einen ***Rückfluss in*** das ***Kapillargebiet verhindern.*** Zwischen dem Kapillargebiet und den Venen liegen die Venolen.

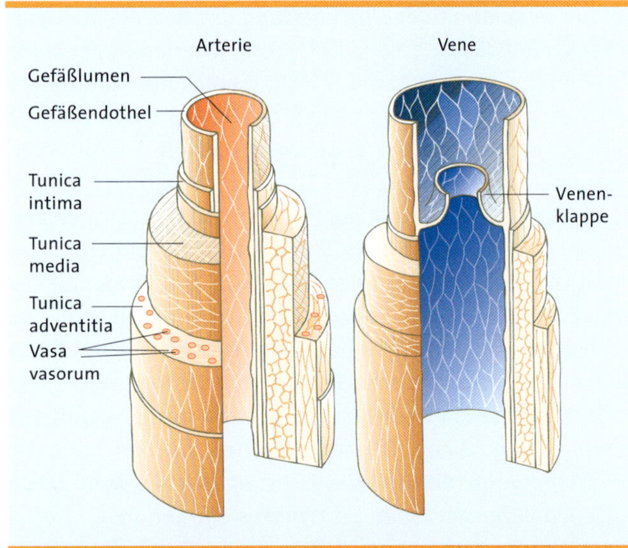

Abb. 10 ▶ Schematische Darstellung von Arterie und Vene

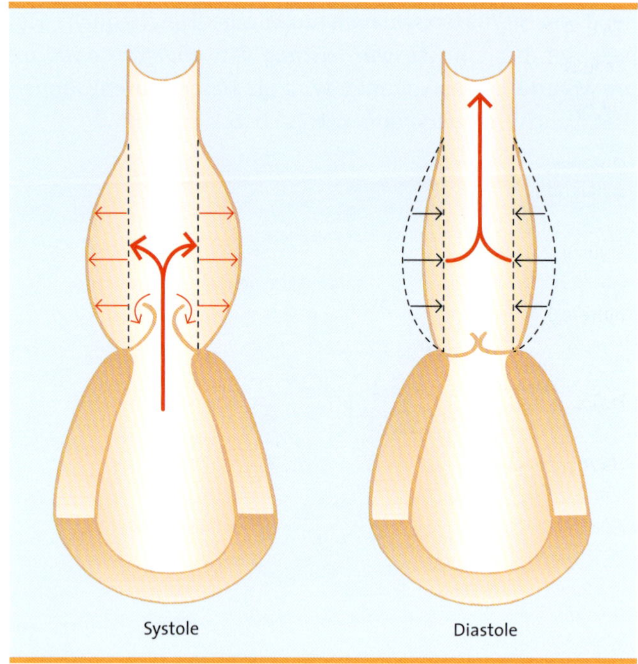

Abb. 11 ▶ Schematische Darstellung der Windkesselfunktion

Die »Pumpe« des venösen Körperkreislaufs ist im Wesentlichen die sogenannte ***Muskelpumpe,*** bei der die ***Venen während*** der ***Kontraktion benachbarter Muskelgruppen zusammengedrückt*** werden. Das Blut fließt durch die Muskelpumpe in Richtung rechtes Herz. Die Venenklappen verhindern den Rückfluss (das »Zurücksacken«) des venösen Blutes in der Erschlaffungsphase der Skelettmuskulatur.

Der ***zweite Mechanismus*** ist dem eben beschriebenen sehr ähnlich, obwohl hier nicht Muskelkontraktionen den auslösenden Faktor bilden, sondern die ***Pulsation von Arterien, die*** den ***Venen anliegen*** (i. d. R. liegen zwei Venen neben einer Arterie). Darüber hinaus ist in Brustkorbnähe eine Sogwirkung durch die Füllung der rechten Kammer sowie durch die Atmung vorhanden.

Hohe Drücke beim venösen Blutdruck und hohe Fließgeschwindigkeiten sind aufgrund der beschriebenen Mechanismen nicht möglich. Dies führt dazu, dass sich ***in*** den ***Venen und Venolen über 85 % des Blutvolumens*** sammeln, weshalb diese Gefäße auch als ***Kapazitätsgefäße*** bezeichnet werden. Diese Erkenntnis macht man sich übrigens ***bei*** der Anwendung der ***Schocklage zunutze***, ***bei der*** das ***Blut aus*** dem ***Blutreservoir (Beinvenen)*** des Körpers ***in Richtung rechtes Herz fließen soll***, um dann dem Kreislauf zur Verfügung zu stehen.

Zwischen dem arteriellen und dem venösen Teil des Kreislaufs befindet sich das ***Haargefäßsystem*** (Kapillaren). Es handelt sich hierbei um ein im gesamten Körper ***ausge-***

Tab. 4 ▶ Die wichtigsten Arterien

Bezeichnung	Fachbegriff	Lage im Körper	Wichtig für ...
Halsschlagader	Arteria carotis	Hals, links und rechts vom Kehlkopf	Pulskontrolle bei bewusstlosen Patienten
Oberarmschlagader	Arteria brachialis	Innenseite des linken und rechten Oberarms	Pulskontrolle bei Säuglingen, Abdrücken bei arteriellen Blutungen am Arm
Speichenschlagader	Arteria radialis	Daumenseite des Handgelenks, Innenseite des Unterarms	Pulskontrolle
hintere Schienbeinschlagader	Arteria tibialis posterior	Innenseite des rechten und linken Sprunggelenks, neben bzw. unterhalb des Knöchels	Pulskontrolle
Fußrückenarterie	Arteria dorsalis pedis	auf dem Fußrücken (Spann)	Pulskontrolle
Hauptschlagader	Aorta	Mittelfellraum des Brustkorbs, entspringt der linken Herzkammer	(größte Arterie im Körper)
Bauchschlagader	Aorta abdominalis	Weiterlauf der Aorta im Bauchraum	(versorgt die Organe des Bauchraums und die unteren Extremitäten)
Leistenschlagader/ Beckenschlagader	Arteria femoralis	Leiste bzw. Becken	Pulskontrolle (Leiste)

Tab. 5 ▶ Die wichtigsten Venen

Bezeichnung	Fachbegriff	Lage im Körper	Wichtig für ...
obere Hohlvene	Vena cava superior	Mittelfellraum des Brustkorbs, Mündung in den rechten Vorhof	(größte Vene im Körper, Endpunkt zentraler Venenkatheter)
untere Hohlvene	Vena cava inferior	Bauchraum und Mittelfellraum des Brustkorbs, Mündung in den rechten Vorhof	(größte Vene im Körper)
innere Drosselvene	Vena jugularis interna	Hals, links und rechts vom Kehlkopf	Punktionsort für zentrale Venenkatheter
äußere Drosselvene	Vena jugularis externa	seitlich am Hals, evtl. sichtbar hervortretend	Punktionsort für zentrale und periphere Venenkatheter
Schlüsselbeinvene	Vena subclavia	unterhalb des Schlüsselbeins	Punktionsort für zentrale Venenkatheter
Handrückenvene/Unterarmvene	Vena basilica	Ellenbeuge, Handrücken	Punktionsort für zentrale und periphere Venenkatheter

dehntes Netz mikroskopisch feiner Gefäße, das in Geweben mit hohem Sauerstoffbedarf (Muskeln, Gehirn, Niere) besonders ausgeprägt ist. Gewebe mit geringer Stoffwechselaktivität (Sehnen) weisen jedoch nur ein dünnes Kapillarnetz auf. Einige Gewebe werden gar nicht über das Kapillarsystem ver- bzw. entsorgt, sondern mittels Diffusion (Knorpel, Oberhaut, Augenlinse).

Um den Stoffaustausch zwischen Kapillaren und umliegendem Gewebe zu ermöglichen, ist ein sehr langsamer Blutstrom und ein weitverzweigtes, feines Netz vorteilhaft. Ein Beleg für die den Stoffwechsel ermöglichende Funktion der Kapillaren ist die Tatsache, dass sie im Körper den größten Gesamtquerschnitt bilden, also die größte Oberfläche und somit die größte Austauschfläche besitzen.

Um den ***Stoffaustausch*** zu ***ermöglichen***, unterscheidet sich der Aufbau der Kapillaren deutlich von dem der bereits beschriebenen Gefäße. Die ***Wände der Kapillaren*** bestehen ***ausschließlich aus*** der ***inneren Gefäßschicht***, dem Endothel. Diese Wand ist sehr durchlässig und somit für fast alle Stoffe passierbar. Sie bildet eine selektiv durchlässige (semipermeable) Membran, die nur von Blutkörperchen und Plasmaeiweißen nicht durchdrungen werden kann. Der ***Austausch*** der Teilchen im Kapillarsystem geschieht im Wesentlichen ***durch Diffusion und Osmose***.

4.3.3 Kreislauf

Das ***sauerstoffarme Blut*** aus der oberen und unteren Hohlvene ***sammelt sich im rechten Vorhof. Während der Füllungsphase*** des Herzens fließt das sauerstoffarme Blut teils durch einen Sog (ca. 80 % Anteil), der durch die sich vergrößernde rechte Herzkammer ausgelöst wird, teils durch Kontraktion der Vorhofmuskulatur (ca. 20 % Anteil) über die geöffnete Segelklappe ***in*** die ***rechte Herzkammer***. Während die ***Kammermuskulatur kontrahiert***, wird der ***Druck innerhalb*** der Kammer ***größer***, sodass sich zunächst die ***Segelklappe schließt*** und sich nach weiterem Druckaufbau die ***Taschenklappe öffnet***. Das sauerstoffarme ***Blut wird*** in den Stamm der ***Lungenarterie*** (Truncus pulmonalis) ***gepresst*** und von dort in die rechte und linke Lungenarterie (Arteria pulmonalis) weitergepumpt.

Innerhalb der Lunge zweigen sich die Lungenarterien in ein immer feineres Netz von Arterien (Schlagadern) auf und münden schließlich in das Kapillarsystem der Lungenkapillaren. An den Lungenkapillaren findet der ***Gasaustausch*** statt, die sogenannte äußere Atmung (VGL. KAP. 4.4). Das ***sauerstoffgesättigte Blut sammelt sich in*** den ***Lungenvenen*** (Pulmonalvenen)***, die in*** den ***linken Vorhof*** des Herzens ***münden***. In diesem sammelt sich das sauerstoffreiche Blut, das durch den bereits für die rechte Herzkammer beschriebenen Mechanismus über die geöffnete Segelklappe in die linke Kammer gelangt.

Während der ***Austreibungsphase*** des Herzens (Kontraktion der Kammermuskulatur) schließt sich zuerst die Segelklappe, dann öffnet die Taschenklappe den ***Weg in*** die ***Aorta***. Die Aorta geht nach einem kurzen aufsteigenden Teil (Aorta ascendens) in den Aortenbogen (Arcus aortae) über, von dem verschiedene große Schlagadern (Arterien) abgehen. An den Aortenbogen schließt sich der absteigende Teil der Aorta an, der als Bauchaorta (Aorta abdominalis) im Bauchraum weiterverläuft.

Alle aus den verschiedenen Abschnitten der Aorta entspringenden Arterien gehen in ein im Körper weitverzweigtes Netz kleinerer Schlagadern über, die sich zu immer feineren Schlagäderchen (Arteriolen) aufzweigen und ***schließlich in*** das ***Kapillarsystem*** münden. Hier finden wiederum ein ***Gasaustausch und*** ein ***Austausch von Stoffwechselprodukten*** statt.

In erster Linie ***gibt hier das Blut Sauerstoff und Glukose an*** die ***Gewebe ab und nimmt*** von dort ***Kohlendioxid und Stoffwechselendprodukte auf.*** Diesen Austausch von Sauerstoff und Kohlendioxid bezeichnet man als innere Atmung. Den Austausch von Stoffen bezeichnet man als Stoffwechsel.

Das in diesem Teil des Kreislaufs nur sehr langsam und nahezu drucklos fließende ***Blut sammelt sich***, nachdem es die Kapillargefäße passiert hat, ***in kleinen Blutadern*** (Venolen)***, die zu*** größeren ***Blutadern*** (Venen) ***zusammenfließen***. Das Blut der Venen sammelt sich entweder in der ***oberen Hohlvene*** (Vena cava superior), wenn es aus der oberen Körperhälfte oberhalb des Zwerchfells und aus den Armen stammt, oder in der ***unteren Hohlvene*** (Vena cava inferior), sofern es aus der unteren Körperhälfte und aus den Beinen stammt. ***Obere und untere Hohlvene münden in*** den ***rechten Vorhof*** des Herzens, sodass der Kreislauf sich hier schließt. Das nährstoffreiche venöse Blut des Verdauungstrakts fließt zunächst über die Pfortader in die Leber und erst danach in die untere Hohlvene (VGL. KAP. 4.5.1.7).

Man bezeichnet den Abschnitt zwischen rechter Kammer und linkem Vorhof als ***kleinen oder Lungenkreislauf***, den Abschnitt zwischen linker Kammer und rechtem Vorhof als ***großen*** oder auch als ***Körperkreislauf***.

▶ Blutdruckregulation

Von den ca. 80 ml ***Blut***, die ***aus der linken Kammer*** ausgestoßen werden, ***gelangt etwa die Hälfte direkt in weiterführende Arterien***, die ***übrige Blutmenge wird*** durch Dehnung der Aorta ***zunächst kurz*** dort ***gespeichert*** (Windkesselfunktion) und während der Diastole in das arterielle System abgegeben. Somit wird ein nahezu kontinuierlicher Blutstrom im arteriellen Teil des Kreislaufs gewährleistet.

Der arterielle Blutdruck ist in der linken Kammer und in der Aorta am höchsten und nimmt mit kleiner werdendem Gefäßquerschnitt zunehmend ab. Der Blutdruck in den Kapillaren ist mit ca. 10 mmHg deutlich herabgesetzt. Auch

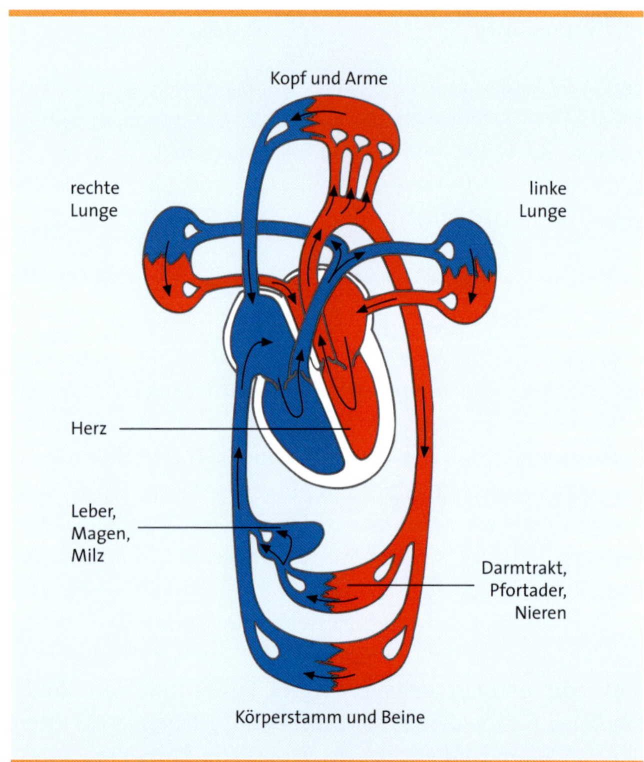

ABB. 12 ▶ Schematische Darstellung des Blutkreislaufs

Tab. 6 ▶ Herzfrequenz und Blutdruckwerte bei steigendem Lebensalter (mittlere Ruhewerte)

Altersstufe	**Herzfrequenz/min**	**Blutdruck systolisch/diastolisch (mmHg)**
Neugeborene (< 28 Tage)	125–160	60/40–70/50
Säuglinge (1 Monat–1 Jahr)	115–140	80/60–90/70
Kleinkinder (1–5 Jahre)	95–120	90/60–105/70
Schulkinder (6–13 Jahre)	85–100	95/60–120/75
Jugendliche (14–18 Jahre)	65–80	120/70–130/85
Erwachsene (> 18 Jahre)	60–80	120/70–140/90

in den venösen Gefäßabschnitten und im Lungenkreislauf finden wir keine Blutdrücke, die größer als 25 mmHg sind. Dementsprechend wird die ***linke Herzkammer*** mit ihrem angeschlossenen arteriellen Gefäßsystem als ***Hochdrucksystem,*** die ***kleinen Arterien und Arteriolen*** als ***Verteilungssystem*** und die ***übrigen Gefäßabschnitte als Niederdrucksystem*** bezeichnet.

Die ***Organdurchblutung*** wird über zwei eng miteinander verbundene Regelsysteme gesteuert. Eine ***systemische Blutdruckregulation verhindert*** dabei ***zu hohe bzw. zu niedrige Drücke*** im gesamten Hochdrucksystem. Hierzu wird der Druck über Druckrezeptoren (Pressorezeptoren) im Aortenbogen und in der Aufgabelung der Halsschlagader (Sinus caroticus) ermittelt und an das Kreislaufzentrum im verlängerten Mark (Medulla oblongata) weitergeleitet. Das ***Kreislaufzentrum kann*** nun ***über*** das ***vegetative Nervensystem Einfluss auf*** die ***Herzleistung*** (Frequenz, Erregungsgeschwindigkeit, Schlagkraft), aber auch auf das ***arterielle Gefäßsystem nehmen***. So ist eine Engstellung oder Weitstellung der entfernten (peripheren) Arterien und Arteriolen durch Verkürzen oder Entspannen der glatten Muskulatur (Tunica media) möglich. Die Folge wäre eine Vasokonstriktion mit Steigerung des Widerstands in den Gefäßen, d.h. des peripheren Widerstands, oder eine Vasodilatation mit einer Widerstandsverringerung. Der ***gesteigerte Widerstand*** in der Peripherie bewirkt einen ***größeren Druckaufbau im Gefäßsystem, weil das Herz gegen diesen Widerstand »anpumpen« muss*** (hoher Blutdruck). Ist der ***Widerstand gering, wird ein kleinerer Druck aufgebaut*** (niedriger bzw. normaler Blutdruck).

Neben den beschriebenen Mechanismen ist die ***zirkulierende Blutmenge*** eine weitere entscheidende ***Einflussgröße für*** den ***Blutdruck***. Auf sie kann durch einen veränderten venösen Rückstrom (85 % des Blutes befinden sich in den Venen!), aber auch durch den Wasseranteil des Plasmas Einfluss genommen werden. Die Organdurchblutung wird auch durch die Organe selbst beeinflusst, indem durch einen komplizierten Mechanismus das Lumen der das Organ versorgenden Arteriolen verändert wird. Es handelt sich also um einen lokalen Einfluss auf die Durchblutung, je nach Stoffwechsellage des betreffenden Organs.

All diese Mechanismen wirken mit den oben beschriebenen systemischen Mechanismen ***zusammen*** und lassen sich nur schwer voneinander abgrenzen. Wird beispielsweise die Skelettmuskulatur stark beansprucht, so hat dies eine Weitstellung der Arteriolen der entsprechenden Muskeln zur Folge (lokale Regulation), aber auch eine Steigerung der Herzleistung sowie eine Verringerung der Durchblutung anderer Organe, zum Beispiel des Verdauungstrakts, durch Vasokonstriktion.

4.4 Atmungssystem

Der menschliche ***Körper*** ist zur Aufrechterhaltung seiner Funktionen ***auf*** die ***ständige Versorgung mit Sauerstoff sowie*** auf ***den Abtransport und*** die ***Ausscheidung von nicht verwertbaren Stoffwechselendprodukten angewiesen***. Das Organsystem der Atmung übernimmt dabei die lebenswichtige Aufnahme von Sauerstoff (O_2) und die Abgabe von Kohlendioxid (CO_2). Grundsätzlich unterscheidet man zwei Formen der Atmung:

- ***äußere Atmung***: Aufnahme von Sauerstoff in die Lunge und Abgabe von Kohlendioxid aus dem Blut,
- ***innere Atmung***: Aufnahme von Sauerstoff durch die Zellen aus dem Blut und Abgabe von Kohlendioxid aus den Zellen an das Blut.

4.4.1 Anatomie der Atmung

An der Atmung sind verschiedene Strukturen beteiligt. Zu den ***oberen Atemwegen*** gehören die Nase, der Nasen-Rachen-Raum und der Mund-Rachen-Raum. Zu den ***unteren Atemwegen*** gehören der Kehlkopf, die Luftröhre, die Bronchien und die Lunge.

▶ Nase / Mund

Der ***Atemweg beginnt im Nasenraum***, wo bereits verschiedene Aufgaben erfüllt werden. Dazu zählen die ***Anwärmung, Reinigung und Anfeuchtung***, aber auch die ***chemische Überprüfung*** der Einatemluft (Geruchssinn). Die Nase (Nasus) ist dazu mit einer gut durchbluteten Schleimhaut ausgekleidet und mit Geruchsrezeptoren ausgestattet. Außerdem verfügt sie über feine Haare, die Staubteilchen abfangen können. Auch über den Mund (Os) kann eine Atmung erfolgen, allerdings wird davon normalerweise nur Gebrauch gemacht, wenn die Passage durch die Nase nicht möglich ist, zum Beispiel bei Schnupfen oder bei körperlicher Anstrengung mit erhöhtem Sauerstoffbedarf. Der ***Mundraum hat überwiegend*** eine rein ***weiterleitende Funktion***.

▶ Rachen

Im Rachen (Pharynx) wird die ***Atemluft weitergeleitet***. Luftweg und Speiseweg kreuzen sich hier. Dies macht komplexe Muskelbewegungen beim Schlucken notwendig, durch die ein »Verschlucken« verhindert wird – ein lebenswichtiger Reflex. Als obere Atemwege bezeichnet man den Bereich von der Nase bis zum unteren Teil des Rachens. Mit dem Kehlkopfdeckel beginnen die unteren Atemwege.

▶ Kehlkopf mit Kehldeckel

Der Kehlkopf (Larynx) besteht aus verschiedenen Knorpeln, die durch elastische Bänder und Gelenke miteinander verbunden sind. Dadurch ist er flexibel genug, um sich zum Beispiel beim Schlucken nach oben und wieder nach unten zu bewegen. Zwei Hauptfunktionen werden durch den ***Kehlkopf*** erfüllt:

Zum einen legt sich beim Schluckvorgang der Kehldeckel (Epiglottis) wie eine schützende Hand auf den Kehlkopfeingang und ***verhindert das Eindringen von Nahrung oder anderer Fremdkörper*** in die unteren Atemwege. Auch beim Husten wird die Stimmritze geschlossen, und der Druck in den Atemwegen steigt an. Durch plötzliches Öffnen der Stimmritze strömt die Luft mit hoher Geschwindigkeit (bis zu 120 m/sec) heraus und reißt dabei eventuelle Fremdkörper mit nach außen.

Zum anderen ist der Kehlkopf das Hauptorgan der Stimmbildung. Zwei Stimmbänder beginnen durch den Luftstrom zu schwingen, und es entstehen Töne. Den Ort der Stimmbildung bezeichnet man auch als Glottis.

▶ Luftröhre

An den unteren Kehlkopfteil schließt sich die beim Erwachsenen 10–12 cm lange, bindegewebige ***Luftröhre*** (Trachea) an, die durch 16–20 hufeisenförmige Knorpelspangen offen gehalten wird. Die »offene« Seite der Knorpelspangen befindet sich an der Hinterwand der Luftröhre und ist durch eine feine Membran verschlossen. Die Knorpelspangen gewährleisten das Offenhalten der Luftröhre bei der wechselnden Ein- und Ausatmung. Je nach Kopfhaltung kann die Luftröhre aufgrund ihrer Elastizität bis zu vier Zentimeter gedehnt

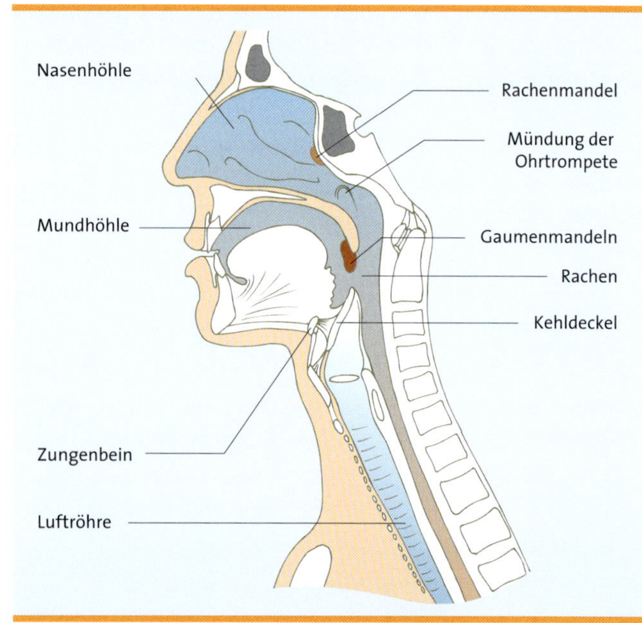

Abb. 13 ▶ Schnitt durch die oberen Atemwege

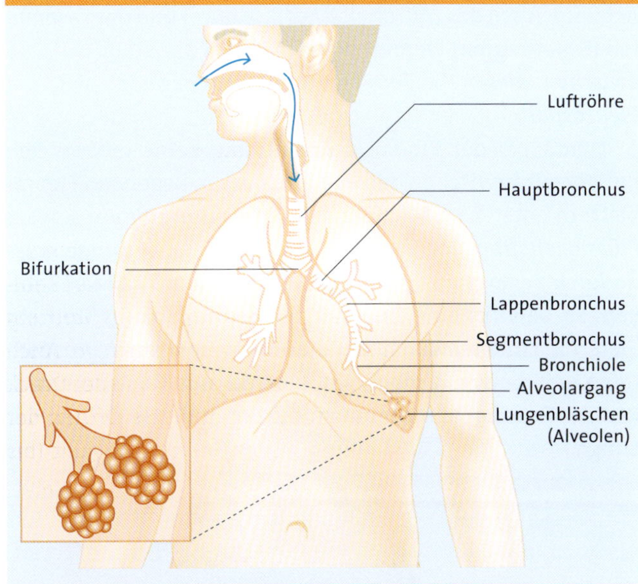

Abb. 14 ▶ Aufbau des Bronchialbaumes

werden. Innen ist sie von einer Schleimhaut mit Flimmerepithel ausgekleidet. Hierbei handelt es sich um Deckgewebe (Epithelgewebe, vgl. Kap. 4.1.2.1), das auf seiner Oberseite mit feinen Flimmerhärchen ausgestattet ist. Durch den Flimmerschlag dieses Epithels werden ***kleine Fremdpartikel*** (z.B. Staubteilchen) ***in Richtung Rachen und Mund transportiert***, um von dort ausgehustet, ausgespuckt oder auch heruntergeschluckt zu werden.

▶ Hauptbronchien

Die ***Luftröhre teilt sich*** an der sogenannten Bifurkation ***in Höhe des fünften Brustwirbels in*** den ***rechten und linken Hauptluftröhrenast*** (Hauptbronchus). Beim Erwachsenen ist der linke Hauptbronchus weniger steil, etwas länger und auch etwas enger als der rechte Hauptbronchus. Daher dringen ***Fremdkörper eher in*** den steileren r***echten Hauptbronchus*** ein. So kann bei einer zu tiefen endobronchialen Intubation der Tubus versehentlich v.a. in den rechten Hauptbronchus geschoben und nur diese Lungenhälfte beatmet werden.

Im ***weiteren Verlauf verkleinert sich*** der ***Durchmesser der*** folgenden ***Luftröhrenäste*** (Bronchien). Diese werden nicht mehr durch Knorpelspangen, sondern nur noch von Knorpelplatten offen gehalten. Danach gelangt die Luft in die ***kleinsten Anteile*** des Gas leitenden Systems, in die ***Luftröhrenzweige*** (Bronchiolen), die noch weiter verästelt sind und nur noch einen Innendurchmesser von weniger als einen Millimeter haben. Sie bestehen hauptsächlich aus glatten Muskelfaserzügen, durch die der Luftstrom in der Lunge geregelt wird. Der ***gesamte Raum***, den die Luft bei ihrem Weg ***von der Nase bis zu den kleinsten Verzweigungen*** passiert, wird als ***anatomischer »Totraum«*** bezeichnet, da hier ***kein Gasaustausch stattfindet***. Bei einem Erwachsenen entspricht dieser anatomische Totraum etwa 150 ml Luft (2 ml/kg KG). Bei einer sehr flachen Atmung kann es durchaus sein, dass nur Luft im Totraum bewegt wird, es aber zu keinem Gasaustausch kommt, der Patient also keinen Sauerstoff aufnimmt.

▶ Lungenbläschen

Die ***Bronchiolen verzweigen sich*** noch einmal und gehen in das sogenannte Gas austauschende System, die Gesamtheit der ***Lungenbläschen*** (Alveolen), über. Die Lungenbläschen sind an ihrer Außenseite engmaschig von einem Haargefäßnetz (Kapillaren) umsponnen. Sie bestehen aus bindegewebigen Aussackungen, die traubenförmig angeordnet sind. Die Gesamtoberfläche der Alveolen wird auf ungefähr 100–200 m² geschätzt, ihre Anzahl auf 300–750 Millionen. Die 100 m² Lungenoberfläche werden täglich von 7000–8000 l Blut umspült. ***An*** den ***Alveolen findet der eigentliche Gasaustausch statt***, d.h.,

- ***Sauerstoff diffundiert*** aus der Einatemluft durch die Alveolarwände und die Kapillarwände ***in das Blut*** und
- ***Kohlendioxid diffundiert*** auf umgekehrtem Wege ***aus dem Blut*** in die Lunge,

um dann wieder abgeatmet zu werden. Damit die Alveolen nicht miteinander verkleben bzw. kollabieren, sind sie mit einer körpereigenen Flüssigkeit, dem Surfactant, ausgekleidet, durch das die Oberflächenspannung herabgesetzt wird.

▶ Lunge

Die ***Lunge*** (Pulmo) ***besteht aus zwei Lungenflügeln, die*** über die Aufteilung der Trachea an der Bifurkation ***in Verbindung stehen***. Nach außen werden sie durch die Rippen des Brustkorbs und nach unten durch das Zwerchfell begrenzt. Ihre ***Spitzen ragen nach oben geringfügig über das Schlüsselbein***

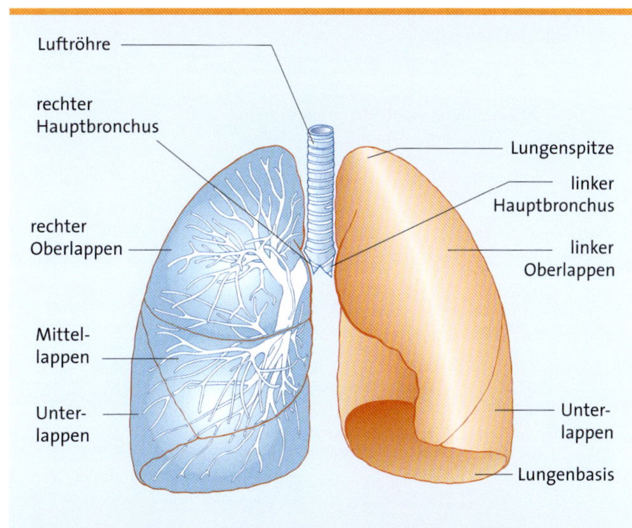

Abb. 15 ▶ Anatomie der unteren Atemwege (Lunge)

hinaus. Hier ist die Lunge auch relativ schlecht geschützt, und Verletzungen in diesem Bereich können leicht zu einem Pneumothorax (Eindringen von Luft in den Pleuraspalt, s. u.) führen. Auf der rechten Seite besteht die Lunge aus drei, auf der linken Seite aus zwei Lungenlappen, da das Herz mit zwei Dritteln seiner Größe in die linke Brustkorbseite hineinragt und einen entsprechenden Raum beansprucht. Die Lungenlappen teilen sich in Lungensegmente auf.

▶ Brustfell / Pleuraspalt

Beide ***Lungenflügel*** sind ***überzogen von*** einer hauchdünnen Hülle, dem ***Brustfell*** (Pleura), das ***entsprechend*** seiner ***Lage*** auf der Lunge ***als Lungenfell*** (Pleura visceralis) und an der inneren Brustwand als ***Rippenfell*** (Pleura parietalis) ***bezeichnet*** wird. Auch das Mittelfell (Mediastinum) und das Zwerchfell (Diaphragma) werden von der Pleura parietalis bedeckt. ***Zwischen diesen*** beiden Pleurablättern befindet sich der ***Pleuraspalt***.

Damit bei der Ein- und Ausatmung keine großen Reibungskräfte zwischen den eng aneinander liegenden Pleurablättern entstehen, befindet sich ***im Pleuraspalt*** ein seröser ***Flüssigkeitsfilm***, der ein Gleiten ermöglicht. Die ***Lunge muss dadurch*** zwangsläufig den ***Bewegungen des Brustkorbs folgen***. So bewirkt eine Erweiterung des Brustkorbs und ein Tiefertreten des Zwerchfells die Einatmung durch Ausdehnung der Lunge. Umgekehrt bewirkt das Zusammensinken des Brustkorbs die Ausatmung durch Verkleinerung der Lunge.

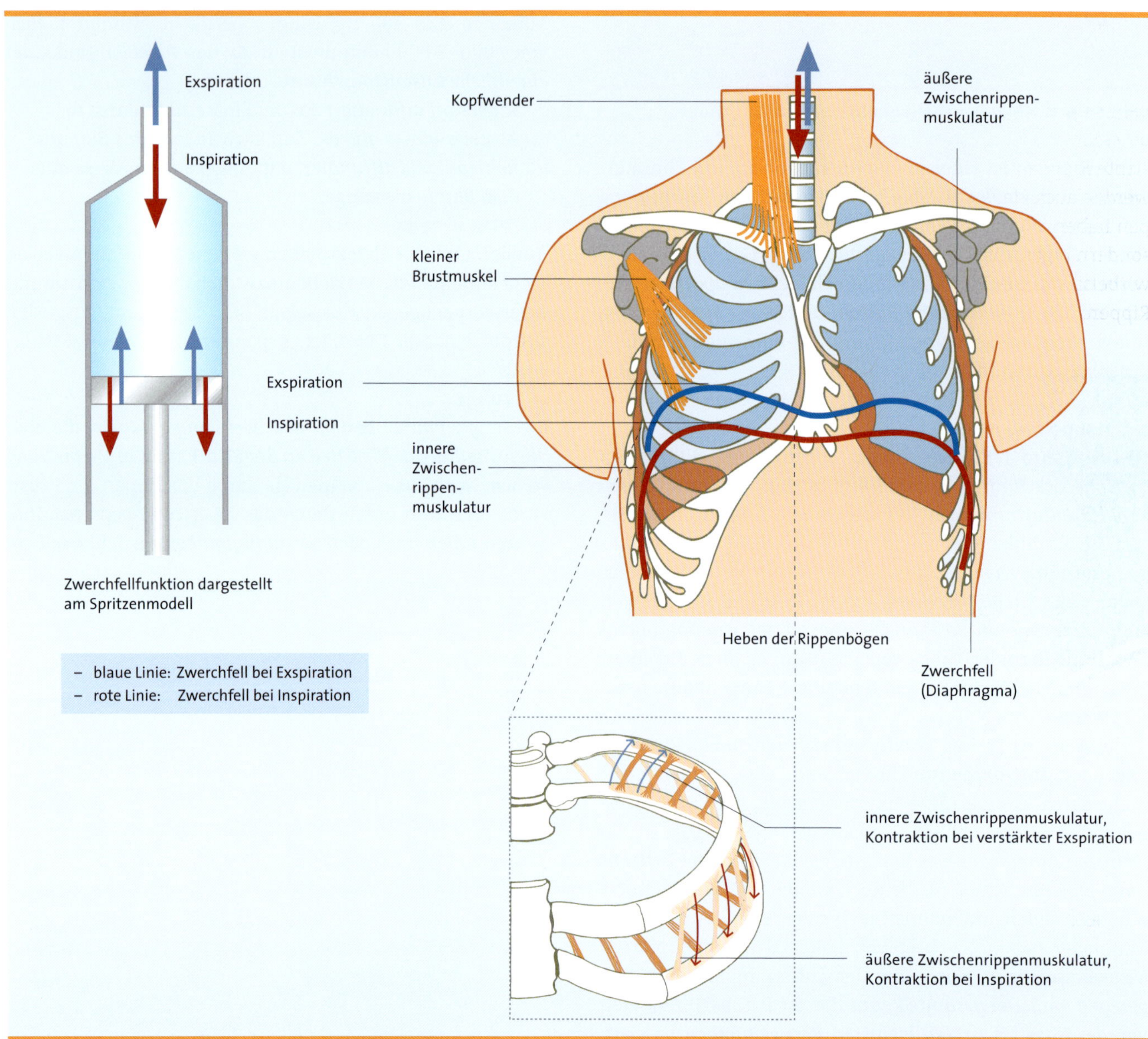

Abb. 16 ▶ Atemmuskulatur und Zwerchfellfunktion

Im Pleuraspalt herrscht ein ***Unterdruck***, der die beiden Pleurablätter zusammenhält – ein ähnliches Prinzip wie bei zwei Glasscheiben, die man mit etwas Wasser aneinander haften lassen kann. ***Wird*** der ***Unterdruck*** durch eine Verletzung der Lunge ***aufgehoben***, gelangt Luft zwischen die Pleurablätter und die ***Lunge fällt in sich zusammen*** (kollabiert). Diesen Zustand nennt man ***Pneumothorax***.

▶ Brustkorb

Nach außen ist das »Organsystem Atmung« durch den knöchernen Brustkorb (Thorax) begrenzt. Er besteht aus dem Brustbein (Sternum), den zwölf Rippenpaaren und der Brustwirbelsäule. Durch diese Knochen erhält der Brustkorb seine Form. Hinten (dorsal) sind die ***Rippen gelenkig mit der Brustwirbelsäule verbunden, sodass*** ein ***Heben der Rippen zu einer Vergrößerung und ein Senken der Rippen zu einer Verkleinerung des Brustkorbs führt***. Von den zwölf Rippenpaaren verfügen nur die ersten sieben über eine direkte Rippen-Knorpel-Brustbein-Verbindung, sie werden als »echte« Rippen bezeichnet. Die nächsten drei Rippenpaare sind über die siebte Rippe nur indirekt mit dem Brustbein verbunden, sie werden auch »falsche« Rippen genannt. Die letzten zwei Rippen haben überhaupt keine Verbindung mit dem Brustbein, sondern ragen zum Schutz der Nieren seitlich von der Brustwirbelsäule in den Brustkorb. Man nennt sie auch »kurze« Rippen.

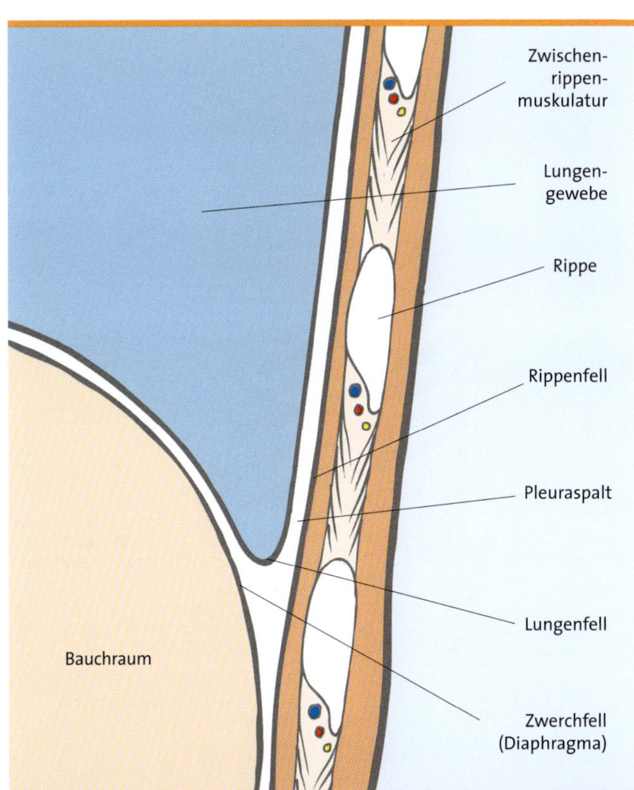

Abb. 17 ▶ Aufbau des Brustkorbs

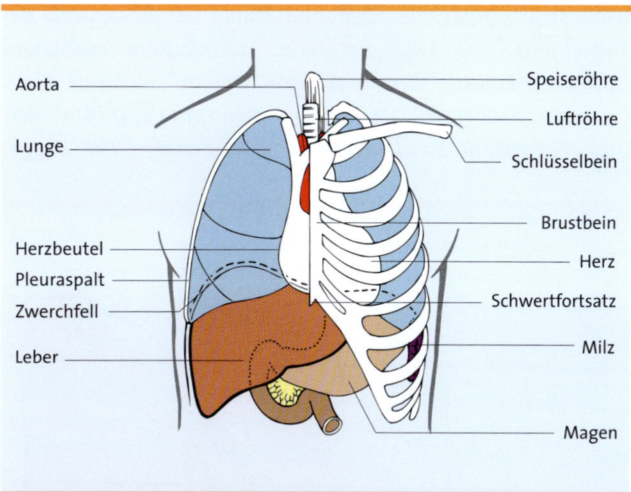

Abb. 18 ▶ Lagebeziehungen der Organe des Brustraums und des Oberbauchs

Je älter der Mensch wird, ***desto unelastischer*** wird ***sein Brustkorb***, was durch Veränderungen der Knochen und Knorpel erklärt werden kann.

▶ Atemmuskulatur

Das ***Zwerchfell*** ist der ***wichtigste Atemmuskel.*** Es besteht aus einer gewölbten Muskel-Sehnen-Platte und trennt den Brustkorb von der Bauchhöhle. In entspanntem Zustand zeigt die Kuppel des Zwerchfells in Richtung Brustkorb. Die ***Lungenflügel liegen mit ihrer Basis dem Zwerchfell an*** (Pleuraspalt), ***sodass beim Zusammenziehen*** (Kontraktion) ***des Zwerchfells die Lungen nach unten gezogen werden*** und durch die damit verbundene Brustkorberweiterung eine Einatmung stattfinden kann.

Neben dem Zwerchfell sind auch verschiedene ***Muskelgruppen*** an der Atmung beteiligt: zum einen die zwischen den Rippen befindliche, ***äußere und innere Zwischenrippenmuskulatur*** und zum anderen die sogenannte ***Atemhilfsmuskulatur***. Sie wird immer dann in Anspruch genommen, wenn besonders tief oder schnell geatmet werden muss oder Atemnot besteht.

Zur Atemhilfsmuskulatur zählen Teile der Brustmuskulatur, der Schultergürtelmuskulatur und der Kopf- und Halsmuskulatur. Durch Aufstützen der Arme in sitzender Position kann sie aktiviert werden.

4.4.2 Physiologie der Atmung

▶ Ein- und Ausatmung

Damit eine Atmung stattfinden kann, muss die Atemmuskulatur zusammenspielen: Das ***Zwerchfell zieht sich zusammen und senkt sich*** dabei ***ab***. ***Wegen der Haftungskräfte*** (Adhäsion) des Lungenfells und des daraus resultierenden

Unterdrucks ***folgt die*** elastische ***Lunge der Bewegung des Zwerchfells***. Zusätzlich vergrößert die äußere Zwischenrippenmuskulatur den Brustkorb, v.a. in seitlicher Richtung und nach vorn. Der ***Lungeninnenraum vergrößert sich***, und ***es entsteht*** ein ***Unterdruck – sauerstoffreiche Umgebungsluft strömt ein***. Die ***Einatmung*** (Inspiration) ist also ein aktiver Vorgang, bei dem ***Muskelarbeit geleistet*** werden muss. ***Bei*** der folgenden ***Ausatmung*** (Exspiration) ***erschlafft*** das ***Zwerchfell***, und die ***Lunge zieht sich*** aufgrund ihrer elastischen Rückstellkräfte wieder ***zusammen.*** Durch den dabei

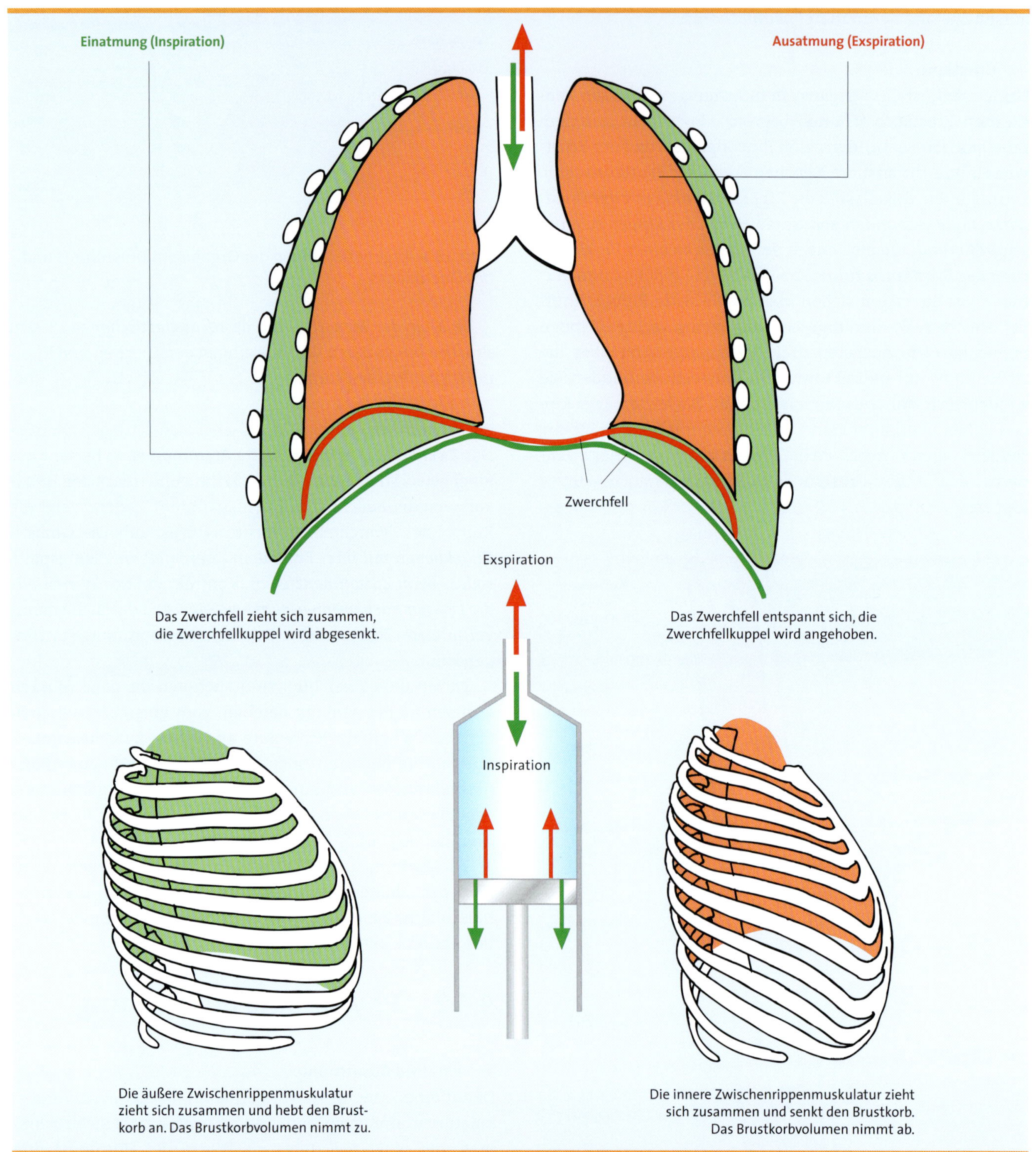

Abb. 19 ▶ Ein- und Ausatmung

entstehenden Überdruck wird die nach dem Gasaustausch ***kohlendioxidreiche Luft ohne*** aktive ***Muskelarbeit wieder nach außen*** abgegeben. Zu einem geringen Teil ist auch die innere Zwischenrippenmuskulatur an der Ausatmung beteiligt. Bei Atemnot oder körperlicher Anstrengung kann die ansonsten passive Ausatmung durch den Einsatz der Atemhilfsmuskulatur wesentlich verstärkt werden.

▶ Gasaustausch

Der ***Gasaustausch*** mit der Umgebungsluft ***findet in*** den ***Alveolen*** statt. Sie sind der ***Ort der äußeren Atmung***. Um diesen Gasaustausch zu verstehen, ist es erforderlich, die Zusammensetzung der Umgebungsluft genauer zu betrachten.

Luft ist ein Gemisch aus verschiedenen Gasen. Jedes dieser Gase übt in dem Luftgemisch einen Teildruck (Partialdruck) aus, der seinem Anteil am Gesamtvolumen, d.h. seiner Konzentration, entspricht. Für unsere Betrachtung des Gasaustauschs sind nur der Sauerstoff und das Kohlendioxid von Bedeutung. Die anderen Gase sind nicht am Stoffwechsel beteiligt. Die ***treibenden Faktoren des Gasaustauschs bei der äußeren Atmung*** sind die Konzentrationsunterschiede, also ***die unterschiedlichen Teildrücke der einzelnen Gase in der Einatemluft und im Blut***. Dieses ***gilt genauso für*** die ***innere Atmung***. ***Dort*** bestehen ***Konzentrationsunterschiede zwischen*** den ***Gasen im Blut und in*** den ***Körperzellen***. Der nach der Inspiration in der Lunge befindliche Sauerstoff diffundiert durch die Alveolar- und Kapillarmembranen in das Blut, genauer gesagt in die roten Blutkörperchen (Erythrozyten), um dort an den roten Blutfarbstoff, das Hämoglobin, gebunden und durch den Blutkreislauf im gesamten Körper verteilt zu werden. Hämoglobin ist ein Eiweißmolekül, das aus vier Untereinheiten aufgebaut ist und über vier Eisenatome verfügt. An diese Eisenatome können sich vier Sauerstoffmoleküle binden. Kohlendioxid wird zu einem nur geringen Anteil physikalisch gelöst transportiert (wie Kohlendioxid im Mineralwasser). Das meiste Kohlendioxid wird chemisch in Bikarbonat (HCO_3^-) umgewandelt und in dieser Form im Blutplasma transportiert.

Die Konzentration von Sauerstoff in den die Lungenbläschen umspannenden Kapillaren ist niedriger, die Konzentration von Kohlendioxid höher als in der Luft der Umgebungsatmosphäre. Dadurch ***entsteht*** ein ***Konzentrationsgefälle***, und es ***kommt zur Diffusion von Sauerstoff in das Blut und von Kohlendioxid in die Lunge***. Dieser Vorgang geschieht in sehr kurzer Zeit von nur 0,2–0,3 Sekunden. Der nach dem Gasaustausch gemessene Anteil von Sauerstoff in der Ausatemluft ist zu nur 4% geringer als der in der Einatemluft, und der Anteil von Kohlendioxid ist nur um ca. 4% gestiegen.

Tab. 7 ▶ Zusammensetzung von Ein- und Ausatemluft

Einatemluft	Gas	Ausatemluft
21 %	Sauerstoff (O_2)	17 %
0,04 %	Kohlendioxid (CO_2)	4,04 %
78 %	Stickstoff (N_2)	78 %
0,96 %	Edelgase	0,96 %

Tab. 8 ▶ Auswirkungen mangelnden Sauerstoffgehalts der Einatemluft

keine Beeinträchtigung der Atmung	> 17 %
Ermüdungserscheinungen	13–17 %
Atemnot	10–13 %
Bewusstlosigkeit	8–10 %
Tod	< 8 %

▶ Atemregulation

Je nach Erfordernis muss sich die ***Atmung der aktuellen Situation anpassen*** können, d.h. zum Beispiel bei körperlicher Betätigung des Menschen mehr Sauerstoff in den Körper befördern, aber v.a. auch mehr Kohlendioxid nach außen abgeben. Auch bei akuten Erkrankungen wie bei einem Asthmaanfall kann eine verstärkte Atmung notwendig werden. Damit diese Veränderungen bei der Atmung möglich sind, bedarf es einer ständigen Kontrolle verschiedener Parameter, mit deren Hilfe dann im sogenannten Atemzentrum, der Steuerzentrale der Atmung im verlängerten Mark (Medulla oblongata), die Atemfrequenz, das Atemzugvolumen und der Atemrhythmus angepasst werden können. Von hier aus wird die gesamte Atemmuskulatur gesteuert. Man unterscheidet zwischen ***drei Formen der Atmungsbeeinflussung***.

Veränderungen in der Lungenausdehnung bei der Ein- bzw. Ausatmung führen zu Impulsen des Hauptnervs des Parasympathikus (Nervus vagus) an das Atemzentrum. Schon allein dadurch wird bei einer zunehmenden Dehnung der Lunge bei der Einatmung das Atemzugvolumen begrenzt. Man bezeichnet diesen Mechanismus als ***mechanisch-reflektorische Begrenzung des Atemzugvolumens***. Dazu befinden sich in der Lunge Dehnungsrezeptoren (Lungendehnungsreflex nach Hering-Breuer).

Auch ***willentlich*** kann die Atmung beeinflusst werden. Man kann die ***Luft anhalten oder bewusst schneller oder tiefer atmen***. Diese Beeinflussung wird durch die Großhirnrinde möglich gemacht, die Nervenimpulse an das Atemzentrum aussendet.

Den weitaus ***wichtigsten Einfluss auf die Atmung hat die Messung der Atemgase*** selbst. Durch chemische Messfühler (Chemorezeptoren) werden ständig an wichtigen Stellen des Blutkreislaufs der Kohlendioxidgehalt, der pH-Wert und der Sauerstoffgehalt gemessen. Diese Messstellen befinden sich an der Gabelung der Halsschlagadern (Glomus caroticum) und an der großen Körperschlagader, der Aorta, direkt hinter dem linken Herzen (Glomus aorticum). Damit werden an den wichtigsten Stellen, kurz vor dem Gehirn und zu Beginn des

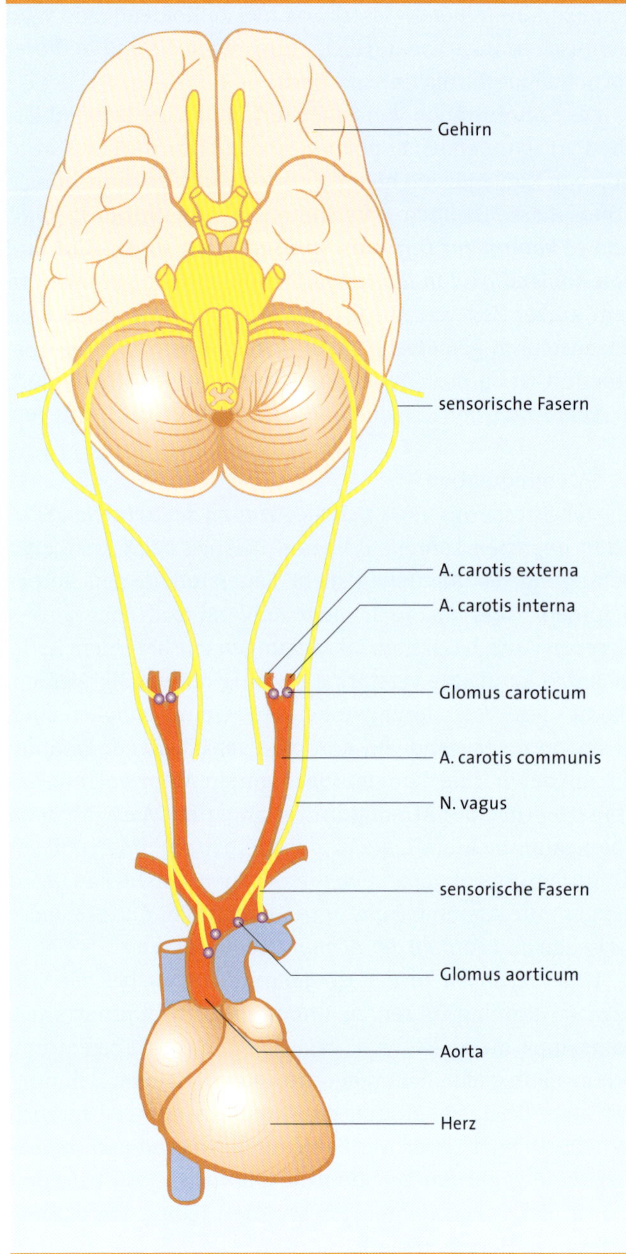

Abb. 20 ▶ Chemorezeptoren

Körperkreislaufs, kontinuierliche Messungen vorgenommen. Eine verstärkte Atemtätigkeit wird ausgelöst durch:

- einen ***erhöhten Kohlendioxidgehalt*** (CO_2-Antwort),
- einen ***absinkenden pH-Wert*** (pH-Antwort),
- einen ***absinkenden Sauerstoffgehalt*** (O_2-Antwort).

Dabei haben Veränderungen des Kohlendioxidgehalts den größten Einfluss auf das Atemzentrum. Ein Anstieg des Kohlendioxidgehalts führt zu einem starken Atemreiz. Der geringste Einfluss geht vom Sauerstoffgehalt des Blutes aus.

Viele ***Schwimmer*** machen sich diese primär auf CO_2 ausgelegte Atemsteuerung zunutze. Vor einem Tauchversuch ***atmen*** sie ***mehrmals tief ein und aus*** (Hyperventilation), um den Kohlendioxidgehalt des Blutes zu senken. Dadurch wird der ***Atemanreiz hinausgezögert***; der Schwimmer kann länger unter Wasser bleiben. Allerdings ist dies nicht ganz ungefährlich. Während wegen des niedrigen Kohlendioxidgehalts kein Atemanreiz mehr erfolgt, wird auf der anderen Seite natürlich trotzdem Sauerstoff verbraucht.

Somit kann es vorkommen, dass schon ein erheblicher Sauerstoffmangel vorherrscht, der Schwimmer aber nichts davon bemerkt. Er kann plötzlich bewusstlos werden und ertrinken (***»Schwimmbad-Blackout«***).

Aber auch ***bei bestimmten Atemwegserkrankungen*** ist die unterschiedliche Stärke des Atemreizes von Bedeutung. Bei Patienten mit chronischen Lungenerkrankungen, zum Beispiel mit chronischer Bronchitis oder Lungenemphysem (s. Kap. 6.2 zu Erkrankungen der Atemwege), hat sich das ***Atemzentrum an die dauerhaft erhöhten CO_2-Werte gewöhnt***. Das heißt, der ***Atemanreiz*** wird nicht mehr primär über den erhöhten Kohlendioxidgehalt des Blutes gesteuert, sondern ***primär über*** den ***Sauerstoffgehalt des Blutes*** (O_2-Triggerung statt CO_2-Triggerung; Trigger: Auslöser). ***Bei*** einem ***Asthmaanfall*** eines solchen Patienten ***könnte*** eine ***hohe Sauerstoffgabe*** also ***dazu führen, dass*** dem Atemzentrum auch der ***letzte Atemreiz fehlt***: Der Patient hört auf zu atmen. ***Trotzdem muss*** einem Asthmapatienten ***Sauerstoff gegeben werden***, bei Blaufärbung der Haut (Zyanose) auch hoch dosiert, da die Zyanose ein Hinweis auf einen Sauerstoffmangel (Hypoxie) ist. Wichtig ist dabei v.a. die ständige genaue Beobachtung des Patienten: Sollte die Atmung des Patienten ungenügend (insuffizient) werden, kann man ihn so durch Atemkommandos zum Atmen auffordern.

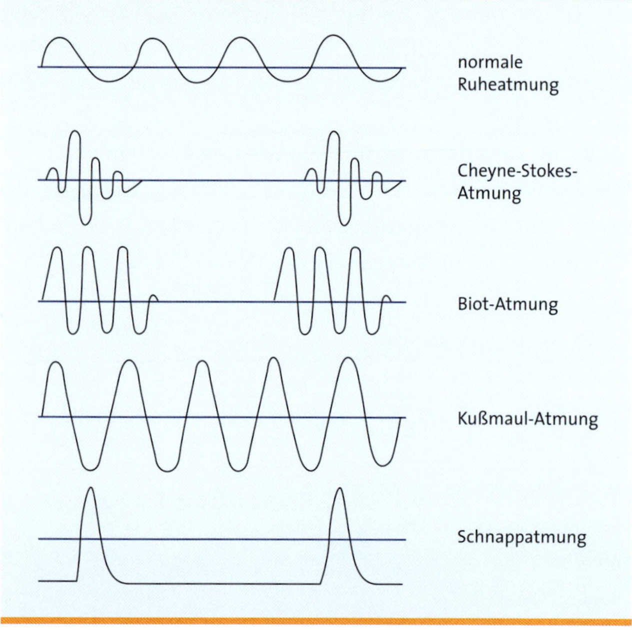

Abb. 21 ▶ Atemtypen

▶ Atemtypen

Drei Parameter können wie erwähnt durch das ***Atemzentrum beeinflusst*** werden:

– die ***Atemfrequenz,***
– das ***Atemzugvolumen,***
– der ***Atemrhythmus.***

Auch bei Krankheiten oder nach Verletzungen der Medulla oblongata bzw. des Gehirns kann es zu Veränderungen der Atmung durch das Atemzentrum kommen. Es ist für das Rettungsdienstpersonal ***von großer Wichtigkeit***, diese ***Veränderungen zu beobachten,*** da auch Rückschlüsse auf den Grund der Veränderungen möglich sind.

Ein häufiger, sogenannter pathologischer (krankhafter) Atemtypus ist die ***Kußmaul-Atmung***. Sie ist charakterisiert durch ***tiefe, langsame und regelmäßige Atemzüge***. Vor allem tritt sie bei einer Übersäuerung des Blutes auf. Der Körper versucht, durch vermehrtes Abatmen von Kohlendioxid den pH-Wert wieder zu normalisieren.

Ein weiterer pathologischer Atemtypus wird als ***Biot-Atmung*** bezeichnet. Diese tritt v.a. bei direkter Schädigung des Atemzentrums auf, zum Beispiel bei Schädel-Hirn-Trauma. Meist ***vier bis fünf tiefe Atemzüge wechseln mit einer Atempause ab***.

Die ***Cheyne-Stokes-Atmung*** erkennt man an einer ***periodischen Zu- und Abnahme des Atemzugvolumens mit periodischen Atempausen***. Verschiedene Ursachen kommen dabei infrage, zum Beispiel Nierenversagen, Schlaganfall oder Vergiftungen. Aber auch im Schlaf eines gesunden Menschen kann sie u.U. beobachtet werden.

Ein Atemtypus, der kurz vor dem Tod (präfinal) gegebenenfalls beobachtet werden kann, ist die sogenannte ***Schnappatmung***. Grund dafür ist ein einsetzender massiver Sauerstoffmangel im Gehirn. Es kommt zu ***langsamen, von größeren Pausen unterbrochenen flachen Atemzügen***, bei denen aber ***kein Gasaustausch*** mehr ***stattfindet***. Die Luft wird nur im Totraum hin- und herbewegt. Dementsprechend kommt die Schnappatmung in der Wirkung einem Atemstillstand (Apnoe) gleich.

▶ Lungenvolumina

Bei jedem ***Atemzug*** werden bei einem Erwachsenen ***in Ruhe*** ca. 500 ml Luft in die Lungen eingeatmet (***Atemzugvolumen***/AZV), und dies 12- bis 14-mal pro Minute (***Atemfrequenz***/AF). Dies entspricht ca. 6,5 l Luft, man spricht dabei auch vom ***Atemminutenvolumen*** (AMV). Bei körperlicher Anstrengung kann dieses Atemminutenvolumen um ein Vielfaches gesteigert werden. Möglich wird das, weil nicht nur die Atemfrequenz, sondern auch das Atemzugvolumen gesteigert werden kann. So ist es möglich, noch zwei bis drei Liter zusätzlich zum normalen Ruheatemzugvolumen einzuatmen. Diese Luftmenge wird als ***inspiratorisches Reserve-***

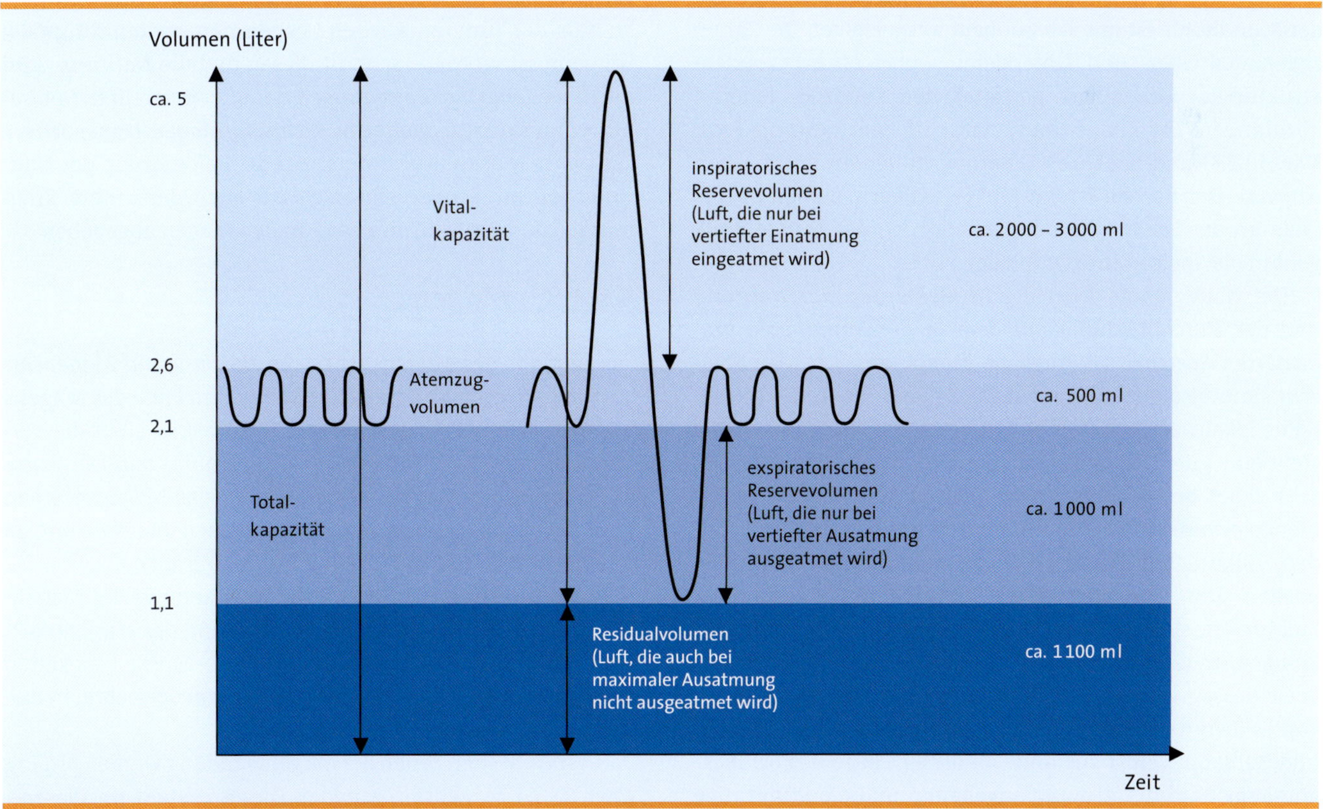

Abb. 22 ▶ Atemvolumina

volumen (IRV) bezeichnet. Auf der anderen Seite ist es aber auch durch verstärkte Ausatmung (zusätzlich zur normalen Ausatmung) möglich, noch bis zu einem Liter Luft auszuatmen. Diese Luftmenge wird als ***exspiratorisches Reservevolumen*** (ERV) bezeichnet. Auch nach stärkster Ausatmung verbleibt immer eine Restmenge Luft in den Lungen, da diese durch den Unterdruck im Pleuraspalt nicht kollabieren können. Diese Menge entspricht ca. einem Liter und wird als ***Residualvolumen*** (RV) bezeichnet.

4.5 Bauchorgane

Berthold Gross

Zu den Bauchorganen zählen neben dem ***Verdauungstrakt*** die ***Milz***, die ***Nebennieren*** und der ***Harntrakt***. Um Symptome oder Schmerzen eines Patienten einem Organ zuordnen zu können, ist es wichtig, die Lage und Funktion der Bauchorgane zu kennen.

4.5.1 Verdauungstrakt

4.5.1.1 *Mundhöhle und Rachen*

Die Mundhöhle stellt den Anfang des Verdauungstrakts dar und mündet in den mittleren Teil des Rachens. Das Innere der Mundhöhle ist mit Schleimhaut ausgekleidet. Die Zähne sitzen auf Ober- und Unterkiefer, wobei eine besondere Struktur der Wurzelhaut gestattet, den Kaudruck federnd abzufangen. Die Zungenmuskulatur ist quer gestreift (vgl. Kap. 4.1.2.3) und hat ihren Ursprung an einem knöchernen Apparat. Der Rachen ist ein Muskelschlauch, dessen oberes Ende an der Schädelbasis aufgehängt ist; das untere Ende geht in die Speiseröhre (Ösophagus) über.

Der Kauvorgang dient der ***Zerkleinerung der Nahrung und*** der ***Durchmischung mit dem in der Mundhöhle produzierten Speichel.*** Die tägliche Menge von ca. 1,5 l Speichel stammt aus insgesamt sechs Drüsen, die in der Mundhöhle lokalisiert sind. Der hypotone Charakter des Speichels stellt eine gute Durchmischung mit der Nahrung sicher. Der Schluckakt besteht aus einem äußerst komplexen Zusammenspiel von mehr als 20 Muskeln. Er wird eingeleitet durch den willkürlichen Transport der zu schluckenden Nahrungsportion. Der Transport erfolgt mithilfe der Zungenmuskulatur. Da sich im Rachen Luftweg und Verdauungstrakt kreuzen, müssen die Atemwege während des Schluckens verschlossen werden. Ein vollständiger Verschluss des Kehlkopfes (Larynx) kommt durch das Anheben von Zungenbein und Kehlkopf selbst zustande. In dieser Phase des Schluckvorgangs wird die Atmung angehalten und die Stimmritze verschlossen. Die zuvor erschlaffte Muskulatur des unteren Rachens zieht sich zusammen, die Nahrung wird in die Speiseröhre gepresst und anschließend von deren Muskulatur weiter in Richtung Magen transportiert. Der Kehlkopf senkt sich, und die Atmung wird wieder aufgenommen.

4.5.1.2 *Speiseröhre*

Die ***Speiseröhre*** (Ösophagus) ist ein etwa 25 cm langer ***Muskelschlauch***, der die Verbindung vom Rachen zum Magen darstellt. Sie ***verläuft hinter*** (dorsal) ***der Luftröhre*** durch den Mittelfellraum (Mediastinalraum). Die Speiseröhre ist anhand je eines Ringmuskels sowohl zum Rachen als auch zum Magen hin verschließbar. Ihr oberes Drittel besteht aus quer gestreifter, die beiden unteren aus glatter Muskulatur. Nachdem die Nahrung vom Zungengrund und der Muskulatur des unteren Rachens gegen den oberen Ringmuskel gepresst wurde, erschlafft dieser, und die ***Nahrung*** wird ***durch wellenartige Bewegungen*** der quer gestreiften Speiseröhrenmuskulatur weiter ***in Richtung Magen transportiert***. Die glatte Muskulatur unterstützt die Beförderung der Nahrungsportion. Schließlich erschlafft auch der untere Ringmuskel, und die Nahrung wird an den Magen abgegeben.

4.5.1.3 *Magen*

Die ***Aufgabe*** des ***Magens*** ist es, die ***Nahrung mit Magensaft*** zu ***durchmischen und*** zu ***desinfizieren.*** Am Ende des Magens befindet sich der Magenpförtner (Pylorus); er stellt die Verbindung zum Zwölffingerdarm (Duodenum) dar. Die glatte Muskulatur des Magens ermöglicht es, das Magenvolumen dem jeweiligen Füllungsstand anzupassen, die Nahrung zu durchmischen und in Richtung Darm zu transportieren. Die Magenentleerung wird durch die Anspannung der Magenmuskulatur bei gleichzeitiger Erschlaffung des Magenpförtners ausgelöst. Die Koordination der Muskeltätigkeiten ermöglicht eine portionsweise Abgabe von Speisebrei in den Darm.

In spezifischen Zellen der Magenwandung werden pro Tag etwa 2–3 l Magensaft gebildet. Dieser besteht im Wesentlichen aus Enzymen, Schleim und Salzsäure. Nach optimaler Salzsäuresekretion wird der pH-Wert des Magensaftes auf ca. 1,0 gesenkt, bevor der Kontakt mit dem alkalischen Speisebrei diesen Wert auf 1,8–4,0 korrigiert. Ein solch saurer Magensaft schafft ideale Bedingungen für die Wirkung der Magenenzyme, trägt zur Zersetzung der Eiweiße bei und wirkt bakterienabtötend.

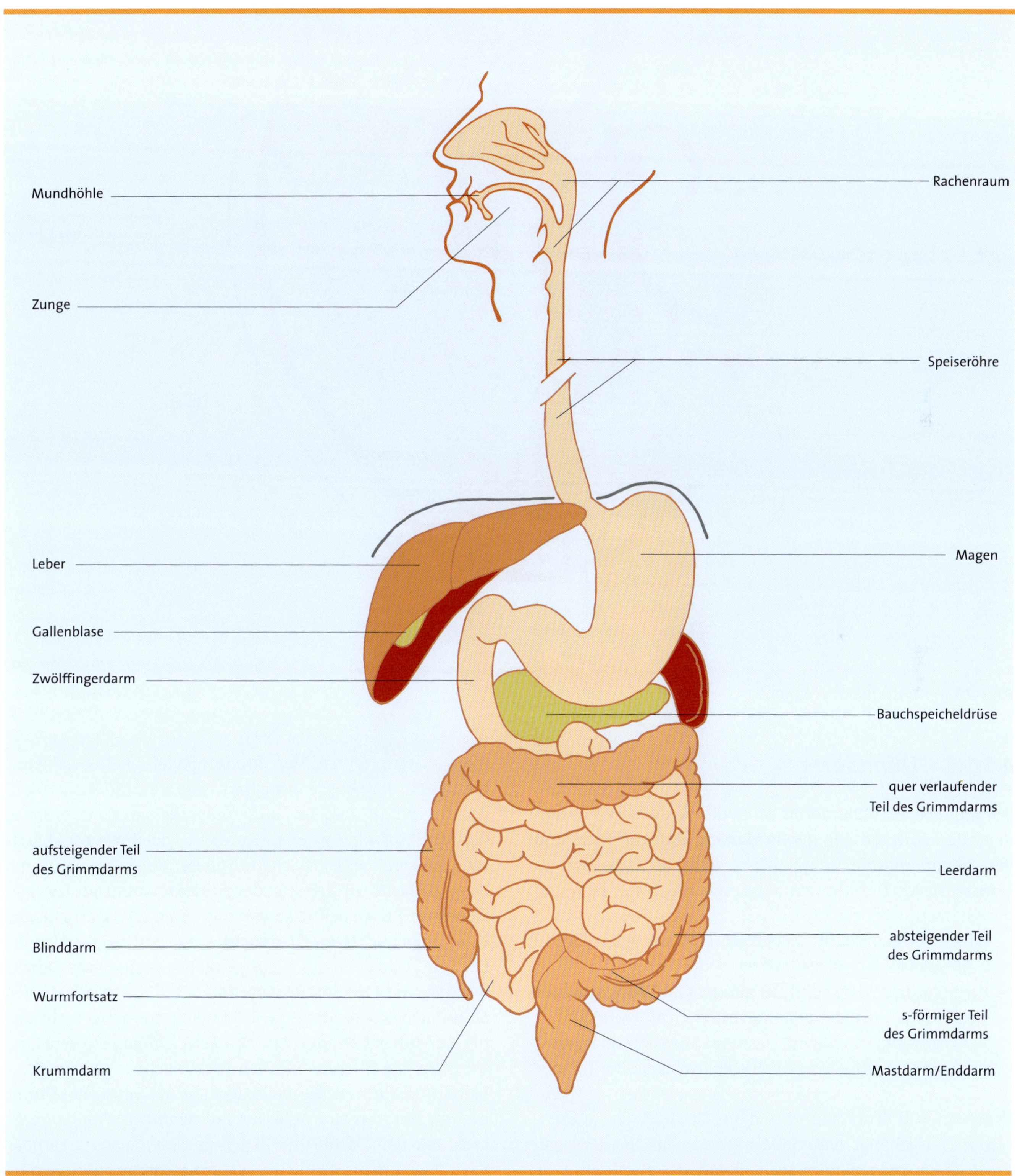

Abb. 23 ▶ Verdauungssystem

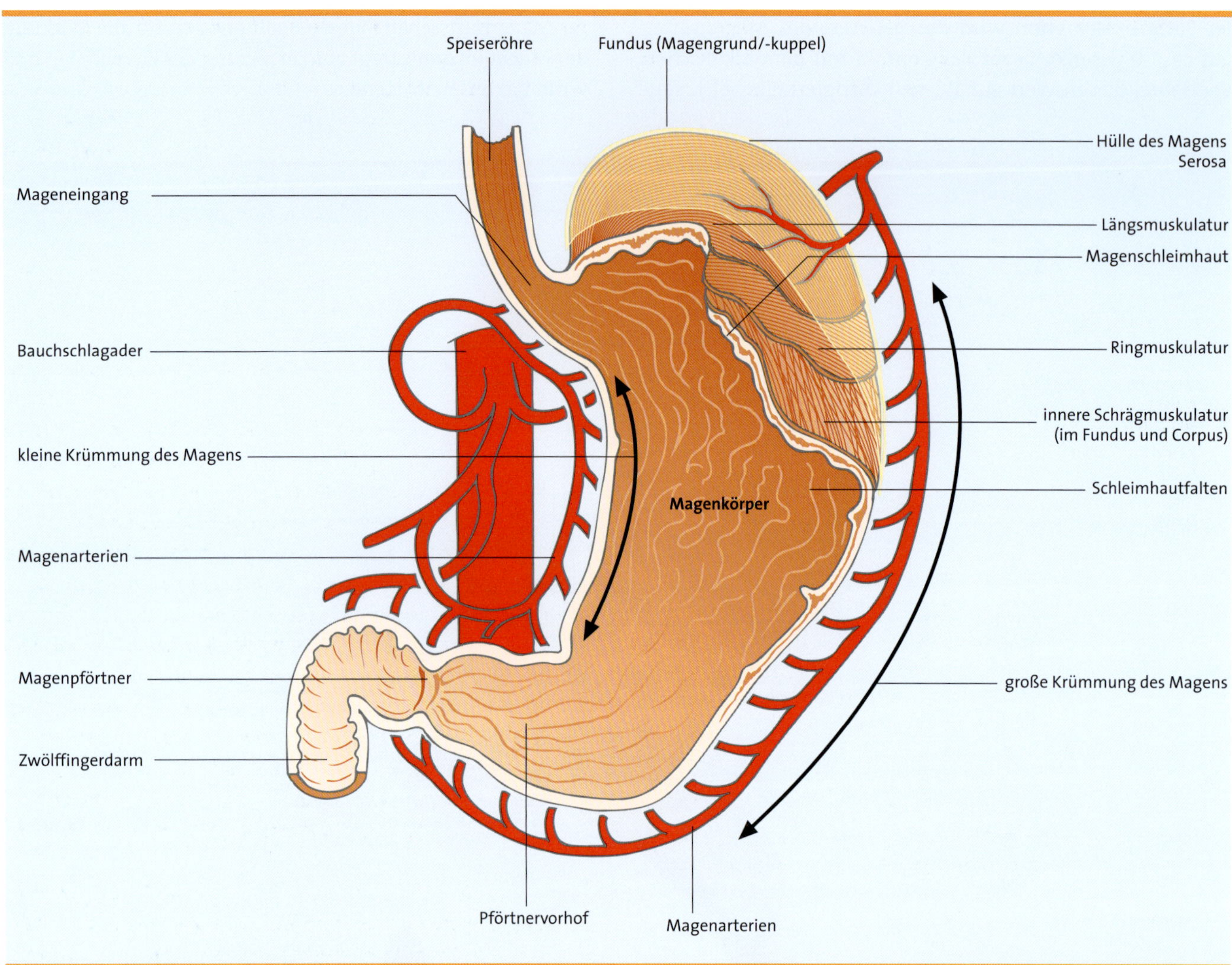

Abb. 24 ▶ Anatomie des Magens

4.5.1.4 *Dünndarm*

Die ***Aufgabe*** des ***Dünndarms*** ist es, die ***Verdauung*** zu ***beenden***, die ***Spaltprodukte der Verdauung aufzunehmen*** und den ***Verdauungsbrei*** (Chymus) in Richtung Dickdarm zu ***transportieren***. Der Dünndarm ist etwa drei Meter lang und besteht aus ...

- dem Zwölffingerdarm (Duodenum), der am Magen beginnt und ca. 20–30 cm lang ist,
- dem Leerdarm (Jejunum), der aus dem Zwölffingerdarm hervorgeht und eine Länge von ca. 1,2 m aufweist, und
- dem Krummdarm (Ileum), der eine Länge von ca. 1,5 m hat und die Verbindung zum Dickdarm darstellt.

Leerdarm und Krummdarm sind am Darmgekröse (Mesenterium) aufgehängt und vielfach gewunden. Das Darmgekröse ist ein gedoppeltes Bauchfellblatt, das gleichzeitig die äußere Darmwand verkörpert. Zwischen den beiden Blättern befinden sich Nerven, Blut- und Lymphgefäße. Eine Schleimhaut stellt die Grenze zum Darminnenraum (Darmlumen) dar; sie verfügt über eine außerordentlich große Oberfläche (> 100 m^2), um eine optimale Aufnahme der Spaltprodukte zu ermöglichen. Die Oberflächenvergrößerung ergibt sich durch eine vielfache Auffaltung der Schleimhaut (Darmzotten), wobei die Falten selbst zum Darmlumen hin abermals aus einer eingebuchteten Oberfläche aufgebaut sind. Unter ihr liegt ein dichtes Netz an Blutgefäßen, das eine gute Durchblutung und eine rasche Aufnahme der Spaltprodukte aus dem Darmlumen durch die Pfortader zur Leber gewährleistet. Außerdem befinden sich hier auch Lymphgefäße, die die Darmlymphe über den großen Brustmilchgang in die Blutbahn zurückführen. Die wellenförmige Bewegung des Dünndarms garantiert eine gute Durchmischung des Verdauungsbreis mit den Darm- und Bauchspeicheldrüsensekreten. Je nach Zusammensetzung der Nahrung passiert der Chymus den Dünndarm im Zeitraum von sechs bis zehn Stunden.

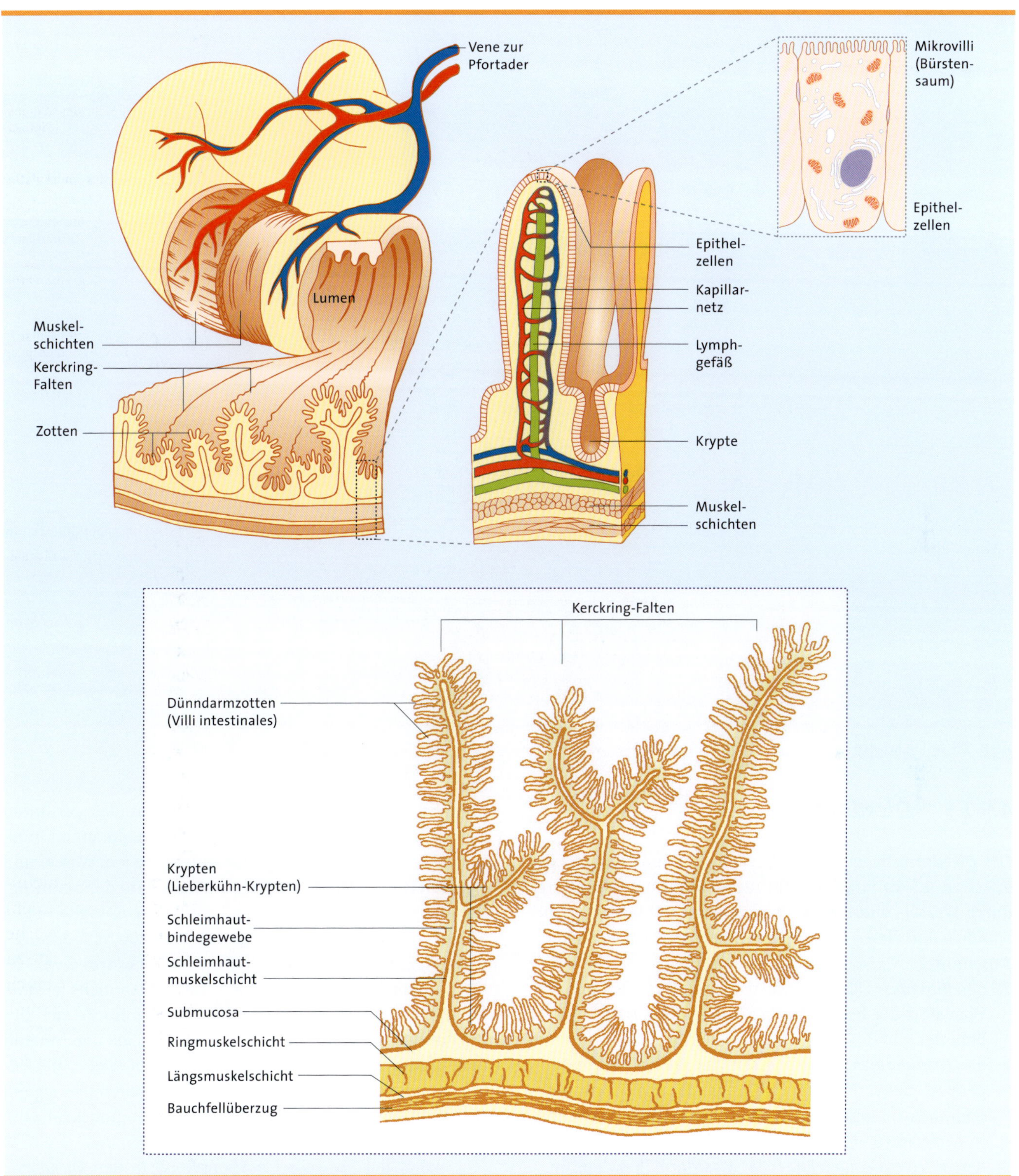

Abb. 25 ▶ Anatomie der Wandstruktur des Dünndarms

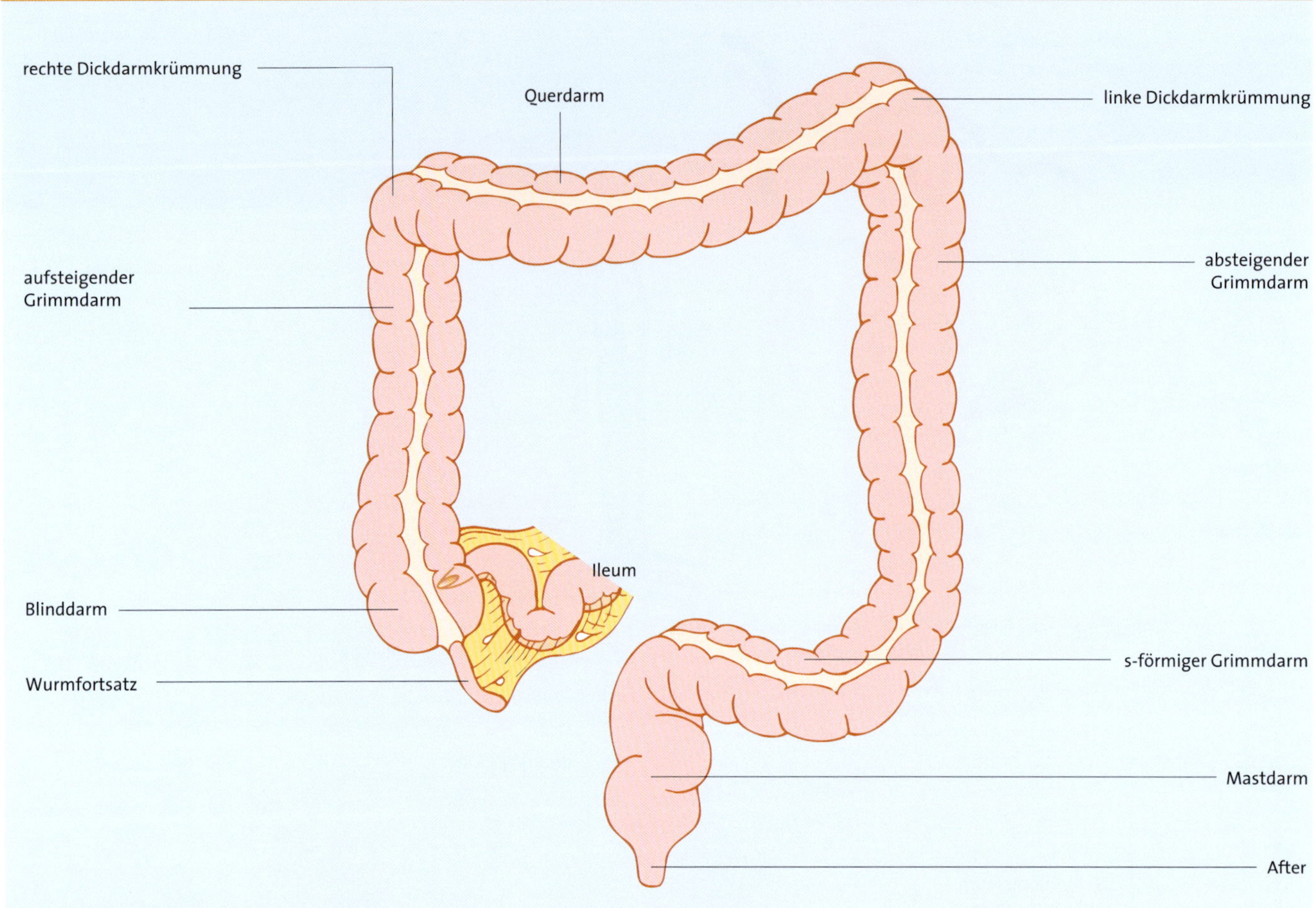

Abb. 26 ▶ Dickdarm

4.5.1.5 *Dickdarm*

Der ***Dickdarm*** bildet den letzten Teil des Verdauungstrakts. Er ist ca. 1,5 m lang und hat die ***Aufgabe***, den ***Speisebrei durch Wasser- und Elektrolytentzug zum Kot (Fäzes) umzuwandeln und diesen zu speichern.*** Er gliedert sich in folgende Abschnitte:

1. den ***Blinddarm*** (Caecum), an dessen unterem Pol sich der Wurmfortsatz des Blinddarms (Appendix vermiformis) befindet;
2. den ***Grimmdarm*** (Kolon), dessen vier Anteile – aufsteigender, quer verlaufender, absteigender und s-förmiger Grimmdarm – eine Gesamtlänge von 1,3 m und eine lichte Weite von 6–8 cm aufweisen;
3. den ca. 20 cm langen ***End-*** oder ***Mastdarm*** (Rektum), an dessen Ende sich der Darmausgang (Anus) befindet.

Da der Dünndarm seitlich versetzt in den aufsteigenden Teil des Dickdarms einmündet, ergibt sich aus dem unteren Anteil der Blinddarm. Am Ende des Dünndarms verhindert eine ventilartige Einstülpung in den Dickdarm ein Zurückdrängen des Speisebreis. Die Schleimhaut des gesamten Dickdarms ist zottenlos und enthält Zellen, die einen Bürstensaum aufweisen, über den die Aufnahme von Wasser und Elektrolyten stattfindet. Auf diese Weise wird der ursprünglich in den Dickdarm gelangte Speisebrei von täglich etwa 500–1 500 ml in eine Kotmenge von 100–200 ml reduziert.

Beim Erwachsenen befinden sich ***im Dickdarm*** etwa 10^{10} bis 10^{12} ***Bakterien*** pro ml Inhalt. Diese sind ***immens wichtig, da sie das Immunsystem vervollkommnen.*** Im Bereich des Darmausgangs finden sich starke Muskeln, die den inneren bzw. äußeren Ringmuskel bilden. Zudem gibt es dort drei Falten, von denen eine den anderen beiden gegenüberliegend angeordnet ist. Sie spielen neben den Ringmuskeln eine wichtige Rolle beim Analverschluss.

Gelangt der Speisebrei portionsweise in den Dickdarm, wird er in Form wellenartiger Bewegungen durchgeknetet, was einen optimalen Wasser- und Elektrolytentzug gestattet. Diese Muskelbewegung verläuft langsam und über kurze Darmwandabschnitte, während zwei- bis dreimal täglich große wellenförmige Bewegungen der Muskulatur dafür sorgen, dass der Kot weiter in Richtung Enddarm gepresst wird. Die Stuhlentleerung bedarf der gut koordinierten Zusammenarbeit einiger Muskelgruppen im Analbereich. Kommt es zur Druckentwicklung in der bauchigen Ausstülpung im Bereich des oberen Enddarms (Ampulle), wird der Stuhldrang ausgelöst, die drei Falten glätten sich, der innere Ringmuskel erschlafft, und der Darm verkürzt sich. Erschlafft dann der willkürlich gesteuerte äußere Ringmuskel und wird die Bauchmuskulatur aktiviert, kommt es zur Darmentleerung.

4.5.1.6 *Bauchspeicheldrüse*

Die ***Bauchspeicheldrüse*** (Pankreas) liegt zentral im Oberbauch und erfüllt wesentliche Verdauungsvorgänge. Sie ***produziert*** die beiden Hormone ***Insulin und Glukagon***, die für die ***Regulierung des Blutzuckerhaushalts unerlässlich*** sind. ***Glukagon*** sorgt für eine Anhebung des Blutzuckerspiegels, indem es die ***Leber dazu bringt, die Speicherform des Traubenzuckers*** (Glykogen) ***erneut in Glukose umzuwandeln und an das Blut abzugeben. Insulin*** fungiert als Gegenspieler. Dieses Hormon ***veranlasst bei Blutzuckeranstieg, dass Glukose vermehrt***, zum Beispiel in den Muskelzellen oder Leberzellen, ***aufgenommen werden kann.*** Auf diese Weise sinkt der Blutzuckerspiegel wieder auf den normalen Wert.

Neben den Blutzucker regulierenden Aufgaben sondert die Bauchspeicheldrüse wichtige Verdauungsenzyme und Puffersubstanzen in den Darm ab. Die Enzyme wiederum sind notwendig, um die verschiedenartigen Nährstoffe in ihre Bestandteile zerlegen zu können. Bei der Puffersubstanz handelt es sich um Hydrogenkarbonat, das den sauren Speisebrei, der den Magen verlässt, zu neutralisieren vermag. So wird ein Milieu geschaffen, in dem die Enzyme optimal wirken können. Die Bauchspeicheldrüse ist etwa 15–22 cm lang, hat ein Gewicht von ca. 100 g und reicht von der Schleife des Zwölffingerdarms bis zur Milz. Das Innere des Pankreas ist auf seiner gesamten Länge von einem Ausführungsgang (Ductus pancreaticus) durchzogen; er mündet bei ca. 60 % aller Menschen neben, bei den übrigen gemeinsam mit dem Gallengang in den Zwölffingerdarm. Die Enzyme der Bauchspeicheldrüse sind für die Verdauung sämtlicher Nährstoffarten im Darm unverzichtbar.

4.5.1.7 *Leber*

Die ***Leber*** (Hepar) liegt im rechten Oberbauch und ist ähnlich wie die Bauchspeicheldrüse eine Drüse, die ihr Sekret sowohl nach außen als auch ins Blut abgibt. Sie wiegt etwa 1,5 kg. Im Zusammenhang mit der Verdauung sind die ***Speicherung***

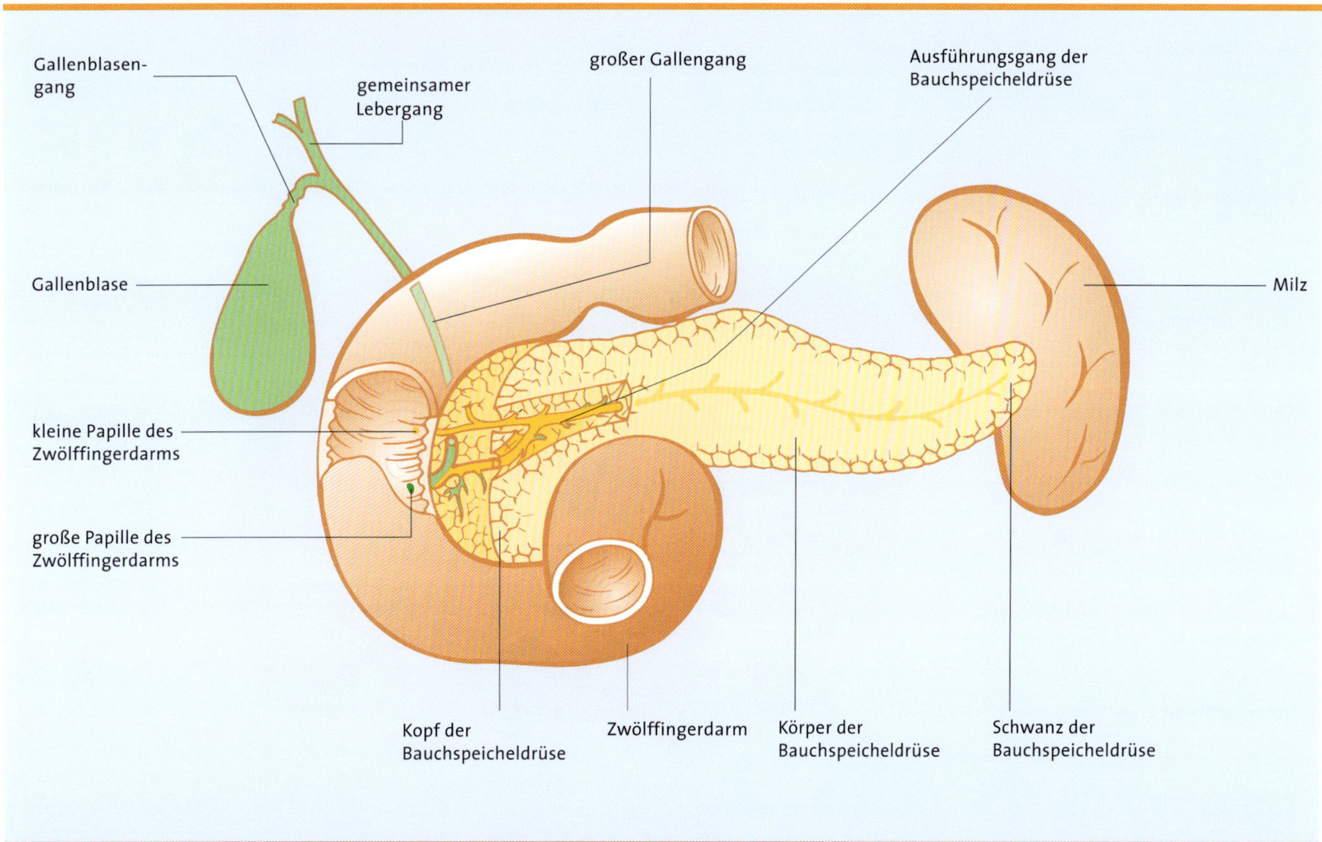

Abb. 27 ▶ Anatomie von Zwölffingerdarm, Bauchspeicheldrüse und Milz

bzw. Freisetzung von Nährstoffen sowie die Produktion und Abgabe von Galle die Hauptaufgaben der Leber.

Die Leber ist mit verschiedenen Blutgefäßsystemen verbunden. Während die Leberarterie sauerstoffreiches Blut zur Leber führt, enthält die Pfortader sauerstoffarmes, aber nährstoffreiches Blut aus den Verdauungsorganen. Bei den Nährstoffen handelt es sich um Abbauprodukte aus dem Kohlenhydrat-, Fett- und Eiweißstoffwechsel. ***Werden Zucker in*** der ***Leber umgewandelt und eingelagert*** – wie bei Traubenzucker, der in ein Stärkemolekül (Glykogenmolekül) umgeformt und gelagert wird – spricht man von der ***Glykogenese***. Sie wird durch die vermehrte Insulinsekretion aus der Bauchspeicheldrüse ins Blut gefördert und ***trägt zur Regelung des Blutzuckerspiegels bei***. Der ***umgekehrte Ablauf***, also

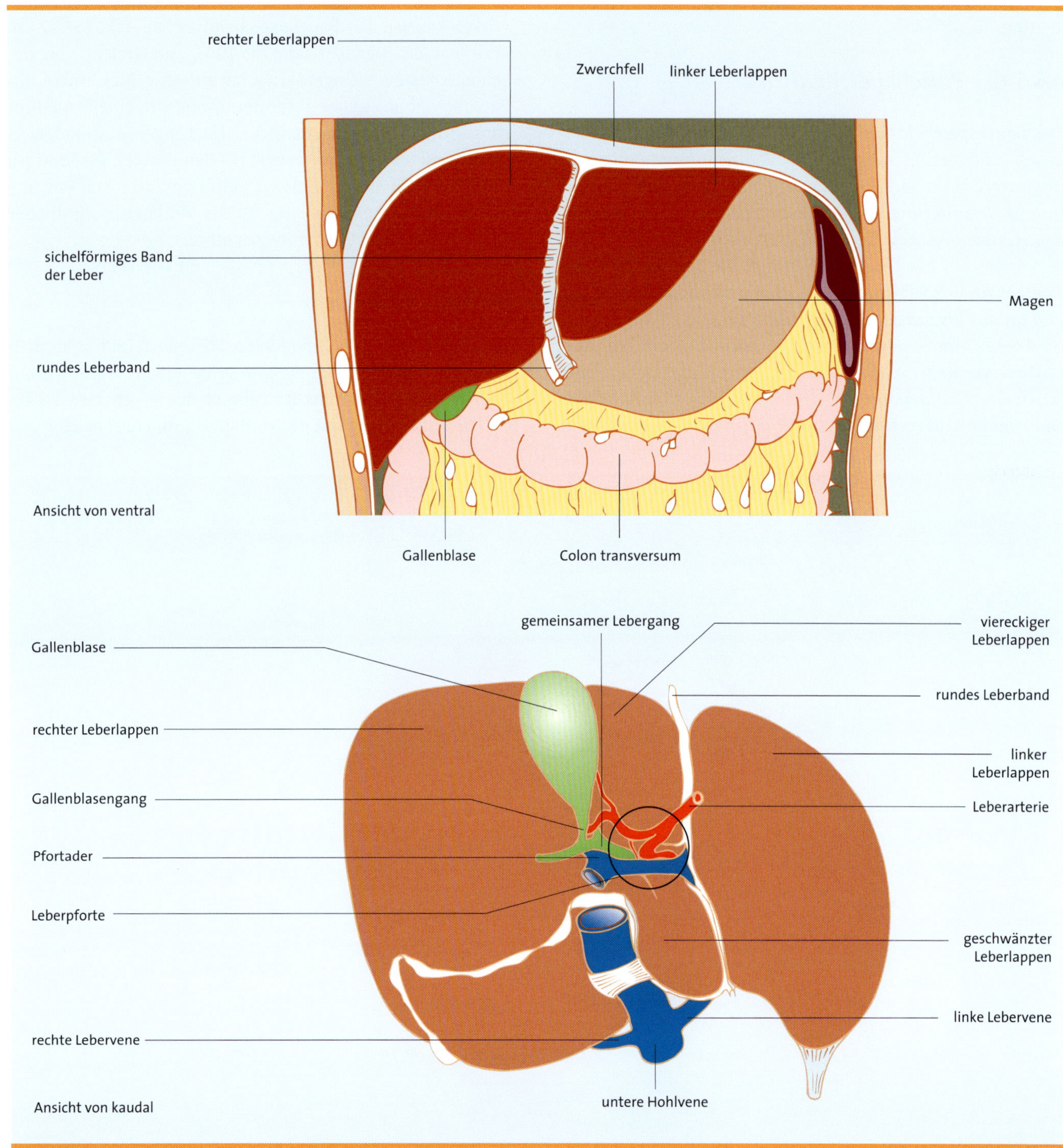

Abb. 28 ▶ Die Leber von vorne (oben) und von hinten (unten)

die Umwandlung von Stärke und die darauffolgende Freisetzung von Traubenzucker, heißt ***Glykogenolyse***. Sie wird ***durch Adrenalin und*** durch das Bauchspeicheldrüsenhormon ***Glukagon vermittelt***.

Die zweite verdauungsspezifische Aufgabe der Leber ist die ***Produktion und Abgabe der Galle, die für*** die ***Aufspaltung der Fette unverzichtbar*** ist. Täglich werden etwa 700–1000 ml dieser Substanz über kleine Kanälchen aus der Leber abgegeben und über Gallenweg und Gallengang in den Zwölffingerdarm abgegeben. Die Abgabe der Galle in den Darminnenraum geschieht nur nach der Nahrungsaufnahme. Liegen dazwischen längere Zeiträume, verschließt sich ein entsprechender Ringmuskel; das Sekret kann nicht mehr ins Darmlumen ablaufen, und die Gallenblase wird mit

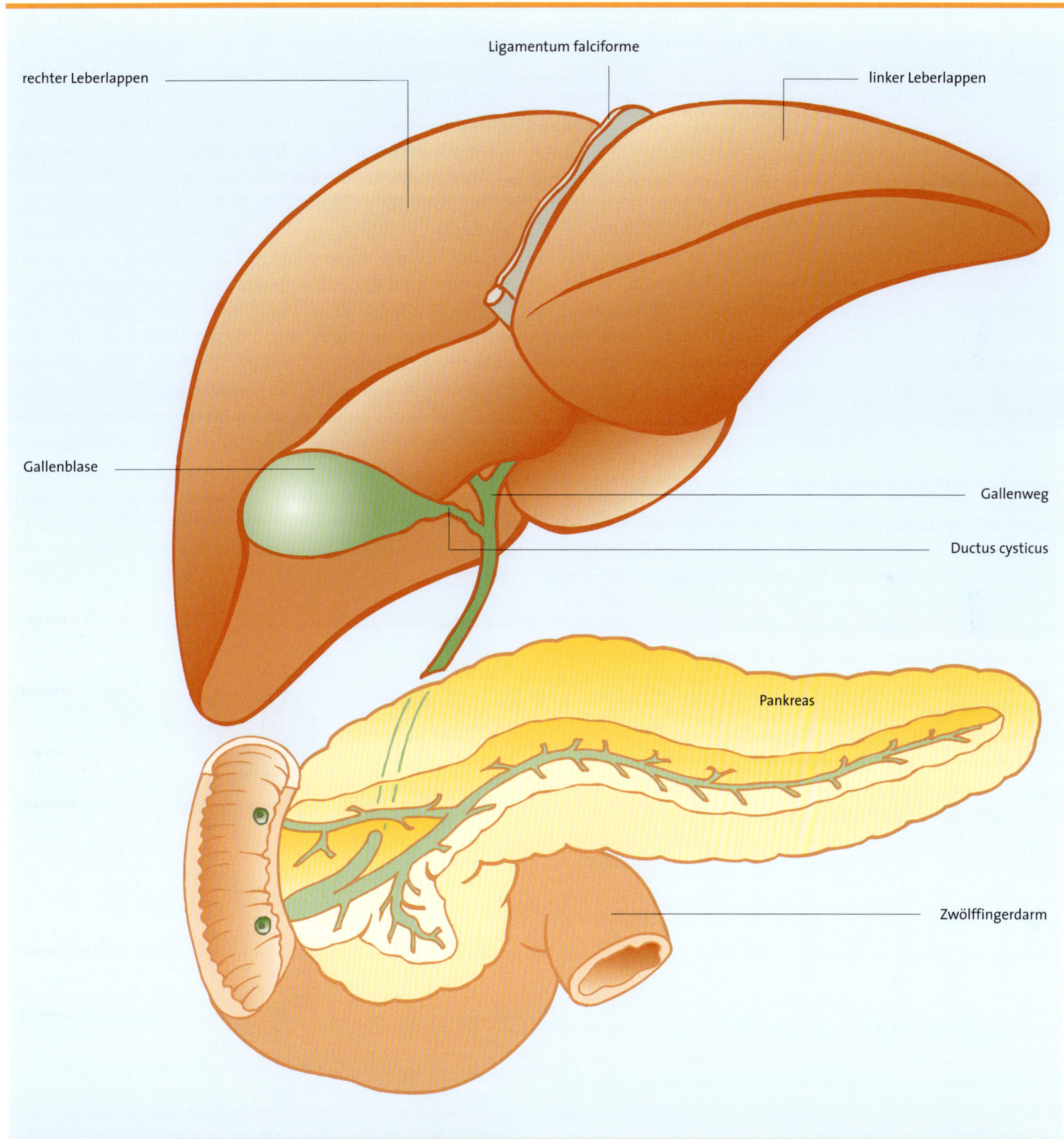

Abb. 29 ▶ Anatomie von Leber, Galle und Pankreas (Übersicht)

ihm gefüllt. Wird erneut Galle benötigt, zieht sich die Blasenmuskulatur zusammen, und die Blase gibt ihren konzentrierten Inhalt über Gallenblasengang und Gallengang in den Zwölffingerdarm ab.

4.5.1.8 *Gallenblase*

Die ***Gallenblase*** liegt als Anhangsorgan der Leber im rechten Oberbauch in die Leber eingebettet. Sie ist ein etwa 10 cm langer, birnenförmiger Sack, dessen dünne Wand mit einer gefalteten Schleimhaut und glatter Muskulatur ausgestattet ist. Sie ***dient*** zur ***Speicherung, Eindickung und Abgabe des Gallensaftes.***

4.5.2 Milz

Die ***Milz*** liegt im linken Oberbauch und ist ein schwammartiges, oval anmutendes Bauchorgan. Sie ist von einer derben Bindegewebskapsel umgeben. Die Milz gehört zu den lymphatischen Organen; ihre wesentlichen Aufgaben sind die ***Blutreinigung*** (Aussonderung überalterter und funktionsunfähiger Erythrozyten), die ***Mitwirkung im Immunsystem*** (Aufbau und Schulung von Lymphozyten) und ihre ***Funktion als Blutspeicher.***

4.5.3 Nebennieren

Zu den paarig angelegten Bauchorganen gehören auch die Nebennieren. Die beiden dreieck- oder halbmondförmigen Organe liegen hinter dem Bauchfell (retroperitoneal) den oberen Polen der Niere auf. Der Name »Nebenniere« bezieht sich jedoch nur auf die enge Lage zu den Nieren – das Aufgabengebiet der Nebennieren ist als Hormondrüsen ganz verschieden von dem der Nieren.

Jede Nebenniere besteht aus der Nebennierenrinde (Cortex) und dem ***Nebennierenmark*** (Medulla), die sich mikroskopisch und von der Funktion her unterscheiden. Das innen liegende Mark ***produziert*** die »Stresshormone« (Katecholamine) ***Adrenalin und Noradrenalin***. Die ***Nebennierenrinde produziert verschiedene Cortisontypen sowie Sexualhormone.***

4.5.4 Harnorgane

4.5.4.1 *Nieren*

Die beiden Nieren (lat. ren, gr. nephros) liegen hinter dem Bauchfell (im Retroperitonealraum) rechts bzw. links neben der Wirbelsäule, und zwar in Höhe des Übergangs von der Brustwirbelsäule zur Lendenwirbelsäule. Die bohnenförmig aussehenden Organe sind etwa 10–12 cm lang und wiegen 120–200 g. Jede Niere ist von einer »Kapsel« aus straffem Bindegewebe überzogen und nach außen mit einem Fettpolster umgeben. Beim Längsschnitt durch die Niere fällt mit bloßem Auge eine Unterteilung in eine körnige Außenschicht (Rinde oder Cortex) und eine streifige Innenschicht (Mark oder Medulla) auf. Im Bereich der Mündungsstellen der Gefäße ist das zentral liegende Nierenbecken erkennbar.

Die ***Nieren*** sind zur Wahrnehmung ihrer Aufgaben ***sehr gut durchblutet*** (Nierenarterien). Durch sie strömen etwa 1,5 l Blut pro Minute. Die Selbstregulation der Nieren bewirkt, dass deren Durchblutung und damit die Filtration (Primärharnbildung) bei arteriellen Blutdruckwerten zwischen 80–200 mmHg recht konstant bleibt. ***Bei niedrigeren Blutdruckwerten fällt*** die ***Durchblutung*** jedoch ***schnell ab***; die Urinproduktion versiegt.

Die kleinste funktionelle Einheit der Nieren ist das Nephron. Es besteht aus dem Nierenkörperchen (Glomerulus) und den Nierenkanälchen (Tubulus). Eine Niere enthält etwa eine Million Nephrone. Am Beginn des Nephrons wird im Nierenkörperchen das Blut gefiltert (Filtration) und als sogenannter Primärharn in das Tubulussystem geleitet. Dort wird der größte Teil der ausgeschiedenen, noch verwendbaren Substanzen zurück ins Blut transportiert (Resorption), nur ein kleiner Teil wird als Urin ausgeschieden (Ausscheidung). So können die Nieren den ***Wasser-Elektrolyt-Haushalt des Körpers regulieren und*** das ***Säure-Basen-Gleichgewicht halten***. Sie ***bewirken damit eine immer gleiche Zusammensetzung des Blutplasmas*** bezüglich der Salze (Elektrolyte), des pH-Wertes und der Konzentration osmotisch wirksamer Teilchen.

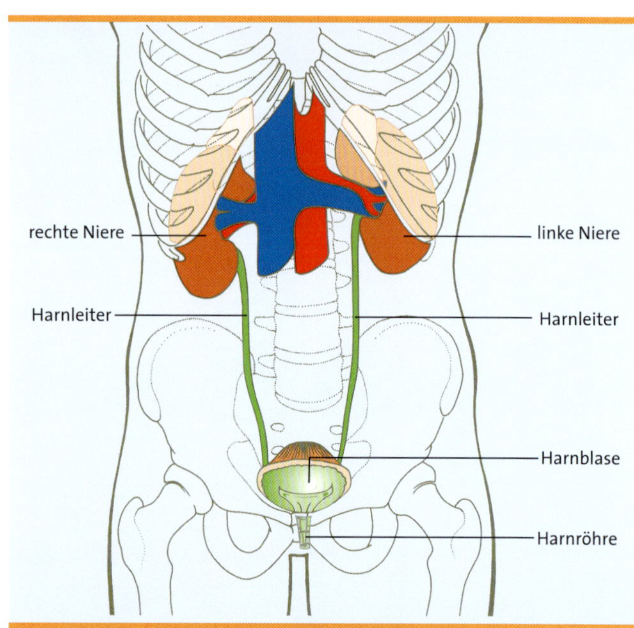

Abb. 30 ▶ Übersicht über die Harnorgane

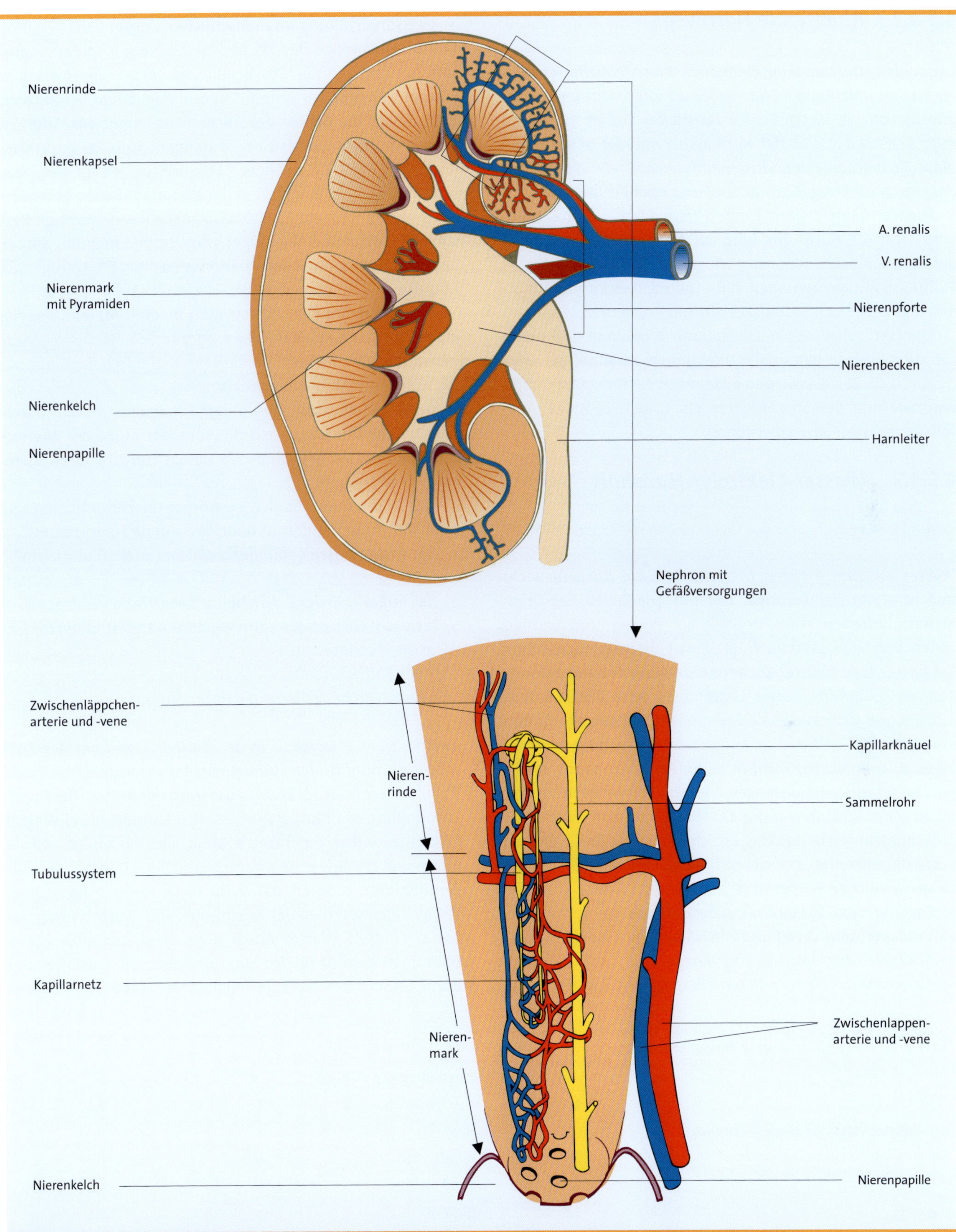

Abb. 31 ▶ Anatomie der Niere und ihres Blutgefäßsystems (Ausschnitt)

4.5.4.2 *Ableitende Harnwege*

Die ***beiden Nierenbecken***, die bereits als ***erste Auffangbehälter zu*** den ***ableitenden Harnwegen*** gehören, verjüngen sich jeweils zum ca. 30 cm langen ***Harnleiter***. Dieser röhrenförmige Schlauch aus glatter Muskulatur ***mündet in*** die ***Harnblase***. Er befördert den Urin durch wechselnde Wellen von Zusammenziehung (Kontraktion) und Erschlaffung.

Die Harnblase liegt im kleinen Becken hinter dem Schambein. ***Über*** die ***Harnröhre*** wird der ***Harn nach außen abgegeben***. Die Blasenentleerung erfolgt reflektorisch bei einem Füllungsvolumen zwischen 300–400 ml, dies kann willkürlich über einen Schließmuskel kontrolliert werden.

Die Harnröhre ist bei der Frau nur 4 cm lang und daher für aufsteigende bakterielle Infektionen gefährdeter; beim Mann ist sie 25 cm lang und bildet nach der Prostata (Vorsteherdrüse) mit den Samenleitern einen gemeinsamen Ausführungsgang (Harnsamenröhre).

4.5.4.3 *Wasser-Elektrolyt-Haushalt*

Frank Tappert

Wasser hat den ***größten Massenanteil am Körpergewicht*** und ist somit ein wichtiger Baustoff. Die Zellen des Organismus bestehen zum Großteil aus Wasser und werden zudem von Flüssigkeit umspült. Diese Flüssigkeit unterscheidet sich jedoch in ihrer Zusammensetzung von der Flüssigkeit im Zellinnern. Dieser Unterschied wird durch aktive, d.h. Energie verbrauchende Mechanismen aufrechterhalten und ist für die Zellfunktion entscheidend. Wasser kommt im menschlichen Körper ***nicht in reiner Form*** vor, ***sondern enthält anorganische Substanzen*** wie beispielsweise Salze und organische Substanzen wie Eiweiße (Proteine). Wasser ist die Grundsubstanz von Blut, Speichel, Lymphe und weiteren Körperflüssigkeiten. Die ***wesentlichen Aufgaben des Wassers im menschlichen Körper*** sind:

- ***Lösungsmittel*** für biochemische Prozesse,
- ***Transport und Verteilung*** von Nährstoffen, Hormonen, Stoffwechselprodukten und Wärme,
- ***Sicherung der Haut- und Gewebespannung*** (Hautturgor).

▶ Wasserverteilung im menschlichen Körper

Die Gesamtmenge des Körperwassers liegt – in Abhängigkeit von Alter, Körper, Geschlecht und Körperbau – zwischen 50 und 70 % der gesamten Körpermasse. ***Einen besonderen Einfluss auf die Menge des Körperwassers hat das Alter***. So beträgt der Wasseranteil bei Säuglingen 70 % des gesamten Körpergewichts, im mittleren Lebensalter beträgt der Wasseranteil noch 60 %, während bei älteren und alten Personen der Wasseranteil auf 55–50 % absinkt. Übergewichtige Personen haben etwa 5 % weniger Wasseranteil in ihrem Körper als normalgewichtige Personen, Frauen etwa 5 % weniger als Männer.

Wasser ist Teil des sogenannten ***inneren Milieus, das für die biochemischen Reaktionen erforderlich ist***. Der Wassergehalt des Körpers wird im Tagesverlauf durch Regulationssysteme relativ konstant gehalten.

Größere Schwankungen dieser Positionen werden durch das ***Durstgefühl und*** durch die Veränderungen der ***Nierenausscheidung*** ausgeglichen. Ein Defizit von 20 % des Körperwassers ist tödlich.

Das Wasser verteilt sich im Körper im Wesentlichen auf zwei anatomisch und funktionell getrennte Haupträume:

- das ***in den Zellen gebundene Wasser*** (Intrazellulärraum/IZR),
- das ***außerhalb der Zellen*** befindliche Wasser (Extrazellulärraum/EZR); dieses kann wiederum unterteilt werden in die Flüssigkeit in …
  - › der ***Blutbahn*** (Intravasalraum) und
  - › den ***Zwischenzellräumen*** (Interstitium).

Zwischen der ***Flüssigkeit in*** der ***Blutbahn und der des Zwischenzellraums finden ständige Austauschprozesse*** durch die Kapillarmembran der Blutgefäße ***statt***. Der Aufbau der Kapillarmembran der Blutgefäße lässt das Lösungsmittel Wasser fast ungehindert durchtreten, stellt aber für einige gelöste Stoffe wie Eiweiße eine undurchdringliche Barriere dar. Die Zellmembran fungiert daher für diese als eine halbdurchlässige (semipermeable) Membran. Die Ausbreitung des Lösungsmittels Wasser durch diese semipermeable Membran dient dem ***Ausgleich eines Konzentrationsgefälles, das durch*** osmotisch wirksame Teilchen wie ***Elektrolyte, Glukose***

Tab. 9 ▶ Wasseraufnahme / Wasserabgabe*

Wasseraufnahme		Wasserabgabe/-verluste	
Trinkflüssigkeit	1,5	Nierenausscheidung	1,5
gebundenes Wasser in »fester« Nahrung	0,7	Haut	0,5
Oxidationswasser**	0,3	Ausatemluft	0,4
		Stuhl	0,1
Gesamt	2,5	Gesamt	2,5

* Circa-Werte in Liter/Tag ** entsteht beim Stoffwechsel in der Zelle

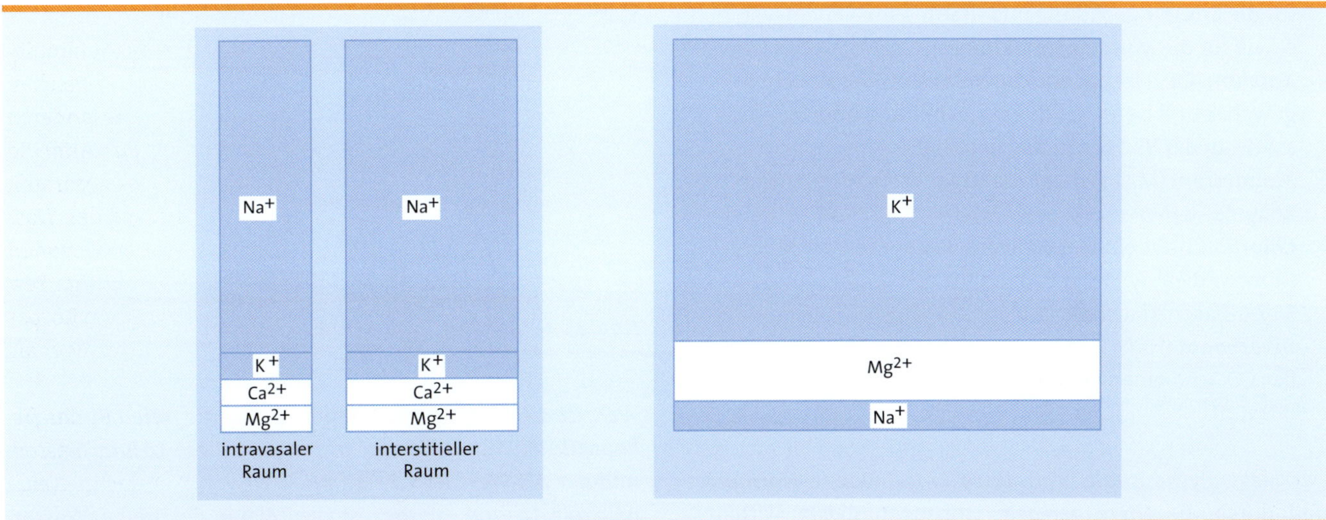

Abb. 32 ▶ Elektrolytverteilung (Kationen)

u.a. entsteht. Die Konzentration dieser Teilchen ist ***messbar***, sie wird als ***Osmolalität*** bezeichnet. ***Referenzmaß*** für die Osmolalität im Körper ***ist*** das ***Blutplasma***.

Die fortgesetzten Austauschprozesse zwischen Blutbahn und Zwischenzellraum führen zu einer annähernden Angleichung beider Flüssigkeiten in ihrer Zusammensetzung.

Im Gegensatz hierzu unterscheiden sich ***intra- und extrazelluläre Flüssigkeit*** in ihrer Zusammensetzung erheblich. Der ***Stoffaustausch*** zwischen beiden Flüssigkeiten wird entweder durch aktive, ***Energie verbrauchende oder passive Transportmechanismen*** wie Osmose, Diffusion und Filtration ***an*** der ***Zellmembran*** vollzogen. Aktiver Transport bedeutet die Beförderung einer Substanz durch die Zellmembran mithilfe eines Transportsystems. Die dafür notwendige Energie wird aus dem Zellstoffwechsel zur Verfügung gestellt. Ein solcher Transportprozess ist – im Gegensatz zu allen passiven Transportmechanismen – in der Lage, eine ***Substanz auch gegen ein Konzentrationsgefälle durch die Membran zu befördern***. Über diese aktiven Transportmechanismen werden ***insbesondere unterschiedliche Ionenkonzentrationen beidseits der Zellmembran***, also zwischen dem Zellinneren und dem Interstitium, aufrechterhalten. Diese unterschiedlichen Ionenkonzentrationen sind lebenswichtig, zum Beispiel für die ***Erregbarkeit von Nervenzellen***. Sie können innerhalb und außerhalb der Zelle nur aufrechterhalten werden, weil bestimmte Proteine in der Membran ständig ***Kaliumionen ins Zellinnere ein- bzw. Natriumionen aus der Zelle ausschleusen*** (Natrium-Kalium-Pumpe). Da dieser Transport gegen das bestehende Ionenkonzentrationsgefälle gerichtet ist, verbraucht er Energie, die durch Spaltung von ATP-Molekülen in der Zelle bereitgestellt wird.

Die wesentlichen Unterschiede zwischen intrazellulärer und extrazellulärer Flüssigkeit liegen in ihrem Gehalt an Elektrolyten, zum Beispiel Kalium und Natrium (Abb. 32).

▶ Elektrolyte

Elektrolyte sind ***geladene Teilchen, die bei*** der ***Aufspaltung*** (Dissoziation) ***von Säuren, Laugen oder deren Salzen in wässriger Lösung entstehen***. Teilchen mit einer positiven Ladung werden Kationen genannt, Teilchen mit einer negativen Ladung Anionen. Als Beispiel sei hier die Aufspaltung von Kochsalz in einer wässrigen Lösung genannt: So entsteht aus einem Kochsalzmolekül (NaCl) ein positiv geladenes Teilchen Na^+ und ein negativ geladenes Teilchen Cl^- (NaCl <=> Na^+ + Cl^-). Elektrolyte haben im menschlichen Körper vielfältige ***Aufgaben***, u.a. ***die Mitbestimmung des osmotischen Drucks und die Volumenregulation*** des Körpers.

Die ***unterschiedlichen Elektrolytkonzentrationen erzeugen*** an Zellmembranen ***Spannungsunterschiede***, sogenannte bioelektrische Potenziale. Bioelektrische Potenziale wiederum sind ***die Grundlage von Erregungsleitungen und von Muskelkontraktionen im Nervensystem***. Elektrolyte sind außerdem an der Blutgerinnung beteiligt.

Zwischen den Flüssigkeiten des Intra- und Extrazellulärraums gibt es bedeutende Konzentrationsunterschiede der Elektrolyte. Der Austausch von Natrium und Kalium zwischen Intra- und Extrazellulärraum erfordert Energie. Absolut gesehen sind jedoch Intrazellulärraum und Extrazellulärraum in sich elektrisch neutral, d.h., die Summe der positiv geladenen Teilchen ist gleich der der negativ geladenen Teilchen.

Wichtige Elektrolyte und deren Funktionen sind:

- ***Natrium*** (Na^+) ist das überwiegende Kation des Extrazellulärraums und ist mitverantwortlich für die Erregungsbildung und -leitung im Nervensystem, für die Muskelkontraktionen und für die Wasserbindung.
- ***Kalium*** (K^+) ist das wesentliche Kation des Intrazellulärraums; als Gegenspieler von Na^+ ist es v.a. verantwortlich

für die Erregungsbildung und -leitung im Nervensystem sowie für die Muskelkontraktionen.
- ***Kalzium*** (Ca^{2+}) ist ein wichtiger Baustoff des Knochengewebes und ist an der Erregungsbildung und -leitung sowie an der Blutgerinnung beteiligt.
- ***Magnesium*** (Mg^{2+}) ist ein wichtiger Bestandteil vieler Enzyme.
- ***Chlorid*** (Cl^-) ist ein wesentlicher Bestandteil der Magensäure und ein wichtiges Anion für den Wasser- und Säure-Basen-Haushalt.
- ***Bikarbonat*** (HCO_3^-) ist die überwiegende Transportform des CO_2 und eine wichtige Puffersubstanz im Extrazellulärraum.

Der ***Elektrolythaushalt*** wird ***durch*** verschiedene ***Hormone und*** durch die ***Niere geregelt***. Störungen dieser Verhältnisse können zu lebensbedrohlichen Zuständen führen. ***Bei*** einer ***Infusionsbehandlung*** ist aus diesem Grund dringend ***darauf*** zu ***achten, dass dieses Ungleichgewicht nicht*** durch die Zusammensetzung der Infusion ***gestört wird***. Deshalb werden die meisten Infusionen in ihrem Elektrolytgehalt auf den Extrazellulärraum abgestimmt.

4.5.4.4 *Säure-Basen-Haushalt*

Der Stoffwechsel des menschlichen Körpers besteht aus vielfältigen chemischen Reaktionen in den Geweben und in der Blutbahn, die durch Enzyme ermöglicht werden. Der Stoffwechsel ist stark von den äußeren Bedingungen wie beispielsweise von Temperatur, Ionenkonzentration und Sauerstoffgehalt abhängig. Ein ungestörter Stoffwechsel erfordert also relativ konstante Bedingungen (Homöostase) des sogenannten inneren Milieus des Körpers.

Da der Stoffwechsel seinerseits jedoch fortlaufend Substanzen erzeugt, die das chemische Gleichgewicht verändern, sind Regulationsmechanismen zur Aufrechterhaltung der Homöostase, so zum Beispiel des Säure-Basen-Gleichgewichts, erforderlich.

Chemisch betrachtet sind ***Säuren Verbindungen, die Wasserstoffionen abgeben*** können. Dagegen sind ***Basen (auch Laugen genannt) Verbindungen, die Wasserstoffionen aufnehmen*** können. Je leichter diese Aufnahme oder Abgabe von Wasserstoffionen geschehen kann, desto stärker ist die Säure bzw. die Base.

Die ***Menge der freien Wasserstoffionen*** (H^+) in einer Lösung wird ***durch*** den ***pH-Wert*** (potentia hydrogenii) ***ausgedrückt***. Der pH-Wert ist der sogenannte negative dekadische Logarithmus der Wasserstoffionenkonzentration: Beträgt zum Beispiel die H^+-Konzentration $0{,}01 = 10^{-2}$, so ergibt sich ein pH-Wert von 2. Der pH-Wert stellt also im Prinzip eine vereinfachte Schreibweise dar. ***Überwiegen*** in einer Lösung ***die freien H⁺-Ionen***, so ***reagiert diese Lösung sauer, der pH-Wert ist < 7***; ***überwiegen*** in einer Lösung ***die freien Bindungskapazitäten*** für H^+-Ionen, so ***reagiert diese Lösung basisch und der pH-Wert ist > 7.*** Ein ***pH-Wert von 7*** bezeichnet eine ***neutrale Lösung***, hierbei ist die Menge der freien Wasserstoffionen gleich der Menge der basischen OH-Gruppen, die mit den Wasserstoffionen in Verbindung treten können.

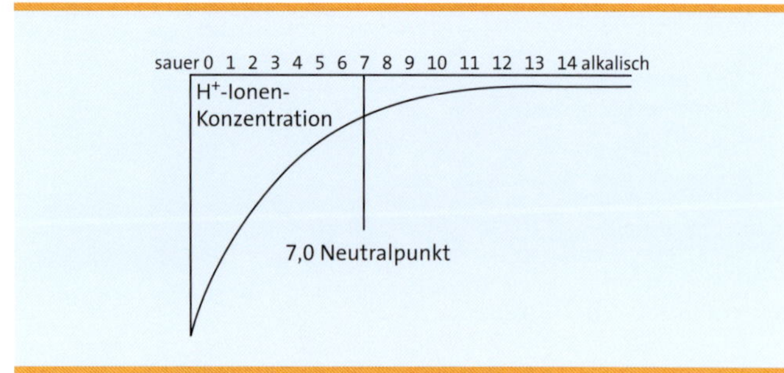

Abb. 33 ▶ pH-Wert

Im Blutplasma des Menschen liegt der ***normale pH-Wert bei 7,4***. Der Körper hat Regulationsmechanismen entwickelt, um diesen pH-Wert in sehr engen Grenzen (7,35–7,45) konstant zu halten. Können die Regulationssysteme des Körpers Abweichungen aus diesen engen Grenzen nicht kompensieren, kann es zu sehr bedrohlichen Störungen kommen. ***Sinkt der pH-Wert unter 7,35***, so spricht man von einer ***Azidose***. Im Gegensatz hierzu bezeichnet man Regulationsstörungen mit einem ***Ansteigen des pH-Werts über 7,45*** als ***Alkalose***.

Eine Azidose mit einem pH-Wert des Blutplasmas von unter 6,8 oder eine Alkalose mit einem Blutplasma-pH-Wert von über 8,0 sind mit dem Leben nicht vereinbar.

▶ Regulationsmechanismen

Zur Aufrechterhaltung des Gleichgewichts im Säure-Basen-Haushalt setzt der Organismus die verschiedenen Möglichkeiten abgestuft ein:
- ***Pufferung*** im extra- und intrazellulären Raum,
- ***Abatmung*** von Kohlendioxid über die Lunge,
- ***Ausscheidung*** saurer oder basischer Stoffwechselprodukte durch die Niere.

Puffersysteme

Puffer sind ***Substanzen, die relativ leicht H+-Ionen aufnehmen oder abgeben können*** und über diesen Mechanismus den pH-Wert in einem bestimmten Bereich konstant halten. Die ***wichtigste Puffersubstanz*** im menschlichen Körper ist das ***Bikarbonat-Puffersystem***. Hierbei werden aus H^+ und HCO_3^- über einen chemischen Zwischenschritt (Kohlensäure) Wasser und Kohlendioxid (CO_2) gebildet. Das Kohlendioxid kann über die Lunge abgeatmet werden. Wasser steht dem Körper weiterhin zur Verfügung.

Weitere Puffersysteme des Körpers sind der ***Phosphatpuffer***, der rote Blutfarbstoff (***Hämoglobin***) und bestimmte, in der Leber hergestellte Eiweiße (***Albumine***). Auch diese Stoffe können Wasserstoffionen an sich binden und hierdurch zu einer Konstanthaltung des pH-Werts im inneren Milieu beitragen.

Abatmung von Kohlendioxid

Das durch ***das*** Bikarbonat-Puffersystem ***anfallende Kohlendioxid wird im Blutkreislauf zur Lunge transportiert***. Die Steuerung des Atemantriebs im verlängerten Mark (Medulla oblongata) wird über die H^+-Ionenkonzentration und über den CO_2-Gehalt des Blutes gesteuert. Ein Ansteigen des CO_2-Gehalts im Blut bewirkt beim gesunden Menschen eine Steigerung des Atemantriebs und damit ein vermehrtes Abatmen des angefallenen CO_2 über die Lunge.

Nierenausscheidung

Durch ***Ausscheidung in den Primärharn bzw.*** durch die ***Wiederaufnahme von H^+-Ionen aus demselben*** tragen die Nieren dazu bei, den pH-Wert des Blutes in einem konstanten Bereich zu halten. Je nach Stoffwechselsituation passt sich hierdurch der pH-Wert des Urins von relativ sauer bis basisch den Gegebenheiten an.

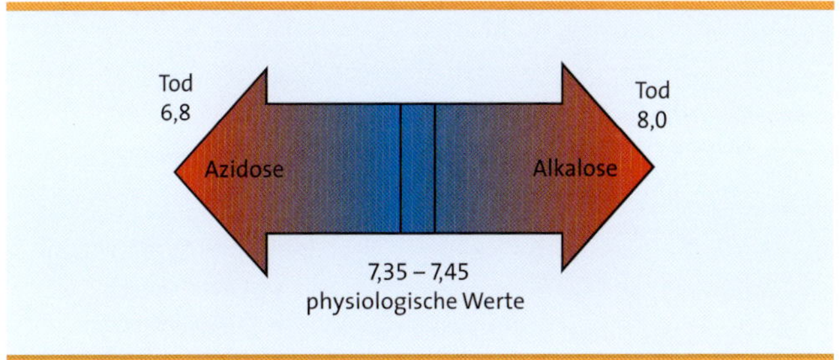

Abb. 34 ▶ Azidose/Alkalose

4.6 Nervensystem

Matthias Rohrberg, Erwin Volles

Unser Körper muss sich ständig mit der Umwelt auseinandersetzen. Dazu nehmen wir Umweltreize auf, verarbeiten sie und reagieren unbewusst oder bewusst auf diese Reize, um aktiv in das Geschehen unserer Umwelt eingreifen zu können. Für diese Fähigkeit benötigen wir unser Nervensystem. Es ist in der Lage, ***Informationen aufzunehmen, weiterzuleiten, zu verarbeiten, zu speichern und auszugeben.***

4.6.1 Einteilung des Nervensystems

Das Nervensystem lässt sich nach zwei grundlegenden Kriterien einteilen, zum einen anatomisch-morphologisch und zum anderen physiologisch-funktionell.

4.6.1.1 *Anatomisch-morphologische Einteilung*

Bei dieser Einteilung unterscheidet man zwischen zentralem und peripherem Nervensystem. Das ***zentrale Nervensystem*** umfasst alle Strukturen, die von Hirnhaut und Liquor umgeben sind, und ***besteht aus Gehirn und Rückenmark***. Dagegen zählen die ***zwölf Hirnnervenpaare und*** die ***31 Spinalnervenpaare zum peripheren Nervensystem***.

▶ Zentrales Nervensystem (ZNS)

Im ZNS werden ***die Informationen aus der Körperperipherie verarbeitet und die Reaktionen des Körpers gesteuert.*** Das zentrale Nervensystem wird durch die Schädel- und Wirbelknochen schützend umgeben. Darunter wird es umhüllt von Hirn- bzw. Rückenmarkshäuten, den Meningen.

Die harte Hirnhaut (Dura mater) bildet die äußerste Hülle, darunter liegt die Spinngewebshaut (Arachnoidea) und wiederum darunter die weiche Hirnhaut (Pia mater), die dem Gehirn und dem Rückenmark direkt anliegt. Unter der Arachnoidea (subarachnoidal, zwischen Arachnoidea und Pia mater) befindet sich das Nervenwasser (Liquor cerebrospinalis), eine klare, eiweißarme Flüssigkeit. Das Nervenwasser wird in den Hirnkammern (Ventrikeln) gebildet und strömt von dort in den Subarachnoidalraum um das Gehirn und um das Rückenmark. Durch kleine »Poren« (Resorptionsöffnungen) wird es aus dem Subarachnoidalraum wieder in den Körper zurückgeführt. Normalerweise werden stündlich 20 ml Hirnwasser gebildet und wieder resorbiert.

▶ Peripheres Nervensystem (PNS)

Der Teil des Nervensystems, der sich außerhalb der Meningen befindet, wird als ***peripheres Nervensystem (PNS)*** bezeichnet. Das PNS hat die Aufgabe, ***Informationen zwischen dem ZNS und den peripheren Organen zu übermitteln.*** Periphere Organe sind zum Beispiel die Haut mit ihrem Tast-, Schmerz- und Temperatursinn, die Muskeln mit ihren

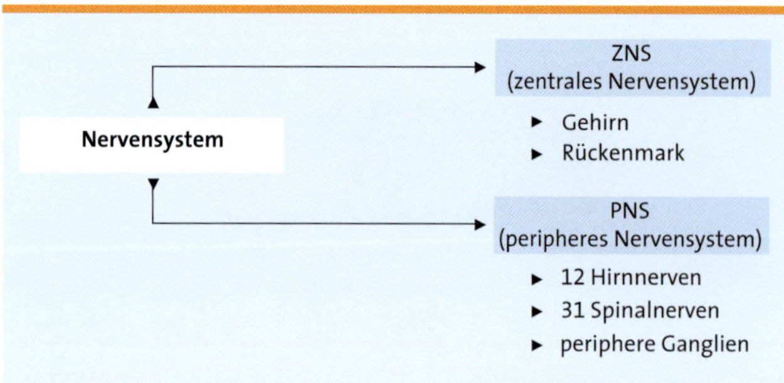

Abb. 35 ▶ Schematische Darstellung der anatomisch-morphologischen Einteilung des Nervensystems

motorischen Endplatten, die Sehnen und Gelenkkapseln mit ihren Dehnungsrezeptoren. Die zum Kopf gehörenden peripheren Nerven nennt man Hirnnerven (Sehen, Riechen, Hören, Schmecken, Empfindungen der Gesichtshaut, der Mundschleimhaut und Zunge, Bewegungen der Kopf- und Gesichtsmuskeln sowie der Zungen- und der Schlundmuskeln). Die zwischen den Wirbelknochen austretenden peripheren Nerven nennt man Rückenmarksnerven oder Spinalnerven. Sie enthalten motorische, sensible und zum Teil vegetative Fasern.

Je nach Richtung des Informationsflusses unterscheidet man eine afferente und eine efferente Erregungsleitung. Die ***afferente Erregungsleitung*** verläuft von der ***Peripherie zum zentralen Nervensystem*** (ZNS). Die ***efferente Erregungsleitung*** umfasst alle Signale vom ***ZNS in die Peripherie***.

4.6.1.2 *Physiologisch-funktionelle Einteilung*

Bei der funktionellen Einteilung wird differenziert in willkürliches und unwillkürliches Nervensystem. Das ***willkürliche Nervensystem regelt alle bewusst steuerbaren Funktionen des Organismus*** und ist also für die bewusste Wahrnehmung und Bewegungen verantwortlich. Der überwiegende Anteil der Körperfunktionen wird jedoch i.d.R. unbewusst vom ***unwillkürlichen Nervensystem*** gesteuert: ***Atmung, Herztätigkeit, Kreislauf, Sekretion, Verdauung, Wasserhaushalt und Stoffwechsel*** werden im Hintergrund gesteuert. Hierzu existieren der Sympathikus und der Parasympathikus.

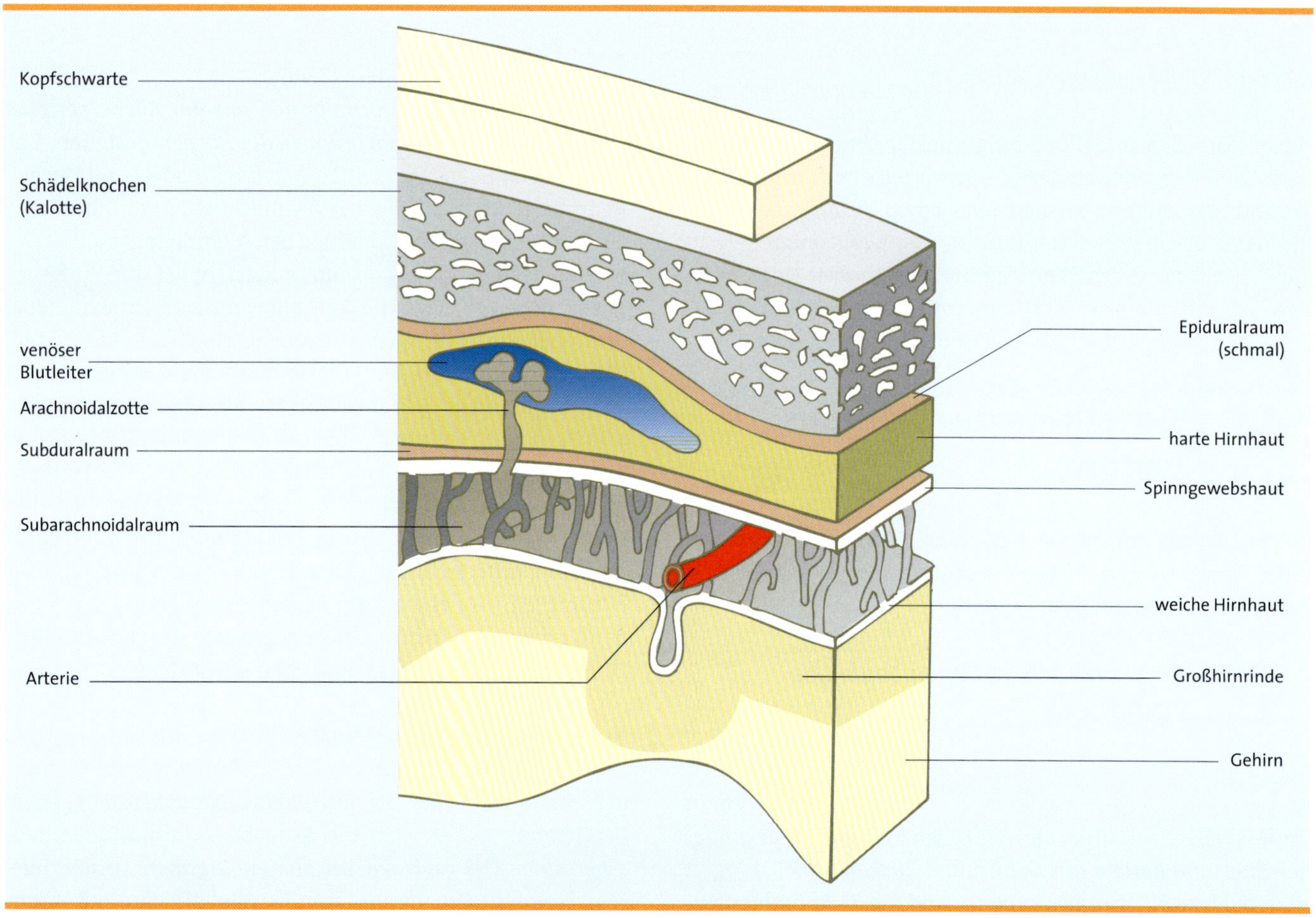

Abb. 36 ▶ Hirnhäute (Meningen)

▶ **Sympathikus**

Unter dem Einfluss des ***Sympathikus*** kommt es ***zur Leistungssteigerung des Organismus***; er bereitet sich auf Angriff, Flucht, Verteidigung und außergewöhnliche Anstrengungen vor. Der Stoffwechsel mobilisiert seine Reserven durch Bereitstellung von Glukose durch die Glykogenolyse und die Glukoneogenese. Das Herz schlägt schneller und kräftiger, der Blutdruck und die Atemfrequenz steigen, die Bronchien werden zur besseren Sauerstoffaufnahme geweitet. Das Blut wird aus Haut und Peripherie abgezogen und in Herz und Muskeln geleitet. Die Schweißproduktion wird angeregt, und die Pupillen weiten sich. Verdauung und Blasenentleerung werden hingegen gehemmt. Als ***Überträgersubstanzen an*** den ***Zielorganen*** werden ***Noradrenalin und Adrenalin verwendet***.

▶ **Parasympathikus**

Der ***Parasympathikus***, der auch als »Gegenspieler des Sympathikus« bezeichnet wird, ***regelt*** die ***inneren Körperfunktionen*** für Essen, Verdauen, Ausscheiden und Fortpflanzung. Er ***sorgt für Ruhe, Erholung und Schonung des Organismus*** und baut verbrauchte Reserven wieder auf. Der Verdauungstrakt wird ebenso angeregt wie die Speichel-, Gallen- und Tränensekretion sowie die Blasenentleerung. Das Herz ist weniger erregbar und schlägt langsamer, die Atemfrequenz sinkt, und die Bronchien ziehen sich zusammen. Die Pupillen werden eng gestellt. Die ***Transmittersubstanz in*** den ***Synapsen*** des Parasympathikus ***ist*** das ***Acetylcholin***.

4.6.2 Informationsweiterleitung

Zur Informationsleitung der Nerven werden ***elektrische Impulse*** (Aktionspotenziale) ***und chemische Überträgerstoffe*** (Transmitter) ***verwendet***. Die Nervenzellen (Neurone) besitzen viele kurze Ausläufer (Dendriten), um mit den Nachbarzellen Informationen auszutauschen, und meist einen langen Ausläufer, das Axon, um Informationen mit entfernt liegenden Nervenzellen und Organen auszutauschen.

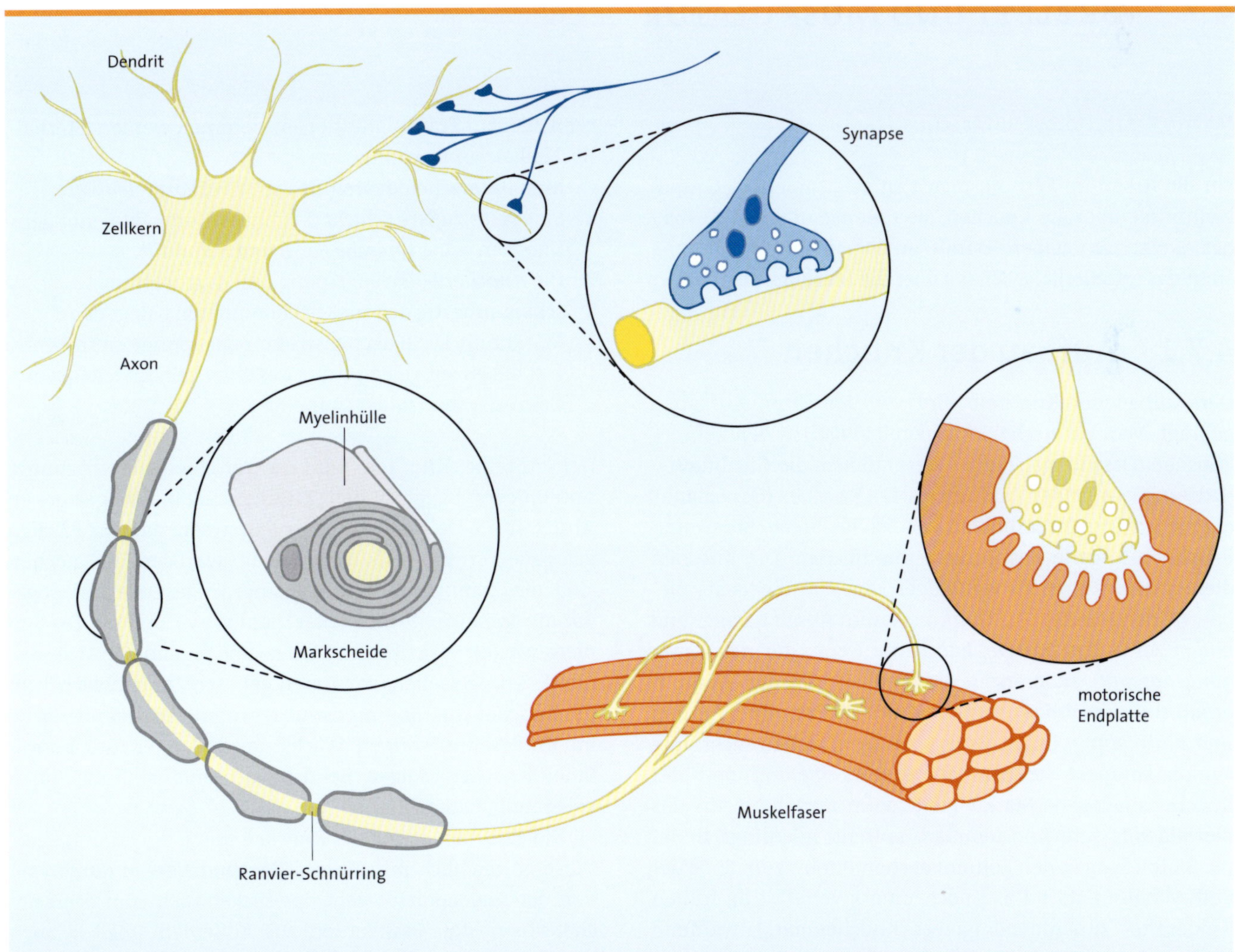

Abb. 37 ▶ Aufbau einer Nervenzelle

Die elektrischen Impulse als Informationsträger können über lange Strecken weitergeleitet werden, beispielsweise beträgt die Länge eines Axons einer motorischen Nervenzelle des Rückenmarks, die einen Muskel am Fuß innerviert, über 1 m. Die meisten Axone sind mit einer Art Isolationsschicht umwickelt, der ***Markscheide*** (Myelinscheide). Sie ***ermöglicht eine besonders rasche Leitung der Nervenerregung,*** wobei Werte zwischen 30 und 70 m/s erreicht werden.

Die Kontaktstellen zwischen den Dendriten und Axonen einerseits und den Nachbarzellen und Rezeptoren andererseits nennt man ***Synapsen***. An den Synapsen werden die ***Informationen von der einen zur anderen Zelle mittels chemischer Botenstoffe*** (Transmitter) ***ausgetauscht.*** Auch die Signalübertragung vom Nerv auf den Muskel an einer motorischen Endplatte erfolgt mithilfe solcher Transmitter.

Die Erzeugung und Leitung von elektrischen Impulsen bedingt einen hohen Energie- und Sauerstoffbedarf der Nervenzellen. Das Gehirn nimmt etwa 20 % des gesamten vom Körper benötigten Sauerstoffes auf. Das ***Nervensystem*** ist daher ***besonders anfällig für Sauerstoffmangel und Durchblutungsstörungen***.

4.7 Skelett und Muskulatur

Martin Rexer, Holger Rupprecht

Für die Arbeit im Rettungsdienst ist es erforderlich, Grundkenntnisse über die Knochen, die Gelenke und den Aufbau des Skeletts zu haben. Damit in engem Zusammenhang steht das erforderliche Wissen über die Muskulatur.

4.7.1 Aufbau der Knochen

Der Aufbau der Knochen wird v.a. von ihren Aufgaben geprägt. Man unterscheidet generell zwischen den Röhrenknochen (Ossa longa), die im Wesentlichen die Gliedmaßen (Extremitäten) bilden, und den platten Knochen (Ossa plana), die die großen Körperhöhlen wie Schädelhöhle, Brust- und Bauchhöhle sowie das Becken umschließen. Die Knochen dienen dem Körper in vielfältiger Hinsicht. Einerseits dienen sie den Muskeln als Ursprungs- und Ansatzflächen und ***bilden*** somit das ***passive, knöcherne Gerüst für den Bewegungsapparat***, andererseits erfüllen sie ***für den Gesamtorganismus wichtige Aufgaben wie Kalziumspeicherung und Blutbildung.*** In der Regel sind die Knochen nicht vollständig kompakt, sondern beherbergen eine im Innern des Knochens gelegene Markhöhle (Cavum medullare), die das blutbildende rote Knochenmark enthält. Allerdings findet die Blutbildung in den Röhrenknochen nur bis zum Ende der Embryonalzeit statt. Das Knochenmark verfettet im frühen Kindesalter zunehmend (gelbes Knochenmark), während in den platten Knochen die Blutbildung zeitlebens erhalten bleibt. Hier kann Knochenmark zu diagnostischen Zwecken oder zur Transplantation entnommen werden (Sternal-, Beckenkammpunktion).

Man unterscheidet am Knochen ***zwei Formelemente***:

1. Eine ***feste äußere Schicht*** (Kortikalis/Kompakta) gibt dem Knochen seine ***typische Form und Stabilität***.
2. Die ***Knochenbälkchen*** (Spongiosa) durchsetzen schwammartig den im Knocheninneren gelegenen Markraum. Die Bälkchenstruktur der Spongiosa spiegelt die jeweilige Belastung des einzelnen Knochens im Gesamtsystem wider (Abb. 38).

Der einzelne Knochen wird in verschiedene Abschnitte untergliedert. Die zu den Knochenenden hin gelegenen Abschnitte bezeichnet man als Epiphysen, das dazwischen gelegene Kernstück als Diaphyse. Im wachsenden Knochen sind die Epiphysen über eine knorpelige Zone, die sogenannte Epiphysenfuge, mit der Diaphyse verbunden. Die Epiphysenfugen enthalten im Kindes- und Jugendalter teilungsfähige Knorpelzellen. Von ihnen geht das Längenwachstum der Knochen aus. Kommt es zu Frakturen der Fugenbereiche im Kindesalter, können Wachstumsstörungen des betroffenen Knochens folgen. Beim Erwachsenen sind die Fugen vollständig verknöchert.

Der Knochen ist von der ***Knochenhaut*** (Periost) umgeben. Diese ist reichlich ***mit Blutgefäßen und Nerven durchsetzt***. Von der Knochenhaut geht das Dickenwachstum des Knochens (periostale Ossifikation) aus. Außerdem spielt sie auch bei der Knochennarbenbildung (Kallus) im Rahmen der Frakturheilung eine besondere Rolle.

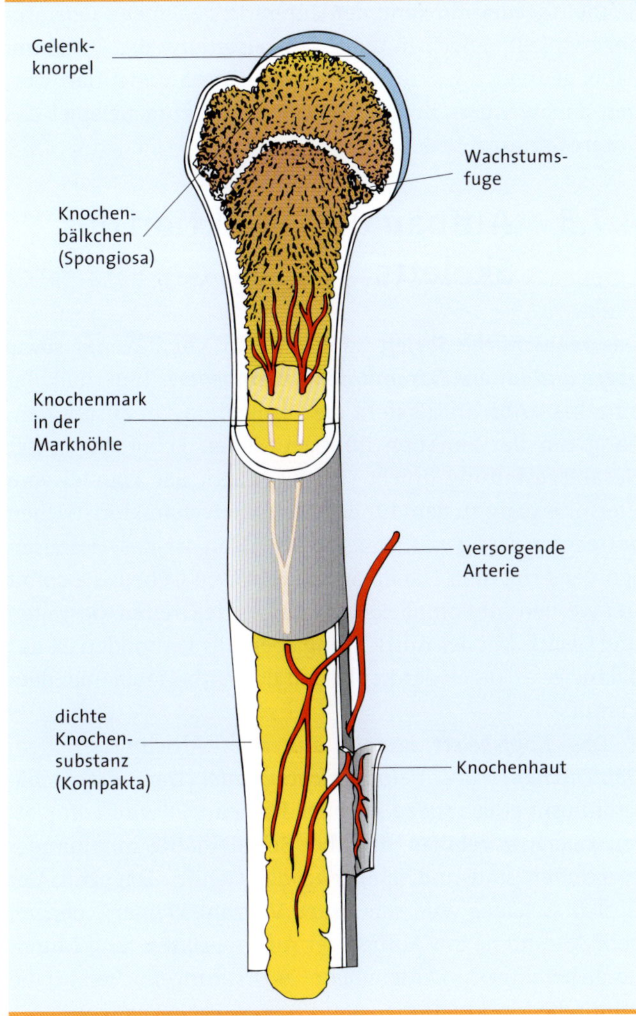

Abb. 38 ▶ Röhrenknochen

4.7.2 Gelenke

Damit sich die einzelnen ***Knochen*** des Körpers sinnvoll ***gegeneinander bewegen*** können, ***bestehen zwischen ihnen gelenkige Verbindungen.*** Man unterscheidet hierbei echte von unechten Gelenken. ***In unechten Gelenken*** finden ***keine Bewegungen*** statt, da der Spaltraum zwischen den sich gegenüberstehenden Knochen zugunsten der Stabilität verloren geht. Solche Gelenke bilden die Schädelnähte, die vordere Schambeinverbindung (Symphyse) oder die Verbindung zwischen Schienbein (Tibia) und Wadenbein (Fibula) in der Knöchelgabel.

In echten Gelenken hingegen ***finden Bewegungen statt***. Um Bewegungen zu ermöglichen, wird ein spezieller Gelenkapparat ausgebildet. Dieser besteht aus einem Gelenkflüssigkeit enthaltenden Gelenkspalt, der von einer Gelenkkapsel umgeben ist. Die Gelenkkapsel wird aus zwei Schichten aufgebaut. Die innen gelegene Synovia ist eine besonders gefäßreiche Schicht, die die Gelenkflüssigkeit produziert.

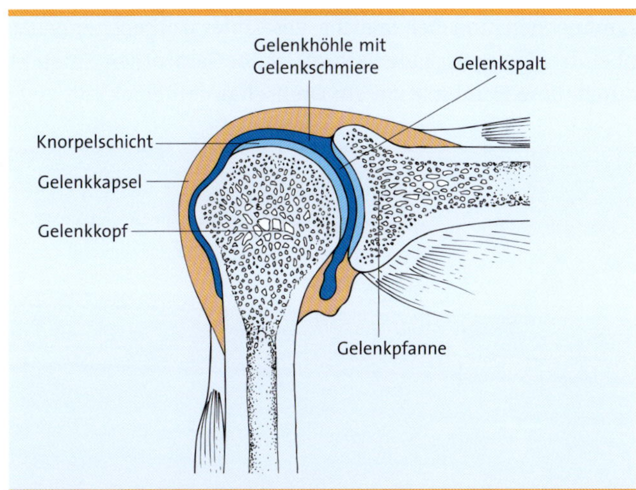

Abb. 39 ▶ Aufbau eines Gelenks

Eine äußere, bandartige Schicht bildet die eigentliche stabile Gelenkkapsel. Die sich über den Gelenkspalt hinweg gegeneinander bewegenden Knochenenden sind mit druckelastischem Gelenkknorpel überzogen. Ein spezieller Bandapparat wird funktionsgemäß um die einzelnen Gelenke herum entwickelt. Der Bandapparat ist nicht Gelenkbestandteil im Allgemeinen, sondern Bestandteil eines einzelnen Gelenks.

Echte Gelenke unterscheidet man in straffe und bewegliche Gelenke. ***Straffe Gelenke*** besitzen alle oben genannten Gelenkmerkmale, jedoch ist der ***umgebende, individuelle Bandapparat derart ausgeprägt, dass*** im ***Gelenk keine oder*** allenfalls ***nur federnde Bewegungen*** möglich sind. Ein solches Gelenk stellt das Gelenk zwischen Darm- und Kreuzbein (Iliosakralgelenk) dar.

Am weitesten spezialisiert sind die ***beweglichen Gelenke***. Sie zeichnen sich durch ihre auf die jeweilige Funktion zielende Beschaffenheit der Gelenkflächen aus. Durch aufeinander abgestimmte Gelenkflächen werden ***Bewegungen in den drei Raumachsen möglich***. Man spricht dabei von ***Freiheitsgraden*** der Gelenke. Je mehr Freiheitsgrade ein Gelenk aufweist, desto größer ist seine Beweglichkeit. In einem ***Scharniergelenk*** findet die Bewegung nur in einer Achse statt. Es besitzt daher nur einen Freiheitsgrad. Ebenso bewegen sich Knochen entlang von Drehgelenken nur in der Rotationsachse. In ***Sattelgelenken*** bewegen sich die Knochen in zwei Achsen. In Kugelgelenken sind alle drei Raumachsen verwirklicht.

In manchen Bereichen werden ***mehrere einzelne Gelenke zu*** einer ***funktionellen Einheit*** integriert. Diese Einheit wird als ***Komplexgelenk*** bezeichnet. Beispielhaft lässt sich dies am ***Ellenbogengelenk*** erläutern. Es besteht aus drei Einzelgelenken: einem Scharniergelenk, einem Kugelgelenk und einem Drehgelenk. Jedes dieser Gelenke besitzt nur einen Freiheitsgrad, mit Ausnahme des kugeligen Gelenks zwischen Oberarmknochen und der Speiche des Unterarmknochens, das über drei Freiheitsgrade verfügt. In der Gesamtheit entsteht durch diese Kombination ein Drehscharniergelenk mit zwei

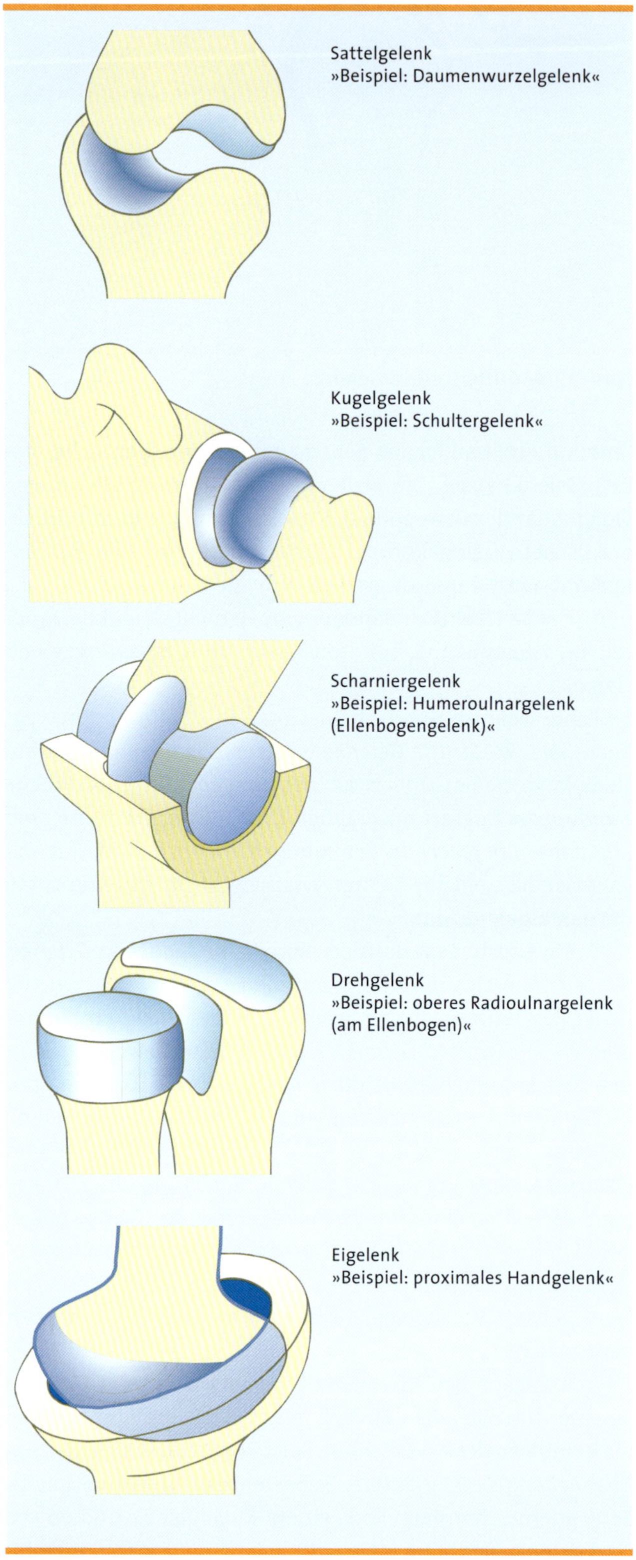

Sattelgelenk
»Beispiel: Daumenwurzelgelenk«

Kugelgelenk
»Beispiel: Schultergelenk«

Scharniergelenk
»Beispiel: Humeroulnargelenk (Ellenbogengelenk)«

Drehgelenk
»Beispiel: oberes Radioulnargelenk (am Ellenbogen)«

Eigelenk
»Beispiel: proximales Handgelenk«

Abb. 40 ▶ Gelenke

Freiheitsgraden. So kann der Unterarm gegen den Oberarm abgewinkelt, jedoch in jeder Winkelstellung der Unterarm dabei gedreht, d.h., um seine eigene Längsachse rotiert werden. Ein weiteres Komplexgelenk bildet zum Beispiel das untere Sprunggelenk.

4.7.3 Aufbau und Funktion des Skeletts

Das ***menschliche Skelett*** kann man ***in Kopf, Rumpf sowie obere und untere Extremitäten untergliedern***. Innerhalb der einzelnen Abschnitte steht die Formgebung in Zusammenhang mit der Funktion ihrer jeweiligen Elemente. In der Gesamtgestaltung drückt sich v.a. allem der Wandel vom Vierfüßergang zu dem für den Menschen charakteristischen aufrechten Gang aus. Damit verbunden ist das Herauslösen der Arme und Hände aus dem bloßen Gehen, die somit frei werden für kompliziertere Dinge wie Greifen, Gestalten und Gestik. Mit der Aufrichtung ebenfalls verbunden ist das balancierte Tragen des Kopfes auf der Wirbelsäule über dem Rumpf.

Das ***Kopfskelett besteht aus*** zwei Abschnitten: dem ***Gehirnschädel*** und dem ***Gesichtsschädel***. Der Gehirnschädel nimmt eine nahezu kugelige Form an. Er wird von platten Knochen gebildet, die über Schädelnähte miteinander verbunden sind und schützend das Gehirn umgeben. Der Gesichtsschädel wird aus einer Vielzahl kleiner Knochen gebildet und ist am Aufbau der Augen-, Nasen- und Mundhöhle beteiligt. Außerdem bietet er Ursprungsflächen für die mimische Muskulatur.

Der ***Rumpf*** gliedert sich in ***Hals, Brustkorb*** (Thorax) ***sowie Bauch-*** (Abdomen) ***und Beckenhöhle*** (Cavum pelvis). Die doppelt s-förmig gekrümmte ***Wirbelsäule bildet*** dabei das ***Grundgerüst*** des Rumpfes. Sie besteht aus 32 einzelnen Wirbeln, die über die Zwischenwirbelscheiben (Bandscheiben) und Gelenke miteinander verbunden sind. Die Wirbel sind im Grunde immer aus gleichen Anteilen aufgebaut. Der eigentliche Wirbelkörper liegt vorne und trägt das auf ihm lastende Gewicht. Nach hinten findet man den Wirbelbogen, der das Rückenmark umgibt. Daran befinden sich zu den Seiten hin jeweils ein Querfortsatz und nach hinten ein Dornfortsatz, an den zahlreiche Muskeln ansetzen. Mit den 12 Brustwirbeln sind die 12 Rippenpaare über die ***Wirbelrippengelenke*** verbunden. Diese Gelenke sind bei der Hebung und Senkung des Brustkorbs ***während der Atmung von großer Bedeutung.*** Die oberen 10 Rippenpaare sind vorne wiederum knorpelig mit dem Brustbein (Sternum) verbunden. Gestaltlich treten die Rippen im Hals- und Lendenbereich mehr und mehr in den Hintergrund und verschmelzen mit den zugehörigen Wirbeln. ***Bei manchen Menschen*** findet man aber noch sogenannte ***Halsrippen*** im Bereich des 6. und 7. Halswirbels.

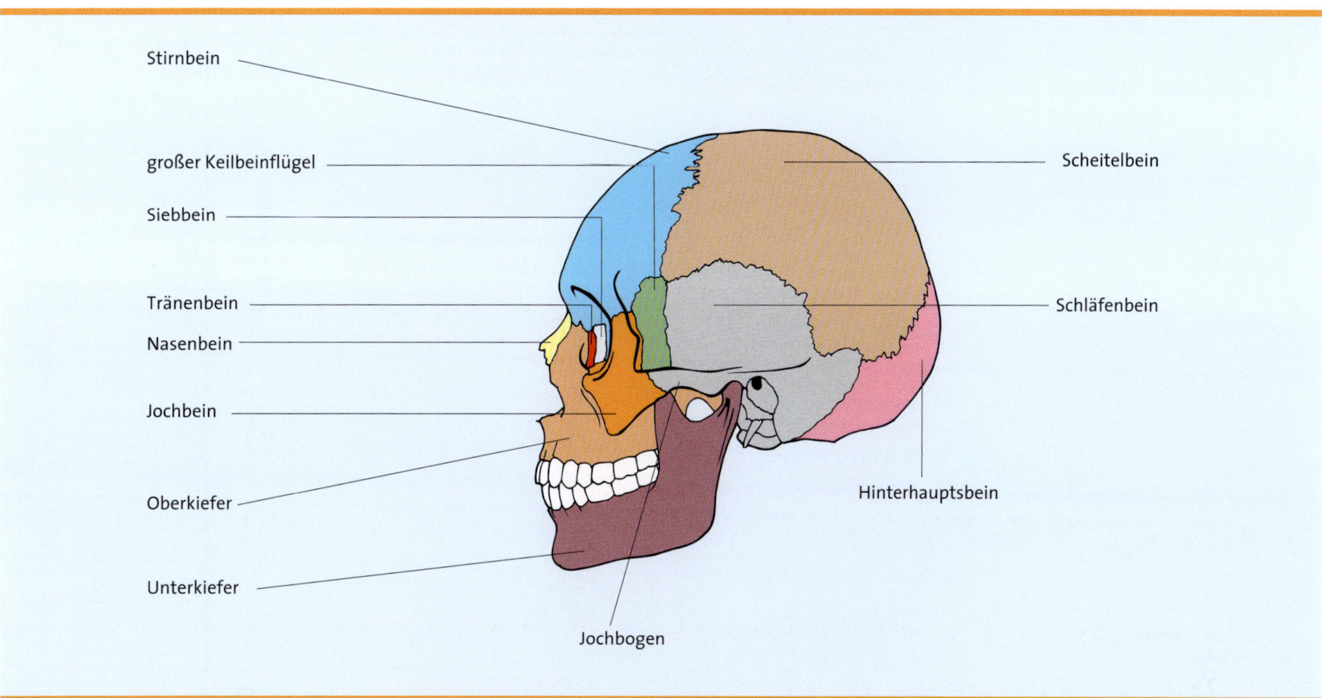

Abb. 41 ▶ Aufbau des knöchernen Schädels (Seitenansicht)

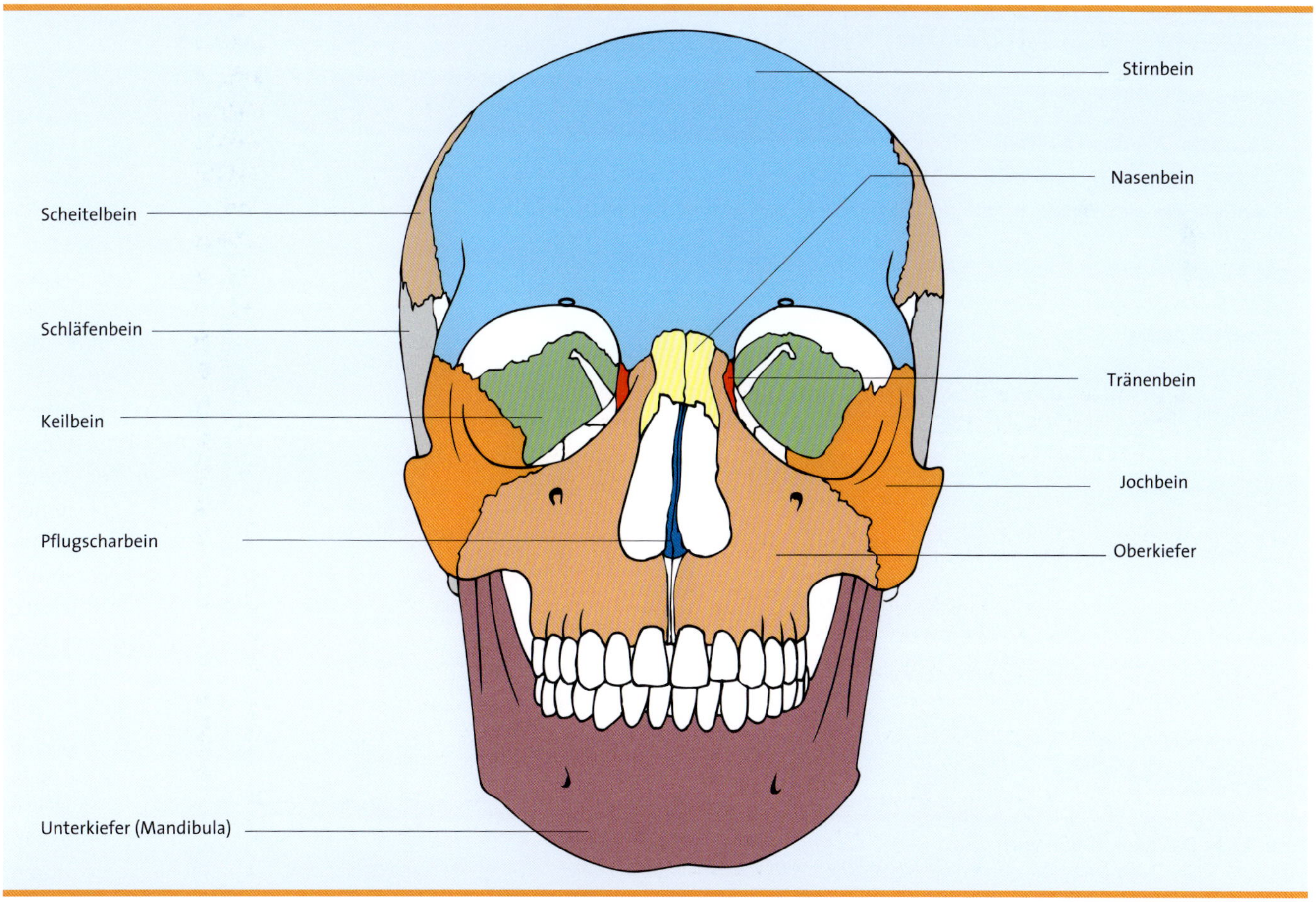

Abb. 42 ▶ Aufbau des knöchernen Schädels (Vorderansicht)

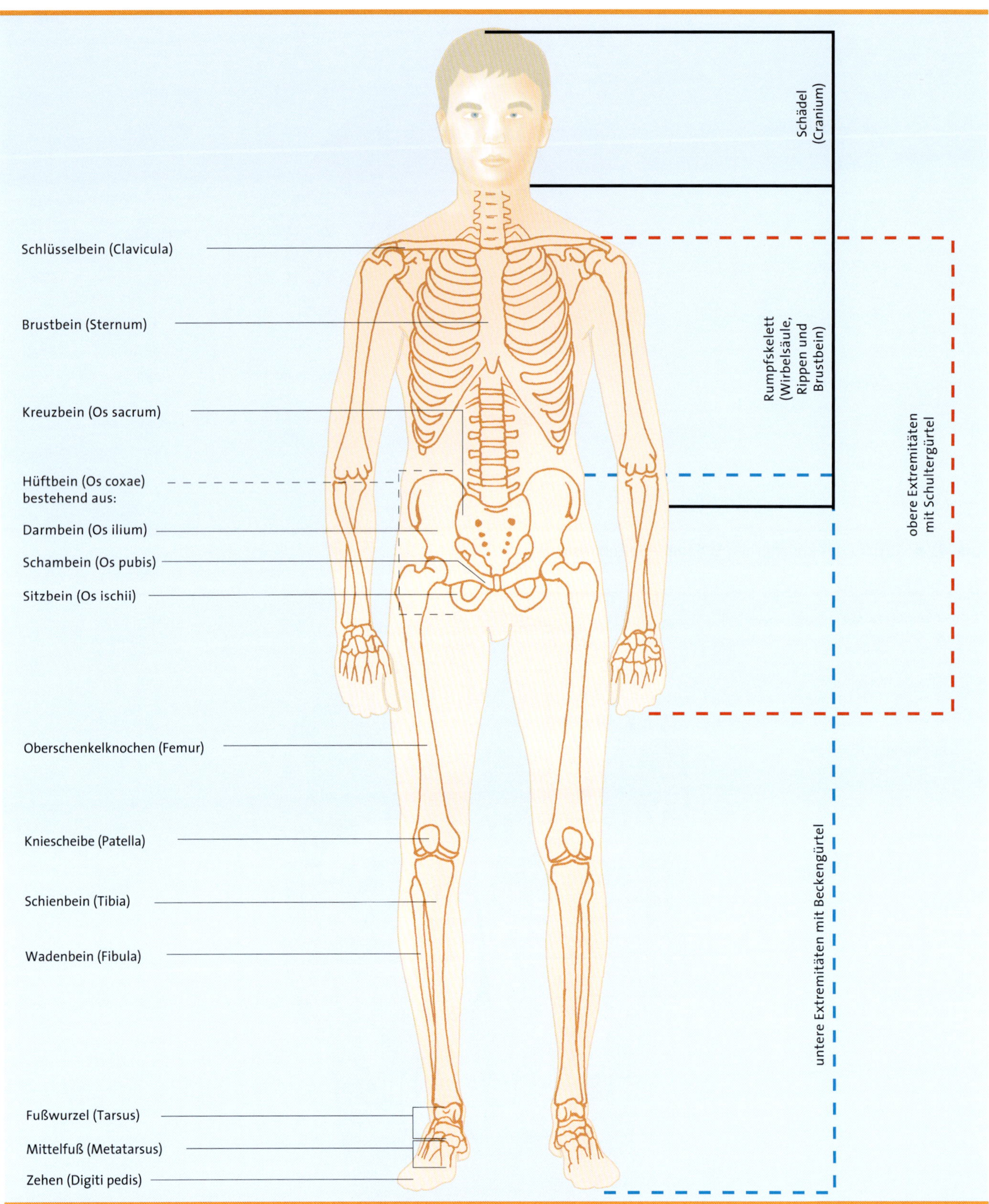

Abb. 43 ▶ Das Skelett von vorn

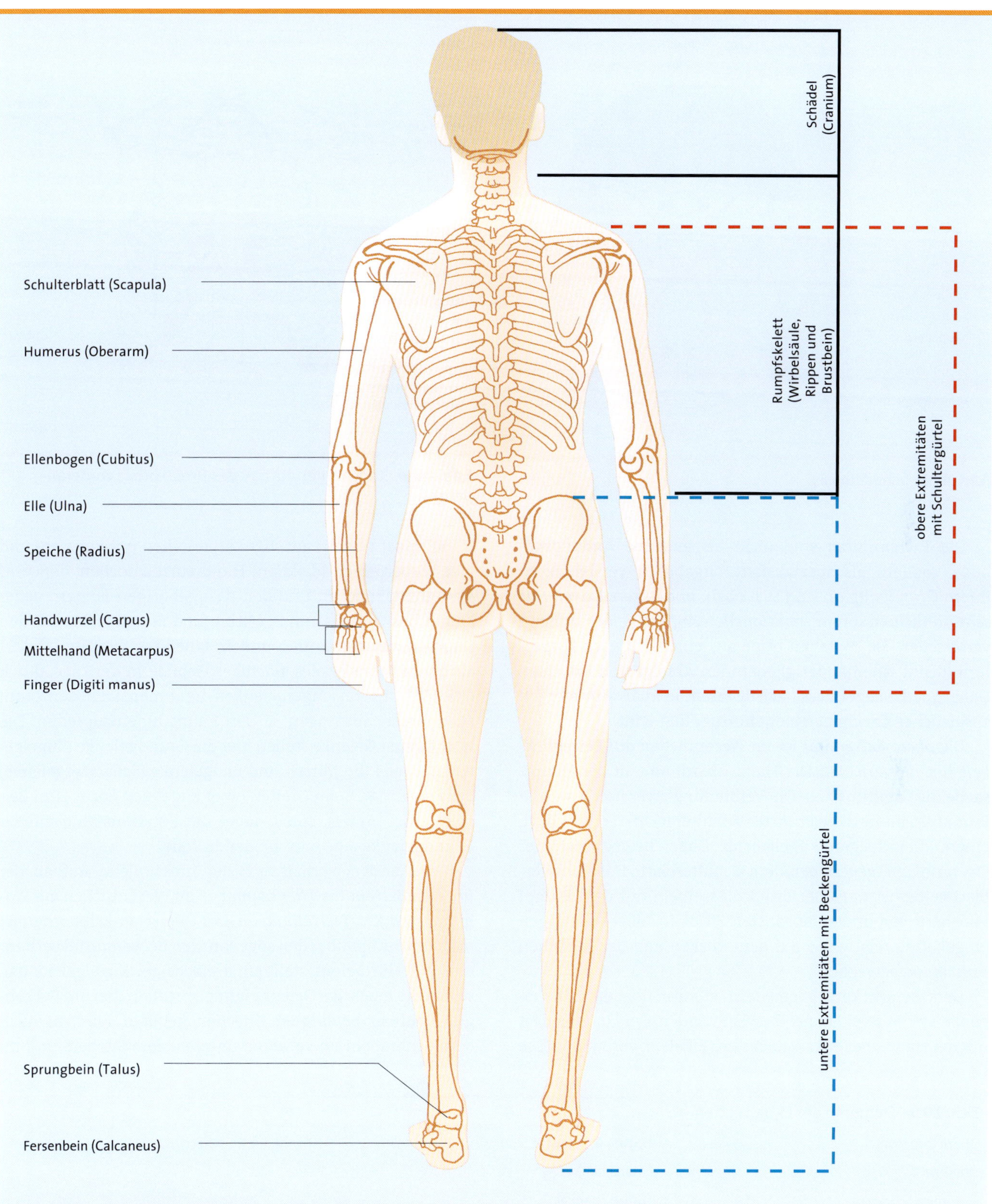

Abb. 44 ▶ Das Skelett von hinten

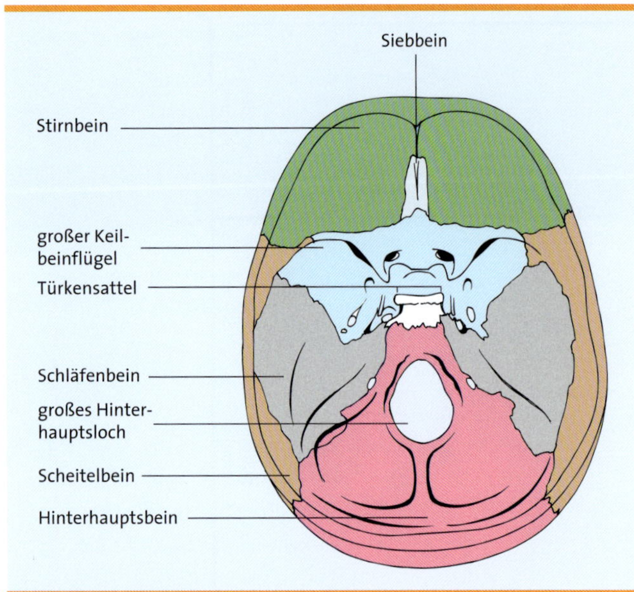

Abb. 45 ▶ Schädelbasis

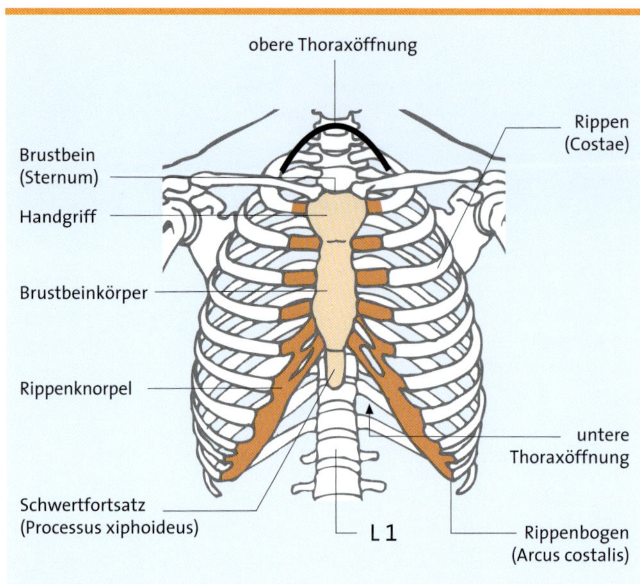

Abb. 46 ▶ Knöcherner Aufbau des Brustkorbs (Vorderansicht)

Die ***Extremitäten*** sind nicht als einfache Anhangsgebilde, sondern als spezialisierte Organe zu verstehen. In ihrem ***Grundbauplan sind*** sich ***obere und untere Extremität sehr ähnlich, in*** ihrem ***funktionellen Aufbau*** jedoch ***äußerst verschieden***. Sie bestehen beide aus einer sich nach körperfern (distal) aneinander gliedernden Abfolge von Knochen. Dabei gilt die Regel, dass nach distal zahlenmäßig immer ein zusätzliches Knochenelement hinzugefügt wird.

Die ***obere Extremität*** ist im Wesentlichen ***auf Beweglichkeit hin ausgerichtet***. Die Hand übernimmt in der Hauptsache die Greiffunktion. Die Verbindung zwischen Arm und Rumpf ist im muskelgeführten Schultergelenk verwirklicht, einem dreiachsigen Kugelgelenk. Dabei bewegt sich der Oberarmkopf gegenüber dem Schulterblatt. Das Schulterblatt selbst ist nur über das Schlüsselbein mit dem Rumpf knöchern verbunden, ansonsten ist es in Muskelschlingen eingebettet, relativ frei auf dem Rücken und der seitlichen Brustwand beweglich.

Der Oberarm kann gegen den Unterarm über das Ellenbogengelenk in zwei Ebenen bewegt werden. Der Unterarm ist mit der Hand über ein zweiachsiges Eigelenk verbunden. Die Hand selbst besteht aus vier körpernahen (proximalen) und vier körperfernen (distalen) Handwurzelknochen, den fünf Mittelhandknochen und den dazugehörigen Fingern. Jeder Finger besitzt ein Grund-, Mittel- und Endglied, bis auf den Daumen, der nur Grund- und Endglied besitzt. Die Hand ist als zweidimensionales, flächiges Gebilde in der Lage, durch eine Vielzahl von Fingergelenken dreidimensional den Raum zu erfassen, sozusagen in den Raum hineinzugreifen. Die wichtigsten Gelenke stellen hier die Grundgelenke (Kugelgelenke) sowie die Mittel- und Endgelenke (Scharniergelenke) der Finger dar. Beim Greifen einer kugeligen Form, zum Beispiel eines Apfels, spielt dabei die Rotationsfähigkeit der Grundgelenke eine entscheidende Rolle.

Ganz anders verhält sich der funktionelle Aufbau der ***unteren Extremität***. ***Hier kommt*** es im Wesentlichen ***auf Stabilität und Kraftverteilung an***. Der Oberschenkelknochen ist mit dem Rumpf über den sogenannten Beckengürtel verbunden. Das Hüftgelenk stellt ein dreiachsiges Kugelgelenk dar, wobei die mächtige Gelenkpfanne von allen drei am Beckengürtelaufbau beteiligten Knochen gebildet wird, nämlich dem Schambein im vorderen unteren, dem Sitzbein im hin-

Tab. 10 ▶ Elemente der Extremitäten

Obere Extremität	Untere Extremität	Anzahl der Knochen
Oberarm	Oberschenkel	1
Unterarm	Unterschenkel	2
proximale Handwurzel	proximale Fußwurzel	4
distale Handwurzel	distale Fußwurzel	4
Mittelhand und Fingerstrahlen	Mittelfuß und Zehenstrahlen	5

teren unteren und dem Darmbein im oberen Abschnitt. Die eigentliche knöcherne Gelenkpfanne wird von einer faserigknorpeligen Lippe erweitert und umgreift den Oberschenkelkopf. Dieses Gelenk wird zusätzlich durch einen kräftigen Bandapparat gesichert. Das dabei vom Darmbein zum Oberschenkel ziehende Band ist das stabilste des Körpers und verhindert die Überstreckung in der Hüfte. Auch das Kniegelenk ist ein bandgeführtes Gelenk. Es besitzt zwei Gelenkachsen.

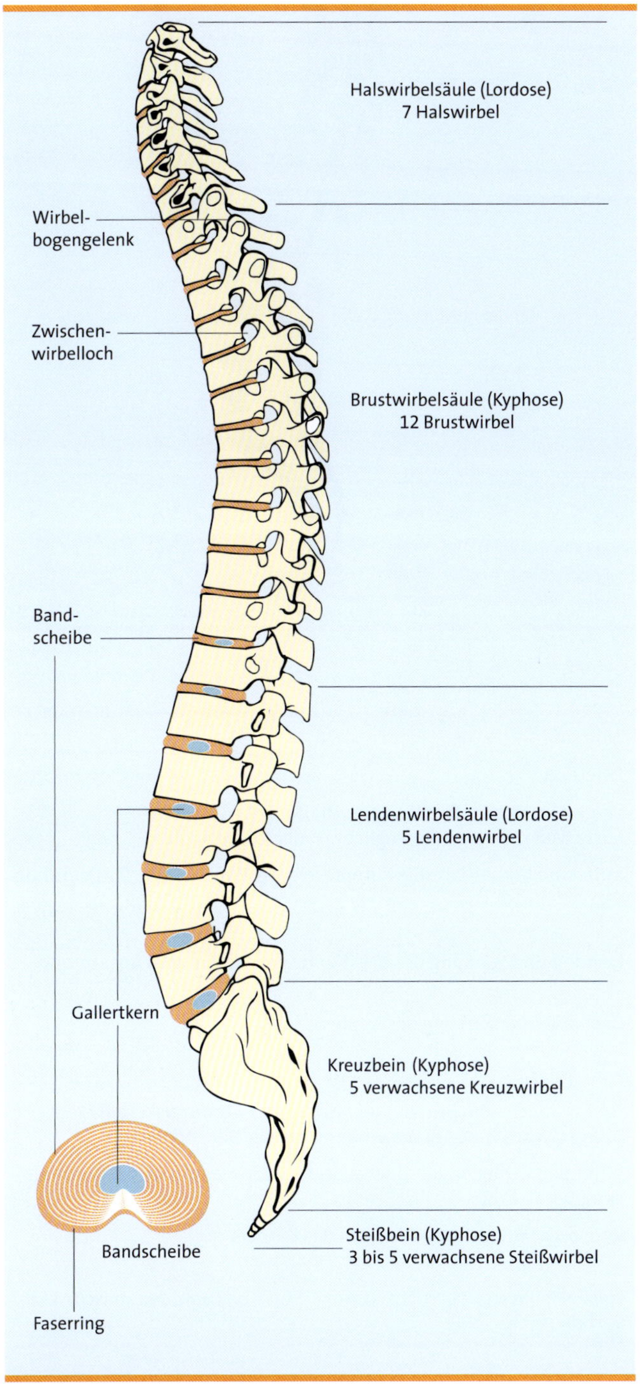

Abb. 47 ▶ Aufbau der Wirbelsäule

Die eine Achse verläuft horizontal durch das Gelenk und vermittelt die Beugung und Streckung über eine Scharnierwirkung, die andere stellt eine Rotationsachse senkrecht durch den Unterschenkel dar. Die Rotationsfähigkeit im Kniegelenk ist allerdings nur gering ausgeprägt. Die ***Stabilität im Knie*** wird in der Hauptsache ***durch mehrere Bänder*** erreicht. Die vier wichtigsten Bänder sind die beiden zu den Seiten hin gelegenen Kollateralbänder, die in der Streckstellung angespannt sind, und die Kreuzbänder, die innerhalb des Gelenks verlaufen und die Stabilität in der Beugestellung gewährleisten.

Die Entwicklung des Fußes lässt sich ebenfalls im Zusammenhang mit der Aufrichtung des Menschen verstehen. Durch diese kommt es zu der Notwendigkeit, eine standfeste Unterlage für den Körper zu bilden. Hier ist das Prinzip eines Kamerastativs mit Dreipunktauflage verwirklicht. Die Fußsohle hebt sich vom Untergrund ab, eine Gewölbestruktur (Längs- und Quergewölbe) wird gebildet. Das Fußgewölbe wird zum einen knöchern durch die Form der drei Keilbeine geformt, die ähnlich einem römischen Rundbogen ineinander »verkeilt« sind. Zum anderen wird das Gewölbe durch Muskeln und Bänder gesichert. Durch diese spezielle Konstruktion findet der Fuß seine Auflagepunkte am Fersenbeinhöcker, am Grundgelenk der großen Zehe und am seitlichen Fußstrahl. Die Beweglichkeit der Zehen spielt für die Funktion des Fußes kaum eine Rolle. Wesentliche Voraussetzung für das normale Gehen ist jedoch eine gewisse Beweglichkeit des Fußes im Ganzen gegenüber dem Unterschenkel. Hierfür wird ein spezielles Komplexgelenk ausgebildet. Dieses Gelenk stellt das Sprunggelenk dar, das in ein oberes und ein unteres unterteilt wird. Zum Gehen ist in der Hauptsache das obere Sprunggelenk notwendig. Es repräsentiert ein einachsiges Scharniergelenk, in dem Beuge- und Streckbewegungen möglich sind. In ihm bewegt sich die Knöchelgabel, die aus distalem Schien- und Wadenbein gebildet wird, gegen das Sprungbein. Am Aufbau des unteren Sprunggelenks sind mehrere Knochen beteiligt. Hier bewegt sich das Sprungbein gegen das Fersen- und Kahnbein. In ihm finden Drehbewegungen des Fußes statt. Um die Einschränkung des Bewegungsumfangs bei Wegfall dieses Gelenks zu verstehen, stelle man sich das Gehen in mit starren Sohlen ausgestatteten Skistiefeln vor.

4.7.4 Aufbau und Funktion der Skelettmuskulatur

Die einzelnen Skelettelemente werden durch eine Vielzahl von quer gestreiften Skelettmuskeln bewegt. Die ***Skelettmuskulatur dient*** aber nicht nur der ***Bewegung***, sondern ***auch der Wärmebildung (Zittern bei Kälte)***. Außerdem ***beeinflusst sie den Blutfluss***, indem sie durch Kontraktion die relativ

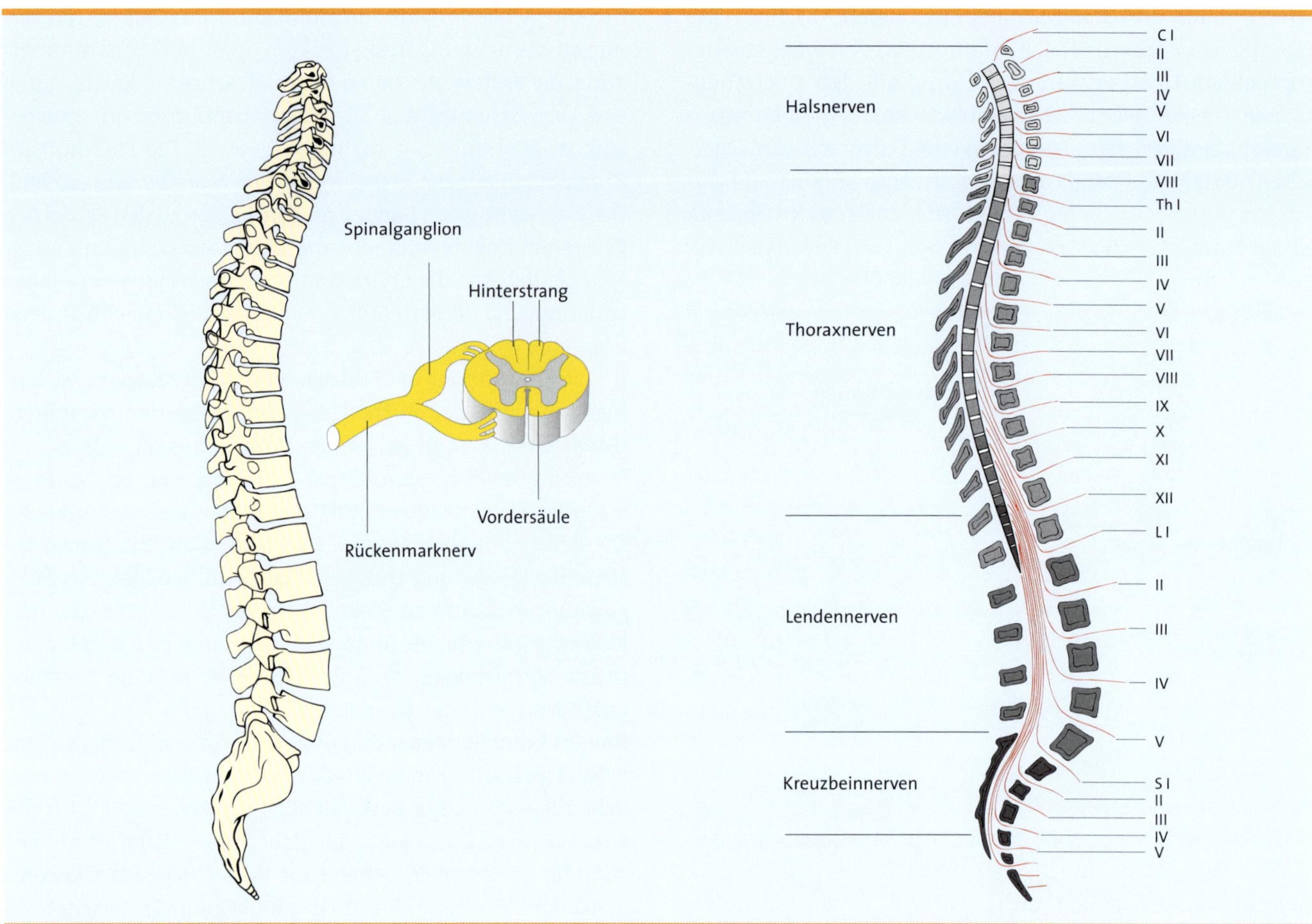

Abb. 48 ▶ Nervensegmente

Tab. 11 ▶ Muskeln und ihre Funktionen

	Lage	Funktion
Rückenmuskulatur	Fortsätze der Wirbelsäule	lange Muskeln: aufrechte Körperhaltung kurze Muskeln: Eigenbeweglichkeit der Wirbelsäule
schräge und längs verlaufende Bauchmuskeln	spannen sich zwischen den Rippen und dem Beckengürtel aus	aufrechte Körperhaltung, Rumpfdrehung, Bauchpresse (Entleerung)
Zwischenrippenmuskulatur	dreischichtig zwischen allen Rippen	Hebung und Senkung des Brustkorbs bei der Ein- und Ausatmung
vordere Halsmuskulatur	von den Querfortsätzen der Halswirbelsäule und vom Kopf zum Schlüsselbein und den oberen Rippen	Drehung und Senkung des Kopfes
Zwerchfell	spannt sich zwischen Lendenwirbelkörpern und unteren Rippen sowie Brustbein aus	trennt Bauch- von Brusthöhle; wichtigster Atemmuskel zur Einatmung (Bauchatmung), Mitwirkung bei der Bauchpresse
Schlundmuskulatur	Rachenhinterwand	schlingenförmig angeordnetes System von Hebern und Schnürmuskeln, Schluckakt
Kaumuskulatur	von der Schädelbasis und Schläfenregion zum Unterkiefer	Kauvorgang, kräftigste Muskeln des Körpers
Extremitätenmuskulatur	verläuft vom Rumpf zu den Extremitäten und an ihnen entlang; mehr als 100 Muskeln	spezielle Bewegungen der Gelenke, Stützfunktion, dynamische Lastverteilung

dünnwandigen Venen der Beine zum Herzen hin auspresst (Gefahr der Thrombose bei Ruhigstellung der Beine). Die Skelettmuskeln wirken aber auch als Sinnesorgan. Sie verfügen über ***Rezeptoren, die dem Gehirn Informationen zur jeweiligen Stellung im Raum vermitteln.***

Die ***Beweglichkeit*** der Muskeln ***beruht auf*** der ***Fähigkeit***, sich ***zusammenzuziehen*** (Kontraktion) ***und zu erschlaffen*** (Dilatation). Hierfür sind die Myofibrillen, speziell angeordnete Eiweißbestandteile (Aktin und Myosin) in der Muskelfaser, verantwortlich, die unter Energieverbrauch aneinander entlanggleiten. Diese Muskelfasern werden zu Muskelbündeln zusammengefasst. Mehrere Bündel bilden dann einen Muskel. Dieser ist außen von der Muskelhülle umgeben. ***An den Enden geht der Muskel in eine Sehne über***.

Im Bereich der Extremitäten gibt es zahlreiche Muskeln, die mit ihren Ursprungs- und Ansatzsehnen an bestimmten Knochenvorsprüngen und rauen Stellen verankert sind. Diese ***Muskeln*** führen in den Gelenken eine Haupt- und mehrere Nebenfunktionen aus. ***Meist*** werden sie ***nach*** ihrer ***Hauptfunktion benannt*** (z.B. Musculus supinator: Auswärtsdreher), teilweise ***aber auch nach*** ihrem ***typischen Aussehen*** (z.B. Musculus biceps: zweiköpfiger Muskel; Musculus soleus: der Schollenförmige).

Nach ihren vorwiegenden Funktionen werden einzelne Muskelgruppen zusammengefasst, zum Beispiel Beuger und Strecker der Arme und Beine. An der Hand fasst man die Daumenballen- und Kleinfingerballenmuskeln zusammen, es existieren aber in der Hohlhand noch zahlreiche kleinere Zwischenfingermuskeln. Diese kleinen Muskeln sind besonders wichtig für die menschliche Hand, da durch sie ein gezieltes, differenziertes Greifen möglich wird (Pinzettengriff). Der kräftige Faustschluss hingegen wird durch die langen Beuger der Hand ermöglicht, die am Unterarm zu finden sind.

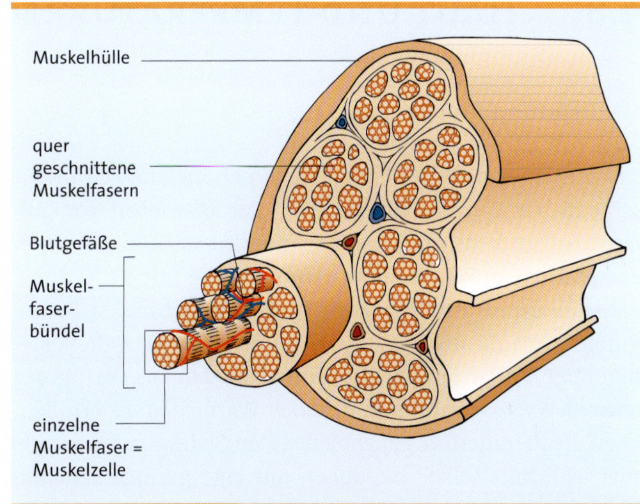

Abb. 49 ▶ Aufbau des Skelettmuskels

Am Bein gibt es neben ***dynamisch arbeitenden Muskeln auch solche mit statischer Wirkung***. So spannt sich der mächtige Gesäßmuskel, der in erster Linie zum Treppensteigen benutzt wird, über eine seitlich am Oberschenkel gelegene Sehne (Tractus iliotibialis) bis zum Unterschenkel hin aus und kann so die Biegebeanspruchung des Oberschenkels in Zugkräfte umwandeln, was – ökonomisch gesehen – Knochensubstanz spart. Eine weitere Besonderheit bilden schlingenförmig um das Fußgewölbe ziehende Unterschenkelmuskeln. Ihre eigentliche Aufgabe besteht darin, das Fußgewölbe »aktiv« zu sichern und dadurch aufrechtzuerhalten, nicht aber darin, den Fuß selbst zu bewegen.

4.8 Haut und Temperaturregulation

Jan-Thorsten Gräsner

Das menschliche Leben ist auf die Funktionsfähigkeit unterschiedlicher Systeme angewiesen. Das ***Überleben von Zellen***, aber auch deren Funktionsfähigkeit ist u.a. ***von einer entsprechenden Temperatur abhängig.*** Die mit 37 °C angegebene Körperkerntemperatur bietet die optimalen Bedingungen. Um diese ***Kerntemperatur konstant*** zu ***halten***, stehen dem Körper ***unterschiedliche Methoden*** zur Verfügung. Sowohl ***Wärmeproduktion als auch Wärmeabgabe*** ermöglichen die geforderten, gleichbleibenden Bedingungen für die menschlichen Zellen, bei denen nur eine geringe Schwankungsbreite zugelassen ist.

4.8.1 Anatomie und Physiologie der Haut

Am menschlichen Körper findet man zwei Arten von Haut, zum einen die Kutis, die Begrenzung der äußeren Körperoberfläche, zum anderen die innere Auskleidung, die Schleimhäute. Im Bereich der Körperöffnungen geht die Kutis in die Schleimhaut über. Dies ist beispielsweise an den Lippen, der Nase, der Harnröhre, dem Scheideneingang oder dem After der Fall. ***Durch*** die ***äußere Haut wird*** der ***Körper vor mechanischen, thermischen und chemischen Einwirkungen geschützt.*** Neben der Schutzfunktion kommt der Haut ein ***wichtiger Anteil der Regulation von Körpertemperatur und Wasser-Elektrolyt-Haushalt*** zu. Die Haut macht 15 % des Gesamtkörpergewichts aus und umfasst je nach Körpergröße und Körpergewicht eine Oberfläche von ungefähr zwei Quadratmetern.

Unterteilt wird die Haut im engeren Sinne, also die Kutis, in zwei Schichten: die Oberhaut (Epidermis) sowie die Lederhaut (Dermis oder Korium). Unter diesen Schichten befindet sich das Unterhautgewebe (Subkutis).

Die ***Oberhaut*** (Epidermis) besteht ***aus drei Schichten***. Die oberste Schicht der Epidermis ist die ***Hornhaut***, die mechanischen Schutz gewährleistet. Diese Schicht hat an exponierten Stellen wie Handtellern oder Fußsohlen eine Dicke von ca. 1 mm und besteht aus bis zu 100 Zellschichten. In den übrigen Bereichen ist sie etwa 0,2 µm bis 0,2 mm dick. Diese Schicht ist ***frei von Gefäßen oder Nervenzellen***. ***Darunter*** unterteilt sich die Epidermis in die ***Verhornungsschicht und*** die ***Regenerationsschicht***, in der im Zeitraum von etwa 30 Tagen eine Erneuerung von der Tiefe heraus zur Oberfläche abläuft. Im Bereich der Schleimhäute fehlt die verhornte Schicht weitgehend. Regenerationsvorgänge können in der Mundschleimhaut oder dem Magen-Darm-Trakt erheblich schneller ablaufen und benötigen zum Teil nur drei bis vier Tage.

In der Regenerationsschicht finden sich Spezialzellen, zum Beispiel für die Hautfärbung (Pigmentierung) und für die Infektabwehr. Zusätzlich befinden sich in dieser Schicht Druckrezeptoren.

Die sich ***unterhalb anschließende Lederhaut*** (Dermis, Korium) besteht aus zwei Schichten, die sich nach Dichte und Anordnung der Fasern unterscheiden lassen; die erste ist die Papillarschicht (Stratum papillare), die zweite die Geflechtschicht (Stratum reticulare). In diesen Schichten sind sogenannte Mechanorezeptoren, Kapillargefäße sowie Drüsen und Haarwurzeln angesiedelt. In den Schichten des Koriums ist ein ***erhöhtes Wasserbindungsvermögen festzustellen***, das für die Aufrechterhaltung der Elastizität verantwortlich ist.

Zur Verbindung der beschriebenen Anteile mit den tiefer liegenden Strukturen ***dient*** die Subkutis oder ***Unterhaut***, die aus lockerem Bindegewebe sowie Fett besteht. Die Haut ist durchsetzt mit unterschiedlichen Nervenzellendigungen für die Wahrnehmung von Temperatur, Berührung und Schmerz, die sich charakteristischerweise in den oben beschriebenen Abschnitten befinden.

Alle Schichten zusammen ergeben eine Struktur, die physiologisch unterschiedliche Aufgaben hat. Die unverletzte Haut stellt einen wirksamen Schutz gegen Krankheitserreger (biologische Einflüsse) dar. Im Hinblick auf Sonnen- oder andere Strahlung (physikalische Einflüsse) ist die Haut in gewissen Grenzen in der Lage, tiefer liegende Zellschichten und den Organismus vor Schäden zu schützen. Eher gering ist diese Schutzfunktion gegenüber Lösungsmitteln oder anderen Chemikalien (chemische Einflüsse).

4.8.2 Temperaturregulation

Neben ihrer Schutzfunktion spielt die Haut ***wegen*** der ***Schweißproduktion und*** der unterschiedlichen Stärke ***ihrer Durchblutung*** eine ***entscheidende Rolle bei*** der ***Temperaturregulation*** des Menschen.

Durch ***Zellaktivität, Stoffwechselvorgänge und Bewegung produziert*** der ***Körper Wärme***. Gleichzeitig führt der ***Kontakt zur Umwelt*** zu einem ***stetigen Wärmeverlust***. Durch unterschiedliche Methoden kann der Mensch aus Wärmeproduktion und Wärmeverlust eine ***konstante Kerntemperatur von 37 °C*** aufrechterhalten.

Um die ***Körpertemperatur anzuheben***, stehen dem menschlichen Körper ***drei*** verschiedene ***Methoden*** zur Verfügung. Die ***aktive Betätigung des willkürlich beeinflussbaren Bewegungsapparates*** sorgt für eine gesteigerte Zellleistung, die wiederum in Form von Wärmesteigerung beim Men-

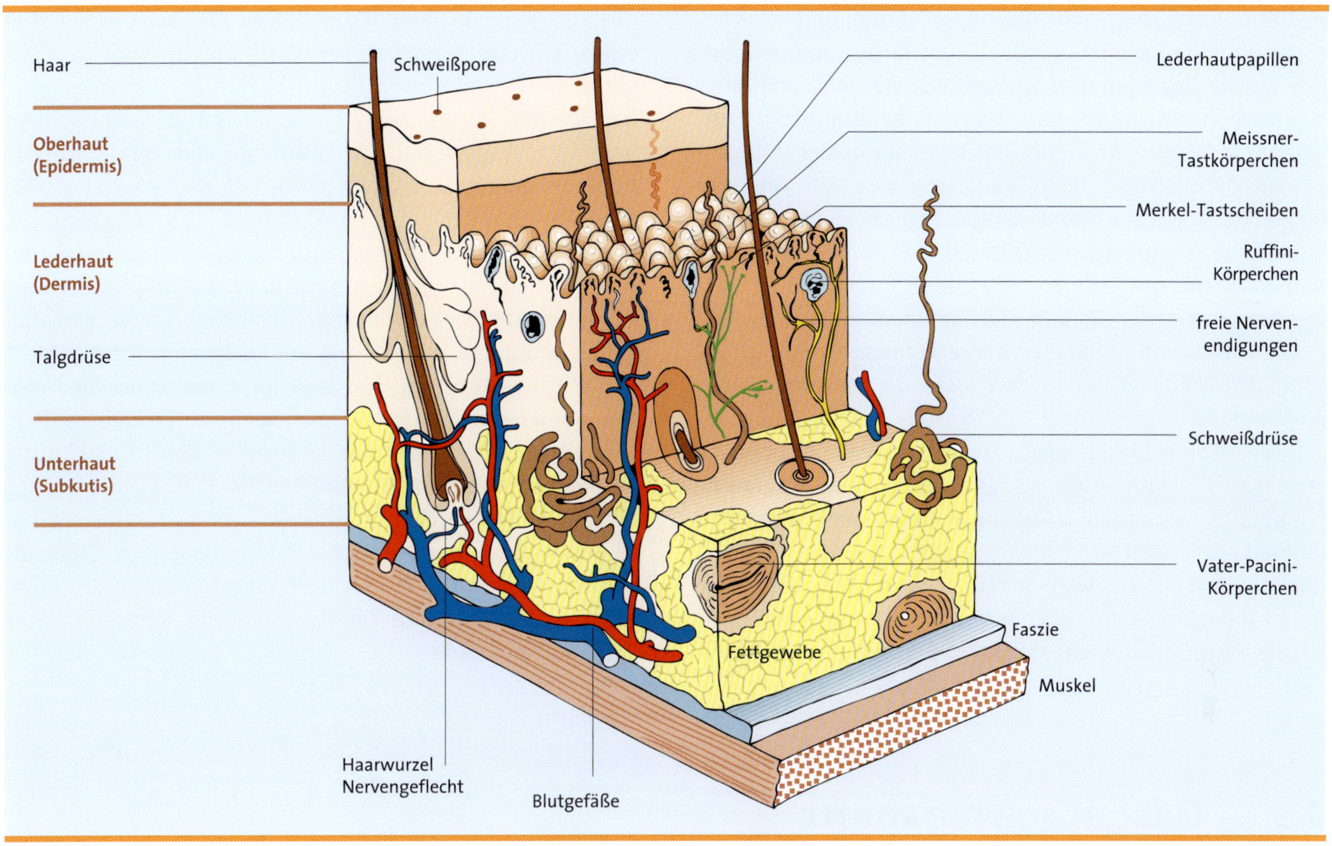

Abb. 50 ▶ Anatomie der Haut

schen feststellbar ist. Neben dieser Möglichkeit kann durch unwillkürliche, d.h. vom eigenen Willen nicht beeinflussbare, rhythmische Aktivität der Muskulatur in Form von ***Kältezittern***, eine Temperatursteigerung erreicht werden. Als dritte Möglichkeit steht die ***zitterfreie Wärmebildung*** zur Verfügung, die ***im*** zellreichen ***braunen Fettgewebe*** stattfindet. Diese Methode ist jedoch beim Menschen ***nur bei Neugeborenen*** zu finden.

Neben der ständigen Wärmeproduktion kommt es abhängig von der Außentemperatur zu mehr oder weniger starken Wärmeabgaben. Hierbei unterscheidet man eine ***Wärmeabgabe durch direkten Kontakt zu einer anderen Oberfläche*** (Konduktion), den ***Kontakt der Haut zur umgebenden, kälteren Luft*** (Konvektion) und die ***Wärmeabgabe durch Strahlung***. Letztere stellt bei einer Außentemperatur von 33 °C (entspricht der mittleren Hauttemperatur) den günstigsten Weg dar. Bei Umgebungstemperaturen oberhalb von 33 °C muss der Körper durch ***Schweißproduktion und Verdunstungskälte*** Wärme abgeben. Die Temperatursteigerung bei maximaler Arbeit kann durch gesteigerte Schweißproduktion vermindert bzw. verhindert werden. Die Körperkerntemperatur bleibt konstant.

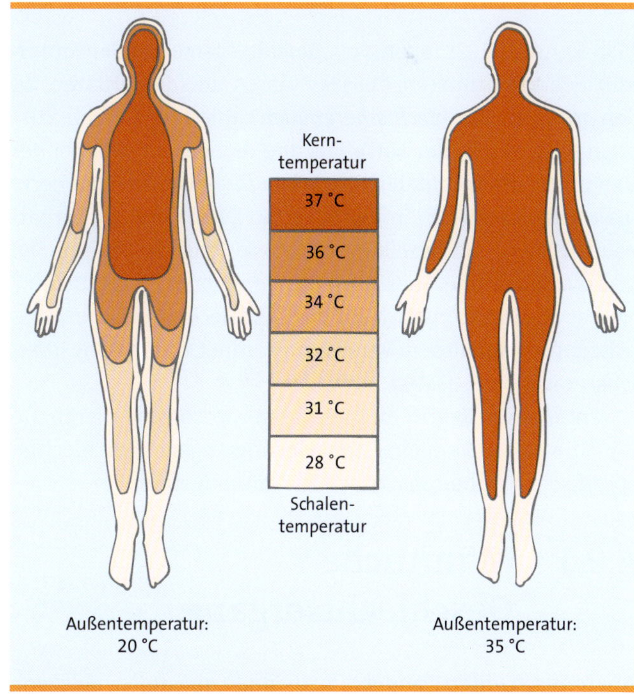

Abb. 51 ▶ Körperkern/Körperschalen und Temperatur

Unter Beachtung von Wärmeproduktion und Wärmeabgabe finden sich ***im*** menschlichen ***Körper unterschiedlich warme Regionen***. Der Organismus versucht, wie oben beschrieben, die zentrale Körperkerntemperatur konstant zu halten. Sind zentral 37 °C messbar, kann bei lokaler Messung am Fuß beispielsweise eine Temperatur von 25 °C und kälter gemessen werden. Hieraus ergeben sich zum einen unterschiedliche Temperaturverhältnisse an unterschiedlichen Körperstellen, zum anderen bietet diese Situation eine weitere Möglichkeit der direkten Wärmeregulation.

Bei der ***Bestimmung der Körperkerntemperatur*** ist es daher ***entscheidend, an welcher Stelle die Messung vorgenommen wird***. Messungen im Rektum (rektal), direkt in der Speiseröhre (ösophageal) oder im äußeren Gehörgang erbringen Ergebnisse, die am genauesten die Körperkerntemperatur bestimmen. Messungen unter der Zunge (sublingual) oder in der Achselhöhle (axillar) sind dagegen eher ungenau und von zu vielen Störeinflüssen abhängig.

Auch der Organismus bedient sich bestimmter Messfühler, die an verschiedenen Stellen des Körpers Informationen über die aktuelle Temperatur liefern. Hierbei werden zum einen zentrale Temperaturen (Körperkern), zum anderen periphere Temperaturen (Haut) bestimmt. Diese Messgrößen werden an das zentrale Nervensystem weitergeleitet und dort ausgewertet, woraufhin gegebenenfalls Korrekturen vorgenommen werden. Hierbei hat das Gehirn die Funktion eines Reglers, der über Impulse an unterschiedliche Körpersysteme die Wärmeproduktion, Wärmeabgabe und deren Verteilung beeinflussen kann.

Der ***menschliche Organismus versucht*** bei außergewöhnlichen Einflüssen (z.B. Trauma mit Volumenverlusten) durch die Zentralisation des Kreislaufs ***in erster Linie die Funktion der lebenswichtigen Organsysteme aufrechtzuerhalten.*** Hierbei wird neben der weiteren optimalen Durchblutung auch die optimale »Arbeitstemperatur« dieser Organe (Herz, Lunge, Gehirn, Niere) angestrebt.

Somit kann durch Wärmebildung, Isolation, Schweißsekretion und nicht zuletzt durch das Verhalten des Menschen (z.B. Bewegung) Einfluss auf die Kerntemperatur genommen werden.

4.9 Geschlechtsorgane

Christiane Rauen

Man kann drei Gruppen von Geschlechtsmerkmalen unterscheiden: die primären, die sekundären und die tertiären. Zu den ***primären Geschlechtsmerkmalen*** zählen alle Geschlechtsorgane, die direkt der Fortpflanzung dienen. Sie sind bei der Geburt bereits vorhanden. Die ***sekundären*** Geschlechtsmerkmale entwickeln sich in der Pubertät. Diese sind der Körperbau, die Körperfettverteilung, die Muskulatur, die Stimmhöhe und die Behaarung. Sie dienen nicht direkt der Fortpflanzung, sind aber charakteristisch für das Geschlecht. Auch die weibliche Brust wird diesem Bereich zugeordnet, da ein Baby überleben kann, ohne gestillt zu werden.

Unter dem Begriff der ***tertiären*** Geschlechtsmerkmale wird die Vielzahl angeborener oder anerzogener geschlechtsspezifischer Verhaltensweisen zusammengefasst.

4.9.1 Männliche Geschlechtsorgane

Anatomisch ***unterscheidet*** man ***in innen und außen gelegene Organe***. Zu den inneren Anteilen zählen Hoden und Nebenhoden, ableitende Samenwege, Bläschendrüsen und Prostata. Die äußeren Anteile werden durch Penis und Hodensack gebildet.

Die ***Hoden*** sind beim Erwachsenen ungefähr vier Zentimeter lang und besitzen etwa die Größe einer Pflaume. In ihnen erfolgt die Bildung und Reifung der Spermien (Spermatogenese). Über und hinter dem Hoden schmiegt sich der ***Nebenhoden*** an, der aus ca. zwölf stark gewundenen Samenkanälchen besteht, die sich zum Nebenhodengang vereinigen. Dieser mündet in den Samenleiter. Die Aufgabe des Nebenhodens besteht hauptsächlich in der Speicherung der Spermien.

Der ***Samenleiter*** ist die Fortsetzung des Nebenhodens. Er weist eine Länge von ca. 50–60 cm auf und transportiert die Spermien bei der Ejakulation. Er zieht im Samenstrang zusammen mit den Blut- und Lymphgefäßen sowie den Nerven durch den Leistenkanal in den Bauchraum. Hinter der Blase überkreuzt er den Harnleiter und erweitert sich am Ende zu einer spindelförmigen Ampulle. Sie mündet mit der ***Bläschendrüse*** in den Spritzgang. Im ***Spritzgang*** vermischen sich die Spermien mit dem Sekret aus der Bläschendrüse.

Der Spritzgang durchquert die ***Prostata***, die man auch als ***Vorsteherdrüse*** bezeichnet. Ihre Aufgabe ist neben der Sekretbildung auch die Förderung der Beweglichkeit und Befruchtungsfähigkeit der Spermien. Anschließend mündet

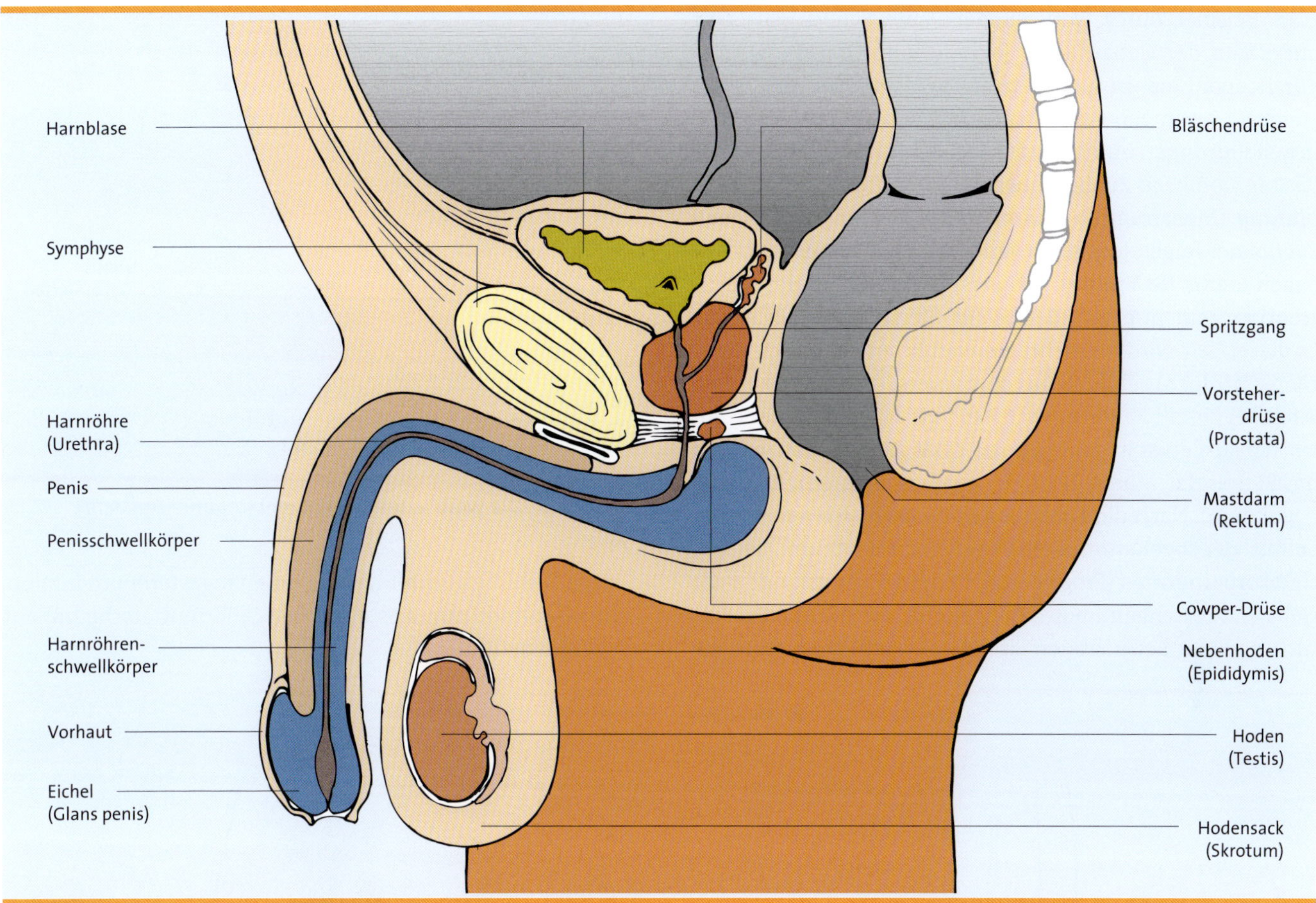

Abb. 52 ▶ Die männlichen Geschlechtsorgane (Seitenansicht)

der Spritzgang in die ***Harnröhre***, die nun zur »Harn-Samen-Röhre« wird.

Der ***Hodensack*** ist eine Ausstülpung der Bauchwand. Er umhüllt die Hoden, Nebenhoden sowie Teile der Samenleiter. Die Temperatur im Inneren liegt ca. 3 °C unter Körpertemperatur. Ihre Temperaturregulation erfolgt über die Hautoberfläche durch Runzeln oder Glätten. Ferner befinden sich auf der Haut des Hodensacks sehr viele Schweißdrüsen zur Kühlung.

Der ***Penis*** ist ein zylinderförmiges Organ und mit seiner Peniswurzel fest am Beckenboden und an den Ästen der Schambeine verankert. Der Penisschaft oder ***Corpus penis*** dagegen ist frei beweglich. Er endet distal in der ***Eichel*** (Glans penis) an deren äußerstem Ende die Harnröhrenmündung sichtbar ist. Die frei verschiebliche Penishaut bildet an der Eichel bei unbeschnittenen Männern die ***Vorhaut***. Im Inneren des Penis befinden sich drei eng aneinander liegende ***Schwellkörper***, die eine entscheidende Rolle bei der Erektion spielen.

4.9.2 Weibliche Geschlechtsorgane

Die weiblichen Geschlechtsorgane bestehen aus:

- paarig angelegten ***Eierstöcken*** (Ovarien),
- ebenso paarig angelegten ***Eileitern*** (Tuben),
- der ***Gebärmutter*** (Uterus),
- der ***Scheide*** (Vagina),
- kleinen und großen ***Schamlippen*** (Vulva).

Eierstöcke, Eileiter und die dazugehörigen Bänder fasst man unter dem Begriff ***Adnexe*** zusammen.

Die Gebärmutter besteht aus einem Gebärmutterkörper (Corpus uteri) sowie dem Gebärmutterhals (Zervix), die jeweils mit einer Schleimhaut ausgestattet sind. Die genannten Organe sowie die Vagina werden zum ***inneren Genitale*** gezählt, die großen und kleinen Schamlippen fasst man unter dem Begriff ***äußeres Genitale*** zusammen. Die weiblichen Geschlechtsorgane werden durch ein gut ausgestattetes Gefäßsystem versorgt. Kommt es zu Gewebsschädigungen, zum Beispiel durch Verletzungen, eine Schwangerschaft außerhalb der Gebärmutter (extrauterine Gravidität) oder durch spontane bzw. verletzungsbedingte Gewebs- bzw. Organzerreißungen (Rupturen), kann dies zu lebensbedrohlichen Blutungen innerhalb des Bauchraums führen.

Der weibliche ***Zyklus*** dauert etwa 28 Tage. Die ***Monatsblutung*** (Menstruation) ***markiert*** den ***Beginn eines neuen Zyklus***, der folgendermaßen verläuft: In den ersten 10 bis 14 Tagen (der erste Tag des Zyklus ist der erste Tag der Menstruation) reift in einem der beiden Eierstöcke ein Ei heran. In dieser Zeit wird vermehrt ein weibliches Geschlechtshormon (Östrogen) gebildet. Aus dem vorerst ca. 0,1 mm kleinen Eifollikel (Ei mit Hülle) erwächst ein bis zu 2 cm großer Follikel, der sich etwa in der Mitte des Zyklus spontan öffnet und das Ei freisetzt. Man spricht hier vom sogenannten ***Eisprung*** (Ovulation). Nach der Ovulation entwickelt sich aus diesem Follikel der sogenannte Gelbkörper (Corpus luteum), der das Gelbkörperhormon (Progesteron) bildet. Dieses verändert die Gebärmutterschleimhaut dahingehend, die eventuelle Einnistung einer befruchteten Eizelle zu ermöglichen. Wird die Eizelle nicht befruchtet, versiegt die Progesteronproduktion, und es kommt zum Abstoßen der Gebärmutterschleimhaut in der Menstruation.

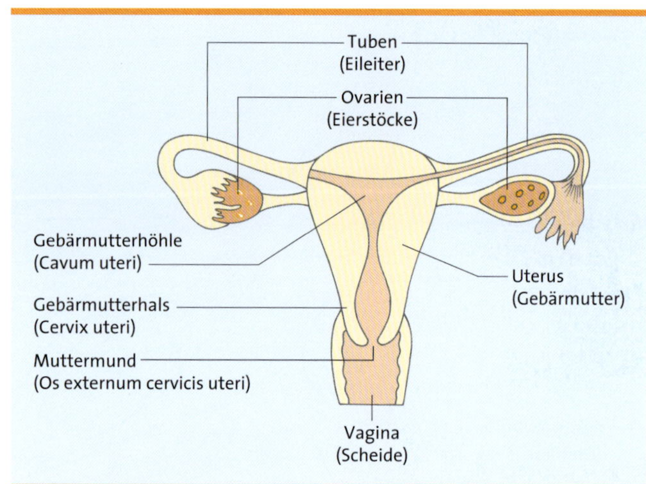

Abb. 53 ▶ Die weiblichen Geschlechtsorgane (Aufsicht)

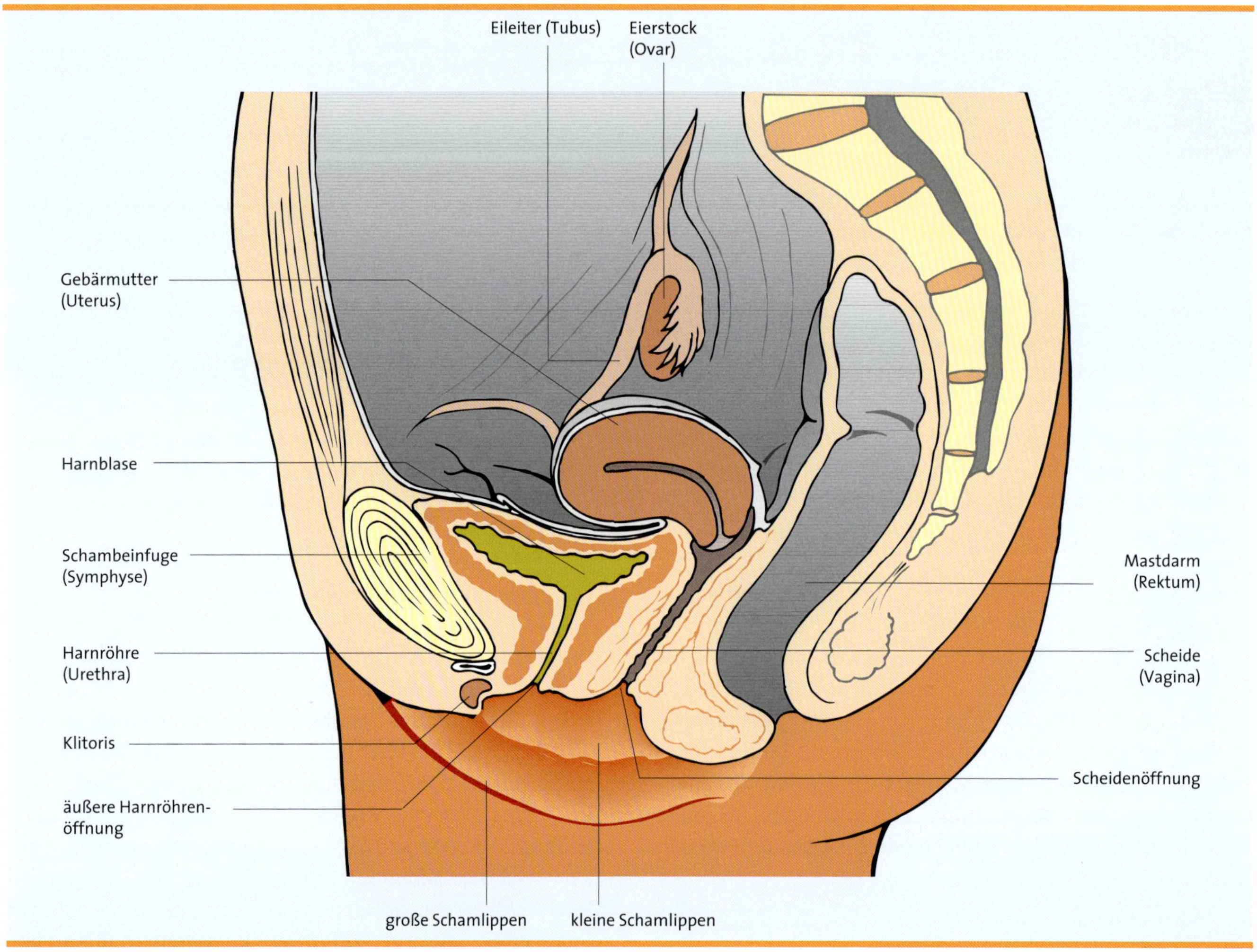

Abb. 54 ▶ Die weiblichen Geschlechtsorgane (Seitenansicht)

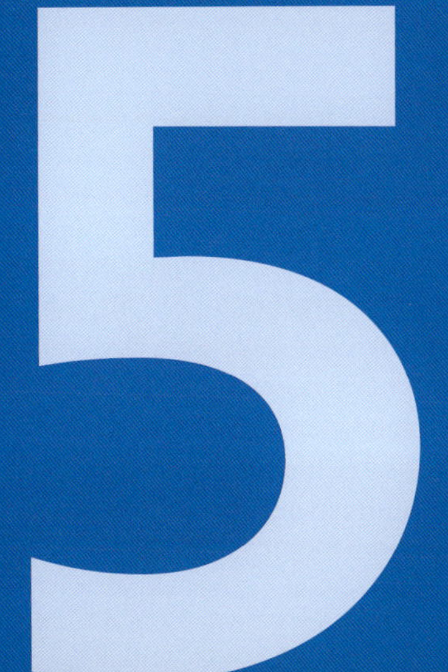

Störungen vitaler Funktionen und Regelkreise

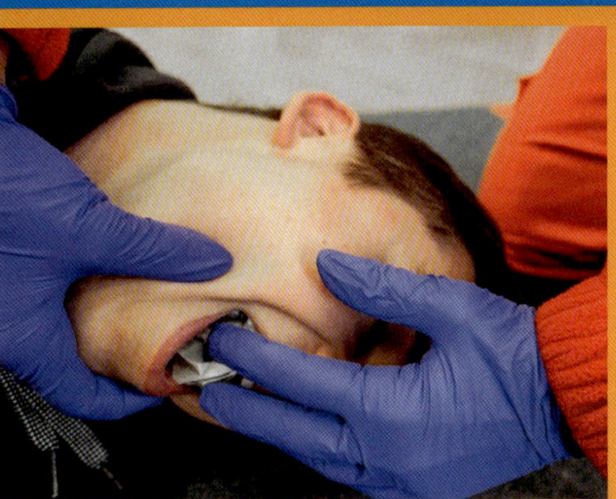

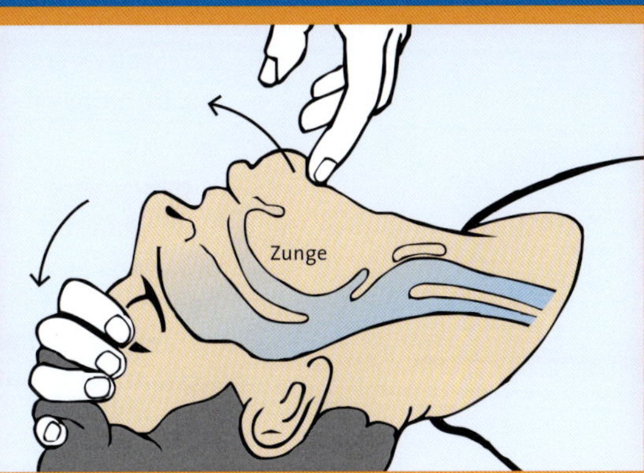

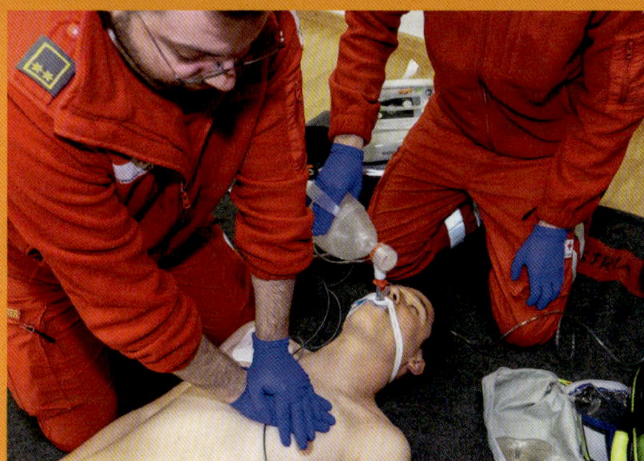

Inhalt:

5.1 Definition der Vitalfunktionen

Dirk Biersbach

Der menschliche Körper ist für seine geregelte Funktion auf die Zusammenarbeit von ***Bewusstsein, Atmung und Kreislauf*** angewiesen. Da das Gehirn verschiedene Systeme des menschlichen Organismus auch ohne Bewusstsein aufrechterhalten kann, trifft die Bezeichnung »Hirnfunktion« in diesem Zusammenhang besser zu. Die genannten drei Systeme werden aufgrund ihrer Bedeutung für den menschlichen Organismus mit den Begriffen ***»lebenswichtige Funktionen«***, ***»Elementarfunktionen«*** oder auch ***»Vitalfunktionen«*** erster Ordnung (lat. vita = Leben) zusammengefasst. Besteht eine ***Einschränkung dieser Funktionen*** oder fällt eine aus, so befindet sich der Patient in ***akuter Lebensgefahr***.

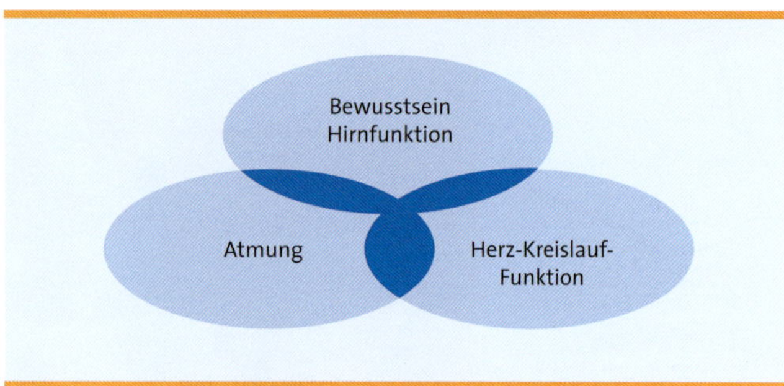

Abb. 1 ▶ Vitalfunktionen

Vitalfunktionen zweiter Ordnung sind Regelmechanismen, die ebenfalls für den menschlichen Organismus von Bedeutung sind und direkten Einfluss auf die Vitalfunktionen erster Ordnung haben. Es handelt sich dabei um:

- den Wasser-Elektrolythaushalt,
- den Säure-Basen-Haushalt,
- den Temperaturhaushalt,
- das Hormonsystem,
- den Stoffwechsel,
- das Immunsystem.

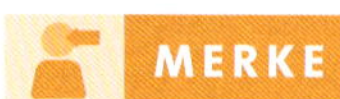

Merke

Störungen der Vitalfunktionen erster Ordnung müssen umgehend behandelt werden, Störungen der Vitalfunktionen zweiter Ordnung haben im Rahmen der Akutmedizin hingegen nur relative Behandlungspriorität.

5.2 Störungen des Bewusstseins

Die Ursache einer Bewusstseinsstörung präklinisch zu erkennen, ist oftmals schwierig. Die ***Diagnosemöglichkeiten*** im Rettungsdienst bei Bewusstseinsstörungen sind ***begrenzt***. Daher beschränken sich die Maßnahmen im Rettungsdienst zunächst auf den ***Schutz des Patienten vor*** den ***Gefahren der Bewusstlosigkeit*** und vor weiterer Verschlechterung der anderen Vitalfunktionen. Nur in wenigen Fällen kann vor Ort die Ursache einer Bewusstseinstrübung, wie z. B. bei einer akuten Unterzuckerung (Hypoglykämie), beseitigt werden.

5.2.1 Definition

Bewusstsein ist die Gesamtheit der als gegenwärtig empfundenen seelischen Vorgänge. Es ist die Fähigkeit der ***persönlichen, räumlichen und zeitlichen Orientierung*** und die Fähigkeit der ***sinnlichen Wahrnehmung***. Es ist ebenso die Fähigkeit, auf äußere Reize zu reagieren und eine freie Willensentscheidung zu treffen.

5.2.2 Ursachen

Störungen des Bewusstseins erfordern vom Rettungsdienst besondere Aufmerksamkeit. Sie ***deuten auf*** eine ***eventuelle Schädigung des zentralen Nervensystems hin*** und signalisieren somit eine mögliche vitale Gefährdung. Die Schwere einer Bewusstseinseinschränkung oder der Ausfall des Bewusstseins steht in direktem Zusammenhang mit der Beeinträchtigung des zentralen Nervensystems. Aufgrund des Krankheitsverlaufs, des Unfallhergangs und der Symptome lassen sich drei große Gruppen als Ursachen für Bewusstseinsstörungen bestimmen.

5.2.2.1 *Primäre Ursachen*

Primäre Ursachen sind direkt für die Störung des Bewusstseins verantwortlich:

- ***Verletzungen (Traumen):*** Hier ist insbesondere das Schädel-Hirn-Trauma mit seinen speziellen Komplikationen zu nennen (vgl. Kap. 7.1.1).

- ***Blutung:*** Auf intrazerebrale Raumforderungen und Druckerhöhung durch Blutungen wird in Kapitel 6.5.2 dieses Buches näher eingegangen.
- ***Ischämie:*** Minderdurchblutung bzw. schlagartige Unterbrechung der Durchblutung bestimmter Hirnareale infolge eines Schlaganfalls (Apoplex) (vgl. Kap. 6.5.1).
- ***Tumoren:*** Sie können, wenn sie im Gehirn auftreten, durch ihr kontinuierliches Wachstum Hirngewebe verdrängen. Durch diese Verdrängung stirbt dann dieser Teil des Gehirns ab und es kann zu weiteren neurologischen Ausfällen kommen.
- ***Thrombose:*** Durch eine Störung der Blutgerinnung, eine Gefäßverletzung, im Rahmen einer Schwangerschaft oder während der Einnahme von oralen Kontrazeptiva (Antibabypille) kann es u.a. auch zu einer Thrombose der venösen Hirngefäße mit einer lebensbedrohlichen Abflussstörung des venösen Blutes aus dem Hirngefäßbereich kommen.
- ***Hypertensiver Notfall:*** Bei einer massiven Steigerung des Blutdrucks kann es zur Austauschstörung im Kapillarbett des Gehirns kommen. Dies kann u.a. zur Ausprägung eines Hirnödems oder zur Einblutung in das Gehirn führen.

5.2.2.2 *Sekundäre Ursachen*

Störungen anderer Vitalfunktionen können sich auf die Hirnfunktion und damit auf das Bewusstsein auswirken. Solche Ursachen werden als sekundäre Ursachen für Bewusstseinsstörungen bezeichnet, da sich ***aufgrund der Einschränkung einer*** anderen ***Vitalfunktion erst*** die ***Störung des Bewusstseins*** entwickelt. Ebenso können andere Ursachen, wie z.B. Vergiftungen, Störungen im Wasser-Elektrolyt-Haushalt, Hitzeschäden (Sonnenstich) u.v.a.m., eine indirekte Schädigung des Gehirns hervorrufen.

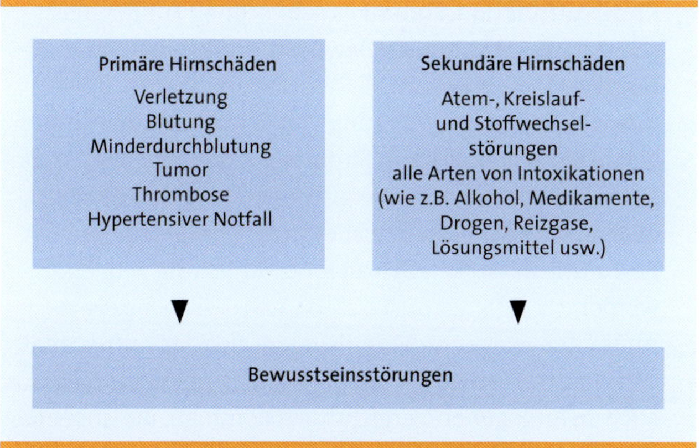

Abb. 2 ▶ Ursachen für Bewusstseinsstörungen

- ***Atemstörungen:*** Bei Störungen der Atmung kommt es zum Absinken des O_2-Gehalts im Blut und später auch zum Absinken desselben im Gewebe (Hypoxie). Da das Gehirn keine Sauerstoffreserven besitzt, ist es auf eine kontinuierliche Versorgung mit Sauerstoff angewiesen. Somit wirken sich Störungen der Atmung sehr schnell auf die regelrechte Funktion des Gehirns aus.
- ***Herz-Kreislauf-Störungen:*** Schwankungen des Blutdrucks kann das Gehirn in engen Grenzen selbstständig regulieren. Besteht jedoch eine massive Einschränkung der

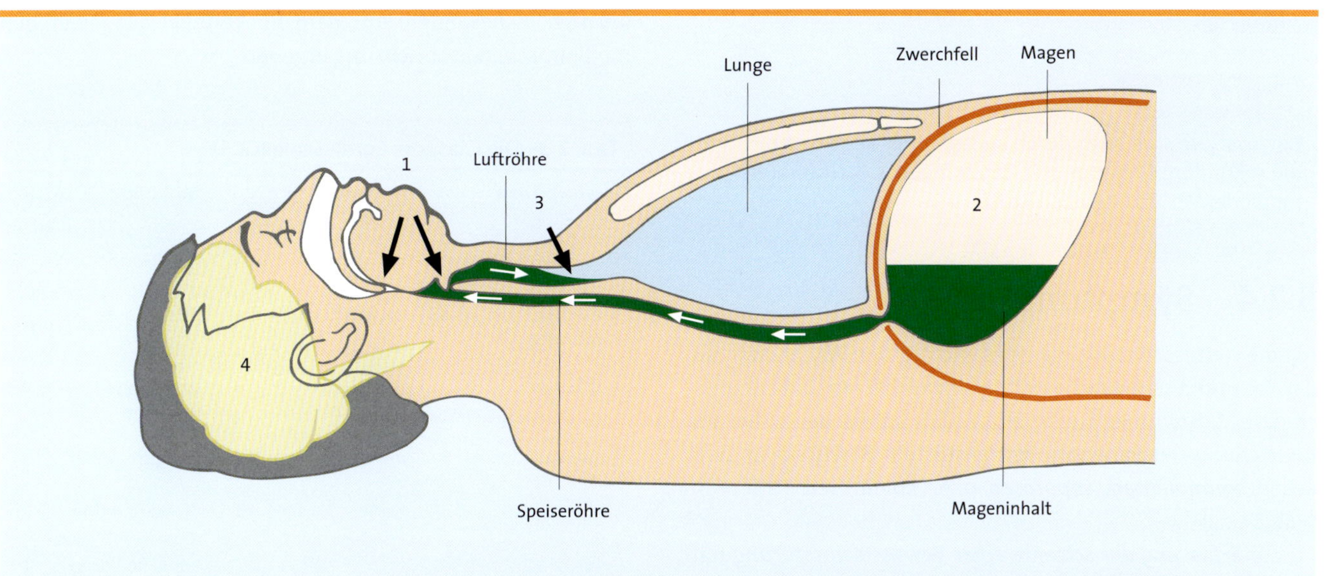

Abb. 3 ▶ Gefahren bei Bewusstseinsstörungen: Verlegung der Atemwege durch Zurücksinken des Unterkiefers und Erschlaffung der Zungenmuskulatur (1); Zurücklaufen von Mageninhalt = Regurgitation (2); Eindringen von Mageninhalt und anderen Flüssigkeiten in die Atemwege = Aspiration (3); Abschwächung oder Ausfall von Schutzreflexen (Husten, Schlucken) (4)

Kreislauffunktion, kommt es sehr schnell zur Bewusstseinstrübung bis hin zur Bewusstlosigkeit (z.B. Ohnmacht).

- *Intoxikationen:* Die Wirkung von Giftstoffen im menschlichen Organismus kann Einfluss auf den Wachheitsgrad des Patienten nehmen. Vergiftungen sind im Rettungsdienst keine Seltenheit. Insbesondere bei Störungen des Bewusstseins sollte auch an eine Vergiftung gedacht werden.
  Außer den exogenen Vergiftungen, also der Aufnahme von Giftstoffen wie z.B. Alkohol und Drogen, kann es auch zu endogenen Vergiftungen kommen, die unser Bewusstsein beeinflussen und zu sekundären Hirnschäden führen können. Zu den endogenen Ursachen zählen unter anderem die Entgleisung des Zuckerhaushalts (Hypo- oder Hyperglykämie) sowie Leber- und Nierenfunktionsstörungen.

5.2.3 Gefahren

Primäre Gefahren durch den Ausfall der Hirnfunktion sind (VGL. ABB. 3):

- ***Zurückfallen der Zunge:*** Bei Bewusstlosigkeit erschlafft die Muskulatur. Dadurch kann die Zunge zurückfallen und die Atemwege verlegen.
- ***Regurgitation:*** Durch die Erschlaffung der Speiseröhrenmuskulatur kann Mageninhalt in den Rachen zurückfließen und in die Luftröhre eindringen.
- ***Aspiration:*** Aspiration bedeutet Einatmen von Fremdkörpern oder Flüssigkeiten (z.B. Magensaft). Bei fehlenden Schutzreflexen können Fremdkörper in die Luftröhre gelangen.

BEACHTE

Bewusstlose sind auch durch äußere Umstände bedroht, die sekundäre Gefahren mit sich bringen, z.B. Unterkühlung oder Verletzung nach Sturz.

5.2.4 Symptome

Für die weitere Versorgung ist es wichtig, den Wachheitsgrad des Patienten schnell und richtig einzuschätzen und entsprechende Maßnahmen zu ergreifen. Man unterscheidet bei der Beurteilung der Patienten mit gestörtem Bewusstsein zwischen ***somnolenten, soporösen*** oder ***komatösen*** Patienten (VGL. TAB. 1).

Zur ***Erfassung der Schwere einer Bewusstseinsstörung*** hat sich die ***Glasgow Coma Scale (GCS)*** bewährt. Hier werden drei wesentliche Merkmale des Bewusstseins mit einer Punktzahl versehen (s. TAB. 2). Anhand dieser Bewertung wird es möglich, schnell Informationen über den Bewusstseinszustand und dessen Veränderungen beim Patienten zu erfassen und weiterzugeben. Die GCS ist jedoch ein ***dynamisches Diagnostikum***, d.h. sie wird wiederkehrend angewendet, sodass eine Verschlechterung oder ein Stabilbleiben des Patienten besser beobachtet werden kann.

Der ***NACA-Score*** (NACA steht für National Advisory Committee for Aeronautics) dient zur ***Bewertung des Schweregrades von Erkrankungen und Verletzungen***. Ab der NACA-Stufe III kann es notwendig sein, einen Notarzt beizuziehen, ab Stufe IV ist es verpflichtend. Wie jedes Schema lässt auch der NACA-Score teilweise verschiedene Interpretationen zu, die sich insbesondere aus dem Blickwinkel der jeweiligen medizinischen Fachrichtung ergeben.

TAB. 1 ▶ Symptome bewusstseinsgetrübter Patienten

	Somnolenz	Sopor	Koma
Symptome	Benommenheit, abnorme Schläfrigkeit	tiefe Schläfrigkeit	Bewusstlosigkeit
	Augenöffnen auf Ansprache	Augenöffnen auf Schmerzreiz	kein Augenöffnen auf Schmerzreiz
	Erweckbarkeit durch äußere Reize	Erweckbarkeit durch Schmerzreiz	fehlende Erweckbarkeit
	Teilnahmslosigkeit	geordnete Abwehrbewegung auf Schmerzreiz möglich	evtl. reflektorische Abwehrbewegung möglich
	Erinnerungslücke		

TAB. 2 ▶ Die Glasgow Coma Scale (GCS)

Augen öffnen		Antworten		Motorik	
spontan	4	orientiert	5	auf Aufforderung	6
auf Aufforderung	3	verwirrt	4	gezielt auf Schmerz	5
auf Schmerz	2	inadäquat	3	ungezielte Reaktion	4
keine Reaktion	1	unverständlich	2	Beugereaktion	3
		keine	1	Streckreaktion	2
				keine Reaktion	1

Ein bewusstseinsklarer Patient erzielt hierbei maximal 15, ein tief komatöser Patient 3 Punkte.
GCS = Gesamtpunkte

- NACA I: Verletzungen oder Erkrankungen geringfügiger Art, die keiner ärztlichen Therapie bedürfen (z. B. Prellungen, Schürfungen);
- NACA II: Verletzungen oder Erkrankungen, die zwar einer weiteren Abklärung bzw. Behandlung, aber in der Regel keines stationären Krankenhausaufenthalts bedürfen (z. B. Nasenbeinbruch, Hyperventilationstetanie);
- NACA III: Verletzungen oder Erkrankungen, die meist einer stationären Abklärung bzw. Behandlung bedürfen, bei denen aber keine akute Lebensgefahr zu erwarten ist, die Beiziehung eines Notarztes jedoch notwendig sein kann (z. B. einfache Herzrhythmusstörungen, Frakturen, akute Psychosen, Krampfanfälle);
- NACA IV: Verletzungen ohne akute Lebensgefahr, die aber eine Vitalbedrohung nicht ausschließen lassen (z. B. Herzinfarkt, Vergiftung, Schlaganfall);
- NACA V: Verletzungen oder Erkrankungen mit akuter Lebensgefahr, die ohne rasche Behandlung wahrscheinlich tödlich enden (z. B. innere Blutungen);
- NACA VI: Verletzungen oder Erkrankungen, die sofortige Wiederbelebungsmaßnahmen erfordern;
- NACA VII: Verletzungen oder Erkrankungen, die unmittelbar zum Tod geführt haben (mit oder ohne Reanimationsmaßnahmen).

Weitere Symptome, die vom Rettungsdienst ohne größeren diagnostischen Aufwand erhoben werden und wichtige ***Hinweise auf die Ursache der Bewusstseinsstörung*** liefern können, sind der Geruch der Ausatemluft und in der Umgebung des Patienten, die Pulsqualität, Pupillenveränderungen, Atemgeräusche, eine Temperaturveränderung, Krämpfe, Lähmungen, Verletzungen oder Blasenbildung auf der Haut, z. B. bei Vergiftungen mit Schlafmitteln (Barbituraten).

5.2.5 Maßnahmen bei Notfalldiagnose Bewusstlosigkeit

5.2.5.1 *Auffinden einer leblosen Person*

Damit ein einheitliches Handeln am Notfallort gewährleistet ist, wird immer nach demselben Schema vorgegangen. Dessen Anwendung ist bei jedem scheinbar leblosen Patienten zwingend erforderlich.

Der ***Patient wird*** durch einen Helfer angesprochen. Reagiert der Betroffene hierauf nicht, wird der Patient sanft ***an den Schultern geschüttelt***. Ist auch durch diese Maßnahme keine Reaktion am Patienten hervorzurufen, ist er als ohne Bewusstsein anzusehen.

Bei fehlendem Bewusstsein wird, falls noch nicht geschehen, der ***Notarzt alarmiert***. Parallel dazu werden die ***Atemwege freigemacht***, die ***Atmung überprüft und nach Lebenszeichen gesucht***. Der Helfer greift von hinten mit den Händen an den Unterkiefer des Patienten und setzte die Daumen an dessen Kinn (Esmarch-Handgriff, s. Abb. 11). Durch Herunterdrücken des Kinns wird der Mund geöffnet und auf Fremdkörper untersucht. Bei schlechten Lichtverhältnissen kann eine Taschenlampe die Inspektion des Mund-Rachen-Raums unterstützen. Direkt sichtbare, die Atmung behindernde Fremdkörper oder Erbrochenes werden entfernt, wobei mit einer Hand immer der Unterkiefer fixiert bleibt. Ist die Mundhöhle frei, wird der Kopf durch Druck auf die Stirnpartie und Zug am Kinn überstreckt. Dann beugt sich der Helfer mit seinem Ohr und seiner Wange über Mund und Nase des Patienten. Der Blick ist auf den Brustkorb gerichtet. Durch Hören und Fühlen des Atemstromes und die Beobachtung der Brustkorbbewegungen (Sehen) wird die Atmung überprüft und gleichzeitig auf weitere Lebenszeichen (Bewegungen, Husten etc.) geachtet. Ist eine ***normale Atmung vorhanden und*** der ***Patient ohne Bewusstsein***, liegt die Notfalldiagnose Bewusstlosigkeit vor und der Patient wird in die ***stabile Seitenlage*** gebracht. Diese ist neben der endotrachealen Intubation (vgl. Kap. 9.6.6) die einzige Maßnahme zum sicheren Freihalten der Atemwege.

5.2.5.2 *Stabile Seitenlage*

Der Helfer dreht den ihm näher liegenden Arm des Patienten so, dass er in einem rechten Winkel vom Körper des Patienten weist. Dann erfasst er den gegenüberliegenden Arm am Handgelenk und das gegenüberliegende Bein in der Kniekehle, führt das Kniegelenk zum Handgelenk, sodass Arm und Bein mit dem Körper ein stabiles Dreieck bilden. Nun wird der Patient vorsichtig in die Seitenlage gedreht. Dabei ist darauf zu achten, dass das Gesicht des Patienten nicht zu Boden gedrückt wird. Der Kopf des Patienten wird vorsichtig zur Seite gedreht und nackenwärts überstreckt. Der Mund wird geöffnet, sodass evtl. Erbrochenes oder Blut herauslaufen kann. Die Hand des Patienten der gedrehten Seite kann an das Kinn geführt werden, um die Überstreckung des Kopfes für die Dauer der Lagerung aufrechtzuerhalten.

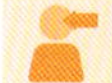

MERKE

Ziel dieser Lagerung ist es, dass der Mund tiefster Punkt des Körpers wird. Durch die Überstreckung des Kopfes in den Nacken kann auch die Zunge nicht mehr zurückfallen und die Atemwege verlegen.

Es muss darauf geachtet werden, dass diese Lagerung bei besonderer Beschaffenheit des Untergrundes, beispielsweise im Gefälle, so durchzuführen ist, dass das natürliche Gefälle zur Unterstützung der stabilen Seitenlage ausgenutzt wird.

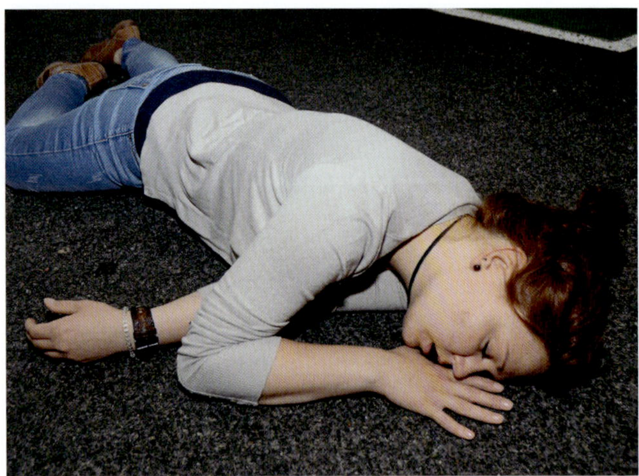

Abb. 4 ▶ Stabile Seitenlage

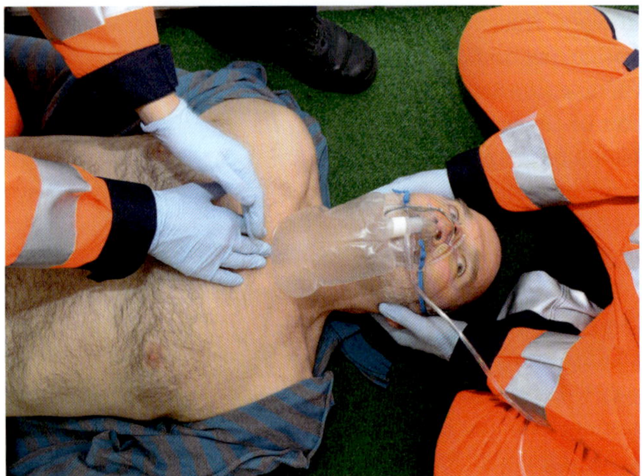

Abb. 5 ▶ Sauerstoffgabe über Maske mit Reservoir-Beutel

Liegt ein bewusstloser Patient in der stabilen Seitenlage in aufsteigender Richtung, so ist diese Lagerung nicht effektiv.

Bei Verletzungen des Brustkorbes ist darauf zu achten, dass der Verletzte nach Möglichkeit auf die verletzte Seite gedreht wird. Das stabilisiert die Rippen und erleichtert die Atmung. Bei Blutungen aus dem Ohr, der Nase oder dem Mund mit Verdacht auf eine Schädelbasisfraktur sollte der Patient möglichst auf die blutende Seite gedreht werden. Bei Verletzungen der Wirbelsäule wird der Patient nach dem Anlegen einer HWS-Immobilisation vorsichtig nach Möglichkeit mit mehreren Helfern in die Seitenlage gebracht.

5.2.5.3 *Weiterführende Maßnahmen*

Nach Sicherung der Vitalfunktionen müssen beim Notfallpatienten weiterführende Maßnahmen ergriffen werden:

- Jeder bewusstlose Patient stellt eine Notarztindikation dar!
- ***Sauerstoffgabe:*** Jeder bewusstlose, spontan atmende Patient erhält zur Unterstützung der Atmung 6–8 l/min Sauerstoff. Zeigt der Patient jedoch Zeichen eines akuten Sauerstoffmangels im Gewebe (Hypoxie), z. B. eine Zyanose, wird die Sauerstoffgabe erhöht (bis 15 l/min), bis ein SpO_2 von über 94 % erreicht wird. Liegt die Sauerstoffsättigung eines Patienten unter 90 %, wird mit einer Sauerstoffgabe von 15 l/min begonnen. Nach einer Rettung aus einer vergifteten Atmosphäre oder nach einem Tauchunfall werden unabhängig von der Sauerstoffsättigung 15 l/min verabreicht.
- ***Ständige Überwachung der Vitalparameter:*** Jeder Notfallpatient muss nicht nur während der Versorgung vor Ort, sondern auch auf dem Weg ins Krankenhaus ständig überwacht werden. Die Sanitäter haben alle 2 Minuten neuerlich die Atmung des Patienten zu kontrollieren. Absauger und Defibrillator sind in Bereitschaft zu halten.
- ***Wärmeerhaltung:*** Besonders bewusstlose Patienten bedürfen der Wärmeerhaltung, um nicht durch die drohende Unterkühlung weitere Schäden zu erleiden.

5.3 Störungen der Atmung

Die Bedrohung der lebenswichtigen Funktion Atmung ist ein häufiges Problem im Rettungsdienst. Daher ist die Kenntnis über die Abwehr von bedrohlichen Atemstörungen ein wichtiger Bestandteil jeder Rettungsdienstausbildung.

5.3.1 Definition

Als Atmung bezeichnet man die Vorgänge im menschlichen Körper, die zur Aufnahme von Sauerstoff (O_2) und zur Abgabe von Kohlendioxid (CO_2) dienen. Entsteht durch ***Einschränkung der Atmung*** eine Hypoxie, spricht man von einer ***Ateminsuffizienz***. Kommt es zum ***völligen Aussetzen der Atemtätigkeit***, spricht man von einem ***Atemstillstand*** (Apnoe).

5.3.2 Ursachen

5.3.2.1 *Störungen des Sauerstoffangebots*

Durch unterschiedliche Umstände kann es zur ***Verminderung der Sauerstoffkonzentration in der Einatemluft*** kommen (s. Tab. 3). Der menschliche Körper kann Verminderungen der inspiratorischen Sauerstoffkonzentration (Inspiration = Einatmung) schlecht ausgleichen, da er keine großen Sauerstoffreserven besitzt. Er ist auf die ständige Zufuhr von Sauerstoff angewiesen. Daher können durch Absinken des inspiratorischen Sauerstoffgehalts schnell lebensbedrohliche Atemstörungen hervorgerufen werden.

5.3.2.2 *Störungen der neuromuskulären Atemregulation*

Die Ursache der Atemstörung liegt entweder in einer ***Störung der Atemtätigkeitssteuerung*** im Atemzentrum (ZNS = zentrales Nervensystem), in der Weiterleitung des Atembefehls über die Nerven bis zur Atemmuskulatur oder in einer nicht ausreichenden Kontraktion der Atemmuskulatur (s. Tab 4).

Tab. 3 ▶ Ursachen für eine Störung des Sauerstoffangebots

- verminderte Sauerstoffkonzentration der Inspirationsluft (z. B. CO_2 in Klärgruben, Futtersilos und Gärkellern)
- reduzierter Sauerstoffpartialdruck (z. B. im Gebirge)
- erhöhte Konzentration von Fremdgasen/toxischen Gasen (z. B. bei Bränden oder in Lackierereien)
- Ertrinken
- Verschütten

5.3.2.3 *Störungen der Atemmechanik*

Wenn die ***Ausdehnung des Lungengewebes oder des Brustkorbes vermindert*** ist, kann nicht mehr genügend Sauerstoff aufgenommen werden. Es kommt dann schnell zur Hypoxie (s. Tab. 5).

5.3.2.4 *Störungen der Sauerstoffdiffusion*

Krankhafte ***Veränderungen des Lungengewebes oder der Lungenbläschen (Alveolen)*** können zu starken Einschränkungen der Sauerstoffaufnahme führen (s. Tab. 6). Normalerweise gelangt der Sauerstoff in der Einatemluft über die oberen Atemwege in die Luftröhre, dann in die tiefen Abschnitte der Lunge, in die Bronchien, in die Bronchiolen und schließlich zu den Alveolen, in denen der Gasaustausch stattfindet.

Aufgrund der hohen Konzentration des Sauerstoffes in der Alveole und der geringen Konzentration im Blut kommt es zur eigenständigen Umverteilung der Gasteilchen. Diesen Vorgang nennt man Diffusion. Ein entscheidendes Kriterium für eine schnelle Diffusion ist die Strecke, welche durch die Teilchen zurückgelegt werden muss. Deshalb sind die Wände der Alveolen sehr dünn, und die Blutgefäße liegen sehr dicht um die Alveolen herum. Diese Besonderheiten reichen unter normalen Bedingungen zur Aufrechterhaltung einer ausreichenden Sauerstoffversorgung aus. Allerdings kann jede krankhafte Veränderung zu erheblichen Störungen des Gasaustausches führen, was schwere Konsequenzen für den gesamten Organismus hat.

Tab. 4 ▶ Ursachen für Störungen der neuromuskulären Regulation der Atmung

ZNS

- Schädel-Hirn-Trauma
- Vergiftung (z. B. Medikamente)
- Durchblutungsstörung im Gehirn (z. B. Schlaganfall)
- entzündliche Störung (z. B. Hirnhautentzündung)
- tumoröse Störung (z. B. Hirntumor, Blutung)
- Stoffwechselstörung (z. B. diabetisches Koma)

Rückenmark und Nerven

- Rückenmarkverletzung (z. B. hoher Querschnitt)
- entzündliche Störung (z. B. Nervenentzündung)
- peripherer Nervenschaden (z. B. Verletzung eines Zwerchfellnervs)

Muskuläre Störung

- Vergiftung
- Muskelerkrankung

Tab. 5 ▶ Ursachen für Störungen der Atemmechanik

Verlegung der oberen Atemwege, z. B. durch
– Zunge
– Sekret/Blut/Erbrochenes
– Stimmritzenkrampf (Laryngospasmus)
– Glottisödem (Schwellung der Schleimhaut des Kehlkopfes durch Insektenstich, Allergie)
– Bolus (Fremdkörper)
Verlegung der unteren Atemwege, z. B. durch
– entzündliche Störung (z. B. Bronchitis)
– allergische Störung (z. B. Asthma)
– mechanische Störung (z. B. Lungenödem)
Verminderung der Dehnbarkeit der Thoraxwand und/oder des Lungenparenchyms, z. B. durch
– Brustkorbverletzung (z. B. Rippenfraktur)
– Pneumothorax/Spannungspneumothorax
– Lungenkontusion (Lungenquetschung)
– Zwerchfellriss
– Pleuraerguss (z. B. Hämatothorax, Pleura: Brustfell)
– Emphysem (Lungenüberblähung)

5.3.3 Gefahren

Alle Ursachen von Atemstörungen ergeben einen Teufelskreis. Der pathophysiologische Ablauf ist stets derselbe: Aufgrund der oben genannten Ursachen entsteht eine Einschränkung der Sauerstoffversorgung. Das ***Blut*** wird ***nur noch eingeschränkt oder nicht mehr mit Sauerstoff angereichert***. Es kommt zum Absinken des Sauerstoffgehalts im Blut und nachfolgend zum Sauerstoffmangel im Gewebe (Hypoxie). Durch die Atemstörung wird auch das Abatmen von Kohlendioxid erschwert. Das so entstehende Ansteigen des Kohlendioxidgehalts im Blut bezeichnet man als Hyperkapnie.

Viele Organe können auch ohne Sauerstoff Energie gewinnen (anaerober Stoffwechsel). Diese Art des Stoffwechsels erzeugt jedoch weniger Energie als die Verbrennung mit Sauerstoff. Als Abfallprodukt des anaeroben Stoffwechsels entsteht Milchsäure (Laktat). Diese Milchsäure und das vermehrte Vorhandensein von Kohlendioxid im Blut führen zu einer ***Übersäuerung des Blutes (Azidose)***. Da es sich bei dieser Übersäuerung um eine Störung der Atmung handelt, bezeichnet man diese Form als respiratorische Azidose (Respiration = Atmung).

Tab. 6 ▶ Störungen der Sauerstoffdiffusion

– Lungenödem
– Lungenentzündung
– nicht belüfteter Lungenabschnitt (Atelektase)
– Durchblutungsstörung (z. B. Lungenembolie)

5.3.4 Symptome

5.3.4.1 *Atemfrequenz*

Das zunächst auffälligste Merkmal einer Atemstörung ist die beschleunigte oder verlangsamte Atemfrequenz. Das Auszählen der Atemfrequenz kann einen Hinweis auf die bestehende Vitalbedrohung des Patienten geben. Eine ***beschleunigte Atmung (Tachypnoe)*** entsteht aus dem Versuch des Körpers, den vorhandenen Sauerstoffmangel zu kompensieren. Eine ***verlangsamte Atmung (Bradypnoe)*** ist dagegen meist ein Zeichen für eine Störung im zentralen Nervensystem. Da die individuelle Atemfrequenz starken Schwankungen unterliegt, ist die alleinige Interpretation der Atemfrequenz oft nicht aussagekräftig genug.

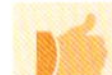

PRAXISTIPP

Eine einfache Formel zur Berechnung des Atemzugvolumens (AZV) beschreibt für jedes Alter: ca. 7 ml pro kg KG.

5.3.4.2 *Atemrhythmus*

Bei einer ungestörten Atemtätigkeit sind alle Atemzüge von gleicher Länge und gleicher Tiefe mit geregelten Pausen zwischen Ein- und Ausatmung. Krankhafte (pathologische) Atemtypen werden wie folgt unterschieden:

Bei der ***Cheyne-Stokes-Atmung*** sind die Atemzüge von unterschiedlicher Tiefe gekennzeichnet. Die Atemfrequenz ist erhöht. Der Atemrhythmus beginnt mit einer flachen Einatmung. Die Atemtiefe erhöht sich dann stetig bis zu einem gewissen Maximum und flacht dann in ähnlicher Form wie zuvor wieder ab. Zwischen den Phasen der beschleunigten Atmung sind längere Atempausen. Die Cheyne-Stokes-Atmung ist ***Ausdruck einer Schädigung des Gehirns***, wie sie z. B. durch einen Schlaganfall oder Hirntumor ausgelöst werden kann.

Tab. 7 ▶ Atemfrequenz und Atemzugvolumen (Normalwerte)

	Atemfrequenz/min	**Atemzugvolumen (ml)**
Neugeborene	40–50	20–40
Säuglinge	30–40	50–100
Kleinkinder	25–30	100–200
Schulkinder	12–20	200–400
Jugendliche	15	300–500
Erwachsene	12	500–800

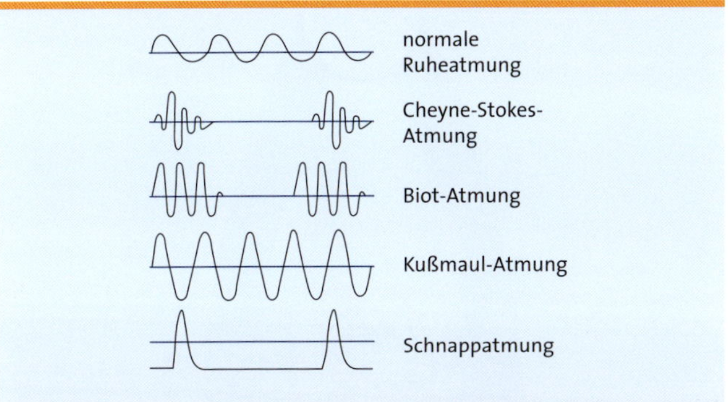

Abb. 6 ▶ Normaler und krankhafte Atemrhythmen

Ein Patient mit einer ***Biot-Atmung*** hat eine erhöhte Atemfrequenz. Dieser Atemtyp ist gekennzeichnet durch eine beschleunigte, aber regelmäßige Atmung mit vermehrter Atemtiefe. Zwischen den Phasen der Atmung bestehen lange Pausen ohne Atmung. Die Atemzüge sind alle gleich tief. Die Atemfrequenz kann bei den einzelnen Atemphasen wechseln. Die Biot-Atmung ist meist ***Ausdruck einer Schädigung des Atemzentrums***, hervorgerufen durch einen erhöhten Hirndruck.

Unter ***Kußmaul-Atmung*** versteht man eine sich vertiefende Atmung. Sie ist regelmäßig und fast monoton. Dieser Atemtyp ist ***Ausdruck einer Übersäuerung des Blutes***, wie sie z.B. beim diabetischen Koma vorkommt.

5.3.4.3 *Atembewegungen*

Die Bewegungen des Brustkorbes bei uneingeschränkter Atmung sind gleichmäßig. Bei der Einatmung hebt sich der Brustkorb und dehnt sich aus, und bei der Ausatmung senkt er sich ab. Anhand der Atembewegungen des Brustkorbes lassen sich folgende Störungen der Atmung erkennen:

Bei der ***paradoxen Atmung*** hebt sich bei der Ausatmung der Brustkorb (Thorax) bzw. ein Teil des Brustkorbes, bei der Einatmung senkt er sich, d.h., die ***Atembewegungen*** sind im Vergleich ***zur regulären Thoraxbewegung umgekehrt***. Sie ist das typische ***Kennzeichen einer Rippenserienfraktur***. Durch die Instabilität mehrerer Rippen einer Brustkorbhälfte wird diese Seite instabil und kann an der normalen Atembewegung nicht mehr teilnehmen. Vielmehr ist sie nun durch den Druck des Lungengewebes gesteuert. In der Einatemphase wölbt sich die Brustkorbhälfte nach innen, weil sich das Volumen des Brustkorbes durch das Heben der Rippenbögen vergrößert. Die gebrochenen Rippen können an dieser Hebung nicht teilnehmen und bleiben daher in der Ausgangsposition, was sich für den Betrachter in einer Einwölbung des Brustkorbes bemerkbar macht. Bei der Ausatmung wird die Luft in den Lungen durch den passiven Druck des Brustkorbes herausgepresst. Die gebrochenen Rippen stellen allerdings für diese Luft keinen Widerstand dar. Die verletzte

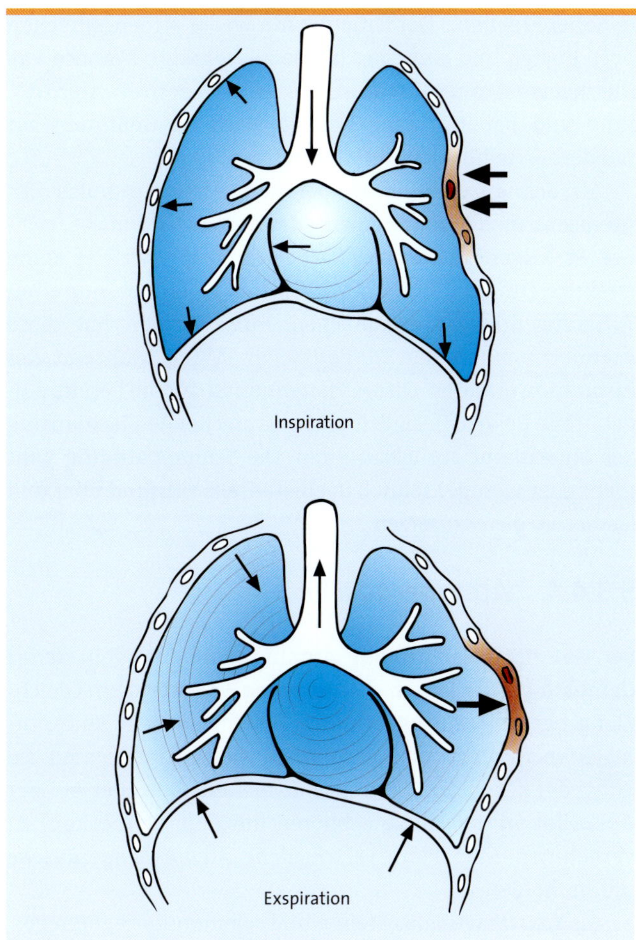

Abb. 7 ▶ Paradoxe Atmung

Brustkorbpartie wölbt sich nach außen, solange der intrathorakale Widerstand bestehen bleibt, also bis zum Ende der Ausatmung. Dieser Atemtyp führt zunächst zu einer geringeren Füllung der betroffenen Lungenhälfte. Die Atmung ist auch durch die starken Schmerzen eingeschränkt. Zusätzlich kommt es zu einer Umverteilung der Luft in den Lungenflügeln, sodass verbrauchte, kohlendioxidreiche Luft über die Luftröhrengabelung (Bifurkation) in die andere Lungenhälfte gelangen kann, anstatt ausgeatmet zu werden. Die Gesamtheit der Vorgänge führt zu einer massiven Einschränkung der Atemfunktion.

Bei einer totalen Verlegung der oberen Atemwege oder der Luftröhre (Trachea) durch Fremdkörper oder Schwellung kommt es zum Phänomen der ***inversen (umgekehrten) Atmung.*** Durch die ***totale Blockade des Luftweges*** für die Ein- und Ausatmung können sich die Lungen nicht füllen, und es kommt zu keiner Brustkorbbewegung in der gewohnten Weise. Die ***Kontraktion der Brustkorbmuskulatur verursacht ein Einziehen des Brustkorbes in der »Einatemphase«***, die Bewegung des Zwerchfells verursacht ***in der »Ausatemphase« ein Heben der Bauchdecke***. Die wechselnde Vorwölbung von Bauch und Brustkorb erfolgt meist stoßartig und in hoher Frequenz. Der Patient kann weder atmen, sprechen noch husten und weist rasch eine ausgeprägte Zyanose auf. Die inverse Atmung ist Ausdruck einer massiven Atemstörung und benötigt umgehend invasive Maßnahmen zur Wiederherstellung des Luftstromes.

Als ***Schnappatmung*** werden die letzten Impulse des Atemzentrums ***kurz vor Eintritt des Atemstillstands*** bezeichnet. Es zeigen sich kurze, flache Atemzüge, welche keine effektive Lungenfüllung bewirken und eigentlich nur einer Totraumventilation entsprechen. Ihren Namen hat diese Atemform durch den aufgerissenen Mund während der Inspiration erhalten. Dieses Phänomen ist auf die bereits eingetretene Bewusstlosigkeit und entsprechende Erschlaffung der Muskulatur zurückzuführen. Die Schnappatmung geht mehr oder weniger schnell in einen ***Atemstillstand*** über und ist diesem ***gleichzusetzen***.

5.3.4.4 *Atemgeräusche*

Bei der normalen, freien Atmung hört man ein ***leises Geräusch bei der Ein- und Ausatmung***. Es besteht ein Gleichklang bei Ein- und Ausatmung, Nebengeräusche sind normalerweise nicht zu hören. Wenn sie auftreten, sind sie entweder schon von Weitem mit bloßem Ohr oder bei der Auskultation der Lunge (Abhören mit dem Stethoskop) zu vernehmen. Man kann ***verschiedene Atemnebengeräusche*** unterscheiden:

- Als ***Spastik*** wird das Pfeifen und sogenannte Giemen bei Ein- oder Ausatmung bezeichnet. Typisch für eine Spastik ist die verlängerte Ausatemphase. Sie ist meist Ausdruck einer Einengung in den Bronchiolen (z.B. Asthma bronchiale).
- ***Rasselgeräusche*** treten bei Flüssigkeitsansammlungen in den Atemwegen, z.B. im Mund, im Rachen oder in den Alveolen, auf.
- Ein ***Stridor*** ist ein pfeifendes, ziehendes Atemnebengeräusch. Es ist Ausdruck einer Einengung der Atemwege. Es kann bei der Einatmung (Verlegung meist oberer Atemwege, inspiratorischer Stridor) oder bei der Ausatmung (Verlegung meist der unteren Atemwege, exspiratorischer Stridor) zu hören sein.

5.3.4.5 *Hautkolorit*

Bei gesunden Menschen ohne Einschränkung der Atmung sind die Schleimhäute rosig, und die Gesichtsfarbe ist weiß bis rosig. Störungen der Atmung führen zu einer verminderten Aufnahme von Sauerstoff. Dies bedeutet, dass auch die roten Blutkörperchen (Erythrozyten) nicht in vollem Umfang mit Sauerstoff beladen sind. Diese sind es jedoch, die für die rosige Farbe unserer Haut verantwortlich sind. Ein Erythrozyt, dessen Hämoglobin (roter Blutfarbstoff) mit Sauerstoff gesättigt ist, besitzt eine hellrote Farbe. Ein Erythrozyt ohne Sauerstoff schimmert eher bläulich. Zu dieser Farbe tendieren bei eingeschränkter Atmung auch die Schleimhäute des menschlichen Organismus. Zunächst sind davon nur die vom Körperstamm entfernten Partien wie Ohrläppchen oder Finger betroffen. Bei massiven Störungen kann allerdings auch der Unterarmbereich oder der Kopf bläulich verfärbt sein. Die ***Blaufärbung von Haut und Schleimhäuten*** bezeichnet man als ***Zyanose***.

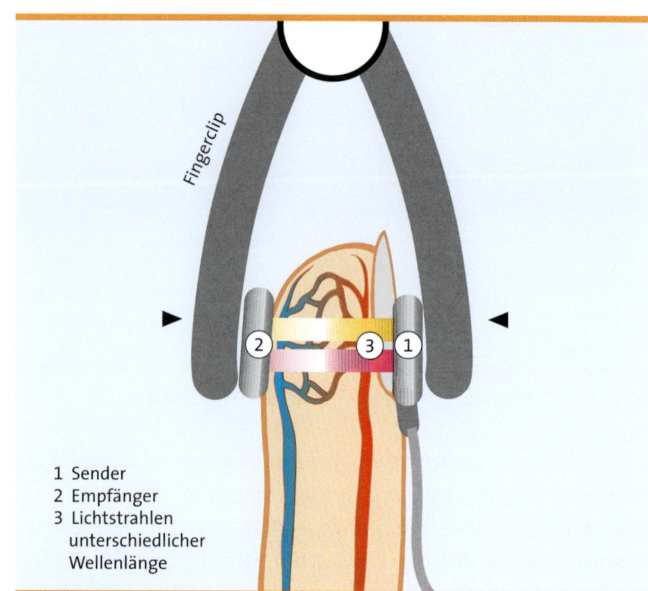

Abb. 8 ▶ Funktionsprinzip der Pulsoxymetrie

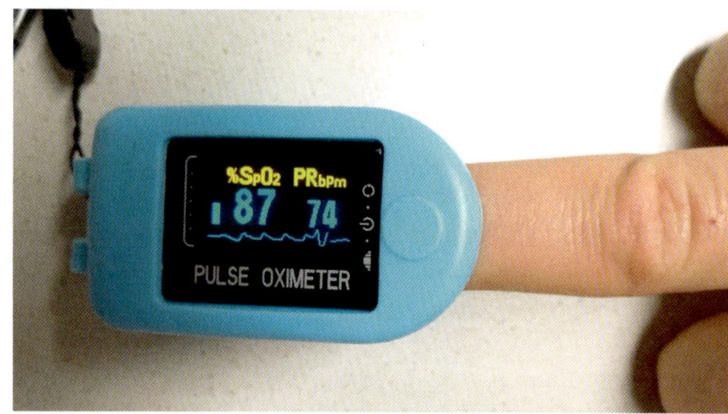

Abb. 9 ▶ Fingersensor zur Pulsoxymetrie

Nach starken Blutverlusten kann trotz einer vorhandenen Atemstörung keine Zyanose sichtbar sein. Durch den Mangel an roten Blutkörperchen bildet sich trotz des Sauerstoffmangels keine Zyanose aus. Auch andere Ursachen für ein Ausbleiben der Zyanose sind denkbar. So verfärbt sich der Erythrozyt bei einer Bindung an Kohlenmonoxid in gleicher Weise, als wäre er mit Sauerstoff beladen. So kann ein vermeintlich gut mit Sauerstoff versorgter Mensch (rosige Haut) trotzdem massive Probleme mit der Sauerstoffsättigung im Blut haben.

BEACHTE

Es lässt sich feststellen, dass nicht bei jeder Atemstörung eine Zyanose vorhanden sein muss. Wenn aber eine Zyanose besteht, ist sie ein Kardinalsymptom (Hauptsymptom) für einen massiven Sauerstoffmangel.

5.3.4.6 *Pulsoxymetrie*

Die ***nicht-invasive Messung des Sauerstoffgehalts im Blut*** wird als Pulsoxymetrie bezeichnet. Hierbei wird mithilfe eines Photorezeptors und Infrarotlichts das Verhältnis zwischen der Zahl der mit Sauerstoff beladenen roten Blutkörperchen und den nicht beladenen bestimmt. Zusätzlich kann über dieses Messverfahren die aktuelle Pulsfrequenz ermittelt werden. Die Pulsoxymetrie gehört heute zum ***Standardmonitoring*** im Rettungsdienst.

5.3.5 Maßnahmen

5.3.5.1 *Freimachen der Atemwege*

Nach erfolgter Kontrolle des Bewusstseins durch Ansprache und Berühren an den Schultern muss die Atmung überprüft werden. Dies geschieht durch ***Hören und Fühlen des Atemstromes*** und die Beobachtung der Brustkorbbewegungen, indem der Helfer seine Ohr- und Wangenpartie vor die Atemöffnungen des Patienten hält.

▶ Kopfreklination

Die einfachste Maßnahme zur Schaffung freier Atemwege ist das ***Überstrecken des Kopfes in den Nacken (Kopfreklination)***. Der Helfer fasst mit einer Hand die Stirnpartie des Patienten und mit der anderen Hand den Unterkiefer und die Kinnpartie. Anschließend wird der Kopf durch leichtes Beugen in den Nacken gelegt und der Unterkiefer gleichzeitig nach vorne gezogen. Diese Maßnahme hebt den Zungengrund an, sodass dieser nicht mehr die Atemwege in Rückenlage verlegen kann.

Eine andere Möglichkeit, die Atemwege freizumachen, ist der sogenannte ***Esmarch-Handgriff*** (s. Abb. 11). Der Helfer befindet sich dabei am Kopfende des Patienten. Der Unterkiefer des Patienten wird mit Druck am Kiefergelenk nach oben gezogen, gleichzeitig öffnet man den Mund durch Druck der Daumen des Helfers auf die Kinnpartie. Diese Maßnahme ist ebenfalls geeignet, den ***Zungengrund anzuheben und freie Atemwege*** zu ***schaffen***.

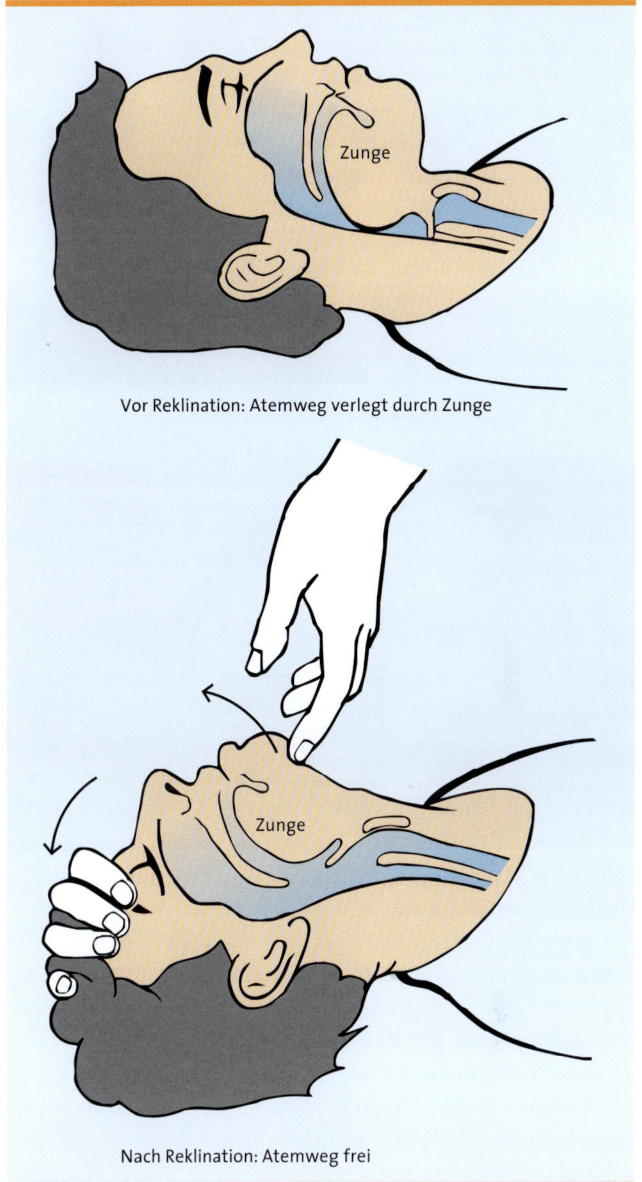

Abb. 10 ▶ Überstrecken des Kopfes

▶ Ausräumen der Atemwege

Manuelles Ausräumen. Finden sich bei der Inspektion des Rachens infolge einer offensichtlichen Verlegung der Atemwege Fremdkörper wie Erbrochenes oder Flüssigkeiten im Mund-Rachen-Raum, so ist die einfachste und schnellste Maßnahme das manuelle Ausräumen. Der Kopf des Patienten wird zur Seite gedreht; durch festen Druck mit einem Daumen des Helfers zwischen die Zahnreihen des Patienten wird der Mund geöffnet. Der Daumen des Helfers verbleibt zwischen den Zahnreihen, um ein Schließen der Kiefer zu vermeiden. ***Mit drehenden Bewegungen*** der behandschuhten Finger, die ggf. mit einer Mullkompresse umwickelt sind, ***wird das Material aus dem Mund ausgewischt***. Alternativ kann auch eine Magill-Zange, durch Rettungssanitäter nur beim Erwachsenen, verwendet werden. Bei der Entfernung tiefer liegender Fremdkörper sind in aller Regel Hilfsmittel wie eine Absaugpumpe erforderlich.

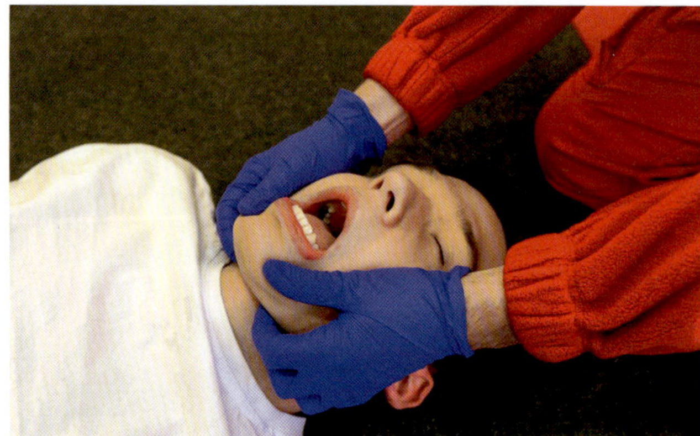

Abb. 11 ▶ Esmarch-Handgriff

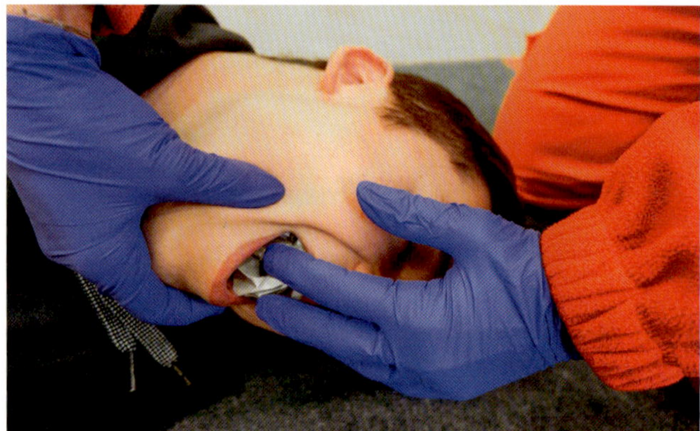

Abb. 12 ▶ Manuelles Freimachen (Eigenschutz durch Daumen der anderen Hand)

Absaugen. Flüssigkeiten oder zäher Schleim können durch den Sanitäter mit Absaugpumpen und entsprechenden Absaugkathetern aus den oberen Atemwegen oder – nach erfolgter endotrachealer Intubation – auch aus den unteren Atemwegen durch den Arzt entfernt werden. Es sind verschiedene Modelle von Absaugpumpen auf dem Markt. Der größte Unterschied zwischen ihnen liegt in der Betriebsart: Es gibt elektrisch, pneumatisch und manuell betriebene Absaugpumpen (s. a. Kapitel 9.12).

Fremdkörper können über Nase oder Mund abgesaugt werden. Die ***nasale Absaugung*** bietet den Vorteil, dass der tiefe Rachenbereich besser erreicht werden kann als über den oralen Weg (oral = über den Mund). Irritationen der Rachenhinterwand sind bei nasaler Absaugung entsprechend geringer. Allerdings lassen sich keine sehr großen Absaugkatheter in die Nase einführen. Harte oder starre Absaugkatheter können leicht zu Blutungen der Nasenschleimhaut führen.

Katheter mit geringem Durchmesser können leicht verstopfen und sind unter Umständen zur Absaugung großer Sekretmengen (z.B. bei plötzlichem Erbrechen eines Patienten) ungeeignet.

Müssen schnellstmöglich große Mengen Sekret abgesaugt werden, ist der Einsatz des Suction Boosters (Absaugverstärker) sinnvoll. So wird der erste Teil des Absaugschlauches bezeichnet, der direkt am Absauggefäß angebracht ist und ein sehr großes Lumen (Innendurchmesser) besitzt.

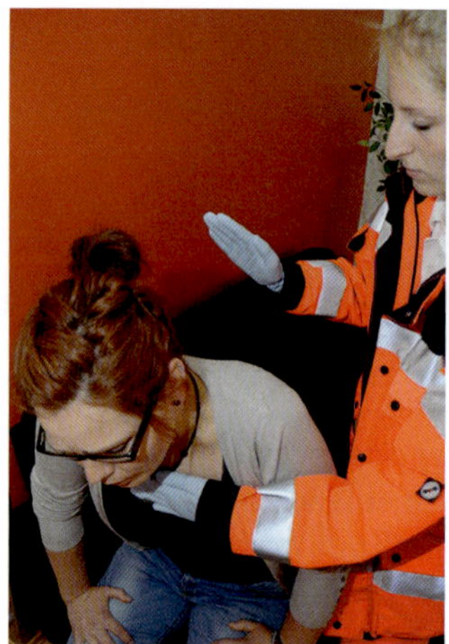

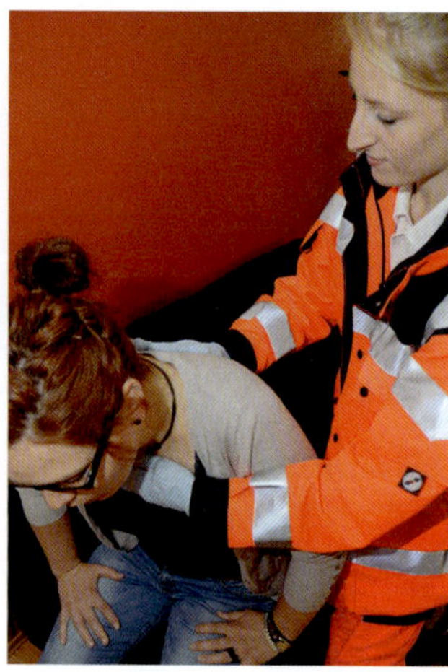

Abb. 13/14 ▶ Fremdkörperbeseitigung durchSchläge zwischen die Schulterblätter

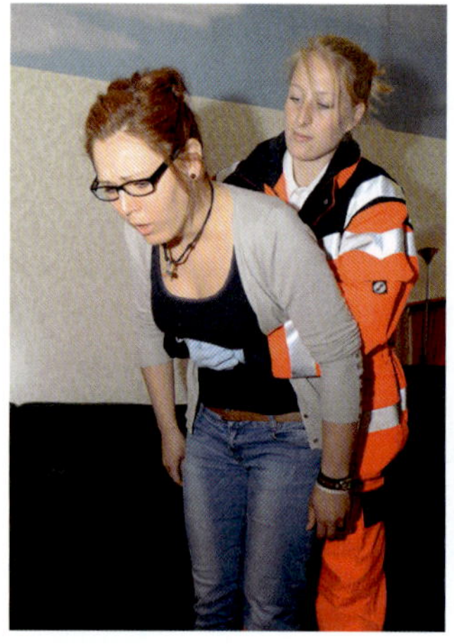

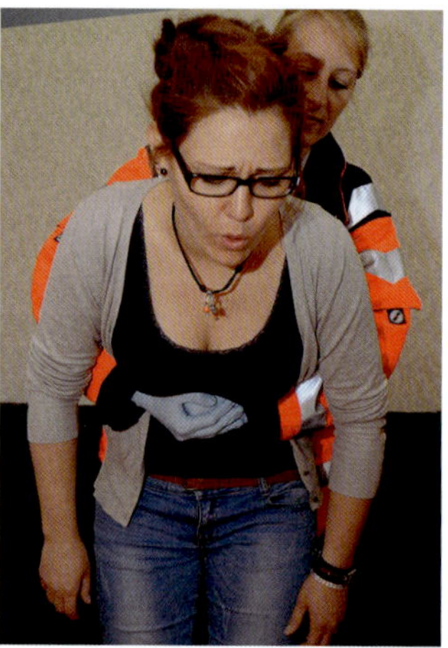

Abb. 15/16 ▶ Heimlich-Manöver beim Erwachsenen

Schulterblatt-Stimulation und Heimlich-Handgriff. Bei einer kompletten ***Verlegung durch angeatmete Fremdkörper*** kommt es für kurze Zeit zum Phänomen der inversen Atmung mit anschließendem, meist unweigerlichem Atemstillstand. Ist der Betroffene bei Bewusstsein, nicht mehr in der Lage zu antworten oder zu husten, liegt eine schwere Atemwegsverlegung vor und ist die erste Maßnahme zur Entfernung des Fremdkörpers die ***Druckerhöhung im Brustkorb durch Schläge zwischen die Schulterblätter***.

Führt die Maßnahme der Schulterblatt-Stimulation nach fünf Schlägen nicht zum gewünschten Erfolg, müssen andere Maßnahmen zur Beseitigung des Fremdkörpers unternommen werden. Erst wenn durch die Schläge zwischen die Schulterblätter kein positives Ergebnis erzielt wurde, darf der ***Heimlich-Handgriff*** angewendet werden (vgl. Abb. 15/16).

Der Heimlich-Handgriff ist aber bei Schwangeren und Kindern kontraindiziert.

Hat diese Maßnahme nach fünf Versuchen ebenfalls keinen Erfolg, folgen wieder fünf Schläge zwischen die Schulterblätter usw.

5.3.5.2 *Freihalten der Atemwege*

Sind die Atemwege von Fremdkörpern und Sekret befreit, müssen Vorkehrungen getroffen werden, um ein ***erneutes Verlegen der Atemwege*** zu ***verhindern***. Neben der stabilen Seitenlage (s. Abb. 4) ist die endotracheale Intubation eine Möglichkeit, die Atemwege sicher freizuhalten.

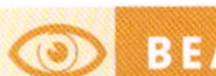 **BEACHTE**

Die stabile Seitenlage ist nur dann angezeigt, wenn der Betroffene über eine ausreichende Spontanatmung verfügt.

5.3.5.3 *Sauerstoffgabe*

Bei einer ausreichenden Eigenatmung kann dem Patienten Sauerstoff z.B. über eine Inhalationsmaske angeboten werden.

Bei erhaltener Spontanatmung kann Sauerstoff über eine Sauerstoffbrille oder eine Inhalationsmaske ***verabreicht werden***. Mit einer Sauerstoffbrille kann die Inspirationsluft auf 20–40 % Sauerstoffkonzentration erhöht werden. Mittels einer Sauerstoffmaske mit Reservoir kann die Inspirationsluft sogar auf bis zu 98 % Sauerstoffkonzentration erhöht werden. Sauerstoffmasken sind somit bei schwerer Atemnot bevorzugt einzusetzen, weshalb Sauerstoffbrillen im Rettungsdienst kaum mitgeführt werden.

Sauerstoff ist durch seinen komprimierten Zustand in der Flasche äußerst trocken und führt bei Patienten aufgrund des Austrocknens von Sekreten zu Irritationen in Mund und Rachen. Dennoch kann Sauerstoff während eines relativ kurzen Transports bei Erwachsenen trocken appliziert werden. Kleinkinder, Säuglinge, Neugeborene und Patienten mit chronisch obstruktiven Lungenerkrankungen sollten Sauerstoff jedoch immer angefeuchtet erhalten. Zur Anfeuchtung wird der Sauerstoff durch Sterilwasser geleitet, so unterbleibt der unangenehme Nebeneffekt des Austrocknens des Mundes, und es kommt zu einer besseren Toleranz der Sauerstoffgabe. Eine angebrochene Flasche muss längstens innerhalb eines Monats verbraucht werden, da das Wasser ansonsten verkeimt. Bei Anschluss der Flasche ist daher in jedem Fall das Öffnungsdatum auf dieser zu vermerken.

Bei bewusstseinsgetrübten Patienten können Sauerstoffmasken Probleme bereiten. Sie können als »Auffangbehältnis« für Erbrochenes wirken und so eine Verlegung der Atemwege durch Aspiration begünstigen. Bei ihrer Verwendung am bewusstlosen Patienten ist daher besonderes Augenmerk auf freie Atemwege zu richten. Hinweise für die ***erforderliche Menge der Sauerstoffzufuhr*** sind zum einen die Sauerstoffsättigung des Patienten und seine Hautfarbe:

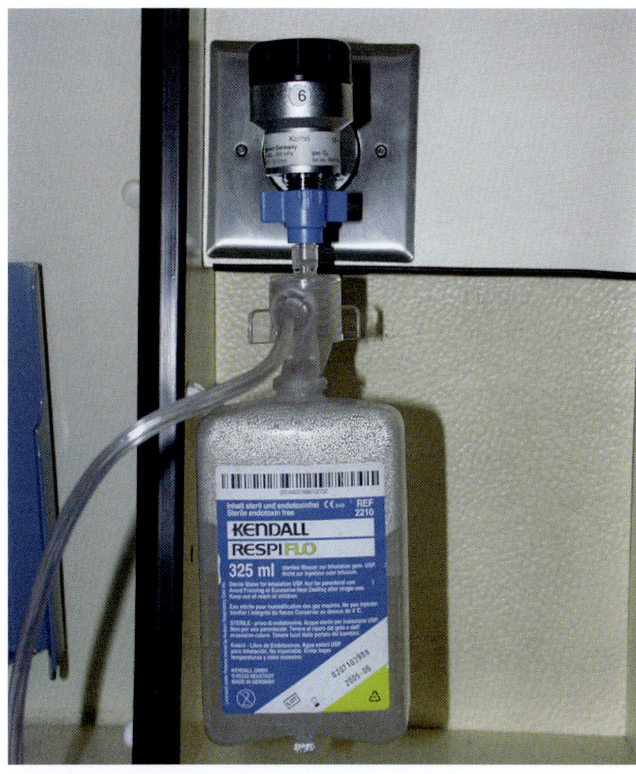

Abb. 17 ▶ Sauerstoffbefeuchtung

- bewusstseinsklar/keine Zyanose: 6–8 l,
- bewusstseinsgetrübt/keine Zyanose: 6–8 l,
- Zyanose: 15 l,

zum anderen die Ursache des Sauerstoffmangels:

- Asthma bronchiale, Angina pectoris, Verdacht auf Herzinfarkt, nach erfolgreicher CPR: 6–8 l,
- Tauchunfall, akute Atemwegsverlegung, nach Rettung aus vergifteter Atmosphäre, SHT, Thorax- und Polytrauma: 15 l.

Im Rahmen einer Hyperventilationstetanie ist die Gabe von Sauerstoff kontraindiziert (s.a. Kapitel 6.6.2).

5.3.5.4 *Beatmung mit Beatmungsbeutel*

Eine ***Beatmung*** im Rettungsdienst sollte ***stets mit Larynxtubus oder Masken-Beutel-Beatmung*** erfolgen. Dem Larynxtubus ist wegen der geringeren Fehlerquote gegenüber der Maskenbeatmung der Vorzug zu geben. Durch den Einsatz von Beatmungsbeuteln mit entsprechendem Material können hohe Sauerstoffkonzentrationen in der Einatemluft (> 70 %)

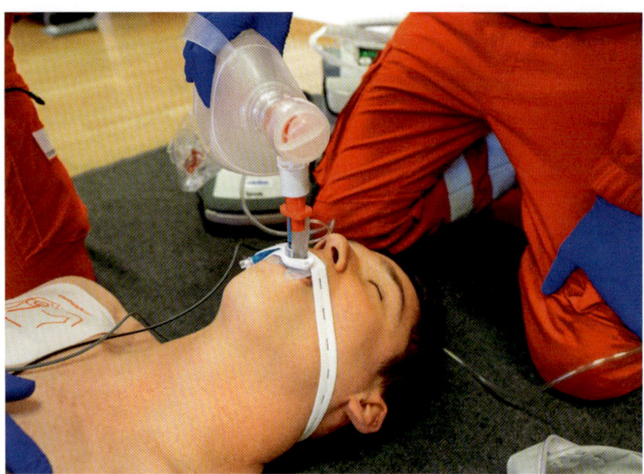

Abb. 18 ▶ Beatmung mit Beutel über Larynxtubus

angeboten werden. Dies macht die Beatmung des Patienten wesentlich effizienter als eine einfache Atemspende.

Man unterscheidet grob zwei Beatmungsformen.

Bei ***kontrollierter Beatmung*** legt der Helfer die Atemfrequenz und das Atemzugvolumen selbstständig fest, da beim Patienten ein Atemstillstand vorliegt. Rettungssanitäter führen diese Beatmungsform nur bei der Beatmung ***im Rahmen der Wiederbelebung*** durch.

Bei der ***assistierten Beatmung*** (keine Maßnahme des Rettungssanitäters) hat der Patient noch eigene, aber unzureichende Atembewegungen. Die Spontanatmung kann aufgrund einer zu geringen Atemfrequenz bzw. eines zu geringen Atemzugvolumens nicht ausreichend sein. Der Beatmende unterstützt die Einatembewegungen des Patienten durch Kompression des Beatmungsbeutels in der Einatemphase oder er setzt zwischen den Atemzügen des Patienten zusätzliche Beatmungen. Bei Kompression während der Ausatemphase würde durch den Gegendruck des Patienten Luft in den Magen gelangen (s. a. Kap. 9.11).

5.4 Störungen des Herz-Kreislauf-Systems

Das System Herzkreislauf ist eine vitale Funktion erster Ordnung und stellt besondere Ansprüche an die Versorgung der Patienten. Die Versorgung muss meist schnell und gezielt erfolgen, damit das Leben des Patienten gerettet werden kann. Im Wesentlichen wird der Rettungssanitäter mit den verschiedenen ***Formen eines Kreislaufstillstands oder*** des ***Schocks*** konfrontiert.

5.4.1 Kreislaufstillstand und Wiederbelebung

Jährlich versterben in Österreich ca. 9000 Menschen an den Folgen des plötzlichen Herztodes. Die Maßnahmen der Reanimation müssen daher durch jeden im Rettungsteam perfekt beherrscht werden. Aber nicht nur die praktischen Fertigkeiten, sondern auch das theoretische Wissen über Ursachen, Diagnostik, Pathophysiologie und Therapie ist für das tägliche Arbeiten im Team unabdingbar.

5.4.1.1 *Definition*

Als Atem-Kreislauf-Stillstand bezeichnet man den ***gleichzeitigen Ausfall der Vitalfunktionen Bewusstsein, Atmung und Kreislauf***. Es liegt ein vollständiges Pumpversagen des Herzens vor. Hierbei muss das Herz nicht unbedingt stillstehen. Es gibt auch Formen des Kreislaufstillstands, bei denen noch elektrische und/oder mechanische Aktivitäten am Herzen bestehen. Jedoch sind diese so hochfrequent bzw. unkoordiniert, dass keine Pumpleistung mehr besteht. Man spricht deshalb von einem Kreislaufstillstand und nicht von einem Herzstillstand.

 **MERKE**

Alle Maßnahmen zur Wiederherstellung der Atmungs- und Kreislauffunktion werden als Reanimation (Wiederbelebung) bezeichnet.

5.4.1.2 *Ursachen*

Man unterscheidet bei Kreislaufstillständen zwischen Störungen, die von der Herzfunktion (kardiale Ursachen), von der Atmung (respiratorische Ursachen) und von anderen Ursachen ausgehen.

Kardiale Ursachen: Die häufigste Ursache eines Kreislaufstillstands im Erwachsenenalter ist die ***Minderversorgung des Herzmuskels mit Sauerstoff*** (Ischämie). Ursächlich kommen hierfür der Angina-pectoris-Anfall, der Herzinfarkt (Myokardinfarkt), schwere Rhythmusstörungen, eine Lungenembolie, eine Herzbeuteltamponade, aber auch eine allgemeine Schwäche und damit ***ungenügende Leistung des Herzens (Herzinsuffizienz)*** infrage. Ausgelöst durch den Sauerstoffmangel kommt es in der Folge häufig zu Störungen in der Erregungsbildung bzw. Erregungsleitung, die nachfolgend zum Ausfall der Pumpfunktion führen.

Respiratorische Ursachen: Störungen der Atmung können ebenfalls einen Kreislaufstillstand auslösen. Sie sind jedoch im Erwachsenenalter wesentlich seltener als Störungen der Herz-Kreislauf-Funktion. Mögliche Ursachen sind Verlegungen der Atemwege durch Fremdkörper oder Erbrochenes, entzündliche Prozesse der Atmungsorgane (z.B. Asthma bronchiale) oder auch zentrale Atemregulationsstörungen (z.B. Schlaganfall).

Sonstige Ursachen für einen Kreislaufstillstand können z.B. Traumen, Volumenmangel, Vergiftungen, Stoffwechselstörungen, Elektrolytentgleisungen oder thermische Schäden sein.

5.4.1.3 *Pathophysiologie*

Kommt es aufgrund einer Rhythmusstörung zum ***Erliegen der Kreislauffunktion***, dann ist der Patient sofort pulslos. Nach etwa 15 bis 20 Sekunden tritt aufgrund des ***Sauerstoffmangels im Gehirn*** die Bewusstlosigkeit ein. Weitere 10 Sekunden später ***erlischt die Atemfunktion***. Häufig ist in dieser Phase die sogenannte Schnappatmung zu beobachten. Sie darf auf keinen Fall mit einer Atemtätigkeit verwechselt werden.

Weil das Gehirn einen verminderten Sauerstoffgehalt im Körper nicht lange tolerieren kann (geringe Hypoxietoleranz), treten bei normaler Temperatur nach ca. 3 bis 5 Minuten die ersten nicht wieder korrigierbaren (irreversiblen) Gehirnschäden auf. Bei Kälte kann diese Zeit verlängert sein. Man spricht in dieser Phase vom klinischen Tod. Setzen zu dieser Zeit Wiederbelebungsmaßnahmen ein, kann der Patient unter Umständen ohne bleibende Schädigung des Nervensystems gerettet werden. Werden hingegen keine Maßnahmen ergriffen, kommt es zum unwiderruflichen Tod (biologischer Tod).

▶ Kammerflimmern / Pulslose ventrikuläre Tachykardie

Der häufigste initiale Rhythmus beim Kreislaufstillstand im Erwachsenenalter ist das ***Kammerflimmern***. Als Kammerflimmern bezeichnet man das unkontrollierte, ***unkoordinierte Zucken (Fibrillieren)*** einzelner Muskelfasern des Myokards in sehr hoher Frequenz, bei dem ***keine Auswurfleistung*** zustande kommt. Am Herzen kommt es also »nur« zu einem mechanischen Stillstand. Bewegungen der Herzmuskelfasern sind zwar vorhanden, allerdings sind diese so unkoordiniert, dass sie ***nicht*** zu einer ***ausreichenden Kontraktion der Herzkammern*** und somit auch nicht zu einem Blutfluss führen.

Kammerflimmern ist ein viel Energie verbrauchender Prozess. Am Herzen selbst werden zunächst aerob letzte Sauerstoffmoleküle für die Energiegewinnung verbraucht. Diese Reserven sind jedoch bald erschöpft, sodass das Herz anaerob Energie für den Prozess des Kammerflimmerns bereitstellen muss. Dies führt wiederum sehr schnell zu einer Übersäuerung des Herzmuskels und letztendlich zu einer elektrischen Nulllinie. Die Zeitspanne, in der Kammerflimmern am Monitor zu erkennen ist, liegt im Durchschnitt zwischen 5 und 10 Minuten.

Im EKG stellt man eine mehr oder weniger grobe Wellenlinie fest, bei der sich keine Kammerkomplexe ausmachen lassen. Nach der Höhe des Ausschlags (Amplitude) unterscheidet man grobes und feines Kammerflimmern.

Eine ***ventrikuläre Tachykardie*** (beschleunigter Herzschlag mit Erregungsursprung in den Herzkammern, den Ventrikeln) kann dem Kammerflimmern vorausgehen. Sie ist meis-

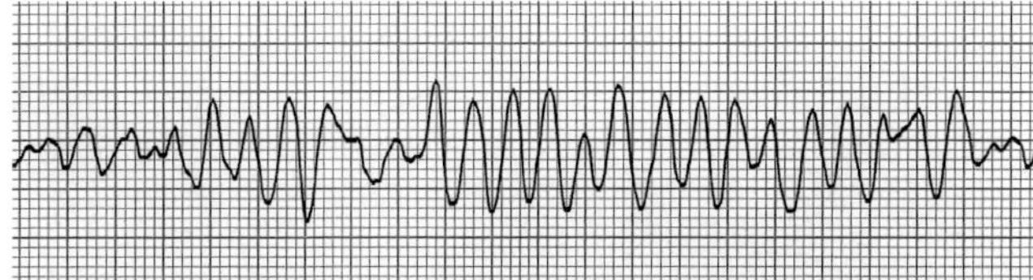

Abb. 19 ▶ Mögliches EKG-Bild bei Kammerflimmern (grob)

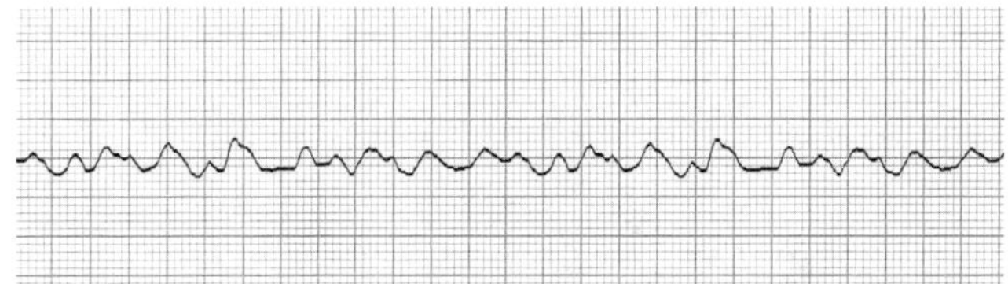

Abb. 20 ▶ Mögliches EKG-Bild bei Kammerflimmern (fein)

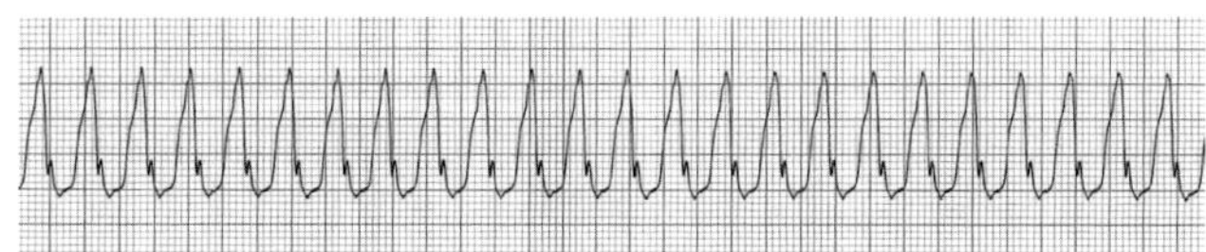

Abb. 21 ▶ EKG-Bild bei einer ventrikulären Tachykardie

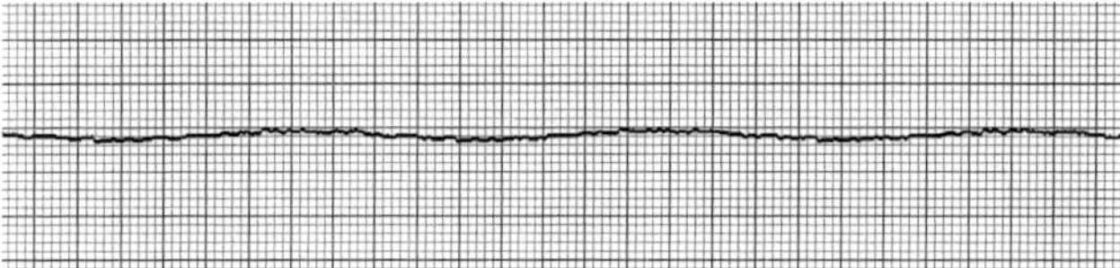

Abb. 22 ▶ EKG-Bild einer Asystolie

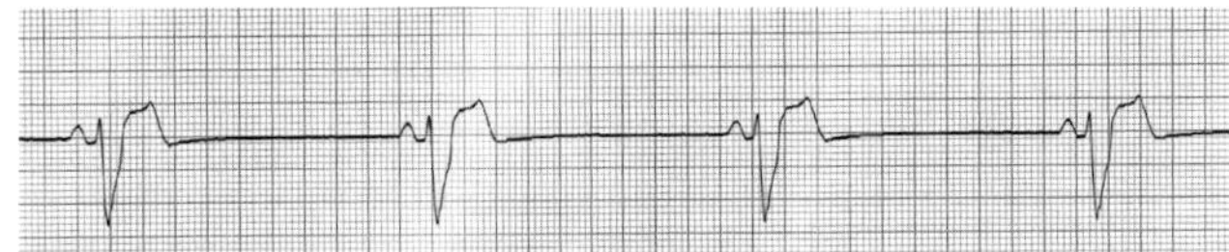

Abb. 23 ▶ Mögliches EKG-Bild bei einer elektromechanischen Dissoziation (EMD) – nur an fehlendem Puls erkennbar

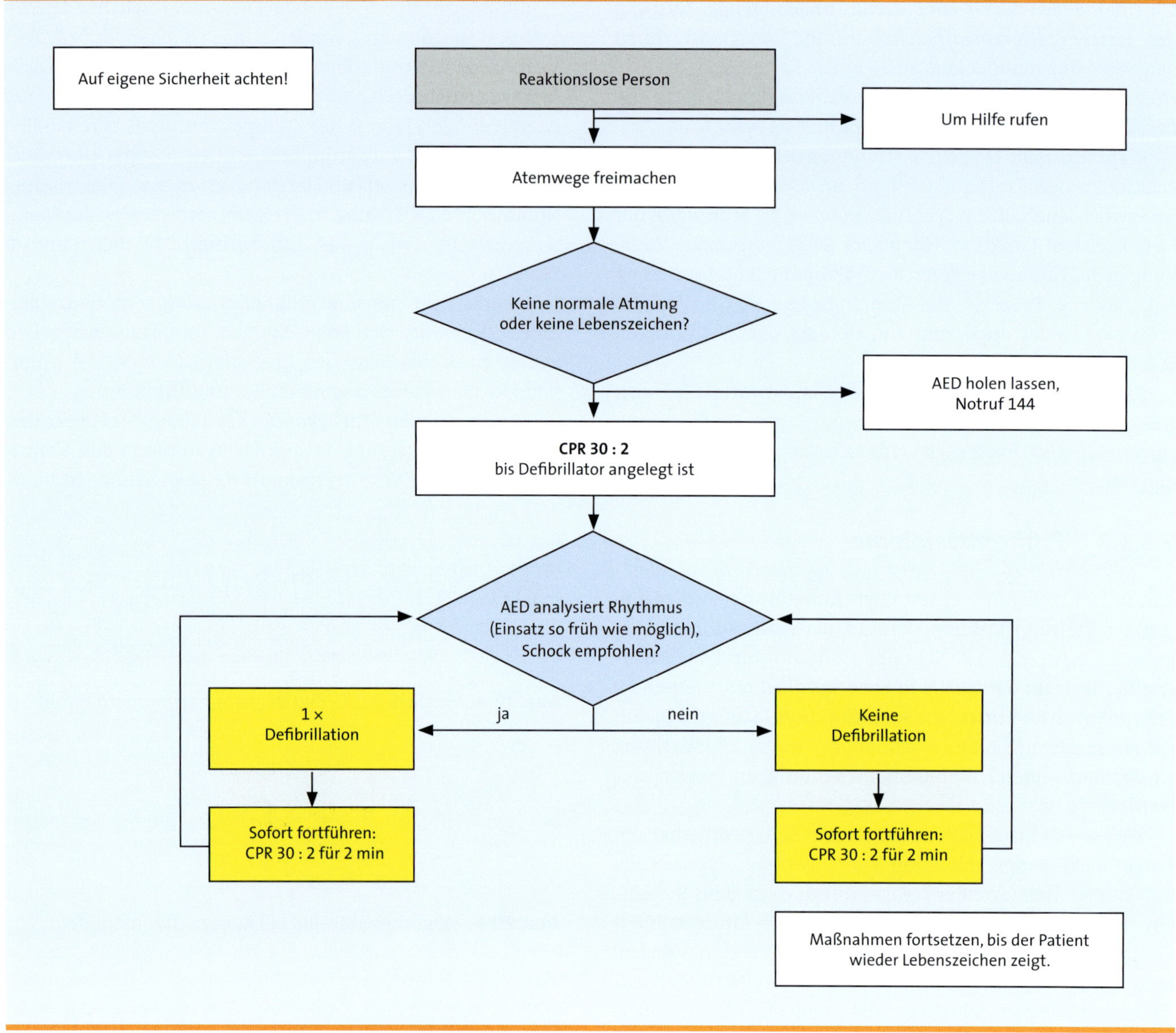

Abb. 24 ▶ Maßnahmen beim Basic Life Support (BLS)

tens dann pulslos, wenn die Frequenz bei über 180 Schlägen pro Minute liegt. Die pulslose ventrikuläre Tachykardie (PVT) wird genauso behandelt wie das Kammerflimmern.

▶ Asystolie / Elektromechanische Dissoziation

Die ***Asystolie*** ist der ***mechanische und elektrische Stillstand des Herzens***. Am EKG lässt sich ***kein elektrischer Impuls*** ausmachen. Als primärer Rhythmus tritt die Asystolie bei ca. 25 % der Krankenhauspatienten und bei ca. 10 % der präklinischen Patienten auf. Meist ist die Asystolie Folge eines nicht therapierten Kammerflimmerns. Sie hat eine sehr schlechte Prognose, falls sie nicht Folge einer erfolgreichen Defibrillation ist (s. Kap. 8) oder auf der Grundlage einer extremen Verlangsamung der Herzfrequenz (Bradykardie) entstanden ist.

Bei der ***elektromechanischen Dissoziation (EMD)***, auch als ***pulslose elektrische Aktivität (PEA)*** bezeichnet, besteht ein ***mechanischer Stillstand des Herzens, obwohl elektrische Impulse am EKG*** auszumachen sind. Meist handelt es sich um einen bradykarden oder sogar normofrequenten Herzrhythmus im EKG ohne tastbaren Puls (bradykard = mit verlangsamter Frequenz, normofrequent = mit normaler Frequenz). Diese Impulse können dem normalen Erregungsverlauf ähnlich sein, werden aber nicht durch die Myokardzellen mit einer Kontraktion beantwortet. Häufige Ursachen für die EMD/PEA sind Herzbeuteltamponade, Lungenembolie, Vergiftung, Unterkühlung, Verminderung der zirkulierenden Blutmenge (Hypovolämie), Spannungspneumothorax oder Elektrolytverschiebungen.

5.4.1.4 *Gefahren*

Als Folge des Kreislaufstillstands kommt es wie erwähnt zur Hypoxie und zur Azidose. Je nach Temperatur ist nach ca. 3 bis 5 Minuten mit irreversiblen Hirnschäden zu rechnen. Werden zu diesem Zeitpunkt keine Reanimationsmaßnahmen ergriffen, ist die Prognose des Patienten als schlecht zu bezeichnen. Daher gilt:

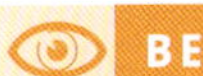 **BEACHTE**

Neben der Qualität der Reanimationsmaßnahmen spielt die Zeit eine entscheidende Rolle.

5.4.1.5 *Maßnahmen bei der Notfalldiagnose Atem-Kreislauf-Stillstand bei Erwachsenen*

Die Reanimation muss sofort nach Feststellung des Atem-Kreislauf-Stillstands einsetzen. Man unterscheidet einfache Maßnahmen (Basic Life Support, BLS) und erweiterte Maßnahmen (Advanced Life Support, ALS). Nachfolgend werden diese Maßnahmen nach den Empfehlungen des European Resuscitation Council (ERC) erläutert. Die Maßnahmen bei Kindern sind Inhalt des Kapitels »Pädiatrische Notfälle« (vgl. Kap. 7.7.10).

▶ Basic Life Support

Als Basic Life Support (BLS) werden alle ***Maßnahmen*** bezeichnet, die bereits vor Eintreffen des Fachpersonals ***durch*** einen ***Laien*** oder qualifizierten Helfer ergriffen werden können. Dies sind die ***Beatmung, Thoraxkompression und*** die ***Anwendung eines halbautomatischen Defibrillators***. Diese Maßnahmen sind allein oder mit mehreren Helfern durchführbar.

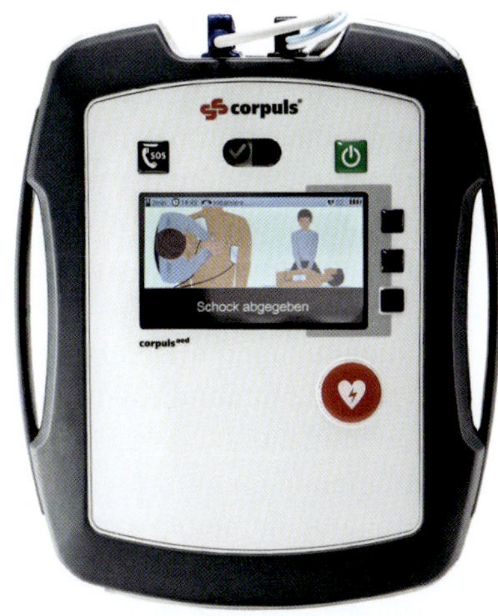

Abb. 25 ▶ Corpuls® AED mit Handlungsanweisung als Bild

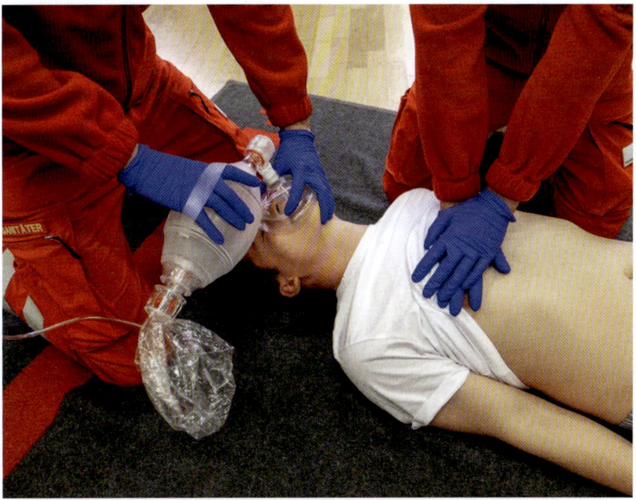

Abb. 26 ▶ Zwei-Helfer-Methode mit Beatmungsbeutel

Ein-Helfer-Methode. Nach Feststellung des Atem-Kreislauf-Stillstands werden sofort ***30 Thoraxkompressionen*** durchgeführt. Die Kompression erfolgt mit durchgedrückten Armen über die übereinandergelegten Handballen (s. Abb. 26) senkrecht auf das Brustbein. Die Finger berühren nicht die Rippen, der Druckpunkt liegt in der Mitte des Brustkorbes. Die ***Drucktiefe*** beträgt ***5–6 cm***. Die ***Kompressionsfrequenz*** sollte bei ***100 - 120/min*** liegen. Die Kompressionsphase und die Entlastungsphase müssen gleich lang sein. Dabei soll der Patient auf einer harten Unterlage liegen. Das ***Verhältnis von Thoraxkompression zu Beatmung*** ist mit ***30:2*** vorgegeben. Die Thoraxkompression soll für die Dauer der Beatmung so kurz wie möglich unterbrochen werden.

Zwei-Helfer-Methode. Stehen mehrere Helfer zur Verfügung, können die Basismaßnahmen optimiert werden. Der erste Helfer übernimmt die Überprüfung der Vitalfunktionen und die Beatmung. Der zweite Helfer legt unterdessen den Brustkorb frei, sucht den Druckpunkt auf und führt 30 Kompressionen durch. Anschließend erfolgen zwei Beatmungen durch den zweiten Helfer, danach wieder 30 Kompressionen durch den ersten Helfer. Die ***Reanimationsmaßnahmen*** werden so lange durchgeführt, ***bis ein Defibrillator am Patienten*** ist ***bzw. sichere Lebenszeichen*** am Patienten zu erkennen sind.

Bei der Zwei-Helfer-Methode durch Fachpersonal erfolgt die ***Beatmung mit Beatmungsbeutel*** über den Larynxtubus oder die Beatmungsmaske. Das Beatmungsvolumen bei hohem Sauerstoffanteil sollte 400–600 ml pro Beatmung betragen. Die Beatmungen müssen bei geringem Inspirationsdruck (< 20 mbar) behutsam über die Dauer von 1,5–2 Sekunden erfolgen.

Nach erfolgreicher Reanimation wird der Patient flach gelagert und erhält über die Inhalationsmaske 6 - 8 l O_2/min verabreicht. Steht ein Pulsoxymeter zur Verfügung, soll sich die Sauerstoffsättigung des Patienten zwischen 94–98 % bewegen.

5.4.2 Blutungen

Mathias Hirsch

Der rasche Verlust von mehr als 20 % des zirkulierenden Blutvolumens bei Erwachsenen kann einen hämorrhagischen Schock (vgl. Kap. 5.4.3) hervorrufen.

 **MERKE**

Bei Blutverlusten über 40 % besteht akute Lebensgefahr für den Patienten.

5.4.2.1 *Definition*

Man unterscheidet zwischen inneren und äußeren Blutungen. ***Innere Blutungen*** kommen in folgenden Formen vor:

- ***Blutung in das Schädelinnere*** (intrakranielle Blutung) durch traumatische Einwirkung (vgl. Kap. 6.5.2) oder bei spontaner Gefäßzerreißung. Im Vordergrund steht hierbei nicht der Blutverlust, sondern der Anstieg des intrakraniellen Drucks mit Schädigung des Gehirns.
- ***Blutung in den Brustkorb oder die Bauchhöhle*** (intra thorakale/intraabdominelle Blutung, vgl. Kap. 7.1.3 u. 7.1.4). Diese Blutungen entstehen durch Gefäßzerreißung (spontan oder traumatisch), durch Blutung eines Magen- oder Zwölffingerdarmgeschwürs (vgl. Kap. 6.3.8) oder durch Zerreißung eines Organs (Leber, Milz, Niere usw.).
- ***Blutung in Muskeln, Haut oder Schleimhäute*** durch innere Erkrankungen oder bei Knochenbrüchen (Frakturen).

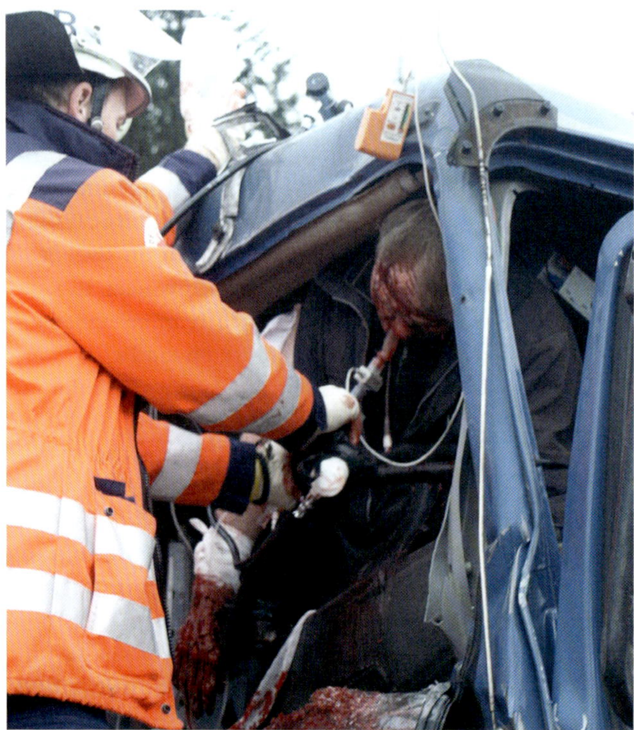

Abb. 27 ▶ Patient mit starken Blutungen an Kopf und Arm

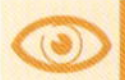 **BEACHTE**

Bei inneren Blutungen ist eine Blutstillung in der Regel nicht möglich. Die Primärversorgung ist hauptsächlich auf die Stabilisierung der Kreislauffunktionen ausgerichtet.

Äußere Blutungen lassen sich in die folgenden drei Gruppen einteilen:

- ***Arterielle*** Blutungen, bei denen hellrotes, arterielles Blut im Pulsrhythmus aus der Wunde spritzt. Dadurch kann es in kürzester Zeit zu lebensgefährlichen Blutverlusten kommen. Bei Amputationsverletzungen oder bei massiven Volumenverlusten kann das pulssynchrone Spritzen fehlen.
- ***Venöse*** Blutungen, bei denen dunkelrotes, venöses Blut ohne Pulsation aus der Wunde strömt. Auch venöse Blutungen können zu lebensbedrohlichen Volumenverlusten führen (z. B. Blutungen aus Krampfadern an den Beinen oder in der Speiseröhre).
- ***Kapilläre*** Blutungen, bei denen das arteriell-venöse Mischblut aus dem Kapillarbereich langsam aus der Wunde sickert (Sickerblutung). Bei großen Wunden können auch kapilläre Blutungen zu einer vitalen Gefährdung des Patienten führen.

5.4.2.2 *Maßnahmen*

▶ **Primärversorgung bei Blutungen**

Die Blutstillung findet möglichst nur am liegenden Patienten statt. ***Zur Stillung äußerer Blutungen*** stehen dabei ***vier verschiedene Techniken*** zur Verfügung, die, als Einzelmaßnahme oder zusammen durchgeführt, in den meisten Fällen eine Blutung wirkungsvoll stoppen können. Die zu ergreifenden Maßnahmen hängen von der Art, der Schwere und dem Ort der Verletzung ab. Grundsätzlich sind bei der Versorgung von Wunden immer Einmal-Handschuhe zu tragen!

▶ **Hochlagern von Extremitäten**

Als einfache und schnelle Maßnahme der Blutstillung wird die betroffene Gliedmaße über die Herzebene gehalten. Dadurch wird der Druck und damit die Blutungsneigung im venösen Bereich vermindert. Gleichzeitig mit dem Hochlagern erfolgt das Abdrücken.

▶ **Abdrücken**

Hierbei werden große Arterien, die im Wundgebiet bluten, an einer relativ oberflächlichen Stelle gegen eine Knochenstruktur gedrückt. Auf diese Weise wird die Blutzufuhr reduziert bzw. unterbunden. Möglich ist diese Art der Blutstillung vor allem im Bereich der Extremitäten (s. Abb. 28 und 29). Eine zweite Möglichkeit ist das direkte Anpressen von zusammengelegtem sterilem Material auf die Wunde (Tamponade). Diese Maßnahmen kommen bei großen, stark blutenden Wunden oder bei Verletzungen zur Anwendung, bei denen es keine anatomischen Abdrückpunkte gibt.

▶ Druckverband

Der Druckverband dient zur Blutstillung bei kleineren arteriellen Verletzungen und größeren venösen Blutungen.

Das ***Wundgebiet*** wird ***mit einer sterilen Kompresse und*** einem aufgelegten elastischen ***Druckpolster*** (meistens einem ungeöffneten Verbandpäckchen) ***komprimiert***. Mehr als 90 % aller Blutungen lassen sich mit dieser Methode beherrschen.

Nach Möglichkeit soll die Wunde zum Anlegen des Verbands über das Herzniveau gehalten und die zuführende Arterie abgedrückt werden. Druckverbände müssen kontinuierlich ***auf Nachblutungen, Durchblutung und Stauungszeichen*** der Extremität ***kontrolliert*** werden. Bei Nachblutungen wird ggf. der Druck auf das Druckpolster erhöht oder ein zweites Polster aufgelegt.

Die einfachste Methode ist der Druckverband mit einem Dreiecktuch. Ein Dreiecktuch wird zu einer etwa fünf Zentimeter breiten Krawatte gefaltet und zu einer Schlinge mit gleich langen Enden gelegt. Nach Auflegen einer sterilen Kompresse und eines Druckpolsters legt man die Dreiecktuchschlinge um den Körperteil und führt die Enden durch das Auge der Schlinge. Mit gegenseitigem Zug an den Enden kann der Druck sehr genau dosiert werden. Die Enden werden abschließend unter Beibehaltung des Zuges über dem Druckpolster verknotet. Bei Körperteilen mit großem Umfang (Oberschenkel) können für diese Methode zwei oder mehr Dreiecktuchkrawatten kombiniert werden.

Als zweite Möglichkeit bleibt der Druckverband mit Verbandpäckchen. Die Wundauflage ist bereits mit einer (elastischen) Binde kombiniert und wird mit einigen Bindengängen fixiert. Danach legt man ein zweites Verbandpäckchen als Druckpolster auf die Wundauflage und steigert bei den weiteren Bindengängen den Zug mäßig.

▶ Abbinden

Nahezu alle bedrohlichen Blutungen lassen sich mit den oben angeführten Techniken beherrschen.

Sollten alle anderen Maßnahmen der Blutstillung versagt haben, kann man an den Extremitäten, am Oberarm oder Oberschenkel, mit einer Blutdruckmanschette oder Dreiecktüchern eine ***Blutsperre anlegen*** (vgl. Kap. 1.3.7.2). Die Manschette wird etwa 30–40 mmHg über den gemessenen systolischen Blutdruck hinaus aufgepumpt und muss diese

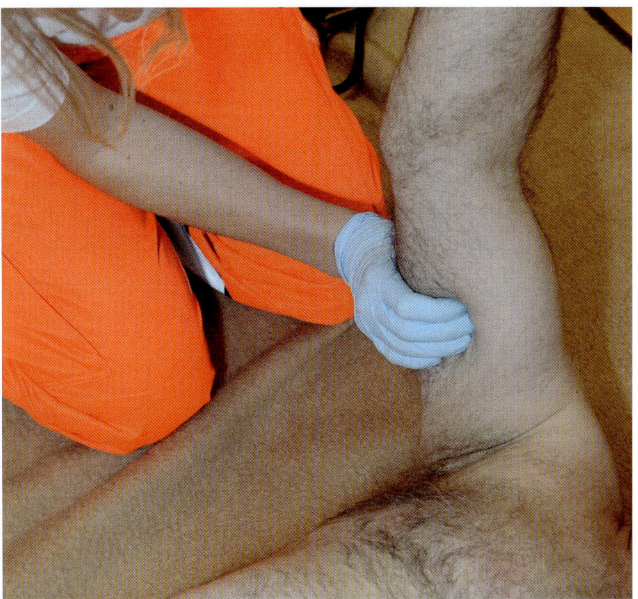

Abb. 28 ▶ Abdrücken der A. brachialis am Oberarm (parallel Pulskontrolle am Handgelenk)

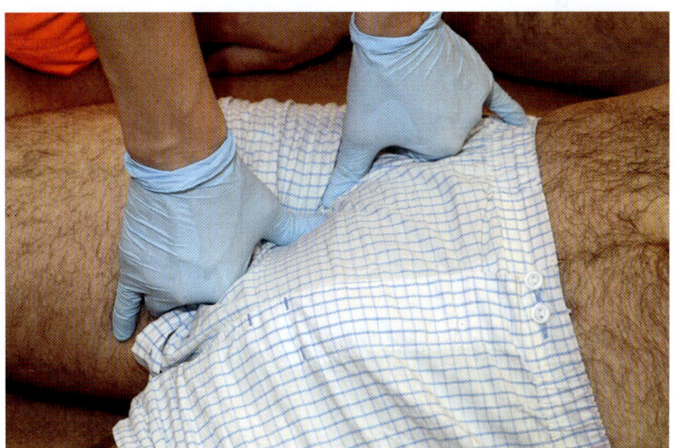

Abb. 29 ▶ Abdrücken der A. femoralis in der Leistenbeuge

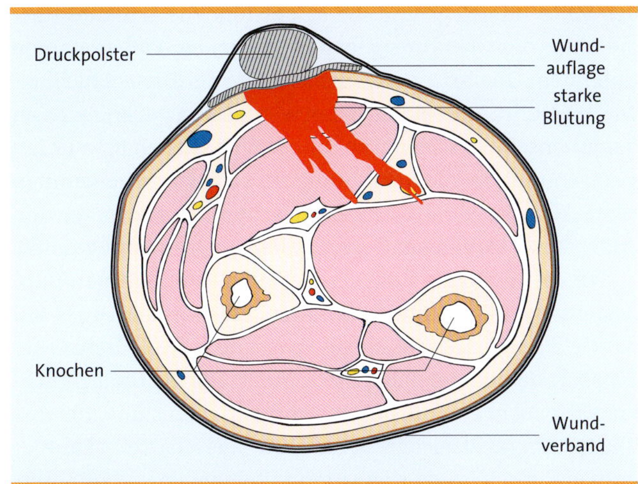

Abb. 30 ▶ Druckverband

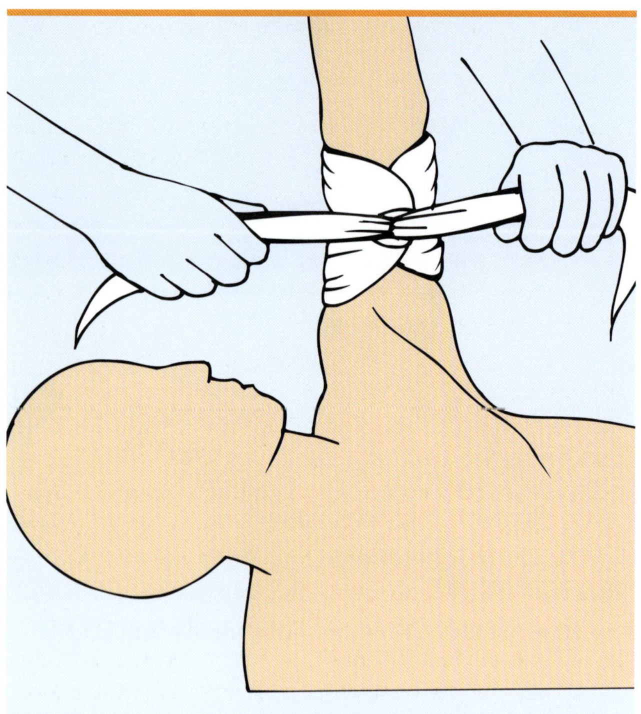

Abb. 31 ▶ Abbindung mittels Dreiecktuch am Oberarm

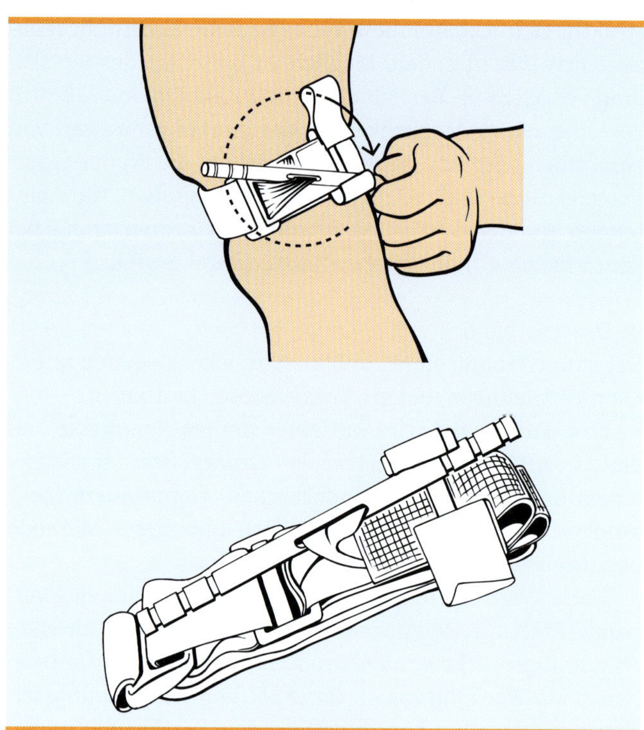

Abb. 32 ▶ Abbinden mit Tourniquet

Differenz auch bei allen weiteren Blutdruckveränderungen beibehalten, insbesondere, wenn der Blutdruck des Patienten aufgrund therapeutischer Maßnahmen ansteigt. Der Zeitpunkt des Beginns ist zu dokumentieren und weiterzugeben, wobei die Blutsperre nach längstens 30 Minuten langsam wieder gelöst werden muss. Nach der Primärversorgung bedrohlicher Blutungen muss eine Schockprophylaxe oder Schocktherapie anschließen.

Das ***Abbinden mittels Tuch*** am Oberarm erfolgt mit einem zu einer Dreiecktuchkrawatte zusammengelegten Dreiecktuch. Die Krawatte soll nach Möglichkeit auf eine Breite von ca. 7 cm gefaltet werden. Die Krawatte wird in der Mitte umgelegt und die so entstandene Schlaufe über die Mitte des Oberarms gehalten, die beiden Enden werden unter dem Oberarm, durch die Schlaufe der Dreiecktuchkrawatte geführt. Die beiden Enden werden nun gegengleich an der Innenseite des Oberarms langsam nach oben bzw. unten gezogen und, sobald die Blutung zum Stillstand gekommen ist, verknotet. Hierbei ist darauf zu achten, dass zwischen den Enden keine Haut- oder Gewebefalten eingeklemmt werden.

Für die Abbindung am Oberschenkel benötigt man mindestens zwei Dreiecktuchkrawatten, eine für den Druck auf das Gefäß und eine weitere als Fixierung für den Drehkörper (Knebel), da man an dieser Stelle durch Zug die Dreiecktuchkrawatte nicht stark genug zusammenziehen kann, um eine Blutstillung zu erreichen. Bei starken Oberschenkeln kann es notwendig sein, zwei Krawatten miteinander zu verknoten, um sie um den Schenkel legen zu können. Die Dreiecktuchkrawatte wird um die Mitte des Oberschenkels gezogen und locker verknotet. Die zweite Krawatte wird unterhalb des Knies mit einem halben Knoten fixiert. Nun wird der Knebel (Holzstock etc.) unter die Schlaufe am Oberschenkel geführt und die Krawatte so lange eingedreht, bis die Blutung zum Stehen kommt. Zuletzt wird der Knebel auf die zweite Krawatte gelegt und diese nun zur Fixierung desselben verknotet. Zur Vermeidung von Haut- und Gewebeschäden wird der Knebel nicht einfach eingedreht, sondern während der Drehbewegung immer wieder leicht angehoben.

In der Notfallmedizin kommt, vorrangig im militärischen Bereich, bei lebensbedrohlichen Blutungen an Extremitäten,

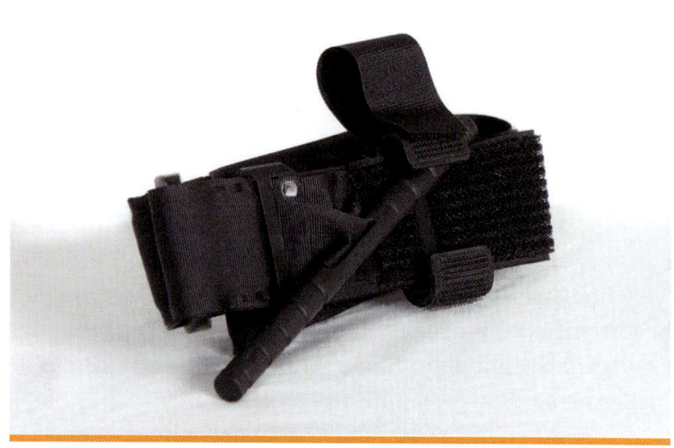

Abb. 33 ▶ Tourniquet-System der Firma Wero Medical

die sich mit den oben beschriebenen Blutstillungsmaßnahmen oder durch direktes Abdrücken im Wundbereich nicht beherrschen lassen, auch das ***Tourniquet-Abbindesystem*** zum Einsatz. Es ermöglicht eine komplette Sperre des arteriellen und venösen Blutflusses und wird z.B. bei (Teil-) Amputation, Verletzung großer Arterien oder großflächiger Zerstörung der Extremität angewendet. Tourniquets bestehen üblicherweise aus einem breitflächigen Klettband und einem Knebel, mit dem die Stärke des Drucks variiert werden kann.

Das Tourniquet muss den arteriellen Blutfluss komplett unterbrechen, ein falsch angelegtes Tourniquet kann die Blutung u.U. verstärken. Die Überprüfung der Effektivität sollte über ein Stoppen der Blutung, nicht über das Verschwinden des distalen Pulses erfolgen. Das Tourniquet sollte ***etwa 5 cm proximal der Verletzung und direkt auf der Haut angebracht*** werden, um ein Abrutschen zu verhindern.

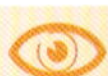 **BEACHTE**

Die Anlage muss notiert werden, um die Anwendungszeit zu dokumentieren.

Beträgt die Transportzeit bis zur operativen Versorgung unter einer Stunde, kann das Tourniquet belassen werden. Bei längeren Rettungszeiten (> 1 Stunde) sollte beim stabilen Patienten versucht werden, das Tourniquet zu lösen. Bei erneuter Blutung ist das Tourniquet neu anzulegen und dann bis in die Klinik zu belassen.

5.4.3 Schock

Dirk Biersbach

5.4.3.1 *Definition*

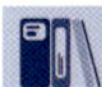 **DEFINITION**

Schock

Der Schock ist eine akute, kritische Verminderung der peripheren Gewebedurchblutung mit permanentem Sauerstoffmangel (Hypoxie) lebenswichtiger Organe, die zur Störung des Zellstoffwechsels bis hin zum Zelltod führt.

Der Schock stellt bei verschiedenen Erkrankungen bzw. Verletzungen eine ***gefährliche Komplikation mit häufig tödlichem Ausgang*** dar. Durch einen lokalen bzw. generalisierten Sauerstoffmangel in den Zellen kommt es zur Veränderung des Zellstoffwechsels mit Übersäuerung der Gewebe (Azidose). Wichtig für die Prognose des Patienten ist deshalb das frühzeitige Erkennen der Problematik durch den Rettungsdienst.

5.4.3.2 *Ursachen*

Nach dem pathophysiologischen Mechanismus kann man drei verschiedene Ursachenkomplexe bestimmen:

▶ Verminderung des venösen Rückstroms durch absoluten Volumenmangel

Eine Verminderung des venösen Rückstroms durch absoluten Volumenmangel ist die Ursache des ***hypovolämischen Schocks (Volumenmangelschock)***. Unter diesem Begriff werden diejenigen Schockformen zusammengefasst, bei denen es durch verschiedene Ursachen zu einem ***absolut verminderten Kreislaufinhalt*** kommt. Dies kann durch eine Blutung nach innen oder nach außen geschehen (hämorrhagischer Schock) oder durch den Verlust von Blutplasma (bei Verbrennungen). Seltener liegt eine Hypovolämie aufgrund eines Flüssigkeitsverlustes durch Brechdurchfall oder starkes Schwitzen vor. Bei allen drei angesprochenen Ursachen liegt ein ***Missverhältnis zwischen Blutvolumen und Gefäßkapazität*** vor.

Bei massiven sichtbaren Blutverlusten ist die Diagnose leicht zu stellen. Problematisch ist die Einschätzung bei Patienten mit innerer Blutung. Patienten mit einer Verbrennung II. bis III. Grades von mehr als 20 % der Körperoberfläche (KOF) weisen oft einen Volumenmangel auf, Kinder ab 10 % zweit- bis drittgradig verbrannter Körperoberfläche. Aufgrund der kurzen Eintreffzeiten des Rettungsdienstes ist zu beachten, dass trotz massiven Volumenmangels häufig noch nicht alle Schocksymptome aufgetreten sind.

▶ Verminderung des venösen Rückstroms durch relativen Volumenmangel

Ein relativer Volumenmangel besteht beim anaphylaktischen Schock, beim neurogenen Schock und beim septischen Schock.

Unter einem ***anaphylaktischen Schock*** versteht man eine lebensbedrohliche Unverträglichkeitserscheinung auf körperfremde Makromoleküle wie Medikamente oder Fremdeiweiße. Die ***Unverträglichkeitserscheinung (Anaphylaxie)*** wird durch eine Antigen-Antikörper-Reaktion ausgelöst. Ursache für die Auslösung eines anaphylaktischen Schocks ist eine ***pathologisch ablaufende Immunreaktion***. Der Schweregrad der Reaktion kann sehr unterschiedlich sein.

Das Aufeinandertreffen der körpereigenen Antikörper mit den körperfremden Antigenen kann durch Freisetzung gefäßaktiver ***Überträgerstoffe*** aus den sogenannten Mastzellen eine Anaphylaxie hervorrufen. Ein wesentlicher Überträgerstoff ist dabei das ***Histamin***. Dieser Stoff ***wirkt auf*** die ***Blutgefäße erweiternd (dilatierend)*** und auf die Bronchien zusammenziehend (konstringierend). Durch die Weitstellung der Blutgefäße kommt es zum Versacken des Blutes und somit zum Schock. Zusätzlich kann in einigen Fällen auch ein Asthmaanfall vorliegen. Weitere Symptome sind Hautrötung und Juckreiz. Je nach Blutdruck können die Patienten bewusstseinsgetrübt bis bewusstlos sein.

Der ***neurogene Schock*** ist durch eine ***ausgeprägte Gefäßweitstellung*** sowohl arterieller als auch venöser Gefäße gekennzeichnet. Dies führt zu einem starken Blutdruckabfall und reflektorischer Tachykardie. Ursachen hierfür sind Schädigungen des Hirnstamms und des Rückenmarks nach Wirbelsäulentraumen oder Schädel-Hirn-Traumen. Dabei werden Zentren für die Regulation des Kreislaufs zerstört. Da Verletzungen des Schädels oder der Wirbelsäule häufig mit weiteren schweren Verletzungen einhergehen, ist die Abgrenzung zum hypovolämischen Schock schwierig.

BEACHTE

Bei eventuell auftretenden Lähmungen oder Gefühlsstörungen bei Wirbelsäulenverletzungen muss immer mit einem neurogenen Schock gerechnet werden. Weitere Symptome können Urin- oder Stuhlabgang sein.

Lokale Infektionen durch verschiedene Krankheitserreger können aus unterschiedlichen Ursachen in die Blutbahn eines Menschen streuen. Man spricht dann von einer Sepsis. Der daraus sich eventuell entwickelnde ***septische Schock*** führt zu einer raschen Verschlechterung des Zustands des Patienten bis hin zum Versagen aller Organsysteme. Dies resultiert aus einem häufig extremen Abfall des Blutdrucks im gesamten Körper, der wiederum durch die Gefäßweitstellung ausgelöst wird. Hierfür verantwortlich sind Stoffwechselprodukte beispielsweise von Bakterien.

Der septische Schock ist ein nicht seltenes Problem der innerklinischen Behandlung, insbesondere der Intensivtherapie. Für den Rettungsdienst stellt er hingegen eine Seltenheit dar.

▶ Primäre Behinderung der Herzpumpfunktion

Der ***kardiale Schock*** wird durch eine ***gestörte Pumpfunktion des Herzens*** bei normalem Gesamtvolumen (Normovolämie) ausgelöst. Ursache ist hier häufig eine ausgeprägte Herzinsuffizienz oder ein ausgedehnter Myokardinfarkt. Es kommt aufgrund der ***Minderleistung des Herzens*** zu einer Unterversorgung der Gewebe mit Sauerstoff und nachfolgend zur Azidose. Die niedrige Auswurfleistung des Herzens bedingt einen niedrigen Blutdruck, der reflektorisch mit einer Gefäßverengung (Vasokonstriktion) beantwortet wird. Damit steigt die Nachlast an, und die Leistungsanforderung an das Myokard erhöht sich. Es entwickelt sich eine ausgeprägte Minderdurchblutung (Ischämie) mit häufig auftretenden Herzrhythmusstörungen bis hin zum Kreislaufstillstand. Symptome des kardiogenen Schocks sind:

- blasse Haut und Kältegefühl,
- Atemnot,
- niedriger Blutdruck,
- Tachykardie, evtl. Bradykardie,
- Angst und Unruhe,
- gestaute Halsvenen,
- ggf. Symptome eines Herzinfarkts,
- ggf. Zeichen eines Lungenödems.

5.4.3.3 *Gefahren*

Wird aufgrund eines absoluten oder relativen Volumenmangels der venöse Rückstrom verringert, dann reagiert der Körper mit verschiedenen Kompensationsmechanismen. In der Anfangsphase werden die ***Frequenz und die Pumpleistung des Herzens*** erhöht. Diese Phase bezeichnet man auch als ***Kompensationsphase***. Reicht dieser Mechanismus nicht aus, wird der Sympathikus (ein Teil des vegetativen Nervensystems) aktiviert, es erfolgt eine massive Ausschüttung der Katecholamine Adrenalin und Noradrenalin. Diese rufen eine Gefäßverengung im Bereich der Peripherie und des Magen-Darm-Traktes hervor. In dieser sogenannten ***Zentralisationsphase*** kommt es zu einer ***Umverteilung des zirkulierenden Blutvolumens zugunsten lebenswichtiger Organe*** wie Herz, Gehirn, Lunge und Nebenniere, um dort eine ausreichende Sauerstoffversorgung sicherzustellen. Im weiteren Verlauf bringen diese zunächst sinnvollen Mechanismen aber auch äußerst negative Folgen für den Organismus mit sich:

- Sauerstoffmangel in minderdurchbluteten Geweben (Hypoxie),
- Übersäuerung des Gewebes (Azidose),
- daraus entstehend: Zellschäden,
- Gefäßschäden und Absterben von Gewebe (Nekrosebildung),
- Übertritt von Plasma aus dem Gefäßsystem ins Gewebe,
- Eindickung des Blutes (Sludge-Phänomen),
- Störung der Blutgerinnung.

Wird in diesem Stadium nicht schnell und konsequent therapeutisch eingegriffen, gerät der Patient in die sogenannte ***manifeste Schockphase***. Diese ist gekennzeichnet durch das ***Versagen einzelner Organsysteme***. Besonders betroffen sind Niere (Schockniere), Leber, Darm, Lunge (Schocklunge) und auch das Herz. Am Ende steht das sogenannte ***Multiorganversagen*** mit häufig tödlichem Ausgang.

Eine Hauptaufgabe des Rettungsdienstes ist das frühzeitige Erkennen und Behandeln eines Patienten im Schock. Hier gilt es, den Betroffenen vor dem Eintritt in diesen Teufelskreis zu bewahren. Fehler zu Beginn der Versorgung können häufig im Verlauf der Therapie kaum noch ausgeglichen werden.

5.4.3.4 *Symptome*

Die Symptome des Schockgeschehens sind in TABELLE 8 beschrieben.

5.4.3.5 *Maßnahmen*

Die allgemeinen Maßnahmen beim Schock lassen sich in Elementar-, Standard- und spezielle Maßnahmen unterteilen.

ELEMENTARMASSNAHMEN. Wichtigste und vorrangigste Maßnahme ist das Freimachen und Freihalten der Atemwege. Der Patient wird in ***Schocklage (Hochlagerung der Beine)*** gebracht. Ausnahme: beim kardialen Schock wird mit leicht erhöhtem Oberkörper gelagert.

STANDARDMASSNAHMEN. Bei ausreichendem Atemminutenvolumen werden dem Notfallpatienten 6–8 l ***Sauerstoff*** pro Minute ***über Maske*** appliziert, um einer weiteren Gewebehypoxie vorzubeugen. Neben der psychischen ***Betreuung*** wird eine ständige ***Überwachung*** und Kontrolle mit anschließender Dokumentation der Vitalparameter (Puls, RR, EKG, SpO_2) durchgeführt. Eine frühzeitige ***Wärmeerhaltung*** ist angebracht und der Notarzt ist zu alarmieren.

SPEZIELLE MASSNAHMEN. Für die einzelnen Schockarten gibt es jeweils verschiedene spezielle Maßnahmen.

Beim ***hypovolämischen Schock*** stellt – neben der Blutstillung und der Schocklage – die Schaffung ausreichender venöser Zugänge durch den Notarzt mit einer bedarfsorientierten Volumentherapie eine wichtige Komponente dar. Bei traumatisierten Patienten ist die großzügige Indikation für eine suffiziente Schmerztherapie (Analgesie) oder Narkose, Intubation und Beatmung zu stellen.

Wichtig für die Behandlung eines Patienten mit einem ***kardialen Schock*** ist die Tatsache, dass auf keinen Fall die Beine erhöht gelagert werden dürfen. Dies würde zu einer weiteren Erhöhung der Vorlast und somit zu einer weiteren Belastung des Herzens führen. Der Oberkörper wird 30° erhöht gelagert. Durch den Notarzt wird ein venöser Zugang (keine Volumentherapie!) gelegt, um für alle Fälle über einen Applikationsweg für Medikamente zu verfügen.

Im Falle eines ***neurogenen Schocks*** muss eine Flachlagerung und Immobilisation erfolgen. Eine Stabilisierung des Kreislaufs sollte über mehrere venöse Zugänge und eventuell über Druckinfusion erfolgen. Der Transport des Patienten sollte so schonend wie möglich erfolgen.

Die präklinischen Maßnahmen beim ***septischen Schock*** entsprechen denen des Volumenmangelschocks.

5.4.3.6 *Vasovagale Synkope*

Die vasovagale Synkope gehört nicht zu den klassischen Schockformen. Sie wird trotzdem an dieser Stelle mit aufgeführt, da die Symptome ähnlich sind und dieses Notfallbild häufig als Schock bezeichnet wird. Es handelt sich hierbei um eine meist ***kurzfristige Weitstellung der Blutgefäße*** aufgrund einer Störung der zentralen Gefäßsteuerung. Es kommt zum Versacken des Blutes in die peripheren Gefäße mit einer Mangeldurchblutung des Gehirns ***und kurzfristiger Bewusstlosigkeit***. Patienten mit vasovagaler Synkope sind bei Großveranstaltungen wie z.B. Rock- und Pop-Konzerten häufig zu beobachten. Ursachen für diesen Notfall sind häufig das lange Stehen und die schlechte Luft.

TAB. 8 ▶ Schockstadien nach klinischen Symptomen (ohne Berücksichtigung des septischen Schocks)

	Frühphase	Voll entwickeltes Schocksyndrom	Spätphase
Haut	blass, kühle Extremitäten	kalt, feucht, blass, livide Extremitäten	kalt, klebrig, grau-zyanotisch
Blutdruck	systolisch normal bis gering erniedrigt, diastolisch erhöht	Blutdruck erniedrigt	Blutdruck deutlich erniedrigt
Herzfrequenz	häufig erhöht (Tachykardie)	meist erhöht (Tachykardie)	Rhythmusstörungen, nicht selten erniedrigt (Bradykardie), Herzversagen
Stoffwechsel	Azidose (metabolisch)	Azidose (metabolisch/respiratorisch)	ausgeprägte Azidose (metabolisch/respiratorisch)
Atmung	Atemfrequenz erhöht (Tachypnoe)	Tachypnoe, Dyspnoe (bei Schocklunge)	respiratorische Insuffizienz
Nierenfunktion	eventuell verminderte Harnausscheidung	verminderte bis fehlende Harnausscheidung	fehlende Harnausscheidung
Bewusstseinslage	Bewusstsein normal bis leicht getrübt	Bewusstseinsstörungen	stuporöser bis komatöser Patient, Krämpfe und Atemstillstand möglich

Anm.: Die Symptome in den einzelnen Phasen des Schocks können auch alle gleichzeitig vorliegen.

Die Symptome sind, wie bereits erwähnt, denen des Schocks ähnlich. Die Patienten sind blass, kaltschweißig und klagen manchmal über Schwindelgefühl. Meist macht die Anamnese das Notfallbild deutlich.

Als Maßnahmen ***reichen meist*** die ***Schocklage und*** die ***psychische Betreuung*** aus. In schweren Fällen greift die Standardtherapie, die über die Lagerung hinaus die Sauerstoffgabe, den venösen Zugang und die Überwachung mit Dokumentation vorsieht.

Es ist ratsam, den Patienten an einen ruhigen Ort mit frischer Luft zu bringen und ihn dort einige Zeit zu beobachten. Geht es ihm wieder besser, sind keine weiteren Maßnahmen erforderlich. Bessert sich der Zustand nicht, erfolgt ein Transport zum nächsten geeigneten Krankenhaus.

5.5 Störungen von Regelkreisen

5.5.1 Wasser-Elektrolyt-Haushalt

Frank Tappert, Johannes Veith

Wasser hat den größten Massenanteil am Körpergewicht und ist somit ein wichtiger Baustoff. Die Zellen des Organismus bestehen zum Großteil aus Wasser und werden zudem von Flüssigkeit umspült. Diese Flüssigkeit unterscheidet sich jedoch in ihrer Zusammensetzung von der Flüssigkeit im Zellinnern. Dieser Unterschied wird durch aktive, d.h. Energie verbrauchende Mechanismen aufrechterhalten und ist für die Zellfunktion entscheidend. Wasser kommt im menschlichen Körper nicht in reiner Form vor, sondern enthält anorganische Substanzen wie beispielsweise Salze und organische Substanzen wie Eiweiße (Proteine). Wasser ist die Grundsubstanz von Blut, Speichel, Lymphe und weiteren Körperflüssigkeiten. Die wesentlichen Aufgaben des Wassers im menschlichen Körper sind:

- Lösungsmittel für biochemische Prozesse,
- Transport und Verteilung von Nährstoffen, Hormonen, Stoffwechselprodukten und Wärme,
- Sicherung der Haut- und Gewebespannung (Hautturgor).

5.5.1.1 *Wasserverteilung im menschlichen Körper*

Die ***Gesamtmenge des Körperwassers*** liegt – in Abhängigkeit von Alter, Körper, Geschlecht und Körperbau – ***zwischen 50 und 70 % der gesamten Körpermasse***. Einen besonderen Einfluss auf die Menge des Körperwassers hat das Alter. So beträgt der Wasseranteil bei Säuglingen 70 % des gesamten Körpergewichts, im mittleren Lebensalter beträgt der Wasseranteil noch 60 %, während bei älteren und alten Personen der Wasseranteil auf 55–50 % absinkt.

Wasser ist Teil des sogenannten ***inneren Milieus***, welches für die biochemischen Reaktionen erforderlich ist. Der Wassergehalt des Körpers wird im Tagesverlauf durch Regulationssysteme relativ konstant gehalten.

Größere Schwankungen dieser Positionen werden durch das Durstgefühl und durch die Veränderungen der Nierenausscheidung ausgeglichen. Ein Defizit von 20 % des Körperwassers ist tödlich.

Das Wasser verteilt sich im Körper im Wesentlichen auf zwei anatomisch und funktionell getrennte Haupträume:

- das in den Zellen gebundene Wasser,
- das außerhalb der Zellen befindliche Wasser (s. Abb. 34).

5.5.1.2 *Elektrolyte*

Elektrolyte sind ***geladene Teilchen***, die bei der Aufspaltung von Säuren, Laugen oder deren Salzen ***in wässriger Lösung*** entstehen. Wichtige Elektrolyte und deren Funktionen sind:

- ***Natrium (Na^+)*** ist mitverantwortlich für die Erregungsbildung und -leitung im Nervensystem, für die Muskelkontraktionen und für die Wasserbindung.
- ***Kalium (K^+)*** ist als Gegenspieler von Na^+ mitverantwortlich für die Erregungsbildung und -leitung im Nervensystem sowie für die Muskelkontraktionen.
- ***Kalzium (Ca^{2+})*** ist ein wichtiger Baustoff des Knochengewebes und an der Erregungsbildung und -leitung sowie an der Blutgerinnung beteiligt.

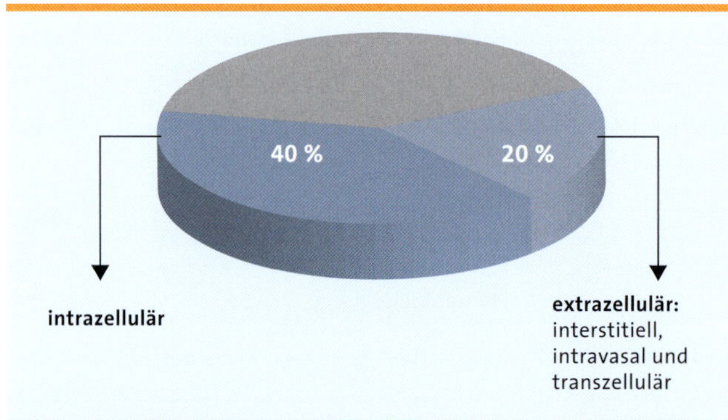

Abb. 34 ▶ Verteilung des Gesamtkörperwassers (bezogen auf das Körpergewicht)

- ***Magnesium (Mg^{2+})*** ist ein wichtiger Bestandteil vieler Enzyme.
- ***Chlor (Cl^-)*** ist ein wesentlicher Bestandteil der Magensäure und wichtig für den Wasser- und Säure-Basen-Haushalt.
- ***Bi-/Hydrogencarbonat (HCO_3^-)*** ist die überwiegende Transportform des CO_2 und eine wichtige Puffersubstanz.

MERKE

Der Elektrolythaushalt wird durch verschiedene Hormone und durch die Niere geregelt. Störungen dieser Verhältnisse können zu lebensbedrohlichen Zuständen führen.

5.5.1.3 *Dehydratation und Exsikkose*

Führen Störungen des Wasser-Elektrolyt-Haushalts zur Alarmierung des Rettungsdienstes, so liegt in den meisten Fällen ein ***Flüssigkeitsmangel***, eine sogenannte ***Dehydratation*** vor. Ein Flüssigkeitsmangel bei einem Patienten kann mit oder ohne Beeinträchtigung des Elektrolythaushalts auftreten. ***Extreme Flüssigkeitsdefizite*** werden als ***Exsikkose (Austrocknung)*** bezeichnet.

Ursachen. Allgemeine Ursachen von Flüssigkeitsdefiziten sind eine ***verminderte Flüssigkeitszufuhr und/oder*** ein ***vermehrter Flüssigkeitsverlust***, etwa:
- situationsbedingte Verhinderung des Trinkens, z. B. bei Hilflosigkeit Alleinstehender, Verlust des Durstgefühls im Alter oder bei einem Mangel an Trinkflüssigkeit;
- starkes Schwitzen ohne adäquaten Ausgleich von Flüssigkeit;
- anhaltende Durchfälle und gehäuftes Erbrechen;
- Plasmaverluste durch ausgedehnte Verbrennungen;
- Ernährungsstörungen bei Kleinkindern;
- diabetisches Koma (osmotische Zuckerausscheidung über den Harnapparat).

Symptome

Symptome der Dehydratation sind:
- Abgeschlagenheit, Müdigkeit,
- Durst, trockene Schleimhäute,
- beschleunigter Puls, schlechte Gefäßfüllung,
- Blutdruckabfall,
- verminderte Harnausscheidung (Oligurie),
- eingefallen wirkendes Gesicht (spitze Nase, tief liegende Augen),
- Hautfalten verstreichen nur langsam (schlechter Hautturgor),
- Bewusstseinsstörungen: Verwirrtheit bis hin zur Bewusstlosigkeit,
- Krampfanfälle.

Massnahmen. Wenn möglich, sollten die Ursachen der Dehydratation beseitigt werden. Beispielsweise kann die Hitzeeinwirkung auf den Patienten oder dessen körperliche Belastung vermieden werden.

Standardmaßnahmen: Ein Monitoring mit EKG, regelmäßige Blutdruckmessung und Überwachung der Sauerstoffsättigung im Blut durch die Pulsoxymetrie sind bei diesen Patienten selbstverständlich. Auch die Gabe von Sauerstoff ist sinnvoll.

Spezielle Maßnahmen: Durstige Patienten, deren Zustand es zulässt, können ***vorsichtig elektrolytreiche Flüssigkeit*** zu sich nehmen.

5.5.2 Säure-Basen-Haushalt

Frank Tappert, Johannes Veith

Der Stoffwechsel des menschlichen Körpers besteht aus vielfältigen chemischen Reaktionen in den Geweben und in der Blutbahn, die durch Enzyme ermöglicht werden. Der Stoffwechsel ist stark von den äußeren Bedingungen, wie beispielsweise von Temperatur, Ionenkonzentration und Sauerstoffgehalt abhängig.

Da der Stoffwechsel seinerseits jedoch fortlaufend Substanzen erzeugt, die das chemische Gleichgewicht verändern, sind Regulationsmechanismen zur Aufrechterhaltung z. B. des Säure-Basen-Gleichgewichts erforderlich.

Chemisch betrachtet sind Säuren Verbindungen, die Wasserstoffionen abgeben können. Dagegen sind Basen (auch Laugen genannt) Verbindungen, die Wasserstoffionen aufnehmen können.

Die ***Menge der freien Wasserstoffionen (H^+) in einer Lösung*** wird durch den ***pH-Wert*** (potentia hydrogenii) ausgedrückt. Überwiegen in einer Lösung die freien H^+-Ionen, so reagiert diese Lösung sauer, der pH-Wert ist < 7; überwiegen in einer Lösung die freien Bindungskapazitäten für H^+-Ionen, so reagiert diese Lösung basisch und der pH-Wert ist > 7. Ein pH-Wert von 7 bezeichnet eine neutrale Lösung, hierbei ist

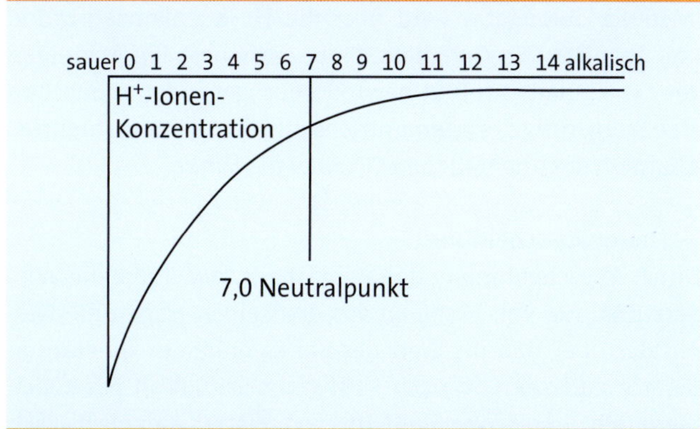

Abb. 35 ▶ pH-Wert

die Menge der freien Wasserstoffionen gleich der Menge der basischen OH-Gruppen, die mit den Wasserstoffionen in Verbindung treten können.

Im Blutplasma des Menschen liegt der ***normale pH-Wert bei 7,4***. Der Körper hat Regulationsmechanismen entwickelt, um diesen pH-Wert in sehr engen Grenzen (7,35 – 7,45) konstant zu halten. Können die Regulationssysteme des Körpers Abweichungen aus diesen engen Grenzen nicht kompensieren, kann es zu sehr bedrohlichen Störungen kommen. Sinkt der pH-Wert ***unter 7,35***, so spricht man von einer ***Azidose***. Im Gegensatz hierzu nennt man Regulationsstörungen mit einem Ansteigen des pH-Wertes ***über 7,45 Alkalose***.

 **MERKE**

Eine Azidose mit einem pH-Wert des Blutplasmas von unter 6,8 oder eine Alkalose mit einem Blutplasma-pH-Wert von über 8,0 ist mit dem Leben nicht vereinbar.

5.5.2.1 *Regulationsmechanismen*

Zur Aufrechterhaltung des Gleichgewichts im Säure-Basen-Haushalt setzt der Organismus die verschiedenen Möglichkeiten abgestuft ein:

- Pufferung im extra- und intrazellulären Raum,
- Abatmung von Kohlendioxid über die Lunge,
- Ausscheidung saurer oder basischer Stoffwechselprodukte durch die Niere.

5.5.2.2 *Puffersysteme*

Puffer sind ***Substanzen, die*** relativ leicht ***H^+-Ionen aufnehmen oder abgeben*** können ***und*** über diesen Mechanismus den ***pH-Wert*** in einem bestimmten Bereich ***konstant halten***.

▶ Abatmung von Kohlendioxid

Das durch das Bicarbonat-Puffersystem anfallende Kohlendioxid wird im Blutkreislauf zur Lunge transportiert (s. Kap. 4.4.2). Die Steuerung des Atemantriebs im verlängerten Mark (Medulla oblongata) wird über die H^+-Ionenkonzentration und über den CO_2-Gehalt des Blutes gesteuert. Ein Ansteigen des CO_2-Gehalts im Blut bewirkt beim gesunden Menschen eine Steigerung des Atemantriebs und damit ein vermehrtes Abatmen des angefallenen CO_2 über die Lunge.

▶ Nierenausscheidung

Durch Ausscheidung in den Primärharn bzw. durch die Wiederaufnahme von H^+-Ionen aus demselben tragen die Nieren dazu bei, den pH-Wert des Blutes in einem konstanten Bereich zu halten. Je nach Stoffwechselsituation passt sich hierdurch der pH-Wert des Urins von relativ sauer bis basisch den Gegebenheiten an.

5.5.2.3 *Störungen des Säure-Basen-Haushalts*

Die oben erwähnten Puffersysteme und die Organe Lunge und Niere halten die Wasserstoffionenkonzentration, also den pH-Wert im Blut, weitestgehend konstant zwischen 7,35 und 7,45. ***Störungen*** der Funktionen ***der Atmungsorgane oder der Nieren können Störungen im Säure-Basen-Haushalt bewirken***.

Können die Regulationssysteme den pH-Wert nicht mehr konstant halten, treten Abweichungen vom normalen pH-Wert des Blutes sowohl nach der sauren Seite als auch nach der alkalischen Seite auf.

5.5.2.4 *Azidosen*

▶ Respiratorische Azidose

Ursachen. Ursachen für respiratorische Azidosen sind ein verminderter Gasaustausch in der Lunge und die hieraus resultierende ***ungenügende CO_2-Abatmung***. So können respiratorische Azidosen beispielsweise bei Asthmaanfällen oder bei Patienten mit einem ausgeprägten Lungenödem beobachtet werden. Auch Patienten mit einer Schonatmung nach Brustkorbverletzungen weisen häufig respiratorische Azidosen auf. Ein weiterer Entstehungsmechanismus für respiratorische Azidosen ist die Abnahme des Atemminutenvolumens durch eine Schädigung des Atemzentrums in der Medulla oblongata.

Gefahren. Bei respiratorischen Azidosen kann das Hämoglobinmolekül immer weniger Sauerstoff binden. Dadurch kommt es zu einem ***Absinken der Sauerstoffversorgung***.

Massnahmen. Bei der Therapie der respiratorischen Azidosen steht die Beseitigung der Ursachen im Vordergrund. So sollte bei einer respiratorischen Azidose ursächlich die Atemstörung behandelt werden. Bei allen Krankheitsbildern, die mit einer respiratorischen Azidose einhergehen, ist es wichtig, ein ***ausreichendes Atemminutenvolumen*** zu ***schaffen***.

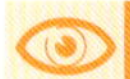 **BEACHTE**

Eine Sauerstoffgabe allein kann den CO_2-Überschuss im Blut nicht beseitigen. Hierzu ist unabdingbar eine Steigerung des Atemminutenvolumens erforderlich.

▶ Metabolische Azidose

Ursachen. Ursachen einer metabolischen Azidose sind ***stoffwechselbedingte Zunahmen von sauren Substanzen*** oder Verluste von basischen Substanzen (beispielsweise Darmsaft) durch verschiedene Krankheitsbilder. Als wichtigste sind hier zu nennen:

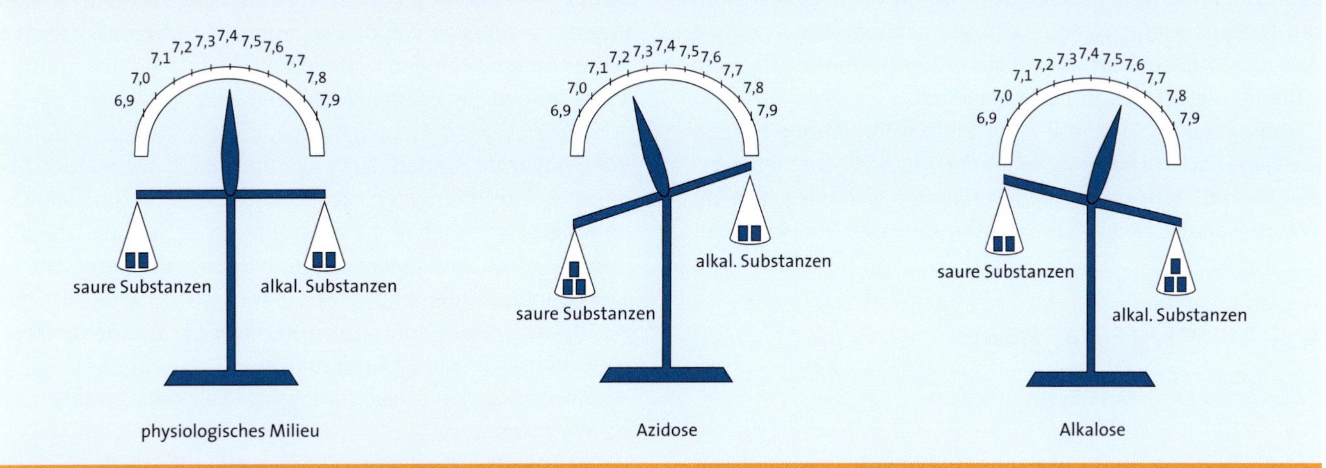

Abb. 36 ▶ Gleichgewicht des inneren Milieus (Grenzwerte)

Tab. 9 ▶ Störungen des Säure-Basen-Gleichgewichts

Störung	Ursache	Maßnahmen
respiratorische Azidose	Atemstillstand, Asthmaanfall, Ateminsuffizienz	ausreichendes Atemminutenvolumen schaffen
respiratorische Alkalose	Hyperventilation	Vergrößerung des Totraumes
metabolische Azidose	Schock, Oligurie, Anurie, Diabetes	Grundstörung behandeln
metabolische Alkalose	starkes Erbrechen	keine speziellen Maßnahmen im Rettungsdienst

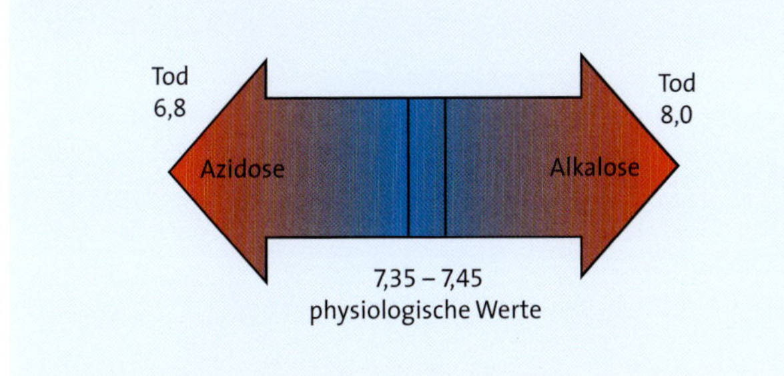

Abb. 37 ▶ Azidose und Alkalose

- der Rückhalt von Säuren im Körper bei verminderter Nierenleistung,
- vermehrter Gewebszerfall (durch Verbrennungen oder traumatische Gewebszerstörungen),
- Schock,
- diabetisches Koma,
- anhaltende Durchfälle.

Gefahren. Die Gefahren einer metabolischen Azidose liegen in den folgenden Mechanismen:

- Das Hämoglobinmolekül kann weniger Sauerstoff binden.
- Die Muskulatur einschließlich der Herzmuskulatur kann sich schlechter zusammenziehen (Abnahme der Kontraktionsfähigkeit).
- Die Rezeptoren sind für Katecholamine (Adrenalin und Noradrenalin) weniger ansprechbar.

Symptome. Stoffwechselentgleisungen, die mit einer metabolischen Azidose einhergehen, sind unter Umständen an der ***gesteigerten, vertieften***, sogenannten großen ***Atmung oder Kußmaul-Atmung*** zu erkennen. Der Körper versucht die metabolische Azidose respiratorisch, also durch vermehrtes Abatmen von Kohlendioxid, auszugleichen.

Massnahmen. Auch bei der metabolischen Azidose richten sich die Maßnahmen nach der jeweiligen Ursache. Im Vordergrund der rettungsdienstlichen Versorgung steht die Sicherung der Vitalfunktionen, vor allem eine ***ausreichende Belüftung der Lungen (Ventilation)***.

▶ **Sonderfall**

Beim Herz-Kreislauf- und Atemstillstand entsteht eine kombinierte, d.h. metabolische und respiratorische Azidose. Der metabolische Anteil dieser Azidose entsteht durch die Ansammlung von sauren Stoffwechselprodukten und durch die in diesem Fall beginnende anaerobe Energiegewinnung. Der respiratorische Anteil der Azidose entsteht durch das auf Null zurückgegangene Atemminutenvolumen.

5.5.2.5 *Alkalosen*

Alkalosen entstehen entweder durch ***vermehrte Abatmung von CO_2***, z.B. bei beschleunigter, vertiefter Atmung (Hyperventilation) – also respiratorisch – oder durch Verluste von

Säuren, z. B. durch unstillbares Erbrechen, oder bei bestimmten Nierenerkrankungen – also metabolisch. Die Therapie der Alkalosen erfolgt im Rettungsdienst immer über die Behandlung der auslösenden Ursachen.

Die genaue Diagnose von Stoffwechselentgleisungen im Säure-Basen-Haushalt muss der Klinik überlassen werden. Derzeit gibt es kaum zuverlässige Methoden, um im Rettungsdienst den Status des Säure-Basen-Haushalts zu bestimmen.

5.5.3 Stoffwechsel

Klaus Hofmann, Hans-Peter Hündorf

Die Abläufe von Stoffumsetzung und Energiegewinnung in unserem Körper sind lebensnotwendig. Sie werden von zwei Zielen bestimmt: Sie sollen Baustoffe für den Aufbau und die Aufrechterhaltung von Zellstrukturen und die notwendige Betriebsenergie liefern. Hierzu werden verschiedene Nährstoffe benötigt. Diese werden aufgenommen, verdaut und nach einem sehr feinen Schema um- oder abgebaut.

Nährstoffe werden im Körper umgewandelt bzw. abgebaut zu Endprodukten, Reststoffen und Wärme. Dabei ergeben sich ***drei sehr wichtige Stoffwechselwege***:

- Energie- und Stoffwechsel der Zucker/Stärke (Kohlenhydrate),
- Energielieferung und Speicherung der Fette (Lipide),
- Stoff- und Energieumwandlung der Eiweiße (Proteine).

Die oben genannten Nährstoffe sind Makronährstoffe und unterscheiden sich von den sogenannten Mikronährstoffen (Vitamine und Mineralstoffe) dadurch, dass sie neben ihren aufbauenden Funktionen auch Energie liefern.

Kohlenhydrate finden sich als Bausteine wichtiger chemischer Verbindungen in unserem Organismus wieder (z. B. im Erbgut) und dienen als kontinuierlicher Energielieferant. Ihrem Aufbau entsprechend kann man sie vereinfacht in drei Gruppen einteilen:

- Einfachzucker (Monosaccharide) wie z. B. Traubenzucker (Glukose), Fruchtzucker (Fruktose);
- Zweifachzucker (Disaccharide) wie z. B. Rüben-, Malz-, Milchzucker;
- Mehrfachzucker (Polysaccharide) wie z. B. Stärke, (z. B. Glykogen [Speicherform der Glukose in der Leber] und Amylum bei Pflanzen).

Der Organismus besitzt die Möglichkeit, schnell Mehrfachzucker in Einfachzucker umzuwandeln und umgekehrt. Dies macht die Gruppe der Kohlenhydrate zur ***wichtigsten Energiequelle für unseren Körper***.

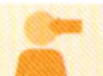

MERKE

Die von allen Zellen benötigte Energie wird hauptsächlich durch »Verbrennung« (Oxidationsreaktion) von Glukose mit Sauerstoff gewonnen (aerober Stoffwechsel).

5.6 Feststellung des Todes

Peter Hansak

Unter bestimmten Umständen kann der Sanitäter den ***»vorläufigen« Tod des Patienten feststellen und*** damit weitere ***sanitätshilfliche Maßnahmen unterlassen***. Dies ist ***beim Auftreten sicherer Todeszeichen*** in ausgeprägter Form der Fall. Zu diesen gehören: Totenflecken, Totenstarre, Verwesungserscheinungen und absolut tödliche Verletzungen, d.h. Verletzungen, die mit dem Leben nicht vereinbar sind.

- ***Totenflecken*** entstehen durch das Absinken des Blutes in die tiefer gelegenen Teile des Körpers, mit Ausnahme an den Aufliegestellen des Verstorbenen. Sie treten ca. 1½ Stunden nach Todeseintritt auf, sind rot/bläulich und bleiben in den ersten 6 Stunden wegdrückbar. Voll ausgeprägt sind sie nach ca. 4 Stunden.
- ***Totenstarre*** entsteht durch das Erstarren der quer gestreiften Muskulatur und setzt ca. 2 Stunden nach dem Todeseintritt an den Kiefergelenken beginnend ein. Ausgeprägt ist sie nach 6–8 Stunden und sie löst sich wieder nach ca. 76 Stunden.
- ***Verwesungserscheinungen*** treten je nach Witterung und Temperatur nach ca. 24–36 Stunden ein.

MERKE

Als unsichere Todeszeichen gelten Blässe, Kälte, weite Pupillen, Pulslosigkeit, die mögliche vergangene Zeit seit Eintritt des Atem- und Kreislaufstillstands bis zum Eintreffen der Rettungskräfte, das Alter des Patienten. In jedem dieser Fälle sind die Maßnahmen der Wiederbelebung einzuleiten.

Eine ***Unterlassung von Wiederbelebungsmaßnahmen*** kann auch ***aus ethischen Gründen*** geboten sein. Diese sind für den Sanitäter aber nur berücksichtigungswürdig, wenn sie auch in korrekter schriftlicher Form vorliegen. Zu diesen Dokumenten zählt die schriftliche Anweisung eines Arztes, im Falle eines Atem-Kreislauf-Stillstands keine CPR durchzuführen. Oft wird für diese Anweisung die Abkürzung »DNR« (Do Not Resuscitate) oder »AND« (Allow Natural Death), d.h. in beiden Fällen keine Wiederbelebung durchführen, vermerkt.

Ein weiteres Schriftstück, aufgrund dessen die CPR zu unterlassen ist, ist die verbindliche Patientenverfügung nach dem Patientenverfügungsgesetz (PatVG) (s. Kap. 3.5.4).

Die »Vorläufige Feststellung des Todes« bedeutet für den Sanitäter, dass er keine Maßnahmen der Wiederbelebung beginnt und auch keinen Notarzt mehr anfordern muss. Ist der Notarzt auf dem Weg zum Patienten, ist er mittels Funk über den Tod des Patienten und die Gründe für diese Entscheidung (z.B. ausgeprägte Leichenstarre) zu informieren. Ob der Notarzt dennoch zum Einsatzort fährt, liegt in seinem Ermessen. In jedem Fall wäre aber das Notarztrettungsmittel wieder für einen anderen Notfall verfügbar.

Wird der Patient vor Ort tot aufgefunden, ist der Transport zu unterlassen; sollte der Tod des Patienten im Rettungsmittel festgestellt werden, wird das für den Patienten zuständige Krankenhaus/Station angefahren, als ob er noch Lebenszeichen aufweisen würde. Das angefahrene Krankenhaus wird über das Eintreffen eines Verstorbenen vorinformiert und der Patient unter Umgehung öffentlicher Bereiche, z.B. einer Ambulanz, in das »Totenzimmer« o.Ä. gebracht. Hierbei fällt der Leitstelle die Aufgabe der Organisation des korrekten Ablaufs zu.

Die ***Verständigung der Exekutive*** ist ***nicht zwingend*** vorgeschrieben (s. Kap. 3.9.2). Wird sie jedoch verständigt, hat die Mannschaft ihr Eintreffen vor Ort abzuwarten und keine Veränderungen am Einsatzort vorzunehmen.

Viele Rettungsdienste führen in ihren Rettungsmitteln bereits Merkblätter für Angehörige mit, die mit den lokalen Behörden und Bestattungsunternehmen abgesprochen sind. Auf diese Weise kann viel Druck von den Angehörigen genommen und eine Unterstützung für die weitere Vorgehensweise geboten werden. Ist kein Arzt vor Ort, muss ein Durchschlag/Duplikat des ***Transportberichts für den Beschauarzt hinterlassen*** werden. Dieser Bericht hat neben den üblichen Daten unbedingt Eintreffzeit und Fahrzeugkennung, den Namen des Sanitäters, der den Tod festgestellt hat, sowie die Art der Todeszeichen, ihre Ausprägung und Lokalisation zu enthalten.

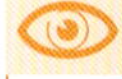
BEACHTE

Sollten die Angehörigen besonders betroffen sein, ist an den Einsatz eines Kriseninterventionsteams (KIT) zu denken. Dies ist meist bei einem plötzlichen und unerwarteten Tod von Menschen, insbesondere von Kindern, der Fall.

Sollten durch die Sanitäter ***Wiederbelebungsmaßnahmen*** eingeleitet und später ***abgebrochen*** werden, ist mit Rücksicht auf die Angehörigen Folgendes zu beachten:

- Die Angehörigen sollten während der Wiederbelebung nicht im selben Raum sein.
- Mit Abbruch der Wiederbelebung sind die Spuren der Maßnahmen am Patienten zu beseitigen, z.B. Tubus oder i.v. Zugang.
- Der medizinische Abfall wird nicht vor Ort entsorgt, sondern mitgenommen.
- Dem Verstorbenen werden die Augen geschlossen, und er wird zugedeckt.

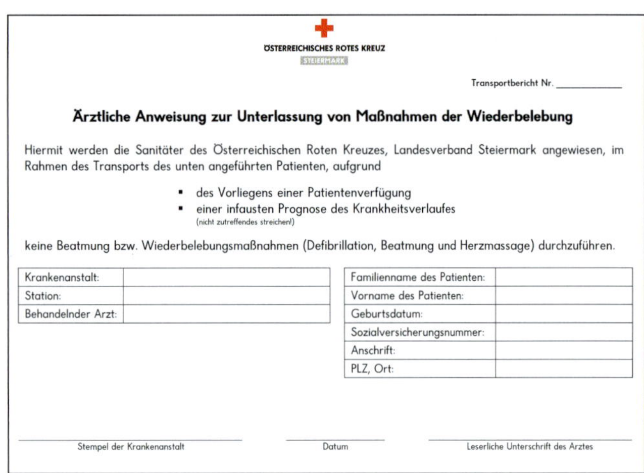

ÖSTERREICHISCHES ROTES KREUZ
STEIERMARK

Transportbericht Nr. ____________

Ärztliche Anweisung zur Unterlassung von Maßnahmen der Wiederbelebung

Hiermit werden die Sanitäter des Österreichischen Roten Kreuzes, Landesverband Steiermark angewiesen, im Rahmen des Transports des unten angeführten Patienten, aufgrund

- des Vorliegens einer Patientenverfügung
- einer infausten Prognose des Krankheitsverlaufes
(nicht zutreffendes streichen!)

keine Beatmung bzw. Wiederbelebungsmaßnahmen (Defibrillation, Beatmung und Herzmassage) durchzuführen.

Krankenanstalt:	
Station:	
Behandelnder Arzt:	

Familienname des Patienten:	
Vorname des Patienten:	
Geburtsdatum:	
Sozialversicherungsnummer:	
Anschrift:	
PLZ, Ort:	

Stempel der Krankenanstalt — Datum — Leserliche Unterschrift des Arztes

Abb. 38 ▶ Anweisung zur Unterlassung der Wiederbelebung

- Wenn kein Verdacht auf Fremdverschulden besteht, sollte der Verstorbene in sein Bett gelegt werden.
- Der Notarzt, oder wenn dieser nicht vor Ort ist, der erfahrenste Sanitäter, erklärt den Angehörigen die Gründe für den Abbruch der Maßnahmen, drückt ihnen auch im Namen seiner Kollegen sein Beileid aus und informiert sie über den weiteren Ablauf (Totenschein, Abholung durch die Bestattung etc.).
- Wenn sie dies wünschen, werden die Angehörigen zum Verstorbenen geführt, um Abschied nehmen zu können, hierbei wird dessen Kopf abgedeckt.
- Nötigenfalls ist eine psychische Betreuung (z.B. KIT) anzufordern.
- Der Einsatzort darf erst verlassen werden, wenn die psychische Verfassung der Hinterbliebenen dies gestattet oder eine Betreuung gewährleistet ist.

Literatur:

Amrhein P et al. (2020) I Care Bd. 2: Krankheitslehre. 2. Aufl. Thieme, Stuttgart.

Böhmer R et al. (Hrsg.) (2020) Taschenatlas Rettungsdienst. 11. Aufl. Böhmer & Mundloch, Mainz.

Brandes R, Lang F, Schmidt RB (Hrsg.) (2019) Physiologie des Menschen. 32. Aufl. Springer, Berlin.

Braun J et al. (Hrsg.) (2018) Basislehrbuch innere Medizin. 6. Aufl. Elsevier, München.

Dick W (Hrsg.) (2001) Notfall- und Intensivmedizin. 2. Aufl. De Gruyter, Berlin, New York.

Dönitz S, Flake F (2020) Mensch, Körper, Krankheit für den Rettungsdienst. 3. Aufl. Urban & Fischer bei Elsevier, München.

Eder M, Gedigk P (Hrsg.) (1990) Allgemeine Pathologie und pathologische Anatomie. 33. Aufl. Springer, Berlin, Heidelberg.

Enke K et al. (Hrsg.) (2019) Lehrbuch für präklinische Notfallmedizin. 6. Aufl. Stumpf + Kossendey, Edewecht.

Erlass des BMfS Zl. 51.133/1-39/1-69 (Unabweisbarkeit von Patienten ohne nachweisliche Lebensfunktion).

European Resuscitation Council (ERC) (2021) European Concil Guidelines 2021. Resuscitation 161: 1-432.

European Society of Cardiology (ESC), Deutsche Gesellschaft für Kardiologie – Herz- und Kreislaufforschung e. V. (DGK) (Hrsg.) (2021) ESC Pocket Guidelines: Akutes Koronarsyndrom ohne ST-Strecken-Hebung (NSTE-ACS). Börm Bruckmeier Verlag GmbH, Grünwald.

Flake F, Boris AH (2021) Leitfaden Rettungsdienst. 7. Aufl. Elsevier, München.

Gerlach U et al. (2015) Innere Medizin für Pflegeberufe. 8. Aufl. Thieme, Stuttgart.

Hintzenstern U von (Hrsg.) (2021) Notarzt-Leitfaden. 9. Aufl. Urban & Fischer bei Elsevier, München.

Kellner U et al. (2019) Kurzlehrbuch Pathologie. 3. Aufl. Thieme, Stuttgart.

Larsen R et al. (2018) Beatmung: Indikationen, Techniken, Krankheitsbilder. 6. Aufl. Springer, Berlin.

Madler C, Ackermann F (2009) Das NAW-Buch. Akutmedizin – die ersten 24 Stunden. 4. Aufl. Urban & Fischer bei Elsevier, München.

Menche N (2020) Biologie, Anatomie, Physiologie: kompaktes Lehrbuch für Pflegeberufe. 9. Aufl. Elsevier, München.

Naths G (2018) Akute Atemwegsnotfälle. Rettungsdienst kompakt Bd. 5. 2. Aufl. Edewecht: Stumpf + Kossendey.

Rossi R, Dobler G (2017) Notfall-Taschenbuch für den Rettungsdienst. 13. Aufl. Stumpf + Kossendey, Edewecht.

Schnelle R (2017) EKG in der Notfallmedizin. Grundlagen, Auswertung, Therapie. Stumpf + Kossendey, Edewecht.

Schnelle R, Meister W (1999) Praxiswissen Anatomie: Das Herz. Rettungsdienst 22: 316-319.

Schoppmeyer M-A (2018) Gesundheits- und Krankheitslehre für Pflege- und Gesundheitsfachberufe. 4. Aufl. Urban & Fischer bei Elsevier, München.

Silbernagl S, Lang F (2020) Taschenatlas Pathophysiologie. 6. Aufl. Thieme, Stuttgart.

Speckmann E, Hescheler J, Köhling R (Hrsg.) (2019) Physiologie. 7. Aufl. Urban & Fischer bei Elsevier, München.

Taeger K, Rödig G, Finsterer U (2002) Grundlagen der Anästhesiologie und Intensivmedizin für Fachpflegepersonal, Band II: Allgemeine und spezielle Anästhesie, Intensivmedizin. 4. Aufl. Wissenschaftliche Verlagsabteilung Abbott GmbH, Wiesbaden.

Trebsdorf M (2011) Biologie, Anatomie, Physiologie. 12. Aufl. Lau, Reinbek.

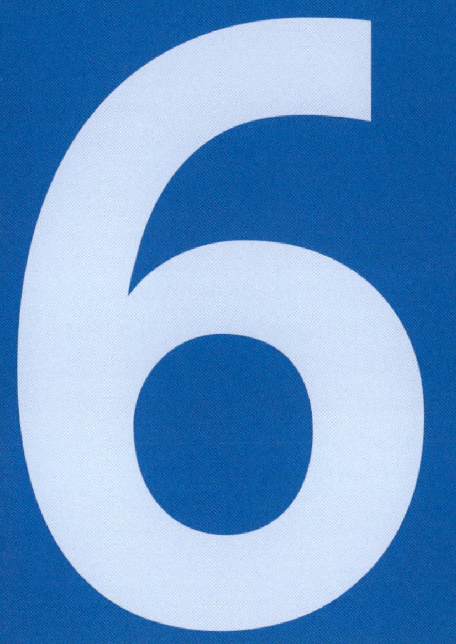

Notfälle bei verschiedenen Krankheitsbildern

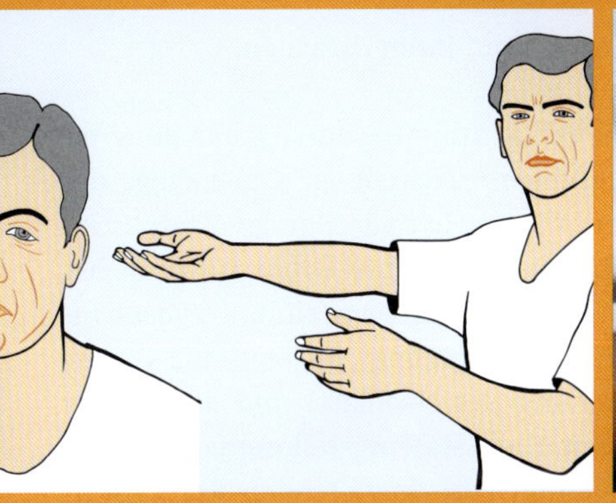

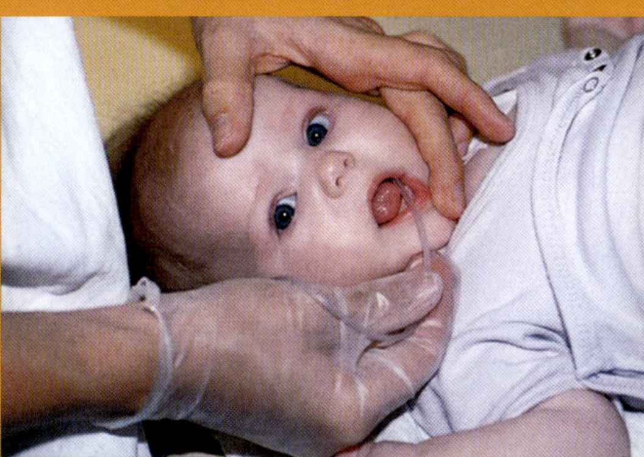

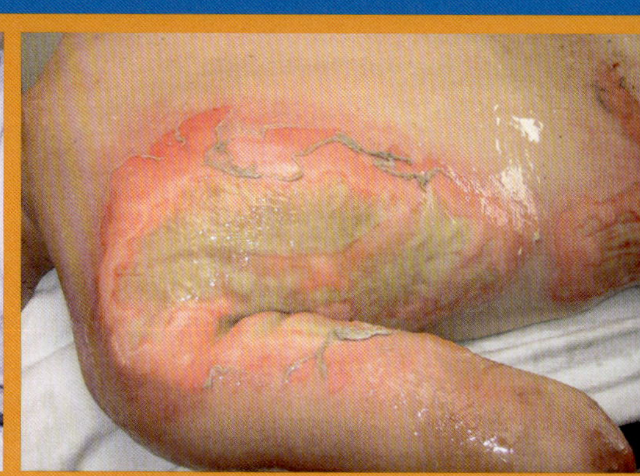

Inhalt:

6.1 Kardiale Notfälle

Carsten Hauser

6.1.1 Ursachen für kardiale Notfälle

In der Krankheitsstatistik der westlichen Industriestaaten stehen die ***Herz-Kreislauf-Erkrankungen*** an erster Stelle. Komplikationen dieser Erkrankungen lösen ***etwa zwei Drittel der Rettungsdiensteinsätze*** aus. Für den Rettungssanitäter ist es von wesentlicher Bedeutung, sich Kenntnisse über Herz-Kreislauf-Notfälle anzueignen, um bei der Behandlung des Notfallpatienten aktiv und zuverlässig mitwirken zu können.

MERKE

Die Erkrankungen des Herzkreislaufs sind überwiegend auf zwei Grundleiden zurückzuführen: die *Arterienverhärtung* (Arteriosklerose oder Atherosklerose – im Sprachgebrauch auch »Arterienverkalkung«) und die *Bluthochdruckkrankheit* (arterielle Hypertonie/Hypertension).

Da sie für die im Folgenden abzuhandelnden Notfälle bekannt sein müssen, sollen beide Erkrankungen kurz erläutert werden.

Die ***Arteriosklerose*** ist eine langsam fortschreitende Arterienerkrankung. Ihre charakteristischen Veränderungen sind:

- Wandverdickung der Arterien mit ***Einengung des Gefäßdurchmessers***, die durch eingelagerte Blutfettbestandteile entsteht, und
- Bindegewebsneubildung in vorwiegend fleckförmigen Beeten.

Es folgen Verhärtungen der Gefäßwand mit Elastizitätsverlust (Gefäßelastizität ist wichtig für die Blutdruckregulation) sowie Aufrauungen der Arterieninnenwand. Auf der sonst glatten Innenwand ***können sich Blutgerinnsel (Thromben) bilden***, die zur weiteren Verengung, manchmal sogar zum vollständigen Verschluss führen. ***Gefäßverengungen*** und verminderte Elastizität erhöhen den Widerstand für den Blutfluss. Der erhöhte Widerstand, den die Herzkammern bei der Entleerung überwinden müssen (die sog. Nachlast), ***erfordert eine Mehrarbeit des linken Herzmuskels***. Gleichzeitig verursacht die zunehmende Einengung des Gefäßquerschnittes eine Minderdurchblutung (Ischämie) der Organe, womit deren Sauerstoffversorgung nicht mehr ausreichend gewährleistet ist – es entstehen Organschäden. Von der Arteriosklerose sind ***besonders die Gefäßgebiete des Herzens*** (koronare Herzkrankheit), ***der Nieren, der Beine*** (periphere arterielle Verschlusskrankheit) ***und*** der ***Bauchorgane betroffen***. Für die Auslösung und Förderung der Arteriosklerose werden folgende Faktoren verantwortlich gemacht:

- erhöhter Blutfettgehalt,
- Übergewicht (Adipositas),
- Zuckerkrankheit (Diabetes mellitus),
- Nikotingenuss,
- Alter und erbliche Faktoren,
- Bluthochdruckkrankheit mit ihren Ursachen.

Die ***Hypertonie*** ist eine Erkrankung, die durch einen ***dauernd überhöhten Blutdruck*** gekennzeichnet ist. Dabei liegt der systolische Druck über 140 mmHg und/oder der diastolische Druck über 90 mmHg. Dieser erhöhte Druck ist zunächst hauptsächlich durch eine ***Gefäßengstellung (Vasokonstriktion)*** der kleinen Arterien bedingt. Es folgt eine Widerstandserhöhung (Erhöhung der Nachlast) ***und damit eine Zunahme der Herzarbeit***. Die Gefäßengstellung wird ausgelöst durch eine Stimulation des aktivierenden vegetativen Nervensystems (Sympathikus) bzw. eine verstärkte Wirkung von Hormonen der Nebenniere. Für diese Überregulation werden psychischer Dauerstress (u.a. Unzufriedenheit, Ärger, Angst, berufliche Anspannung), Bewegungsmangel, Vererbung und zu hohe Kochsalzzufuhr (bei 30 % der Hypertoniker) verantwortlich gemacht.

Zunächst ist das Hochdruckleiden eine rein funktionelle Krankheit. Bei anhaltendem Bluthochdruck entwickelt sich jedoch langsam eine Arteriosklerose. Diese fördert wiederum die Hypertonie, sodass diese Erkrankungen miteinander einen »Teufelskreis« bilden.

6.1.2 Hypertensiver Notfall

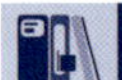

DEFINITION

Hypertensiver Notfall

Der hypertensive Notfall ist eine plötzlich auftretende, bedrohliche Fehlregulation des Kreislaufs mit extrem hohen Blutdruck.

Ursachen

Der hypertensive Notfall tritt meistens ***bei Patienten mit Bluthochdruckkrankheit*** auf. Ursachen hierfür können seelische und körperliche Belastungen oder die Nichteinnahme von verordneten Medikamenten gegen Hypertonie sein. In seltenen Fällen liegt der Grund in Erkrankungen der Nieren und Hormondrüsen. Aber auch Rauschmittelvergiftungen und Drogenentzug (besonders Alkohol) können einen hypertensiven Notfall auslösen.

Gefahren

Beim hypertensiven Notfall wird ***das linke Herz*** durch den massiven Anstieg der Nachlast ***überfordert***. Daraus können ***Sauerstoffmangel und Pumpschwäche*** mit den möglichen Komplikationen Angina pectoris/Myokardinfarkt (vgl. Kap. 6.1.3), Vorwärtsversagen mit kardiogenem Schock (vgl. Kap. 6.1.5) und/oder Rückwärtsversagen mit kardialem Lungenödem (vgl. Kap. 6.2.5) folgen. Außerdem kann die Funktion der Hirngefäße so gestört werden, dass im Hirn eine abnorme Blutfülle und Durchlässigkeit der Gefäße auftritt. Es sammelt sich dann Blutflüssigkeit im Hirn (Hirnödem) an. Diese erhöht den Schädelinnendruck und führt so zu Störungen des zentralen Nervensystems.

Symptome

Druck, Stechen und Klopfen in der Herzgegend, Druck und Schmerzen im Kopf, Sehstörungen, Schwindel, Übelkeit und Erbrechen sind typische Symptome des hypertensiven Notfalls. Der ***Blutdruck ist extrem hoch*** (systolisch über 240 mmHg, diastolisch über 120 mmHg). Weitere Symptome hängen von den Herzkomplikationen ab. Symptome von Hirnkomplikationen sind Bewusstseinsstörung, Verwirrtheitszustände, Krämpfe und Lähmungen.

Maßnahmen

Ziel ist es, den Blutdruck zu senken und die Organkomplikationen an Herz und Hirn zu beseitigen.

Elementarmaßnahmen: Bei drohender oder bereits eingetretener Bewusstlosigkeit wird der Patient in die stabile Seitenlage gebracht. Ist der Patient bei Bewusstsein, wird er ***mit erhöhtem Oberkörper und*** wenn möglich mit ***herabhängenden Beinen gelagert***.

Standardmaßnahmen: Sollte im Rahmen der Elementarmaßnahmen noch keine korrekte Lagerung durchgeführt worden sein, so erfolgt diese spätestens jetzt. Der Patient bekommt über Inhalationsmaske ***Sauerstoff*** appliziert. Die Sauerstoff-Flow-Menge ist variabel und soll sich an der Zielsättigung von 94–98 % orientieren. Neben der psychischen Betreuung erfolgt eine ***kontinuierliche Überwachung*** besonders von Bewusstseinslage, Pulsfrequenz und -qualität, Blutdruck (Kontrollmessungen in kurzen Abständen, Erstmessung möglichst an beiden Armen), Atemfrequenz und -qualität, Hautbeschaffenheit, Sauerstoffsättigung und EKG. Eine lückenlose Dokumentation ist wichtig.

Spezielle Maßnahmen: Zur Blutdrucksenkung können durch den Notarzt Medikamente verabreicht werden. Die Senkung des RR ist jedoch nur in bestimmten Fällen indiziert.

6.1.3 Angina pectoris und Myokardinfarkt

Die ***Brustenge (Angina pectoris) und*** der ***Untergang von Herzmuskelgewebe (Myokardinfarkt)*** gehören zum Formenkreis der Herzkranzgefäßerkrankungen (koronare Herzkrankheiten/KHK; Acute Coronary Syndrome/ACS), die durch ein Missverhältnis von Sauerstoffangebot und Sauerstoffbedarf, verbunden mit Schmerzzuständen, gekennzeichnet sind.

Die endgültige Differenzierung zwischen einem Infarktgeschehen und einem Angina-pectoris-Anfall ist erst in der Klinik durch die Erhebung bestimmter Laborparameter möglich (z. B. durch das Troponin).

BEACHTE

Dadurch, dass eine solche Differenzierung am Einsatzort erschwert bis unmöglich ist, geht man im Zweifelsfall immer von einem Infarktgeschehen aus (bis das Gegenteil bewiesen ist).

Ursachen

Die Ursache für die Angina pectoris ist eine ***Minderdurchblutung des Herzmuskels*** (Myokard), die durch Verkrampfung der Herzkranzgefäße (Koronarspasmus) und/oder durch einengende Arteriosklerose ausgelöst wird. Die Symptomatik verstärkt sich bei einem gesteigerten Bedarf an Sauerstoff und bei erhöhter Herzleistung durch körperliche und/oder seelische Belastung.

Der akute Myokardinfarkt ist im Prinzip eine Steigerung der Angina pectoris: Die Minderdurchblutung des Herzmuskels ist beim Infarkt noch ausgeprägter. Schwerwiegende chronische und akute Veränderungen im Sinne der Arteriosklerose der Herzkranzgefäße können den akuten Myokardinfarkt auslösen. Eine wesentliche Rolle spielt hierbei die ***Blutpfropfbildung in den Herzkranzarterien***, die bei einem Myokardinfarkt zu einer vollständigen Verlegung der nachfolgenden Koronarien ***führt*** und somit ***zur unweigerlichen Schädigung des*** davon betroffenen ***Myokardgewebes***.

Gefahren

Für eine effektive Organfunktion muss der Herzmuskel ausreichend mit sauerstoffhaltigem Blut versorgt werden. Tritt eine Mangeldurchblutung auf, wird die ***Kontraktionskraft der Muskulatur oder*** die ***Impulsgebung*** und Leitung des Erregungssystems ***gestört*** – es kommt zu ***Rhythmusstörungen***. Diese Störungen können die Auswurfleistung vor allem der linken Herzkammer vermindern, wodurch es zu einem sogenannten Vorwärts- und/oder Rückwärtsversagen kommt. Beim Rückwärtsversagen entsteht durch Rückstau des Blutes eine bedrohliche Wasseransammlung in der Lunge (kardiales Lungenödem). Beim Vorwärtsversagen ist die Pumpleistung so eingeschränkt, dass die notwendige Blutmenge nur unzureichend in den Körperkreislauf gefördert wird. Dadurch kann der Blutdruck abfallen und ein kardiogener Schock entstehen. Spürbares »Herzstolpern« oder Schmerzen können eine Überatmung (Hyperventilation) auslösen. Selten tritt ein Myokardinfarkt ohne Schmerzen auf (z.B. bei Zuckerkrankheit).

Symptome

Leitsymptom der Angina pectoris oder des akuten Myokardinfarkts ist der ***Brustschmerz***, der besonders hinter dem Brustbein (retrosternal) mit Ausstrahlungen (s.u.) empfunden wird. Gleichzeitig besteht ein unterschiedlich ***starkes Angstgefühl*** bis hin zur Todesangst. Weiterhin können Übelkeit, Erbrechen, Schweißausbruch und Schwächegefühle auftreten. Atemnot kann das Entstehen einer Lungenstauung (Lungenödem) ankündigen. ***Typische EKG-Veränderungen*** verstärken den dringenden Verdacht auf einen akuten Myokardinfarkt.

Trotz der Unterschiede ist die präklinische Differenzierung recht schwierig, sodass jeder Patient mit retrosternalen Schmerzen so behandelt wird wie ein Patient mit Herzinfarkt. Das Erfragen von möglichen Vorerkrankungen (z.B. bekannte KHK, Bluthochdruck, Zuckerkrankheit) sowie der Einnahme von Medikamenten (z.B. Nitropräparate, Mittel gegen Bluthochdruck) gehören zur rettungsdienstlichen Erhebung der Krankengeschichte, der sogenannten Notfallanamnese.

Massnahmen

Diagnostische und therapeutische Maßnahmen laufen nach Möglichkeit zeitgleich. Während der Anamnese kann die ***Sauerstoffgabe*** und das ***Anlegen der EKG-Elektroden***

Tab. 1 ▶ Symptome: Angina pectoris/akuter Myokardinfarkt

Punkte	Angina pectoris	akuter Myokardinfarkt
Schmerzcharakter	Schmerzanfälle, Druckgefühl, evtl. Angst	stärkste Schmerzen mit Vernichtungs- oder Todesangst
Schmerzlokalisation	linke Brustkorbhälfte, hinter dem Brustbein, Ausstrahlungen in Rücken, linken Arm, Hals, Magengrube, selten rechten Arm	
Schmerzdauer	Sekunden, nicht länger als 30 min	länger als 30 min anhaltend
Schmerzbeeinflussung	Verringerung durch Nitrate (z.B. Nitrolingual)	keine wesentliche Beeinflussung durch Nitrate
Allgemeinbefund	Unruhe, Unwohlsein	Unruhe, Schwitzen, Übelkeit, Erbrechen, Haut: kalt, blass und feucht
Atmung	keine wesentlichen Symptome	Atemnot in 50% der Fälle
Pulsoxymetrie (SpO_2)	normal	meist erniedrigt, selten normal
Blutdruck	meist unauffällig	in 55% der Fälle normal, in 40% der Fälle erniedrigt und nur in 5% der Fälle erhöht
Herzrhythmus	meist Sinusrhythmus	Rhythmusstörungen in ca. 40% der Fälle

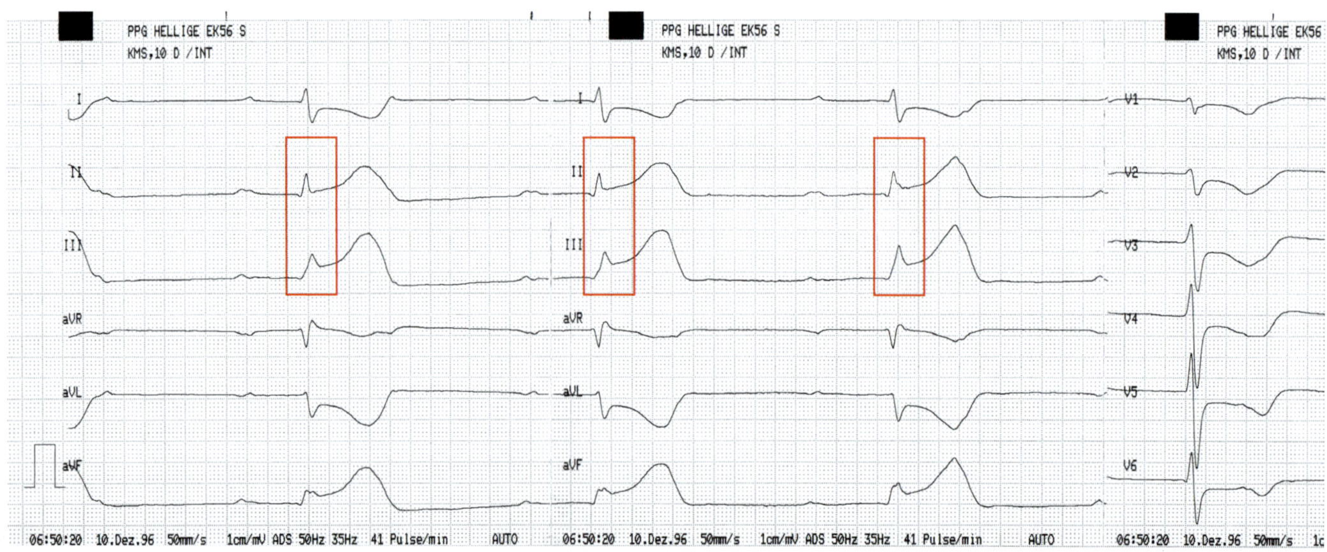

Abb. 1 ▶ EKG eines akuten Myokardinfarkts (markiert sind die ST-Hebungen in den Ableitungen II und II) (vgl. Abb. 2)

erfolgen. Der Rettungssanitäter überzeugt dabei durch sein ruhiges, rasches und sicheres Handeln, das zur notwendigen Beruhigung des Notfallpatienten und auch der Angehörigen beiträgt. Eventuell muss der Patient vor belastenden Einflüssen abgeschirmt werden.

Elementarmaßnahmen: Diese entsprechen der Sicherung und Therapie der gestörten Vitalfunktionen (VGL. KAP. 5). Bei drohender oder bereits eingetretener Bewusstlosigkeit wird der Patient in stabile Seitenlage gebracht. Ist der Patient bei Bewusstsein, wird er ***mit erhöhtem Oberkörper gelagert***, um seine Beschwerden zu verringern.

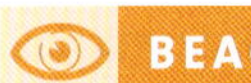
BEACHTE

Achtung: Lebensbedrohliche Zustände können sich beim akuten Myokardinfarkt in kürzester Zeit entwickeln!

Standardmaßnahmen: Falls es im Rahmen der Elementarmaßnahmen noch nicht erfolgt ist, wird der Patient jetzt korrekt gelagert, damit die Beschwerden als geringer empfunden werden. ***Anstrengungen des Patienten*** sind zu ***vermeiden***. Es werden ohne Pulsoxymetrie 6–8 l, unter Verwendung eines Pulsoxymeters 10–15 l ***Sauerstoff*** pro Minute über eine Inhalationsmaske appliziert; steht ein Pulsoxymeter zur Verfügung, soll ein Wert zwischen 94 und 98 % Sauerstoffsättigung erreicht werden. Neben der psychischen Betreuung und ***Beruhigung des Patienten*** werden kontinuierlich die Vitalparameter (Atmung, Herzkreislauf, Bewusstsein) überwacht. Eine lückenlose Dokumentation ist zwingend erforderlich.

Spezielle Maßnahmen: Der Notfallsanitäter oder der Notarzt kann die Schmerzen durch die Gabe von Nitropräparaten mindern. Ist die Schmerzausschaltung nicht zufriedenstellend, so muss durch den Notarzt rasch ein starkes Schmerzmittel (Analgetikum) angewendet werden. Gegebenenfalls kann es erforderlich sein, noch zusätzlich ein Beruhigungsmittel (Sedativum) zu verabreichen. Die medikamentöse Auflösung (Lyse) von Blutgerinnseln in den Herzkranzarterien ist ein entscheidender therapeutischer Eingriff, den der Notarzt bereits vor Ort durchführen kann.

6.1.4 Rhythmusstörungen

Unter Herzrhythmusstörungen sind ***Herzfrequenzen über 100/min (Tachykardie) bzw. unter 60/min (Bradykardie) und Unregelmäßigkeiten der Herzaktionen (Arrhythmien)*** zu verstehen. Herzrhythmusstörungen können durch Schädigungen im Herzen selbst (kardialer Ursprung) ausgelöst sein oder sekundär durch andere allgemeine Störungen (nichtkardialer Ursprung). Kardiale Rhythmusstörungen können hämodynamisch – also vom Blutfluss in den Gefäßen her – stabil oder instabil sein: Instabilität bedeutet die Erniedri-

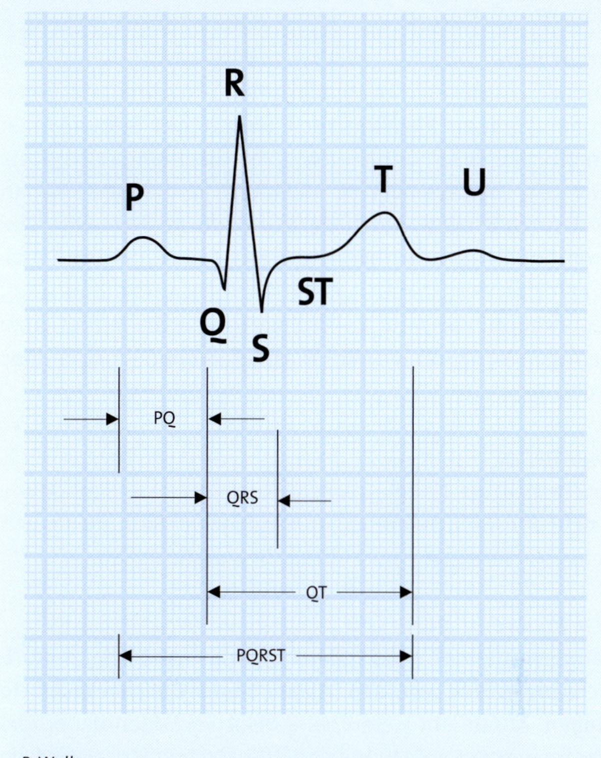

P-Welle
Ausbreitung der elektrischen Erregung vom Sinusknoten über Vorhofbündel und Vorhofmuskulatur. In der P-Welle versteckt:
Dauer maximal 0,12 sec AV-Knoten
PQ-Zeit: Überleitungsverzögerung Vorhof – Kammer, maximal 0,2 sec

QRS-Komplex
Weiterleitung der elektrischen Information bis zu den beiden Herzhauptkammern. Dauer maximal 0,12 sec
ST-Strecke: Erregung der gesamten Kammer

T-Welle
Repolarisation (Erregungsrückbildung)

Im Oberflächen-EKG nicht sichtbar:
Erregung des His-Bündels und des Sinusknotens, der Tawara-Schenkel und der Purkinje-Fasern

Bedeutung der einzelnen EKG-Abschnitte:

– P-Welle	Vorhoferregung
– PQ-Zeit	AV-Überleitung
– QRS-Komplex	Kammererregung
– ST-Strecke	Erregung der gesamten Kammer
– T-Welle	Erregungsrückbildung
– QT-Zeit	ventrikuläre Erregungsdauer

ABB. 2 ▶ EKG-Normalbild: Erregungsablauf am Herzen

gung des Blutdrucks bis zu schwersten Störungen mit Herzstillstand.

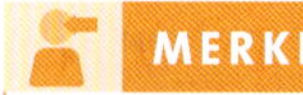
MERKE

Grundlage jeder Therapieentscheidung ist die EKG-Diagnostik.

6.1.4.1 *Bradykarde Rhythmusstörungen*

Ursachen

Kardiale Auslöser von bradykarden Rhythmusstörungen können koronare Herzkrankheit, Herzinfarkt, Störungen der Erregungsbildung und -leitung, Medikamentenüberdosierung von Digitalis oder Beta-Blockern und Sauerstoffmangel (Hypoxie) sein. Mögliche extrakardiale Ursachen sind Stromunfälle, Brustkorbverletzungen, Druck auf den Druckrezeptor an der Halsschlagader (Karotissinussyndrom) und Genussmittelmissbrauch. Ausdauersportler haben oft einen niedrigen Ruhepuls, was im Normalfall ohne Krankheitsbedeutung ist.

Gefahren

Durch niedrige Herzfrequenzen kommt es zur hämodynamischen Instabilität mit einer ***Minderdurchblutung*** des zentralen Nervensystems bis hin zur Bewusstlosigkeit.

Symptome

Hauptsymptome sind ***Herzstolpern, Angina pectoris, »Schwarzwerden vor den Augen« und Gleichgewichtsstörungen***. Außerdem treten bei 2 bis 4 Sekunden dauernden Rhythmuspausen Schwindelanfälle (Adams-Stokes-Anfälle) und bei Pausen von 4 bis 12 Sekunden ein Bewusstseinsverlust (Synkopen) auf. Bei Herzfrequenzen von weniger als 40/min sind im EKG-Bild Verformungen des Erregungsablaufs zu beobachten. Die Blutdruckmessung ist schwierig, da in den »längeren« Pausen zwischen zwei Pulstönen der Manometerdruck unter den tatsächlichen systolischen Druck fallen kann.

Massnahmen

Das Therapieziel ist eine Frequenzanhebung und eine hämodynamische Stabilisierung.

Elementarmaßnahmen: Bei drohender oder bereits eingetretener Bewusstlosigkeit wird der Patient in stabile Seitenlage gebracht.

Standardmaßnahmen: Der Patient wird ***flach gelagert, und Sauerstoff*** wird über eine Sauerstoffmaske appliziert. Neben der psychischen Betreuung erfolgen eine engmaschige Kontrolle der Vitalparameter und eine gründliche Dokumentation mit einem Rettungsdienstprotokoll.

Spezielle Maßnahmen: Durch den Notarzt werden ein venöser Zugang gelegt und ***Medikamente gegen Rhythmusstörungen (Antiarrhythmika)***, primär bei noch bestehender hämodynamischer Stabilität, eingesetzt und unter EKG-Kontrolle intravenös appliziert. Bei anhaltender Bradykardie muss ein externer Herzschrittmacher angewendet werden. Diese Maßnahmen werden vom Notarzt durchgeführt. Ein Herstellen der ***Reanimationsbereitschaft*** ist auf jeden Fall indiziert.

6.1.4.2 *Tachykarde Rhythmusstörungen*

Ursachen

Für tachykarde Herzrhythmusstörungen können die gleichen kardialen Ursachen wie für bradykarde Herzrhythmusstörungen genannt werden. Extrakardiale Ursachen können z.B. Schmerzen, Fieber, Aufregung, ein Gefäßvolumenmangel durch Blutungen, Wasser- und Plasmaverluste, eine Lungenembolie (vgl. Kap. 6.2.4) oder Schilddrüsenüberfunktionen sein.

Gefahren

Eine Tachykardie bedeutet ***Mehrarbeit für den Herzmuskel***. Da der Herzmuskel während der Diastole (Erschlaffungsphase des Herzmuskels) mit Blut versorgt wird, diese jedoch verkürzt ist, besteht eine ***Sauerstoffminderversorgung bei gleichzeitigem Mehrverbrauch***. Dadurch wird die Pumparbeit und damit das Auswurfvolumen ggf. kritisch vermindert. Der Blutfluss in den Gefäßen reicht nicht mehr aus – man sagt, eine hämodynamische Ineffektivität tritt ein. Es drohen Myokardinfarkt, kardiales Lungenödem und kardiogener Schock.

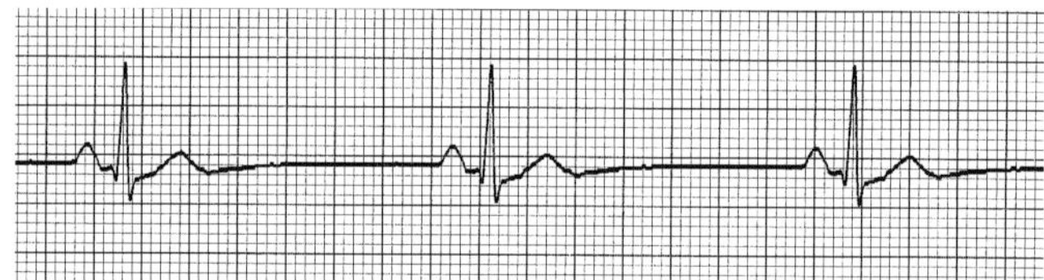

Abb. 3 ▶ Sinusbradykardie

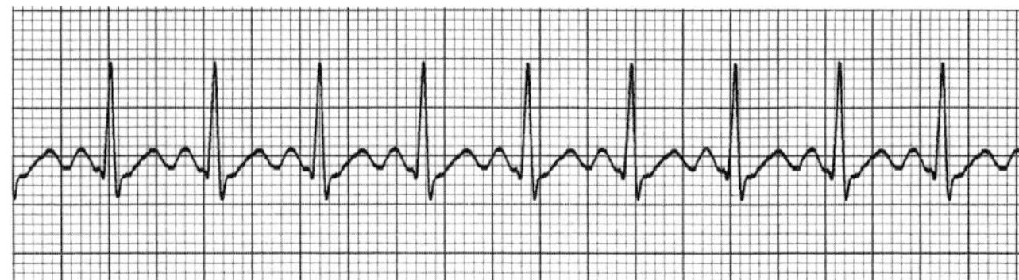

Abb. 4 ▶ Sinustachykardie

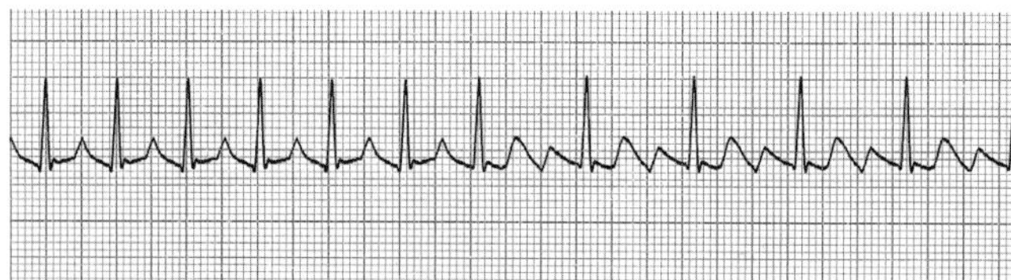

Abb. 5 ▶ Vorhofflattern

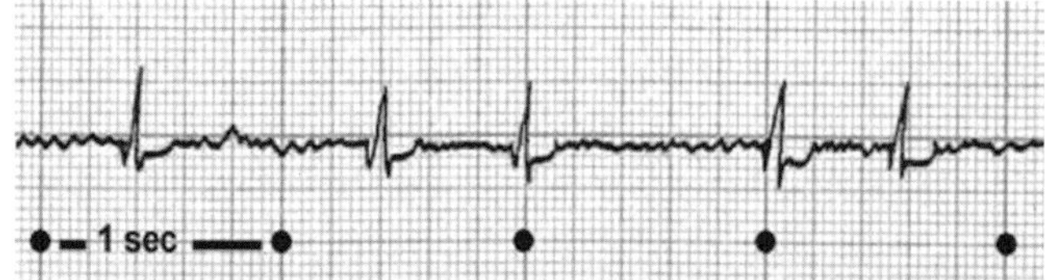

Abb. 6 ▶ Vorhofflimmern

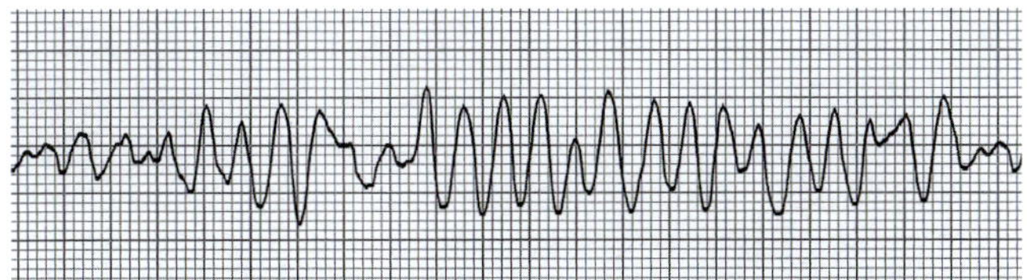

Abb. 7 ▶ Grobes Kammerflimmern

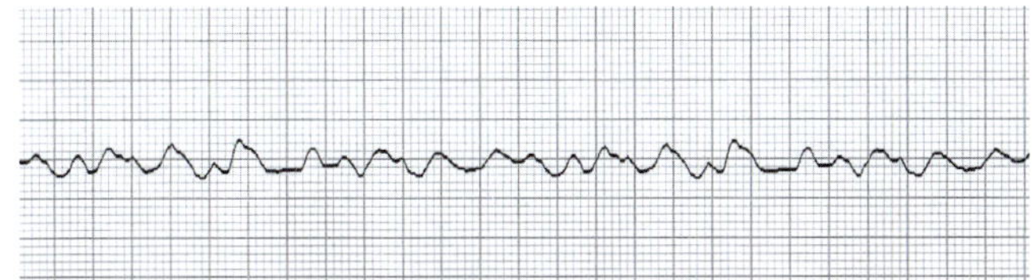

Abb. 8 ▶ Feines Kammerflimmern

Symptome

Hauptsymptome sind ***Herzstolpern, Herzrasen, Angina pectoris und Luftnot***. Bei der Blutdruckmessung sind durch die hohen Frequenzen meist nur sehr leise Töne zu hören. Im EKG-Bild sind bei Herzfrequenzen von mehr als 100/min sehr unterschiedliche Komplexe zu beobachten.

Massnahmen

Der notwendige Handlungsbedarf bei tachykarden Herzrhythmusstörungen erstreckt sich vom »Abwarten« unter EKG-Kontrolle über Medikamenten- und Elektrotherapie bis hin zu Reanimationsmaßnahmen.

Elementarmaßnahmen: Bei drohender oder bereits eingetretener Bewusstlosigkeit wird der Patient in die stabile Seitenlage gebracht.

Standardmaßnahmen: Die Lagerung wird entsprechend dem Zustand des Patienten vorgenommen. Eine körperliche und psychische ***Ruhigstellung*** ist anzustreben. Es erfolgt eine ***Sauerstoffgabe***. Die engmaschige Kontrolle von Puls, Blutdruck, Atmung und Bewusstsein ist erforderlich. Ein EKG und ein Pulsoxymeter werden angelegt.

Spezielle Maßnahmen: Die speziellen Maßnahmen umfassen die medikamentöse und die elektrische Therapie durch den Notarzt.

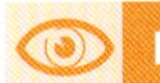 **BEACHTE**

Eine Reanimationsbereitschaft muss möglichst frühzeitig hergestellt werden.

6.1.5 Herzinsuffizienz

Unter einer Herzschwäche (Herzinsuffizienz) versteht man eine ***Einschränkung der Pumpleistung des Herzens bei ausreichendem Blutvolumen***. Nach der Entwicklung der Herzinsuffizienz wird zwischen akuter und chronischer Herzinsuffizienz unterschieden.

6.1.5.1 *Linksherzinsuffizienz*

Ursachen

Bei der Linksherzinsuffizienz kann die ***linke Herzhälfte*** aufgrund eines Herzinfarkts, eines Hochdrucknotfalls oder schwerer Rhythmusstörungen das angebotene Blutvolumen mit seiner ***Pumpleistung nicht mehr bewältigen***. Es kommt zu einem Blutstau in der Lunge, weil die noch normal arbeitende rechte Herzkammer weiterhin ausreichend ***Blut in den Lungenkreislauf pumpt***, dieses ***aber von der linken Herzhälfte*** aufgrund der Schwäche ***nicht*** im angebotenen Umfang ***in den Körperkreislauf weiterbefördert*** werden kann.

Gefahren

Durch den ***Rückstau in der Lunge*** kommt es zu einer Schwellung der Bronchialschleimhäute und dadurch zu einer erschwerten Atemtätigkeit sowie zu einer ***massiven Atemnot*** für den Patienten. Neben der Einatmung kann auch die Ausatmung behindert sein. Aufgrund der asthmaähnlichen Symptome spricht man auch von Asthma cardiale.

Symptome

Mit Zunahme der Lungenstauung kann Flüssigkeit in die Lungenbläschen austreten, wodurch die Atemnot noch verstärkt wird. Die Atemnot des Patienten ist ein Leitsymptom der Linksherzinsuffizienz, sie kann bei Anstrengung oder als schwere Form in Ruhe auftreten. Der ***Patient*** sitzt ***mit aufgerichtetem Oberkörper*** und ***versucht***, durch diese Position ***leichter atmen zu können***. Diese stärkste Ausprägung der Linksherzinsuffizienz wird als kardiales Lungenödem bezeichnet.

Massnahmen

- Beruhigender Zuspruch,
- Lagerung mit erhöhtem Oberkörper,
- Sauerstoffgabe (6–8 l),
- laufende Kontrolle des Blutdrucks.

6.1.5.2 *Rechtsherzinsuffizienz*

Ursachen

Bei der Rechtsherzinsuffizienz ***kann*** die ***rechte Herzhälfte*** aufgrund einer chronischen Linksherzinsuffizienz, einer Lungenembolie, eines Herzinfarkts oder durch einen schweren Asthmaanfall das aus der Peripherie kommende Blutvolumen mit seiner ***Pumpleistung nicht mehr bewältigen***.

Gefahren

Es kommt zu einem ***Rückstau des Blutes in den großen Kreislauf***, da die rechte Herzhälfte das Blut nicht mehr ausreichend in den Lungenkreislauf weiterleitet.

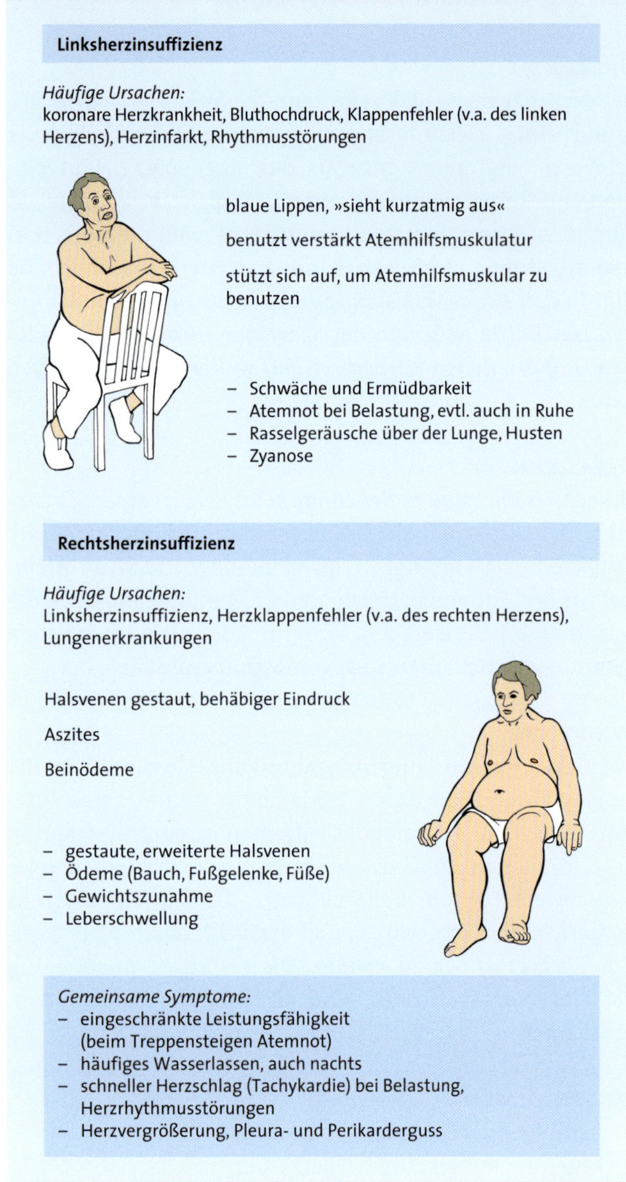

Abb. 9 ▶ Häufige Ursachen und Leitsymptome der Links- und Rechtsherzinsuffizienz im Vergleich

Symptome

Bei der Rechtsherzschwäche treten ***gestaute Halsvenen und Wasseransammlungen (Ödeme)*** in den unteren Extremitäten (Schwellung in den Beinen) auf.

Massnahmen

- Beruhigender Zuspruch,
- Lagerung mit erhöhtem Oberkörper,
- Sauerstoffgabe (6–8 l),
- laufende Kontrolle des Blutdrucks.

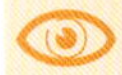 **BEACHTE**

Bei beiden Formen der Herzschwäche kann es auch zu einem Absinken des Blutdrucks kommen, und es kann sich durch die Minderdurchblutung lebenswichtiger Organe ein kardiogener Schock entwickeln.

Ist das Herz im Ganzen so geschwächt, dass sowohl die linke als auch die rechte Herzhälfte das angebotene Blutvolumen nicht mehr bewältigen können, spricht man von einer *Globalinsuffizienz.*

6.2 Pulmonale Notfälle

Olaf Jorzyk

Aufgrund der elementaren Funktion der Atmung und der Einbindung in die Vitalfunktionen (Atmung, Kreislauf, Bewusstsein) treten respiratorische Störungen als sehr komplexes Notfallgeschehen auf. Sie führen zum Sauerstoffmangel (Hypoxie) entweder durch ***direkte Störungen der Atemwege oder des alveolären Gasaustausches oder durch zentrale Störungen*** wie Schädel-Hirn-Trauma oder Schlaganfall (Apoplex). Aber auch eine Minderdurchblutung der Lunge wie z. B. bei Herzinsuffizienz oder Schock sowie Störungen des Zellstoffwechsels (innere Atmung) bei Zyanid-Vergiftung führen zu respiratorischen Störungen. Störungen der Atmung lassen sich in folgende Gruppen einteilen:

▶ Ventilationsstörungen

Zu den ***Störungen der Lungenbelüftung***, also den Ventilationsstörungen, gehören neben den Verlegungen der oberen Atemwege, dem Ertrinken und dem Verschütten vor allem die verengenden (obstruktiven) Atemwegserkrankungen wie Asthma bronchiale oder bei Kindern Kruppsyndrom und Epiglottitis (vgl. Kap. 7.7). Brustkorbverletzungen mit nachfolgenden Störungen der Atemmechanik wie z. B. Pneumothorax, Hämatothorax, Spannungspneumothorax (vgl. Kap. 7.1.3) sind ebenfalls hier einzuordnen.

▶ Diffusionsstörungen

Störungen beim Durchtritt der Atemgase Sauerstoff und Kohlendioxid durch ***die Alveolenwand*** entstehen durch Verlängerung der Diffusionsstrecke durch Einlagerung von Flüssigkeit in den Zwischenzellraum und die Alveolen beim Lungenödem sowie durch Verminderung des Sauerstoffpartialdrucks durch Vermischung der Atemluft mit Stickgasen oder aber in großen Höhen bei der Höhenkrankheit. Aber auch Veränderungen der Alveolarmembran, beispielsweise beim Lungenemphysem, führen über eine verminderte Gausaustauschfläche zur Störung der Diffusion.

▶ Perfusionsstörungen

Sie führen zu einer ***Minderdurchblutung der Lungenkapillaren***. Neben einem Verschluss zuführender Arterien (Lungenembolie) sind hier als Ursache Einschränkungen der Lungendurchblutung bei Volumenmangelschock und verminderter Herzleistung zu nennen.

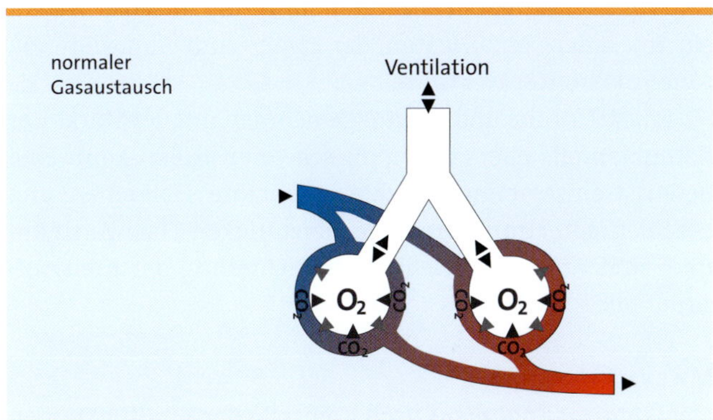

Abb. 10 ▶ Normale Atmung

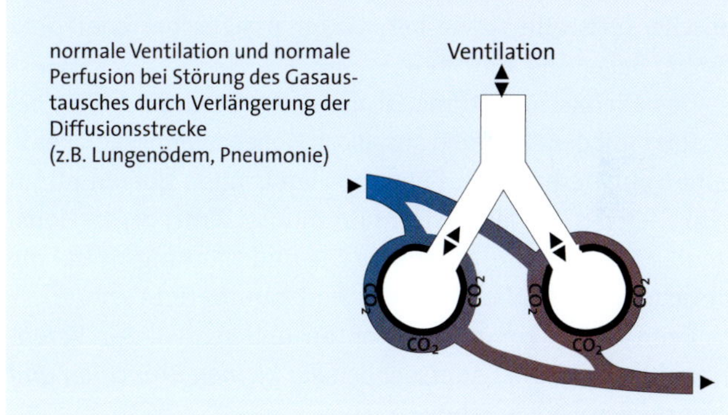

Abb. 12 ▶ Diffusionsstörung

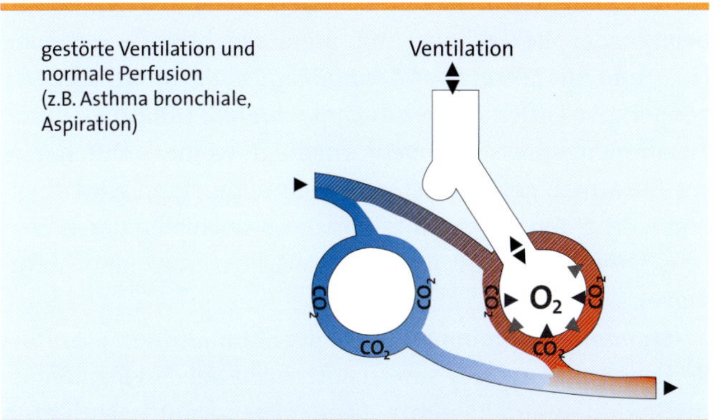

Abb. 11 ▶ Ventilationsstörung

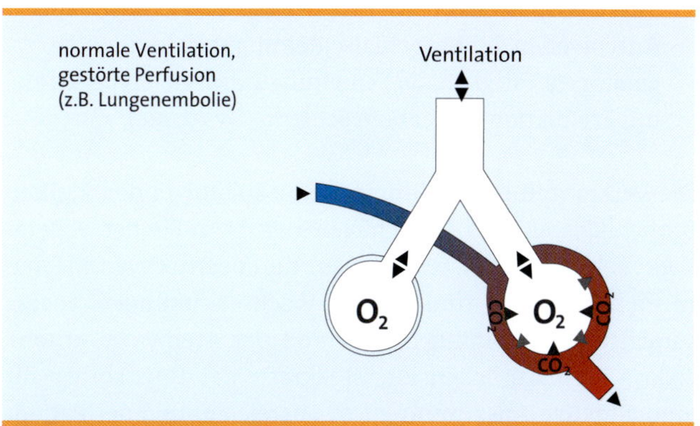

Abb. 13 ▶ Perfusionsstörung

▶ Zentrale und sonstige Störungen

Zentrale Störungen hängen mit ***Funktionsausfällen im Bereich der Atemsteuerung*** zusammen. Neben unfallbedingten Verletzungen wie dem Schädel-Hirn-Trauma oder Wirbelsäulentrauma mit hohem Querschnittssyndrom sind als weitere Ursachen zerebrale Minderdurchblutungen (Schlaganfall), Entgleisungen des Stoffwechsels mit nachfolgendem Koma (Über- bzw. Unterzuckerung, Leberkoma), aber auch Vergiftungen mit zentral wirksamen Substanzen zu nennen, insbesondere durch Opiate.

6.2.1 Asthma bronchiale

Bronchialasthma tritt bei etwa 5 % der Bevölkerung auf. Die Statistiken sind unsicher, weil nicht nur allergisches und nicht-allergisches Asthma, sondern auch Mischformen erfasst werden. Asthma zählt zu den ***häufigsten chronischen Erkrankungen bei Kindern***; Mischformen machen etwa 70 % der Fälle aus.

Ursachen

Beim Asthma bronchiale handelt es sich um eine ***chronisch entzündliche Erkrankung der Atemwege*** mit wiederholten Anfälle akuter ***Atemnot durch Verengung der unteren Atemwege***. Auf diese Weise entsteht eine obstruktive Ventilationsstörung. Neben dem meist allergischen Asthma können auch nicht-allergische Formen durch Infektionen oder chemische Reizstoffe sowie bei starker psychischer oder physischer Belastung auftreten.

Das allergische Asthma ist meist chronisch und wird bei Kontakt mit dem Allergen ausgelöst. Neben allergischen Reaktionen auf Tierhaare und Blütenpollen können Überempfindlichkeiten des Abwehrsystems (Immunsystems) gegen Hausstaub, Medikamente, ätherische Öle und Nahrungsmittel die Ursache sein. Die Allergiebereitschaft kann vererbt sein.

Beim Anfall kommt es spontan und schnell zur ***Verengung (Obstruktion)*** hauptsächlich ***der kleinen Bronchien und Bronchiolen***. Dies entsteht durch:

- Verkrampfung der glatten Muskulatur der Bronchien (Bronchospasmus),
- Anschwellen der Bronchialschleimhaut (Ödem),
- verstärkte Tätigkeit der Schleimhautdrüsen (Hyperkrinie) mit Produktion von zähem Schleim (Dyskrinie).

Die Verkrampfung der Bronchialmuskulatur in den kleinen Bronchialästen und Bronchiolen beruht auf einer vegetativen Fehlreaktion. Zwischen den drei obstruktiven Mechanismen bestehen funktionelle Wechselwirkungen. Insgesamt ist der Strömungswiderstand der Atemwege erhöht, sodass die natürlichen Rückstellkräfte des Brustkorbes für eine effektive Ausatmung nicht ausreichen und der Patient zum Einsatz der Atemhilfsmuskulatur gezwungen ist.

Gefahren

Durch den erhöhten Druck in der Lunge kommt es zu einem Missverhältnis von Lungenbelüftung und Lungendurchblutung mit Auftreten von ***Sauerstoffmangel im Blut (Hypoxämie)***. Weiterhin steigt der Partialdruck des Kohlendioxids durch mangelnde Abatmung an, und es tritt eine Verschiebung des Säure-Basen-Haushalts (respiratorische Azidose) auf.

Langfristig führt der hohe Druck in den Atemwegen zur nicht mehr umkehrbaren (irreversiblen) Erweiterung der Alveolen, zum Lungenemphysem.

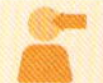

MERKE

Als Status asthmaticus wird eine akute Form des Anfalls bezeichnet, die über mehrere Stunden anhält und medikamentös schwer beeinflussbar ist.

Symptome

Der Patient klagt über ***akute Luftnot*** und steht oder sitzt aufgerichtet mit abgestützten Armen, um die Atemhilfsmuskulatur einzusetzen. Durch die erschwerte und verlängerte Ausatmungsphase mit den ***typischen Atemnebengeräuschen wie Giemen und Pfeifen*** (exspiratorischer Stridor) nehmen Atemnot und Blaufärbung (Zyanose) von Lippen und vom Körperstamm entfernten Teilen des Körpers in Abhängigkeit vom Schweregrad der Verengung zu. Zunächst besteht ein trockener (Reiz-)Husten, der später zum Abhusten von zähem, klarem Sekret führt.

Angst, Unruhe und Brustenge nehmen mit der Stärke des Asthmaanfalls ebenfalls zu. In schweren Fällen kann eine Bewusstseinstrübung auftreten. Gestaute Halsvenen und beschleunigte, unregelmäßige Herztätigkeit (Tachyarrhythmie) sind Anzeichen einer Verschlechterung der Kreislaufsituation.

Massnahmen

Elementarmaßnahmen: Nach Kontrolle der Vitalfunktionen liegt die grundlegende Therapie in der ***Atemerleichterung*** für den Patienten. Dies wird in erster Linie durch Öffnen von beengender Bekleidung und atemerleichternde, ***sitzende Lagerung mit Einsatz der Atemhilfsmuskulatur*** erreicht. Der kooperative Patient sollte zur ***Lippenbremse*** (Abatmen durch zusammengepresste Lippen) angeregt werden. Durch dieses Ausatmen gegen einen erhöhten Widerstand wird durch einen erhöhten Druck innerhalb der Bronchiolen deren weitere Verengung verhindert (sog. »Schienung« der Atemwege).

Standardmaßnahmen: Die in der Standardtherapie erforderliche Lagerung ist – sofern noch nicht bei den Elementarmaßnahmen durchgeführt – halb sitzend mit nach hinten gedehnten Schultern. Der Patient hält sich mit angewin-

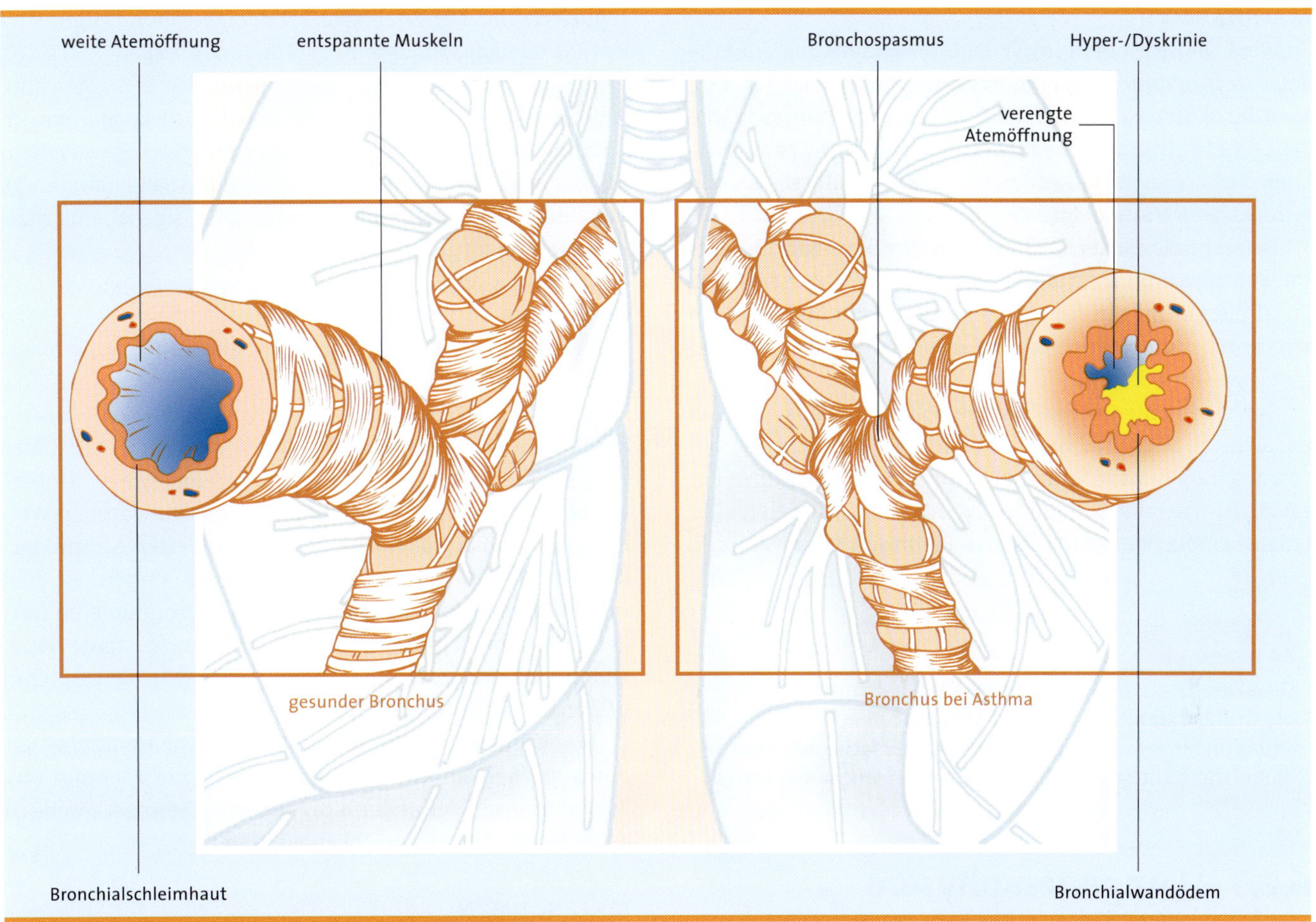

Abb. 14 ▶ Pathophysiologie des Asthma bronchiale

kelten Armen am Stuhl oder der Trage fest, um die Atemhilfsmuskulatur besser einsetzen zu können. Neben der psychologischen Betreuung, Beruhigung und Abschirmung des Patienten erfolgt ein ständiges Monitoring, insbesondere Blutdruckmessung, EKG-Überwachung und Pulsoxymetrie. Es sollte eine ***Sauerstoffgabe*** mit einem Flow von 6–8 l/min angestrebt werden.

Spezielle Maßnahmen: Durch den Notarzt kommen diverse Medikamente zur Anwendung.

6.2.2 COPD

Die ***chronische obstruktive Lungenerkrankung*** (Chronic Obstructive Pulmonary Disease, COPD) gehört wegen ihrer Häufigkeit zu den als »Volkskrankheiten« bezeichneten Erkrankungen. Sie ist durch die Symptome ***Husten, Auswurf und Atemnot*** gekennzeichnet.

Ursachen

Anders als beim Asthma sind die Symptome bei COPD nicht reversibel. Vielmehr schreitet die Erkrankung kontinuierlich fort, häufig ausgelöst durch langjährige ***entzündliche Prozesse*** oder Exposition ***des Bronchialsystems*** gegenüber schädlichen Noxen (z. B. Nikotin/Teer).

Gefahren

Der Alarmierung des Rettungsdienstes geht bei Patienten mit COPD in der Regel ein längeres Intervall voraus, in dem versucht wurde, die Symptome unter Nutzung der verordneten Medikation zu kontrollieren. Mit fortschreitender Erkrankung sind viele COPD-Patienten auf die kontinuierliche oder intermittierende Gabe von Sauerstoff angewiesen und dementsprechend zu Hause mit den notwendigen Anlagen versorgt (Heimsauerstofftherapie).

Häufig führt ein pulmonaler Infekt zu einer ***akuten Verschlimmerung (Exazerbation)***, sodass dann bei schwerer Symptomatik eine akute Intervention notwendig wird. Auch kardiale Belastungssituationen kommen als Ursachen einer Akutexazerbation infrage.

Symptome

Zeichen einer Exazerbation einer COPD sind ***zunehmende Atemnot*** oder neu aufgetretene Ruhedyspnoe, zunehmender Husten mit Auswurf und Fieber.

Massnahmen

So wie COPD-Patienten im Verlauf der Erkrankung auf eine ***Sauerstofftherapie*** angewiesen sind, benötigen sie im Rahmen der akuten Exazerbation Sauerstoff, damit ausreichende SpO_2-Werte (> 90 %) erreicht werden können. Bis zum Erreichen dieses Zielwertes werden 15 l O_2/min verabreicht, dann wird auf 6 – 8 l/min reduziert.

Bei respiratorischer Erschöpfung sollte bevorzugt ein Therapieversuch mit nicht-invasiver Beatmung (NIV) erfolgen. Führt diese nicht zum Erfolg oder liegen Kontraindikationen vor, so muss eine endotracheale Intubation durch den Notarzt erwogen werden.

Zur medikamentösen Therapie sollte – unabhängig von der Schwere des Anfalls – ein inhalatives β_2-Sympathomimetikum gehören. Gegebenenfalls kann die Inhalation mit der CPAP/NIV-Therapie kombiniert werden. Bei schweren und lebensbedrohlichen Anfällen ist Prednisolon zu verabreichen.

MERKE

Die akute Exazerbation der COPD kann behandelt werden, die Grunderkrankung schreitet fort. Wird über die Akutsituation hinaus das Rauchen als Hauptursache aufgegeben, sistiert auch die COPD bzw. schreitet langsamer fort.

6.2.3 Lungenemphysem

Ursachen

Beim Lungenemphysem handelt es sich um eine ***Überblähung der Alveolen***, die nur im Anfangsstadium der Erkrankung rückbildungsfähig ist. Bei den meisten chronisch Erkrankten ist das Emphysem nach langjähriger Grunderkrankung irreversibel.

Hauptursachen sind neben dem Asthma bronchiale vor allem verengende, über mehrere Jahre ***anhaltende Atemwegserkrankungen*** wie zum Beispiel chronische Bronchitis und Staublunge, die unter dem Begriff COPD (s.o.) zusammengefasst werden. Aufgrund der ständigen intraalveolären Druckerhöhung werden die Alveolen gedehnt und ihre Wandspannung gemindert. Im weiteren Verlauf vergrößern sich durch die Zersetzung der Zwischenwände die Alveolen und die ***gasaustauschende Fläche reduziert*** sich.

Gefahren

Durch die Zersetzung der Alveolarwände wird die Austauschfläche für den Sauerstoff extrem verkleinert. Die Folge davon ist ein Sauerstoffdefizit (Hypoxie) aufgrund einer ***Diffusionsstörung***, die sich im Gesamtorganismus bemerkbar macht. Durch die starke Überblähung lässt die Elastizität der Alveolarwand nach, wodurch sich die Dehnbarkeit (Compliance) der Lunge mindert und die ***Sauerstoffaufnahme*** zusätzlich ***reduziert*** wird. Die Vitalkapazität der Lunge wird zugunsten der Residualkapazität geringer (vgl. Kap. 4.4.2).

Die akute Gefahr liegt darin, dass extrem aufgeblähte Alveolen, die Emphysemblasen, durch Druckzunahme im Thorax (z.B. bei Stuhlgang, Stickhusten oder Presswehen) aufbrechen. Dann kann Luft in den Pleuraspalt austreten, es entsteht ein Spontanpneumothorax. Die Folge ist eine massive Ateminsuffizienz.

Symptome

Die Patienten beklagen neben Symptomen der Grunderkrankung wie Leistungsminderung, Atemnot bei fassförmig geblähtem Thorax und Husten besonders eine ***zunehmende Atemnot*** mit bläulicher Verfärbung der Haut unter körperlicher Belastung (Belastungsdyspnoe). Sie sind meist ***erschöpft und nicht belastbar***, was bei schwülwarmem Wetter besonders auffällt. Wegen der veränderten Strömungsverhältnisse in den Lungenstrombahnen entwickelt sich meist eine ***Rechtsherzinsuffizienz***, deren Symptome im fortgeschrittenen Stadium Tachyarrhythmien, gestaute Halsvenen und ***Wassereinlagerungen (Ödeme)*** in den unteren Gliedmaßen sein können.

Ein eventuell auftretender Spontanpneumothorax ist durch stechenden Schmerz, Brustenge, akute Atemnot und auskultatorisch geminderte bis fehlende Atemgeräusche in der betreffenden Region gekennzeichnet.

Massnahmen

Elementarmaßnahmen: Nach Kontrolle der Vitalfunktionen liegt die grundlegende Therapie in der Atemerleichterung für den Patienten durch ***Oberkörperhochlagerung***. Bei Bewusstlosigkeit wird der Patient in stabile Seitenlage gebracht. Bei Störungen des Kreislaufs muss für stabile Kreislaufverhältnisse gesorgt werden.

Standardmaßnahmen: Neben der atemerleichternden, sitzenden Lagerung mit Einsatz der Atemhilfsmuskulatur und der psychologischen Betreuung, Beruhigung und Abschirmung des Patienten erhält dieser 6–8 l/min ***Sauerstoff***. Wie beim Asthma bronchiale kann eine unkontrolliert hohe Sauerstoffgabe aufgrund von Veränderungen innerhalb der Atemregulation zur Abnahme des Atemantriebs und damit zur Verstärkung der respiratorischen Insuffizienz führen. Ein SpO_2 von > 90 % ist anzustreben. Die intensive Überwachung des Patienten über EKG, Pulsoxymetrie und wiederholte RR-Kontrollen ist dringend indiziert.

Spezielle Maßnahmen: Durch den Notarzt kommt in schweren Fällen eventuell die Intubation in Betracht. Die medikamentöse Therapie entspricht ansonsten der des schweren Asthmaanfalls. Weiterhin kann durch den Notarzt eine weitergehende, medikamentöse Therapie der Rechtsherzinsuffizienz erfolgen.

6.2.4 Lungenarterienembolie

Die Gesamtsterblichkeit bei Lungen(arterien)embolie liegt bei 12 – 15 %. Sie gehört zu den am häufigsten falsch diagnostizierten Erkrankungen und ist nach Herzinfarkt und Schlaganfall die dritthäufigste zum Tod führende Herz-Kreislauf-Erkrankung.

Ursachen

Bei der Lungenembolie handelt es sich um eine ***Verlegung der Lungenstrombahn durch*** einen Blutpfropfen. Auslösende Ursachen sind in 80 % der Fälle ***abgelöste Blutgerinnsel (Thromben)*** aus Becken- und Beinvenen, seltener aus dem rechten Herzen. In manchen Fällen kann die Lungenembolie auch als Luftembolie durch Luftblasen (Dekompressionsunfall bei Tauchern, Luftaspiration bei Punktion zentraler Venen) oder als Fettembolie bei Frakturen großer Röhrenknochen auftreten.

In der Krankheitsvorgeschichte (Anamnese) des Patienten findet sich ***meist*** eine ***längere Bettlägerigkeit*** infolge von Unfällen ***oder operativen Eingriffen***, eine Schwangerschaft oder eine Krampfadererkrankung (Varizen). Als weitere Ursachen kommen orale Empfängnisverhütungsmittel (Antibabypille) in Verbindung mit Nikotinmissbrauch in Betracht. Aber auch eine Blutstauung durch lang angewinkelte Knie bei Bus- oder Flugreisen ist als Ursache für eine sogenannte ***Reisethrombose*** möglich. Auslösendes Element ist meist eine spontane Druckerhöhung im venösen System, z.B. durch Husten, Pressen, erstes Aufstehen nach Operationen oder vorherige lange Bettlägerigkeit, die zum Ablösen des Gerinnsels von der Venenwand führt, welches dann über die untere Hohlvene und das rechte Herz in die Lungenstrombahn gespült wird.

Große ***Embolien unterbrechen die Durchblutung ausgedehnter Lungenbezirke***. Hierdurch wird das Ventilations-Perfusions-Verhältnis extrem gestört, sodass eine akute ***Minderung der arteriellen Sauerstoffsättigung*** die Folge ist. Strömungsbedingt ist meist die Strombahn der rechten Lunge betroffen. Durch die Einschränkung der Lungenstrombahn im betroffenen Bereich sowie eine reaktive Gefäßverengung im gesamten Strombahnbereich kommt es zum Anstieg des Drucks in den Lungengefäßen (pulmonale Hypertonie).

Gefahren

Bei Verlegung einer Hauptstrombahn tritt ein ***akutes Rechtsherzversagen*** auf, das bei ca. 70 % der Betroffenen innerhalb von 30 Minuten zum Tod führt (fulminante Lungenembolie). Spätfolge eines Verschlusses kleinerer Arterienäste ist durch die gesteigerte Druckbelastung des rechten Herzens die Rechtsherzinsuffizienz (Cor pulmonale). Weitere vitale Bedrohungen entstehen als Folge der Pumpleistungsminderung des Herzens mit den Zeichen des kardiogenen Schocks und einer generellen arteriellen Hypoxie. Spätfolge ist häufig eine bakterielle Infektion des betroffenen Lungenbezirks. Die Rückfall- bzw. Wiederholungsrate liegt mit ca. 30 % sehr hoch.

Symptome

Anamnestisch ist bei einem Drittel der Patienten eine Venenthrombose feststellbar. Die meist zyanotischen Patienten klagen über ***Atemnot, zunehmende Brustenge und atemabhängige Thoraxschmerzen***. Die Schmerzlokalisation ist in Abhängigkeit vom betroffenen Gefäßabschnitt häufig hinter dem Brustbein oder rechtsbetont und unter dem Schulterblatt gelegen.

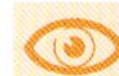 **BEACHTE**

Daneben tritt bei den Patienten noch Todesangst auf, was differenzialdiagnostisch sehr häufig an einen Herzinfarkt denken lässt.

Unspezifische Symptome der Lungenembolie sind Atem- und Herzfrequenzsteigerung, Blutdruckabfall sowie eventuell kaltschweißige Blässe (kardiogener Schock). ***Gestaute Halsvenen*** weisen auf die Rechtsherzinsuffizienz hin. Lungenspezifische Symptome wie Husten oder Abhusten von Blut treten eher selten auf. Bei massiven Embolien sind auch abruptes Eintreten von Bradykardien oder Herz-Kreislauf-Stillstand möglich.

Massnahmen

Elementarmaßnahmen: Nach Kontrolle der Vitalfunktionen wird ein ansprechbarer Patient in die atemerleichternde ***Oberkörperhochlagerung*** (30°) gebracht. Bei Bewusstlosigkeit wird der Patient in die stabile Seitenlage gebracht, ggf. ist eine Reanimation erforderlich.

Standardmaßnahmen: Die richtige Lagerung wird bereits im Rahmen der Elementarmaßnahmen durchgeführt. Die ***Sauerstoffgabe*** von 6 – 8 l/min ist neben der psychologischen Betreuung, ***Beruhigung*** und Abschirmung des Patienten die erste Maßnahme des Rettungsdienstes. Auch hier ist eine engmaschige Überwachung (Blutdruck, EKG und Pulsoxymetrie) dringend indiziert.

Spezielle Maßnahmen: Durch den Notarzt kommen als Maßnahmen Schmerzbekämpfung, Sedierung, Einsatz gerinnungshemmender Medikamente und eventuell Intubation in Betracht. Weiterhin erfolgt eine symptomatische Therapie der Kreislaufsituation. Erwägt werden sollte bei einer fulminanten Lungenembolie die präklinische Lysetherapie.

6.2.5 Lungenödem

Ein Lungenödem kann zum einen ***durch*** eine ***akute Linksherzinsuffizienz (kardiales Lungenödem)*** bei hypertensivem Notfall, Herzinfarkt oder Herzklappenerkrankungen, aber auch durch die ***Inhalation toxischer Substanzen*** entstehen ***(toxisches Lungenödem)***. Bei der Linksherzinsuffizienz kommt es über eine Drucksteigerung im Lungenkreislauf zu einer passiven Filtration von Flüssigkeit in das Lungengewebe. Eine andere Möglichkeit ist dann gegeben, wenn zum Beispiel Reizgase in die Lunge eingeatmet werden. Dabei kann sich die Alveolarwand verändern, und Flüssigkeit kann in die Alveolen einströmen.

Ursachen

Alle Bedingungen, die zu einer Abflussbehinderung der Lungenvenen führen, können Ursache einer Herzinsuffizienz sein. Die häufigste Ursache ist die akute oder chronische Schädigung des Herzmuskels der linken Kammer (Linksherzinsuffizienz). Der gemeinsame Mechanismus für alle Formen des kardialen Lungenödems besteht in einer ***Erhöhung des Blutdrucks innerhalb des Lungenkreislaufs***. Aufgrund des erhöhten Filtrationsdrucks wird ***vermehrt Flüssigkeit*** (Blutplasma) aus den Lungenkapillaren ***in den Alveolarraum abgepresst***.

Durch die Einatmung z.B. von Chlor- oder Rauchgas wird die Durchlässigkeit der Alveolenwand erhöht. Dies führt dazu, dass ***Blutplasma in*** die ***Alveolen einfließt***. Das toxische Lungenödem kann erst Stunden nach dem eigentlichen Notfallgeschehen auftreten – man spricht dann vom sogenannten »freien Intervall«.

Symptome

Der Patient klagt über ***schwere Atemnot***, die Haut ist blass oder zyanotisch, feucht und kühl (kaltschweißig). Man kann zum Teil sogar ohne Stethoskop ein ***brodelndes Rasselgeräusch*** hören. In schweren Fällen ist schaumiger, evtl. mit Blut durchsetzter, sogenannter ***fleischwasserfarbener Auswurf*** zu erkennen. Aufgrund des gestauten Lungenkreislaufs kann es zu gestauten Halsvenen kommen. Die beiden Arten des Lungenödems können durch ihre Ursache voneinander differenziert werden. Das toxische Lungenödem ist meist nur durch die Anamnese zu vermuten.

Gefahren

Die Gefahr besteht darin, dass es infolge einer Diffusionsstörung von Sauerstoff und Kohlendioxid zu einer Hypoxie und Übersäuerung des Blutes (Azidose) kommt.

Massnahmen

Elementarmaßnahmen: Bei vorhandenem Bewusstsein und ausreichender Atmung wird der Patienten ***mit erhöhtem Oberkörper gelagert***. Bei gleichzeitiger kardialer Vorbelastung lässt der Patient zur Entlastung des Herzens die Beine von der Trage herabhängen. Eine zusätzliche Entlastung lässt sich durch einen »unblutigen Aderlass« (Stauung dreier Extremitäten) erreichen. Bei schlechten Kreislaufverhältnissen ist für einen stabilen Kreislauf zu sorgen. Bei Bewusstlosigkeit sind sichere freie Atemwege anzustreben, dies geschieht durch die stabile Seitenlage.

Standardmaßnahmen: Bei diesem Krankheitsbild gehört die Oberkörperhochlagerung in den Bereich der Elementarmaßnahmen. Bei ausreichender Atmung sollten mindestens 6–8 l (bei toxischem Lungenödem 10–15 l) ***Sauerstoff*** über eine Sauerstoffmaske appliziert werden. Neben der psychischen Betreuung muss ein ständiges Monitoring der Vitalparameter erfolgen, weil sich der Zustand des Patienten sehr rasch verschlechtern kann.

Spezielle Maßnahmen: Bei diesem Krankheitsbild muss unbedingt der Notarzt gerufen werden. Dieser kann Medikamente zur vermehrten Harnausscheidung (Diuretika) verabreichen und den Patienten eventuell intubieren.

6.2.6 Lungenentzündung

Die Lungenentzündung oder Pneumonie tritt in akuter oder chronischer Form auf.

Ursachen

Bei der Pneumonie handelt es sich um eine ***Entzündung des Lungengewebes***, meist aufgrund einer Infektion. Infolge des Eindringens von Fremdkörpern oder Flüssigkeiten (Aspiration) in das Bronchialsystem kann es ebenfalls zur Ausbildung einer Lungenentzündung kommen. In seltenen Fällen kann auch eine allergische Reaktion die Ursache sein.

Gefahren

Besonders gefährdet sind Patienten mit einem geschwächten Immunsystem, wie z.B. alte Menschen oder Menschen, die bereits durch eine andere Erkrankung oder lange Bettlägerigkeit geschwächt sind. Als zusätzliche Komplikationen können sich u.a. eine chronisch obstruktive Lungenerkrankung, eine Sepsis oder ein Lungenabszess bilden.

Symptome

Der Patient hat ***Atemnot***, er hustet und hat Brustschmerzen. Er entwickelt ***hohes Fieber*** und bekommt Schüttelfrost.

Massnahmen

Der Patient muss ***mit erhöhtem Oberkörper gelagert*** werden; er erhält 6–8 l ***Sauerstoff*** pro Minute über eine Sauerstoffmaske. Beruhigender Zuspruch ist wegen der Atemnot wichtig. Ist die Atemnot zu stark ausgeprägt, muss der Notarzt nachalarmiert werden.

6.3 Allgemeinchirurgische Notfälle

Berthold Gross

Klagt ein Patient über ***Schmerzen im Bauchraum (Abdomen)*** und kann ***dabei eine Verletzung ausgeschlossen*** werden, ist auf eine Erkrankung in diesem Bereich zu schließen. Bei starken Schmerzen und dramatischem Notfallbild spricht man von einem ***akuten Abdomen***.

DEFINITION

Akutes Abdomen

Das akute Abdomen stellt eine Gruppierung von akuten Erkrankungen im Bauchraum dar, die eine gemeinsame oder ähnliche Symptomatik aufweisen. Die Symptome sind sowohl aus dem Schmerzcharakter als auch aus dem Tastbefund und der weiteren an der Notfallstelle möglichen Diagnostik erkennbar.

An dieser Stelle sollen zusammenfassend die für den Rettungssanitäter wichtigsten Notfallbilder mit der Pathophysiologie und den speziellen Symptomen besprochen werden. Die allgemeinen Erkennungsmerkmale und die Maßnahmen bei einem akuten Abdomen werden im Anschluss erläutert.

6.3.1 Pankreatitis

Als ***Pankreatitis*** wird eine ***Entzündung der Bauchspeicheldrüse*** bezeichnet. Risikofaktoren für eine akute Pankreatitis sind chronischer Alkoholmissbrauch (Alkoholabusus) und vorbestehende Gallenwegserkrankungen sowie andere Ursachen, die mit einem Verschluss des Ausführungsgangs der Bauchspeicheldrüse einhergehen. Daneben werden als Ursachen auch Störungen im Fett- und Eiweißstoffwechsel angenommen.

In der überwiegenden Anzahl der Pankreatitiden geht ihnen ein Abflussproblem voraus. Häufig liegt diesem eine ***Steinbildung im Bauchspeicheldrüsen- oder Gallengang*** zugrunde. In seltenen Fällen kann auch ein ärztlicher Eingriff mit anschließender Vernarbung zur Einengung führen. Durch das ***Abflusshindernis*** kommt es zu einer frühzeitigen Durchmischung ***von Galle und Bauchspeicheldrüsensaft***, wodurch die Enzyme bereits im Gewebe der Bauchspeicheldrüse aktiviert werden. Auf diese Weise kommt es zu einer Selbstverdauung des Organs. Aus der damit verbundenen Funktionseinschränkung resultieren Probleme in der Verdauung sämtlicher Nährstoffe. Eine weitere Konsequenz ist die Entwicklung der »Zuckerkrankheit« (Diabetes mellitus) durch den Untergang der Insulin produzierenden Zellen.

Im Fall einer akuten Pankreatitis tritt plötzlich ein ***heftiger, konstanter Schmerz im*** Bereich des ***Oberbauchs*** bzw. eine gürtelförmige Projektion des Schmerzes in den Rücken auf. Der Patient erbricht, klagt über ***Übelkeit*** und Blähsucht. Er zeigt eine auffallende ***Gesichtsröte*** und hat einen beschleunigten Puls. Die Körperkerntemperatur des Patienten ist meist erhöht.

6.3.2 Bauchfellentzündung

Die ***Bauchfellentzündung (Peritonitis)*** kommt in den meisten Fällen durch die Perforation eines Hohlorgans im Bauchraum zustande. Häufig sind ursächlich der Magen und der Wurmfortsatz des Blinddarms davon betroffen. Der Perforation geht vornehmlich eine Entzündung des entsprechenden Organs voraus, welche die Struktur der Organwandung negativ verändert. Aufgrund der Perforation besiedelt eine immens große Zahl von Keimen das sonst absolut keimfreie Bauchfell und infiziert von dort aus die mit dem Bauchfell in Kontakt stehenden Organe.

Die Bauchfellentzündung imponiert durch einen ***Bauchschmerz***, eine ***Abwehrspannung der Bauchdecke*** und eine Darmlähmung mit fehlender Passage. Das Schmerzereignis kann schlagartig kommen oder sich allmählich entwickeln.

6.3.3 Blutungen in die Bauchhöhle

Nicht-traumatische Blutungen in die Bauchhöhle haben viele Ursachen. So zieht die ***Perforation eines Bauchorgans*** in den meisten Fällen auch eine mehr oder weniger massive Blutung nach sich. Starke Blutungen entstehen durch das ***Platzen einer Aussackung der Bauchaorta (Aortenaneurysma)*** und durch die ***Ruptur von Leber oder Milz***, weil es sich dabei um extrem gut durchblutete Organe handelt. Gefürchtet ist auch ein Infarkt im Bereich des Darmgekröses, weil infolgedessen ein Zelluntergang mit nachfolgender Blutung, viel mehr noch ein Erguss des Speisebreis in die Bauchhöhle auftreten kann.

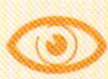

BEACHTE

Die Blutung in die freie Bauchhöhle geht in aller Regel mit einem extrem starken Volumenverlust einher; dieser kann allerdings auch schleichend sein. In jedem Fall sind früher oder später die allgemeinen Schockzeichen wie hohe Herzfrequenz (Tachykardie), Blässe und Blaufärbung der weit vom Körperstamm entfernten Teile zu erkennen.

6.3.4 Darmverschluss

Der ***Darmverschluss (Ileus)*** tritt in zwei Variationen auf. Er kann ***mechanisch oder durch eine Lähmung der Darmmuskulatur*** begründet sein. Der mechanische Darmverschluss überwiegt und entsteht meist im Bereich des Dünndarms, wo Strangulierungen von Darmabschnitten, Verwachsungen oder Verlegungen das Innenlumen verkleinern und damit die freie Passage des Darminhalts verhindern. Der Darmverschluss imponiert durch ***Koterbrechen, Stuhl- und Windverhalt*** und durch die ***Auftreibung der Bauchdecke***.

6.3.5 Wurmfortsatzentzündung

Im deutschen Sprachraum wird dieses Krankheitsbild medizinisch nicht korrekt als »Blinddarmentzündung« bezeichnet. Unter einer ***Appendizitis*** wird genaugenommen eine ***Entzündung des Wurmfortsatzes***, eines Anhangs des Blinddarms, verstanden. Bei der Entzündung des Wurmfortsatzes handelt es sich überwiegend um einen Bakterienbefall, der sich in unterschiedlichen Verläufen einer Entzündung manifestiert. Eine vorübergehende Form der Appendizitis ist ebenso denkbar wie ein Zelluntergang, der wiederum zu einer Perforation des Wurmfortsatzes führen kann.

Die ***Schmerzsymptomatik*** bei der Appendizitis entsteht im Bereich des Nabels oder des Magens, bevor sie sich zunehmend in den ***rechten Unterbauch*** verlagert. Dort existieren mehrere Druckpunkte, die zur Erhärtung des Diagnoseverdachts herangezogen werden können. Weitere Symptome sind Übelkeit, Erbrechen und Fieber.

6.3.6 Nieren-, Gallen-, Darmkoliken

▶ Nierenkolik

Nierenkoliken treten meist ***in Verbindung mit einer Steinbildung*** auf. Wenn die Steine in Bewegung kommen und durch die peristaltischen Wellen des Harnleiters weitertransportiert werden bzw. einen Verschluss bilden, kommt es zu akuten, ***wellenförmigen, krampfartigen Rücken- bzw. Flankenschmerzen***.

▶ Gallenkolik

Unter einer Gallenkolik ist ein ***periodisch auftretender, krampfartiger Schmerz im*** Bereich des ***rechten Oberbauchs*** zu verstehen. Ein großer Teil der Gallenkoliken wird ***nach einer Steinbildung*** in den Gallengängen bzw. in der Gallenblase ausgelöst. Ebenso können aber auch Entzündungen dieser Organabschnitte zu solchen Beschwerden führen.

Gallensteine bilden sich durch die Verbindung von Cholesterin, Gallenfarbstoff und Kalzium. Die Steine bedingen eine Stauung des Gallensekrets. Dieser Rückstau bewirkt eine Dehnung der oberen Anteile des Gallenwegs, die ihrerseits eine reflektorische Spannungserhöhung in der Wand auslöst. Auch der Druck auf den Gallenstein wird so erhöht. Beide Faktoren führen zur starken Schmerzentwicklung. Wurde die Kolik ohne Gallensteine ausgelöst, haben entzündliche Veränderungen innerhalb der Gallengänge oder des Gallenblasenhalses zu einer Verengung geführt. Auch in diesem Fall stellt sich ***ein schmerzhafter Rückstau des Gallensekrets*** ein.

Ist der Druck innerhalb der Gallenwege oder der Gallenblase zu sehr angestiegen, können sich dort Zerreißungen (Rupturen) bilden und die Galle strömt in den Bauchraum. Aufgrund des Rückstaus der Galle kommt es innerhalb der Leber zu akuten Entzündungen der Gallengänge.

Bei einer Gallenkolik können die Schmerzen 15 Minuten bis mehrere Stunden anhalten und vom rechten Mittel- und Oberbauch in den Rücken und die rechte Brust ausstrahlen. Der Patient klagt häufig über Übelkeit, und ***Erbrochenes*** weist eine ***Beimischung von gelber bis dunkelgrüner Galle*** auf. Weitere Symptome sind Schüttelfrost, eine leichte Temperaturerhöhung und eine eventuell verzögert auftretende Gelbfärbung der Haut (Ikterus).

▶ Darmkolik

Darmkoliken sind ***akute, krampf- oder wehenartige Schmerzen im*** Bereich des ***Darms***. Sie werden in erster Linie durch eine vermehrte Dehnung der Darmwandung verursacht. Verantwortlich hierfür können entzündliche Prozesse oder Tumoren sein.

Bei entzündlichen Prozessen führen die mit der Entzündung einhergehenden Schwellungen der Darmschleimhaut bzw. -wandung zu einer Verengung. Durch den anhaltenden Druck von Verdauungsbrei oder Kot wird das betroffene Gewebe weiter irritiert, was direkt zur Schmerzentwicklung führt. Der sich aufbauende Rückstau und die extreme Dehnung des Darms verstärken den Schmerz. Auch im Falle einer Tumorbildung kann es zu einer Verengung kommen.

> **BEACHTE**
>
> Wird aufgrund eines Passagehindernisses der Druck im Darm zu groß, können sich auch dort Rupturen bilden. Darminhalt gelangt in den Bauchraum und führt zu dessen Infizierung. Außerdem provoziert der immense Blutverlust die Entwicklung eines hämorrhagischen Schocks.

Die Schmerzen der Darmkolik sind wehenartig und werden auch als »Zerreißschmerzen« bezeichnet. Der Patient weist vegetative Symptome wie vermehrtes Schwitzen, Übelkeit und Schwindel auf.

6.3.7 Gastritis und Gastroenteritis

▶ **Gastritis**

Unter Gastritis versteht man die ***akute oder chronische Entzündung der Magenschleimhaut***. Die akute Gastritis hat meist äußere Ursachen wie z.B. den Genuss von Alkohol in hoher Konzentration auf nüchternen Magen oder die Einnahme von Medikamenten. Im Körper selbst kann eine Gastritis durch Infektionskrankheiten entstehen.

Als ***chronische Gastritis*** bezeichnet man anhaltende oder immer wiederkehrende Oberbauchbeschwerden, die nicht durch ein Geschwür im Magen oder einen anderen krankhaften Organbefund zu erklären sind.

Symptome
- Appetitlosigkeit,
- Übelkeit, Erbrechen,
- Schmerzen in der Magenregion.

Massnahmen

Elementarmaßnahmen: Der Körper sollte hoch gelagert werden, die ***Beine*** sollten ***mit einer Knierolle abgestützt*** werden. Es besteht eine absolute ***Nahrungskarenz***.

Spezielle Maßnahmen: Es wird die Durchführung einer Gastroskopie (Magenspiegelung) empfohlen.

Häufig entwickelt sich aus einer chronischen Gastritis ein Magengeschwür.

▶ **Gastroenteritis**

Im Gegensatz zur Gastritis ist die Gastroenteritis eine ***Magen-Darm-Entzündung***, sie wird umgangssprachlich auch als Magen-Darm-Grippe bezeichnet. Ursache für eine Gastroenteritis sind ***Infektionen mit Viren, Bakterien oder Protozoen***. Überwiegend führen die Erreger zu einer Zerstörung der Magen-Darm-Schleimhaut. Aufgrund dieser Schädigung kann die aufgenommene Nahrung nicht mehr richtig verdaut werden. Die unverdaute Nahrung bindet aber Wasser aus dem Körper und macht daher den Stuhl dünnflüssig, wodurch es wiederum zu einem erhöhtem Flüssigkeitsverlust des Körpers kommt. Bei einigen Magen-Darm-Infektionen führt die Produktion von Bakteriengiften (Toxinen) neben dem Wasserverlust zusätzlich zu einem vermehrten Salzverlust durch die Schleimhautzellen des Darms. Meistens erfolgt die Übertragung der Infektionserreger als Schmierinfektion (fäkal – oral). Die Inkubationszeit nach Kontakt mit den Erregern kann bis zu 48 Stunden betragen.

Symptome
- Appetitlosigkeit,
- Übelkeit und/oder Erbrechen,
- Durchfall (manchmal auch blutig),
- krampfartige Bauchschmerzen,
- Fieber.

Infolge des Flüssigkeitsverlustes, der reduzierten Nahrungsaufnahme bzw. -verwertung und der verminderten Flüssigkeitsaufnahme treten Schwindelgefühle und Erschöpfung auf. Besonders gefährdet sind in dieser Phase Kinder und alte Menschen, bei denen es zu einer ***zunehmenden Austrocknung des Körpers*** mit entsprechendem Gewichtsverlust kommen kann. Unbehandelt kann die Gastroenteritis Krampfanfälle auslösen oder sogar zu einem Nierenversagen führen.

Massnahmen

Elementarmaßnahmen:
- Ersatz des Flüssigkeits- und Elektrolytverlustes,
- Schonkost.

Spezielle Maßnahmen:
- Infusionstherapie,
- medikamentöse Therapie durch den Arzt.

6.3.8 Magen- und Zwölffingerdarmgeschwür

Der Begriff ***Ulkus*** bedeutet »Geschwür«. Unter einem Geschwür versteht man einen histologischen Defekt, in diesem Fall des Magens bzw. des Zwölffingerdarms. Ein ***Magengeschwür*** wird als »Ulcus ventriculi«, ein ***Zwölffingerdarmgeschwür*** als »Ulcus duodeni« bezeichnet. Beide gehören zu den ***häufigsten Blutungsquellen*** des oberen Magen-Darm-Traktes.

Die Häufigkeit von Magengeschwüren nimmt mit zunehmendem Alter zu. Meist sind eine chronische Gastritis, erbliche Veranlagung oder Umwelteinflüsse die Ursache. Der übermäßige Genuss von Alkohol kann ebenfalls zu einem Magengeschwür führen. Männer sind gegenüber Frauen im Verhältnis 2:1 häufiger von einem Magengeschwür betroffen. Als Komplikation kann es zu einer ***Blutung in den Magen oder*** zu einem ***Magendurchbruch*** in die Bauchhöhle mit einer Entzündung des Bauchfells kommen.

Symptome
- Verstärkter Schmerz nach Nahrungsaufnahme,
- chronische Schmerzen ohne Nahrungsaufnahme,
- Appetitlosigkeit und Völlegefühl, obwohl keine Nahrung aufgenommen wurde,
- Übelkeit,
- Sodbrennen,
- Druck- und Spontanschmerzen im Oberbauch.

Ursache für ein Zwölffingerdarmgeschwür ist meist eine erhöhte Aussonderung von Magensaft, der in das Duodenum gelangt und dort nicht ausreichend neutralisiert werden kann. Ein Zwölffingerdarmgeschwür tritt etwa viermal häufiger auf als ein Magengeschwür. Ein Ulcus duodeni weist eine große Blutungsneigung auf (in ca. 25 % der Fälle).

Symptome
- Nüchternschmerz, Besserung nach Nahrungsaufnahme!
- Teerstuhl,
- Übelkeit,
- Druck- und Spontanschmerzen im Oberbauch.

Ein Magengeschwür und ein Zwölffingerdarmgeschwür lassen sich präklinisch nicht immer einfach voneinander abgrenzen.

Massnahmen
Elementarmaßnahmen: Der Körper sollte hoch gelagert werden, die ***Beine*** sollten ***mit einer Knierolle abgestützt*** werden. Es besteht eine absolute ***Nahrungskarenz***.

Spezielle Maßnahmen: Zur Klärung sollte der Patient auf eine gastroenterologische Abteilung gebracht werden.

6.3.9 Mesenterialinfarkt

Mesenterialgefäße sind die ***Blutgefäße, die den Darm versorgen***. Es wird zwischen einem akuten oder subakuten Verschluss eines solchen Gefäßes unterschieden. Meist handelt es sich um den ***Verschluss der Mesenterialarterien***, ein Venenverschluss ist eher selten.

Symptome
- Diffuser Druckschmerz im Bauch (Abdomen),
- rasche Verschlechterung des Allgemeinzustands (Schocksymptomatik),
- zunehmende Abwehrspannung (akutes Abdomen),
- Brechreiz/Erbrechen,
- Blut- oder Teerstuhl.

Massnahmen
Elementarmaßnahmen: Der Körper sollte hoch gelagert werden und die ***Beine mit einer Knierolle abgestützt*** werden. Es besteht eine absolute ***Nahrungskarenz***.

Spezielle Maßnahmen: Die speziellen Maßnahmen werden vom Notarzt vorgenommen, ihm ist bei der Venenpunktion zu assistieren; der Patient erhält eine Infusion und ist schonend und rasch in ein Krankenhaus mit einer allgemeinchirurgischen Abteilung zu transportieren.

6.3.10 Allgemeine Symptome

Über die speziellen Symptome hinaus, die oben bereits beschrieben wurden, kann bei einem akuten Abdomen eine meist ähnliche sogenannte Leitsymptomatik festgestellt werden. Häufig lässt sich das Krankheitsbild, das hinter dem akuten Abdomen steht, im Rettungsdienst nicht genau feststellen. Das ***wichtigste Symptom ist das Schmerzbild im Bauchraum***. Es reicht von einer diskreten Abwehrspannung bis zum Vernichtungsschmerz. Eventuell kann die Bauchdecke des Patienten bretthart werden (Abwehrspannung). Schocksymptome wie z. B. niedriger Blutdruck, schneller und flacher Puls und Blässe mit reduziertem Nagelbettpuls geben ebenfalls Hinweise auf diese Notfallsituation. Häufig wird bei der Erhebung der Anamnese ein Verdacht auf ein akutes Abdomen deutlich.

6.3.11 Maßnahmen bei einem akuten Abdomen

Die Notfälle, welche unter dem Begriff »akutes Abdomen« zusammengefasst werden, lassen sich durch ihre Ähnlichkeit sehr gut anhand des nachstehenden Therapieschemas versorgen.

Elementarmaßnahmen: Sind Zeichen eines Volumenverlustes erkennbar, muss durch den Notarzt eine Volumensubstitution erfolgen. Bei einer Bewusstlosigkeit mit ausreichender Atmung ist die stabile Seitenlage erforderlich.

Standardmaßnahmen: Um die Schmerzen zu lindern, wird der Patient entweder in der ***entspannenden Lagerung für die Bauchdecke***, nämlich mit Knierolle, flach, mit leicht erhöhtem Oberkörper, oder aber nach Wunsch gelagert. Der Patient erhält ***Sauerstoff*** über eine Sauerstoffmaske mit einem Flow von 6–8 l/min. Wegen der labilen Vitalfunktionen muss eine kontinuierliche Überwachung des Patienten erfolgen. Die psychische Betreuung und die Dokumentation aller Werte und Maßnahmen sind unabdingbar.

Spezielle Maßnahmen: Die Patienten bekommen weder zu essen noch zu trinken. Eventuell ist die Mithilfe beim Erbrechen erforderlich. Der Notarzt kann dem Patienten die Schmerzen medikamentös lindern (Analgesie) und gegebenenfalls ein Beruhigungsmittel (Sedativum) verabreichen. Bei Verdacht auf eine starke innere Blutung (diese kann nur im OP gestillt werden) erfolgt ein ***rascher Transport zur Zielklinik***, nötigenfalls unter Beiziehung des Notarztes. Patienten, bei denen davon auszugehen ist, dass eine Operation erforderlich ist, werden zur chirurgischen Notaufnahme transportiert. Bei den Erkrankungen, bei denen zunächst kein Eingriff erfolgen wird, ist die innere Notaufnahme anzufahren.

6.3.12 Gastrointestinale Blutungen

Gastrointestinale Blutungen sind streng genommen ***Blutungen*** im Bereich ***des Magens und des*** gesamten ***Darms***. Im weiteren Sinne können auch die Blutungen innerhalb der Speiseröhre dazugerechnet werden.

Ursachen

Häufig liegen den gastrointestinalen Blutungen Entzündungen oder Geschwürbildungen innerhalb der entsprechenden Organe zugrunde. Den größten Anteil an den Blutungsursachen haben die ***Geschwüre*** (Ulcera) in Magen und Zwölffingerdarm mit zusammen etwa 40 %. Danach folgen Entzündungen mit oberflächlichen ***Schleimhautdefekten*** (ca. 15 %) und ***zerrissene Krampfadern*** im Bereich der Speiseröhre (Ösophagusvarizen, ca. 15 %). Die Auslösung der Blutung erfolgt meist durch Stresssituationen.

Aufgrund vielfältiger Stressfaktoren kommt es zu einer Störung der Sauerstoff- und Substratversorgung der Schleimhaut bzw. zu einem Kontakt von vorgeschädigter Schleimhaut und vermehrt gebildeten aggressiven Verdauungssekreten. Dadurch bilden sich ausgeprägte Zelluntergänge, die sich auch in den Wandungen der Gefäße manifestieren.

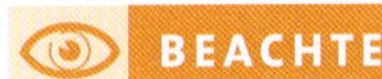

Bei den oberen Gastrointestinalblutungen ist der Volumenverlust meist beeindruckend. Die Blutstillung kann häufig nur während einer Operation vorgenommen werden. So lässt sich auch erklären, dass die Zahl der Todesfälle (Letalität) immerhin bei 10 % liegt.

Gefahren

Die rasante Entwicklung eines manifesten ***Volumenmangelschocks*** steht im Vordergrund. Wegen der schwierigen Diagnostik und des ***immensen Blutverlustes*** kann sich schnell eine Zentralisation des Kreislaufs einstellen und die Prognose des Patienten deutlich verschlechtern. Bei zugrunde liegender Krampfaderblutung in der Speiseröhre, gepaart mit einer verminderten Leistung der Leber (Leberinsuffizienz), droht eine Vergiftung (Intoxikation) durch körpereigene Stoffwechselprodukte, in diesem Fall mit Ammoniak.

Symptome

Typische Symptome einer gastrointestinalen Blutung sind ***Teerstuhl und Bluterbrechen***. Der Teerstuhl ist gekennzeichnet durch ein glänzendes, schwarzes Aussehen und eine klebrige, zähe Konsistenz. Aus seinem Auftreten kann rückgeschlossen werden, dass es sich um eine Blutung im oberen Gastrointestinalbereich handelt. Das Bluterbrechen bringt eine kaffeesatzartige Substanz hervor, wenn eine geringfügige Blutung innerhalb des Magens oder eine Blutung im Darm besteht. Eine massive Magenblutung führt, wie eine Blutung in der Speiseröhre, zu einem schwallartigen Erbrechen hellroten Blutes. Weitere Symptome sind die allgemeinen Zeichen eines Volumenmangels: ***Blässe und blaue Verfärbung*** (Zyanose) weit vom Stamm entfernter Körperteile, Tachykardie und Reaktionen wie Frieren, Zittern und Übelkeit.

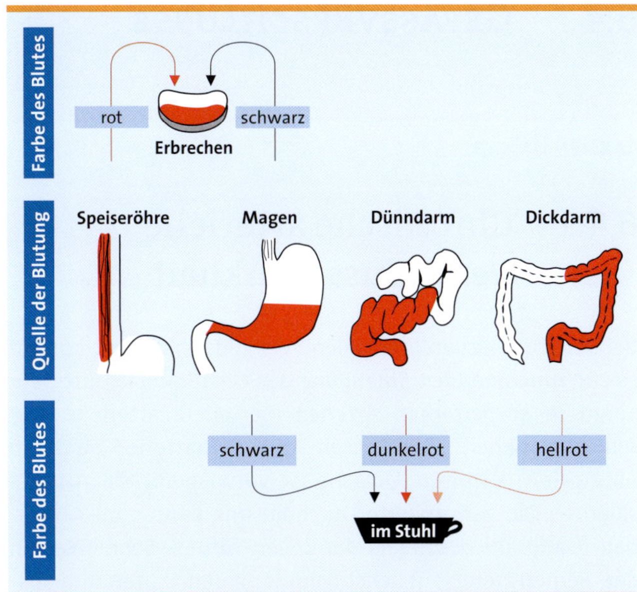

Abb. 15 ▶ Farbe des Blutes bei gastrointestinalen Blutungen verschiedener Lokalisation (Quelle: Reifferscheid/Weller 1989)

Massnahmen

Bei den Elementar- und Standardmaßnahmen gelten dieselben Vorgaben wie bei einem akuten Abdomen.

Spezielle Maßnahmen: Auch Patienten mit gastrointestinalen Blutungen bekommen weder zu essen noch zu trinken. Gegebenenfalls ist ebenfalls die Mithilfe beim Erbrechen erforderlich. Bei Verdacht auf eine starke innere Blutung erfolgt ein ***rascher Transport zur Zielklinik*** mit der Aufnahme des Notarztes unterwegs. Für das Transportziel gelten dieselben Regelungen wie beim vorgenannten Notfallbild.

6.4 Gefässverschlüsse

Carsten Hauser

6.4.1 Chronische arterielle Verschlusskrankheit

Bei der chronischen arteriellen Verschlusskrankheit kommt es zur ***zunehmenden Einengung*** des Gefäßquerschnitts, vor allem ***in körperfernen Arterien*** (periphere arterielle Verschlusskrankheit). Die Becken- und Beinarterien sind am häufigsten betroffen. Ursache ist vorwiegend die Arteriosklerose. Die verminderte Durchblutung kann zum Absterben (Gangrän) besonders der Zehen führen. Schmerzen in den Beinen treten zunächst beim längeren Laufen und später auch in Ruhe, verbunden mit Hautblässe und Kältegefühl auf. Bei einer rechtzeitigen Therapie (z.B. Behandlung des Diabetes mellitus) und dem Abstellen von schädigenden Faktoren (z.B. Rauchen) können diese Beschwerden gering gehalten werden.

6.4.2 Akuter arterieller Gefäßverschluss

Dieser Erkrankung liegt ein anderer Entwicklungsweg zugrunde. Infolge der ***Loslösung eines Thrombus*** (Embolus) kommt es zu einem ***plötzlichen Arterienverschluss (Embolie)***.

Ursachen

Der eingeschwemmte Thrombus stammt zu 90% aus der linken Herzhälfte des Herzens, wo die Thrombenbildung durch besondere Umstände ausgelöst wird. Dies kann durch Vorhofflattern und -flimmern, Herzinfarkt, Klappenfehler und künstliche Herzklappen verursacht werden. Die restlichen 10% der Thromben haben ihren Ursprung in thrombotischen Auflagerungen von arteriosklerotischen Arterien. Thrombenbildung und -verschleppung werden als ***Thromboembolie*** bezeichnet.

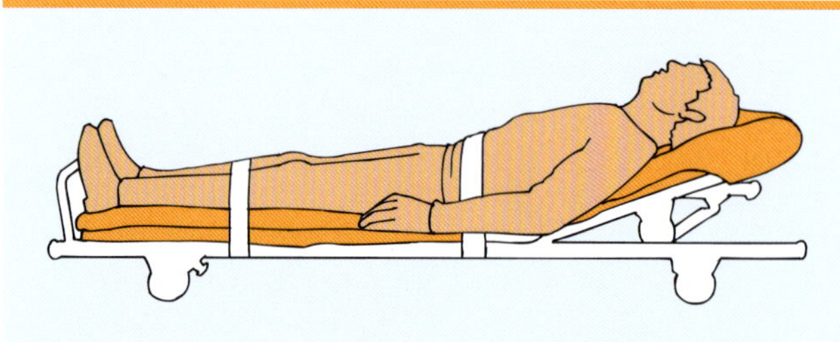

Abb. 16 ▶ Lagerung bei Verdacht auf arteriellen Gefäßverschluss

Gefahren

Die Zufuhr von sauerstoffhaltigem Blut ist für das Gewebe hinter der Verschlussstelle nicht mehr gewährleistet. Es besteht die Gefahr, dass Gewebe abstirbt (Nekrose). Es kommt zu starken Schmerzen, eventuell werden Substanzen der Gewebeauflösung in den Kreislauf eingeschwemmt. Beides kann einen Schock verursachen.

Symptome

Die Beschwerden sind durch ein ***blitzartiges Einsetzen*** gekennzeichnet. Die typischen Symptome sind ***Schmerzen***, ***Blässe, Gefühlsstörungen***, Pulslosigkeit und Lähmung distal, das heißt auf der vom Körper weiter entfernten Seite des Verschlusses.

Massnahmen

Standardmaßnahmen: Die betroffene ***Extremität wird ruhiggestellt und tief*** bzw. hängend ***gelagert***. Durch eine Polsterung wird die Extremität vor Druck und Kälte geschützt. Der Patient erhält über eine Sauerstoffmaske Sauerstoff (6–8 l/min). Neben der psychischen Betreuung wird der Patient überwacht, und die Vitalparameter werden im Rettungsdienstprotokoll dokumentiert.

Spezielle Maßnahmen: Die vom Notarzt eingeleitete medikamentöse Therapie soll durch die intravenöse Injektion von Heparin die mögliche Vergrößerung des Gerinnsels verhindern. Zur Schmerzbeseitigung sind stark wirksame Analgetika einzusetzen.

In der Klinik erfolgt die operative Beseitigung des Embolus oder die Auflösung durch Medikamente.

6.4.3 Venöse Gefäßverschlüsse

Beim akuten ***Verschluss einer tiefen Vene*** besteht eine schnell auftretende ***Unterbrechung des venösen Blutrückstroms*** durch ein Blutgerinnsel (Phlebothrombose). Das betrifft vor allem die tiefen Bein- und Beckenvenen sowie die untere Hohlvene (zu 90%). Die Armvenen sind nur selten betroffen. Eine Blutgerinnselbildung mit Verschluss der oberflächlichen Venen steht, z.B. bei Krampfadern (Varizen) der Beine, meist mit örtlichen Entzündungen der Venen (Thrombophlebitis) in Verbindung.

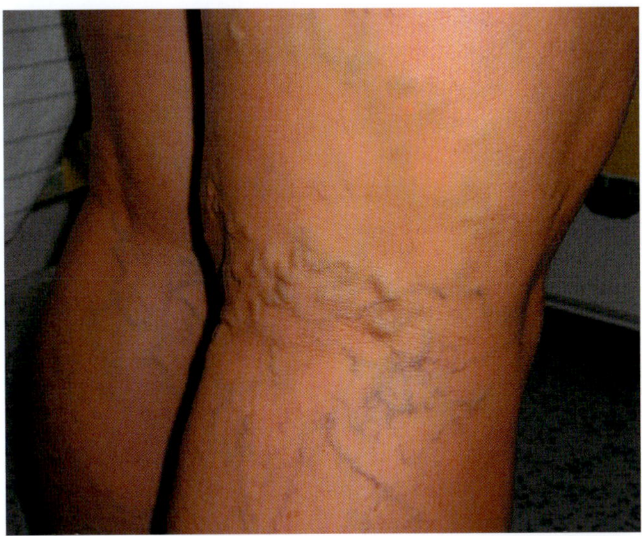

Abb. 17 ▶ Krampfadern (Varizen)

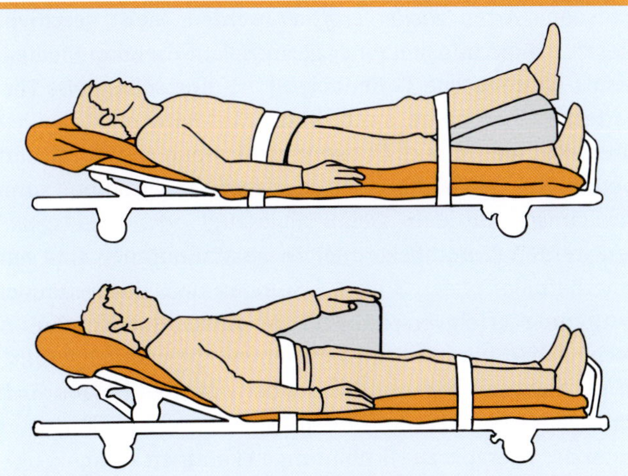

Abb. 18 ▶ Lagerung bei akuten venösen Verschlüssen

Ursachen

Die drei klassischen Ursachengruppen venöser Gefäßverschlüsse sind:

- Gefäßwandveränderungen durch Entzündung oder mechanische Reizung;
- eine Veränderung der Blutzusammensetzung mit Neigung zur überschießenden Gerinnungsreaktion;
- eine Verlangsamung der Blutströmung, z.B. bei Gipsverbänden, falschen Lagerungen, Abflussstörungen bei Fettleibigkeit und Krampfadern.

Nikotingenuss, hohes Lebensalter und eine erhöhte Konzentration von weiblichen Hormonen im Blut (z.B. bei der Schwangerschaft oder durch Einnahme der Antibabypille) wirken sich begünstigend auf die Entstehung von venösen Gefäßverschlüssen aus.

Gefahren

Löst sich ein Blutpfropf, wird er vom venösen Blutstrom über das rechte Herz in die Lungenarterien geschwemmt. Dieser Vorgang wird als Lungen(arterien)embolie (vgl. Kap. 6.2.4) bezeichnet und ist, je nach Durchmesser der verschlossenen Lungenarterie, oft lebensgefährlich.

Eine schnell entstehende, massive Thrombose einer Extremität kann einen Schock auslösen. In der von der Phlebothrombose betroffenen Extremität entwickelt sich entsprechend dem Verschlussgrad nach Jahren ein Umgehungskreislauf. Die Folgen sind Krampfaderbildung und Hauternährungsstörungen mit Bildungen von Geschwüren an den Unterschenkeln (»offene Beine«).

Die Entstehung von Krampfadern an der Speiseröhre (Ösophagusvarizen) steht im Zusammenhang mit einer Lebervergrößerung und einem dadurch bedingten Blutflussstau – es handelt sich nicht um Krampfadern im oben beschriebenen Sinne.

Symptome

In der betroffenen Extremität bestehen ***ziehende Schmerzen, Schwere und Spannungsgefühl***, ödematöse Schwellungen, Überwärmung, bläuliche Verfärbung, Druckschmerz im Venenverlauf und Schmerzen in der Wade bei Anheben des Fußes.

Massnahmen

Elementarmaßnahmen: Die Elementarmaßnahmen entsprechen der Sicherung und Therapie der gestörten Vitalfunktionen (vgl. Kap. 5). Bei drohender oder bereits eingetretener Bewusstlosigkeit wird der Patient in stabile Seitenlage gebracht. Bei Atem-Kreislauf-Stillstand wird die Reanimation begonnen.

Standardmaßnahmen: Neben körperlicher Ruhe ist die ***Hochlagerung mit Polsterung der betroffenen Extremität*** angezeigt. Jede aktive und passive Bewegung ist wegen Lungenemboliegefahr zu vermeiden. Der Patient erhält Sauerstoff über eine Sauerstoffmaske. Es erfolgt wie bei anderen Herz-Kreislauf-Notfällen eine kontinuierliche Überwachung.

Spezielle Maßnahmen: Der Umfang der medikamentösen Therapie richtet sich nach dem Ausmaß der Symptome und entspricht in den Grundzügen der medikamentösen Therapie des arteriellen Gefäßverschlusses.

6.5 Neurologische Notfälle

Matthias Rohrberg, Erwin Volles

6.5.1 Schlaganfall

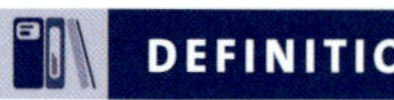

Schlaganfall

Unter einem Schlaganfall (griech. Apoplex) versteht man das »schlagartige« Auftreten von neurologischen Symptomen als Folge einer lokalen Durchblutungsstörung im Gehirn. Häufig ist hierbei eine Körperhälfte gelähmt.

Ursachen

Ein Schlaganfall ist die Folge eines lokal begrenzten Sauerstoffmangels im Gehirn. Ursache ist in 80% der Fälle eine ***arterielle Mangeldurchblutung (Hirninfarkt)***, in den übrigen 20% eine ***Blutung in das Gehirn*** durch Zerreißen einer Hirnarterie ***(intrazerebrale Blutung)***.

Eine sehr seltene Ursache ist eine Thrombose in einer Vene des Gehirns. Der Venenverschluss verursacht eine Blutstauung mit Sauerstoffmangel und führt zu Blutungen aus den gestauten Blutgefäßen.

Bei bestimmten Herzrhythmusstörungen (z.B. Vorhofflimmern), nach einem Herzinfarkt oder einer Erkrankung der Herzklappen (Endokarditis) können sich im Herzen Gerinnsel bilden, die mit dem Blutstrom in das Gehirn geschwemmt werden und dort eine Arterie verschließen (embolischer Hirninfarkt). Solche fortgeschleppten Gerinnsel können auch von der Innenwand der Halsschlagadern (A. carotis, A. vertebralis) oder der Aorta stammen, wenn diese durch Arteriosklerose angeraut sind. Durch Arteriosklerose kann auch eine Arterie im Gehirn unmittelbar verschlossen werden (thrombotischer Hirninfarkt).

Durch eine Arteriosklerose kann eine Halsschlagader so hochgradig eingeengt oder sogar verschlossen sein, dass kaum noch oder kein Blut in die Hirnarterien gelangt, wodurch ein hämodynamischer Hirninfarkt entsteht, ohne dass eine Arterie innerhalb des Gehirns verschlossen ist. Außer durch Arteriosklerose kann, besonders bei jüngeren Menschen, eine Halsschlagader durch eine Dissektion eingeengt oder verschlossen sein. Bei der Dissektion entsteht spontan oder durch Trauma ein Einriss der Gefäßinnenhaut mit einer Einblutung in die Gefäßwand. Dadurch wird das eigentliche Gefäßlumen verengt oder verschlossen.

Wenn die Blutversorgung eines Teils des Gehirns unterbrochen wird, ***geht*** das entsprechende ***Nervengewebe*** infolge des Sauerstoffmangels schon nach wenigen Minuten ***unwiderruflich zugrunde***. Es entsteht ein Hirninfarkt. Diese Zone mit »gestorbenen« Nervenzellen stellt den Kern des Infarkts dar. Um diesen Infarktkern herum befindet sich eine Randzone, die sogenannte Penumbra, die durch Umgehungskreisläufe (Kollateralen) noch so viel Blut, Sauerstoff und Nährstoffe erhält, dass die Nervenzellen zwar überleben, aber ihre Arbeitsfunktion nicht erfüllen können – sie sind »arbeitsunfähig«. Gelingt es, die Durchblutung in der Penumbra wieder herzustellen, indem die verschlossene Hirnarterie wieder eröffnet wird, so erholen sich diese »arbeitsunfähigen« Nervenzellen wieder und deren Ausfallsymptome bilden sich zurück. Gelingt dies nicht, so werden innerhalb der nächsten Stunden auch die Nervenzellen der Randzone unwiderruflich absterben.

Eine ***verschlossene Hirnarterie kann*** in der Klinik auf verschiedene Arten ***wieder eröffnet werden***. Meist geschieht dies durch die Infusion eines gerinnselauflösenden Medikaments (systemische Thrombolyse). Ist eine sehr große Hirnarterie verschlossen, kann dieses Medikament auch über einen Katheter direkt in das verschlossene Gefäß injiziert werden (lokale Thombolyse), oder aber der Thrombus kann mechanisch aus dem Gefäß abgesaugt oder herausgezogen werden (Thrombektomie). Diese Maßnahmen sind nur innerhalb der ersten 3 bis 4,5 Stunden nach Auftreten der Symptome erfolgversprechend, in Ausnahmefällen auch noch nach 6 Stunden. Wird die Therapie später durchgeführt, ist sie nicht nur wirkungslos, sondern darüber hinaus auch mit erheblichen Risiken für den Patienten verbunden, da es unter der Therapie zu Hirnblutungen kommen kann.

MERKE

Für die präklinische Versorgung im Rettungsdienst bedeutet dies, dass jede Zeitverzögerung vermieden (»Time is Brain«) und ein entsprechendes Behandlungszentrum angefahren werden muss.

Es ist wichtig, jeden Verdachtsfall auf einen Schlaganfall ohne Verzögerung ***direkt in eine Stroke Unit***, also eine ***Einrichtung***, die ***für die Versorgung von Schlaganfällen*** spezialisiert ist, zu bringen. In Österreich gibt es mehr als 35 solcher Einrichtungen.

Etwa jeder fünfte Schlaganfall wird durch eine Hirnblutung (intrazerebrale Blutung) verursacht, meist infolge einer spontanen Zerreißung eines Hirngefäßes. Besonders gefährdet sind Patienten mit lange bestehendem und schlecht oder gar nicht behandeltem hohen Blutdruck. Bei einigen Patienten sind auch Fehlbildungen der Blutgefäße die Ursache der Blutung (z.B. Gefäßtumor, Gefäßmissbildung).

Gefahren

In seltenen Fällen können Patienten mit einem Schlaganfall bewusstseinsgemindert sein. Dies ist bei besonders schweren Infarkten im Hirnstamm oder bei Massenblutungen mit Erhöhung des intrakraniellen Drucks der Fall und stellt immer eine lebensbedrohliche Situation dar, da Störungen der Atem- und Kreislaufregulation auftreten können.

Die meisten Schlaganfallpatienten sind aber wach, können allerdings häufig infolge der Lähmung nicht richtig schlucken, sodass die Gefahr der Aspiration besteht. Auch sind die Schutzreflexe mitunter abgeschwächt. Schlaganfallpatienten dürfen bis zur definitiven Klärung, ob das Schlucken sicher möglich ist, nichts oral verabreicht bekommen.

Wird ein Schlaganfall nicht rechtzeitig behandelt, so steigt das Risiko, dass der Patient eine schwere bleibende Behinderung davonträgt oder sogar verstirbt. Etwa 20 % der Schlaganfallpatienten versterben, und von den Überlebenden bleiben etwa ein Drittel schwer und ein Drittel mäßig behindert.

Symptome

Je nach Größe und Lokalisation des Schlaganfalls treten unterschiedliche Symptome auf. Dabei spielt es keine Rolle, ob der Schlaganfall durch einen Hirninfarkt oder eine Hirnblutung verursacht wird. Eine Unterscheidung der beiden Ursachen ist nur in der Klinik mithilfe der Computer- oder Kernspintomografie möglich. Die Symptome treten akut (»schlagartig«) auf. Dabei kann sich ein schwerer Schlaganfall ankündigen durch vorangehende, nur wenig beeinträchtigende oder lediglich flüchtige Symptome. Diese leichten und flüchtigen Symptome müssen ernst genommen werden, da ihnen schwere und bleibende Ausfälle folgen können. ***Typische Symptome eines Schlaganfalls*** sind:

- Schwäche und/oder ***Gefühlsstörung einer Körperseite***, die oft im Gesicht und am Arm besonders deutlich ausgeprägt ist (Hemiparese),
- ***Unfähigkeit zu sprechen*** oder Schwierigkeiten, Gesprochenes zu verstehen,
- schwer verständliche, ***»verwaschene« Sprache***,
- ***Sehstörungen*** mit Doppelbildern, dem Ausfall einer Hälfte des Gesichtsfeldes oder der plötzlichen Blindheit eines oder beider Augen,
- Schwindel mit ***Gangunsicherheit***, gelegentlich auch mit Übelkeit und Erbrechen,
- akute ***Kopfschmerzen*** bislang unbekannter Intensität.

Bilden sich Symptome eines Schlaganfalls innerhalb weniger Minuten bis Stunden zurück, weil eine nur flüchtige Durchblutungsstörung des Gehirns bestand, bezeichnet man das als ***transitorisch-ischämische Attacke (TIA).*** Diese Bezeichnung ist natürlich nur im Nachhinein möglich. In der Akutsituation kann eine TIA nicht von einem manifesten Schlaganfall unterschieden werden. Etwa jeder dritte Schlaganfall kündigt sich durch eine oder mehrere TIA an. Eine TIA ist stets als ***Warnzeichen für einen drohenden Schlaganfall*** aufzufassen.

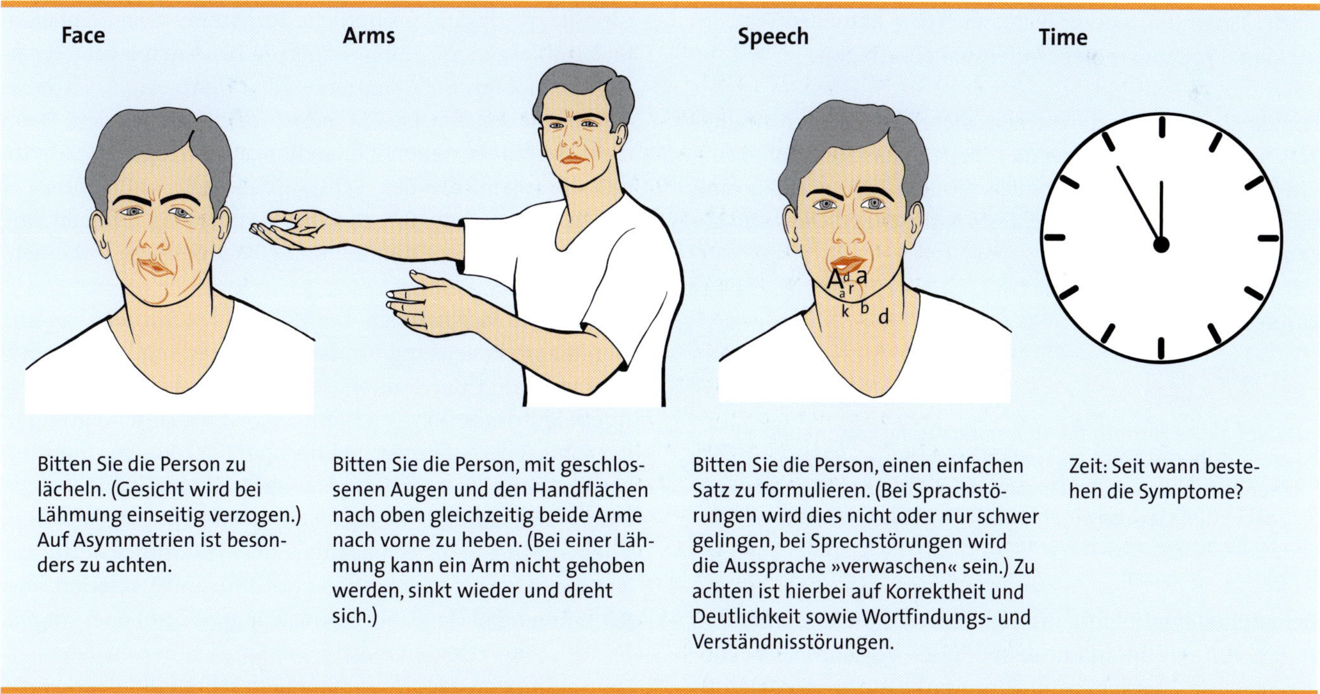

Abb. 19 ▶ FAST-Test zum Ausschluss eines Schlaganfalls

Patienten mit schweren Schlaganfällen können bewusstseinsgestört sein. Häufig findet sich eine Blickwendung zur nicht gelähmten Körperseite. Eine Pupillendifferenz kann auf eine massive Hirnschwellung oder Hirnblutung hinweisen, kommt aber auch bei Infarkten des Hirnstammes vor. Epileptische Anfälle treten bei bis zu 10 % der Patienten auf. Grundsätzlich kann allein anhand der neurologischen Symptome nicht zwischen einer Hirnblutung und einem Hirninfarkt unterschieden werden. Lediglich erhebliche Kopfschmerzen weisen eher auf eine Blutung hin und treten selten bei einer Ischämie auf.

Durch ***fünf einfache Tests***, die auch ein neurologisch unerfahrener Untersucher durchführen kann, ist ein Schlaganfall mit hoher Wahrscheinlichkeit zu erkennen (s. a. Abb. 19):

- Beurteilen Sie, wie der Patient sprechen kann. Bitten Sie ihn, einen Satz nachzusprechen. Ist die Sprache undeutlich, benutzt der Patient falsche Wörter, ist die Sprache unverständlich oder spricht der Patient gar nicht?
- Beurteilen Sie, ob eine Lähmung einer Gesichtshälfte vorliegt: Hängt ein Mundwinkel schief, wenn der Patient gebeten wird, die Zähne zu zeigen oder zu grimassieren?
- Beurteilen Sie die Bewegung der Arme. Bitten Sie den Patienten, beide Arme im Liegen um 45° nach vorne zu halten: Sinkt ein Arm leicht ab, fällt er herunter oder kann er gar nicht gegen die Schwerkraft gehoben werden?
- Beurteilen Sie die Gehfähigkeit: Ist das Gehen unsicher, kann der Patient nur mit Unterstützung oder gar nicht mehr gehen?
- Überprüfen Sie die zeitliche und örtliche Orientierung des Patienten, indem Sie ihn nach dem aktuellen Tag, Monat etc. und seinem Aufenthaltsort fragen.

Finden Sie in mindestens einem dieser Tests eine Auffälligkeit und sind die Beschwerden plötzlich aufgetreten, so ist ein Schlaganfall wahrscheinlich. Je mehr Tests auffällig sind und ***je schwerer die Ausfälle, desto wahrscheinlicher*** wird ***die Diagnose »Schlaganfall«***.

Massnahmen

MERKE

Da der akute Hirninfarkt eine zeitkritische Erkrankung ist (»Time is Brain«) und die präklinische Unterscheidung zwischen Hirnblutung und Hirninfarkt nicht möglich ist, muss zunächst immer von einem Hirninfarkt als Schlaganfallursache ausgegangen werden.

Behandlungsziel beim Hirninfarkt ist es, die Penumbra zu retten, d.h. die Infarktausdehnung zu begrenzen. Die einzige kausale Therapie beim Hirninfarkt ist die Wiedereröffnung einer verschlossenen Hirnarterie durch eine Thrombolyse oder Thrombektomie. Hierfür stehen in der Regel nur 3 bis max. 4,5 Stunden nach Auftreten der Symptome zur Verfügung. Daher darf keine Zeit verloren gehen und der Patient ist ***auf schnellstem Wege in eine Klinik mit einer Schlaganfallstation*** einzuweisen (Stroke Unit). Die präklinischen ***Maßnahmen unterscheiden sich bei Hirninfarkt und Hirnblutung nicht***. Erst wenn in der Klinik die Diagnose einer Hirnblutung gestellt wird, ändert sich der Behandlungspfad.

Elementarmaßnahmen: An erster Stelle steht die ***Sicherung der vitalen Funktionen***. Ein bewusstloser Patient mit erhaltener Spontanatmung wird in die stabile Seitenlage gebracht. Gegebenenfalls muss für ein ausreichendes Atemminutenvolumen und für ausreichende Kreislaufverhältnisse gesorgt werden.

Standardmaßnahmen: Ist der Patient bei Bewusstsein, soll er in einer für ihn bequemen Art und Weise ***mit erhöhtem Oberkörper gelagert*** werden. ***Bei niedrigem Blutdruck*** (RR_{sys} < 130 mmHg) wird der Patient zur Verbesserung der Hirndurchblutung ***flach gelagert***. Bei Patienten mit Sprachstörungen muss daran gedacht werden, dass auch das Sprachverständnis gestört sein kann und man sie deswegen irrtümlich für verwirrt hält, obwohl sie lediglich infolge der Kommunikationsstörung ratlos sind. Durch besonnenes und kompetentes Auftreten soll eine Atmosphäre geschaffen werden, die den Patienten und auch seine Angehörigen beruhigt. Ein Patient mit der Verdachtsdiagnose Schlaganfall erhält ***Sauerstoff*** (mindestens 6–8 l/min), um die Sauerstoffversorgung in der Randzone zu verbessern. Die Effektivität der Sauerstoffgabe wird durch ein Pulsoxymeter kontrolliert. Der Blutzucker ist sofort zu bestimmen, da eine Unterzuckerung (Hypoglykämie) sämtliche Symptome eines Schlaganfalls imitieren kann. Ein erhöhter Blutzuckerspiegel (Hyperglykämie) kann die Symptome verschlimmern. Auch muss die Herzaktion am EKG-Monitor überwacht werden. Denn nicht selten bestehen behandlungsbedürftige Herzrhythmusstörungen, die den Schlaganfall vielleicht verursacht haben oder drohen, ihn zu verschlimmern. Es erfolgen eine Überwachung des Patienten und eine lückenlose Dokumentation.

Spezielle Maßnahmen: Die Höhe des Blutdrucks hat eine elementare Bedeutung für die Blutversorgung in der Randzone während der Frühphase des Schlaganfalls. Bei niedrigem Blutdruck (RR_{sys} < 130 mmHg) ist die Durchblutung in der Randzone gefährdet. Bei hochgradiger Verengung hirnversorgender Blutgefäße kann ein Blutdruckabfall sogar einen Schlaganfall verursachen. Viele Patienten weisen direkt nach einem Schlaganfall hohe Blutdruckwerte auf. Diese werden bis zu einer Höhe von 200 mmHg toleriert, ausgenommen bei Herzinsuffizienz (Lungenödem) oder Angina pectoris. Bei Patienten mit starken Kopfschmerzen, Bewusstseinsstörungen oder Krampfanfällen sollten Blutdruckwerte über 180 mmHg vermieden werden, da möglicherweise eine Hirnblutung vorliegt, die sich bei überhöhtem Blutdruck ver-

Tab. 2 ▶ Wichtige Daten für die Klinik beim Schlaganfall

- Namen und Alter des Patienten
- Exakter Zeitpukt des Symptombeginns (ggf. wann der Patient zuletzt gesund gesehen wurde).
  Hier muss die Informationsquelle angegeben werden. Augenzeugen sollten mitgebracht werden. Alternativ sollte die Telefonnummer dokumentiert werden, und der Augenzeuge sollte sich für etwaige telefonische Rückfragen in den kommenden 2 Stunden bereithalten.
- Kurzbeschreibung der Symptome
- Seite der Symptome dokumentieren
- Bewusstseinslage
- Störung der Vitalparameter
- Medikamentenplan (ggf. Medikamentenschachteln mitbringen; Gerinnungshemmer ja/nein)
- Telefonnummern von Angehörigen
- Patientenverfügung und DNR (wenn vorhanden) sollten mitgebracht oder zeitnah nachgereicht werden.
- Arztbriefe und andere Vorbefunde (wenn vorhanden) sollten mitgebracht oder zeitnah nachgereicht werden.

schlimmern kann. Hier sollte der Blutdruck durch den Notarzt nur vorsichtig und kontrolliert gesenkt werden, bis die Diagnose durch eine kranielle Computertomografie-Untersuchung (CCT) geklärt ist.

Sind die Schlaganfallsymptome innerhalb der letzten 3 bis 4 Stunden aufgetreten, so muss der Patient ohne Zeitverlust auf eine Stroke Unit (Schlaganfallstation)gebracht werden, da dort eine Thrombolyse oder Thrombektomie durchgeführt werden kann. Generell ist die Anwesenheit eines Notarztes bei einem Verdacht auf Schlaganfall empfohlen, allerdings darf der ***Transport in die Klinik nicht*** durch unnötiges Warten auf das Eintreffen eines z.B. nachgeforderten Notarztes ***verzögert*** werden (ggf. Rendezvous-Verfahren).

6.5.2 Intrakranielle Raumforderungen

Das Gehirn ist von den Schädelknochen fest umgeben. Dadurch ist es einerseits vor Verletzungen geschützt, andererseits aber können ***Raumforderungen (Blutung, Hirnödem, Tumor)*** nur Platz einnehmen, indem sie Hirngewebe verdrängen und bei entsprechend großem Druck auch schädigen.

Ursachen

Im Rettungsdienst sind in erster Linie die akut auftretenden intrakraniellen Raumforderungen von Bedeutung. Dabei handelt es sich überwiegend um ***Blutungen in das Schädelinnere***. Spontane Gehirnblutungen wurden bereits im Kapitel 6.5.1 beschrieben. Blutungen im Schädelinneren können aber auch Folge von Unfällen sein. Dabei muss der äußere Schädel nicht sichtbar verletzt sein. Blutungen können z.B. zwischen den Hirnhäuten auftreten. Je ***nach Lokalisation*** spricht man dann von einer ...

- Epiduralblutung (zwischen Dura mater/harter Hirnhaut und Schädelknochen),
- Subduralblutung (zwischen Dura mater und Arachnoidea/Spinnwebenhaut) oder
- Subarachnoidalblutung (Blutung unterhalb der Arachnoidea in den Liquorraum).

Die Spinnwebenhaut ist eine Membran, die an der Dura mater anliegt und sich über die Furchen und Windungen des Gehirns und des Rückenmarks hinwegzieht.

Während ***Epi- und Subduralblutungen meist traumatisch bedingt*** sind, ereignen sich ***Subarachnoidalblutungen*** meistens spontan ***durch Zerreißen einer Gefäßaussackung (Aneurysma)***. Selten kommt es auch zu Blutungen aus Hirntumoren.

Ein Tumor in der Schädelhöhle wirkt als Raumforderung. Ein Tumor kann vom Hirngewebe oder den Hirnhäuten ausgehen oder Tochtergeschwulst (Metastasen) eines bösartigen Tumors außerhalb des Gehirns sein (z.B. Lungenkrebs, Brustkrebs). Je rascher eine Raumforderung im Schädel zunimmt, desto früher und stärker treten ***neurologische Symptome durch Verdrängung des Gehirngewebes*** auf.

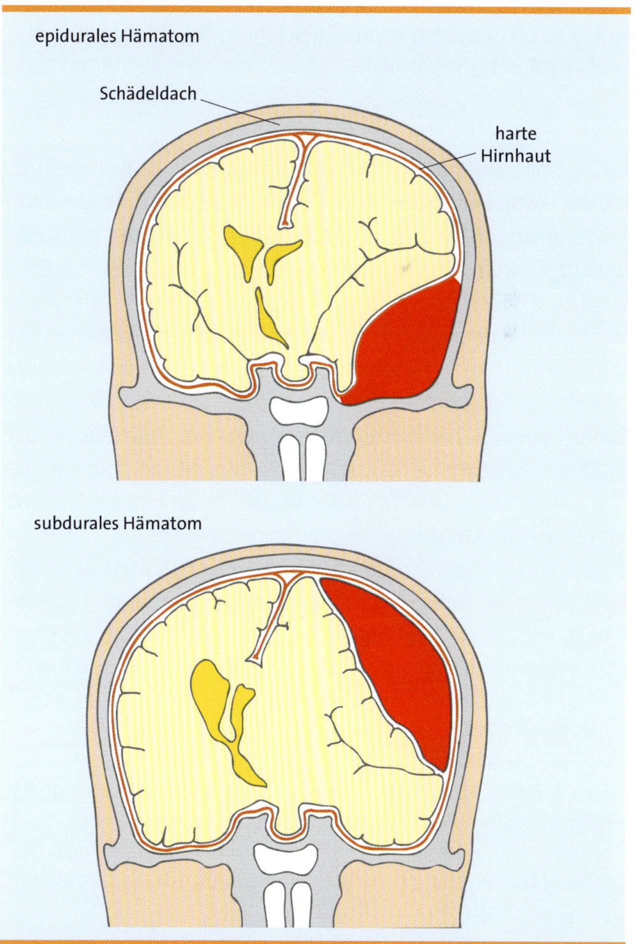

Abb. 20 ▶ Intrakranielle Blutungen

TAB. 3 ▶ Intrakranielle Raumforderungen

Akut einsetzende Symptome	Langsam fortschreitende Symptome
– Hirnblutung (spontan, traumatisch, Tumorblutung)	– chronische Subduralblutung (spontan, traumatisch)
– Epiduralblutung (traumatisch)	– Hirntumore (bösartig, gutartig)
– akute Subduralblutung (traumatisch)	– Metastasen
– Subarachnoidalblutung (spontan, traumatisch)	– Hirnödem (z. B. als Folge von Entzündung)

GEFAHREN

Eine Raumforderung im Schädel verursacht einerseits Lokalsymptome durch Druck auf die benachbarten Gehirnteile. Andererseits treten allgemeine Symptome auf, weil durch den erhöhten Schädelinnendruck die Durchblutung des gesamten Gehirns behindert wird. Betroffene Patienten sind gefährdet durch ***Störungen des Bewusstseins bis zum Koma***. Eine große Raumforderung kann eine Einklemmung des Gehirns an den Umschlagfalten der harten Hirnhaut (Dura) oder in der großen Öffnung an der Schädelbasis verursachen. Damit verbunden sind Atem- und Kreislaufversagen durch ***Schädigung des Atem- und Kreislaufzentrums***. Übersteigt der Druck im Inneren des Schädels den mittleren arteriellen Blutdruck (wie z. B. bei einer massiven intrakraniellen Blutung), kann das Hirngewebe nicht mehr durchblutet werden, und es folgt der Hirntod.

SYMPTOME

Ein erhöhter Druck im Schädelinneren verursacht häufig ***starke Kopfschmerzen***, Übelkeit, Erbrechen und ***Bewusstseinsstörungen*** bis hin zum Koma. Je nach Art der Raumforderung können die Symptome rasch auftreten oder sich über Tage und Wochen langsam entwickeln. Diffuser Hirndruck verursacht Allgemeinsymptome mit psychomotorischer Verlangsamung und Bewusstseinsminderung. Lokaler Druck auf das Hirngewebe führt zu neurologischen Lokalsymptomen wie z. B. ***Halbseitenlähmungen*** (Hemiparesen). Auch epileptische Anfälle können auftreten. Manchmal ist das erste Symptom eines langsam wachsenden Hirntumors ein epileptischer Anfall.

Bei der Subarachnoidalblutung bestehen heftigste, bislang nicht gekannte Kopfschmerzen und nach einigen Stunden eine durch die Reizung der Hirnhäute bedingte Nackensteife (Meningismus).

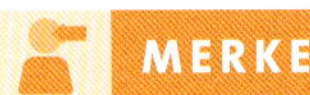

Pupillenveränderungen (z. B. ein- oder beidseitig weite und lichtstarre Pupillen) bei einem bewusstlosen Patienten sprechen für einen massiv erhöhten Schädelinnendruck. Häufig besteht eine niedrige Pulsfrequenz (Bradykardie) bei gleichzeitig hohem Blutdruck.

MASSNAHMEN

Elementarmaßnahmen: Durch Störungen des Bewusstseins sind die Patienten vital gefährdet. Bewusstseinsgetrübte oder bewusstlose Patienten werden zur Vermeidung der Aspirationsgefahr und zum Freihalten der Atemwege in die stabile Seitenlage gebracht. Gegebenenfalls muss für ein ausreichendes Atemminutenvolumen gesorgt werden.

Standardmaßnahmen: Ansprechbare Patienten werden mit um 30° ***erhöhtem Oberkörper*** in achsengerechter Stellung gelagert. Wegen der möglichen Schädigung des Atemzentrums mit Atemregulationsstörungen (z. B. eine Cheyne-Stokes-Atmung mit verminderter Sauerstoffversorgung des Blutes, VGL. KAP. 5.3.4) erhalten die Patienten ***Sauerstoff*** (6–8 l/min) und werden mit dem Pulsoxymeter überwacht. ***Blutdruck- und EKG-Monitoring*** sind unverzichtbar, um Kreislaufregulationsstörungen frühzeitig zu erkennen und gezielt zu behandeln, ebenso ist ein periphervenöser Zugang durch den Notarzt erforderlich. Kontinuierliche Überwachung und Dokumentation sind selbstverständlich.

Spezielle Maßnahmen: Insbesondere bei bewusstseinsgeminderten Patienten ist die Indikation zur Narkoseeinleitung und Beatmung durch den Notarzt eher großzügig zu stellen. Bei intrakraniellen Blutungen sind Blutdruckwerte über 180 mmHg zu vermeiden, da die Gefahr der Nachblutung steigt. Ein erheblicher Blutdruckabfall ist zu therapieren, um bei erhöhtem intrakraniellem Druck die Hirndurchblutung zu sichern. Kopfschmerzen und Übelkeit sollten durch den Notarzt konsequent behandelt werden. Gegebenenfalls sind die Patienten zu sedieren, jedoch wird hierdurch die Beurteilung der Bewusstseinslage erschwert.

Intrakranielle Raumforderungen können nur mithilfe der Computer- oder Kernspintomografie diagnostiziert werden. Je nach Größe und Lokalisation einer Blutung und nach Zustand des Patienten erfolgt entweder eine konservative Therapie oder eine operative Behandlung in einer neurochirurgischen Klinik.

6.5.3 Epilepsie

Epilepsie bedeutet »Anfall« und beschreibt ein Leiden, bei dem epileptische Anfälle auftreten. Es gibt außerordentlich viele verschiedene Anfallsformen. Am bekanntesten ist der sehr dramatisch verlaufende »große Krampfanfall« (Grand mal). Hierbei tritt zunächst eine ***Verkrampfung der gesamten Körpermuskulatur*** auf (tonischer Anfall), ***gefolgt von Muskelzuckungen am ganzen Körper*** (klonischer Anfall). Andere Anfallsformen zeigen z.B. Muskelzuckungen nur an bestimmten Teilen des Körpers (fokale Anfälle) ***mit oder ohne Beeinträchtigung des Bewusstseins***. Manche Anfallstypen manifestieren sich vorwiegend im Schulalter und gehen lediglich mit kurzen Bewusstseinseinschränkungen einher (Absencen). Bei Kindern im Vorschulalter treten auch atonische Anfälle auf, die mit einem plötzlichen Verlust der Muskelspannung verbunden sind und bei denen die Patienten in sich zusammensacken.

Ursachen

Ursache epileptischer Anfälle ist eine ***abnorme, synchrone elektrische Entladung von Nervenzellgruppen*** des Gehirns (fokale Anfälle) oder sogar des gesamten Gehirns (generalisierte Anfälle). Grundsätzlich kann jedes Gehirn mit epileptischen Anfällen reagieren, wenn bestimmte Voraussetzungen erfüllt sind (z.B. Schlafentzug, psychischer Stress, krampffördernde Medikamente). Ein Hirntumor, Narbengewebe nach einer Hirnverletzung oder -operation, eine Hirnblutung oder Durchblutungsstörung können auslösende Ursache sein. Ebenso können Intoxikationen, Stoffwechselentgleisungen (z.B. eine Hypoglykämie) oder Infektionen des Gehirns (Enzephalitis) oder der Hirnhäute (Meningitis) Anfälle auslösen. Manchmal liegt eine frühkindliche Hirnschädigung oder -fehlbildung vor.

Manifestiert sich eine Epilepsie, ohne dass eine konkrete Ursache fassbar ist, so spricht man von einer Epilepsie unklarer Ursache (idiopathische Epilepsie).

Bei Kleinkindern kann es während fieberhafter Infekte zu ***Fieberkrämpfen*** kommen (vgl. Kap. 7.7.8). Alkoholiker und Drogenabhängige können während des Entzugs Krampfanfälle erleiden (Entzugskrämpfe). Das Auftreten mancher epileptischer Anfälle wird begünstigt durch Schlafentzug und Lichtblitze (z.B. Disco-Flackerlicht, Blaulicht, Fernsehen, Autofahrt durch eine Allee bei Sonnenschein). Während der Schwangerschaft treten etwas häufiger epileptische Anfälle auf, auch kann es in der Spätschwangerschaft zu eklamptischen Anfällen kommen (vgl. Kap. 7.6.2.7). Ein epileptischer Anfall kann auch als einmaliger Gelegenheitsanfall nach Provokation auftreten, ohne dass eine Epilepsie besteht (z.B. bei Schlafentzug, Hypoglykämie, Alkoholentzug).

Gefahren

In der Regel endet ein epileptischer Anfall nach einigen Minuten von selbst. Während eines großen Anfalls sind die Patienten gefährdet, ***Verletzungen durch*** den ***Sturz*** zu erleiden. Auch kann die extreme Muskelanspannung während eines Grand-mal-Anfalls ***Gelenkverrenkungen und Knochenbrüche*** insbesondere der Wirbelkörper verursachen.

Dauert der Anfall ***länger als 5 Minuten oder*** folgen ***mehrere Anfälle*** in kurzen Abständen aufeinander, ohne dass die Patienten zwischendurch das Bewusstsein wiedererlangen, so spricht man von einem ***Status epilepticus***.

Ein Status epilepticus mit Grand-mal-Anfällen ist immer ***lebensbedrohlich***, da die enorme Anspannung der Körpermuskulatur einerseits und die maximale Aktivität des Gehirns andererseits einen extrem hohen Sauerstoffverbrauch verursachen. Gleichzeitig ist infolge der Krämpfe die Atmung ineffektiv, es entsteht eine ***große Sauerstoffschuld mit metabolischer Azidose*** (vgl. Kap. 5.5.2.4) und evtl. schweren Hirnschäden bis zum Tod. Weitere Gefahren im Status epilepticus sind Elektrolytstörungen und extrem hohes Fieber infolge zentraler Störung der Temperaturregulation.

Symptome

Anfälle können ***am ganzen Körper*** auftreten (generalisierte Anfälle) ***oder auf eine bestimmte Körperregion begrenzt*** sein (fokale oder partielle Anfälle). Generalisierte Anfälle gehen immer mit einer Bewusstseinsstörung einher, fokale Anfälle können mit oder ohne diese auftreten. Ist das Bewusstsein bei fokalen Anfällen verändert, spricht man von komplex-fokalen Anfällen. Gelegentlich bestehen auch nur psychische Symptome oder Dämmerzustände (psychomotorischer Anfall). Daneben gibt es auch generalisierte Anfälle, die sich lediglich als nur wenige Sekunden dauernde Veränderungen des Bewusstseins äußern. Motorische Symptome können ganz fehlen oder nur dezent in Erscheinung treten (Absencen, Petit-mal-Anfälle).

Am bekanntesten ist der ***Grand-mal-Anfall.*** Die Patienten stürzen bewusstlos zu Boden, gelegentlich begleitet von einem Initialschrei. Es folgt ein ***tonischer generalisierter Krampf mit Atemstillstand für einige Sekunden*** Dauer, der ***von generalisierten klonischen Zuckungen gefolgt*** wird. Eventuell tritt Schaum aus dem Mund, manchmal komm es zu Zungenbiss, Abgang von Urin oder Stuhl. Der Anfall endet in der Regel nach einigen Minuten. Die ***Bewusstlosigkeit geht in*** einen ***Dämmerschlaf über***, oder es bestehen für mehrere Minuten (zehn und mehr) Benommenheit und Desorientierung, bis das Bewusstsein vollständig wiedererlangt wird. An das Anfallsereignis besteht keine Erinnerung (Amnesie).

Fokale Anfälle äußern sich durch ***Krämpfe einzelner Muskelgruppen*** oder durch Sensibilitätsstörungen in begrenzten Körperregionen. Es können sogenannte Automatismen bestehen wie z.B. Nesteln mit den Händen oder Schmatzen. Bei den komplex-fokalen Anfällen ist das Bewusstsein gestört, es können Verwirrtheits- oder Dämmerzustände auftreten. Häufig besteht keine Erinnerung an das Anfallsereignis.

Da die Anfälle meist spontan enden, wird man im Rettungsdienst einen epileptischen Anfall nur dann erleben, wenn er als Komplikation einer anderen Grunderkrankung (z.B. Schlaganfall) auftritt oder wenn ein Status epilepticus

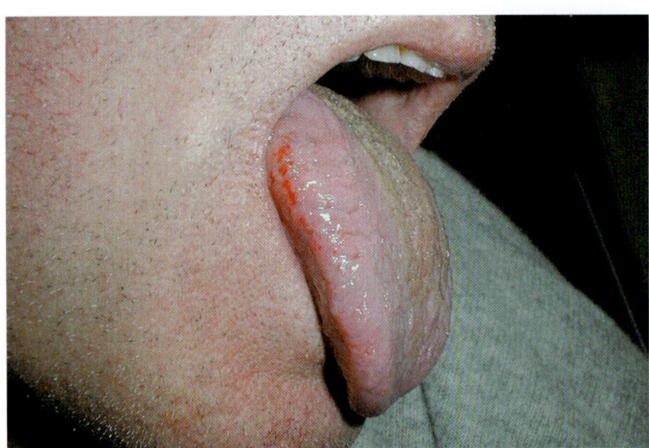

Abb. 21 ▶ Seitlicher Zungenbiss nach einem Anfall

besteht. Häufiger wird man auf Patienten treffen, die soeben einen Anfall erlitten haben und noch umdämmert sind. Liegt ein Zungenbiss oder ein Urinabgang vor, so ist bei einem bewusstseinsgetrübten Patienten ein vorausgegangener Grand-mal-Anfall wahrscheinlich.

Massnahmen

Elementarmaßnahmen: Nach dem Anfall werden bewusstlose Patienten in stabiler Seitenlage gelagert, die Atemwege sind freizuhalten.

Standardmaßnahmen: Der Krampfende ist im Stadium der Bewusstseinstrübung vor Schäden zu schützen durch ***Wegräumen gefährlicher Gegenstände***. Wo dies nicht möglich ist, kann mit Jacken oder Decken entsprechend abgepolstert werden. Absturzmöglichkeiten (Treppenhaus) sind entsprechend zu versperren. Das Einlegen eines Beißschutzes zur Verhinderung eines Zungenbisses ist wegen Verletzungsgefahr verboten. Ist ein Patient nach einem Anfall wieder voll bei Bewusstsein und über seine Krankheit informiert, erübrigt sich meist eine spezifische zusätzliche Therapie. Nach einem Anfall und im Status epilepticus ist eine Blutzuckerbestimmung zum ***Ausschluss einer Hypoglykämie*** unbedingt notwendig. Bei nicht ausreichender Atmung im Status ist eine Sauerstoffgabe unabdingbar. Die genaue Überwachung und die Dokumentation sind selbstverständlich.

Spezielle Maßnahmen: Bei bekannter Epilepsie und einem ohne Komplikationen abgelaufenen Krampfanfall ist ein stationärer Krankenhausaufenthalt nicht unbedingt erforderlich. Die Patienten sollten sich jedoch umgehend in ärztliche Behandlung begeben. Möglicherweise muss die antiepileptische Medikation geändert werden, damit Schutz vor weiteren Anfällen besteht.

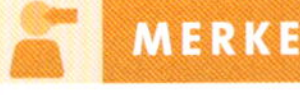

MERKE

Bei jedem erstmalig aufgetretenen Anfall muss (im Krankenhaus) die Ursache des Anfalls abgeklärt und ggf. behandelt werden.

Auch ist zu entscheiden, ob der Patient langfristig Medikamente zum Schutz vor weiteren Anfällen einnehmen muss.

6.5.4 Meningitis

Unter einer Meningitis versteht man eine ***Entzündung der harten oder weichen Hirnhaut***. Ist bei einer solchen Entzündung auch des Gehirn selbst betroffen, so spricht man von einer Enzephalitis oder auch Meningoenzephalitis. Die Entzündung kann eine ***bakterielle, virale oder*** eine ***Pilzinfektion*** als Ursache haben. Bakterielle Erreger sind u.a. Meningokokken, Pneumokokken oder Staphylokokken. Die Infektion entsteht meist durch Tröpfcheninfektion, kann aber auch durch Überleitung von eitrigen Prozessen im Kopfbereich oder nach einem Schädel-Hirn-Trauma erfolgen. Die gefährlichste Form ist die ***Meningokokkenmeningitis***, die fulminant verlaufen und innerhalb weniger Stunden zum Tod führen kann (Meningokokkensepsis, Waterhouse-Friderichsen-Syndrom). Die Erreger sind nicht in jedem Fall pathogen, und die Überträger müssen nicht selbst erkrankt sein.

In manchen Regionen kommt zusätzlich die sogenannte ***Frühsommer-Meningoenzephalitis*** (FSME oder »Zecken-Enzephalitis«) vor, gegen die ein Großteil der Bevölkerung jedoch bereits geimpft ist.

Bei schweren Verlaufsformen der Erkrankung können Patienten innerhalb weniger Stunden in ein Koma fallen, das rasch zum Tod führen kann. Bei Patienten mit ***eitriger Meningokokkenmeningitis*** besteht in den ersten 24 Stunden eine besonders ***hohe Ansteckungsgefahr***, weshalb der Transport als Infektionstransport durchzuführen ist. Da die Symptome der Meningitis (s.u.) leicht mit einer Grippe verwechselt werden können, beginnt eine zielgerichtete Therapie häufig zu spät.

Symptome

- Fieber,
- Kopfschmerz,
- Nackensteife (Meningismus),
- Bewusstseinsstörung,
- Lichtscheue,
- Krämpfe,
- Lähmungserscheinungen.

Massnahmen

Elementarmaßnahmen: Ein Patient mit dem Verdacht auf eine eitrige Meningitis ist als Infektionstransport in die Klink zu bringen. Die Überwachung der Vitalfunktionen steht im Vordergrund.

6.6 Spezielle internistische Notfälle

6.6.1 Störungen des Stoffwechsels/ Diabetes mellitus

Klaus Hofmann

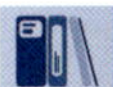 **DEFINITION**

Diabetes mellitus

Die *Zuckerkrankheit* (Diabetes mellitus) – der Name ist abgeleitet von »starke Harnflut« (diabetes) und »honigsüß« (mellitus) – ist eine chronisch verlaufende Stoffwechselerkrankung hauptsächlich des Kohlenhydrat-, aber auch des Fett- und Eiweißstoffwechsels.

Im Verlauf der Zuckerkrankheit entwickeln sich akute Stoffwechselentgleisungen mit massiv erhöhtem Blutzuckergehalt sowie Spätkomplikationen wie Verödung von kleinsten, aber auch großen Blutgefäßen. Die Einteilung erfolgt in zwei Gruppen: dem ***Typ-I-Diabetes mit absolutem Insulinmangel*** und dem ***Typ-II-Diabetes mit relativem Insulinmangel***. Der Typ-II wird umgangssprachlich auch als ***Altersdiabetes*** bezeichnet, wohingegen der Typ-I auch als ***juveniler Diabetes*** bezeichnet wird. Achtung: Heutzutage wird der Typ-II-Diabetes immer häufiger auch bei adipösen Jugendlichen diagnostiziert.

Ursachen

Insulin ist ein Hormon, welches in der Bauchspeicheldrüse produziert wird. Das Insulin senkt den Blutzuckerspiegel, indem es dafür sorgt, dass Glukose von der Blutbahn in die Zellen geschleust wird. Sein Gegenspieler ist das Glukagon, welches den Blutzuckerspiegel erhöht, indem gespeichertes Glykogen als Glukose in die Blutbahn abgegeben wird.

Der ***Typ-I-Diabetes*** tritt häufig im jugendlichen Lebensalter auf und ist durch ein absolutes Fehlen von Insulin im Blut gekennzeichnet. Ursache ist ein ***Funktionsausfall der Insulin produzierenden B-Zellen*** in der Bauchspeicheldrüse. Dieser Funktionsausfall ist entweder erblich (genetisch) bedingt, oder aber er beruht auf einer Schädigung des körpereigenen Abwehrsystems (Immunsystem) direkt an den B-Zellen.

Der ***Typ-II-Diabetes*** ist gekennzeichnet durch einen relativen Insulinmangel, d.h., bei ***rückläufiger Insulinproduktion*** steigt die Widerstandsfähigkeit (Resistenz) des Körpers gegen Insulin an. Die Folge ist ein zunehmender Wirkungsverlust des Insulins. Unterschiedliche Belastungsfaktoren wie z.B. Übergewicht, Infektionskrankheiten oder dauerhafte Stresssituationen können das Auftreten der Zuckerkrankheit begünstigen. Als Auslöser können aber auch andere Erkrankungen wirken, beispielsweise Bauchspeicheldrüsenentzündungen oder eine Überfunktion der Schilddrüse. Ebenso können Medikamente die Zuckerkrankheit als Nebenwirkung hervorrufen.

Therapie

Der Typ-I-Diabetes wird behandelt, indem Insulin subkutan (als Spritze oder mithilfe einer Insulinpumpe) zugeführt wird. Hierbei muss der Diabetiker seinen ***Blutzuckerspiegel ständig kontrollieren*** und darauf abgestimmte Mengen Insulin applizieren. Der Typ-II-Diabetiker kann seinen Blutzuckerspiegel meist durch Tabletten und eine Nahrungsumstellung einstellen; ggf. ist aber auch er auf eine Insulinzufuhr angewiesen.

6.6.1.1 *Hyperglykämie / Coma diabeticum*

Aus dem relativen oder absoluten Insulinmangel resultieren krank machende (pathogene) Wirkungen, die aus der physiologischen Insulinwirkung erklärbar sind. So steht einer verminderten Glukoseaufnahme und -verwertung in Fettgewebe und Muskulatur gleichzeitig eine vermehrte Glukosefreisetzung (Glukoneogenese) aus der Leber entgegen.

Die Folge ist ein Anstieg des Blutzuckerspiegels (Hyperglykämie). Durch den erhöhten Blutzuckerspiegel kommt es auch zu einer vermehrten Ausscheidung von Glukose über die Nieren in den Harn (Glukosurie). Aufgrund der erhöhten osmotischen Wirksamkeit der Glukose wird auch vermehrt Flüssigkeit ausgeschieden (Polyurie), dies kann bis zu einer Austrocknung (Exsikkose) führen.

Im Fettstoffwechsel entwickelt sich unter Insulinmangel ein vermehrter Fettabbau zu Fettsäuren (Lipolyse) mit Umwandlung zu Ketosäuren in der Leber. Folge ist eine ***stoffwechselbedingte Übersäuerung des Organismus***, die metabolische Azidose. Als typische Zeichen entwickeln sich ein ***fruchtartiger Azetongeruch der Ausatemluft und*** die ***Kußmaul-Atmung***: Dabei handelt es sich um gleichmäßige, vertiefte, beschleunigte Atemzüge, die der vermehrten Abatmung von Kohlendioxid dienen.

Im Eiweißstoffwechsel werden vermehrt Aminosäuren aus der Muskulatur freigesetzt und in der Leber wiederum zur Zuckergewinnung genutzt. Dieser ***vermehrte Fett- und Eiweißabbau führt*** im Laufe der Erkrankung ***zu einem Gewichtsverlust*** (hauptsächlich bei Typ-I-Diabetes).

Gefahren / Symptome

Grundsätzlich können die in Tabelle 4 beschriebenen Gefahren und Krankheitszeichen sowohl beim Typ-I- als auch beim Typ-II-Diabetes auftreten. Nur Intensität und zeitliche Abfolge sind verschieden.

Der Typ-I-Diabetes imponiert durch akuten Insulinmangel mit ausgeprägten Krankheitszeichen, im Gegensatz dazu steht der Typ-II-Diabetes, der mit schleichender Verschlechterung einhergeht und oft erst nach Jahren zufällig oder an Spätschäden erkannt wird.

Die Hauptgefahr besteht im Auftreten eines ***Coma diabeticum***. Dabei handelt es sich um eine ***lebensbedrohliche Erhöhung des Blutzuckerspiegels*** (zum Teil über 500 mg/dl) mit tiefer Bewusstlosigkeit und kritischen Veränderungen im Wasser-Elektrolyt- und Säure-Basen-Haushalt. Hierbei sind Typ-I-Diabetiker durch das ketoazidotische Koma infolge einer massiven Übersäuerung des Körpers mit Abbauprodukten des Fettstoffwechsels (Ketosäuren) gefährdet. Bei Typ-II-Diabetikern steht die Exsikkose im Vordergrund.

Die Symptome einer akuten Hyperglykämie sind damit folgende:

- Azetongeruch bei der Atmung,
- Kußmaul-Atmung,
- Exsikkose,
- Somnolenz bis Koma,
- Blutzuckerwert von über 140 mg/dl bzw. 180 mg/dl (Nierenschwelle).

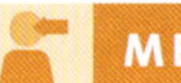

MERKE

Die Symptome der Hyperglykämie stellen sich eher langsam ein, wohingegen sich die Symptome der Hypoglykämie sehr schnell entwickeln können.

Massnahmen

Elementarmaßnahmen: Der bewusstlose Patient mit Eigenatmung wird in die stabile Seitenlage verbracht. Der Notarzt ist zu rufen, der den Patienten eventuell intubiert.

Standardmaßnahmen: Bei ausreichenden Kreislaufverhältnissen und vorhandenem Bewusstsein wird der Patient auf Wunsch mit erhöhtem Oberkörper gelagert. Bei ausreichender Atmung werden dem Patienten 6–8 l ***Sauerstoff*** pro Minute über Inhalationsmaske angeboten. Bei diesem Notfallbild ist ein venöser Zugang mit einer Vollelektrolytlösung zwingend erforderlich und daher der ***Notarzt*** zu verständigen. Neben der psychischen Betreuung erfolgt die fortlaufende Kontrolle und Dokumentation der erhobenen Parameter.

Spezielle Maßnahmen: Unter Umständen sind eine endotracheale Intubation und Beatmung erforderlich.

Die Gabe von Insulin erfolgt i. d. R. erst in der Klinik. Dort wird der Insulinspiegel unter Laborkontrolle eingestellt.

Tab. 4 ▶ Symptome des Diabetes mellitus

Allgemeinsymptome	Ursache	Bemerkung
vermehrter Harndrang (Polyurie)	der erhöhte Zuckergehalt im Blut bindet mehr Flüssigkeit und diese regt die Urinausscheidung an	kann zu lebensgefährlichen Wasser- und Salzverlusten führen
massives Durstgefühl (Polydipsie)	die vermehrte Flüssigkeitsmenge im Gefäßsystem wird dem Gewebe entzogen	tritt besonders bei sich plötzlich erhöhenden Blutzuckerwerten auf
Appetitsteigerung	Abfall der Blutzuckerkonzentration	tritt besonders bei sich plötzlich verringernden Blutzuckerwerten auf
Gewichtsverlust	vermehrter Abbau von Fettreserven	entwickelt sich erst nach Jahren
Abgeschlagenheit, Müdigkeit	Zucker als schnell verwertbarer Energieträger steht für die Zellen nicht ausreichend zur Verfügung	unspezifisches Krankheitszeichen
Hautjucken, Hautunreinheiten (Talg-, Schweißdrüsen- und Haarbalgentzündungen)	bei dauerhaft hohem Blutzuckergehalt wird Zucker über die Haut abgegeben	in Kombination mit Durchblutungsstörungen können sich Eiterhöhlen (Abszesse) entwickeln
verschlechterte Wundheilung	Durchblutungsstörung in kleinen und kleinsten Blutgefäßen	Spätkomplikation
Sehstörungen (Retinopathie)	Durchblutungsstörung der Netzhaut im Auge	Spätkomplikation
Sensibilitätsstörungen (Neuropathie)	Durchblutungsstörung im Bereich sensibler Nerven	Spätkomplikation
rückläufige Nierenausscheidung (Niereninsuffizienz)	Durchblutungsstörung kleiner Blutgefäße in den Nieren und großer, die Nieren versorgender Gefäße	Spätkomplikation
Verschluss großer Blutgefäße (Angiopathie)	Verödung durch dauerhaft erhöhte Blutzuckerwerte	die Häufigkeit von Erkrankungen wie Herzinfarkt oder Schlaganfall nimmt zu

6.6.1.2 *Hypoglykämie*

Eine ***Unterschreitung der normalen (physiologischen) Blutzuckerkonzentration*** wird als ***Hypoglykämie*** bezeichnet. Bei den Normalwerten sind drei Altersstufen zu unterscheiden:

- Neugeborene/Säuglinge: 60–90 mg/dl,
- Kleinkinder/Schulkinder: 80–110 mg/dl,
- Jugendliche/Erwachsene: 90–110 mg/dl.

URSACHEN

Sowohl zuckerkranke Patienten (Diabetiker) als auch Gesunde können von einer Unterzuckerung betroffen sein. Bei Vorliegen einer Zuckerkrankheit sind ***häufig Diätfehler*** die Ursache, ***oder*** das Blutzucker senkende Hormon ***Insulin wurde überdosiert***, und/oder nach Insulingabe erfolgte eine zu geringe Nahrungsaufnahme. Eine Hypoglykämie kann auch in suizidaler Absicht herbeigeführt werden. Bei sonst Gesunden kann eine ***Unterzuckerung durch Hungerzustände, anhaltende Muskelarbeit, Fieber, Alkoholvergiftung*** oder durch die Einnahme Blutzucker senkender Medikamente (Zuckertablette) ausgelöst werden. Da Lebensfunktionen nur unter Energieverbrauch ablaufen, ist das Vorhandensein ausreichender Energieträger – hauptsächlich Zucker und Fett – lebenswichtig. Einige Organe können Zucker (Glukose) speichern (z.B. Leber und Muskulatur) und bei Bedarf in das Blut abgeben, andere, besonders Gehirn und Rückenmark, sind auf eine kontinuierliche Zufuhr über das Blut angewiesen.

Einige Diabetiker haben sogenannte Notfallspritzen für den Fall dabei, dass sie selber eine Hypoglykämie bei sich feststellen. Diese Notfallspritzen enthalten keine Glukose, sondern Glukagon und werden subkutan appliziert. Sie dienen dazu, im Fall einer Hypoglykämie durch den Betroffenen selbst oder durch geschulte Verwandte/Bekannte verabreicht zu werden.

GEFAHREN / SYMPTOME

Sinkt der Blutzuckerspiegel zu schnell oder steht nicht mehr genug Speicherzucker (Glykogen) zur Verfügung bzw. kann dieser nicht ins Blut freigesetzt werden, so ist mit lebensgefährlichen Funktionsstörungen im zentralen Nervensystem zu rechnen. Bei langanhaltender Hypoglykämie sind schwerste zerebrale Dauerschäden möglich. ***Bewusstseinsstörungen*** können bereits bei BZ-Werten von unter 60 mg/dl auftreten. Diabetiker sind jedoch zum Teil an sehr niedrige BZ-Konzentrationen gewöhnt und zeigen erst spät ausgeprägte Symptome. TABELLE 5 fasst die Symptome zusammen.

MASSNAHMEN

Elementarmaßnahmen: Bei Bewusstlosigkeit wird der Patient zur Sicherung freier Atemwege in die stabile Seitenlage verbracht.

TAB. 5 ▶ Symptome und Gefahren der Hypoglykämie

Bewusstsein/ Nervensystem	Verwirrtheit, Koordinationsstörungen, Erregungszustände bis zu Tobsuchtsanfällen, zunehmende Schläfrigkeit (Somnolenz) bis Bewusstseinsverlust, Krampfanfälle, ggf. Zeichen eines Schlaganfalls
Atmung	normale bis beschleunigte Atmung (Tachypnoe), Gefahr der Atemwegsverlegung bei Bewusstlosigkeit, durch Einatmung (Aspiration) von Erbrochenem, Atemstillstand während eines Krampfanfalls
Herz/Kreislauf	erhöhte Herzfrequenz (Tachykardie), Blutdruckanstieg (Hypertonie), Blutzuckerwerte unter 50 mg/dl beim Erwachsenen
Aussehen	feucht-blasse Haut, erhöhte Muskelspannung, geweitete Pupillen
vegetative Beschwerden (bei erhaltenem Bewusstsein)	Heißhunger, Kopfschmerzen, Unruhe, Übelkeit, Angst, Schwitzen, Zittern, Herzklopfen

Standardmaßnahmen: Bei stabilen Kreislaufverhältnissen und vorhandenem Bewusstsein wird der Patient mit erhöhtem Oberkörper oder nach Wunsch gelagert. Sofern der Patient eine ausreichende Spontanatmung aufweist, werden 6–8 l Sauerstoff pro Minute über Inhalationsmaske appliziert. Neben der psychischen Betreuung wird eine fortlaufende Überwachung und Dokumentation durchgeführt.

Spezielle Maßnahmen: Sofortige ***Unterbrechung der Insulinzufuhr*** bei Patienten mit Insulinpumpe durch den Notarzt. Bei bewusstseinsklaren, kooperativen Patienten steht die ***Gabe von Traubenzucker oder zuckerhaltigen Getränken*** (z.B. Fruchtsäfte, Cola) im Vordergrund. Bei bestehender Bewusstseinstrübung oder Bewusstlosigkeit muss eine frühestmögliche Gabe von Glukose erfolgen. Dieses Medikament wird vom Notarzt verabreicht.

Des Weiteren können in schweren Fällen auch eine endotracheale Intubation und eine Beatmung erforderlich werden.

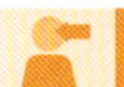

MERKE

Bei allen neurologischen Symptomen ist an eine Unterzuckerung zu denken, es muss dann stets der Blutzuckerspiegel bestimmt werden.

6.6.2 Hyperventilationssyndrom (Tetanie)

JOHANNES VEITH

URSACHEN

Die Ursachen einer Hyperventilation sind in über 90% der Fälle psychogener Art (hyperventilierende junge Mädchen bei Popkonzerten). Aber auch andere Formen von ***Erregungszuständen*** wie z.B. Angst können bei allen Geschlechtern und in jedem Alter zu einer Hyperventilation führen. Seltenere Ursachen einer Hyperventilation können Lungenembolien und diabetische Stoffwechselentgleisungen sein.

Symptome

Das Hyperventilationssyndrom zeigt sich klinisch oft als eine bedrohlich erscheinende Atemstörung, die mit einer Alkalose verbunden ist. Die Patienten klagen über ein ***Kribbelgefühl***, besonders ***um den Mund*** herum. An ***den Händen und Füßen*** geben sie »Ameisenlaufen« und eventuell Taubheitsgefühl an. Häufig wird auch ein pelziges Gefühl der Zunge beklagt. Die meisten Patienten leiden unter »Atemnot«, Unruhe, Schwindel und Angst. Die ***deutlich übersteigerte Atmung*** führt zur ***vermehrten Abgabe von Kohlendioxid*** und daraus resultierend im Serum zu einem relativen Kalziummangel. Letzterer begünstigt Krämpfe, vor allem kleinerer Muskeln des Gesichts und der Hand. Daher kann bei schwereren Verläufen des Hyperventilationssyndroms eine sogenannte Pfötchenstellung der Hände beobachtet werden.

Im Rettungsdienst können therapeutisch ***Rückatmungsversuche*** oder die Kommandoatmung versucht werden. Die Rückatmung, die für 2–5 Minuten ***in einen Plastikbeutel*** durchgeführt wird, bewirkt eine Anreicherung des CO_2 in der Einatemluft und damit eine Normalisierung des Atemantriebs. Gleiches kann über eine Kommandoatmung erreicht werden. Eine Sedierung der Patienten ist nur in seltenen Fällen nötig (Notarzt). Um andere Ursachen auszuschließen, sollte beim erstmaligen Auftreten eine Abklärung der Ursache in der Klinik erfolgen.

6.6.3 Vergiftungen

Achim Schmidtko

Als ***Vergiftung (Intoxikation)*** bezeichnet man die gesundheitsschädlichen Folgen nach Aufnahme von Giftstoffen (Toxinen) in den Organismus. Ab einer bestimmten Dosis wird jede Substanz zum Giftstoff, d.h., Intoxikationen sind prinzipiell mit allen Substanzen möglich. Eine Vergiftung ist immer ein Produkt aus der Menge der aufgenommenen Substanz mal der Zeit, in der die Aufnahme erfolgte.

6.6.3.1 *Ursachen und Gefahren*

Gifte werden versehentlich, durch Unfälle, infolge krimineller Delikte oder auch absichtlich aufgenommen. Betrachtet man die Häufigkeitsverteilung verschiedener Vergiftungen, so ergibt sich folgendes Bild:

Arzneimittel dominieren mit ca. 80 % aller Fälle, gefolgt von Pflanzenschutzmitteln, Reizgasen sowie gewerblichen und chemischen Giften mit einem Gesamtanteil von ca. 20 %.

Die ***weitaus überwiegende Zahl*** der zu behandelnden Vergiftungen, etwa 80 %, ereignet sich ***durch eine Aufnahme über den Mund (oral)***. Allerdings ist eine Zunahme der Intoxikationen über die Atmung (inhalativ) zu verzeichnen, und zwar von ca. 5 auf 15 %. Der Anteil der Vergiftungen über die Haut (perkutan) liegt bei etwa 4–8 %. Eine weitere Aufnahmeform ist die Injektion (parenteral) wie z.B. bei Drogenkonsum. Die Aufgliederung von Vergiftungen wird dadurch kompliziert, dass die ***gleichzeitige Einnahme von verschiedenen Giften häufig*** ist. In mindestens 50 % der Fälle ist mit einer Kombinationsvergiftung zu rechnen. Die gleichzeitige Einnahme einer Überdosis von Arzneimitteln und von Alkohol in einer das Vergiftungsbild mitbestimmenden Dosis ist bei mindestens 20 % der Fälle nachweisbar. Die primäre Gefahr stellt zunächst die Störung der vitalen Funktionen dar.

Durch die Wirkung der Gifte können das Bewusstsein, die Atmung und der Kreislauf gestört werden. Diese Störungen können relativ schnell zum Tod des Patienten führen. Durch die ***Beeinträchtigung der lebenswichtigen Regelkreise***, wie auch durch die Wirkung des Giftes, können bleibende Schäden beim Patienten entstehen. Besonders gefährdete Organe sind die Leber, die Nieren und das Gehirn. Die Gefahren sind abhängig von der Einwirkzeit, der Wirkung und der Dosis des Giftes.

6.6.3.2 *Symptome*

Die wesentlichen drei Möglichkeiten für das Erkennen einer Vergiftung sind:
- die Inspektion,
- die Befragung,
- die Anzeichen.

Leere Arzneimittelpackungen, Flaschen oder Gläser mit fragwürdigem Inhalt oder auch Abschiedsbriefe liefern in vielen Fällen den entscheidenden Verdacht auf das Vorliegen einer Vergiftung.

Die Befragung des Patienten oder der Umgebungspersonen konzentriert sich im Wesentlichen auf sechs W-Fragen:
- ***Wer*** hat das Gift zu sich genommen?
- ***Was*** wurde genommen?
- ***Wann*** wurde das Gift genommen?
- ***Wie*** wurde das Gift genommen (auf welchem Wege, womit)?
- ***Wie viel*** wurde in welcher Konzentration genommen?
- ***Warum*** wurde es genommen?

Die Deutung der Anzeichen wird durch die Vielzahl der infrage kommenden Gifte erschwert. Es gibt jedoch Symptome, die bei akuten Intoxikationen besonders häufig vorkommen und damit charakteristisch für das Vorliegen dieser sind, vor allem, wenn zwei oder mehrere dieser Symptome vorliegen. ***Typische Anzeichen bei Vergiftungen*** sind:

- Zentral- und periphernervöse Störungen durch Intoxikationen können in Form von ***Bewusstseinsstörungen*** über Somnolenz, Sopor bis hin zum Koma oder auch als Unruhe, Verwirrtheit, Rausch und Erregungszustände bis zu generalisierten Krampfanfällen auftreten.
- Akute Störungen des Magen-Darm-Traktes, wie ***Übelkeit***, Brechreiz sowie ***Erbrechen*** und Durchfälle, kommen bei einer Vielzahl von Giften vor.
- Ein auffälliger ***Geruch*** kann das Rettungsdienstpersonal auf die Möglichkeit einer Vergiftung hinweisen.
- ***Hautschädigungen*** bis hin zur Blasenbildung finden sich bei Schlafmittel- und auch bei Psychopharmaka-Vergiftungen. Die Hautschädigungen ähneln denen bei Verbrennungen. Im Blaseninhalt lassen sich eingenommene Substanzen toxikologisch analysieren. Diese sogenannten Schlafmittelblasen treten nach mindestens zwölf Stunden Liegedauer auf und sind zum Teil durch Lage und Druck, zum Teil durch Zellpermeabilitätsstörungen hervorgerufen. Säuren und Laugen, aber auch Oxidationsmittel können akut zu Hautschäden führen. Schließlich helfen Einstichstellen, den Verdacht auf Drogenintoxikation zu erhärten.
- ***Arrhythmien*** lassen besonders dann auf Vergiftungen schließen, wenn sie unter Berücksichtigung von Alter und Vorgeschichte unerwartet auftreten.

Die genannten Symptome kommen bei 90% aller klinisch behandelten Vergiftungsfälle vor.

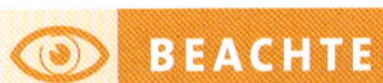
BEACHTE

Bei unklaren Notfallsituationen muss immer auch an eine mögliche Vergiftung gedacht werden!

6.6.3.3 *Maßnahmen*

Bei Vergiftungsnotfällen muss zunächst geklärt werden, ob für das Rettungsdienstpersonal eine Eigengefährdung besteht. In allen Fällen hat der ***Eigenschutz des Helfers*** Vorrang. Gegebenenfalls ist geeignete Hilfe (Feuerwehr) anzufordern, um den Patienten aus dem Gefahrenbereich zu entfernen und so der Giftwirkung zu entziehen bzw. die Notfallstelle abzusichern. Nach dem Ausschluss der Eigengefährdung kann bei allen Vergiftungen mit den Elementar-, Standard- und speziellen Maßnahmen die Therapie begonnen werden. Je nach Schwere der Situation muss der Notarzt zur Einsatzstelle nachgefordert werden.

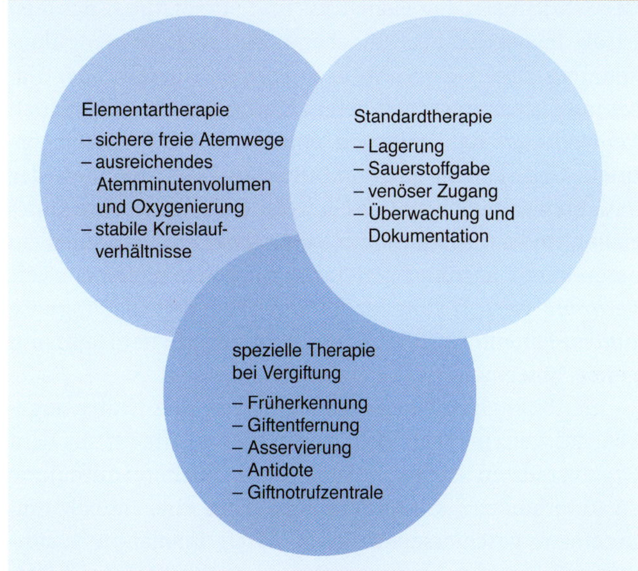

ABB. 22 ▶ Maßnahmen bei Vergiftungen

Elementarmaßnahmen: Die Elementarmaßnahmen dienen der Sicherung der vitalen Funktionen. Sie bestehen aus der Sicherung freier Atemwege z.B. durch die stabile Seitenlage oder durch Intubation (Notarzt) bzw. die ***Schaffung eines ausreichenden Atemminutenvolumens und stabiler Kreislaufverhältnisse*** (VGL. KAP. 5). Falls ein Patient infolge einer Intoxikation beatmet werden muss, ist bei einer Mund-zu-Mund- bzw. Mund-zu-Nase-Beatmung in manchen Fällen eine Übertragung des Giftstoffes auf den Helfer möglich. Daher ist zur Beatmung von Vergifteten im Rettungsdienst immer ein Beatmungsbeutel zu verwenden.

Standardmaßnahmen: Bei einem weniger dramatischen Verlauf kann der Patient nach Wunsch gelagert werden. Liegt eine Atemnot vor, wird der Patient in halb sitzender Position gelagert. Bei Störungen des Kreislaufs ist eine Flachlagerung oder Schocklagerung angezeigt. Der Betroffene erhält über eine Sauerstoffmaske 6–8 l (bei schwerer Atemnot 10–15 l) ***Sauerstoff*** pro Minute. Neben der Kontrolle und Dokumentation der Vitalparameter erfolgt die psychische Betreuung des Patienten.

Spezielle Maßnahmen: Die Vielzahl der Vergiftungen erfordert ein Schema, das für fast alle Vergiftungen zur Anwendung gebracht werden kann. Dieses umfasst die folgenden Punkte:

- Früherkennung,
- Giftentfernung,
- Sicherstellung (Asservierung),
- Antidot,
- Vergiftungsinformationszentrale.

Der Schritt nach den Elementar- und Standardmaßnahmen ist die Inspektion der Umgebung des Erkrankten (»Früherkennung«). Leere Arzneimittelpackungen, Flaschen oder Gläser mit suspektem Inhalt liefern häufig den entscheidenden Verdacht auf das Vorliegen einer Vergiftung. Abschiedsbriefe, Geruch, Hinweise von Dritten und die Anamnese des Patienten können wichtige Hinweise liefern. Suspekte Materialien sind auf jeden Fall für die Analyse sicherzustellen (zu asservieren). Je früher gezielte Maßnahmen gegen das Gift getroffen werden können, desto günstiger ist die Prognose für den Patienten. Oft muss mit kriminalistischem Spürsinn geforscht werden.

In Abhängigkeit vom Aufnahmeweg des Giftes ergeben sich verschiedene Möglichkeiten, den Giftstoff aus dem Organismus zu entfernen bzw. dessen weitere Aufnahme zu unterbinden (»Giftentfernung«). Falls eine Intoxikation in einem geschlossenen Raum durch Inhalation gasförmiger Substanzen hervorgerufen wird, bedeutet das Befördern des Patienten an die frische Luft die ***Unterbrechung der Giftzufuhr***. Gleichzeitig kann der Giftstoff vermehrt abgeatmet, d.h. aus dem Organismus entfernt werden. Eine Giftaufnahme kann auch über die Haut erfolgen. Hier stellt das Abspülen der Haut mit Wasser eine Maßnahme zur Giftentfernung dar. Falls reizende Substanzen in die Augen gelangen, ist ein gründliches Spülen der Augen mit viel Wasser über mindestens 10 bis 15 Minuten erforderlich.

Die ***Asservierung des Giftstoffes*** dient der genauen Identifizierung bzw. der Bestimmung der aufgenommenen Giftmenge im Kliniklabor. Daher ist an die Mitnahme von Erbrochenem, Speiseresten, Tabletten, Arzneiverpackungen etc. zu denken. Brechbeutel und Nierenschalen eignen sich für die Asservierung des Vorgenannten besonders gut.

Bei einigen Giftstoffen stehen dem Notarzt ***spezifische Gegengifte (Antidote)*** zur Verfügung, die eine gezielte Behandlung der Vergiftung ermöglichen (Antidottherapie). Für die meisten Gifte fehlen jedoch Antidote, sodass nur eine unspezifische, den Vergiftungssymptomen entsprechende Therapie durchgeführt werden kann. Insofern ein spezifisches Antidot zur Verfügung steht, sollte schon vor Ort mit der Behandlung begonnen werden. Antidote machen den Giftstoff entweder durch direkten chemischen bzw. physikalischen Angriff unschädlich oder sie setzen die Giftwirkungen durch pharmakologische Effekte herab.

Es besteht die Möglichkeit, mit der ***Vergiftungsinformationszentrale (VIZ)*** über die Leitstelle Kontakt aufzunehmen. Die VIZ ist unter der Nummer 01 406 43 43 rund um die Uhr zu erreichen. Weitere Informationen zum Thema gibt es unter https://goeg.at/Vergiftungsinformation. Die VIZ kann Ratschläge zur weiteren Behandlung des Patienten erteilen. Der Transport von Vergifteten sollte in ein Krankenhaus mit einer inneren Intensivstation erfolgen.

6.6.3.4 *Kohlenmonoxid*

Kohlenmonoxid (CO) ist ein Gas, das bei unvollständiger Verbrennung von organischem Material entsteht. Es ist Bestandteil von Auspuffgasen, sodass ein längeres Einatmen dieser Gase (z.B. durch Einleiten in das Wageninnere in suizidaler Absicht) bzw. das Laufenlassen von Motoren in geschlossenen Garagen zur Kohlenmonoxidvergiftung führen kann. CO kann außerdem bei Bränden, durch schlecht ziehende Öfen, Gasheizungen etc. gebildet werden. Die CO-Inhalation erfolgt ohne Warnwirkung, da es ***geruch-, geschmack- und farblos*** ist. Bei der Rettung muss darauf geachtet werden, dass dieses ***Gas explosiv*** ist. Schon kleine Funken (Lichtschalter usw.) können zur Explosion führen.

Ursachen

Die Vergiftungssymptome werden durch die ***Bindung von Kohlenmonoxid an Hämoglobin*** hervorgerufen, welches das Transportprotein des Sauerstoffs (O_2) im Körper darstellt. Infolgedessen steht weniger Hämoglobin zum Sauerstofftransport zur Verfügung. Da CO eine im Vergleich zu O_2 ca. 300-fach stärkere Bindung eingeht, genügen beispielsweise bereits 0,01 % Kohlenmonoxid in der Atemluft, um 50 % des Blutsauerstoffes vom Hämoglobin zu verdrängen. Zusätzlich wird die Abgabe des noch gebundenen O_2 ans Gewebe erschwert. Die Folge ist eine ***Minderversorgung des Organismus mit Sauerstoff*** (Hypoxie), wovon zuerst diejenigen Organe betroffen sind, die auf eine ausreichende O_2-Zufuhr besonders angewiesen sind – z.B. das Gehirn.

Die Hypoxie bedingt ein Absinken des pH-Wertes des Blutes (Azidose), da nun vermehrt saure Stoffwechselprodukte gebildet werden. Neben der Herabsetzung der Sauerstoffzufuhr wird die Zellatmung dadurch gestört, dass Kohlenmonoxid auch Enzyme der Atmungskette blockiert. Durch Unterbrechung der Kohlenmonoxidinhalation und Steigerung der Sauerstoffzufuhr sind die geschilderten Effekte jedoch bis zu einem gewissen Punkt wieder umkehrbar (reversibel).

Symptome

Eine Kohlenmonoxidvergiftung äußert sich zunächst in Form von Augenflimmern, Kopfschmerzen, Übelkeit, Erbrechen, Kurzatmigkeit bei Anstrengungen und Herzklopfen. Ein höherer CO-Hämoglobingehalt verursacht ***Schwindel, Kreislaufkollaps, Bewusstseinstrübung bis zur Bewusstlosigkeit*** und ein ***Verflachen der Atmung***. Bei sehr hoher Kohlenmonoxidkonzentration im Blut kommt es schließlich zur Atemlähmung. Trotz Abnahme der Sauerstoffkonzentration tritt keine Blaufärbung von Haut und Schleimhäuten (Zyanose) auf, da CO-Hämoglobin ebenso wie O_2-Hämoglobin rot gefärbt ist. Aus dem gleichen Grund liefert z.B. auch ein Pulsoxymeter falsche Werte bezüglich der Sauerstoffsättigung des Blutes. Infolge des Sauerstoffmangels im Gewebe können vor allem im Bereich des zentralen Nervensystems (ZNS) Spätschäden entstehen.

Massnahmen

Kohlenmonoxid kann nur durch Abatmen wieder ausgeschieden werden. Die wichtigste Maßnahme ist daher – unter Beachtung des Eigenschutzes – das ***Entfernen des Patienten aus*** dem mit Kohlenmonoxid angereicherten ***Gefahrenbereich***. Eventuell ist auch das ***Lüften*** des Raumes erforderlich. Es erfolgt die Gabe von ***Sauerstoff*** über Maske (10–15 l/min). Gegebenenfalls muss der Patient beatmet werden. Die schnellstmögliche Entgiftung wird durch die Behandlung in einer Überdruckkammer erzielt. Die dazu erforderlichen Druckkammern sind jedoch nur in wenigen Kliniken vorhanden (z.B. an der Universitätsklinik in Graz).

6.6.3.5 *Kohlendioxid*

Das farblose und schwach säuerlich riechende Gas Kohlendioxid (CO_2) entsteht beim Verbrennen bzw. Abbau von organischem Material, insbesondere bei Atmungs- und Gärungsprozessen. CO_2 ist schwerer als Luft, sodass es sich in geschlossenen Räumen zunächst am Boden anreichert und dort den Sauerstoffgehalt herabsetzt. Mit Kohlendioxidvergiftungen ist z.B. in Gärkellern, Silos, Höhlen und Schächten zu rechnen.

Symptome

Im Gegensatz zu Kohlenmonoxid besitzt Kohlendioxid keine direkte Giftwirkung, die Symptome einer Kohlendioxidvergiftung sind somit in erster Linie durch die verringerte Sauerstoffaufnahme des Patienten zu erklären. Sobald der CO_2-Gehalt der Alveolarluft den Normalwert überschreitet, wird das Atemzentrum stimuliert. Dies hat eine ***Erhöhung der Atemfrequenz*** (Hyperventilation) zur Folge. Höhere CO_2-Konzentrationen verursachen ***Kopfschmerzen, Schwindel***, Krämpfe und ***Bewusstlosigkeit***. Ein sehr hoher CO_2-Gehalt führt schnell zum Tod durch inneres Ersticken.

Massnahmen

Auch bei einer CO_2-Vergiftung ist der Patient durch die Feuerwehr an die frische Luft zu bringen. Dabei muss an den Eigenschutz der Helfer gedacht werden. Eine Rettung erfolgt meist mit umluftunabhängigem Atemschutz (Feuerwehr). Danach bekommt der Patient per Maske 10–15 l/min ***Sauerstoff***.

6.6.3.6 *Pestizide*

»Pestizide« ist ein Sammelbegriff für chemische Substanzen zur Bekämpfung von schädlichen Tieren und Pflanzen. Die wichtigsten Gruppen sind Herbizide (gegen Unkräuter) und Insektizide (gegen Insekten). Je nach Art der Aufnahme unterscheidet man ***Atem-, Fraß- und Kontaktgifte***. Diese Substanzen kommen in der Landwirtschaft und im Haushalt zum Einsatz. Da sie jedoch auch für den Menschen mehr oder weniger stark giftig sind, besteht bei der Aufnahme größerer Mengen akute Vergiftungsgefahr. Insektizide sind starke Kontaktgifte und können die Haut gut durchdringen, sodass Intoxikationen durch Hautkontakt mit größeren Giftmengen möglich sind. Aus Sicherheitsgründen sind die Gifte blau eingefärbt. Die häufigsten Vergiftungsursachen sind unsachgemäße Handhabung der Mittel und Suizidversuche.

Symptome

Symptome sind Engstellung der Pupillen, Schweißausbruch, gesteigerte Speichelbildung, Kopfschmerzen, Krämpfe, Abnahme der Herzfrequenz, Übelkeit (aufgrund der Einfärbung der Gifte hat der Patient nach dem Erbrechen häufig blauen Schaum vor dem Mund), Durchfall, Muskelschwäche und Muskelzuckungen bis hin zu Bewusstseins-, Atem- und Kreislaufstörungen.

Massnahmen

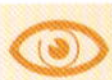 **BEACHTE**

> In jedem Fall geht der Eigenschutz der Sanitäter vor. Jeder Kontakt mit der Substanz ist zu vermeiden. Keinesfalls darf eine Mund-zu-Mund- oder Mund-zu-Nase-Beatmung durchgeführt werden.

Bei organischen Phosphaten, Zyaniden und einigen anderen Stoffen kann das Gift über die Atmung aufgenommen bzw. abgegeben werden. Die ***Beatmung mit dem Beatmungsbeutel*** erfolgt immer unter Verwendung eines Beatmungsfilters. Die ***Hautreinigung*** wird ***mit Wasser und Seife*** über mindestens 10 Minuten durchgeführt. Kleidungsstücke, die mit Pulver behaftet sind, werden vorsichtig, ohne Staubentwicklung, entfernt und in einem Plastiksack verschlossen. Die Rettung aus einer kontaminierten Umgebung ist Aufgabe der Feuerwehr. Eine Vergiftung mit Pestiziden ist immer eine ***Notarztindikation***, da es bei hohen Dosen der Giftaufnahme zu einer raschen Verschlechterung des Zustandsbildes des Patienten kommt und der Notarzt durch eine Antidottherapie der Wirkung des Giftes im Körper entgegenwirken kann.

6.6.3.7 *Organische Lösungsmittel*

Organische Lösungsmittel sind flüssige, kohlenstoffhaltige (organische) Substanzen bzw. Stoffgemische, die in der Industrie sehr vielfältig eingesetzt werden. Sie besitzen meist ein hohes Fettlösungsvermögen und können daher relativ leicht Haut und Schleimhäute durchdringen. Auch eine durch Inhalation ausgelöste Vergiftung ist möglich. Zu den organischen Lösungsmitteln zählen viele Substanzgruppen, wie z.B. Kohlenwasserstoffe, Alkohole, Glykole etc., wobei jede Substanz im Prinzip eine eigene Toxizität aufweist. Im Folgenden werden nur die allgemeinen Symptome dargestellt, die bei Vergiftungen mit organischen Lösungsmitteln in der Regel auftreten. Eventuell hinzukommende, von der betreffenden Substanz abhängige Vergiftungserscheinungen können im Notfall z.B. durch Rücksprache mit der Vergiftungsinformationszentrale in Erfahrung gebracht werden.

Symptome

Vergiftungen mit organischen Lösungsmitteln rufen in erster Linie ***Lähmungen des Nervensystems*** hervor, daneben werden auch die Leber, die Nieren und (selten) das Herz geschädigt. Zu den allgemeinen Symptomen zählen vor allem Bewusstseinstrübung, Bewusstlosigkeit und Krampfanfälle, es können jedoch auch Herzrhythmusstörungen, Zyanose und Atemnot auftreten.

Massnahmen

Da keine spezifischen Antidote zur Verfügung stehen, erfolgt die Behandlung gemäß den Vergiftungssymptomen. Dabei ist zu beachten, dass durch Aspiration von organischen Lösungsmitteln ein chemisches Lungenödem entstehen kann. Die Patienten sind jedoch in der Regel aufgrund der ZNS-Lähmung bewusstseinsgetrübt.

Ein Erbrechen muss unbedingt verhindert werden. Dies bedeutet, dass bei Vergiftungen mit organischen Lösungsmitteln auch eine Magenspülung kontraindiziert ist.

6.6.3.8 *Schaumbildner*

Als Schaumbildner sind diejenigen Produkte zu verstehen, die als Spül-, Wasch- und Reinigungsmittel Verwendung finden. In ihnen sind oberflächenaktive Stoffe (Tenside) enthalten, die nach oraler Aufnahme Reizungen im Magen-Darm-Trakt hervorrufen können. Im Rahmen einer Intoxikation besteht die größte Gefahr in der ***Bildung von Schaum, der*** entlang der Speiseröhre ***in die Lungen hochwandern*** und somit eine Verlegung der Atemwege bewirken kann.

Symptome

Die Reizungen im Magen-Darm-Trakt sind oft mit Erbrechen und Durchfall verbunden. Je nach Präparat treten unter Umständen auch Verätzungen in Mund, Speiseröhre oder Magen auf.

Massnahmen

Ein Erbrechen darf nicht ausgelöst werden, weil dadurch vermehrt Schaum entstehen könnte.

6.6.3.9 *Säuren und Laugen*

Hans-Peter Hündorf, Marcel Neumann

Ursachen

Verätzungen durch Säuren, Laugen oder ähnlich aggressive Stoffe geschehen meist versehentlich. Kinder im Alter von bis zu fünf Jahren sind hier am häufigsten betroffen. Selbstmordversuche (Suizid) durch Trinken von Säuren oder Laugen sind eher selten.

Gefahren

Die ***Säure entzieht*** dem betroffenen ***Gewebe Wasser***, wodurch rasch Ätzschorf entsteht ***(Koagulationsnekrose)***, der kurzfristig ein Eindringen der Säure in tiefere Gewebeschichten verhindert und somit gleichzeitig einen Schutz für das darunter liegende Gewebe darstellt. Der Ätzschorf löst sich jedoch bei weiterer oder erneuter Einwirkung der Säure wieder auf.

Bei Verätzungen mit alkalischen Substanzen (***Laugen***) entsteht kein »schützender« Ätzschorf. Durch die nicht umkehrbare Zerstörung (Denaturierung) von Eiweißen entstehen ***gallertartige Aufweichungen des Gewebes (Kolliquationsnekrose)***, die es der Lauge ermöglichen, schnell in tiefer gelegene Schichten vorzudringen und in kurzer Zeit erhebliche Schäden anzurichten. Daher ist beim Trinken von Laugen das Risiko eines Durchbruchs (Perforation) von Magen und Speiseröhre (Ösophagus) höher einzuschätzen als bei Säuren.

Neben der lokalen Schädigung des jeweils betroffenen Gewebes kommt es bei der Aufnahme von Säuren oder Laugen in den Körper meist auch zur Entwicklung einer giftigen (toxischen) Komponente, die Organe wie Lunge, Niere und Leber schädigen kann. Weitere Gefahren gehen vor allem bei Säuren von den stark ätzenden Dämpfen aus. Einige Säuren sind brennbar und leicht entzündlich!

Die häufigsten Frühkomplikationen bei Verätzungen treten außerhalb der Klinik durch die ***Beeinträchtigung lebenswichtiger Körperfunktionen*** (Bewusstsein, Atmung, Kreislauf) auf. Diese Beeinträchtigung ist wiederum begründet in einer Vielzahl pathophysiologischer Abläufe, wie sie auch bei anderen akuten Erkrankungs- und Verletzungsmustern vorkommen. So kann z.B. der unbehandelte starke Schmerz zum Schock führen. Schädigt die Säure oder Lauge nach oraler Aufnahme die Magenwand so stark, dass es zum Magendurchbruch kommt, äußert sich dies in der Symptomatik eines akuten Abdomens (vgl. Kap. 6.3). Auch hieraus kann schnell ein Schockzustand entstehen.

Erbricht der Patient, ist immer mit dem Eindringen des Erbrochenen in die Luftwege (Aspiration) zu rechnen. Dies ist vor allem dann der Fall, wenn das Bewusstsein des Patienten bereits getrübt und die Schutzreflexe herabgesetzt sind.

Die meisten Komplikationen treten jedoch erst im Laufe der stationären Behandlung auf. Dies spiegelt sich in der oft lang andauernden intensivmedizinischen und interdisziplinären Behandlung wider. Beispielhaft seien Organversagen, schlecht heilende Wunden, Wundinfektionen und ausgedehnte Narbenbildung mit Beeinträchtigung der Beweglichkeit von Gelenken, zum Teil auch mit Entstellung, genannt.

Patienten mit größeren inneren oder äußeren Verätzungen müssen in der Akutphase meist mehrfach operiert werden. Aber auch später notwendige kosmetische Operationen wie z.B. die Korrektur von Narben im Gesicht sind nicht selten. Selbst bei kleineren, lokalen Verätzungen treten teilweise erhebliche Folgeschäden auf. So kann eine geringfügige Verätzung der Mundhöhle und der Speiseröhre zu dauerhaften Schluckbeschwerden, eine Verätzung der Augen zum vollständigen Verlust des Sehvermögens führen.

Symptome

Die Diagnose Verätzung wird durch die Befragung des Patienten bzw. der anwesenden Personen gestellt (Eigen- bzw. Fremdanamnese). Aufgrund der oft eindrucksvollen Situation sind keine weiteren Maßnahmen zur Erhärtung der Diagnose notwendig, sie würden darüber hinaus einen wesentlichen Zeitverlust bei den möglichst rasch einzuleitenden therapeutischen Maßnahmen bedeuten. Das Ausmaß und die Intensität der Symptome sind abhängig von:

- Alter und körperlicher Verfassung (Allgemeinzustand) des Patienten,
- der betroffenen Körperoberfläche (in %, analog zu Verbrennungen),
- Lokalisation/Körperregion (z.B. Auge, Magen),
- Art, Konzentration und Menge der ätzenden Substanz,
- der Einwirkzeit.

Die häufigsten Symptome, unabhängig davon, ob es sich um eine Säure oder Lauge gehandelt hat, sind ***brennender Schmerz und sichtbare Ätzspuren***. In leichteren Fällen treten lediglich Hautrötungen (z.B. am Mund) auf.

Darüber hinaus können allgemeine Symptome wie Schock (Kaltschweißigkeit, Pulsanstieg, Blutdruckabfall, Bewusstseinsstörungen, Bewusstlosigkeit), Atemnot und Schluckbeschwerden auftreten.

BEACHTE

Bei fehlenden Symptomen (z.B. Ätzspuren im Mund), aber klarer Anamnese darf zunächst nicht an einer tatsächlichen Aufnahme von ätzenden Substanzen gezweifelt werden, da die Symptome bei weniger stark wirkenden Substanzen oder geringer Konzentration erst nach einer gewissen Zeit auftreten können. Abwarten hieße hier, wertvolle Zeit zu verschwenden.

Massnahmen

Elementarmaßnahmen: Bewusstlose Patienten werden immer in stabiler Seitenlage gelagert. Eine frühzeitige Intubation durch den Notarzt ist angezeigt.

Standardmaßnahmen: Für die Lagerung der Patienten mit innerlichen bzw. äußerlichen Verätzungen und erhaltenem Bewusstsein kann keine allgemein verbindliche Empfehlung ausgesprochen werden. Diese Patienten nehmen meist eine Position ein, die sie selbst als angenehm empfinden. Die kontinuierliche Überwachung der Vitalfunktionen und die vollständige Dokumentation aller festgestellten Werte sind ebenso selbstverständlich wie die Verabreichung von Sauerstoff (6–8 l/min).

Spezielle Maßnahmen: Ist der Patient bei Bewusstsein, so wird er aufgefordert, die Mundhöhle mit Wasser zu spülen. Auf keinen Fall darf Erbrechen ausgelöst werden, da es hierbei zu einem erneuten Kontakt und zu einer nochmaligen Schädigung des bereits vorgeschädigten Gewebes (Speiseröhre, Mund) kommt. Weiters dürfen dem Patienten bei oraler Aufnahme von ätzenden Sustanzen keine Getränke angeboten werden.

Bei äußeren Verätzungen wird die ***ätzende Substanz*** zunächst mit saugfähigen Tüchern oder Verbandmaterial ***abgetupft***. Danach ist ebenfalls ***mit reichlich Flüssigkeit*** zu ***spülen***. Hierbei ist besonders darauf zu achten, dass die Spülflüssigkeit frei ablaufen kann und nicht mit anderen Körperabschnitten oder den Helfern in Berührung kommt. Danach ist die Wunde steril zu bedecken. ***Verunreinigte (kontaminierte) Kleidung*** ist zu ***entfernen***.

Vom Notarzt sollte eine Schmerztherapie (Analgesie) eingeleitet werden. Häufig ist eine zusätzliche medikamentöse Ruhigstellung (Sedierung) des Patienten erforderlich. Gegebenenfalls sind weitere kreislaufstabilisierende Maßnahmen (z.B. Volumentherapie) durchzuführen. Die spezielle, auf die Substanz selbst abgestimmte Therapie muss stets vor Ort entschieden werden. Hilfreiche Hinweise können hierbei aus Sicherheitsdatenblättern, Laborordnungen oder ausliegenden Erste-Hilfe-Anleitungen entnommen werden, oder es kann direkter Kontakt mit der Vergiftungsinformationszentrale aufgenommen werden.

Neben dem Kontakt mit der Körperoberfläche und dem Trinken von ätzenden Substanzen können Verätzungen auch durch Einatmen (Inhalation) ausgelöst werden. Vor allem hochprozentige Säuren entwickeln ***stark ätzende Dämpfe*** und ***führen*** bei einer Einatmung ***zur Schädigung der oberen und unteren Luftwege***. Auch hier können die Auswirkungen von einer lokal umschriebenen Reaktion über die Ausbildung einer Wasseransammlung in der Lunge (Lungenödem) bis zum Tod des Patienten reichen. Die in diesem Falle einzuleitenden Maßnahmen entsprechen denen beim Inhalationstrauma (s. Kap. 6.2.5).

Bei Verätzungen mit ungelöschtem Kalk darf nicht gespült werden, da dieser durch das Zuführen von Flüssigkeit erst aktiviert wird. Durch diesen Oxidationsprozess, bei dem Temperaturen bis zu 100 °C entstehen, können neben der Ätzwirkung zusätzliche Verbrennungen verursacht werden. Es empfiehlt sich eine mechanische Reinigung bzw. Entfernung der Substanz (Wattestäbchen, sauberes Taschentuch, Verbandstoff).

PRAXISTIPP

Jede Einrichtung, in der mit gefährlichen Substanzen (zu denen auch Säuren und Laugen gehören) gearbeitet wird oder in der solche Substanzen gelagert werden, ist verpflichtet, sogenannte Sicherheitsdatenblätter zugänglich bereitzuhalten. Aus diesen Betriebsanweisungen können sowohl Erste-Hilfe-Maßnahmen als auch konkrete Hinweise für die spezielle Behandlung entnommen werden.

6.6.4 Drogen

Matthias Bastigkeit

Ursprünglich stammt das Wort »Drogen« vom Mittelhochdeutschen »dröge«, was soviel wie »getrocknet« bedeutet. Früher meinte man damit Heilpflanzen, heute zunehmend Rauschdrogen. In diesem Kapitel werden zuerst ***illegale Substanzen*** beschrieben. Danach wird die ebenfalls schädliche Wirkung von ***akzeptierten Alltagsdrogen*** wie Alkohol und Nikotin dargestellt.

Drogen wirken streng genommen gar nicht, zumindest nicht selbstständig. Man kann sich eine Rauschdroge als »Dirigenten« vorstellen, der das »Konzert« unserer Überträgerstoffe im Gehirn (Neurotransmitter) leitet. Er sorgt dafür, dass einige »Solisten« lauter und länger als andere spielen, andere dafür nicht mitmusizieren. Zu den Neurotransmittern gehören u.a. Adrenalin, Noradrenalin, Serotonin und Dopamin. Die aufputschende Droge Ecstasy beispielsweise führt dazu, dass die Transmitter Adrenalin und Serotonin stärker »spielen«, also vermehrt aus den Speicherbläschen der Synapsen freigesetzt werden. Adrenalin macht wach, Serotonin glücklich. Da jeder Konsument über ein anderes »Orchester« verfügt, also über eine andere Konzentration der Transmitter, wirkt eine Droge individuell sehr unterschiedlich. Auch ist es ein Unterschied, ob das »Orchester im Konzertsaal oder im Keller spielt«, d.h., die Wirkung fällt anders aus, wenn der Konsument seine Droge in der geselligen Disko oder allein im dunklen Keller genießt (dies bezeichnet man als »Set & Setting«). Die Grundstimmung und die Erwartungshaltung an den Rausch sowie der Ort des Konsums bestimmen die Wirkung. Dies gilt ebenso für die Art der Verabreichung, die Gewöhnung, die Dosis und die Reinheit der Substanz.

6.6.4.1 *Analeptika*

Zu den aktivierenden Drogen gehören neben Ecstasy, Kokain und Crack auch Designer-Drogen wie 2C-B oder YABA sowie Amphetamine und Koffein.

▶ Ecstasy

Ecstasy ist kein einzelner, chemisch exakt definierter Stoff, sondern eine ***Gruppe von sog. Amphetaminen***, zu der mehrere Drogen gerechnet werden. MDMA und MDA wurden als Appetitzügler getestet und in den 1960er Jahren als »Love Drugs« benutzt. Jeder Hersteller dieser Tabletten bedruckt seine Ware mit eigenen Motiven. Es sind vielfältige Varianten auf dem Markt, die in ihrer Zusammensetzung mehr oder weniger stark differieren. Ecstasy wird besonders in der Technoszene und in Clubs als harmlose »Party-Droge« gehandelt.

Die Einnahme von Ecstasy führt am Anfang zu einer vermehrten Freisetzung von Serotonin. Der Botenstoff Serotonin spielt im Körper als »Glückshormon« eine wichtige Rolle. Wenn er in ausreichender Konzentration vorhanden ist, ist man gut gelaunt, fehlt er, ist der Betroffene depressiv. Die Folge von Ecstasy ist also eine ***Steigerung der positiven Stimmungslage*** und ein Rauschzustand. Zudem bewirkt Ecstasy eine Ausschüttung des Stresshormons Adrenalin. Eine ***Steigerung des Blutdrucks und der Herzfrequenz*** ist die Folge. Ecstasy kann auch die Nervenzellen dauerhaft schädigen. Sie sterben ab, wachsen »verkrüppelt« nach und verfügen über keine Andockstellen (Rezeptoren) für Serotonin mehr. Die Folge können lebenslange Depressionen sein.

Massnahmen

Neben den allgemeinen Maßnahmen ist besonders darauf zu achten, dass der Patient im Fall einer stark erhöhten Körperkerntemperatur gekühlt wird. Gegen die Austrocknung erhält er vom Notarzt eine Vollelektrolytlösung.

Tab. 6 ▶ Einteilung der Rauschdrogen

analeptisch	halluzinogen	sedativ
Amphetamine	Nachtschattengewächse	Opium
Speed	Aga-Kröte	Morphin
Ecstasy	Haschisch/ Marihuana	Heroin
Kokain	Lachgas/Butangas	H4
Crack	Poppers	Fentanyl
2C-B	psilocybinhaltige Pilze	Liquid Ecstasy (GHB)
YABA/Crystal/Ice	Mescalin	
	Ketamin	
	LSD	
	PCP	

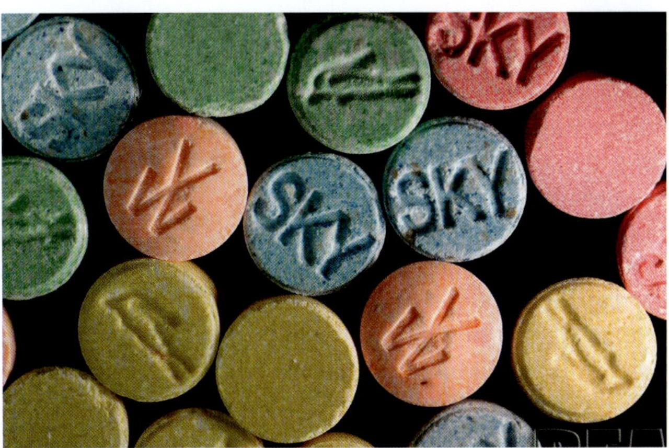

Abb. 23 ▶ Verschiedene Ecstasy-Tabletten

Tab. 7 ▶ Ecstasy

Szenename	XTC
Rauscherlebnis	Entspannung milde Euphorie Gefühl von Friede, Mitgefühl und Wärme gesteigertes Selbstwertgefühl unerschöpfliche Energie
Art der Anwendung	als Tablette geschluckt besonders in der Technoszene beliebt
Gefahren	extreme Steigerung der Herzfrequenz massive Austrocknung starke Temperaturerhöhung (bis 43 °C) bleibende Nervenschäden psychische Störungen (Depressionen)

Tab. 8 ▶ Kokain

Szenenamen	Koks Schnee
Rauscherlebnis	sofortige, intensive Euphorie anregender Effekt, kein Schlafbedürfnis Steigerung des sexuellen Verlangens Verminderung des Hungers anschließend milde Euphorie später ausgeprägte Angst, Depression
Art der Anwendung	als Kokain geschnupft, geraucht, in die Schleimhäute gerieben oder gespritzt als Crack geraucht
Gefahren	Herzrhythmusstörungen Krämpfe Körpertemperatur steigt Schlaganfall Atemstillstand Kreislaufstillstand

▶ **Kokain**

Kokain wird mithilfe eines Geldscheines oder eines Strohhalms in die Nase aufgesogen und dort ***über die Nasenschleimhäute resorbiert***. Der ***euphorisierende Effekt*** tritt nach wenigen Minuten ein. Es kann in Getränke gemischt, als Zigarette geraucht oder aber auch gespritzt werden.

Kokain steigert den Sympathikotonus, indem es den Abbau des körpereigenen Hormons Adrenalin verhindert. Die Folge ist eine ***Steigerung der Herzfrequenz und des Blutdrucks***. Außerdem ***sinken*** das ***Schmerzempfinden und*** die ***Wahrnehmung für Wärme, Kälte*** und Druck. Eine Vergiftung kann entweder durch eine zu hohe Dosis im Rahmen eines Selbstmords oder durch eine Ware auftreten, die einen hohen Reinheitsgrad aufweist, an den der Anwender nicht gewöhnt ist.

Massnahmen

Die Therapie erfolgt symptomorientiert. Bei Erhöhung der Körpertemperatur wird der Betroffene ggf. gekühlt. Bei Auftreten von Krampfanfällen ist die Kühlung zu unterbrechen. Zum Schutz des Herzens wird bei Tachykardie die Herzfrequenz vom Notarzt medikamentös gesenkt, bei Hypertonie der Blutdruck gesenkt.

▶ **Crack**

Zunehmende Verbreitung findet das sogenannte »Freebasing«, das ***Rauchen von Kokain*** nach Umwandlung in die freie Base. Dazu wird Kokain nach Auflösen in Wasser mit einer Lauge (Natriumhydrogencarbonat) versetzt und erhitzt. Das entstandene Produkt wird als »Crack« bezeichnet und bei Inhalation sehr gut von den Lungen aufgenommen und sofort zum Gehirn transportiert. Bereits die einmalige Anwendung kann abhängig machen. Die Prognose bei einer Vergiftung ist extrem schlecht.

6.6.4.2 *Halluzinogene*

Zu den Halluzinogenen gehören neben den Nachtschattengewächsen und Hanf auch Rauschpilze, LSD, Mescalin, Lachgas, Butangas, Poppers, einige Krötenarten.

▶ **Nachtschattengewächse**

Zu den bekanntesten Nachtschattengewächsen gehören sicherlich die Tomate und die Kartoffel, die als Rauschdroge jedoch keine Bedeutung haben. Bereits im Altertum wurden Nachtschattengewächse u.a. in Form von Salben und Tees als berauschende Substanzen verwendet. In der Szene verbreitet sind Engelstrompete, Stechapfel und Bilsenkraut.

Massnahmen

Neben der Kühlung des Körpers bei Hyperthermie sollten Angstzustände durch den Notarzt behandelt werden.

Tab. 9 ▶ Beispiele für Giftpflanzen und deren Wirkung auf den menschlichen Körper

Atropinartige/ atropinähnliche Wirkung	Tollkirsche (Atropa belladonna)
	Bilsenkraut (Hyoscyamus niger)
	Stechapfel (Datura stramonium) **Abb. 24**
	Engelstrompete (Datura suaveolens/Brugmansia spec.) **Abb. 25**
	Glockenbilsenkraut (Scopalia carniolica)
Herzaktive Wirkung	Fingerhut (Digitalis)
	Pfaffenhütchen (Evonymus europaeus)
	Maiglöckchen (Convallaria majalis) **Abb. 26**
	Meerzwiebel (Scilla maritima)
	Oleander (Nerium oleander)
Nikotinartige Wirkung	Goldregen (Laburnum anagyroides) **Abb. 27**
	Besenginster (Cytisus scoparius)
	Lupine (Lupinus luteus)
Gastrointestinale Wirkung (Durchfall und Erbrechen mit Bauchschmerzen)	Schneeballarten (Viburnum)
	Stechpalme (Ilex aquifolium)
	Liguster (Ligustrum vulgare) **Abb. 28**

▶ Hanf

Cannabis ist die ***weltweit am meisten konsumierte*** illegale ***Droge***. Ihr Anteil am illegalen Drogenmarkt beträgt schätzungsweise 50 %. Die zerkleinerten Blätter oder zerkleinerte Teile der ganzen Pflanze werden Marihuana oder »Gras« genannt. Haschisch (»Shit«) ist das gepresste Harz der Blüten und fünf- bis sechsmal stärker als Marihuana. Haschischöl ist ein Extrakt aus dem Harz und kann bis zu 50 % des rauscherzeugenden THC (Tetrahydrocannabinol) enthalten.

Eine Überdosierung kann bei empfindlichen Personen oder bei unbeabsichtigter Einnahme, z. B. haschischhaltiger Kekse, eintreten. Der Patient fällt durch gerötete Augenbindehäute, ***starkes Durstgefühl sowie erhöhten Puls und Blutdruck*** auf. Bei langfristigem Konsum größerer Mengen ist Hasch schädlicher als ursprünglich angenommen. Es steigert die Gefahr, Lungenkrebs zu bekommen, vermindert die Zeugungsfähigkeit und kann Depressionen auslösen.

Massnahmen

Neben den allgemeinen Elementar- und Standardmaßnahmen ist als spezielle Therapie die Bekämpfung einer Hypertonie zu nennen. Daneben ist, da durch Angstzustände oder Halluzinationen eine Selbstgefährdung des Betroffenen nicht ausgeschlossen werden kann, eventuell eine medikamentöse Therapie durch den Notarzt nötig.

6.6.4.3 *Opioide*

Zu den Opioiden gehören z. B. der Schlafmohn, Opium und Morphin. Sie machen den Anwender müde, schläfrig. Er fühlt sich wohl, ist mit sich und seiner Umwelt zufrieden, scheinbar glücklich. Die gebräuchlichste Anwendung ist das Spritzen. Die Substanz wird dazu meist auf einem Löffel mit Zitronensaft oder Ascorbinsäure aufgekocht, um sie löslich zu machen. Dann wird diese Lösung über Watte oder einen Zigarettenfilter mit einer Spritze aufgezogen und injiziert.

Die Pupillen verengen sich extrem und sind nur noch stecknadelkopfgroß. Ein weiterer Angriffspunkt ist das Atemzentrum, das sich in der Nähe des Brechzentrums befindet. Dies erklärt auch, warum Opiate zu einer ***Atemdepression*** führen ***und Übelkeit*** auslösen können. Die Hauptgefahr besteht im Atemstillstand.

Beim Absetzen der Opiate treten heftige Entzugserscheinungen auf (Schwindel, Schwitzen, Krämpfe, Erbrechen).

Der Konsument fühlt sich frei von allen Schmerzen. Er fühlt sich einfach wohl, egal in welchem Zustand und welcher Situation er sich befindet. Die Droge verleiht ihm das Gefühl, beschützt zu sein. Die ***Euphorie***, die durch Heroin ausgelöst wird, wird in dieser Intensität von keiner anderen Droge erreicht. Dem schließen sich eine ***Flucht vor der Realität und schmerzhafte Entzugssymptome*** an, deren Abstände kürzer werden und deren Intensität immer heftiger wird.

Tab. 10 ▶ Opiate

Szenenamen	Heroin: H, Sore, Türkischer Honig, Rocks
	Morphin: M
Rauscherlebnis	starke Euphorie
	Ausgeglichenheit, Ruhe
	das Gefühl, beschützt zu sein
Art der Anwendung	als Morphin und Heroin gespritzt
	als Heroin (H4) auch geraucht oder geschnupft
	als Opium geraucht
Gefahren	Atemstillstand, Herzstillstand
	starke Abhängigkeit
	Erbrechen, Krampfanfälle

Massnahmen

Hauptaugenmerk ist auf die Beatmung des Patienten zu legen. Die Gabe eines Gegengiftes ist Sache des Notarztes.

6.6.4.4 *Alltagsdrogen Nikotin und Alkohol*

Auch ***Nikotin und Alkohol (Ethanol) sind Rauschdrogen***. Dass sie legal erhältlich sind und ab einem bestimmten Alter konsumiert werden dürfen, nimmt ihnen nichts von der Gefährlichkeit. Illegale Drogen sind nicht zwangläufig giftiger. Tabak und Nikotin werden hier als »Blick über den Tellerrand« dargestellt. Die akute Vergiftung durch gerauchte Tabakwaren spielt im Rettungsdienst nahezu keine Rolle. Anders bei Alkohol: Die Zahl der akuten und chronischen Schädigungen nimmt stetig zu.

▶ Tabak

Seit dem 1. Jänner 2009 gilt ein strenger Nichtraucherschutz in Gaststätten und öffentlichen Veranstaltungen. Bereits seit Längerem dürfen Raucher in Zügen und öffentlichen Gebäuden nicht mehr zu Zigarre oder Zigarette greifen. Dadurch sollen Passivraucher besser geschützt werden. Im EU-Vergleich liegt Österreich mit einer Gesamtraucherquote von 25 % im Mittelfeld (Spitzenreiter Griechenland 42 %); ein Viertel der Raucher begann bereits vor dem 15. Lebensjahr zu rauchen. Im Schnitt raucht jeder Raucher 15 Zigaretten am Tag.

Nikotin ist ein ***starker Suchtstoff***. Er reagiert mit den sog. nikotinergen Acetylcholin-Rezeptoren. Die Folge ist eine Ausschüttung zahlreicher Botenstoffe. Dies hat Nikotin mit »harten Drogen« wie Amphetamin und Kokain gemeinsam. Im Mittelpunkt dieser Drogenwirkungen und der des Nikotins steht der Transmitter Dopamin. Er ist der »Macher« im Belohnungssystem. Ohne ihn gäbe es kein Glücksgefühl. Nicht selten genießen Raucher eine Zigarette zur Belohnung: nach der Arbeit, nach einer anstrengenden Autofahrt oder »danach«. Diese Zigarette belohnt den Anwender, vermittelt ein Wohlgefühl. Nikotin allein ist nur Teil des Belohnungskonzeptes. Allein das Ritual, eine Zigarette zu halten, anzuzünden, den Rauch auszublasen, setzt Dopamin frei. (Auch) Deshalb ist es so schwer, sich von Zigarette und Co loszusagen. Je länger der Betroffene raucht, desto mehr Bindungsstellen für den Transmitter Acetylcholin bildet er. Diese sogenannten Ach-Rezeptoren sind für die Entzugssymptomatik verantwortlich.

Nikotin ist ein ***Gefäßgift***, es verursacht Gefäßverengungen, die ***Herz- und Kreislaufschäden*** zur Folge haben. Das Risiko, einen Herzinfarkt oder Schlaganfall zu bekommen, steigt an. Durch mangelhafte Durchblutung des Körpers kann die Sehkraft nachlassen. Verschlüsse in den Blutgefäßen der Beine können ein sogenanntes Raucherbein verursachen. Neben Nikotin enthält der Tabakrauch noch weitere ***toxische Schadstoffe***. Etwa 40 davon sind ***krebserregend***. Die dritte schädliche Komponente ist Kohlenmonoxid, dass der Raucher (und Passivraucher) einatmet.

Folgende Schäden können auftreten:

- erhöhte Krankheitsanfälligkeit durch chronische Bronchitis,
- Atemnot durch Lungenblähung (Emphysem),
- Lungen- und Bronchialkrebs, Kehlkopf- oder Mundhöhlenkrebs,
- Durchblutungsstörungen der Herzkranzgefäße und äußeren Gliedmaßen durch Verengung und Verkalkung der Blutgefäße,
- Raucherbein,
- Magenschleimhautentzündungen, Magengeschwüre.

Tab. 11 ▶ Das haben Raucher davon, wenn sie aufhören:

– **20 Minuten** nach der letzten Zigarette gleichen sich die Herzfrequenz und die Körpertemperatur denen von Nichtrauchern an.
– **Acht Stunden** nach der letzten Zigarette ist das Kohlenmonoxid aus dem Blut eliminiert, an seine Stelle ist Sauerstoff getreten.
– Bereits nach **einem Tag** »ohne« sinkt das Herzinfarktrisiko.
– **Zwei Tage** nach dem Rauchstopp werden Geruchs- und Geschmacksempfinden sensibler.
– **Drei Tage** nach der letzten Zigarette verbessert sich die Atmung.
– Nach **drei Monaten** kann sich die Lungenkapazität um bis zu 30% steigern.
– **Ein Jahr** nach dem Rauchstopp ist das Risiko von Herzkranzgefäßerkrankungen um 50 % reduziert.
– Nach **zwei Jahren** ist das Herzinfarktrisiko auf nahezu normale Werte gesunken.
– Nach **zehn Jahren** ohne Nikotin entspricht das Lungenkrebsrisiko fast dem eines echten Nichtrauchers.
– **15 Jahre** nach dem Rauchstopp ist das Risiko von Herz-Kreislauf-Erkrankungen so, als hätte man nie geraucht.
(Quelle: American Cancer Society)

Wasserpfeifen sind keine harmlose Alternative zur Zigarette. Im Gegenteil: Es gelangen sogar mehr Teer und Kohlenmonoxid über den Rauch einer Wasserpfeife in die Lungen als über den Rauch von filterlosen Zigaretten. Im Rauch von Wasserpfeifen wurden außerdem krebsauslösende Substanzen wie Arsen, Chrom und Nickel in zum Teil hohen Konzentrationen nachgewiesen. Nach langjährigem Wasserpfeifenkonsum wurden unter anderem Verschlechterungen der Lungenfunktion und ein erhöhtes Risiko für Tumorerkrankungen beobachtet.

▶ Alkohol (Ethanol)

Jährlich sterben etwa 30 Menschen in Österreich bei alkoholbedingten Autounfällen, zudem werden mehr als 2 500 Menschen verletzt. Schon ab 0,2 Promille verschlechtern sich das Wahrnehmungsvermögen und die Fähigkeit, Entfernungen einzuschätzen.

Etwa ***10 % der Bevölkerung betreiben*** einen ***riskanten Alkoholkonsum***, 340 000 Menschen (5 %) sind alkoholabhängig. Besonders unter Jugendlichen hat das »Komasaufen« (engl.: Binge Drinking) exzessiv zugenommen.

Alkoholisierte Patienten oder Patienten mit einer Alkoholvergiftung stellen für jedes Rettungsteam eine besondere kommunikative, rechtliche, medizinische, ethische und logistische Herausforderung dar.

Wie Nikotin und andere Drogen wirkt Ethanol auf das Belohnungssystem. Es beeinflusst direkt GABA- und Glutamat-Rezeptoren und indirekt nahezu alle anderen Neurotransmitter. In geringen Mengen ***wirkt Alkohol anregend und enthemmend***. In größeren Mengen kann es Schlaf fördernd und ***in toxischen Dosen narkotisch*** wirken und zum Koma führen. Als potenziell tödliche Alkoholkonzentrationen gelten:

- 2 g/l (= Promille) für Kinder (Hypoglykämie!),
- 4 g/l für Erwachsene,
- 6 g/l für Alkoholabhängige.

Die Vergiftung verläuft in unterschiedlichen Stadien (vgl. Tab. 12). Für den Patienten ergeben sich folgende Hauptgefahren:

1. Unterkühlung (infolge der Gefäßerweiterung),
2. Aspiration mit Verlegung der Atemwege (Erbrochenes oder Zunge),
3. Hypoglykämie (Alkohol verbrennt Glukose),
4. Hypovolämie (Alkohol wirkt diuretisch, zusätzliche Verluste durch Erbrechen).

Massnahmen

- Basischeck,
- Medikamenten- und Drogenanamnese,
- Schutz gegen Unterkühlung,
- Blutzuckermessung,

Tab. 12 ▶ Stadien der Alkoholvergiftung

Stadium	Blutalkoholspiegel	Symptomatik
Exzitatorisches Stadium	0,5–1‰	– Enthemmung – vermehrter Tat- und Rededrang – Distanzlosigkeit – Euphorie – Aggressivität – erhöhte Reaktionszeit – Fehleinschätzung der eigenen Leistungsfähigkeit
Hypnotisches Stadium	1–1,5‰	– Ermüdung – Gleichgewichts- und Koordinationsstörungen, – Sprachstörungen – vermindertes Schmerzempfinden Bewusstseinstrübung
Narkotisches Stadium	1,5–3,5‰	– schwere Koordinationsstörungen – Unterkühlung – Hypoglykämie – Schmerzunempfindlichkeit – schwere Bewusstseinsstörung – evtl. Bewusstlosigkeit
Asphyktisches Stadium	3,5–5‰	– Koma – Hypothermie – Hypoglykämie – Reflexlosigkeit – Störungen des Atemmusters, Atemdepression, Atemlähmung – Kreislaufstörungen

- Sauerstoff (mehr als 8 l wirken auch antiemetisch),
- bei agitierten Patienten durch den Notarzt Neuroleptika (Haloperidol) oder Benzodiazepine (Midazolam, Vorsicht, Minderung der Atmung).

6.6.5 Allergische Reaktionen

Günter Trugenberger

Gelegentlich kann es vorkommen, dass das Immunsystem auf körperfremde Eiweiße und/oder Medikamente (z. B. Antibiotika, Röntgenkontrastmittel, Insektengifte, Nahrungsmittel usw.) überreagiert. Dieser ***Überempfindlichkeitsreaktion***, auch Allergie oder allergische Reaktion genannt, liegt eine pathologische Mediatorenfreisetzung aus den Mastzellen und basophilen Granulozyten zugrunde.

Die Ausschüttung von Anaphylatoxinen, Histamin und weiteren Stoffen beeinflusst in massiver Weise Thrombozyten, Leukozyten und das Gefäßsystem.

Es handelt sich also um eine ***systemische Reaktion***, die in unterschiedlichen Schweregraden, ***vom einfachen Heuschnupfen bis hin zur Reanimationspflichtigkeit***, verlaufen kann.

Ein besonderes Augenmerk sei dabei auf den oft fließenden Übergang von leichten zu vital sehr bedrohlichen

Stadien gerichtet. Ebenso ist zu beachten, dass bereits leichtere allergische Reaktionen, bei bereits vorbestehenden anderen Grunderkrankungen des Patienten (z.B. Asthma, KHK), zu potenziell lebensbedrohlichen Komplikationen führen können.

Die Schwere von allergischen Reaktionen wird in vier Grade unterteilt.

▶ Schweregrad I

Symptome

In der Regel handelt es sich hierbei um eine eher weniger bedrohliche Situation, die jedoch vom Patienten als sehr belastend empfunden wird.

In erster Linie sind ***Haut- und Schleimhautreaktionen***, wie Juckreiz, Hautausschläge (Exantheme), Wasserbläschen (Quaddeln), Reizung der Augenbindehaut (Konjunktivitis), und schnupfenähnliche Symptome (Heuschnupfen) erkennbar. Es können aber auch leichtes Fieber und gastrointestinale Probleme wie Übelkeit, Erbrechen (Emesis) oder Durchfälle (Diarrhö) auftreten.

Massnahmen

Elementarmaßnahmen: Wenn möglich, sollte zunächst das Allergen (z.B. Bienenstachel, Kontrastmittelzufuhr) entfernt werden, um anschließend den Patienten der Symptomatik entsprechend zu lagern. Sauerstoffgabe (15 l/min), Monitoring, psychische Betreuung und eine Notarztnachforderung sind angezeigt.

Standardmaßnahmen: In allen Stadien der anaphylaktischen Reaktion sind dies:

- kontinuierliches, komplexes und engmaschiges Monitoring (RR, SpO_2, EKG),
- Schutz vor Auskühlung und psychische Betreuung,
- laufende Dokumentation.

▶ Schweregrad II

Symptome

Bereits im Stadium II liegt eine ***erhebliche vitale Gefährdung*** des Patienten vor. Sie ist, zuzüglich zu den bei Stadium I auftretenden Symptomen, durch eine massive ***Beeinträchtigung der Atemwege und des Herz-Kreislauf-Systems*** gekennzeichnet. Es kommt zur Verengung der Bronchiolen (Bronchospasmus), zum Blutdruckabfall (Hypotonie), zu schnellem Puls (Tachykardie) und ggf. auch zu Herzrhythmusstörungen (Arrhythmien).

Massnahmen

Elementarmaßnahmen: Aufgrund der Bedrohlichkeit dieses Stadiums, liegt das Augenmerk auf der ***Sicherung bzw. der Wiederherstellung der Vitalfunktionen***. Neben den in Stadium I aufgeführten Maßnahmen, zählt hier bereits die ärztliche Gabe von Suprarenin dazu.

▶ Schweregrad III

Symptome

Bei einer Stadium-III-Anaphylaxie bzw. einem ***anaphylaktischen Schock besteht akute Lebensgefahr***. Neben einer Zunahme des Bronchospasmus und einer dramatischen Verschlechterung der Kreislaufsituation, kann es zu einer vollständigen Verlegung der Atemwege durch ein Zuschwellen des Kehlkopfes (Larynxödem) kommen.

Ebenso wird das zentrale Nervensystem (ZNS) in Mitleidenschaft gezogen. Die Folge sind zerebrale Krampfanfälle und/oder Bewusstseinseintrübungen bis hin zum Koma.

Massnahmen

Elementarmaßnahmen: Ergänzend zu den im Stadium II durchgeführten Maßnahmen, muss vom Notarzt die Gabe von Suprarenin erwogen werden.

▶ Schweregrad IV

Symptome

Eine anaphylaktische Reaktion des Schweregrades IV ist von ***Atem- und Herz-Kreislauf-Stillstand*** gekennzeichnet.

Massnahmen

Es gelten die Regeln der Reanimation (vgl. Kap. 1.3.5 u. 5.4).

6.7 Gynäkologische und urologische Notfälle

Peter Hansak

6.7.1 Gynäkologische Notfälle

6.7.1.1 *Unterleibsblutungen*

Blutungen im Bereich der Schamlippen treten meist nach einem Trauma infolge eines Unfalls (z.B. Fahrradstange) oder als Folge einer Vergewaltigung auf. Bei Blutungen erfolgt eine Blutstillung durch eine Vorlage mit Verbandmaterial und gekreuzten Beinen, um eine Kompression zu erreichen (s. Kap. 9.4.4).

Blutungen aus der Scheide außerhalb der normalen Regelblutung können:
- nach Geschlechtsverkehr,
- aufgrund von körperlichen Reaktionen (z.B. außerordentliche Monatsblutung bei Stress),
- infolge einer Fehlgeburt,
- bei einer Eileiterschwangerschaft,
- aufgrund einer Abbruchsblutung nach Absetzen der Pille oder
- aufgrund krankhafter Prozesse (z.B. Tumor, Zyste) im Unterleib auftreten.

Massnahmen

Eine Überwachung der Vitalfunktionen durch Puls und Blutdruckkontrolle, beruhigender Zuspruch sowie nötigenfalls eine Schocklagerung sind die wesentlichen Maßnahmen.

6.7.1.2 *Vergewaltigung*

Liegen Verdachtsmomente für eine Vergewaltigung vor, hat das Sanitätspersonal mit besonderer Umsicht und ***Rücksichtnahme*** vorzugehen und insbesondere auf den ***Schutz der Privat- und Intimsphäre des Opfers*** zu achten.

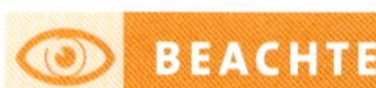
BEACHTE

Die Betreuung des Opfers sollte nach Möglichkeit durch eine weibliche Bezugsperson oder eine Sanitäterin erfolgen.

Die Patientin wird auf eine gynäkologische Station gebracht, es sei denn, es sind Kombinationsverletzungen vorhanden, die eine dringende chirurgische Intervention erfordern. Die Patientin wird im Krankenhaus angekündigt und nach Möglichkeit sofort in einen Untersuchungsraum gebracht. In jedem Fall ist die Polizei zu verständigen.

6.7.2 Urologische Erkrankungen

6.7.2.1 *Harnwegsinfekt*

Eine Infektion der Harnwege gilt bei Frauen als häufigste Infektionskrankheit. Bei Männern sind Harnwegsinfekte seltener, gehen jedoch meist mit Komplikationen einher. Die Infektion wird durch Bakterien, Viren oder Pilze in den ableitenden Harnwegen hervorgerufen.

Als begünstigende Faktoren für eine Harnwegsinfektion kommen u.a. infrage:
- Schwangerschaft,
- mangelnde Hygiene im Genitalbereich,
- geschwächtes Immunsystem.

Symptome

Als Symptome eines Harnweginfekts treten Schmerzen im Becken auf, die in die Genitalien ausstrahlen. Die Patienten klagen über ***Schmerzen beim Wasserlassen***, haben Fieber und Schüttelfrost. Mitunter kommt es zu Übelkeit und Erbrechen.

Massnahmen

Transport in eine urologische oder in eine gynäkologische Abteilung.

6.7.2.2 *Akute Harnverhaltung*

Unter dem Begriff »Harnverhaltung« versteht man eine ***Harnabflussbehinderung durch Verlegung der Hohlräume des Urogenitaltrakts***. Ursachen können u.a. Tumore oder Entzündungen sowie die mechanische Kompression des Harnleiters von außen sein.

Symptome

Wesentliches Symptom eines akuten Harnverhalts ist eine schmerzhaft gefüllte Harnblase, außerdem treten ein ***schmerzhafter Harndrang bei gleichzeitiger Unfähigkeit zu urinieren*** sowie meist eine sichtbare und druckschmerzhafte Schwellung im Blasenbereich auf.

Massnahmen
- Lagerung nach Wunsch des Patienten,
- Transport in eine Klinik mit urologischer Abteilung.

6.7.2.3 *Niereninsuffizienz*

Unter einer Niereninsuffizienz versteht man die eingeschränkte Fähigkeit der Nieren, harnpflichtige Substanzen auszuscheiden. Die Niereninsuffizienz ist ein funktioneller Begriff, der keine Aussage über die Ursache selbst gibt. Unbehandelt kommt es zu einem irreversiblen Verlust von Nierengewebe, der zum Tod des Patienten führt.

Folgen einer Niereninsuffizienz:

- Der Säure-Basen-Haushalt kann nicht konstant gehalten werden.
- Es kommt zu einer Überwässerung des Körpers und zum Bluthochdruck (Hypertonie).
- Der Salzhaushalt des Körpers ist gestört.
- Die Ausscheidung von Stoffwechselprodukten ist gestört.

Durch die ***Störung der Ausscheidung von Stoffwechselprodukten*** kommt es zu einer ***Harnvergiftung (Urämie)***, die auch andere Organe schädigen kann. Diese Stufe der Niereninsuffizienz kann sich über Jahrzehnte hin entwickeln. Medikamente können die Funktionsbeeinträchtigung der Niere nur begrenzt unterstützen. Am Ende der Entwicklung benötigt der Patient eine regelmäßige Blutwäsche (Dialyse) oder eine Nierentransplantation.

Die Maßnahmen bei einer akuten Niereninsuffizienz richten sich nach den auftretenden Symptomen.

6.8 Elektrounfälle

Marcel Neumann

6.8.1 Grundlagen

Durchfließt elektrischer Strom den menschlichen Körper und wird dieser somit Teil eines Stromkreises, muss mit einer Vielzahl von unterschiedlichen Schädigungen gerechnet werden. Aufgrund des eher seltenen Auftretens dieser Notfallsituation stellt sie eine besondere Herausforderung für das Rettungsdienstpersonal dar. Nicht selten enden Elektrounfälle mit dem Tod des Patienten. Auch die Bedrohung für Helfer, die sich nicht optimal mit den Selbstschutzmaßnahmen auskennen, ist groß.

Seit 1980 ist die Zahl der tödlichen Stromunfälle gesunken. Im Jahr 2020 gab es in Österreich 168 Unfälle mit Strom, von denen zwei tödlich ausgingen (2019: 191 Fälle). Während sich die Anzahl der Arbeitsunfälle in diesem Bereich deutlich verringerte, blieb die Anzahl häuslicher Elektrounfälle annähernd gleich.

Einen Sonderfall stellt der ***Blitzeinschlag*** dar, der die höchste Sterblichkeitsrate aufweist. Hier wirken nicht nur die hohe elektrische Energie, sondern ebenso Druckwellen im Schall-/Ultraschallbereich und fotoelektrische Kräfte.

Der Übergang des elektrischen Stroms in den menschlichen Körper erfolgt durch Berührung unter Spannung stehender Teile (Gleich- oder Wechselstrom) oder bereits bei Annäherung an einen Hochspannungsleiter durch einen Lichtbogenüberschlag. Die Schädigungen durch elektrischen Strom ergeben sich aus folgenden Mechanismen:

- direkte Reizwirkungen auf Zellmembranen (besonders Herz- und Skelettmuskulatur sowie Nervengewebe),
- Wärmeentwicklung in den durchströmten Geweben (Joule-Wärme),
- thermische Schäden durch Lichtbogenwirkung.

Die Stromspannung ist häufig am Einsatzort die einzige bekannte Größe. Sie reicht jedoch für eine genaue Bestimmung der Schädigung nicht aus und stellt nur eine vage Entscheidungshilfe für die rettungsdienstlichen Maßnahmen dar. Bereits 50 Volt können bei niedrigem Übergangswiderstand ernste Schäden hervorrufen, demgegenüber wurden Unfälle mit 50 000 Volt von Patienten überlebt. Der Grenzwert zwischen Nieder- und Hochspannung ist international unterschiedlich definiert und reicht von 350–1 000 Volt. Grundsätzlich ist ***bei steigender Spannung*** – in Abhängigkeit von Widerstand und Stromstärke – ***mit zunehmenden Schäden*** am Patienten zu ***rechnen***.

Nach Stromart unterscheidet man Gleich- und Wechselstrom. Das Schädigungspotenzial von Gleichstrom ist im Verhältnis zu Wechselstrom gleicher Stromstärke geringer.

Tab. 13 ▶ Typische Spannungsbereiche

Telefon	60 V	Gleichspannung
Haushaltsnetz	220–230 V	Wechselspannung
Straßenbahnoberleitungen	500 V	Wechselspannung
Eisenbahnoberleitungen	15 000 V	Wechselspannung
Hochspannungsleitungen	bis 380 000 V	Wechselspannung
Blitz/Gewitter	10–30 MV	

Tab. 14 ▶ Beispiele für Auswirkungen verschiedener Stromstärkebereiche auf den menschlichen Körper

Bereich	Stromstärke	Auswirkungen
I	Gleichstrom bis 80 mA Wechselstrom bis 25 mA	Muskelkontraktionen in den Fingern (Loslassen des Kontakts noch möglich bis 15 mA), Atembeschwerden
II	Gleichstrom 80–300 mA Wechselstrom 25–80 mA	25–50 mA: noch tolerierbare Stromstärke, keine Bewusstlosigkeit; 50–80 mA: Bewusstlosigkeit, Atemstillstand
III	Gleichstrom über 300 mA Wechselstrom über 80 mA	Kreislauf- und Atemstillstand, Tod bei länger als 1/3 sec anhaltendem Stromdurchfluss
IV	Gleich- und Wechselstrom über 3 A	Verbrennung, Verkochung, Verkohlung

Tab. 15 ▶ Symptome durch Stromeinwirkung

Organ		Symptome/Auswirkungen
Herz	Störungen des Erregungsbildungs- und Erregungsleitungssystems	– erhöhte Herzfrequenz (Tachykardie) – Zwischenschläge (Extrasystolen) – Kammerflimmern bei Wechselstrom – Asystolie/Dauerkontraktion bei Gleichstrom – Zeichen eines Herzinfarkts
	thermische Schäden an Muskelzellen und Verkrampfung (Spasmus) der Herzkranzgefäße	– Minderdurchblutung des Herzmuskels mit Zeichen eines Angina-pectoris-Anfalls
Gefäße	Verkrampfung der Gefäßmuskulatur	– starker Blutdruckanstieg
Atmung	Verkrampfung von Zwerchfell und Brustkorbmuskulatur	– vorübergehende Atemunfähigkeit – Gefahr der länger andauernden Atemlähmung
ZNS	elektrische Leitungsveränderung, thermische Schäden (selten), sekundäre Durchblutungsstörungen	– Bewusstseinsstörungen bis Krampfanfall – Zeichen eines Schlaganfalls/einer Querschnittslähmung – Hirnschwellung (Ödem)
Niere	Verstopfung der Nierenkörperchen	– Nierenversagen durch Abbauprodukte zerstörter Zellen
Haut und Muskeln	Verbrennung/Verkochung bei hoher Energiebündelung, starke Muskelverkrampfung (Gleichstrom)	– Strommarken – nicht sichtbare tiefe Muskelverkochung – Sehnenabrisse, Frakturen, »Wegschleudern von der Stromquelle« mit Folgeschäden

Der Frequenzbereich in Haushalts- und Industriewechselstromnetzen weist mit 50 Hz (Hertz) eine starke Wirkung auf Skelett- und Herzmuskulatur auf. Besonders das sogenannte »Festkleben« an der Stromquelle sei hier genannt. Wechselstrom bewirkt an den Extremitäten eine unwillkürliche Verkrampfung, die sich besonders an der Beugemuskulatur manifestiert. Ein selbstständiges Loslassen der Stromquelle wird somit erschwert bis unmöglich – die Stromflussdauer verlängert sich. Der Übergangswiderstand im Körperkreislauf ist sehr variabel und wird in erster Linie durch die Beschaffenheit der Haut und der Kleidung bestimmt. An den Händen beträgt er ca. 40000 Ω (Ohm), bei dicker, mit Schwielen versetzter Haut bis 1 Mio. Ω, bei dünner, feuchter, verschmutzter Haut nur ca. 300 Ω. Elektrolyt- und flüssigkeitsreiche Gewebe leiten gut, Muskeln, Sehnen, Fett und Knochen entsprechend schlechter. Der Stromfluss steigt zunächst bis zum Durchbrechen des Widerstands an und fällt dann, bedingt durch die zunehmende Gewebezerstörung (Flüssigkeitsentzug, Verbrennungen) mit Isolationseffekt, gegen Null ab. Kommt es jedoch über einer großen Körperfläche zum Stromfluss, z.B. bei einem Blitzeinschlag in Badegewässern oder bei Elektrogeräten, welche in einer wassergefüllten, geerdeten Badewanne benutzt werden, so entfällt dieser Effekt. Hautveränderungen (Strommarken) sind dann nicht zu beobachten.

Stromspannung und Widerstand bestimmen die Stromstärke. An wenig isolierenden Körperbereichen (z.B. Mund- oder Zungenschleimhaut) werden Ströme ab 0,05 mA (Milliampere), über die trockene Haut etwa ab 0,5 mA wahrgenommen. Bei 1–9 mA treten Muskelkontraktionen auf (bekannt vom Reizstrom in der Physiotherapie), ab 10 mA ist mit beginnenden Schädigungen und ab 50–80 mA mit ***Herzrhythmusstörungen, Bewusstlosigkeit und Atem-Kreislauf-Stillstand*** zu rechnen.

Der Stromfluss durch den menschlichen Körper folgt nicht genau den anatomischen Strukturen zwischen Eintritts- und Austrittspunkt. Ströme, die entlang der Herzachse fließen, sind etwa doppelt so gefährlich wie quer verlaufende. Grundsätzlich gilt: ***Je länger der Stromfluss durch den Organismus andauert, desto gefährlicher*** ist er, da die elektrisch verletzbare (vulnerable) Herzerregungsphase betroffen sein kann. Selbst Ströme mit einer Flussdauer von nur einer Zehntelsekunde können noch gefährliche Herzrhythmusstörungen auslösen.

6.8.2 Niederspannungsunfälle

Bei einer Durchströmung des menschlichen Körpers mit elektrischem Strom einer ***Spannung von weniger als 1000 Volt*** spricht man von Niederspannungsunfällen.

Ursachen

Primär finden sich hier Unfälle im häuslichen oder gewerblichen Bereich. Zwei Drittel aller Elektrounfälle sind Niederspannungsunfälle, die durch unvorsichtigen Umgang mit Strom, defekte Elektrogeräte und eigenständige Reparaturen ausgelöst werden.

Außerdem gefährdet sind Kinder im »Krabbelalter«, die beispielsweise unbeaufsichtigt in der Nähe von Stromquellen spielen.

Gefahren

Im Niederspannungsbereich ist der Hautwiderstand die bestimmende Größe. Es dominiert die ***Reizwirkung auf Muskeln und Nerven***. Schwere Verbrennungen sind selten und entwickeln sich nur bei längerem Stromfluss. Typische ***Strommarken*** sind anzutreffen, lassen jedoch keinen Rückschluss auf das tatsächliche Ausmaß der Schädigung zu. Komplikationen treten sowohl während des Stromflusses als auch nach einem beschwerdefreien Intervall von mehreren Stunden auf.

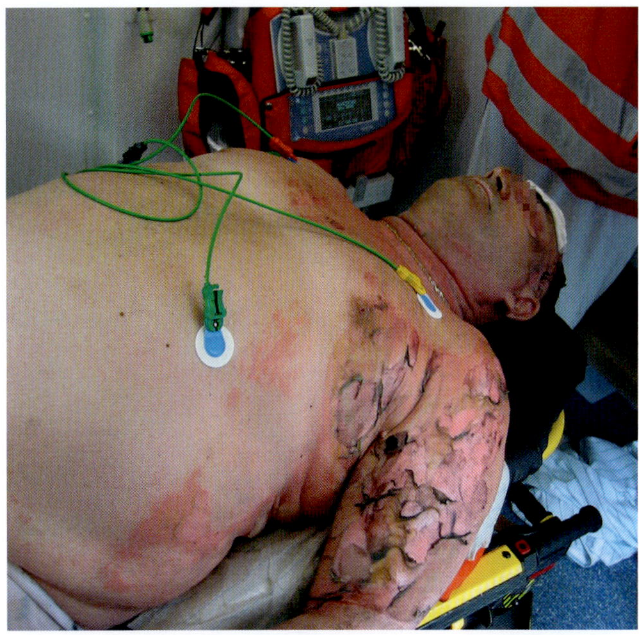

Abb. 29 ▶ Hochspannungsunfall durch Lichtbogen (10 kV)

Tab. 16 ▶ Symptome bei Niederspannungsunfällen

Bewusstsein/ Nervensystem	– Verwirrtheit, Erregung, Erinnerungslücke (retrograde Amnesie) – Bewusstlosigkeit (meist nur während des Stromflusses oder sekundär durch Herzrhythmusstörungen) – Krampfanfälle, Lähmung peripherer Nerven
Atmung	– beschleunigte Atmung (Tachypnoe) – Atemnot (Dyspnoe) – Atemstillstand während des Stromflusses durch den Brustkorb (Thorax)
Herz-Kreislauf-System	– Tachykardie – Blutdruckanstieg (Hypertonie) – Herzrhythmusstörungen verschiedener Art – Kreislaufstillstand: Kammerflimmern bei Wechselstrom, Blockade der gesamten elektrischen Aktivität (Asystolie) bei Gleichstrom
subjektive Beschwerden (bei erhaltenem Bewusstsein)	– Angst, Panik, Übelkeit – Herzklopfen und Brustenge
Begleitverletzungen	– Strommarken – Muskelverkrampfungen/Lähmungen – ggf. Sehnenrisse, sichere/unsichere Frakturzeichen (hauptsächlich bei Gleichstromunfällen)

Symptome

Die Auswirkungen eines Niederspannungsunfalls können sehr unterschiedlich sein. Die Symptomenpalette reicht von vollständiger Symptomfreiheit bis zum Herzstillstand (vgl. Tab. 16).

6.8.3 Hochspannungsunfälle

Bei Hochspannungsunfällen kommt es zur Durchströmung des menschlichen Körpers mit elektrischem Strom einer ***Spannung von mehr als 1000 Volt***.

Ursachen

Der Kontakt mit elektrischen Leitern, welche Hochspannung führen, ist im Verhältnis zu Niederspannungsunfällen seltener. Ein hoher Prozentsatz ist auf Arbeitsunfälle zurückzuführen, gefolgt von der Unterschätzung des Gefährdungspotenzials durch Lichtbogenwirkung ohne direkten Kontakt und von Suizidversuchen.

Gefahren

Im Hochspannungsbereich ***dominiert die thermische Schädigung***. Die für sich schon dramatischen Schäden an der Ein- und Austrittsstelle verkörpern dabei nur einen geringen Anteil der möglichen Verletzungen. Auf ihrem Weg hinterlässt Hochspannung ***Verkochungen***, zum Teil bis ins Knochenmark mit Aufsprengung der betroffenen Knochen. Die über dem Stromweg gelegenen Hautschichten sind mitun-

Tab. 17 ▶ Symptome bei Hochspannungsunfällen

Bewusstsein/ Nervensystem	– Verwirrtheit, Erregung, Erinnerungslücke (retrograde Amnesie) – Bewusstlosigkeit (meist nur während des Stromflusses oder sekundär durch Herzrhythmusstörungen) – Lähmung peripherer Nerven, Zeichen eines Schlaganfalls, Hirnblutung, Krampfanfälle, Hirnödem
Atmung	– beschleunigte Atmung (Tachypnoe) – Atemnot (Dyspnoe) – Atemstillstand während des Stromflusses durch den Brustkorb und anhaltend durch Atemlähmung
Herz-Kreislauf-System	– Tachykardie – Blutdruckanstieg, später Blutdruckabfall durch Flüssigkeitsverlust im Verbrennungsgebiet – Herzrhythmusstörungen verschiedener Art – Kreislaufstillstand: Kammerflimmern bei Wechselstrom, Asystolie bei Gleichstrom
subjektive Beschwerden (bei erhaltenem Bewusstsein)	– Angst, Panik, Übelkeit – Herzklopfen und Brustenge bis Herzinfarktzeichen
Begleitverletzungen	– ausgedehnte Strommarken und großflächige – zweit- und drittgradige Verbrennungen – Muskelverkrampfungen – dauerhafte Nervenlähmungen im Schädigungsgebiet – ggf. Sehnenrisse, sichere/unsichere Frakturzeichen (hauptsächlich bei Gleichstromunfällen) bei Gleichstromunfällen Schädel-Hirn-Trauma – oder Wirbelsäulenverletzung durch »Wegschleudern von der Stromquelle«

ter kaum betroffen, sodass die ***Schwere der tatsächlichen Verbrennungsverletzung verschleiert*** wird.

Symptome

Auch beim Hochspannungsunfall bietet der Unfallhergang zunächst die wichtigsten Hinweise. Darüber hinaus können die in Tabelle 17 beschriebenen Symptome auftreten.

6.8.4 Maßnahmen

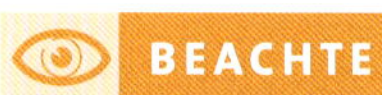

Bei allen Stromunfällen steht der Eigenschutz aller Rettungskräfte an erster Stelle!

Da die primären Maßnahmen bei Hoch- und Niederspannungsunfällen im Wesentlichen gleich sind, werden sie wie folgt zusammengefasst.

▶ **Rettung aus dem Gefahrenbereich**

– Achtung: erhöhte Eigengefährdung des Helfers, da Situation oft nicht sofort ersichtlich; grundsätzlich Sicherheitsabstand einhalten und »Schrittspannung« beachten (s. Abb. 31).
– Möglichst Spannungsart ermitteln (Warnschild für Niederspannung: gelber Hintergrund und schwarzer Spannungspfeil, für Hochspannung: gelbes Schild mit schwarzem Blitz und entsprechender Beschriftung, s. Abb. 30).
– Elektroanlagen freischalten lassen, gegen Wiedereinschalten sichern, erden und kurzschließen lassen; angrenzende, unter Spannung stehende Teile isolieren. Im Niederspannungsbereich: Netzstecker ziehen, Hauptsicherung abschalten; im Hochspannungsbereich: stets das Eintreffen bzw. die Meldung des zuständigen Fachmanns abwarten. Bei Notfällen im Bereich der Österreichischen Bundesbahn kann die Stromabschaltung für einen bestimmten Bereich durch eine zentrale Stelle erfolgen. An

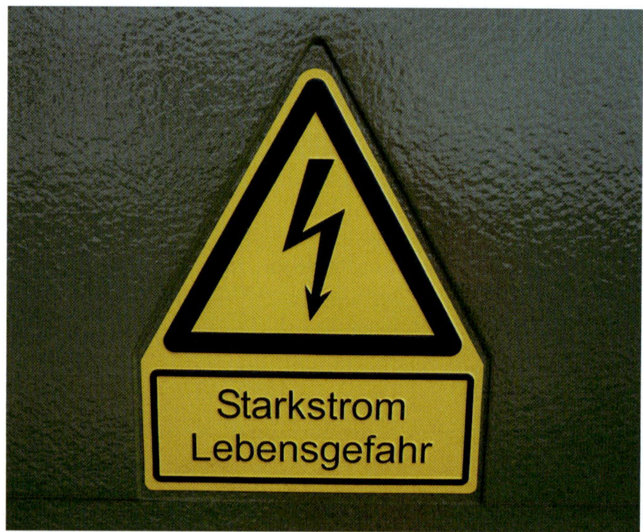

Abb. 30 ▶ Warnzeichen

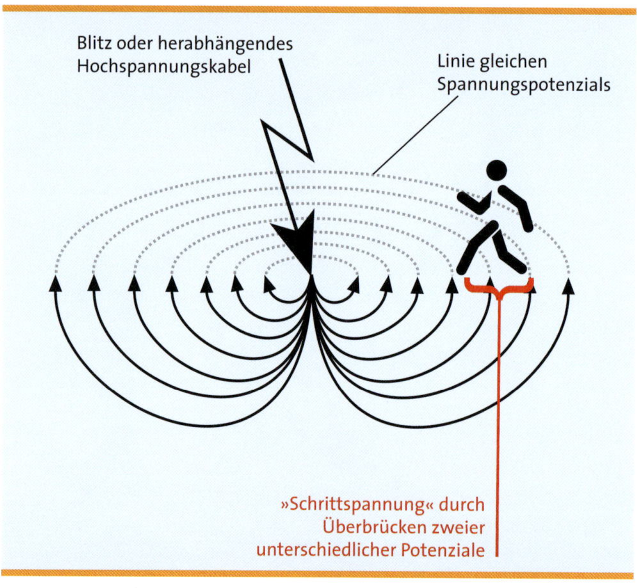

Abb. 31 ▶ Schematische Darstellung der Schrittspannung

den Masten aller Betreiber sind entsprechende Hinweisschilder mit Telefon- und Mastnummer angebracht. Diese müssen an die Leitstelle gemeldet werden; das ***Ersuchen um Stromfreischaltung*** erfolgt ***durch die Leitstelle***. In modernen Leitstellen kann der Standort des Melders in einem geografischen Informationssystem angezeigt und so der Betreiber des Stromnetzes leicht ermittelt werden.
- Unter besonderer Berücksichtigung des Eigenschutzes Folgeverletzungen vermeiden (z.B. zusätzliche Verletzungen durch Absturz bzw. Umfallen des Patienten nach Unterbrechung des Stromkreises)!

Elementarmaßnahmen: Notwendigerweise muss für sichere, freie Atemwege gesorgt werden; dabei ist aber ein Überstrecken des Kopfes bei HWS-Schädigung zu vermeiden. Bei Atem-Kreislauf-Stillstand ist mit der Wiederbelebung zu beginnen.

Standardmaßnahmen: Bei Bedarf erfolgt die körperliche Ruhigstellung mittels HWS-Schiene und Vakuummatratze. Ist eine ausreichende Spontanatmung vorhanden, so erfolgt die Gabe von Sauerstoff (je nach Bedarf) über Inhalationsmaske. Auch bei scheinbar ungefährdeten Patienten können Vitalfunktionsstörungen, z.B. Herzrhythmusstörungen, noch Stunden nach dem Ereignis auftreten. Neben einer ständigen psychischen Betreuung muss eine fortlaufende Überwachung und Dokumentation der Vitalparameter (Bewusstseinslage/Glasgow Coma Scale, Blutdruck, Puls, Sauerstoffsättigung, EKG) erfolgen.

Spezielle Maßnahmen: Neben der Versorgung von Verbrennungswunden, Augenverband usw. und dem Schutz vor Auskühlung (besonders bei Verbrennung) erfolgen durch den Notarzt Beruhigung, Schmerzbehandlung und, wenn notwendig, die Behandlung von Herzrhythmusstörungen. Bei Stromfluss durch den Mund-Rachen-Raum mit Anschwellung der Schleimhaut ist eine frühzeitige Intubation erforderlich.

BEACHTE

Bei stromverletzten Patienten können noch nach 24 Stunden schwerste Herzrhythmusstörungen auftreten, weshalb auch bei anfänglich geringen Krankheitszeichen eine Klinikeinweisung angezeigt ist. Gegebenenfalls ist der Transport in ein Brandverletztenzentrum nötig.

6.9 Ertrinkungsunfälle

Marcel Neumann

Grundsätzlich können alle Personen am oder im Wasser von einem Ertrinkungsnotfall betroffen werden – dies gilt auch für gute Schwimmer. Ebenso ist die Wassertiefe nicht immer ausschlaggebend, schon wenige Zentimeter füllen in ungünstiger Kopflage bei plötzlich einsetzender Bewusstlosigkeit die oberen Atemwege. Am häufigsten tritt der Ertrinkungsnotfall im Alter von 15 bis 29 Jahren auf. Bei jedem fünften zwischen dem ersten und dem vierten Lebensjahr tödlich verunfallten Kind ist Ertrinken die Ursache.

DEFINITION

Ertrinken

Unter dem Begriff *Ertrinken* ist der Erstickungstod infolge Sauerstoffmangels durch Einströmen von Flüssigkeiten in die Atemwege bzw. die Lunge zu verstehen. Wiederbelebungsmaßnahmen bleiben erfolglos. Überlebt ein Patient das Unfallereignis um mindestens 24 Stunden, so wird der Notfall als *Beinahe-Ertrinken* definiert.

In beiden Fällen unterscheidet man den Unfallmechanismus in primäres Versinken und primäres Ertrinken. Das ***primäre Ertrinken*** läuft in verschiedenen Phasen ab. Der ***Betroffene taucht*** zu Beginn ***mehrfach auf bzw. unter und verschluckt*** dabei häufig große ***Flüssigkeitsmengen***, welche auch in die Lunge angesaugt (aspiriert) werden können.

Bei dem ***primären Versinken fehlen*** hingegen die ***Auftauchphasen***. Wurde Flüssigkeit aspiriert, spricht man vom nassen Ertrinken (bis zu 80% aller Verunfallten), ist dies nicht der Fall, vom trockenen Ertrinken.

Ursachen

Das ***primäre Versinken*** resultiert aus der plötzlich einsetzenden absoluten Unfähigkeit zur Eigenrettung. Auslösende Momente sind: Kopfsprung in unbekannte Gewässer mit Verletzungen der Halswirbelsäule und/oder von Schädel und Gehirn, plötzlicher Bewusstseinsverlust unter Wasser, z.B. nach Überatmung (Hyperventilation) und Streckentauchen (sog. Schwimmbad-Black-out) oder akute Erkrankungen wie Schlaganfall (Apoplexie), Unterzuckerung (Hypoglykämie), massive Rhythmusstörungen, ein Infarkt oder ein hirnbedingter (zerebraler) Krampfanfall im Wasser. Selten ist der unwillkürliche (reflektorische) Kreislaufstillstand nach einem Sprung in kaltes Wasser (bedingt durch eine Überreizung des N. vagus).

Als Ursachen für das ***primäre Ertrinken*** kommen infrage: Erschöpfung (oft Eigenüberschätzung!), Nichtschwimmer im tiefen Wasser, zunehmende Unterkühlung, Alkoholisierung oder Selbsttötungsversuche. Trotz unmittelbarer Rettung bleiben diese Patienten durch mögliche Folgekomplikationen noch Tage stark gefährdet.

Gefahren

Das trockene Beinahe-Ertrinken ist in erster Linie in einem reflektorischen Atem- und/oder Kreislaufstillstand begründet. Besonders der Kehlkopfeingang (Pharynx) mit seiner Vielzahl sensibler Nerven wird bei intensiver Reizung (z.B. Eiswasser) zum Auslöser für zwei kritische Reaktionen:

- dem Stimmritzenkrampf (Laryngospasmus) mit vollständigem Verschluss der Stimmritze und damit der oberen Luftwege (auch für Flüssigkeiten);
- der plötzlich abfallenden Herzschlagfrequenz bis hin zum Herz-Kreislauf-Stillstand durch Reiz des N. vagus.

In beiden Fällen entwickelt sich bei den Verunfallten sehr schnell ein Sauerstoffmangel des Zentralnervensystems (Hypoxie), welcher dann für die Bewusstlosigkeit und den ***Erstickungstod im Wasser*** verantwortlich ist. Es dringen keine Flüssigkeiten in die Atemwege ein.

Beim nassen Beinahe-Ertrinken tritt Wasser in die Lunge ein. Aufgrund der Hypoxie wird der Atemanreiz so groß, dass die Ertrinkenden nach Luft schnappen und dabei Wasser mit in die Lunge einziehen. Zusätzlich wird während des Ertrinkens eine große Menge Wasser verschluckt, sodass die Aspirationsgefahr durch aus dem Magen zurücklaufendes Wasser sehr hoch ist.

Zusätzliche Gefahren bestehen in einer Lungenschädigung durch Krankheitserreger, Verunreinigungen mit Schlamm, Schwebstoffen und chemischen Inhaltsstoffen der Flüssigkeit. Der Chlorgehalt in Schwimmbädern zum Beispiel führt zu einem rasch einsetzenden toxischen Lungenödem.

Neben den spezifischen Ertrinkungsschäden entscheiden über die Schwere des Notfalls außerdem die folgenden Kriterien:

- auslösende Erkrankungszustände,
- Grad der Unterkühlung,
- Begleitverletzungen.

Besondere Beachtung verdient der ***Unterkühlungsgrad (Hypothermie)*** der Patienten. Einerseits ist er der Auslöser für die Bewusstseinsstörung und Bewusstlosigkeit, andererseits ermöglicht er – bedingt durch die Verlangsamung der Stoffwechselvorgänge – eine ***längere Toleranz des Organismus gegen den Sauerstoffmangel*** (besonders des zentralen Nervensystems). Da die Wärmeleitfähigkeit von Wasser vielfach höher ist als die von Luft und selbst übliche Badewassertemperaturen von 20–25 °C im Sommer deutlich niedriger sind als die Körperkerntemperatur, ist praktisch immer mit Wärmeabgabe und Unterkühlung zu rechnen. Eine kritische Situation während der Rettung eines unterkühlten Patienten ist der sogenannte ***Rettungstod***. Da die Körperschale schneller auskühlt als der Körperkern, besteht bei selbstständiger oder passiver Bewegung des Patienten die Gefahr, dass sehr ***kaltes Schalenblut in den Körperkern gelangt***. Folge ist das plötzliche weitere Abkühlen lebenswichtiger Organe (besonders des Herzens) und damit der Tod des Patienten.

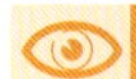 **BEACHTE**

Eine Unterkühlung verlängert die Überlebenszeit nach Kreislaufstillstand. Aus diesem Grund wird eine Wiederbelebung (Reanimation) auch bei Zeitverzögerung begonnen und bis zur Erwärmung des Patienten in der Klinik durchgeführt. Sie wird ggf. erst dort beendet.

Symptome

Die Symptomatik des Beinahe-Ertrunkenen ist vielfältig und kann von geringfügigen Störungen (z.B. leichte Unterkühlung, Hustenreiz, Magen-Darm-Beschwerden, Stresssyndrom) bis zum Kreislaufstillstand reichen. Üblicherweise gibt die Anamnese einen sicheren Hinweis auf das Notfallgeschehen. Die möglichen Symptome können Tabelle 18 entnommen werden.

Massnahmen

Bei unzureichender Ausbildung in entsprechenden Rettungstechniken existiert für Helfer eine erhöhte Eigengefährdung. Eine weitere Gefahr besteht für den Helfer in der Überschätzung der eigenen Schwimmleistung. Eine unsachgemäße Rettung in ein Boot, über den Rand von Schwimmbädern oder steinige Küsten muss wegen der drohenden Folgeverletzungen vermieden werden! Des Weiteren sollte eine ***frühzeitige körperliche Ruhigstellung*** erfolgen, um bei Unterkühlung den Rettungstod zu verhindern.

Elementarmaßnahmen: Die Atemwege sind über Mund (oral) oder Nase (nasal) abzusaugen, bei Bewusstlosigkeit wird der Patient in die stabile Seitenlage verbracht. Bei Atem-Kreislauf-Stillstand darf kein Zeitverlust durch unnötige (!) Versuche, die Flüssigkeit aus den Atemwegen zu entfernen (wie Kopftieflage, Druck auf den Brustkorb usw.), riskiert werden. Nach der Absaugung erfolgt die sofortige Wiederbelebung.

Im Gegensatz zur üblichen Vorgehensweise ***beginnt*** die ***Wiederbelebung*** beim Ertrinkungsunfall ***mit fünf Beatmungen***, gefolgt von 30 Herzdruckmassagen. Fortgesetzt wird die Wiederbelebung dann wie gewohnt im Verhältnis 2:30.

Muss der Patient reanimiert werden, ist zusätzlich zu bedenken, dass eine Defibrillation bei Kammerflimmern nur bei einer Körperkerntemperatur von über 30 °C sinnvoll ist.

Standardmaßnahmen: Der nicht bewusstlose Patient wird mit erhöhtem Oberkörper gelagert, wenn dies noch nicht im Rahmen der Elementarmaßnahmen erfolgt ist. Bei ausreichender Spontanatmung erfolgt über die Inhalationsmaske eine ***Sauerstoffgabe*** von 6–8 l/min. Wie bei jedem Notfallpatienten erfolgt eine fortlaufende Überwachung und Dokumentation der Vitalparameter, wobei besonderer Wert auf die Temperaturmessung gelegt werden sollte. Eine psychische Betreuung sollte während der gesamten Versorgung und während des Transports gewährleistet sein.

Spezielle Maßnahmen: Besonderer Wert muss auf den Schutz vor weiterer Auskühlung gelegt werden. Deshalb wird feuchte Kleidung entfernt und der Patient abgetrocknet. Anschließend muss der ***Wärmeerhalt*** durch übliche Patientenauflagen und Rettungsdecke erfolgen. Gegebenenfalls muss der Notarzt gerufen werden.

Tab. 18 ▶ Symptome des Beinahe-Ertrinkens (von leicht zu schwer)

Bewusstsein/ Nervensystem	– Verwirrtheit oder auffällige Teilnahmslosigkeit – Verlangsamung bis tiefe Schläfrigkeit (Sopor) – zentral ausgelöste Krampfanfälle mit starren (tonischen) und zuckenden (klonischen) Bewegungen und unwillkürlichem Stuhl- und Harnabgang – tiefe Bewusstlosigkeit (Koma) mit erloschenen Schutzreflexen
Atmung	– beschleunigte Atmung (Tachypnoe) – Hustenattacken – Atemnot (Dyspnoe) mit Kurzatmigkeit, Giemen, Brummen und Rasselgeräuschen – röchelndes Abatmen von Schaum (Lungenödem) – Schnappatmung/Atemstillstand
Herz-Kreislauf-System	– stark erhöhte Herzfrequenz (Tachykardie) – Blutdruckabfall (Hypotonie) – Herzrhythmusstörungen mit Abfall der Herzfrequenz (Bradykardie) und Zwischenschlägen (Extrasystolen) – Kreislaufstillstand (oft Kammerflimmern)
Aussehen	– feucht-blasse bis bläuliche Haut – Kältezittern, »Gänsehaut« – geblähter Bauch (Abdomen) durch vollen Magen
subjektive Beschwerden (bei erhaltenem Bewusstsein)	– Angst, Panik, Übelkeit – atemabhängige Schmerzen im Brustkorb
ggf. Begleitverletzungen	– Querschnittssymptomatik durch Schädigung der Halswirbelsäule – Verletzungen mit sichtbarer Blutung – sichere/unsichere Zeichen eines Knochenbruchs (Fraktur)

 **MERKE**

Grundsätzlich ist auch nach einem Beinahe-Ertrinken ohne auffällige Symptomatik (z. B. durch rechtzeitige Eigen- oder Fremdrettung) eine Klinikeinweisung angezeigt. Selbst nach 24 bis 48 Stunden ist noch mit schweren bis lebensbedrohlichen Komplikationen in Form von Lungenentzündung zu rechnen, mit Lungenödem (auch toxisch) – dies wird auch als »sekundäres Ertrinken« bezeichnet –, oder mit Elektrolytverschiebungen mit Herzrhythmusstörungen.

Literatur:

Berlit P (2014) Basiswissen Neurologie. 6. Aufl. Springer, Berlin, Heidelberg.

Bloos F, Bauer M, Reinhart K (2014) Schock. In: Aken H van et al. (Hrsg.) Intensivmedizin. 3. Aufl. Thieme, Stuttgart, S. 638-647.

Campbell JE, Alson LA (2018) Präklinische Traumatologie. 8. Aufl. Hogrefe, Bern.

Duppel H, Löbermann M, Reisinger EC (2010) Aus heiterem Himmel vom Blitz getroffen. In: Notarzt 26 (1): 14–17.

Hacke W (2016) Neurologie. 14. Aufl. Springer, Heidelberg.

Hecker A et al. (2014) Diagnostik und Therapie des akuten Abdomens. In: Med Klinik Intensivmed Notfallmed 109 (6): 445-458.

Larsen R (2018) Beatmung: Indikationen, Techniken, Kranheitsbilder. 6. Aufl. Springer, Berlin.

Lederer W, Kroesen G (2005) Notfallmedizinische Versorgung von Blitz- und Stromschlagverletzten. In: Anaesthesist 54 (11): 1120–1129.

Ludewig R, Regenthal R (2015) Akute Vergiftungen und Arzneimittelüberdosierungen. 11. Aufl. WVG, Stuttgart.

Muth C-M, Piepho T, Schröder S (2007) Wasserrettung. Ein notfallmedizinisches Spezialgebiet mit vielen Facetten. In: Anaesthesist 56 (10): 1047–1057.

Muth C-M, Shank ES, Larsen B (2000) Der schwere Tauchunfall. Pathophysiologie-Symptomatik-Therapie. In: Anaesthesist 49 (4): 302–316.

Naths G (2018) Akute Atemwegsnotfälle. Rettungsdienst kompakt Bd. 5. 2. Aufl. Stumpf + Kossendey, Edewecht.

Reifferscheid M, Weller S (1989) Chirurgie. 8. Aufl. Thieme, Stuttgart.

Reng CM, Grüne S (2010) Akutes Abdomen. In: Intensivmed 47 (4): 225-234.

Schröder S, Lier H, Wiese S (2004) Der Tauchunfall: Notfallmedizinische Versorgung des schweren Tauchunfalls. In: Anaesthesist 53 (11): 1093–1102.

Searle J et al. (2013) Kardiales Monitoring nach Stromunfall. Analyse von 268 Patienten an der Charité. In: Dtsch Ärztebl Int 110 (50): 847–853.

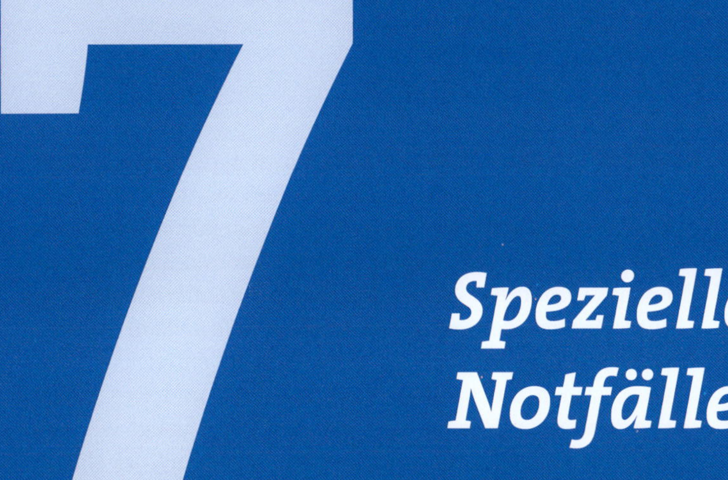

Spezielle Notfälle

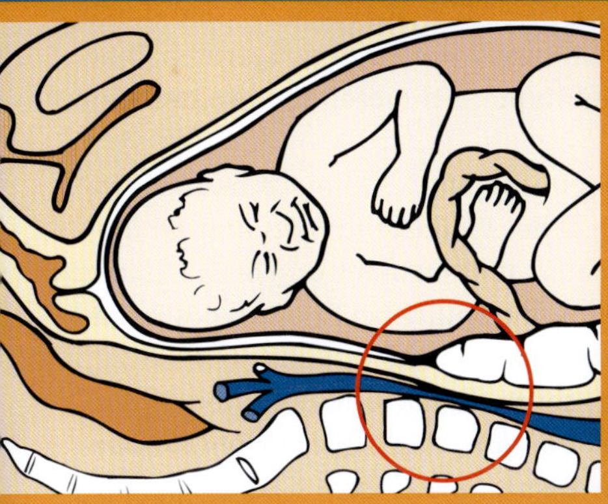

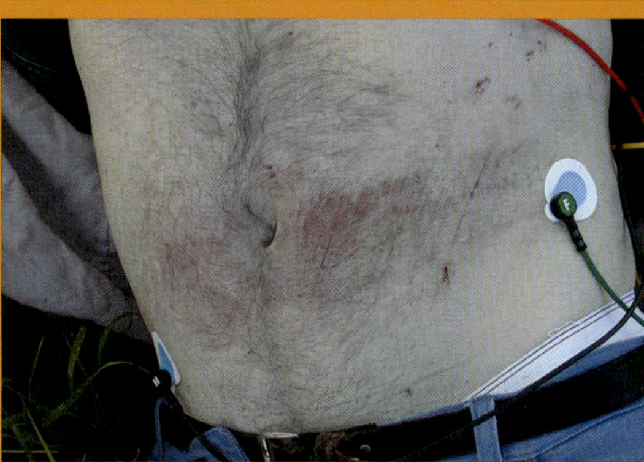

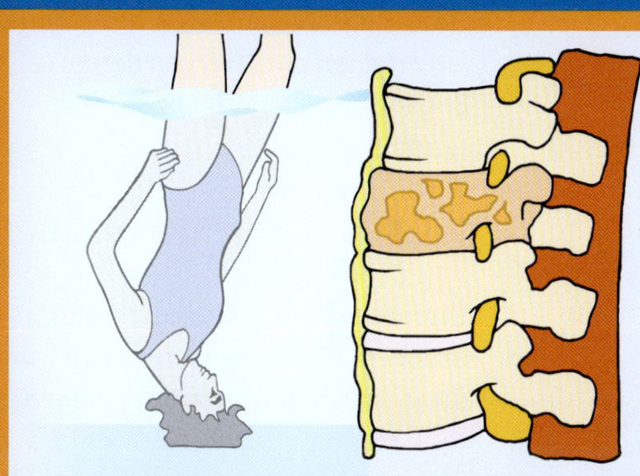

Inhalt:

7.1 Traumatologische Notfälle

7.1.1 Schädel-Hirn-Trauma

Peer G. Knacke

Verletzungen des Schädels haben in ihrer anteiligen Häufigkeit am gesamten unfallchirurgischen Patientengut einen hohen Anteil. Gehirnverletzungen, mit und ohne Beteiligung anderer Organe, sind die häufigste Todesursache von Menschen bis zum 45. Lebensjahr, gleichzeitig sind sie die häufigste Ursache für geistige und körperliche Behinderung. Hauptursachen sind in Europa Verkehrsunfälle, Stürze und Gewaltverbrechen. ***15 % der Unfallopfer von Verkehrsunfällen erleiden ein SHT***, von denen ca. 25 % eine längerdauernde Behandlung benötigen. Besonders gefährdet sind Motorradfahrer.

7.1.1.1 *Ursachen und Gefahren*

Direkte schwere Gewalteinwirkungen am Kopf führen zu ***Brüchen (Frakturen) des Hirn- und/oder Gesichtsschädels***, die zusätzlich ***mit Verletzungen des Gehirns*** kombiniert sein können. Das Gehirn kann auch ohne Fraktur geschädigt werden, wenn bei einem Aufprall der Kopf peitschenartig von vorne nach hinten geschleudert wird. Die träge Hirnmasse schlägt dabei »von innen« gegen das Stirn- und Hinterhauptsbein und erleidet dadurch ***Quetschungen*** (Kontusionen), die je nach Lokalisation und Ausdehnung zu ausgeprägten Funktionsstörungen (z.B. Lähmungen) führen können. Dieser Unfallmechanismus ist typisch beim nicht angeschnallten Fahrgast während eines Frontalzusammenstoßes. Direkt (primär) geschädigte Hirnareale (z.B. Kontusionen) können über krankhaft veränderte Mechanismen zu einem vermehrten Wassereinstrom in Hirnzellen und damit zum ***Anschwellen von Hirnsubstanz (Hirnödem)*** führen. Dies kann sich unter Umständen so extrem entwickeln, dass Gehirnzellen durch die Volumenzunahme und wegen des begrenzten Raumes im Schädelinneren geschädigt werden. Ein über die Norm ansteigender Schädelinnendruck (intrakranieller Druck) kann auch durch ***Blutungen im Schädelinnenraum (Hämatome)*** ausgelöst werden. Sie werden durch Zerreißungen von Venen oder Arterien hervorgerufen. Man unterscheidet drei Haupttypen bei diesen raumfordernden Hämatomen:

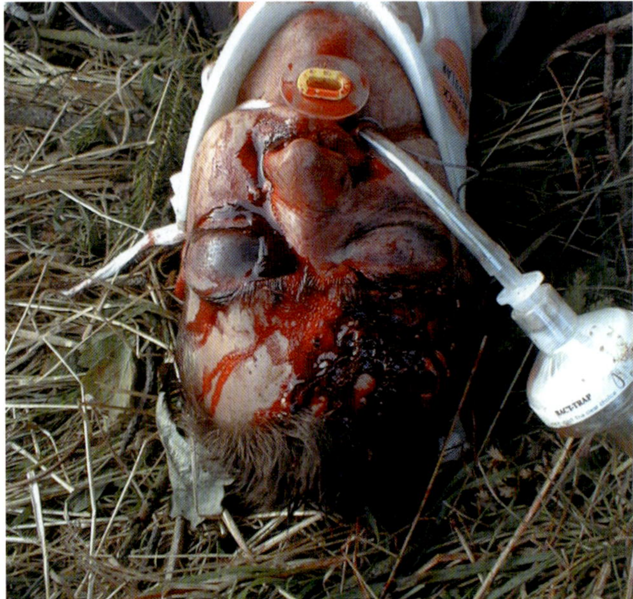

Abb. 1 ▶ Offenes SHT mit frontalem Hirnaustritt rechts und Brillenhämatom nach Motorradunfall

Das ***Epiduralhämatom*** ist eine Blutansammlung ***zwischen*** der inneren Schicht des ***Schädelknochens und der harten Hirnhaut*** (Dura mater) und entsteht durch Einriss der mittleren Hirnhautarterie, die häufig bei Brüchen des Schläfenbeins mitverletzt wird.

Bei Zerreißung von sogenannten Brückenvenen entwickelt sich das ***Subduralhämatom***, das sich ***zwischen der harten Hirnhaut und der Hirnsubstanz*** ausdehnt. Bei der gefährlichsten Form, dem intrazerebralen Hämatom, sind in der Hirnsubstanz Einblutungen zu beobachten, die sich bei sehr schweren Verletzungen sogar bis in das Liquor-System, also die Räume mit Hirnwasser, ausweiten können. ***Die primäre Schädigung ist nicht zu beeinflussen.***

Sekundäre Hirnschäden sind vermeidbar. Sie entstehen als Folge eines akuten Sauerstoffmangels (Hypoxie) im Blut oder eines durch Volumenmangel bedingten erniedrigten Blutdrucks (Hypotonie); das dadurch verursachte Ödem kann das gesamte Gehirn erfassen. Je höher dieser intrakranielle Druck aufgrund von Raumforderungen wie Blutungen oder Ödemen im Schädelinneren ansteigt, desto höher muss auch der arterielle Blutdruck ansteigen. Beim Erwachsenen sollte zur Aufrechterhaltung der Hirndurchblutung ein ***systolischer Blutdruck von über 90 mmHg angestrebt*** werden. Zur Vermeidung einer Hypoxie ist ein Absinken der arteriellen ***Sauerstoffsättigung unter 90 %*** zu ***vermeiden***.

Die Lokalisation der knöchernen Verletzung und die Unterscheidung zwischen geschlossenem oder offenem Schädel-Hirn-Trauma (SHT) sind bereits präklinisch teilweise möglich. Prinzipiell genügt die Einteilung der Frakturen in Brüche des Schädeldachs (Kalotte), der Schädelbasis und des Gesichtsschädels, wobei verschiedene Frakturmuster zu finden sind, z.B. Rissbrüche (Fissuren) und Trümmerbrüche. Diese können Hinweise für die Schwere der Gewalteinwirkung liefern.

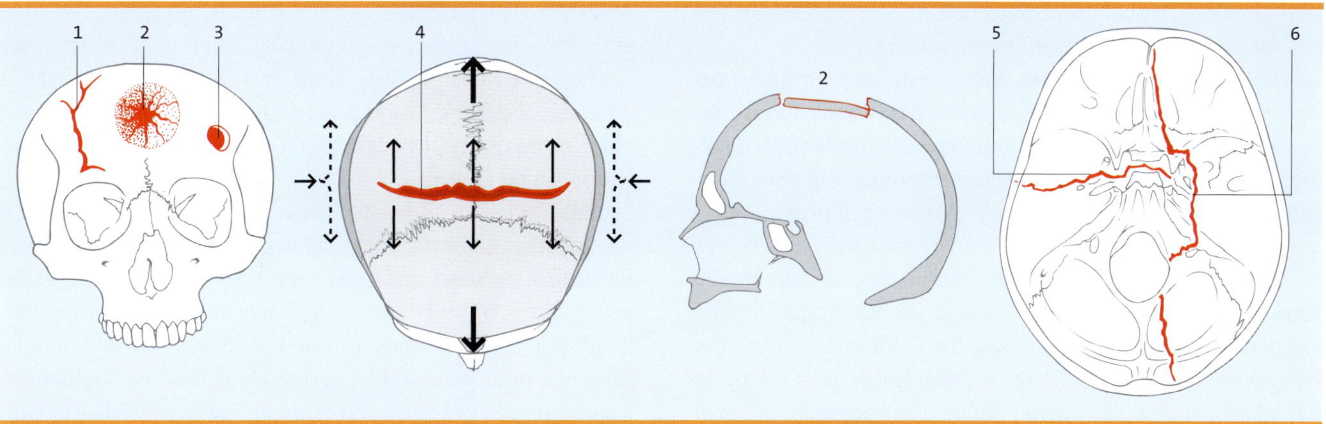

Abb. 2 ▶ Verschiedene Formen von Schädelbrüchen: Fissur (1), Impressionsfraktur (2), Schussfraktur (3), Berstungsfraktur (4), Querfraktur (5), Längsfraktur der Schädelbasis (6)

MERKE

Das Erkennen eines offenen SHT ist wegen einer erhöhten Infektionsgefahr sehr bedeutsam, da die Zeitspanne zwischen Unfall und Erstversorgung (z. B. steriler Verband) die Infektionsrate dramatisch erhöht. Eine offene Schädel-Hirn-Verletzung liegt vor, wenn die harte Hirnhaut zerrissen ist und eine Verbindung zum Schädelinneren besteht.

Diese Verletzungsform findet man in der Regel bei Trümmerfrakturen, bei eingedrungenen Fremdkörpern (z. B. Projektil bei Schussverletzung) sowie bei sogenannten Impressionsfrakturen, bei denen herausgebrochene Knochenstücke (Fragmente) in das Schädelinnere eindringen und die harte Hirnhaut, Hirngewebe und Gefäße schädigen können.

Schädel-Hirn-Verletzte sind noch weiteren Gefahren ausgesetzt. Je nach Schwere der Gewalteinwirkung und Schädigungsgrad am Gehirn wird das ***Bewusstsein*** des Verunfallten ***unterschiedlich stark eingeschränkt***. Dies reicht von leichter Schläfrigkeit bis zur tiefen Bewusstlosigkeit, bei der trotz starker Schmerzreize der Patient nicht zu erwecken ist. Je ausgeprägter diese Bewusstseinstrübung ist, desto höher ist die Gefahr, Blut oder Mageninhalt einzuatmen (Aspirationsgefahr). Dadurch kann der Betroffene regelrecht ersticken oder durch den chemischen Reiz des Magensaftes (Salzsäure!) eine schwere Lungenentzündung entwickeln, die eventuell sogar ein Lungenversagen verursacht. Denn eine Funktionseinschränkung oder ein Funktionsverlust in bestimmten Hirnarealen führt zur ***Verminderung oder Aufhebung von Rachen- oder Hustenreflexen***, sodass sich der Patient unkontrolliert verschluckt und Blut oder Ähnliches einatmet (aspiriert).

7.1.1.2 *Allgemeine Symptome*

Hirnfunktionsstörungen können sich, je nach Lokalisation der Schädigung, in vielfältiger Weise zeigen. Beispielsweise können Krampfanfälle zu einem stark erhöhten Sauerstoffverbrauch führen und dadurch ein bereits traumatisiertes Gehirn zusätzlich schädigen. Ein Warnsymptom sind sogenannte ***Streckkrämpfe***, die an der ***Innendrehung der gestreckten Gliedmaßen*** erkennbar sind. Sie sind ***Zeichen einer drohenden Einklemmung von Hirnsubstanz*** in das Hin-

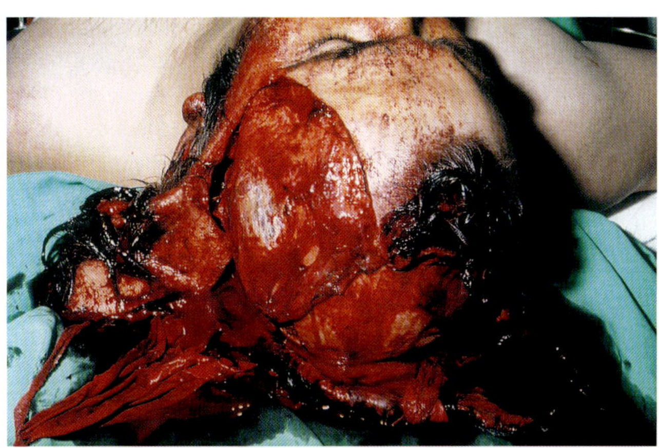

Abb. 3 ▶ Skalpierungsverletzung

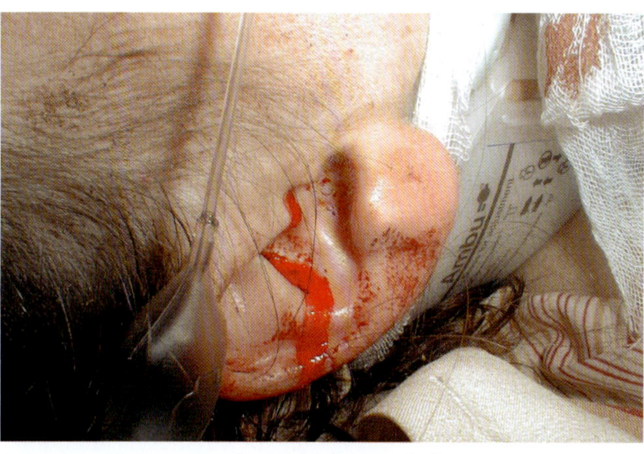

Abb. 4 ▶ Blutung aus dem Ohr (Liquorrhö)

terhauptsloch, wobei das Atemzentrum komprimiert und so ein Atemstillstand provoziert werden kann.

Heftige, schockauslösende Blutungen sind vor allem bei tiefen Einrissen oder Zerreißungen der Kopfschwarte zu beobachten. Dabei ist die schlimmste Form die ***Skalpierungsverletzung***, bei der die ***Kopfschwarte großflächig vom Knochen abgezogen*** ist. Dadurch werden massive Blutungen hervorgerufen.

Eingeschlossene Blutungen, das heißt intrakranielle Hämatome oder Blutergüsse unterhalb der Kopfschwarte, können beim Erwachsenen keinen Schock auslösen. Bei einem vermeintlich isolierten Schädel-Hirn-Trauma muss ein gleichzeitig vorhandener Volumenmangelschock dazu Anlass geben, nach weiteren Verletzungen zu fahnden. Eine Ausnahme sind Säuglinge und Kleinkinder, bei denen ein Kopfschwartenbluterguss und ein epidurales Hämatom zum Volumenmangelschock führen können.

Bei der ersten Konfrontation mit einem Kopfverletzten sind ***primär drei Fragen*** zu stellen:

- Wie ist die Bewusstseinslage?
- Sind erkennbare Blutungen vorhanden?
- Liegt eine (offene) Fraktur vor?

Zur Beurteilung des Bewusstseins genügt zunächst die ***grobe Einteilung in »bewusstlos«***, d.h. keine Reaktion auf Ansprache und gesetzte Schmerzreize, oder ***»schläfrig«*** (somnolent) mit verzögerter Reaktion auf lautes Ansprechen (Augen aufmachen) bzw. auf Schmerzreiz (Kneifen am Hals). Die dritte Kategorie ist der ***»bewusstseinsklare«*** Patient, der genaue

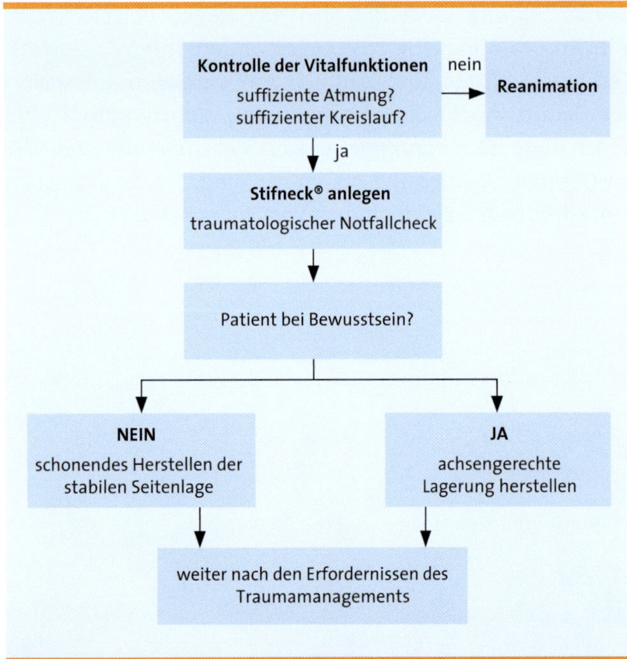

Abb. 5 ▶ Vorgehen bei der Lagerung bewusstloser Patienten mit Verdacht auf SHT

Angaben zum Unfallhergang machen kann oder aber über eine Erinnerungslücke vor dem Unfallereignis (retrograde Amnesie) berichtet. Eine genaue Differenzierung erfolgt nach der Glasgow Coma Scale (vgl. Kap. 5, Tab. 2), mit der nach einem Punktesystem der Grad der Bewusstseinsstörung festgelegt wird.

Sichtbare Blutungen liefern u.a. indirekte Hinweise für die Lokalisation einer nicht sichtbaren Verletzung, z.B. eine Blutung aus Nase und/oder Ohr bei einem Schädelbasisbruch. Eine Fraktur lässt sich durch vorsichtiges Abtasten (Palpation) des Schädels an einer Stufe oder an einer Delle fühlen. Durch genaue Inspektion, vor allem der behaarten Kopfhaut, erkennt man den offenen Bruch mit Zugang zum Schädelinneren an freiliegendem Hirngewebe.

Diese erste orientierende Checkliste wird noch durch die Prüfung der ***Pupillenreaktion*** ergänzt. Bei der Beleuchtung der Augen verengen sich im Normalfall beide Pupillen gleichzeitig. Ist ***eine Pupille erweitert und*** zeigt sie ***bei Lichteinfall keine Verengung***, muss dies als ernster ***Hinweis für eine Blutung im Gehirn*** gewertet werden.

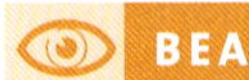
BEACHTE

Bei Einnahme bestimmter Medikamente oder bei einigen Vergiftungen kommt es zur Pupillenverengung (z.B. bei Morphium) oder Pupillenerweiterung (z.B. bei Tollkirsche), sodass die Pupillenveränderung als Zeichen einer Hirnblutung nicht zu verwerten ist (Kap. 1, Abb. 30).

7.1.1.3 *Symptome wichtiger Verletzungsmuster*

▶ Schädelbasisfraktur

Wegweisend sind Blutungen aus Nase, Rachen oder Gehörgang, die jedoch auch bei direkten Verletzungen in diesen Bereichen (z.B. Nasenbeinbruch) auftreten können. Im Zweifelsfall sollte immer die schwerwiegendere Verletzung angenommen und entsprechend versorgt werden.

Ein ***Austritt von Gehirnwasser (Liquor)*** ist ***praktisch beweisend für eine Schädelbasisfraktur***. Dieser Liquoraustritt lässt sich jedoch bei einer Vermischung mit Blut zunächst nicht erkennen. Zum Nachweis lässt man Blut, z.B. aus der Nase, auf eine Kompresse tropfen. Liquor bildet dabei einen hellen »Hof« um den Blutstropfen.

Bei Brüchen in der vorderen Schädelgrube entstehen durch Einblutungen in eine oder in beide Augenhöhlen sogenannte ***Monokel- oder Brillenhämatome***, die sich jedoch auch bei Mittelgesichtsfrakturen entwickeln können. Diese speziellen Hämatome bilden sich bei Schädelbasisfrakturen häufig erst nach einer längeren Zeit aus, sodass sie unmittelbar nach dem Trauma nicht zu sehen und damit diagnostisch nicht verwertbar sind.

Hirnnervenausfälle (Störung des Geruchssinns, Augenmuskellähmungen etc.) lassen sich primär wegen der meist veränderten Bewusstseinslage nur selten nachweisen.

▶ **Gesichtsschädelfraktur**

Brüche im Bereich des Gesichtsschädels imponieren durch meist ***ausgeprägte Schwellungen*** (verschwollenes Gesicht) sowie durch ***Monokel- oder Brillenhämatome***. Teilweise heftige Blutungen aus Nase und Mund führen zum Schock oder bei begleitender Bewusstseinstrübung zur Aspiration.

Diese Blutungen werden oft unterschätzt, da ein Großteil der Blutmenge nach hinten läuft und verschluckt wird. Bei der vorsichtigen Palpation und Bewegung der Zahnreihen im Ober- und Unterkiefer lassen sich Stufen oder eine abnorme Beweglichkeit tasten; bei ausgedehnter Zertrümmerung wackelt unter Umständen das gesamte Mittelgesicht. Frakturen des Jochbeins mit Bruch des Bodens der Augenhöhle führen zu einem Absinken des Augapfels und zu einer Einschränkung seiner Beweglichkeit. Der bewusstseinsklare Patient klagt dabei über Doppelbilder-Sehen. Bei Brüchen im Gesicht werden oft Zähne oder Knochenfragmente ausgeschlagen, die zu einer bedrohlichen Verlegung der Atemwege führen können. Mittelgesichtsfrakturen sind häufig mit Frakturen der Halswirbelsäule kombiniert.

Das ***Unterschätzen des Schädel-Hirn-Traumas*** ist einer der verhängnisvollsten Fehler, der besonders dann begangen wird, wenn fehlende äußere Verletzungszeichen und anscheinende Bewusstseinsklarheit ein falsches Sicherheitsgefühl provozieren. Aus diesem Grund ist eine ständige Überwachung vonnöten.

Eine ***Schädelprellung*** liegt definitionsgemäß vor, wenn nach einer Gewalteinwirkung auf den Kopf keinerlei Verletzungsspuren und Bewusstseinsstörungen zu finden sind. Mitunter lässt sich ein Bluterguss (Prellmarke) tasten, der in oder unter der Kopfhaut liegt. Eine vermeintliche Schädelprellung, die eigentlich nicht behandlungsbedürftig ist, ***kann plötzlich zu einer akuten Symptomatik mit Bewusstseinsverlust führen***, wenn ein sich entwickelndes epidurales Hämatom schließlich eine lokale Kompression und damit Funktionsstörung des Gehirns auslöst. Daher ist eine gezielte Befragung des Patienten oder von Passanten zum Unfallhergang oder zum Verhalten nach dem Unfall von wesentlicher Bedeutung (Patienten das Unfallereignis sowie das Davor und Danach erzählen lassen!). Oftmals liegt dann doch eine – wenn auch oft nur kurze – Erinnerungslücke vor, die erst nach genauer, teilweise mehrfacher Befragung zugegeben wird. Eventuell berichten Passanten von einem seltsamen Verhalten, wobei der Verunfallte nicht richtig ansprechbar war. Extrem verdächtig ist eine ***kurze Bewusstlosigkeit mit anschließender völliger Bewusstseinsaufklarung*** (freies Intervall), ***gefolgt von erneuter Eintrübung*** bis zur Bewusstlosigkeit. Diese Reaktion ist typisch für ein epidurales Hämatom. Bei Kindern fehlt in der Regel das freie Intervall beim epiduralen Hämatom; sie sind von Anfang an bewusstlos.

BEACHTE

Bei alkoholisierten Patienten mit möglicher Schädelverletzung sind auffällige Verhaltensweisen niemals nur dem Alkoholgenuss zuzuschreiben. Gerade Be- oder Angetrunkene spielen ein Trauma herunter und geben an, dass alles in Ordnung sei.

7.1.1.4 *Maßnahmen*

Elementarmaßnahmen: Es wird nach dem ABCDE-Schema vorgegangen. Bei jedem bewusstlosen Traumapatienten ohne Schutzreflexe erfolgen nach sofortiger manueller Immobilisation die Anlage einer HWS-Schiene und die Sicherung des Atemwegs.

Wenn eine Bewusstlosigkeit bei Traumapatienten vorliegt, so kann unter Abwägung des Unfallmechanismus und möglicher Begleiterkrankungen (Ausschluss Hypoglykämie) von einem SHT ausgegangen werden. Wegen der Gefahr des Erbrechens und der möglichen Aspiration sind die ***zügige Sicherung des Atemwegs*** und die Vorhaltung einer geeigneten Absaugung erforderlich. Die ***Reklination des Kopfes*** zum Zweck des Absaugens ist beim SHT wegen der wahrscheinlichen Beteiligung der HWS zu ***vermeiden***. Durch den Notarzt erfolgt die Intubation.

Bei stabilem Kreislauf erfolgt die Lagerung des Patienten mit ca. ***um 30° erhöhtem Oberkörper***, wenn möglich in leichter Linksseitenlagerung, da bei Schädel-Hirn-Trauma-Patienten mit Erbrechen gerechnet werden muss. Die Patienten erhalten über eine Sauerstoffmaske 10–15 l ***Sauerstoff*** pro Minute. In der Regel ist bei einem Schädel-Hirn-Trauma (SHT) immer auch mit einer begleitenden Halswirbelsäulen-

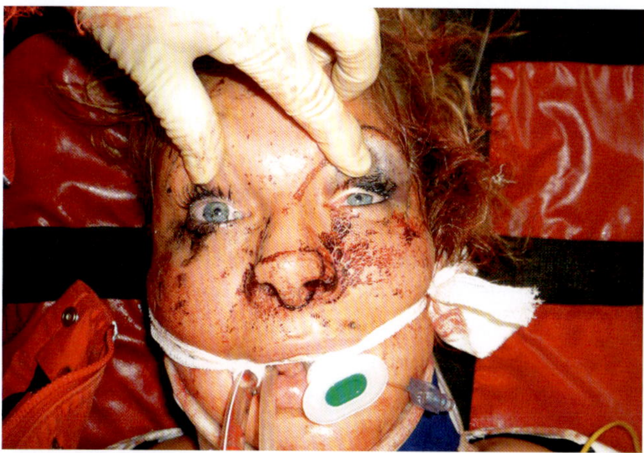

Abb. 6 ▶ Wiederholte Pupillenkontrolle ist bei narkotisierten Patienten erforderlich

Verletzung zu rechnen, daher muss eine Halswirbelsäulen-Immobilisation durchgeführt werden (s. Abb. 9); der Patient wird zum schonenden Transport ***auf*** der ***Vakuummatratze gelagert***. Während des Transports müssen ständig die Körperfunktionen (Bewusstseinsklarheit, Bewusstseinstrübung oder Bewusstlosigkeit mit Pupillenfunktion und Glasgow Coma Scale, Kreislaufparameter, Sauerstoffsättigung) überwacht und dokumentiert werden.

Es ist erforderlich, regelmäßig die Pupillen zu kontrollieren und auf Sprachstörungen oder Halbseitenlähmungen (Hemiparesen) zu achten, die auf der gegenüberliegenden Seite des Blutergusses im Gehirn auftreten: Beispielsweise führt eine Blutung in der linken Gehirnhälfte zur Lähmung der rechten Körperhälfte. Auch die ***wiederholte Blutdruck- und Pulsmessung*** zum rechtzeitigen Erkennen eines Schockzustands sind notwendig. Gelegentlich sind ein Blutdruckanstieg und eine gleichzeitige Pulsverlangsamung (»Druckpuls«) zu beobachten, die als Zeichen einer Hirndrucksteigerung zu werten sind. Eine Prüfung auf Nackensteifigkeit (Meningismus) durch Anheben des Kopfes ist strengstens verboten, wegen einer häufig gleichzeitig vorhandenen Halswirbelfraktur. Kopfschmerzen und Erbrechen sind unspezifische Zeichen, können aber im Rahmen eines Schädel-Hirn-Traumas auch Ausdruck einer beginnenden Hirnschwellung sein. Eine psychische Betreuung des bewusstseinsklaren Patienten ist erforderlich.

Spezielle Maßnahmen: Das Entfernen von nasser Kleidung und der ***Wärmeerhalt*** durch Einhüllen in Decken oder Rettungsfolien sind für jeden Traumapatienten obligat. Die optimale Wärmeisolation wird mit einer Art Sandwich-Technik erzielt, bei der der Patient zunächst mit einer Rettungsfolie und anschließend mit einer Wolldecke umwickelt wird. Von Vorteil sind das Aufheizen des RTW und die Verabreichung von angewärmten Infusionslösungen durch den Notarzt. Der Wärmeerhalt ist u.a. deshalb so wichtig, weil das Gerinnungssystem temperaturabhängig ist und eine Unterkühlung schwere Gerinnungsstörungen auslösen kann.

Durch den Notarzt werden im Schockzustand ggf. sogenannte Plasmaexpander infundiert. Lässt sich der Kreislauf trotz ***massiver Volumengabe*** innerhalb kurzer Zeit nicht stabilisieren, müssen zur Anhebung des arteriellen Drucks kreislaufaktive Substanzen injiziert werden.

Da jede Schmerzempfindung zu einer Hirndrucksteigerung oder sogar zum Auslösen von Krämpfen führen kann, muss ***durch den Notarzt eine Analgesie*** erfolgen. Neben Schmerzmitteln sind auch zusätzlich Beruhigungsmedikamente (Sedativa) zur Unterdrückung von Krämpfen erforderlich. Der zweite entscheidende Schädigungsfaktor, der erhöhte intrakranielle Druck, welcher ebenfalls die Hirndurchblutung reduziert, wird neben Hämatomen hauptsächlich durch Sauerstoffmangel (Hypoxie) hervorgerufen. Bei schwer schockierten Patienten, vor allem mit Mehrfachverletzungen (Polytrauma), kann nur mit der Intubation die notwendige 100%-Sauerstoff-Beatmung durchgeführt werden. Nur bei unmittelbarer Lebensbedrohung für Unfallopfer und Helfer darf eine »Crash-Rettung«, also eine Rettung unter Inkaufnahme von Zusatzschäden, erfolgen. Jedem Schädel-Hirn-Traumatisierten sollte so früh wie möglich ein HWS-Immobilisations-Kragen (z.B. Stifneck®) angelegt werden, vor allem bei der Rettung aus einem Unfallfahrzeug.

7.1.2 Wirbelsäulenverletzungen

Wirbelsäulenverletzungen spielen in der Notfallversorgung eine besondere Rolle. Gerade bei dieser Notfallsituation kann durch ***umsichtige und sachgerechte Rettung*** die Entstehung von Folgeschäden vermieden werden. Unvorsichtiges Handeln am Unfallort kann zu einer Querschnittslähmung führen, die unter Umständen nicht mehr reparabel ist.

7.1.2.1 *Ursachen und Gefahren*

Bei jedem Unfallgeschehen, ***bei*** dem ***starke Stauchungs- und Scherkräfte*** wirken, sind ***Verletzungen der Wirbelsäule möglich***. Der Sturz aus großer Höhe, z.B. eines Dachdeckers bei der Arbeit, das Überschlagen mit dem Motorrad oder das eingeklemmte Polytrauma nach einem Frontalzusammenstoß sind typische Unfallmechanismen. Ein klassischer Unfallhergang ist auch der Kopfsprung ins flache Wasser mit Zertrümmerung der Halswirbelsäule, meist in Kombination mit einer Rückenmarksschädigung (s. Abb. 7). Schussverletzungen führen in Abhängigkeit vom Geschosskaliber und der Projektilgeschwindigkeit meist zu ausgedehnten Zerstörungen, auch von Nervenstrukturen, mit dadurch bedingten Lähmungen. Jedoch können auch banale Stürze zu einem Wirbelsäulenbruch führen, insbesondere bei bestimmten Risikogruppen, etwa beim alten Patienten mit einer Knochenentkalkung (Osteoporose).

MERKE

Jeder Wirbelsäulentraumatisierte ist drei Gefahren ausgesetzt:
- Lähmungen (Paresen), die sich je nach Lokalisation und Schwere der Schädigung (Läsion) unterschiedlich ausbilden,
- Blutungen (aus dem Knochenmark),
- Infektionen (bei offenen Brüchen).

Innerhalb des Wirbelkanals verläuft der mit Gehirnwasser (Liquor) gefüllte Spinalkanal. In diesem befindet sich das Rückenmark, welches vom Gehirn Nervenfasern an die Peripherie abgibt. Diese Fasern verlassen in unterschiedlicher Höhe das Rückenmark zwischen den einzelnen Wirbelkörpern (Nervenaustrittsstelle). Je nachdem, an welchem Nervenaustrittspunkt die Verletzung einsetzt, wird die von diesen Nerven versorgte Muskelgruppe »lahmgelegt« ***(Verlust der Motorik) und die Gefühlsstörung (Sensibilitätsstörung) in dem entsprechenden Körperareal*** ausgelöst. Verletzungen im Halsmark, und zwar im Bereich des II.–IV. Halsnervs (C2–C4), verursachen z. B. eine Lähmung des Zwerchfellnervs mit Funktionsausfall des Zwerchfells und bedingen dadurch eine Atemlähmung. Ohne sofortige Beatmung erstickt der Patient.

Eine ***Traumatisierung oder Durchtrennung des Rückenmarks*** innerhalb des Spinalkanals ***führt zur inkompletten oder kompletten Querschnittslähmung***, bei der sowohl die Sensibilität als auch die Motorik aufgehoben ist. Bei der inkompletten Form ist entweder die Sensibilität oder die Motorik erhalten.

Bei einem Trauma kommt es zur Zellschädigung des Rückenmarks und von Blutgefäßen. Ein dadurch ausgelöster arterieller Gefäßkrampf (Gefäßspasmus) verursacht eine Durchblutungsstörung (Ischämie), die eine Gewebsschwellung (Ödem) provoziert. Das Ödem verstärkt nun seinerseits wieder die Durchblutungsstörung. Es fördert auch den weiteren Gewebsuntergang. In dieses zerstörte Gewebe (Nekrose) hinein kann es zu Einblutungen kommen, die unter Umständen eine Blutung ins Mark zur Folge haben können.

Bei einer plötzlichen spinalen Durchtrennung wird durch ***Wegfall aller zentral erregenden Impulse*** akut ein sogenannter ***neurogener Schock ausgelöst***, der unterhalb der Verletzung zu folgendem Erscheinungsbild führt:

- komplette schlaffe Lähmung,
- vollständige Lähmung der Blase,
- komplette Lähmung des Darms,
- Ausfall der Sensibilität,
- vollständiger Verlust sämtlicher Reflexe,
- Ausfall der Gefäß- und Wärmeregulation.

Der Verlust der Gefäßregulation führt zu einer Weitstellung (Dilatation) der Gefäße mit einem »Versacken« des Blutes weg vom Körperkern (nach peripher) und damit zum Blutdruckabfall.

Eine besondere Gefahr geht von ***Läsionen der oberen Halswirbelsäule***, bestehend aus Atlas (1. Halswirbelkörper/HWK) und Axis (HWK 2), aus. Diese Verletzungsform ist besonders bei Unfällen mit hoher Beschleunigungsenergie zu beobachten, z. B. bei Anpralltraumen. Typisch ist der Unfallmechanismus, bei dem ein stehendes Fahrzeug von hinten mit großer Geschwindigkeit angefahren wird. Dabei wird der Kopf des Opfers im stehenden Fahrzeug nach hinten geschleudert (besonders ausgeprägt bei fehlender Kopfstütze) und ein Bruch des 2. Halswirbelkörpers (Axis) hervorgerufen.

Besonders hervorzuheben sind die sogenannten ***Densfrakturen***, bei denen der zapfenförmige Teil des HWK 2 (Dens) abbricht, nach vorne ins Rückenmark eindringt und dadurch

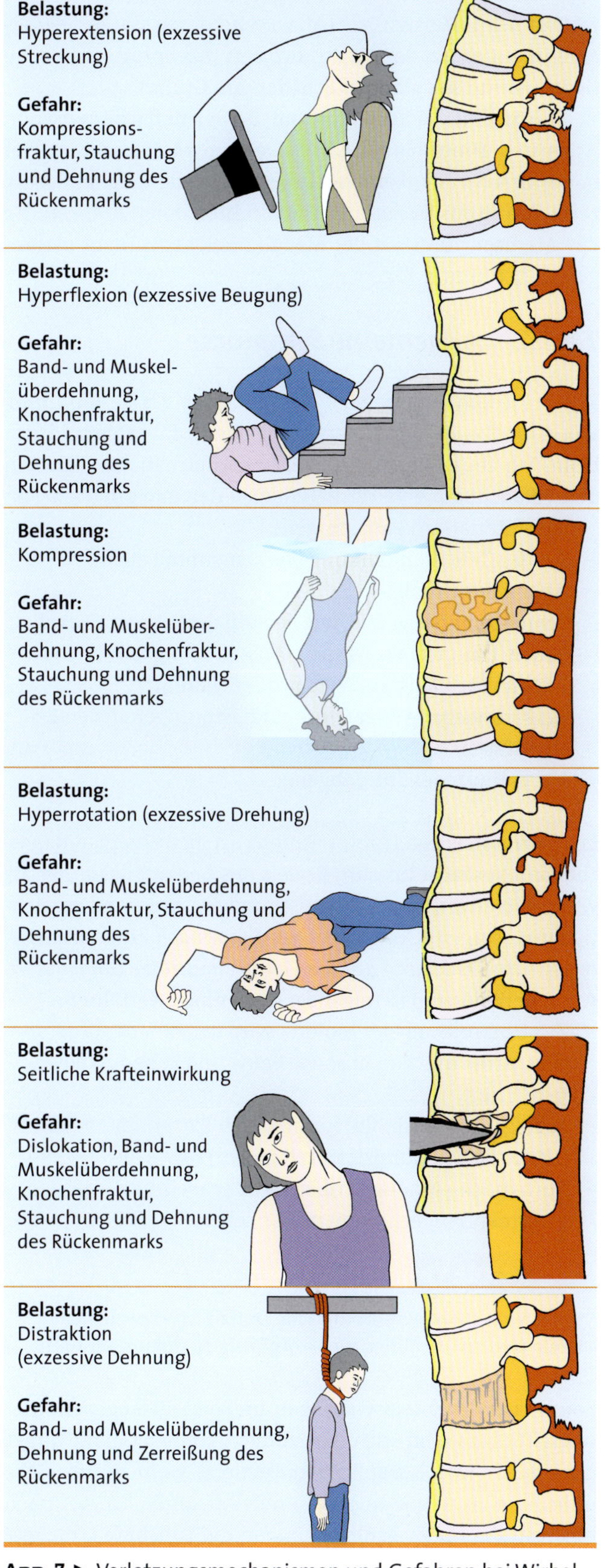

Abb. 7 ▶ Verletzungsmechanismen und Gefahren bei Wirbelsäulentraumata

schwere Nervenschäden oder sogar den Tod verursacht. Eine Fraktur des 1. Halswirbels (Atlas) wird durch starke Gewalteinwirkungen auf den Kopf provoziert (z. B. Sprung ins flache Gewässer mit Aufprall des Schädels am Grund).

Bei extremen Scherkräften auf die Gelenkfläche zwischen Atlas und Hinterhaupt, z. B. bei einem Motorradsturz mit hoher Geschwindigkeit, verschieben sich die Gelenkflächen, zerreißen so das Rückenmark und führen durch Abtrennung des Atemzentrums (in der Medulla oblongata, dem verlängerten Mark) zum Tod.

7.1.2.2 *Allgemeine Symptome*

Wie bei jedem Trauma sind die ***Befragung des Verunfallten, von Unfallzeugen***, die Inspektion des Unfallortes und des Unfallfahrzeugs unerlässlich. Diese Informationen können den Verdacht auf eine Wirbelsäulenverletzung erhärten. Folgende Kriterien sind abzufragen:

- Art der Gewalteinwirkung (Verkehrsunfall etc.)?
- Ablauf des Unfalls?
- Schmerzcharakter (z. B. wie begann der Schmerz, Lokalisation, Hauptschmerzpunkt, Ausstrahlungspunkt, Provokation durch Husten, Pressen oder Niesen)?
- Kraftminderung oder Sensibilitätsstörungen in den Extremitäten?
- Harn- und/oder Stuhlabgang?

Ein bewusstseinsgetrübter Patient ist bei einem entsprechenden Verdacht bis zum Beweis des Gegenteils immer als wirbelsäulenverletzt einzustufen und entsprechend vorsichtig zu versorgen! Der Patient wird erst ***nach einer orientierenden Untersuchung auf die Vakuummatratze umgelagert***. Anschließend wird in folgender Reihenfolge verfahren:

- Zur Überprüfung der Motorik wird der Patient aufgefordert, Arme und Finger sowie Beine und Zehen zu bewegen.
- Es folgt die Sensibilitätsprüfung der Extremitäten (kann bis zur Empfindungslosigkeit gehen) sowie die
- Frage nach »Ameisenkribbeln« oder »Pelzigkeitsgefühl« in Armen, Fingern, Beinen oder Zehen.

BEACHTE

Jedes vorhandene neurologische Defizit ist – speziell vor Umlagerung des Patienten – sorgfältig zu dokumentieren.

Bei starken Gewalteinwirkungen, im Speziellen bei penetrierenden Schuss- und Stichverletzungen, können Gefäße direkt oder durch Knochensplitter mitverletzt werden, die nicht unbedingt nach außen bluten müssen. Einblutungen nach innen in die Halsweichteile können die Luftröhre (Trachea) komprimieren und somit zum Ersticken führen. Eine ***Veränderung der Halskontur (Dickwerden)*** muss an einen Gefäßeinriss denken lassen. Bewusstseinsklare Patienten klagen mitunter über Schluckstörungen (Bluterguss).

7.1.2.3 *Symptome wichtiger Verletzungsmuster*

▶ Halswirbelsäulentrauma

Neben den schon besprochenen Verletzungen der oberen Halswirbelsäule kann es auch zu ***Verletzungen der unteren HWS*** kommen. Bei dem ***relativ harmlosen*** HWS-Schleudertrauma (Halswirbelsäulendistorsion) der unteren Halswirbelsäule (HWK 3–7) treten bei einer ruckartigen Beschleunigung (z. B. Auffahrunfall) Bänderzerrungen ohne Verletzung von knöchernen Strukturen auf. Die Patienten klagen oft erst einige Zeit nach dem Unfall über Kopf- und Nackenschmerzen sowie über Verspannungen im Schulter-Arm-Bereich. Natürlich müssen auch in diesem Fall alle Vorsichtsmaßnahmen getroffen werden, da vor Ort niemals eine Fraktur ausgeschlossen werden kann. Ähnliche oder gleiche Symptome können ebenfalls bei Verrenkungsbrüchen (Luxationsfraktur) mit Zerreißung des Bandapparats und Schädigung der Bandscheibe auftreten.

Manchmal sind solche schweren Verletzungen zunächst sogar symptomlos. Daher sollte beim geringsten Verdacht immer vom Schlimmsten ausgegangen werden. Viele Querschnittslähmungen wurden durch Unter- oder Fehleinschätzung und damit unsachgemäße Rettung verursacht.

▶ Brustwirbelsäulentrauma

Verletzungen des aus zwölf Wirbelkörpern (Th1–Th12) bestehenden Wirbelsäulenabschnitts sind oft mit anderen schweren Verletzungen kombiniert, im Besonderen mit Brustkorbverletzungen. Typische Unfallmechanismen sind Einklemmung oder Überroll- und Überschlagtrauma. Werden dabei Wirbelkörper zertrümmert und Gefäße zerrissen, kann dies zu schweren Blutungen aus dem Knochenmark in den Brustkorb (Hämatothorax) führen und allein dadurch eine ausgeprägte Schocksymptomatik hervorrufen.

Befragung, Inspektion und Abtasten helfen, eine Verdachtsdiagnose zu erhärten. Es werden starke Schmerzen entlang der Wirbelsäule angegeben, auch mit Ausstrahlung in den seitlichen Brustkorb oder in die Flanke. Häufiger als bei HWK-Frakturen lassen sich im Brustwirbelbereich Vorsprünge oder Stufen tasten, die hochverdächtig auf eine knöcherne Verletzung sind. Eine gestörte Atemmechanik ist unter Umständen auf starke Schmerzen zurückzuführen, kann aber auch ein möglicher Hinweis auf eine Quetschung im oberen Bereich des Brustmarks sein, wobei die Atembeweglichkeit des Thorax sowie der Hustenstoß stark vermindert sind. Eine spastische Lähmung der Beine bei freier Beweglichkeit der Arme (Paraparese) ist faktisch beweisend für eine Verletzung des Brustmarks.

▶ **Lendenwirbelsäulentrauma**

Die aus fünf Wirbelkörpern (L1–L5) bestehende Lendenwirbelsäule wird am häufigsten durch Verletzungsursachen ähnlich wie bei Brustwirbeltraumen in Mitleidenschaft gezogen. Direkte Gewalteinwirkungen in diesem Bereich können nicht nur zu Brüchen der Querfortsätze der Wirbelkörper, sondern auch zu einer Nierenverletzung (z.B. Zerreißung) führen. Hinweisend sind ausgeprägte Spontanschmerzen in der Flanke, Klopfschmerzen und eventuell die Ausscheidung von blutigem Urin. Eine Querschnittssymptomatik zeigt sich an einer schlaffen Lähmung der Beine.

MERKE

Ist eine Zehenbewegung möglich, liegt kein Querschnitt bis L5 vor!

Bei tief sitzenden Frakturen, an der »Grenze« zum Kreuzbein zwischen dem fünften Lenden- und dem ersten Kreuzbeinwirbel (L5/S1) führen Nervenschäden zu Funktionsstörungen der Mastdarm- und Blasenfunktion mit unkontrolliertem ***Harn- und Stuhlabgang***.

7.1.2.4 *Maßnahmen*

Bei allen Wirbelsäulenverletzten ist auf eine ***strenge Immobilisierung*** zu achten. Schaufeltrage, Vakuummatratze oder Spineboard sowie die HWS-Schiene sind unverzichtbare Rettungsmittel. Trägt der Verunfallte einen Helm, so ist dieser sachgerecht zu entfernen. Wichtig ist dabei, dass ein Helfer die Halswirbelsäule stützt und in Neutralposition hält, während der andere den Helm in Längsrichtung ohne Achsenabweichung entfernt. Die wichtigste Maßnahme ist das ***Anlegen einer HWS-Schiene*** (z.B. Stifneck®), die vorsichtig in achsengerechter Stellung (Neutralposition) angelegt wird. Dies muss ***vor jeder Manipulation*** (Beatmung, Intubation) durchgeführt werden. Falls keine HWS-Schiene zur Verfügung steht, sollte der Kopf zumindest fixiert werden.

Dringend gewarnt werden muss vor dem Rautekgriff, der keine Stabilisierung der Halswirbelsäule gewährleistet und nur dem absoluten Notfall (Lebensgefahr!) vorbehalten bleibt.

Elementarmaßnahmen: Bewusstlose Patienten werden in stabile Seitenlage gebracht, nachdem die HWS mit Schiene stabilisiert wurde. Auch bei einer notwendigen Beatmung mittels Beatmungsbeutel oder über den Larynxtubus sollte eine HWS-Schiene angelegt werden. Nur wenn die Intubation technisch nicht durchführbar ist, sollte die Schiene gelockert, dann aber der Kopf durch einen zweiten Helfer fixiert werden.

Bei jeder Störung der vitalen Funktionen ist der Notarzt nachzufordern.

Standardmaßnahmen: Bei einer Einklemmung im Fahrzeug muss die Feuerwehr zu Hilfe gerufen werden, und es kann ein Rettungskorsett (z.B. KED®-System) zum Einsatz kommen. Bei Rettungsversuchen von der Seite besteht die Gefahr, dass die Wirbelsäule gegen die Achse verdreht wird. Nach Entfernung der Schaufeltrage (das Rettungskorsett verbleibt am Patienten) wird der Verletzte in der Vakuummatratze flach gelagert und diese fest anmodelliert.

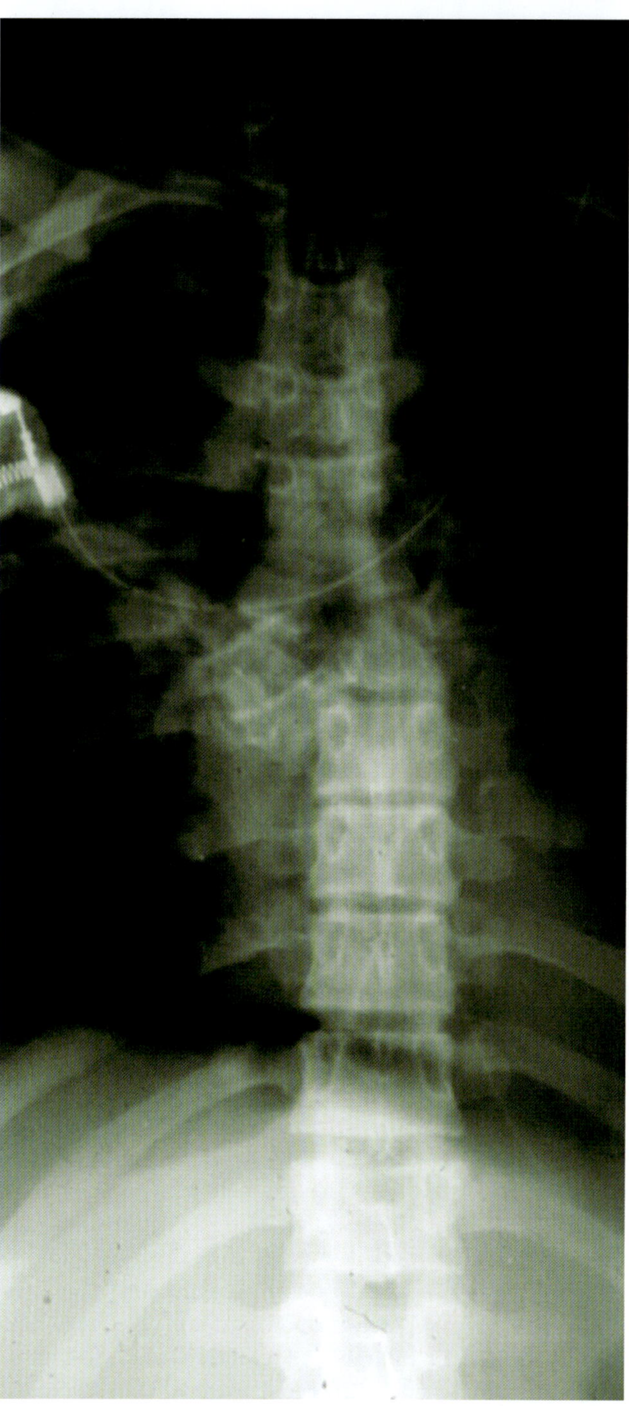

Abb. 8 ▶ Trümmerfraktur der BWS

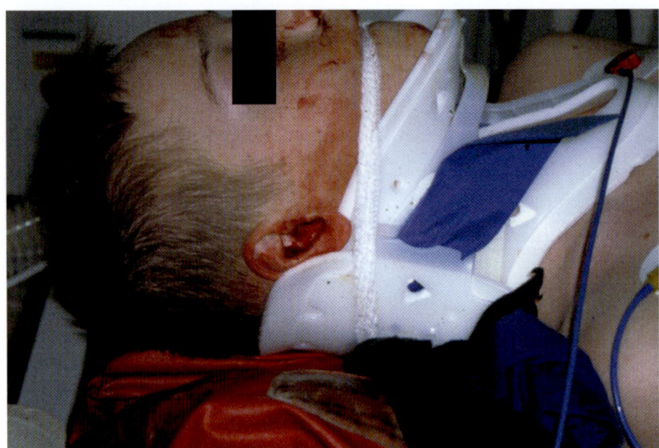

Abb. 9 ▶ HWS-Immobilisation

Eine alleinige Stabilisierung eines Halswirbelverletzten in der Vakuummatratze reicht nicht aus. Optimal ist nur die ***Anwendung der HWS-Schiene zusammen mit der Vakuummatratze*** (vgl. Kap. 9).

Bei ausreichender Atmung werden dem Patienten 6–8 l Sauerstoff pro Minute über eine Sauerstoffmaske appliziert. Neben der genauen Dokumentation und Kontrolle der Vitalparameter kommt bei diesem Notfallbild der psychischen Betreuung eine hohe Bedeutung zu.

Spezielle Maßnahmen: Bei auf dem Rücken liegenden Patienten kann durch »Einschieben« der flachen Hand zwischen Untergrund und Rücken eine grobe Untersuchung auf »Stufen« oder Schmerzpunkte erfolgen.

Zusätzlich muss für einen ausreichenden Wärmeerhalt, z.B. mit einer Rettungsfolie, gesorgt werden.

7.1.3 Thoraxverletzungen

Thoraxtraumen müssen präklinisch als besonders gefährlich eingestuft werden, da im Brustkorb (Thorax) lebenswichtige Organe wie beispielsweise das Herz, die Lunge und große Gefäße liegen. Die Versorgung macht den Einsatz des Notarztes in der Regel zwingend erforderlich, da nur dieser in der Lage ist, bei den schwierigen Notfallbildern, wie z.B. dem Spannungspneumothorax, die richtigen Maßnahmen zu ergreifen.

7.1.3.1 *Ursachen und Gefahren*

Brustkorbverletzungen zählen zu den ***schwerwiegendsten Traumen***, die nach einem Unfall ***häufig nicht erkannt oder aber unterschätzt*** werden und u.a. deshalb zu einer deutlichen Verschlechterung der Gesamtprognose beitragen. Bei Mehrfachverletzten (Polytraumatisierten) verdoppelt ein zusätzliches Thoraxtrauma die Sterblichkeitsrate (Letalität). Besonders auf Schädel-Hirn-Verletzungen üben Brustkorbtraumen einen sehr negativen Einfluss aus. Verletzungsbedingte ***Funktionseinschränkungen der Lunge***, z.B. durch Quetschungen (Kontusionen), führen zu einer Sauerstoffverarmung im Blut (Hypoxie). Ursache ist eine Vermischung von arteriellem Blut mit Blut, das in den geschädigten Lungenbezirken nicht mehr mit Sauerstoff angereichert werden kann (sog. Shunt-Volumen).

Die häufigste Ursache für das Thoraxtrauma ist der Verkehrsunfall.

7.1.3.2 *Allgemeine Symptome*

Bei allen Unfallmechanismen, die zu einer ***starken Kompression des Brustkorbes*** führen (Verschüttung, Einklemmung, Überrollen etc.), muss mit einer Schädigung auch der inneren Organe gerechnet werden. Auf folgende Symptome ist daher beim »ersten Blick« besonders zu achten:

- Schmerzen bei der Atmung,
- Luftnot (Dyspnoe),
- blau-livide Hautverfärbung (Zyanose),
- beschleunigte Atmung (Tachypnoe),
- gestaute, hervortretende Halsvenen,
- Luftansammlung unter der Haut (Emphysem),
- pathologische Atemtypen.

7.1.3.3 *Symptome wichtiger Verletzungsmuster*

▶ **Verletzungen der Weichteile**

Oberflächliche Wunden (Abschürfungen), Blutergüsse oder auch Risswunden der tieferen Muskulatur sind primär harmlos. Diese ***Prellmarken*** können jedoch auch ein ***Hinweis für tiefere Verletzungen*** sein, vor allem dann, wenn sie mit einem der oben genannten Symptome auftreten.

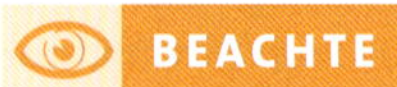

BEACHTE

Niemals aufgrund des äußeren Verletzungsgrades auf die Schwere des Traumas schließen. Häufig fehlen Verletzungsspuren trotz massiver Zerstörungen der Thoraxorgane!

▶ **Rippenfraktur(en)**

Rippenfrakturen signalisieren in der Regel große Krafteinwirkungen auf den Thorax und können durch Knochenabsprengungen zu schwerwiegenden Zusatzverletzungen, z.B. Lungeneinrissen führen. Brüche im Bereich der 9.–11. Rippe lösen durch ***Einspießungen in Milz oder Leber*** unter Umständen massive Blutungen aus. Frakturen der 1. oder 2. Rippe treten praktisch nur bei extremen Gewalteinwirkungen auf und gehen fast immer mit ***ausgedehnten Organschädigungen*** (Lungenquetschung oder -blutung) einher. Diese Frakturen sind auch häufig mit Schlüsselbeinbrüchen (Klavikulafrakturen) kombiniert und signifikant häufig für eine Zerreißung der Schlüsselbeinvene oder -arterie (V. oder A. subclavia) verantwortlich, die zu einer massiven ***Einblutung in die Brusthöhle (Hämatothorax)*** führt. Bei jungen Patienten und insbesondere Kindern fehlen aufgrund der hohen Elastizität des Brustkorbes oft Rippenbrüche trotz ausgedehnter Verletzungen im Brustraum (intrathorakale Verletzung).

Patienten mit Rippenfrakturen klagen über heftige Schmerzen, die sich bei der Einatmung oder bei Bewegungen verstärken, sodass sie ängstlich tiefe Atemzüge und Lageveränderungen vermeiden. Durch Halten der betroffenen Brustkorbseite oder sogar durch Legen auf die verletzte Thoraxhälfte versuchen sie, Schmerz auslösende Bewegungen zu reduzieren. Druckschmerzen, eine Schwellung oder ein Bluterguss in diesem Bereich erhärten die Verdachtsdiagnose.

Bei einer ***Fraktur von mehr als drei benachbarten Rippen***, der sogenannten ***Rippenserienfraktur***, ist häufiger ein Hämatothorax durch Einriss des Brustfells (Pleura) oder durch Zerreißung der am Unterrand der Rippen verlaufenden Gefäße (Interkostalgefäße) zu finden.

▶ Instabiler Thorax

Der Extremfall einer Rippenserienfraktur ist der instabile Thorax, bei dem durch Brüche mehrerer Rippen an verschiedenen Stellen oder durch Rippenzertrümmerungen ***Teile der Brustkorbwand herausgebrochen*** werden. Diese Teile werden bei der Einatmung (Inspiration) nach innen gezogen und bei der Ausatmung (Exspiration) nach außen gedrückt. Bei dieser ***paradoxen Atmung*** kommt es je nach Größe des instabilen Segments zu einer ***massiven Abnahme der Lungenfunktion*** und des Gasaustausches, sodass sich rasch eine lebensbedrohliche Hypoxie entwickelt. Bei diesem dramatischen Krankheitsbild läuft der Patient blau an (Zyanose) und er atmet immer schneller, wobei die Luftnot (Dyspnoe) stetig bis zur Erstickung zunimmt und das Bewusstsein durch die Hypoxie allmählich eintrübt.

▶ Sternumfraktur

Einen Sonderfall stellt der Brustbeinbruch (Sternumfraktur) dar, der in mehrfacher Hinsicht zu akuten Problemen führen kann. Ein klassischer Unfallhergang ist der Lenkradaufprall des nicht angeschnallten Fahrers. Eine Sternumfraktur ist in der Regel mit erheblichen Schmerzen verbunden, die sich beim Betasten verstärken. Bei Verschiebung von Knochenteilen (Fragmenten) lässt sich gelegentlich eine Delle oder Stufe tasten.

▶ Spannungspneumothorax

Die ***am häufigsten auftretende*** akut lebensbedrohliche ***Komplikation von Thoraxverletzungen*** ist der Spannungspneumothorax. Er entsteht durch einen Ventilmechanismus, bei dem bei der Einatmung Luft entweder von außen (z.B. Ein-

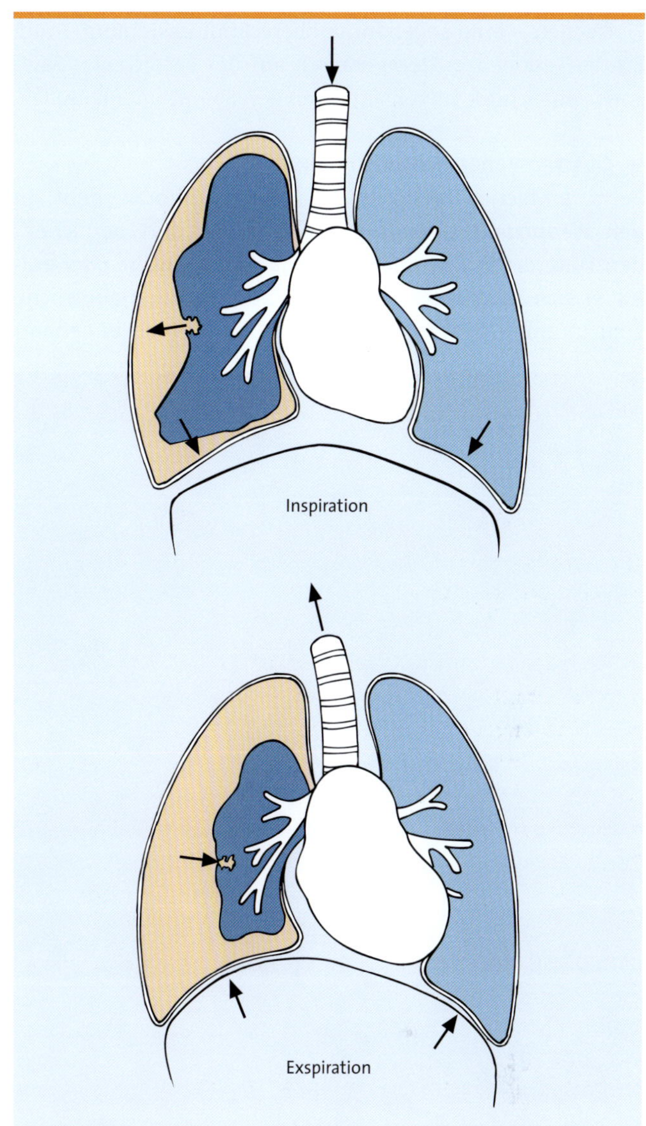

Abb. 10 ▶ Entwicklung eines Spannungspneumothorax

stich) oder von innen (z.B. eingerissener Lungenlappen) in die Brusthöhle eindringt. Bei der Ausatmung wird das Ventil, z.B. ein kleines Stück der Thoraxwand, wie eine Tür von innen zugedrückt, sodass die Luft nicht mehr entweichen und sich nur noch in der Brusthöhle verteilen kann. Mit ***Zunahme des Luftvolumens steigt der intrathorakale Druck*** auf der verletzten Seite an und verdrängt den Mittelfellraum (Mediastinum) zur Gegenseite. Auf diese Weise werden die ***gesunde Lunge und die Hohlvenen komprimiert***. Diese Venenkompression drosselt den venösen Rückstrom zum Herzen, wodurch das Schlagvolumen bedrohlich abnimmt. Alle Arten von Rhythmusstörungen können auftreten. Es zeigt sich ein dramatisches Krankheitsbild mit einem sehr unruhigen, ängstlichen Patienten, der nach Luft schnappt ***(extreme Atemnot)***. Klassischerweise treten eine blau-livide Hautverfärbung (Zyanose) und hervortretende, gestaute

Halsvenen – eine sogenannte obere Einflussstauung – auf. Ein aufgehobenes Atemgeräusch auf der betroffenen Seite sowie ein Schock vervollständigen den Symptomenkomplex.

▶ Geschlossener Pneumothorax

Beim einfachen geschlossenen Pneumothorax hebt ***in den Pleuraspalt eingedrungene Luft*** den dort herrschenden Unterdruck auf, und die ***Lunge fällt teilweise oder völlig in sich zusammen*** (Lungenkollaps). In der Hauptsache sind stumpfe Gewalteinwirkungen für kleine Lungeneinrisse oder für das Platzen von Emphysemblasen (krankhafte, dünnwandige Ausstülpungen des Lungengewebes, vor allem beim Asthmatiker) verantwortlich. Sie führen zu einem Luftaustritt aus der Lunge, wobei sich der Defekt wieder verschließt bzw. »verklebt«. Andernfalls würde sich durch konstanten Luftverlust allmählich ein Spannungspneumothorax entwickeln. Diese Gefahr ist immer gegeben, besonders wenn sich nach Intubation und Beatmung der »verklebte« Lungendefekt wieder eröffnet und Luft in die Thoraxhöhle gepresst wird. Ein ***plötzlicher Anstieg des Beatmungsdrucks*** ist ein Alarmzeichen und ***signalisiert*** neben anderen Symptomen (z.B. gestaute Halsvenen) einen ***Spannungspneumothorax***. In dieser Situation muss auch ein verstopfter Tubus, der ebenfalls zum Beatmungsdruckanstieg führt, durch rasches Absaugen ausgeschlossen werden!

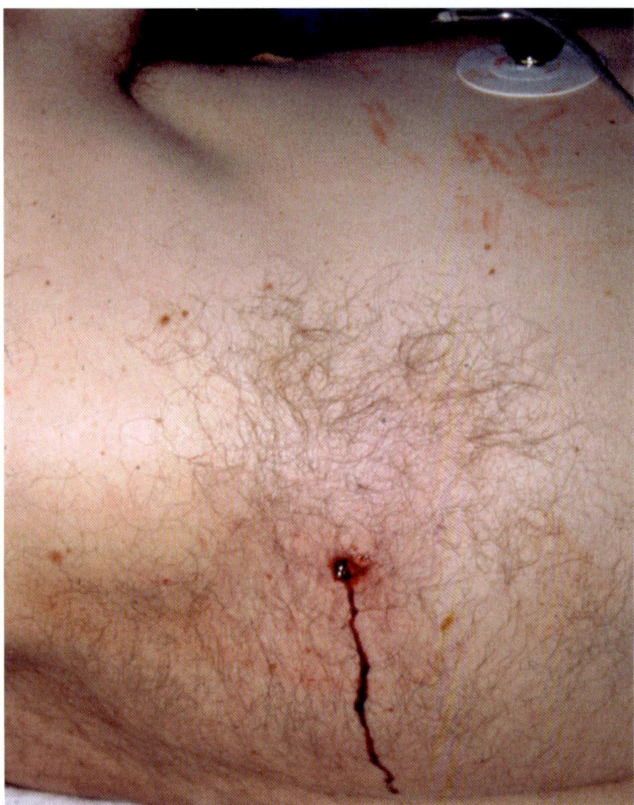

Abb. 11 ▶ Schussverletzung

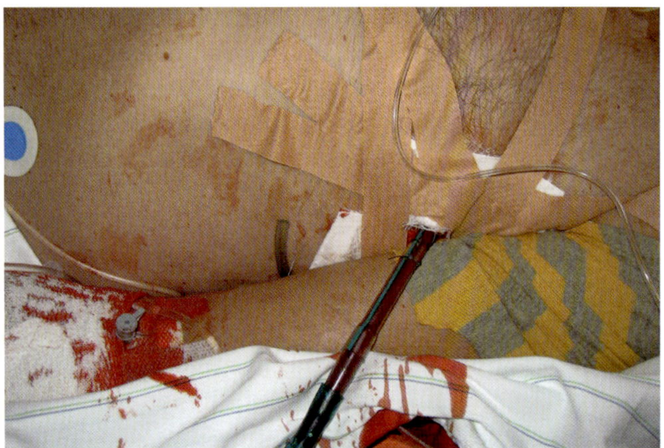

Abb. 12 ▶ Platzierte Thoraxdrainage bei Hämatopneumothorax

▶ Offene Thoraxverletzungen

Offene Thoraxverletzungen zählen zu den selteneren Traumen. Besonders heimtückisch sind ***Schussverletzungen***, die oft ***nur kleine Eintrittspforten*** aufweisen (nicht unterschätzen!), ***aber*** im Körper großenteils ***ausgedehnte Zerstörungen*** bewirken (s. Abb. 11).

Sie führen in der Regel nicht nur zu einem (Spannungs-) Pneumothorax und/oder Hämatothorax durch Zerreißung von Lunge oder großen Gefäßen, sondern durch Splitterbildung auch zu Schädigungen (Läsionen) in anderen Körperregionen, hauptsächlich im Bauchraum. Eine Verletzung in diesem Bereich ist ebenfalls zu vermuten, wenn der Einschuss unterhalb der Brustwarzen (Mamillen) liegt.

Neben zunehmender Atemnot und schnellen Atembewegungen (Tachypnoe) sowie einer Zyanose und Schmerzen (Verstärkung beim Atmen) kann der Austritt von blutigschaumigem Sekret oder von Blut aus der Wunde beobachtet werden. In Abhängigkeit vom Grad der Hypoxie und Kreislaufsituation wird der Patient zunehmend bewusstseinsgetrübt.

▶ Verletzungen von Luftröhre und Bronchien

Einen rasch lebensbedrohlichen Verlauf können ***Einrisse (Rupturen) der Luftröhre (Trachea) und der Bronchien*** nehmen. Komplette Abrisse werden kaum überlebt. Bei Teilabrissen entwickelt sich meist ein (Spannungs-)Pneumothorax. Bei den gedeckten Rupturen, bei denen die Rissstelle durch das Brustfell abgedeckt wird, entleert sich die austretende Luft nicht in die Brusthöhle, sondern nach »oben« entlang der Luftröhre in den Mittelfellraum und bildet dort ein sogenanntes Mediastinalemphysem. Durch zunehmenden Druck wird die Luft regelrecht unter die Haut gepresst und erzeugt teilweise ***monströse »Luftkissen« im Gesichts-, Hals- und Brustbereich***, sodass der Patient wie aufgeblasen aussieht.

Beim Betasten der Haut spürt man das charakteristische »Schneeballknirschen« durch den Lufteinschluss unter der

Haut. Neben der obligaten Sauerstoffgabe ist dringend eine Drainage nötig (s. ABB. 12).

▶ Verletzungen des Herzens und der großen Gefäße

In seltenen Fällen sind Verletzungen des Herzens und der großen Gefäße durch penetrierende Verletzungen, also durch Schuss oder Stich verursacht. Häufiger sind sogenannte Dezelerationstraumen, wie etwa der Sturz aus großer Höhe oder der Frontalaufprall mit hoher Geschwindigkeit. Die Aorta reißt dabei in über 90 % aller Fälle in ihrem absteigenden Teil ein. Bei einer isolierten Zerreißung (Ruptur) der Schlüsselbeinarterie, die in über 80 % mit einem Bruch des Schlüsselbeins (Klavikulafraktur) kombiniert ist, fehlt der Puls am Handgelenk (A. radialis) der verletzten Seite im Vergleich zur Gegenseite.

Der Verdacht auf eine Verletzung großer Gefäße (Lungenarterie, Aorta etc.) liegt nahe, wenn ein schweres Thoraxtrauma von einem trotz Volumenzufuhr nicht beherrschbaren Schock begleitet wird. Diese Verletzungsform ist meistens mit Rippenserienfrakturen, einem Hämatothorax und Lungenkontusionen kombiniert.

Bei einem Einriss der Aorta in ihrem aufsteigenden Anteil (nach dem Austritt aus dem Herzen) kann als erstes Symptom eine ***Herzbeuteltamponade*** entstehen. Der Herzbeutel (Perikard) ist eine derbe, unelastische Hülle, die das Herz ummantelt. Bei einer Blutung, z. B. aus dem Herzvorhof oder aus einer Herzkranzarterie (Koronararterie), ***füllt sich der kleine Raum zwischen Herz und Perikard rasch mit Blut*** an. Bereits 100 ml Blut reichen für eine Perikardtamponade aus. Der zunehmende Druck durch diese Blutmenge führt zu einer ***Kompression der Herzkammern (Ventrikel)***, sodass sich diese nicht mehr füllen können und das Blut in die Venen zurückgestaut wird. Das Herz wirft schließlich kaum noch oder gar kein Volumen mehr aus, sodass ein schwerster Schockzustand entsteht.

Im Gegensatz zu anglo-amerikanischen Ländern, wo meistens Schuss- und Stichverletzungen große Wundöffnungen in Herzvorhof und -kammer hervorrufen, die auch nur selten überlebt werden, überwiegen bei uns Sickerblutungen aus Quetschherden des Herzmuskels (Myokardkontusionen), die erst allmählich zu einer Tamponade führen. Daher sollte man bei einer Sternumfraktur mit Herzrhythmusstörungen darauf gefasst sein.

7.1.3.4 *Maßnahmen*

Elementarmaßnahmen: Bei Bewusstlosigkeit wird der Patient auf die verletzte Seite in die stabile Seitenlage gebracht. Dadurch sollen frakturierte Rippen geschient werden, um einem Pneumothorax vorzubeugen. Zum anderen kann sich die gesunde Lunge besser entfalten. Bei Atemnot und vorhandenem Bewusstsein wird der Patient nach Wunsch, beispielsweise mit erhöhtem Oberkörper, ***nach Möglichkeit auf die verletzte Seite*** in schonender und schmerzarmer Position gelagert.

Liegt ein Atem-Kreislauf-Stillstand vor, muss mit den Maßnahmen der Wiederbelebung begonnen werden.

> **BEACHTE**
>
> Eingedrungene Fremdkörper (z. B. Messer) dürfen unter keinen Umständen entfernt werden, da sie Gefäße abdrücken. Beim Herausziehen können unstillbare Blutungen ausgelöst werden. Bei diesem Notfallbild muss ein Notarzt hinzugerufen werden.

Standardmaßnahmen: Bei einem weniger dramatischen Verlauf oder bei einfachen Rippenfrakturen sind die Verabreichung von O_2 über eine Maske und eine ***halb sitzende Position zur Atemerleichterung*** (außer bei Mehrfach- oder Wirbelsäulentrauma) angezeigt. Eine engmaschige Überwachung der Vitalparameter besonders mit EKG und Pulsoxymeter ist unerlässlich. Neben der Dokumentation der erhobenen Werte ist auch die psychische Betreuung für diese Patienten nötig.

Spezielle Maßnahmen: Fremdkörper werden nur steril verbunden, abgepolstert und gegen unabsichtliches Herausrutschen gesichert. Kleinere Wunden werden mit einem sterilen und luftdurchlässigen Verband versorgt.

Beim symptomatischen Pneumothorax oder instabilen Thorax (anhaltende oder zunehmende Luftnot, O_2-Sättigungsabfall am Pulsoxymeter) bzw. bei geplanter Intubation muss vom Notarzt eine Drainage eingelegt werden. Beim Spannungspneumothorax ist allein die sofortige Thoraxdrainage durch den Notarzt lebensrettend.

7.1.4 Bauchverletzungen

Bauchverletzungen (Abdominaltraumen) zählen zu den Verletzungen mit der ***höchsten Dringlichkeitsstufe***. Massive und präklinisch meist unstillbare Blutungen im Bauchraum tragen wesentlich zum Kreislaufzusammenbruch bei und bedürfen einer raschen operativen Behandlung in der Klinik.

7.1.4.1 *Ursachen und Gefahren*

Bauchtraumen entstehen durch spitze oder stumpfe Gewalt. Im Rahmen einer Mehrfachverletzung (Polytrauma) sind abdominelle Blutungen in über 30 % der Fälle unmittelbar für den Tod verantwortlich. Offene oder penetrierende Verletzungen sind bei uns selten zu finden. ***Stumpfe Gewalten*** (z. B. Fußtritt) sind die ***Hauptursache für Organschäden innerhalb der Bauchhöhle***.

Im Wesentlichen sind zwei Gefahrenpunkte mit Bauchtraumen verknüpft: frühzeitige und später einsetzende Komplikationen. ***Starke Blutungen aus großen Gefäßen oder*** aus sogenannten parenchymatösen ***Organen*** (Milz, Leber) können rasch, zum Teil innerhalb von Minuten, zum Volumenmangelschock (hämorrhagischen Schock) führen. Dagegen verursachen Zerreißungen in Hohlorganen (Darm, Magen) erst nach Stunden oder sogar erst nach Tagen durch Austritt von Gallenflüssigkeit, Stuhl oder Speiseresten eine Infektion der Bauchhöhle und des Bauchfells (Peritoneum) mit generalisierter Blutvergiftung (Sepsis) und münden schließlich in einen Vergiftungsschock (septischen Schock).

7.1.4.2 *Allgemeine Symptome*

Im Gegensatz zum Beispiel zu einer Messerstichverletzung sind stumpfe Bauchtraumen häufig ***nur sehr schwer*** oder überhaupt nicht ***zu erkennen***. Spontane Schmerzen oder Druckschmerzen beim vorsichtigen Betasten fehlen beim bewusstlosen Unfallopfer. Auch die sogenannten Prellmarken (Blutergüsse, Abschürfungen) sind als Hinweis mit Zurückhaltung zu sehen, da zum einen eine unversehrte Bauchdecke nichts über den intraabdominellen Zustand aussagt und zum anderen nur etwa ein Fünftel der Bauchverletzten diese Prellmarken aufweist. Besonders im Kindesalter zeigt sich die Unzuverlässigkeit klinischer Zeichen. Trotz einer später nachgewiesenen intraabdominellen Blutung konnten nur bei 20 % der Kinder Bauchschmerzen und bei nur 50 % eine Abwehrspannung beobachtet werden.

Leitsymptom ist der ***Volumenmangelschock***. Zur groben Orientierung über den Schockzustand, d.h., ob bereits eine Zentralisation vorliegt, dienen der verzögerte Kapillarpuls und das Fehlen eines Leisten- oder Handgelenkspulses bei noch vorhandener Pulsation an der Halsschlagader (A. carotis). Der Kapillarpuls lässt sich durch einen kurzen und kräftigen Druck auf einen Finger- oder Zehennagel leicht bestimmen. Normalerweise färbt sich das Nagelbett nach Druckentlastung sofort wieder rosa. Bleibt das Nagelbett weiß oder färbt es sich erst allmählich rosa (d.h. nach mehr als zwei Sekunden), so spricht dies bereits für einen ausgeprägten Schock.

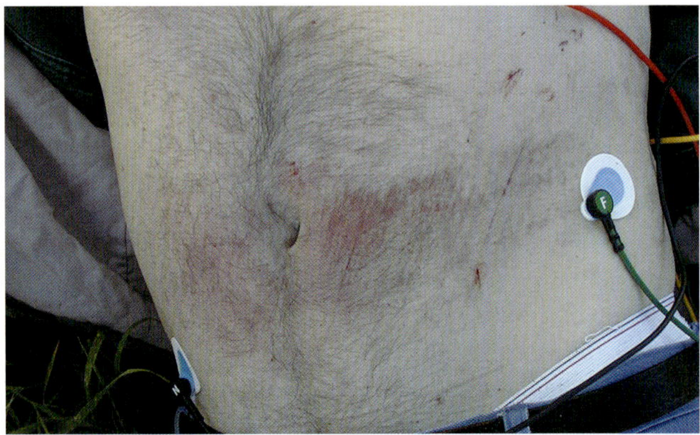

Abb. 13 ▶ Prellmarke bei stumpfem Bauchtrauma

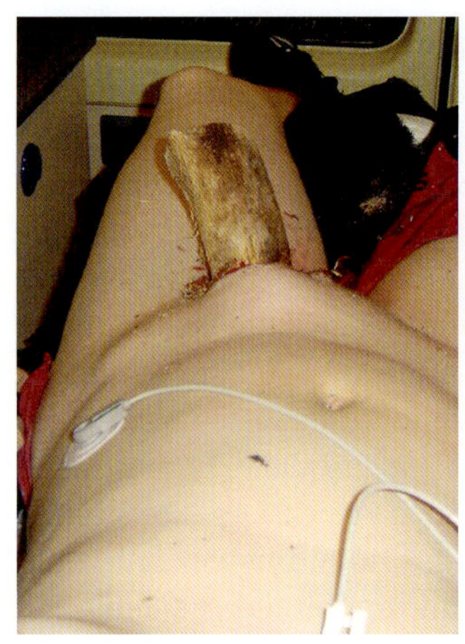

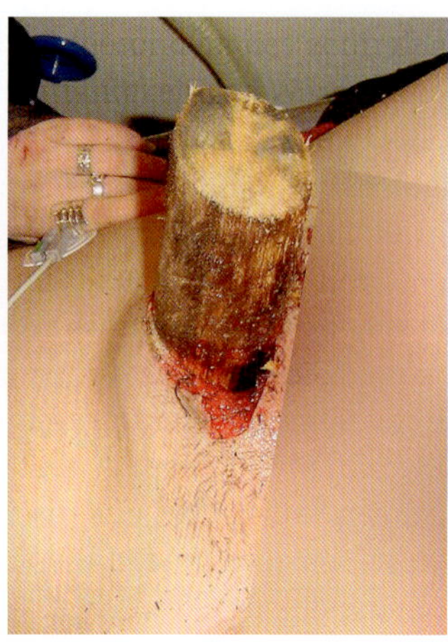

Abb. 14/15 ▶ Pfählungsverletzung durch in die Luft gewirbelten Ast bei 16-jähriger Patientin infolge eines Pkw-Unfalls, Ansicht von kranial (li.) und lateral (re.)

Kinder können aufgrund einer besonderen Gefäßreaktion bis zu 30 % Blutverlust ausgleichen, ohne dass sich eine Kreislaufreaktion (Blutdruckabfall) zeigt. Man darf nicht dem Irrtum verfallen, massive Blutungen würden immer einen aufgetriebenen Bauch verursachen. Die Bauchhöhle kann enorme Mengen von freiem Blut aufnehmen, ohne dass eine Umfangvergrößerung des Abdomens auftritt.

7.1.4.3 *Symptome wichtiger Verletzungsmuster*

▶ Leberverletzungen

Leberverletzungen zählen zu den gefürchtetsten Organverletzungen. Bereits kleinere ***Einrisse führen zu massivsten Blutungen***, die rasch zum Ausbluten führen können.

Die relativ geschützte Lage der Leber unter dem rechten Rippenbogen kann ihr zum Verhängnis werden, wenn zerbrochene Rippen einspießen und das Lebergewebe aufreißen. Deshalb muss bei Frakturen der rechten unteren Rippen in Kombination mit einem schweren Schock an eine Leberruptur gedacht werden. Die verschiedenen Schweregrade eines Lebertraumas reichen von einer kleinen, oberflächlichen Risswunde bis zur Zertrümmerung, die mit einer Zerreißung der Hohlvene kombiniert sein kann und in vielen Fällen zum Tod führt.

Bei einem Einriss des Hauptgallengangs oder von Gallengängen innerhalb der Leber kann es durch Austritt von Gallenflüssigkeit zu einer Bauchfellentzündung (Peritonitis) kommen. Bewusstseinsklare Patienten klagen über ***Schmerzen im rechten Oberbauch***, die sich auf Druck verstärken. Gelegentlich strahlen diese Oberbauchschmerzen durch eine Nervenreizung bis in die rechte Schulter aus.

▶ Verletzungen der Milz

Bei stumpfen Bauchtraumen ist die Milz das am häufigsten verletzte Organ. Aufprallunfälle, vor allem bei schlecht oder nicht angelegtem Sicherheitsgurt oder Einspießungen von gebrochenen unteren Rippen der linken Seite sind meistens dafür verantwortlich.

Die sehr gute Durchblutung der Milz führt bei einer Verletzung ebenfalls zu einer massiven Blutung, die rasch in einen schweren Schockzustand mündet. Manchmal blutet die Milz erst nach einer gewissen Zeitverzögerung (Stunden oder sogar Tage), wenn die Kapselhaut der Milz einen Bluterguss (Hämatom) abdeckt und eine offene Blutung zunächst verhindert. Wird das Hämatom und damit der Druck unter der Kapsel größer, reißt diese schließlich ein und bewirkt eine massive, unkontrollierte Blutung. Die klassischen Beschwerden sind Schmerzen im Mittel- und linken Oberbauch, eventuell mit Ausstrahlung zur linken Schulter.

▶ Verletzung von Gefäßen

Gefäßrupturen wie Zerreißung der Bauchschlagader (Aorta) oder der unteren Hohlvene (V. cava inferior), die oft in Kombination mit einem Lebertrauma gefunden werden, gehören im Rahmen eines stumpfen Bauchtraumas zu den seltenen Läsionen und werden ***vor allem bei Stich- und*** hauptsächlich bei ***Schussverletzungen*** beobachtet.

Je nach Kaliber des durchtrennten Gefäßes können heftigste Blutungen einen vor Ort nicht zu beherrschenden, lebensbedrohlichen Schock auslösen. Neben einer Blutung kann ein durchtrenntes Gefäß in seinem Versorgungsgebiet noch als zusätzliche Schädigung eine Minderdurchblutung (Ischämie) im betroffenen Organ verursachen, etwa bei Abriss einer Leberarterie, der sogar zum Absterben einer Leberhälfte führen kann. Ein ***trotz Volumenzufuhr nicht zu stabilisierender Kreislauf*** (systolischer Blutdruck < 80 mmHg!) und Abfall der O_2-Sättigung lenken den Verdacht auf eine Gefäßruptur.

▶ Verletzungen der Niere

Je nach Schweregrad der Verletzung kann diese zu einem ernsten Blutungsproblem in der präklinischen Phase führen. Eine Organzertrümmerung, unter Umständen mit Ausriss einer Nierenarterie, kann heftigste Blutungen auslösen. Schmerzen in der Flanke und manchmal Ausfluss von blutigem Urin aus der Harnröhre sind hinweisende Symptome.

▶ Verletzungen des Beckens

Ausgedehnte Brüche des Beckens weisen immer auf erhebliche Gewalteinwirkungen (Verschüttung, Überrolltrauma etc.) hin. Sie können eine Vielzahl von Verletzungsmustern verursachen und zählen zu den am schwersten zu beherrschenden Verletzungen. Aus dem blutreichen Knochenmark können bei einer Zertrümmerung bis zu fünf Liter Blut, praktisch das gesamte Blutvolumen, verloren gehen. Knochensplitter (Fragmente) sind in der Lage, alle Organe im Becken zu verletzen. Die harnableitenden Organe wie Harnleiter, Blase und Harnröhre werden selten direkt, sondern meistens im Rahmen einer Beckenfraktur verletzt. Eine volle Blase kann durch eine schwere Gewalteinwirkung zerbersten. Der ausgetretene Urin führt schließlich zur Bauchfellvergiftung. Warnzeichen sind blutiger Urin, starker Harndrang ohne Urinaustritt sowie Hämatome am Hoden oder am Damm. Weiterhin können zusätzliche Blutungen durch Knochenverschiebungen oder -einspießungen in eine Beckenschlagader provoziert werden. Mitunter wird bei schwersten Druckkräften (Überrollen) sogar der Schließmuskel am After zerrissen, aus dem es zusätzlich heftig bluten kann.

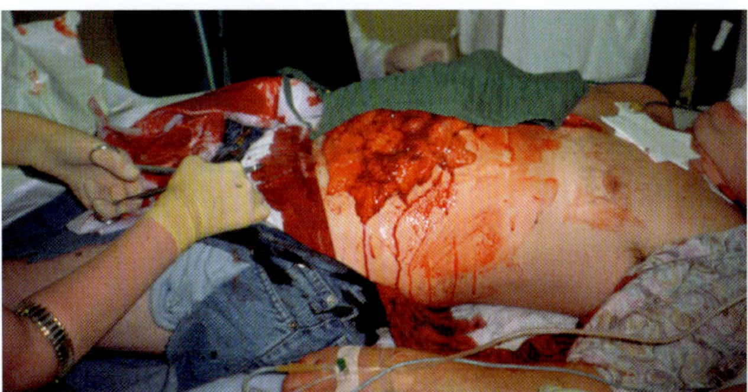

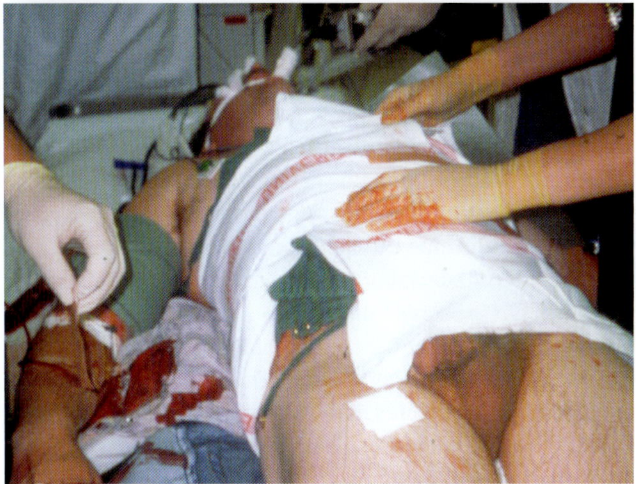

Abb. 16/17 ▶ Große offene Bauchwunde und deren präklinische Versorgung

7.1.4.4 *Maßnahmen*

Elementarmaßnahmen: Neben der Sicherung von freien Atemwegen und einer ausreichenden Atmung sind die ***konsequente Schockbekämpfung durch Lagerung und*** vor allem die ***massive Volumenzufuhr*** über mehrere Venenverweilkanülen durch den Notarzt und insbesondere zügiges Arbeiten zur frühen klinischen Versorgung entscheidend.

Standardtherapie: Die ***Lagerung auf Vakuummatratze oder Spineboard*** ist nicht nur bei Beckenfrakturen zur Stabilisierung wichtig, sondern bei allen Bauchtraumen zur Verminderung von Erschütterungen und damit zur Schmerzreduzierung. Bei isolierten Bauchverletzungen kann zur Bauchdeckenentspannung eine Knierolle untergelegt werden (nicht bei Gliedmaßen- oder Beckenbrüchen!).

Der Betroffene erhält über eine Sauerstoffmaske 6–8 l Sauerstoff pro Minute. Neben der Kontrolle und Dokumentation der Vitalparameter erfolgt die psychische Betreuung des Patienten.

Spezielle Maßnahmen: Offene Wunden werden steril verbunden, freiliegende Darmschlingen mit feuchten Kompressen (z.B. Ringerlösung) vor Austrocknung geschützt. Ausgetretene Darmschlingen dürfen nicht in die Bauchhöhle zurückgedrückt (Verletzungsgefahr!), sondern nur leicht angehoben werden, damit das Eigengewicht des Darms nicht zu sehr zieht und eine Durchblutungsstörung hervorruft. Zur flächenhaften Abdeckung eignet sich ein Brandwundentuch oder auch ein sauberes Leinentuch.

In schweren Fällen ist die Intubation durch den Notarzt unverzichtbar. Schmerzen tragen erheblich zur Verstärkung eines Schockgeschehens bei, sodass starke Schmerzmittel verabreicht werden müssen oder besser eine Narkose durchgeführt wird.

Instabile ***Beckenfrakturen*** sind ***konsequent*** durch eine Schlinge oder spezielles Fixiermaterial zu ***immobilisieren***.

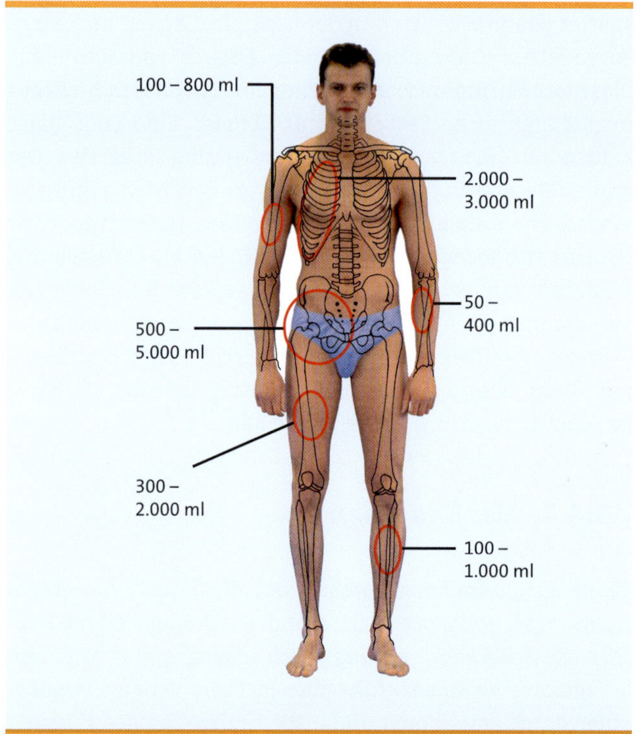

Abb. 18 ▶ Mögliche Blutverluste bei verschiedenen Frakturen

7.1.5 Extremitätenverletzungen

Extremitätenverletzungen (Quetschungen, Gelenksverletzungen und Frakturen) aller Schweregrade stellen einen häufigen Einsatzanlass für den Rettungsdienst dar. Der Erfolg der meisten Maßnahmen zur Versorgung von Extremitätenverletzungen im Rettungsdienst ist dabei eher unscheinbar, da die Auswirkungen sorgfältigen und sachgerechten Vorgehens meist nicht unmittelbar sichtbar werden. Vielmehr kommt den Maßnahmen eine vorbeugende Funktion zu, deren Auswirkungen Stunden später, Tage, Wochen oder gar ein ganzes Patientenleben lang wirksam werden und die daher von großer Wichtigkeit sind.

7.1.5.1 *Ursachen und Gefahren*

Extremitätenverletzungen unterschiedlicher Schweregrade gehören zum Alltag im Rettungsdienst. Aber besonders ***bei einer Mehrfachverletzung*** werden sie ***oft unter- oder fehleingeschätzt*** oder gar nicht erkannt. Eine Inspektion und ein Abtasten (Palpation) sind nur bei entkleideten Gliedmaßen sinnvoll und lassen verdächtige Abschürfungen, Schwellungen, Blutergüsse oder sichere Knochenbruchzeichen erkennen. Zu vermeiden ist die Ablenkung durch andere, scheinbar schwere Verletzungen, z.B. eine blutende Kopfplatzwunde, die sofort ins Auge fällt und versorgt wird, während man an den versteckten Bruch (Fraktur) oft nicht denkt. Erschwerend kommt hinzu, dass die ***verlorene Blutmenge, insbesondere bei geschlossenen Frakturen, unterschätzt*** wird und zu unzureichenden Maßnahmen führt. Eine geschlossene Oberschenkelfraktur kann allein einen Blutverlust von bis zu zwei Litern und somit bereits einen schweren Volumenmangelschock verursachen.

Hauptsächlich sind die ***vier folgenden Gefahrenpunkte*** zu beachten, die unbehandelt zum Verlust der Extremität oder sogar zum Tod führen können.

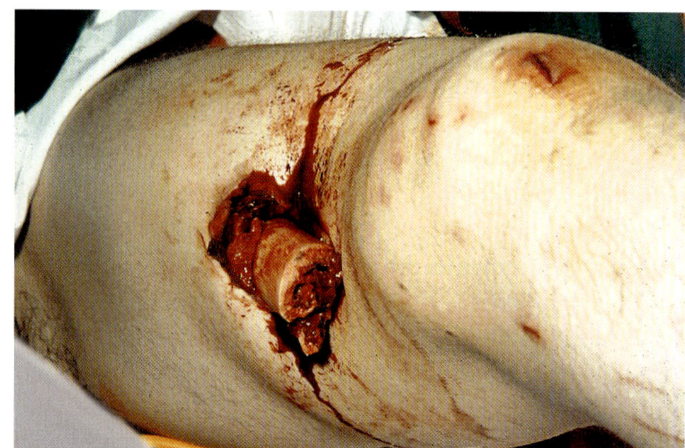

Abb. 19 ▶ Offener Oberschenkelbruch

- ***Blutungen:*** Offene Frakturen (Verbindung des Bruchs nach außen) können unbegrenzt bluten, sogar zum Verbluten führen. Dies ist auch bei Kombination von mehreren geschlossenen Frakturen möglich, z.B. einer beidseitigen Oberschenkelfraktur (2 l + 2 l = 4 l Blutverlust!). Diesen Blutungen liegen verschiedene Blutungsquellen zugrunde:
  - aus dem Knochenmark,
  - aus zerrissener Muskulatur,
  - aus ein- oder abgerissenen Gefäßen.
- ***Druckschäden:***
  - Abgesprengte oder verlagerte Knochenteile können eine Quetschung von Nerven verursachen, die bei zu später Entlastung eine dauernde Funktionsstörung bewirken.
  - Gefäße (z.B. Kniekehlenarterie) können ebenfalls abgedrückt werden und schwere Durchblutungsstörungen, sogar einen Gliedmaßenverlust bewirken.
  - Beim sogenannten Kompartmentsyndrom kommt es zu einer massiven Druckerhöhung in der Muskulatur, bedingt durch eine schwere Muskelquetschung oder durch eine Einblutung. Die dadurch verursachte Weichteilschwellung wird durch die unelastische, den Muskel einhüllende Gewebeschicht (Faszie) an einer weiteren Ausdehnung gehindert. Aus diesem Grund steigt der Druck in der betroffenen Muskulatur ständig an und verursacht so eine schwere Durchblutungsstörung (Ischämie). Ein nicht rechtzeitig entlastetes Kompartmentsyndrom führt unweigerlich zur Amputation der Extremität.
- ***Systemische Schäden:*** Die Sauerstoffverarmung im Gewebe (Gewebshypoxie), bedingt durch Durchblutungsstörungen (Gefäßriss, Muskelquetschung), kann zusätzlich Organschäden zur Folge haben. Zerstörtes Zellgewebe wird in den Kreislauf eingeschwemmt und damit eine Erschöpfung der körpereigenen Immunabwehr provoziert. In ähnlicher Weise kann freigesetztes Knochenmark eingeschwemmt werden (sog. Fettembolie), welches über spezielle, krankhaft veränderte (pathologische) Mechanismen eine Lungenschädigung oder sogar ein Lungenversagen auslösen kann.
- ***Infektion:*** In der Hauptsache sind offene Frakturen betroffen, bei denen nicht nur eine Verschmutzung der Wunde an der Unfallstelle, sondern auch die Besiedelung mit Krankenhauskeimen (Kontamination) zu schwerwiegenden Infektionen führen kann. Diese enden unter Umständen tödlich oder zumindest mit einer Amputation. Selten muss sogar wegen einer chronischen Knocheneiterung (Osteomyelitis), die langfristig nicht zu beherrschen ist, noch nach Wochen oder Monaten eine Amputation erfolgen. Nicht zuletzt wegen dieser Infektionen mit dadurch bedingten schweren Funktionsstörungen oder Gliedmaßenverlusten sind Frakturen die häufigste Ursache für lang andauernde Arbeitsunfähigkeit und dauernde Invalidität.

7.1.5.2 *Symptome*

Zunächst muss der Patient entkleidet werden. Dabei wird gegebenenfalls mithilfe einer Kleiderschere die Kleidung aufgeschnitten, damit der Verunfallte möglichst wenig bewegt wird. Die genaue Inspektion lässt die Art der Verletzung erkennen.

Eine ***Quetschung*** entsteht durch ***stumpfe Gewalteinwirkung auf Weichteile***. Je nach Größe des betroffenen Areals und Dauer der Quetschung kann es zu schweren Gewebsschäden kommen. Der Patient klagt über Schmerzen und weist im betroffenen Bereich eine Schwellung bzw. einen Bluterguss auf.

Bei den Gelenkverletzungen wird zwischen Verstauchung (Distorsion) und Verrenkung (Luxation) unterschieden. Bei der ***Verstauchung*** kehrt der durch eine stumpfe Gewalteinwirkung betroffene Knochen nach einer ***kurzen Verschiebung oder Verdrehung*** sofort wieder in seine ursprüngliche Stellung im Gelenk zurück. Im Gegensatz dazu verbleibt er bei einer ***Verrenkung*** in der ***Fehlstellung*** (abnormen Stellung). Im letzteren Fall ist das Gelenk funktionsuntüchtig, und die betroffene Extremität oder der betroffene ***Teil der Extremität kann nicht mehr bewegt werden***.

Bei ***Knochenbrüchen*** unterscheidet man zwischen offenen und geschlossenen Frakturen. Die genaue Inspektion lässt geschlossene und offene Frakturen (beispielsweise durch ein sichtbares Knochenteil) leicht erkennen. Die ***offenen Frakturen*** werden je nach Ausdehnung der Schädigung in ***vier Schweregrade*** eingeteilt:

- Grad I: Durchspießung der Haut von innen nach außen mit einem Knochenfragment;
- Grad II: Zerreißung der Haut von außen nach innen mit großer Hautwunde, jedoch ohne wesentliche Weichteilschädigung;
- Grad III: Breitflächige Zerstörung der Haut mit Schädigung von Muskeln, Sehnen, Nerven oder Blutgefäßen;
- Grad IV: Totale oder subtotale Amputation.

Tab. 1 ▶ Sichere und unsichere Frakturzeichen

Sichere Frakturzeichen	Unsichere Frakturzeichen
– Fehlstellung	– Schwellung
– Knick- oder Stufenbildung	– Schmerzen
– abnorme Beweglichkeit	– Bewegungseinschränkung
– Krepitation	– Hämatome
– sichtbare Knochenfragmente	

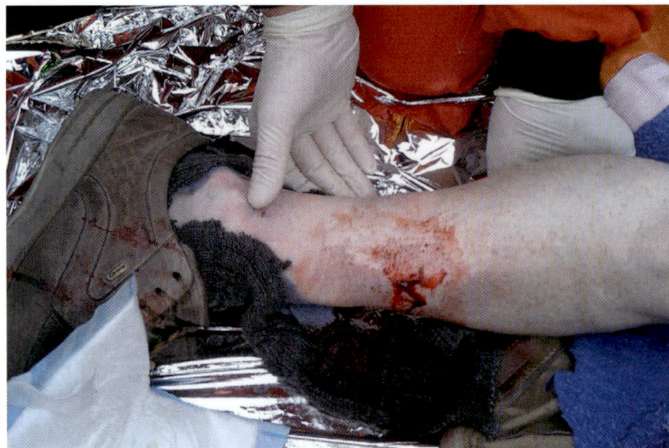

Abb. 20 ▶ Offene Unterschenkelfraktur, Grad I

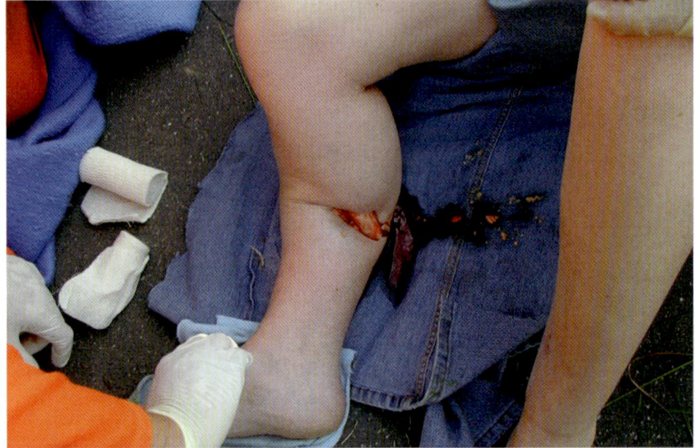

Abb. 21 ▶ Offene Unterschenkelfraktur, Grad II

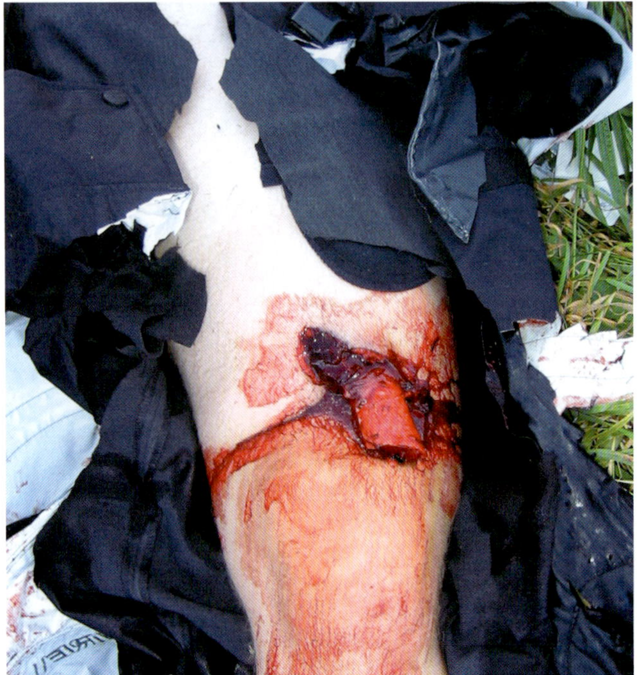

Abb. 22 ▶ Offene Unterschenkelfraktur, Grad II

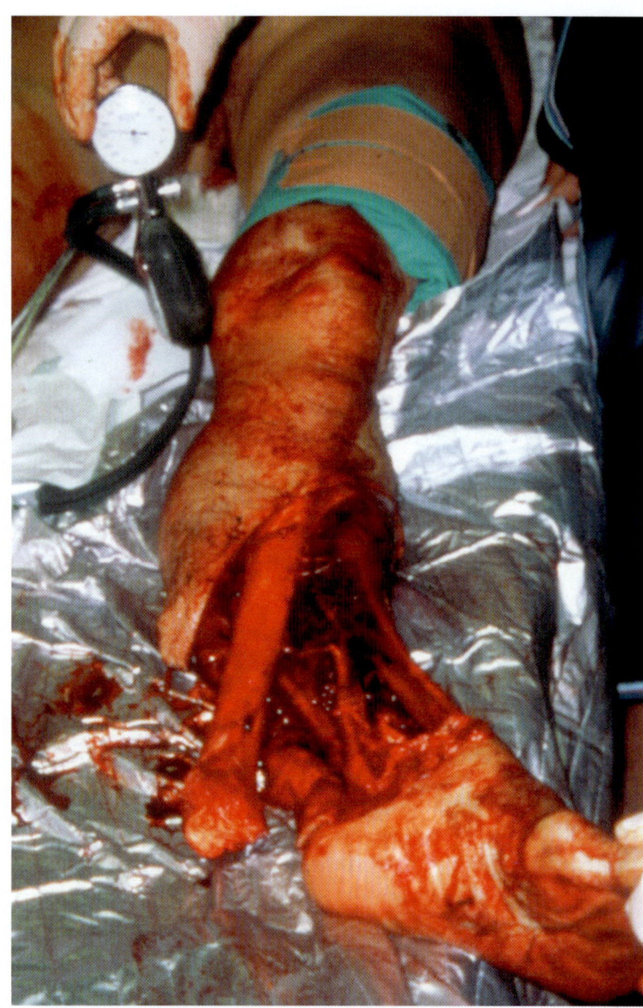

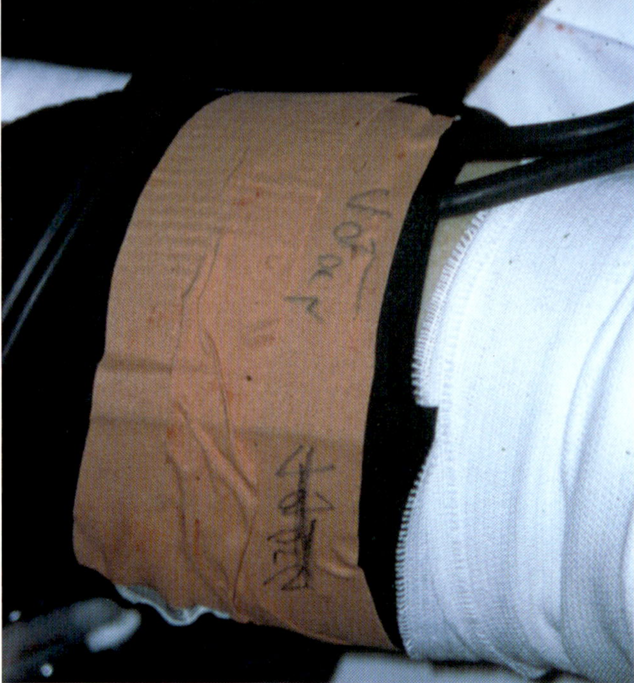

Abb. 23 / 24 ▶ Blutstillung mit einer RR-Manschette

Bei einem geschlossenen Bruch sind ***Schwellungen und/oder Blutergüsse*** Hinweiszeichen. Der Patient versucht, Bewegungen möglichst zu vermeiden, um seine Schmerzen gering zu halten. Beim vorsichtigen Abtasten (Palpation) werden die Schmerzen vor allem auch beim passiven Bewegen verstärkt. Zusätzlich kann man eine ***abnorme Beweglichkeit und Knochenreiben*** (Krepitation) als sichere Frakturzeichen feststellen. Eine sichtbare ***Fehlstellung*** zählt ebenfalls zu den sicheren Frakturzeichen. Durch starken Zug der Muskulatur kann es zu einer auffälligen ***Verkürzung der Gliedmaße*** kommen. Zum Beispiel zeigt der Seitenvergleich bei einem Schenkelhalsbruch eine deutliche Verkürzung des betroffenen Beins.

Wegen einer möglichen Ischämie durch eine Gefäßverletzung muss auf besondere Warnzeichen geachtet werden. Blässe oder eine bläuliche Verfärbung, Pulsverlust oder ein Kapillarpuls mit einer Rekapillarisierungszeit von mehr als zwei Sekunden oder einer Nichtanfärbung des Nagelbetts müssen als dringende Hinweise für eine Gefäßruptur gewertet werden. Bei einer verminderten oder aufgehobenen Gefühlsempfindung (Sensibilität) oder bei Unvermögen, die Finger oder Zehen zu bewegen, ist mit einer Nervenschädigung oder auch einer begleitenden Wirbelsäulenverletzung zu rechnen!

Alle Warnzeichen müssen immer im Seitenvergleich beobachtet werden. Ein beidseitig aufgehobener Kapillarpuls ist bei einem fortgeschrittenen Schockzustand zu finden. Beim einseitigen Ausfall ist der Gefäßabriss praktisch bewiesen.

7.1.5.3 *Maßnahmen*

Elementarmaßnahmen: Die Sicherung freier Atemwege, eines ausreichenden Atemminutenvolumens und die Stabilisierung der Kreislaufverhältnisse stehen im Vordergrund.

Standardmaßnahmen: Eine auch nur vermutlich verletzte Extremität sollte vor grober Bewegung/dem Transport des Patienten ruhiggestellt werden (vgl. Kap. 9.5). Jede Verminderung einer Erschütterung reduziert Schmerzen, die ihrerseits zum Schockgeschehen beitragen.

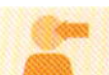

MERKE

Zu den Standardmaßnahmen bei Extremitätenverletzungen durch den Sanitäter gehört das MDS-Schema; das bedeutet die Kontrolle von Motorik, Durchblutung und Sensibilität unterhalb der vermuteten oder offensichtlichen Bruchstelle. Fällt eine der drei Kontrollen negativ aus, ist umgehend ein Notarzt hinzuzuziehen.

Alle erhobenen Vitalwerte werden dokumentiert und laufend kontrolliert. Die Diagnose Durchblutungsstörung kann an den oberen Extremitäten relativ leicht durch das Fehlen des Pulses am Handgelenk, durch kalte, blasse Finger sowie durch eine zunehmende Gefühlsempfindungsstörung und Einschränkung der Fingerbeweglichkeit (bereits länger anhaltende Durchblutungsstörung!) erkannt werden. An der unteren Gliedmaße bzw. am Fuß ist der Kapillarpuls besser als der Puls (schwer zu tasten!) zum Nachweis der Ischämie geeignet. Der geringste Verdacht auf eine Ischämie muss dokumentiert und weitergegeben werden (Notarzt). Bei einer später einsetzenden Bewusstseinstrübung oder einem Schock sind viele der genannten Symptome nicht mehr nachweisbar. Eine psychische Betreuung ist bei diesen Verletzungsbildern unverzichtbar.

Spezielle Maßnahmen: Bei starken Schmerzen, schweren Fehlstellungen, Ausfall der Motorik, Durchblutung oder Sensibilität (MDS) muss der Notarzt nachgefordert werden. Schmerzmittel (Analgetika) sind vielfach unverzichtbar, besonders bei notwendigen Repositionen z.B. für eine Schienung oder zur Verbesserung von MDS.

Starke Blutungen sollten gemäß einem Stufenschema behandelt werden:

- manuelle Kompression/Druckverband,
- (Hochlagerung),
- Tourniquet (System zur Abbindung), Abbindung mittels Blutdruckmanschette oder Dreiecktüchern.

Wunden werden mit einem sterilen Verband behandelt. Jede offene Fraktur sollte von groben Verschmutzungen gereinigt und steril verbunden werden.

7.1.5.4 *Maßnahmen bei einzelnen Verletzungen*

▶ Verletzungen der Hand

Bei Handverletzungen ist die Verhinderung oder Verminderung der Schwellung die primäre Maßnahme. Dazu werden die Hand und der Unterarm mit einer biegsamen Kunststoffschiene geschient und die ***Hand in Funktionsstellung ruhiggestellt***, das heißt, die Schiene wird bogenförmig geformt, sodass die Hohlhand die Schiene wie einen Tennisball umfasst. Dies ist die bequemste Stellung für die Hand. Auf keinen Fall sollte die Hand mit gestreckten Fingern geschient werden. Zur Abschwellung wird der ***Unterarm erhöht gelagert***, z.B. auf einem Kissen oder einer zusammengerollten Decke. Die Armhaltung wird zusätzlich ***mittels eines Armtragetuchs unterstützt***. Zusätzliche Wunden werden nur steril verbunden.

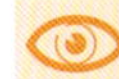

BEACHTE

Nach Möglichkeit werden vor einer Schienung des Arms oder der Hand Uhr und Ringe entfernt. Häufig kommt es vor, dass gerade Ringe infolge einer Schwellung nicht mehr vom Finger zu nehmen sind.

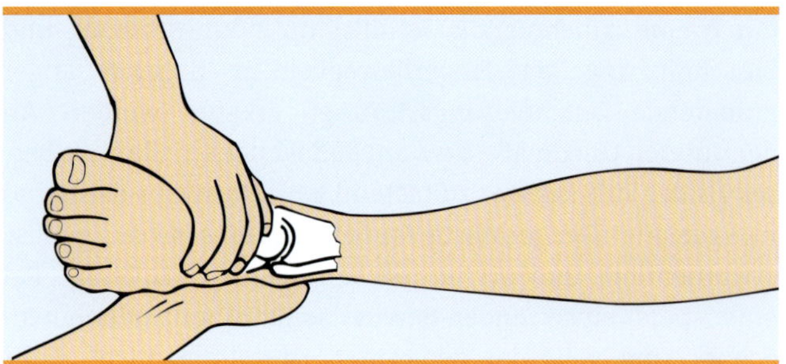

Abb. 25 ▶ Reposition einer Sprunggelenkfraktur (Stiefelgriff)

▶ Verletzungen des Unterarms und des Ellenbogens

Der typische Unfallmechanismus ist der Sturz auf den gestreckten Arm und die flache Hand mit Bruch von Speiche (Radius) oder Elle (Ulna) oder beider Unterarmknochen, meist im Handgelenksbereich – erkennbar an einer Stufe im Frakturbereich. ***Zur Ruhigstellung*** wird ***ein Armtragetuch verwendet*** und der Oberarm oberhalb des Ellenbogens mittels Dreiecktuchkrawatte fixiert; es erfolgt die Versorgung unter mäßigem Zug an der Hand und Fixierung oberhalb der »Bruchstelle«. So wird auch der Arm für die Versorgung ***in achsengerechte Position*** gebracht. Der Ruhigstellung mittels Armtragetuch ***in Kombination mit Kunststoffschienen*** ist der Vorzug vor Luftkammer- oder Vakuumarmschienen zu geben. Werden die Nachbargelenke ober- und unterhalb des Bruchs nicht mitfixiert, können sich die Bruchenden bei einer Gelenkbewegung durch den Muskelzug wieder verschieben.

Bei einer Verrenkung des Ellenbogens ist eine deutliche Stufe erkennbar. Der Unterarm kann aktiv nicht mehr gestreckt werden, jede Manipulation verursacht heftige Schmerzen. Repositionsversuche durch den Sanitäter haben zu unterbleiben. Die Gliedmaße wird in der schmerzfreiesten Lage abgepolstert (z.B. Kissen) und ruhiggestellt. Stets ist der Puls am Handgelenk zu fühlen (Gefäßverletzung?).

▶ Verletzungen des Oberarms

Zusätzlich zu den oben beschriebenen Maßnahmen wird der Oberarm an der Innenseite gepolstert (z.B. mit Dreiecktüchern), um Verschiebungen im Bruchbereich zu verhindern, und es erfolgt die ***Fixierung des Arms*** mittels zweier Dreiecktuchkrawatten.

▶ Verletzungen des Schultergelenks

Am häufigsten finden sich Verrenkungen (Luxationen), bei denen der Kopf des Oberarms (Humeruskopf) aus der Gelenkpfanne springt. Dieser verlagert sich dann meistens nach vorne, sodass der Gelenkkopf unter der Haut getastet werden kann. Der Oberarm kann nicht mehr bewegt werden (fixiertes Gelenk). Es wird nur ausnahmsweise reponiert, der Arm wird ***in der für den Patienten bequemsten Stellung ruhiggestellt***.

▶ Verletzungen des Schlüsselbeins

Bei einem Bruch des Schlüsselbeins (Klavikulafraktur) tastet man eine Stufe, die auf Druck Schmerzen verursacht. In diesem Fall wird auch der ***Oberarm am Körper*** mit einem Tragetuch und zusätzlichen Dreiecktüchern ***fixiert***. Bei einer Schultergelenksverrenkung oder einem Schlüsselbeinbruch muss eine Pulskontrolle am Handgelenk (Seitenvergleich) erfolgen, um eine eventuelle Gefäßkompression und Durchblutungsstörung zu erkennen.

▶ Verletzungen des Fußes und des Sprunggelenks

Brüche von Zehen und Mittelfußknochen werden am einfachsten in einer Luftkammer- oder Vakuumschiene ruhiggestellt. ***Verrenkungen bzw. Verrenkungsbrüche (Luxationsfrakturen) des Sprunggelenks*** entstehen bei einer starken Drehbewegung bei fixiertem Fuß (z.B. Skiunfall) oder etwa bei einem Sprung aus größerer Höhe. Der Fuß ist nach innen oder außen rotiert, wobei häufig eine offene Fraktur vorliegt, die sehr starke Schmerzen verursacht. Eine sogenannte dislozierte Sprunggelenksfraktur ist der klassische Verrenkungsbruch, welcher vor Ort immer einen Repositionsversuch durch den Notarzt erfordert. Ansonsten bewirken die abgedrückten Arterien eine schwere Durchblutungsstörung, die schließlich zum Verlust des Fußes führt. Ein einseitig stark verlangsamter und aufgehobener Kapillarpuls am Großzehennagel beweist die Gefäßunterbrechung. Eine Schienung von Gliedmaßen darf nie in Fehlstellung erfolgen. Während ein Helfer das Schienungsmaterial vorbereitet, greift der andere Sanitäter den ***Fuß im sogenannten Stiefelgriff*** und versucht ihn ***unter langsamer Verstärkung des Zugs in eine achsengerechte Position*** zu ***bringen***. Ist dies nicht möglich oder für den Patienten zu schmerzhaft, ist der Notarzt hinzuzuziehen. Während der gesamten Maßnahmen bis zum Abschluss der Schienung wird das Bein im Stiefelgriff fixiert. Der Stiefelgriff kommt grundsätzlich bei jeder Schienung im Bereich des Beines zur Anwendung.

▶ Verletzungen des Unterschenkels und des Knies

Unterschenkelfrakturen, verursacht durch ein direktes Trauma, etwa durch den Fußtritt beim Fußballspiel oder bei Einklemmung im Pkw (Frontalzusammenstoß), werden ebenfalls ***unter stabilisierendem Längszug in einer Luftkammer- oder Vakuumschiene ruhiggestellt***.

Knietraumen werden häufig im Rahmen von Sportverletzungen vorgefunden. Prellungen oder Bandzerrungen werden, für den Patienten am angenehmsten, in leichter Beugung des Knies (30–40°) gelagert (Knierolle oder anmodellierte Vakuummatratze). Luxationen oder sogar Luxationsfrakturen im Kniegelenk führen von allen Luxations- oder Frakturformen am häufigsten zu einer begleitenden Gefäßverletzung. Bei einer nicht oder zu spät erkannten Durchtrennung oder Kompression der Kniekehlenarterie kann es

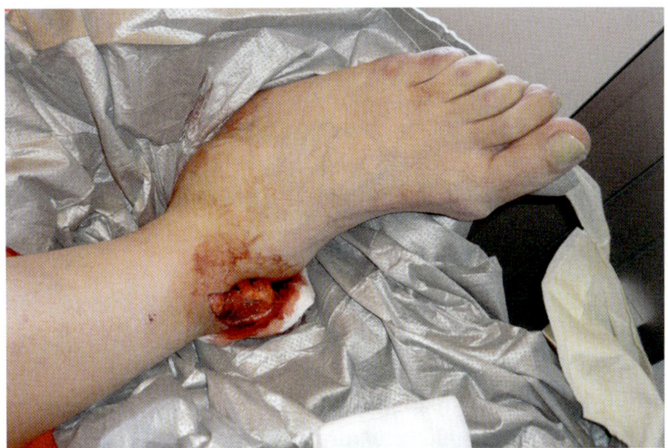

Abb. 26 ▶ Offene Fehlstellung des oberen Sprunggelenks

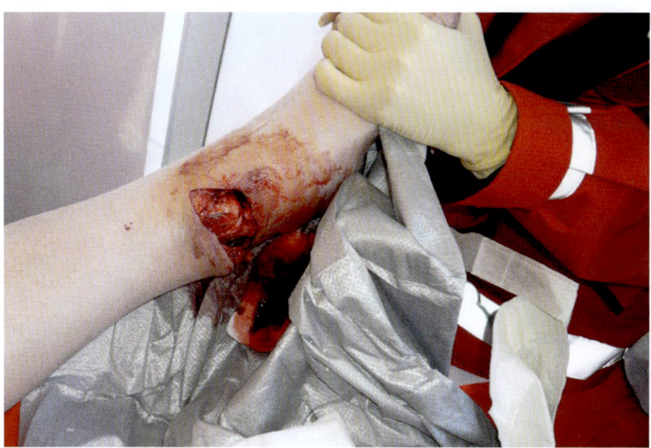

Abb. 27 ▶ Nach Reposition

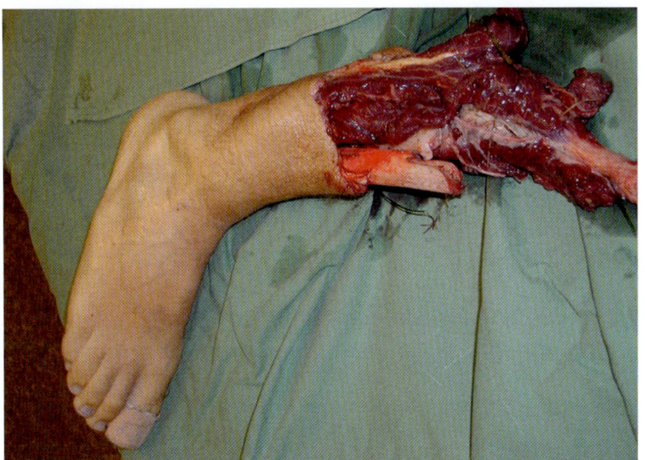

Abb. 28 ▶ Totale Amputation des Unterschenkels

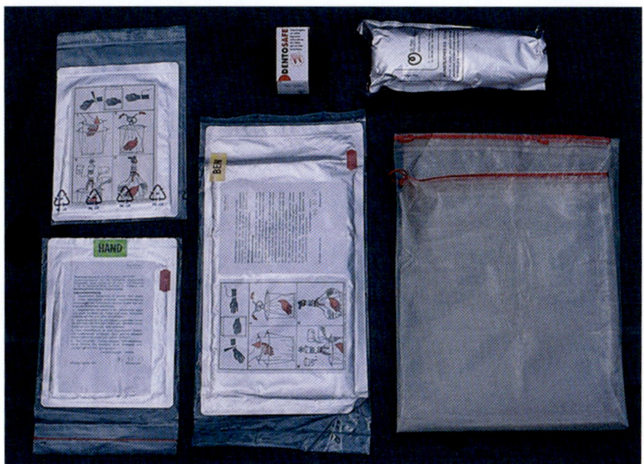

Abb. 29 ▶ Replantatsets

zu einem Verlust des Unterschenkels kommen. Daher muss besonders bei dieser Frakturlokalisation auf eine Durchblutungsstörung geachtet werden.

Bei ***Verrenkungen*** (Knieluxation) ist das Gelenk bzw. der Unterschenkel meist fixiert und muss dann ***in der vorgefundenen Stellung abgepolstert und in*** einer ***Vakuummatratze ruhiggestellt*** werden. Ist jedoch das Kniegelenk zertrümmert und der Bandapparat zerrissen, sodass das Knie wackelt, kann vom Notarzt unter vorsichtigem Längszug eine Reposition mit anschließender Schienenfixierung durchgeführt werden.

▶ Verletzungen des Oberschenkels und des Hüftgelenks

Brüche des Oberschenkelschaftes (Femurfrakturen) sind vor allem wegen ihrer erheblichen Blutverluste gefürchtet. Eine notwendige Einrenkung des Bruchs ist bei den erheblichen Muskelzügen ohne Narkose und muskelentspannende Medikamente (Relaxanzien) praktisch kaum durchführbar. Eine ***Ruhigstellung in der Vakuummatratze*** mit Anmodellierung des Beins an der Innen- und Außenseite ist die optimale Lagerung.

Ein sogenannter ***Oberschenkelhalsbruch***, relativ leicht an der ***Beinverkürzung bei gleichzeitiger Kippung des Beins nach außen*** (Außenrotation) erkennbar, wird ohne Repositionsversuch nur in der Vakuummatratze oder mittels Spineboard ruhiggestellt.

Hüftgelenksluxationen werden ebenfalls nur in der vorgefundenen Lage gepolstert, abgestützt und zusätzlich in der Vakuummatratze fixiert.

▶ Amputationen

Amputationen sind offene Frakturen, bei denen Muskulatur, Nerven und Gefäße durchtrennt sind. Je glattrandiger ein Gliedmaßenabschnitt durchtrennt ist, desto höher ist die ***Wahrscheinlichkeit eines erfolgreichen Wiederannähens*** (Replantation). Um dies zu ermöglichen, sind einige Regeln einzuhalten:

- Das Amputat sollte grob gereinigt und in sterile, feuchte Kompressen gewickelt werden. Es sollte indirekt gekühlt transportiert werden.
- Bei starken Verschmutzungen ist das kurze Abspülen des Amputats z. B. mit kristalloider Infusionslösung erlaubt

und erwünscht. Das »Wässern« des Amputats über einen längeren Zeitraum ist jedoch zu unterlassen!
- Das Amputat wird eingepackt und in einem Plastikbeutel wasserundurchlässig verschlossen. Vorrangig sind die im RTW vorhandenen Amputatbeutel (Abb. 29) oder, für kleinere Körperteile, auch nur Gummihandschuhe zu verwenden.
- Das so verpackte Amputat wird in einen zweiten Beutel gesteckt, der mit Eiswasser (Wasser mit Eiswürfeln, nach Möglichkeit im Verhältnis 1:1) oder auch nur mit normal kaltem Leitungswasser gefüllt ist. Ideal ist eine Wassertemperatur von 4 °C. Durch diese Kühlung kann die Zeitspanne bis zur Replantation erheblich verlängert werden.
- Unbedingt muss ein Kontakt zwischen Amputat und Schmelzwasser vermieden werden, da sonst Gewebeerfrierungen und -ödeme eine Rekonstruktion unmöglich machen.
- Der Amputationsstumpf wird steril mit einem Verband versorgt. Dies reicht in aller Regel aus. Bei nicht stillbarer Blutung (Patient, der gerinnungshemmende Medikamente einnimmt) kann ein Tourniquet (oder eine Blutdruckmanschette) oberhalb der Amputationsstelle angebracht werden, bis die Blutung steht. Andernfalls muss die zuführende Arterie (z. B. in der Leiste bei Beinamputation) manuell abgedrückt werden.
- Auf keinen Fall darf die Extremität mit Schnüren oder Ähnlichem abgebunden werden. Einerseits würden Nerven und Gefäße auf diese Weise gequetscht, sodass schwerste Funktionsstörungen eintreten, die selbst bei erfolgreicher Replantation die Gliedmaße unbrauchbar machen. Andererseits werden solche Abbindungen meistens unsachgemäß angelegt, sodass nur eine venöse Stauung und damit eine verstärkte Blutung entsteht.
- Auch offensichtlich zerstörtes Gewebe sollte konserviert und in die Klinik mitgegeben werden, da aus Muskel-, Knochen- oder Hautfetzen noch Teile für die Replantation oder für die Versorgung des Amputationsstumpfes benötigt werden könnten.
- Die primäre Auswahl der richtigen Klinik (Replantationszentrum) ist von großer Bedeutung für das Outcome des Patienten.

7.1.6 Polytrauma

Die Versorgung eines schwerverletzten Patienten stellt hohe Anforderungen an alle an der Versorgung Beteiligten. Dabei ist unter Berücksichtigung des Zeitdrucks die koordinierte Aufeinanderfolge und Abstimmung der erforderlichen Maßnahmen wie Lagebeurteilung, Rettung und Einleitung der Notfalltherapie notwendig. Die Polytraumaversorgung gehört zu den schwierigsten Aufgaben des rettungsdienstlichen Personals.

7.1.6.1 *Ursachen und Gefahren*

Definitionsgemäß versteht man unter einem Polytrauma die ***»gleichzeitig entstandenen Verletzungen mehrerer Körperregionen oder Organsysteme***, wobei wenigstens eine Verletzung oder die Kombination mehrerer lebensbedrohlich ist«. Die Betonung liegt auf ***Lebensbedrohung***, d.h., es müssen zunächst rasch diejenigen Umstände beseitigt werden, die in kurzer Zeit – oft in wenigen Minuten – unbehandelt zum Tod führen.

Dabei stehen ***zwei Hauptgefahren*** im Vordergrund: Die ungenügende Gasaustauschleistung der Lunge (Ateminsuffizienz – Atemwegs-/Belüftungsproblem), die häufig eine umgehende Behandlung benötigt, ohne dass vorher eine genaue Diagnose erstellt werden kann, oder das Kreislaufversagen durch Volumenmangel (kardiozirkulatorisches Problem).

Ateminsuffizienz oder der ***Atemstillstand*** gefährden den Patienten erheblich. Durch eine mechanische Behinderung der Atmung (Aspiration, Schwellung der Atemwege) oder eine Reduzierung der Gasaustauschfläche (Lungenquetschung) bzw. einen Spannungspneumothorax kann es zu einer direkten Schädigung durch Sauerstoffmangel (Hypoxie) und Azidose kommen.

Der ***Volumenmangelschock*** (hämorrhagischer Schock), ausgelöst durch schwere Blutungen, schädigt in vielfältiger Weise den Organismus. Der Volumenverlust aus der Gefäßbahn (intravaskuläres Volumen) führt zu einer Abnahme des venösen Blutstroms zum Herzen, sodass die Herzkammer (Ventrikel) weniger Blut auswerfen kann. Dies verursacht einen Blutdruckabfall. Um die Durchblutung der lebenswichtigen Organe (Gehirn, Lunge, Herz) noch aufrechterhalten zu können, versucht der Organismus durch eine Gefäßverengung (Vasokonstriktion) in der unteren Körperhälfte (Bauch, Becken, Beine) das Restblutvolumen in Gehirn, Herz und Lunge umzuleiten (Zentralisation). Dadurch werden aber u. a. die Bauchorgane minderdurchblutet und bei länger anhaltendem Schock schwer geschädigt (z. B. Nierenversagen). Die durch Gefäßverengung und verminderte Herzauswurfleistung bedingte schlechtere Durchblutung der Peripherie führt zu einer Sauerstoffverarmung im Gewebe, sodass die Zellen ihren normalerweise sauerstoffabhängigen (aeroben) Stoffwechsel auf einen anaeroben, ohne Sauerstoff funktionierenden Stoffwechsel umstellen müssen. Dies führt zu einer Anhäufung von sauren Stoffwechselprodukten (z. B. Milchsäure), die bei Wiedereröffnung der Gefäßstrombahn – nach Aufhebung der Zentralisation durch Volumengabe – in den Kreislauf eingeschwemmt werden. Diese giftigen (toxischen) Stoffwechselprodukte schädigen vor allem Organe wie Leber, Niere oder Darm (sog. Reperfusionsschäden). Bei einer generalisierten Übersäuerung (Azidose) werden aber auch zentrale Organe in Mitleidenschaft gezogen wie z. B. das Herz, bei dem die Azidose zu einer Abnahme der Kontraktionskraft und zu Rhythmusstörungen führt. Diese Herzrhythmusstörungen werden allerdings indirekt durch die Azidose ausgelöst. Eine Übersäuerung des Blutes bewirkt einen Kaliumaustritt aus den Zellen und damit einen zu hohen Kaliumspiegel im Blut, der die Störung des Herzrhythmus verursacht.

Der ausgeprägte Volumenmangelschock bewirkt auch eine ***erhebliche Störung des Gerinnungssystems***, sodass ein regelrechter Teufelskreis entsteht, indem der Schock zur Verminderung der Blutgerinnung führt, die ihrerseits dadurch ***Blutungen verstärkt*** (z.B. bei einer Leberzerreißung) und damit wieder das Schockgeschehen zusätzlich aktiviert.

Eine ***Unterkühlung*** (Hypothermie), die im schweren Schock bei allen Patienten vorgefunden wird, übt einen ***zusätzlichen negativen Einfluss*** auf das Gerinnungssystem aus. Die Gerinnungsreaktionen funktionieren nur bei normalen Körpertemperaturen regelrecht. Je tiefer die Körpertemperatur abfällt, desto mehr wird das Gerinnungssystem blockiert, bis es schließlich funktionsuntüchtig ist und unstillbare Blutungen provoziert.

Der Schockprozess wird weiterhin von Schmerz- und Stressreaktionen aktiviert bzw. verstärkt, wodurch unter anderem Entzündungsstoffe (sog. Schockmediatoren) freigesetzt werden, welche Störungen der Blutzirkulation auch im zellulären Bereich (Mikrozirkulation) hervorrufen. Diese Blutzirkulationsstörungen können in Verbindung mit den freigesetzten Schockmediatoren zu schweren Organschäden führen, zum Beispiel zur Schocklunge mit tödlichem Lungenversagen.

7.1.6.2 *Symptome*

Wegen der akuten Bedrohung muss man sich anhand einer groben Checkliste rasch einen Überblick verschaffen. Praktisch simultan müssen die ersten Maßnahmen zum Sichern der vitalen Funktionen eingeleitet werden.

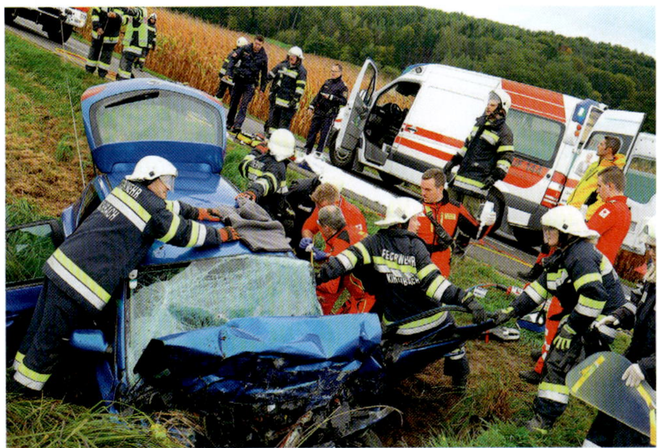

Abb. 30 ▶ Behandlung im Unfallfahrzeug

Bewährt ist das Vorgehen nach dem ABCDE-Schema und dem traumatologischen Notfallcheck (vgl. Kap. 1.1).

Bei der Untersuchung des Unfallopfers soll man sich unbedingt ***vor einem Unterschätzen der Verletzungsschwere hüten***. Kreislaufparameter, Blutdruck und Puls können in der Anfangsphase völlig normal sein. Besonders leicht wird man bei Kindern getäuscht. Der Unfallhergang (z.B. Frontalzusammenstoß mit hoher Geschwindigkeit) und der Verletzungsmechanismus (z.B. Überrolltrauma) sollten an ein Polytrauma denken lassen, der Patient muss bis zum Beweis des Gegenteils als Polytraumatisierter behandelt werden.

 **MERKE**

Zur Einschätzung der Verletzungsschwere kann neben dem Kapillarpuls auch ein Pulsoxymeter Verwendung finden, das bei schlechter O_2-Sättigung (< 90 %) eine Hypoxie und damit auch einen fortgeschrittenen Schock signalisiert.

7.1.6.3 *Maßnahmen*

Polytraumen entstehen meist bei Verkehrsunfällen oder bei Sturz aus großer Höhe. Gerade an unübersichtlichen Unfallstellen muss zur Verhütung von Folgeunfällen eine Absicherung in Form von Warnzeichen (z.B. Warndreieck, Blinklichter) erfolgen. Selbstverständlich ist der RTW durch eingeschaltetes Blaulicht, Warnblinkanlage und Scheinwerfer auffällig zu kennzeichnen.

Bei mehreren Verletzten wird eine ***kurze Sichtung über die Verletzungsschwere (Triage)*** vorgenommen und nach Rücksprache mit der Leitstelle eine dementsprechende ***Nachalarmierung*** weiterer Rettungskräfte veranlasst. Der Notfall »Polytrauma« ist in jedem Fall eine Notarztindikation.

Bei Unfällen, insbesondere bei eingeklemmten Personen, ist auf die Hilfe der Feuerwehr mit ihren technischen Geräten (Spreizer, Hydraulikstempel) nicht zu verzichten. Eingeklemmte Polytraumatisierte werden im Unfallfahrzeug zunächst stabilisiert und erst anschließend mit der Feuerwehr befreit.

Eine überstürzte Rettungsaktion kann zusätzliche körperliche Schäden verursachen. Sie ist nur zulässig, wenn eine potenzielle Eigen- oder Fremdgefährdung vorliegt. Brand- und Explosionsgefahr oder auch zunehmende Kreislaufinstabilität sind Gründe für eine ***»Crash-Rettung«***. Dabei sollte zumindest der Kopf mit beiden Händen fixiert werden (HWS-Stabilisierung).

In allen anderen Fällen wird nach Sicherung der Atemwege und Volumenzufuhr bzw. nach ***Abwehr der unmittelbar lebensbedrohlichen Situation*** eine vorsichtige Entfernung der Wrackteile vom Patienten vorgenommen. Dies muss unter ständiger Rücksprache mit dem Einsatzleiter der Feuerwehr erfolgen. Ein zu rasches Wegziehen kann einen

Großteil des Blutvolumens in die Peripherie versacken lassen, sodass es zum Kreislaufzusammenbruch, unter Umständen sogar zum Tod kommen kann.

Elementarmaßnahmen: Zu Beginn der Versorgung steht das Freimachen und Freihalten der Atemwege (manuell und Absaugung). Gegebenenfalls muss der eingeklemmte Patient noch im Unfallfahrzeug durch den Notarzt intubiert oder mit einem alternativen Atemweg (Larynxtubus etc.) versorgt werden. Bei akuter Atemnot sind dem Patienten 10 – 15 l Sauerstoff zu applizieren.

Das Tasten des Pulses am Handgelenk, an der Halsschlagader (A. carotis) und die Prüfung des Kapillarpulses geben Auskunft über die Kreislaufsituation und erfordern bei Zentralisation (Nagelbettfüllung > 2 Sekunden und tastbarer Karotispuls bei nicht vorhandenem peripherem Puls) durch den Notarzt das sofortige Legen von mindestens zwei venösen Zugängen. Starke Blutungen nach außen werden durch Druckverbände oder Tourniquet gestillt.

Ein Herzstillstand bei einem Polytrauma ist meist durch ein Ausbluten bedingt und daher praktisch immer tödlich. Nur in den wenigen Fällen, bei denen eine Brustkorbverletzung (z. B. Kammerflimmern durch Prellung oder Quetschung des Herzens) ursächlich für den Stillstand ist, besteht bei entsprechender und rechtzeitiger Behandlung eine minimale Überlebenschance. Daher muss zunächst reanimiert werden, vor allem bei gleichzeitiger starker Unterkühlung, bei der das Gehirn einen Sauerstoffmangel länger toleriert.

Bei extremen Blutungen mit nicht zu stabilisierendem Kreislauf (z. B. offene Beckentrümmerfraktur, Abriss eines großen Gefäßes etc.) darf mit der Versorgung vor Ort keine Zeit verloren werden. In diesem Ausnahmefall ist ***ein schneller Transport in ein Traumazentrum*** oberstes Gebot. Das beste Rettungsmittel für Patienten mit Polytrauma ist der NAH.

Standardmaßnahmen: Eine ***Immobilisierung mit HWS-Schiene*** (Stifneck®) ***und Vakuummatratze*** oder Spineboard ist unerlässlich. Zum einen kann der Patient mit mehreren Frakturen auf einmal rasch immobilisiert werden, zum anderen vermindert dies Erschütterungen und reduziert somit die Schmerzempfindung. Bei ausreichender Atmung muss wenigstens eine Sauerstoffmaske mit hohem Flow angelegt werden. Ein möglichst großlumiger venöser Zugang wird durch den Notarzt gelegt, da beim Polytrauma stets ein Volumenmangel vorliegt.

Der Patient wird während der weiteren Betreuung und Versorgung ***kontinuierlich überwacht*** (Monitoring mit Pulsoxymeter und EKG). Die festgestellten Werte werden zur weiteren Verlaufskontrolle dokumentiert.

Spezielle Maßnahmen: Wegen der erheblichen Blutungsverstärkung bei einer Unterkühlung durch Störung des Gerinnungssystems ist ein ***Wärmeschutz bzw. -erhalt*** von großer Bedeutung. Deshalb wird nasse Kleidung entfernt und das Rettungsmittel aufgeheizt. Bei starker Unterkühlung und besonders bei zusätzlich Alkoholisierten ist ein starker Abfall des Blutzuckerspiegels (Hypoglykämie) zu beobachten, der das Gehirn schädigen kann.

Jeder Polytraumatisierte sollte durch den Notarzt intubiert werden. Die Gründe sind der Aspirationsschutz (besonders beim Schädel-Hirn-Trauma), außerdem die Möglichkeit, mit 100 % Sauerstoff zu beatmen, und schließlich die Möglichkeit, eine Narkose für optimale Schmerzbekämpfung und Ruhigstellung durchzuführen.

7.2 Wunden

Mathias Hirsch

Eine Wunde ist eine ***Gewebeschädigung der Haut, der Schleimhäute und tiefer liegender Gewebe*** durch äußere physikalische Einwirkungen wie mechanische Kräfte, hohe oder tiefe Temperaturen, energiereiche Strahlen oder auch durch chemische Wirkungen.

7.2.1 Grundlagen

Mechanische Wunden entstehen ***durch spitze oder stumpfe Gewalteinwirkung*** auf den Körper (Stichwunde, Schusswunde, Schürfwunde, Schnittwunde, Risswunde, Bisswunde, Platzwunde, Ablederung der Haut und andere Ursachen). Das Verletzungsmuster dieser Wunden ist hauptsächlich durch die direkte Schädigung von Haut, Muskeln, Nerven, Knochen, Organen und den teilweise möglichen erheblichen Blutverlust gekennzeichnet.

Thermische Wunden entstehen ***durch Hitze- oder Kälteeinwirkung*** auf den Körper (Verbrennung, Verbrühung, Stromeinwirkung, Erfrierung usw.). Bei den durch Hitzeeinwirkung entstandenen Wunden stehen der durch die Zerstörung von Zellmembranen folgende ***Verlust von Plasma und die (großflächige) Schädigung der Haut*** im Vordergrund.

Chemische Wunden entstehen durch ***Verätzungen mit Säuren und Laugen***; hier sind vor allem die oberen Hautschichten und die Schleimhäute betroffen.

Die Art der Wunde beeinflusst die Erstversorgung erheblich. Während bei mechanischen Wunden die Blutstillung im Vordergrund steht, wird bei thermischen Wunden zunächst versucht, die Schädigung z.B. mit »Kaltwasser«-Anwendungen zu minimieren. Bei chemischen Wunden erfolgt eine Verdünnung der ätzenden Substanzen mit Wasser. Bei allen Wunden erfolgt abschließend die keimfreie Bedeckung zum Schutz vor Infektionen.

Neben der Einteilung nach den Ursachen von Wunden wird auch eine Unterscheidung nach der ***Tiefe der Gewebsschädigung*** vorgenommen. Man grenzt dabei offene Wunden, unterteilt in oberflächliche, tiefe sowie penetrierende, und geschlossene Wunden voneinander ab.

Oberflächliche Wunden sind in der Regel durch leichte Verletzungen infolge von Abschürfungen der Haut gekennzeichnet. Sichtbar ist meist eine leichte Sickerblutung, da oft nur Kapillargefäße betroffen sind. Bei großflächigen Abschürfungen bestehen dennoch die Gefahr eines erhöhten Plasmaverlustes und ein erhöhtes Infektionsrisiko.

Bei ***tiefen Wunden*** können neben der Verletzung der Haut auch Muskeln, Sehnen, Nerven, größere Blutgefäße, Knochen und innere Organe betroffen sein. Es besteht oft eine starke Blutung, aber mit geringerem Infektionsrisiko. Bei Verletzung großer Arterien sind pulssynchron spritzende Blutungen sichtbar. Das Abschätzen des Blutverlustes ist dabei

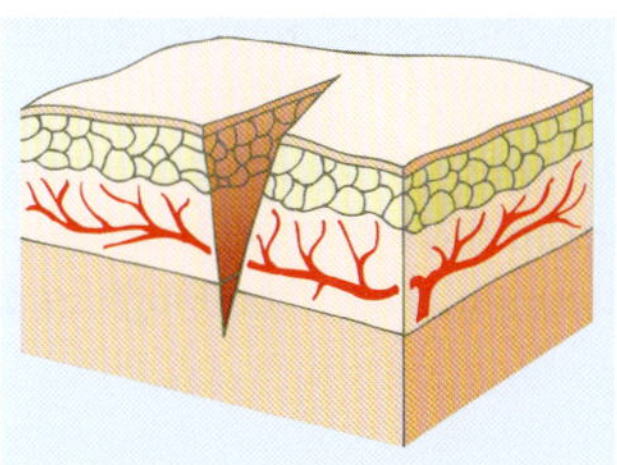
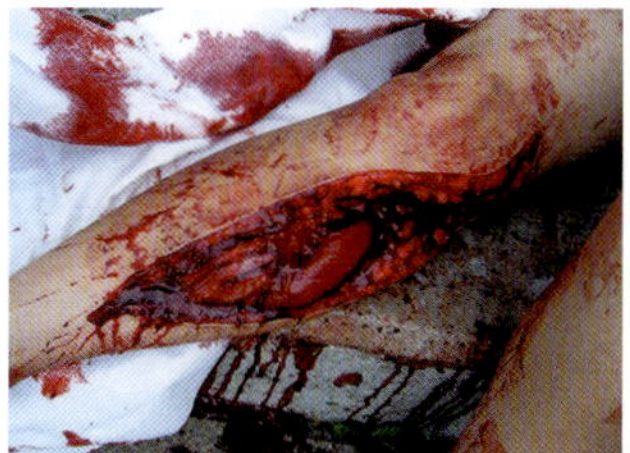

Abb. 31/32 ▶ Oberflächliche Schnittwunde mit glatten Wundrändern sowie tiefe, ausgedehnte Schnittwunde nach Sturz durch eine Glastür

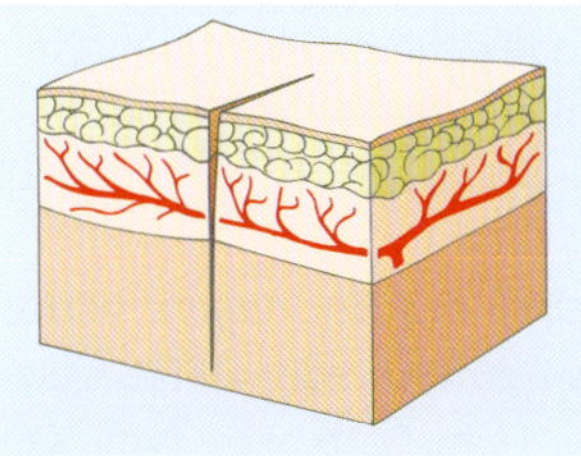
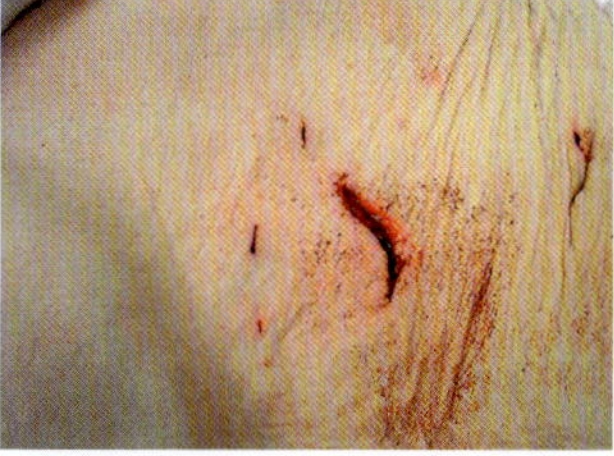

Abb. 33/34 ▶ Stichwunde sowie Stichwunde im Epigastrium (Oberbauch)

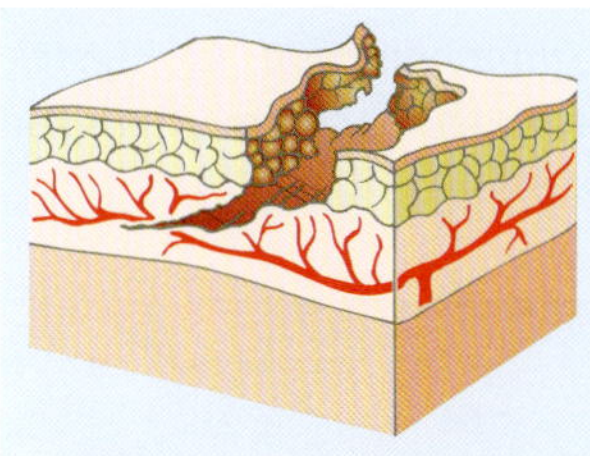
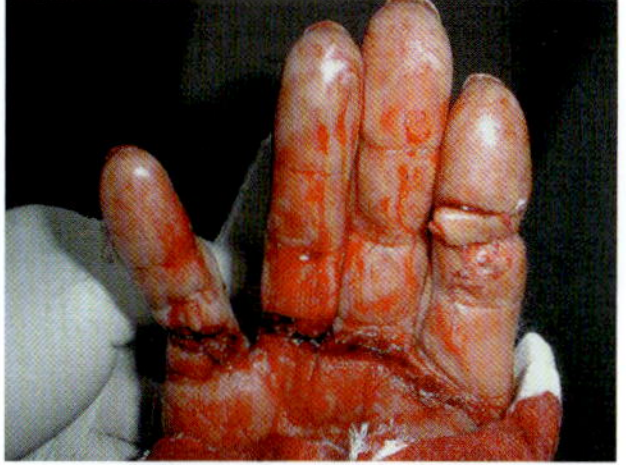

Abb. 35/36 ▶ Risswunde sowie Risswunde durch Kreissäge

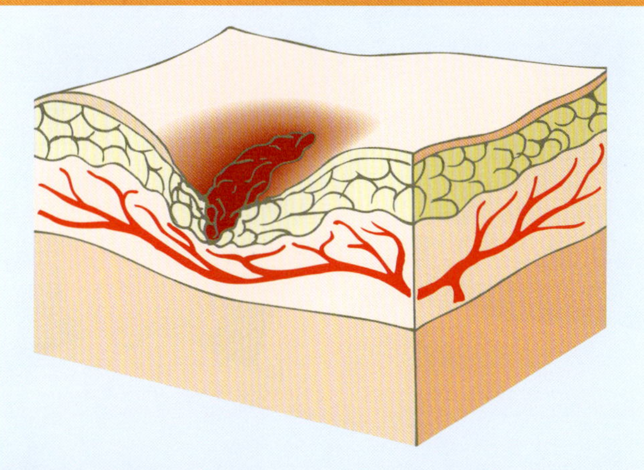

Abb. 37 ▶ Quetschwunde

durch Einblutungen in den Wundkanal, in Körperhöhlen oder in das Gewebe und durch ein Versickern des Blutes in die Kleidung oder den Boden erschwert.

Unter ***penetrierenden Wunden*** versteht man tiefe Wunden mit ***Eröffnung mindestens einer Körperhöhle*** (Brust, Bauch, Schädel). Wegen der möglichen Beteiligung von inneren Organen (Herz, Lunge, Bauchorgane, Gehirn) sind diese Verletzungen oft lebensgefährlich. Zudem besteht ein hohes Infektionsrisiko.

Geschlossene Wunden (Prellungen/Quetschungen) sind Verletzungen von Unterhautgewebe, Muskeln, Gefäßen, Sehnen usw. durch stumpfe Gewalteinwirkung ***ohne Eröffnung der Haut***.

7.2.2 Mechanische Wunden

MERKE

Zur Primärversorgung einer Wunde gehören Blutstillung, Wundverband als Infektionsschutz, Ruhigstellung und Schmerzbekämpfung.

Die ***Blutstillung*** erreicht man ***durch*** das ***Hochlagern*** betroffener Körperteile, das ***Abdrücken*** zuführender Gefäße, den ***Druckverband*** oder eine pneumatische Blutsperre (VGL. KAP. 5.4.2). Als nächste Schritte folgen das sterile Abdecken des Wundbereichs und das Fixieren der ***Wundauflage als Schutz vor Infektionen*** (Wundverband). Die Schmerzbekämpfung wird durch Hochlagern und ***Immobilisation (Ruhigstellen)*** des Wundbereichs und/oder durch Medikamentengabe durch den Notarzt erreicht.

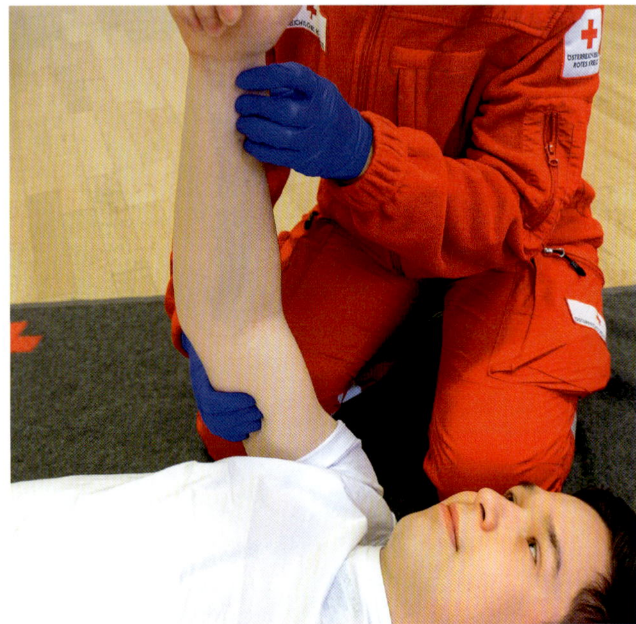

ABB. 38 ▶ Abdrücken der A. brachialis

7.2.2.1 *Wundverbände*

Die Wiederherstellung und Sicherung der vitalen Funktionen hat, mit Ausnahme des Stillens lebensbedrohlicher Blutungen, Vorrang vor der Primärversorgung einer Wunde. Wundverbände haben die Aufgabe, die ***Wunden vor*** dem ***Eindringen weiterer Keime*** zu ***schützen und Blutungen*** zu ***vermindern***. Funktionelle oder ästhetische Aspekte (Stützverband usw.) haben im Rettungsdienst nur einen untergeordneten Stellenwert. Wundverbände bestehen im Allgemeinen aus:

- einer ***Wundauflage*** zum keimfreien Bedecken des Wundgebiets (gebräuchlich sind sterile Zellstoff-Mull-Kompressen oder mit Aluminium bedampfte Zellstoffkompressen, die ein Verkleben mit der Wunde verhindern sollen, ferner Verbandpäckchen und Verbandtücher unterschiedlicher Größe),
- gegebenenfalls einem ***(Druck-)Polster***, um Druck auf die Wunde auszuüben oder Druck vom Wundgebiet fernzuhalten, und
- der ***Fixierung*** durch Dreiecktücher, Rollenpflaster und Binden.

TAB. 2 ▶ Wundverbände

Pflasterverband	Wundauflage mit Polsterschicht und Fixierung als Einheit, nicht steril, nur für kleinere, nicht stark blutende Verletzungen geeignet
Wundauflage (Zellstoff-Mull)	keimfreie Wundauflage, für blutende Wunden aller Größen verfügbar, nicht für thermische Wunden geeignet
Wundauflage (metallisiert)	keimfreie, mit feiner Metallschicht überzogene Wundauflage, für Wunden aller Größen verfügbar und geeignet, kann nicht mit der Wunde verkleben
Wundfolien	keimfreie, durchsichtige und selbstklebende Kunststofffolie, Verwendung meist für offene Knochenbrüche ohne starke Blutung und herausragende Knochenteile
Momentverband	keimfreie Wundauflage (Mull oder metallisiert) mit Mullbinde, in verschiedenen Größen
Mullbinde	dient zur Fixierung einer Wundauflage
Selbsthaftende Fixierbinde	wie Mullbinde, das Ende der Binde braucht aber nach Fixierung der Wundauflage nicht mehr festgebunden oder mit Fixierpflaster befestigt zu werden
Fixierpflaster	einfachste und schnellste Methode der Fixierung von Wundauflagen
Netzverbände	elastische, netzartige Schläuche zur einfachen, sicheren und raschen Fixierung von Wundauflagen, in verschiedenen Größen für die jeweilige Körperregion verfügbar, sehr gut geeignet für Regionen, an welchen mit anderen Hilfsmitteln die Wundauflage nur schwer fixiert werden kann, z. B. Kopf, Knie, Ellenbogen

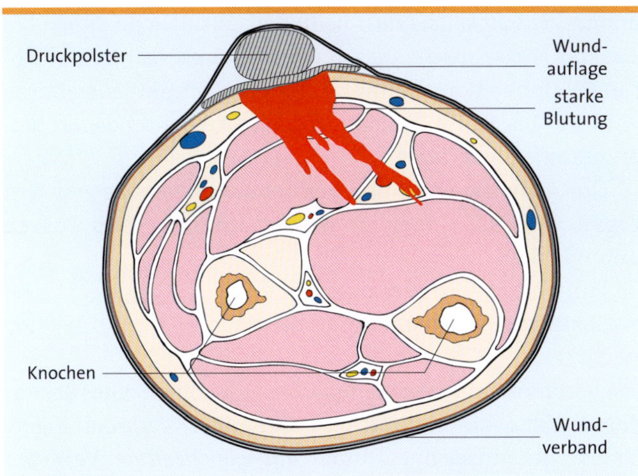

Abb. 39 ▶ Funktionsweise eines Druckverbands

Die Fixierung hat im Rettungsdienst die Aufgabe, die Wundauflage von der Einsatzstelle bis zur definitiven chirurgischen Versorgung festzuhalten. Wegen der nahezu universellen Einsetzbarkeit von Dreiecktüchern und Rollenpflaster zur Fixierung treten zirkuläre Bindenverbände in den Hintergrund, daher wird hier auf eine Darstellung von Verbandtechniken verzichtet.

Die ***Fixierung*** muss so fest sein, dass ein Verrutschen der Wundauflage verhindert ist, sie ***darf jedoch die Durchblutung nicht behindern***. Bei umlaufenden Pflaster- oder Bindenfixierungen besteht die Gefahr der Stauung. Nach Anlegen eines Verbands muss der Körperteil auf Tastbarkeit des ***Pulses unterhalb des Verbands und*** auf die ***Hautfärbung kontrolliert*** werden. Eine Blaufärbung im Vergleich zur Gegenseite bedeutet, dass eine venöse Stauung besteht.

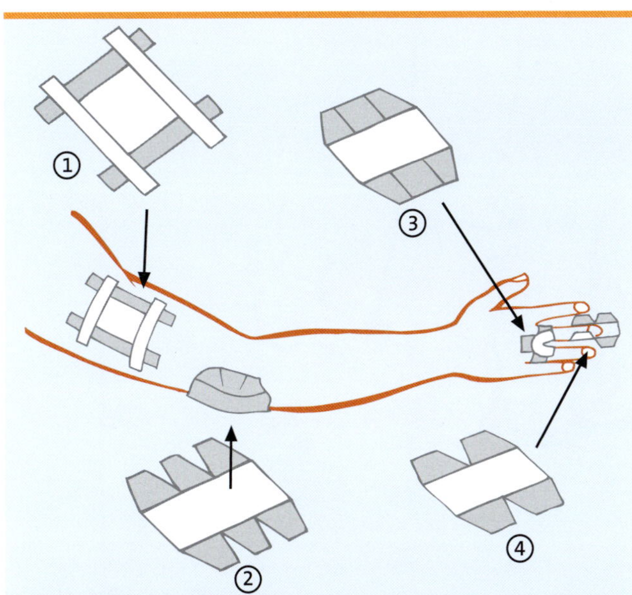

Abb. 40 ▶ Rahmenverband (1), Pflasterschnellverbände für Ellenbogen (2), Fingerzwischenraum (3) und Fingerkuppen (4)

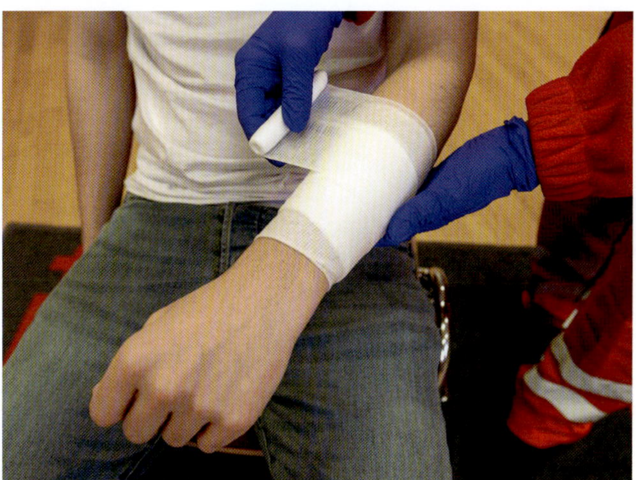

Abb. 41 ▶ Bindenverband am Unterarm

7.2.2.2 *Versorgung von Fremdkörpern in Wunden*

Fremdkörper verbleiben üblicherweise bis zur chirurgischen Versorgung im Krankenhaus ***in der Wunde***, da ihr Entfernen massive Blutungen und weitere Verletzungen nach sich ziehen kann. Die Eintrittsstelle wird mit sterilem Material abgedeckt, der Fremdkörper wird ***mit ausreichend Polstermaterial umlegt und so fixiert***, dass eine Bewegung des Fremdkörpers nicht möglich ist. Große Fremdkörper müssen unter Umständen zur Rettung und zum Transport des Patienten durch die Feuerwehr abgeschnitten oder demontiert werden. Hierzu muss ein Notarzt zur Sedierung und Schmerzbekämpfung, ggf. auch zur Narkose, hinzugezogen werden.

7.2.3 Thermische Wunden

Jan-Thorsten Gräsner

7.2.3.1 *Verbrennungen und Verbrühungen*

Jährlich erleiden in Österreich ca. 2600 Patienten schwere Verbrennungsunfälle, von denen rund 36 tödlich enden. Häufigste Ursachen bei Verbrennungen sind mit 60–75 % Haushalts- bzw. Freizeitunfälle und mit 20–30 % Arbeitsunfälle. Der Erstversorgung dieser Patienten kommt für die weitere Behandlung und die Prognose der Heilung eine besondere Bedeutung zu.

Ursachen. Durch länger einwirkende Temperaturen oberhalb von 50 °C wird die Körperoberfläche teilweise oder vollständig zerstört. Neben den lokalen Problemen kommen je nach Fläche der verbrannten Areale und je nach zusätzlichen

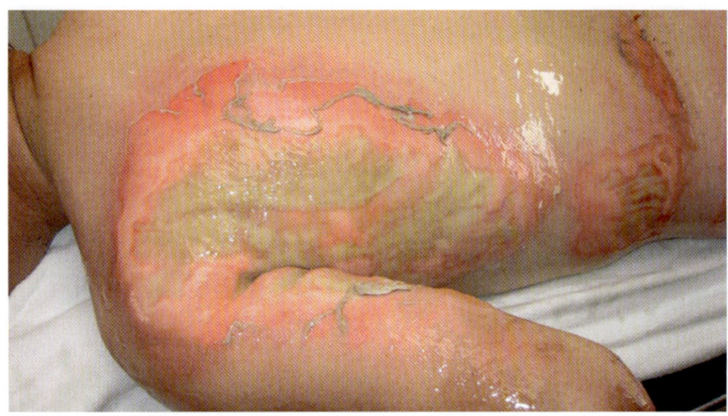

Abb. 42 ▶ Verbrennung Grad II bis III

Verletzungen und Vergiftungen weitere Gefahren auf den Patienten zu. Auch Tage nach dem Ereignis kann sich noch eine lebensbedrohliche Situation einstellen, die unter dem Begriff ***»Verbrennungskrankheit«*** bekannt ist. Ursachen für thermische Schäden können sein:

- Feuer, heiße Gegenstände,
- heiße oder siedende Flüssigkeiten (Verbrühungen),
- Strahlungsenergie,
- mechanische Reibung,
- elektrischer Strom.

Aufgrund dieser Ursachen kommt es zu unterschiedlichen Auswirkungen im/am menschlichen Körper.

Gefahren. Durch die hohen Temperaturen werden unterschiedliche pathophysiologische Mechanismen in Gang gesetzt, die eine ***Zerstörung der Haut mit Gewebe-, Gefäß- und Nervenschäden und*** einen mehr oder weniger ausgeprägten ***Flüssigkeitsverlust*** bedingen. Zusätzlich können bei direkter Hitzeeinwirkung auf die Atmungsorgane Atemstörungen (Inhalationstrauma) auftreten. Nach aktuellen Daten wird mit bis zu 7% Inhalationstraumata bei schweren Verbrennungen gerechnet.

Die Auswirkungen des Verbrennungstraumas auf den Organismus kann man im Wesentlichen in zwei Phasen untergliedern:

- Frühphase: Verbrennungsschock,
- Spätphase: Verbrennungskrankheit.

Die Verbrennungskrankheit gilt heute im Sinne eines Sekundärschadens als Haupttodesursache bei Verbrennungen. Sie ist gekennzeichnet durch ***das gleichzeitige Versagen mehrerer Organe*** (Multiorganversagen) sowie Defekte der Immunabwehr (Sepsis).

Die gefürchtetste Komplikation ist die lokale und zentrale Ausschüttung von Gewebshormonen. Hinzu kommt eine erhöhte Durchlässigkeit (Permeabilität) durch Kapillarschäden im Verbrennungsgebiet selbst. Beide Vorgänge führen zur Ausbildung eines Ödems. Eine Verminderung der im Körper zirkulierenden Blutmenge (Hypovolämie) wird dadurch verstärkt, dass ***erhebliche Mengen an körpereigenem Wasser über die Wundfläche verloren gehen*** können. Neben diesem Flüssigkeitsverlust kommt es, bedingt durch die Kombination von lokaler und zentraler Wirkung der Gewebshormone auf die Gefäße, zum ***Austritt von Elektrolyten und Eiweißen*** (Proteinen) in das die Gefäße umgebende Gewebe. Die ausgetretenen Proteine ziehen weitere Flüssigkeit aus dem Gefäßsystem ab. Auf diese Weise entwickelt sich eine Hypovolämie mit Hypotonie und Störungen der Blutzirkulation

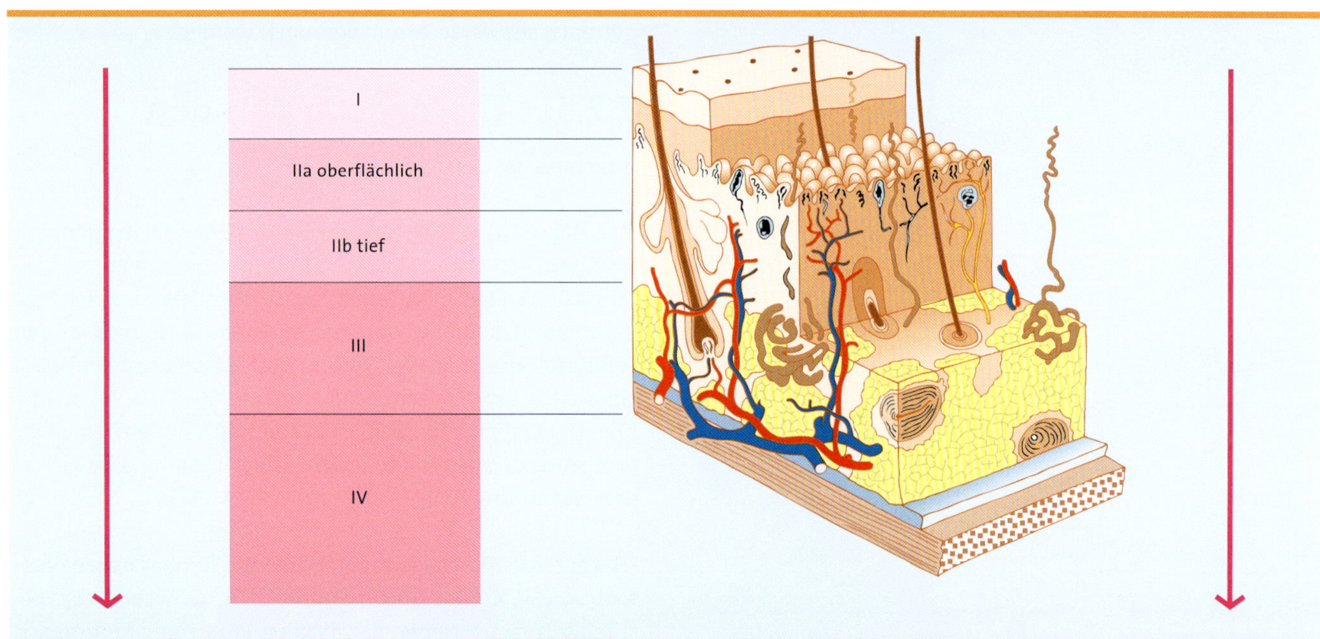

Abb. 43 ▶ Schematische Darstellung der Verbrennungstiefen

im Bereich der Kapillaren. Eine frühzeitige Unterbrechung dieses für den Patienten häufig tödlich endenden Ablaufs ist eines der Ziele der Verbrennungstherapie.

Symptome. Das Ausmaß des Gewebeschadens ist abhängig von der Tiefe der Verbrennung und von ihrer Ausdehnung. Bei der ***Bestimmung des Verbrennungsgrades*** gibt es unterschiedliche Kriterien, die bei einer Untersuchung des Patienten bedacht werden sollten. Tabelle 3 gibt einen Überblick über einfache Erkennungsmerkmale der jeweiligen Verbrennungsgrade.

Bei Temperaturen im Bereich um 45 °C kommt es zu Hautrötungen (Grad I), im Bereich zwischen 45 und 55 °C zur Blasenbildung. Blasen entstehen durch das Auseinanderweichen der unterschiedlichen Schichten der Haut und durch die Verlagerung von Wasser (Grad IIa/b). Oberhalb von 55 °C lösen sich die Strukturen des Eiweißes in der betreffenden Körperregion auf, und Gewebe stirbt ab (Nekrose, Grad III/IV). Neben den genannten Temperaturen kommt auch der Kontaktzeit eine besondere Bedeutung zu. Hiermit ist die Zeit gemeint, die die Hitzequelle hat, Wärmeenergie an die Körperzellen abzugeben.

Neben der Verbrennungstiefe ist auch die ***Flächenausdehnung*** entscheidend für die Prognose des Patienten. Die Bestimmung der verbrannten Körperoberfläche erfolgt nach der ***Neunerregel nach Wallace***. Hierbei werden nur die Areale mit zweit-, dritt- und viertgradiger Verbrennung in die Kalkulation einbezogen.

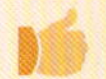
PRAXISTIPP

Einfacher anzuwenden ist die in allen Altersgruppen anzuwendende *Handflächenregel*: Hierbei entspricht die Handfläche des Patienten inklusive der Finger einem Prozent der Körperoberfläche.

Tab. 3 ▶ Verbrennungsgrade

Stufe	Hautabschnitt	Erkennungsmerkmale
Grad I	epidermal	Rötung, Schmerz, Spannungsgefühl
Grad IIa	oberflächlich dermal	Rötung, starke Schmerzen, Blasenbildung, gute Durchblutung der Wunde
Grad IIb	tiefer gehend dermal	Blässe, geplatzte oder prall gefüllte Blasen, mäßige Schmerzen, schlecht durchblutete Wunde
Grad III	subdermal, alle Abschnitte betroffen	weiß-bräunliche Hautfarbe, keine Durchblutung der Wunde, keine Schmerzempfindung
Grad IV	zusätzliches Gewebe betroffen	Verkohlung von Haut und Gewebe (Muskeln, Sehnen, Gefäße), keine Schmerzen

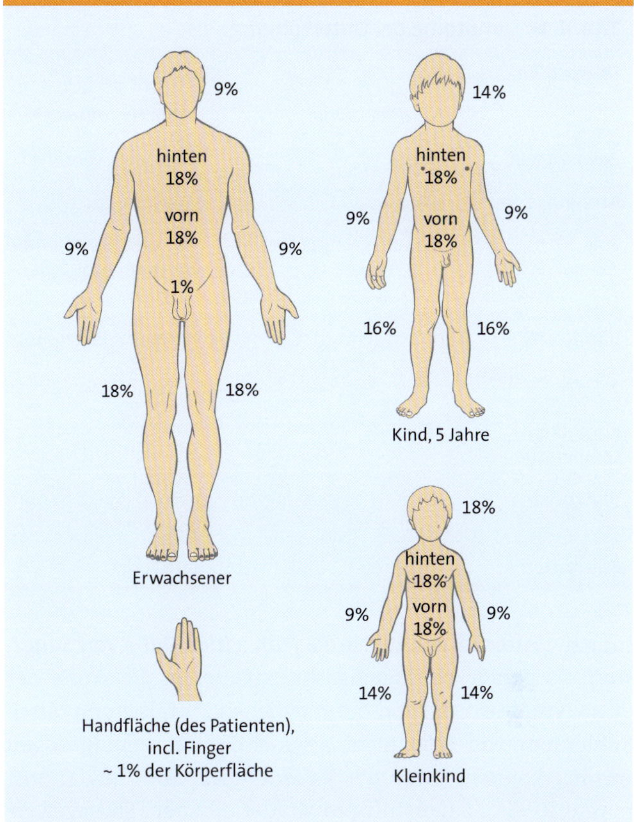

Abb. 44 ▶ Bestimmung der Körperoberfläche (KOF) bei Verbrennungen (> Grad I) und Verätzungen anhand der Neunerregel nach Wallace

Massnahmen. Die Vorgehensweise bei der Versorgung von Schwerbrandverletzten unterscheidet sich primär nicht von der anderer Traumapatienten. Im Rahmen der orientierenden Untersuchung sind Störungen im Bereich des Atemwegs, der Atmung und des Kreislaufs (nach dem ABC-Schema) zu erfassen und direkt zu behandeln. Im weiteren Verlauf sind lebensbedrohliche Zusatzverletzungen zu erkennen bzw. auszuschließen.

Die Inhalation von heißen und toxischen Gasen stellt eine Haupttodesursache bei Feuerunfällen dar. Bei längerer Aussetzungszeit (Expositionszeit) und höheren Konzentrationen können Schädigungen der Bronchien oder gar der Lungenbläschen (Alveolen) auftreten. Besonders bei Bränden in geschlossenen Räumen und Ruß im Nasen-Rachen-Raum muss an ein Inhalationstrauma gedacht werden.

Elementarmaßnahmen: Sollte der Patient ein Inhalationstrauma erlitten haben oder unter Atemnot leiden, so ist eine ***atemerleichternde Lagerung*** anzustreben. Sollte der Betroffene eine Schocksymptomatik entwickeln, wird die Schocklage durchgeführt und durch den Notarzt ein venöser Zugang angelegt.

Standardmaßnahmen: Wichtig bei Verbrennungen, besonders bei Gesichtsverbrennungen und Rauchgas-Vergif-

Tab. 4 ▶ Symptome bei Unterkühlung

Überprüfen	Erkennen			
	Abwehrstadium	**milde Hypothermie**	**moderate Hypothermie**	**schwere Hypothermie**
Bewusstsein	wach	wach, evtl. verwirrt	komatös	komatös, reflexlos
Atmung	schnell und tief	langsam, flach	extrem verlangsamt	extrem vermindert bis Apnoe
Puls	schnell (Tachykardie)	langsam (Bradykardie), Rhythmusstörungen möglich	sehr langsam (< 30 Schläge/min), Kammerflimmern und Asystolie möglich	extrem langsam bis Asystolie
Blutdruck	erhöht (Hypertonie)	vermindert (Hypotonie)	erniedrigt (Hypotonie)	extrem erniedrigt (Hypotonie) bis nicht mehr messbar
Körperkerntemperatur	34–35 °C	35–32 °C	32–28 °C	< 28 °C
Blutzucker	normal (70–120 mg/dl) bis erhöht	normal (70–120 mg/dl) bis vermindert	normal (70–120 mg/dl) bis erniedrigt	normal (70–120 mg/dl) bis erniedrigt
Kältezittern	vorhanden	vorhanden	fehlt	fehlt

tungen (Intoxikationen), ist die ***frühzeitige Gabe von Sauerstoff***. Da gerade bei Rauchgasintoxikationen die Werte der Pulsoxymetrie aufgrund der möglichen Verfälschung durch Kohlenmonoxid (CO) nicht als Richtschnur herangezogen werden können, sollte der Patient über eine Inhalationsmaske 10–15 l Sauerstoff pro Minute erhalten. Eine weitere Anpassung ist nach dem Beschwerdebild und dem Ausmaß des Verbrennungstraumas vorzunehmen. Eine Schädigung der Alveolen in Form eines sich entwickelnden Lungenödems ist auch Stunden nach dem Trauma möglich.

Wegen des Flüssigkeitsverlustes durch die Schädigung der Körperoberfläche benötigen Patienten ab einer verbrannten Körperoberfläche von 10 % (Kinder > 5 %) eine ***externe Volumenzufuhr***. Grundsätzlich wird bei jedem schweren Brandverletzten der ***Notarzt angefordert***. Neben der psychischen Betreuung müssen die Vitalparameter kontrolliert und dokumentiert werden, um so die Entwicklung des Patientenzustands genau verfolgen zu können.

Spezielle Maßnahmen: Da die menschliche Haut die aufgenommene Wärme nur verlangsamt wieder an die Umgebung abgeben kann, kommt es auch nach Beendigung der direkten Hitzeeinwirkung zu einer weiteren Vermehrung der geschädigten Strukturen. Die Kühlung von kleinflächigen Verbrennungen (5 % Säugling, 10 % Kind und 20 % beim Erwachsenen) unmittelbar nach dem Ereignis mit handwarmem Wasser stellt jedoch eine Laienhilfe dar. Bereits zwei Minuten nach Verbrennungsbeginn ist ein positiver Effekt der Kaltwasserbehandlung im Sinne der Verhinderung eines »Tieferbrennens« nicht mehr zu erwarten. Die ***Kühltherapie*** sollte daher im Rahmen der Ersten Hilfe durch Laien ***nur kurzfristig durchgeführt*** werden (max. 10 min), da die ***Gefahren einer Hypothermie überwiegen***. Bei ausgeprägten Verbrennungen über 20 % der Körperoberfläche beim Erwachsenen (Säugling > 5 % und Kind > 10 %) überwiegt diese Gefahr bereits von Anfang an, sodass im Rettungsdienst auf Kühlmaßnahmen verzichtet wird. Der ***Wärmeerhalt*** des Patienten steht somit im Vordergrund.

Bei Verbrennungen der Grade II und III wird eine Wundabdeckung mit vorwiegend metallisierten Wundverbänden oder, wenn nicht anders möglich, mit Metalline-Folien (Rettungsdecken) durchgeführt. Beachtet werden muss die Gefahr der Hitzestauung unter Metalline-Folien, weshalb sie nur in Ausnahmefällen bei großflächigen Verbrennungen als Unterlage zur Anwendung kommen. Metallisierte Wundverbände werden von Notarztrettungsmitteln in allen Größen sogar als Ganzkörpertuch oder Tragenauflage mitgeführt.

Die lokale Therapie mit Salben und Pudern ist zu unterlassen, wie auch die direkte Anwendung von Eis oder Eiswasser.

Beim Inhalationstrauma können eine Störung des pulmonalen Gasaustausches oder eine mechanische Atemwegsbehinderung auftreten; der Notarzt ist nachzufordern.

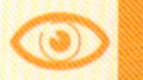
BEACHTE

Das Transportziel wird durch das Verletzungsmuster des Patienten bestimmt. Die Therapie von Zusatzverletzungen wie Schädel-Hirn-Trauma oder Thoraxtrauma hat eine höhere Priorität als die Versorgung der Verbrennungen.

Ein Transport muss bei solchen Notfällen in die nächste aufnahmebereite Klinik mit den entsprechenden Abteilungen erfolgen. Um Koordinationsprobleme und damit Zeitverlust zu vermeiden, besteht die Möglichkeit, über die jeweilige Bereichsleitstelle nationale Ressourcen für Verbrennungsbetten abzufragen. Als zusätzliche Ressourcen stehen in Deutschland und in Slowenien (Laibach) spezielle Verbrennungszentren zur Verfügung. Der Patient wird erst nach der Erstversorgung in einem Schwerpunktkrankenhaus mit dem NAH in ein entsprechendes Zentrum verlegt.

7.2.3.2 *Kälteschäden*

Wie bei Hitzeschäden (VGL. KAP. 7.3) unterscheidet man auch bei den Kälteschäden lokale von zentralen Problemen. Die ***lokalen Schäden*** werden ***als Erfrierungen*** bezeichnet, die an unterschiedlichen Körperstellen auftreten können. Auch die Erfrierungen werden in unterschiedliche Schweregrade eingeteilt. Neben diesen lokalen Schäden kann es aufgrund von Kälteeinwirkung auch zu einer ***generalisierten Absenkung der Körperkerntemperatur*** kommen. Diesen Zustand nennt man ***Unterkühlung***.

▶ Unterkühlung

URSACHEN. Als Unterkühlung werden Krankheitsbilder bezeichnet, bei denen es zum ***Absinken der Körperkerntemperatur unter 36 °C*** kommt. Hierbei steht die Temperaturabgabe in einem Missverhältnis zur Wärmebildung, wobei die Temperaturabgabe überwiegt. Als mögliche Ursachen kommen Stürze in kaltes Wasser, der Aufenthalt in windiger Umgebung ohne entsprechende Bekleidung oder unzweckmäßige Bekleidung bei tiefen Außentemperaturen infrage. Ebenso sind Unterkühlungen trotz ausreichender und angemessener Kleidung bei Patienten, die in Skigebieten verunfallen und sich aufgrund einer Verletzung nicht mehr bewegen können, möglich. Verstärkt werden Unterkühlungsprozesse durch den Genuss von Alkohol. Der Patient nimmt die veränderten Temperaturen nicht wahr und kühlt aufgrund der durch den Alkohol gesteigerten Hautdurchblutung schneller aus. Unterkühlungen können zu allen Jahreszeiten auftreten.

GEFAHREN. Durch ein Absinken der Körperkerntemperatur wird der enge Sollwertbereich des menschlichen Körpers verlassen. Stehen zunächst nur Unwohlsein, Kältegefühl und Muskelzittern im Vordergrund, kann es bei Kerntemperaturen unterhalb von 28 °C zu Herzrhythmusstörungen bis zum Kammerflimmern kommen. Im Zusammenhang mit der Rettung und der Lagerung des Patienten sind daher alle Maßnahmen zu vermeiden, die eine weitere Senkung der Körperkerntemperatur hervorrufen würden. Hierbei sind besonders die Unterschiede zwischen der relativ lange konstanten Kerntemperatur und der rasch absinkenden Schalentemperatur zu beachten.

Gefürchtet ist vor allem der sogenannte ***Rettungstod***, der hauptsächlich bei Ski- und Wasserunfällen vorkommt. Bei der Rettung wird hier der Patient aus der horizontalen Position aufgerichtet, wodurch es zu einer ***raschen Umverteilung des kalten Schalenblutes in den Körperkern*** kommt. Dies birgt die Gefahr von Herzrhythmusstörungen bis hin zum Kreislaufstillstand. Auch die passive Bewegung und das Reiben der Extremitäten des Patienten können in diesem Zusammenhang gefährlich werden, wenn die Unterkühlung bereits fortgeschritten ist.

SYMPTOME. Bei der Einteilung der Symptome wird unterschieden zwischen den folgenden Stadien:
- milde Hypothermie (Abwehrstadium): 35–32 °C;
- moderate Hypothermie (Erschöpfungs-/Lähmungsstadium): 32–28 °C;
- schwere Hypothermie (Scheintod): < 28 °C.

Nachdem der Körper die sinkende Kerntemperatur registriert hat, steuert er im ***Abwehrstadium*** durch eine gesteigerte Wärmebildung und eine verminderte Wärmeabgabe gegen. Die gesteigerte Wärmebildung wird durch ***vermehrte Bewegung und Kältezittern***, die verminderte Wärmeabgabe durch eine ***Verengung der Hautgefäße*** erreicht. Dies wird durch eine Stimulation des sympathischen Anteils des vegetativen Nervensystems erreicht.

Bei weiter sinkender Körperkerntemperatur, im ***Erschöpfungsstadium***, vermindert sich die Wirkung des Sympathikus. Wie der Name dieses Zustands bereits aussagt, sind körpereigene Reserven zu einem großen Teil aufgebraucht. Dieses Stadium stellt zusätzlich den Übergang in eine akut lebensbedrohliche Situation dar.

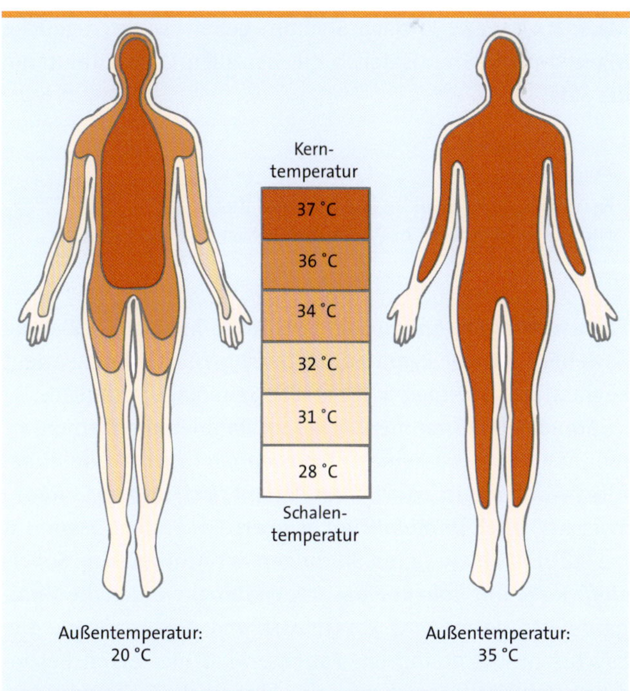

ABB. 45 ▶ Körperkern/Körperschalen und Temperatur

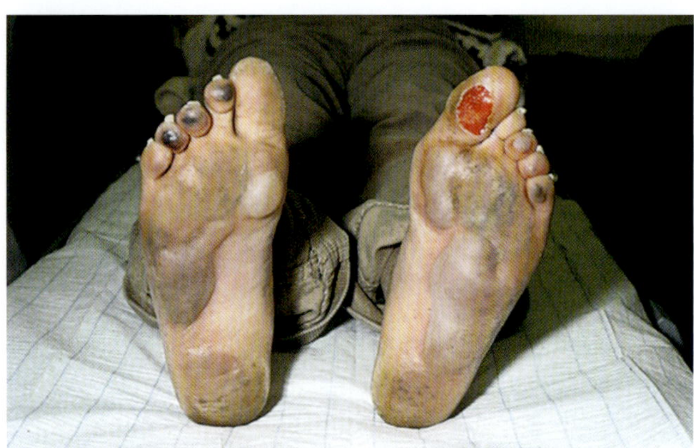

Abb. 46 ▶ Erfrierung Grad II (Blasen an den Füßen)

Bei weiterer Kälteeinwirkung oder aber durch unsachgemäße Rettung können sich die Vitalparameter des Patienten weiter verschlechtern. Bei Temperaturen unterhalb von 30 °C, im ***Lähmungsstadium***, kommt es zu ***extremer Bradykardie und*** eventuell zu ***Rhythmusstörungen*** (Kammerflimmern, Asystolie).

Bei Temperaturen unterhalb von 28 °C ist das menschliche Leben nur noch sehr eingeschränkt möglich (Vita minima, ***»Scheintod«***). Die Vitalparameter sind kaum noch messbar. Es zeigt sich zunehmend das Bild eines ***Kreislaufstillstands***.

Aufgrund immer wieder beschriebener guter Reanimationsergebnisse gerade bei sehr schnell unterkühlten Patienten sind trotz vielleicht scheinbar geringer Aussichten die folgenden Maßnahmen für den Rettungssanitäter wichtig.

Massnahmen. Je nach Stadium gelten unterschiedliche Maßnahmen. Grundsätzlich gilt bei allen Unterkühlungen der Satz:

 **MERKE**

No one is dead until he is warm and dead.
Niemand ist tot, bis er warm und tot ist.

Elementarmaßnahmen: Sollte ein Atem-Kreislauf-Stillstand bestehen, wird die ***Reanimation*** durchgeführt. Ist der Patient bewusstlos, so wird er in die stabile Seitenlage verbracht.

Standardmaßnahmen: Sollte im Rahmen der Elementarmaßnahmen noch keine entsprechende Lagerung durchgeführt worden sein, so wird der ***Patient flach und*** ab Stadium zwei zusätzlich ***immobilisiert gelagert***. Der Patient bekommt bei Luftnot oder anderen Störungen der Atmung eine ***Sauerstoffmaske mit hohem Flow***. Des Weiteren werden die Vitalparameter permanent kontrolliert und dokumentiert. Die psychische Betreuung des Patienten hat hier einen besonders hohen Stellenwert, um seine körperliche Ruhe zu unterstützen.

Spezielle Maßnahmen: Die Notarztnachforderung ist ab dem Erschöpfungsstadium zwingend erforderlich. Der Patient wird in eine wärmere Umgebung gebracht, von nasser Kleidung befreit und zum ***Wärmeerhalt*** in Woll- oder Rettungsdecken eingepackt. Ab diesem Stadium darf weder eine aktive noch eine passive Bewegung erfolgen.

▶ Erfrierungen

Ursachen. Lokale Kälteschäden werden als Erfrierungen bezeichnet. Hierbei kommt es aufgrund der direkten Kälteeinwirkung zu lokalen Veränderungen, die vornehmlich die Haut betreffen, vor allem an exponierten Körperstellen wie Fingern und Zehen, aber auch Nase und Ohren. Der Körper versucht dem lokalen Temperaturabfall zunächst durch eine verstärkte Durchblutung entgegenzuwirken, wobei die Gefäße weitgestellt bleiben. Bei fortbestehender Kälteeinwirkung kommt es danach rasch zu einer Engstellung der Arterien, das betroffene Gewebe erhält kein warmes Blut mehr. Durch diesen Mechanismus schützt sich der Körper vor einem Temperaturabfall im Körperkern und somit vor einer Unterkühlung. Hierbei werden also quasi lokale Schäden zugunsten des Gesamtorganismus in Kauf genommen.

Gefahren. Lokale Abkühlungen der Haut und des darunter liegenden Gewebes führen zum Teil zu ***direkten Gewebeschäden mit bleibenden Funktionsausfällen***. Häufiger beobachtet man jedoch eine Schädigung durch die mangelnde Sauerstoffversorgung. Durch den verlangsamten Blutfluss kommt es dabei zu thrombotischen Verschlüssen in den abführenden Gefäßen. Darunter versteht man einen Gefäßverschluss infolge von gerinnendem Blut. Ebenfalls durch die Kälteeinwirkung verändert sich die Durchlässigkeit der Gefäßwände mit der Möglichkeit von Flüssigkeitsverschiebungen.

Tab. 5 ▶ Erfrierungsgrade

Grad	Beschreibung	Auftreten
I	bei Kälteeinwirkung: kalte, blasse Haut, Gefühlsstörungen bei Erwärmung: Rötung, Juckreiz, einsetzende Sensibilität	je nach Schutz und einwirkender Temperatur nach Minuten bis Stunden
II	dunkelrote, violette Haut, Blasenbildung, Schmerzen, Schwellung	nach 24 Stunden
III	eisige und gefühllose Blasen nach Wiedererwärmung, blauschwarze Haut	nach 24–28 Stunden
IV	Totalvereisung, Zerfall des Gewebes nach Wiederauftauen	direkt oder nach Wiedererwärmung

Symptome. Wie die Verbrennungen werden auch Erfrierungen in unterschiedliche Grade eingeteilt. Diese sind in Tabelle 5 dargestellt.

Massnahmen
Elementarmaßnahmen: Diese sind in den meisten Fällen nicht erforderlich, es sei denn, dass die Erfrierung mit einer Unterkühlung einhergeht.

Standardmaßnahmen: Der Patient wird je nach Allgemeinsymptomatik gelagert. Auch wenn scheinbar keine vitale Bedrohung zu erwarten ist, so müssen dennoch die erhobenen Werte kontrolliert und dokumentiert werden. Die Betreuung spielt bei diesem Notfallbild aufgrund der psychischen Belastung des Erkrankten eine wichtige Rolle.

Spezielle Maßnahmen: Neben dem Transport in eine wärmere Umgebung muss der Patient von nasser Kleidung befreit und die Körperwärme mit Woll- oder Rettungsdecken erhalten werden. Die Patienten werden vor erneuter Kälteexposition geschützt. Es darf ***keine aktive Wiedererwärmung des betroffenen Areals*** erfolgen. Das geschädigte Gewebe wird ***wie jede Wunde versorgt und gepolstert***. Je nach Schmerzbild sollte der Notarzt nachgefordert werden.

7.2.4 Chemische Wunden

Hans-Peter Hündorf, Marcel Neumann

Ursachen. Verätzungen durch Säuren, Laugen oder ähnlich aggressive Stoffe geschehen meist versehentlich (akzidentiell).

Gefahren. Die ***Säure entzieht dem betroffenen Gewebe Wasser***, wodurch rasch Ätzschorf entsteht ***(Koagulationsnekrose)***, der kurzfristig ein Eindringen der Säure in tiefere Gewebeschichten verhindert und somit gleichzeitig einen Schutz für das darunter liegende Gewebe darstellt. Der Ätzschorf löst sich jedoch bei weiterer oder erneuter Einwirkung der Säure wieder auf.

Bei Verätzungen mit alkalischen Substanzen (***Laugen***) entsteht kein »schützender« Ätzschorf. Durch die nicht umkehrbare Zerstörung (Denaturierung) von Eiweißen entstehen ***gallertartige Aufweichungen des Gewebes (Kolliquationsnekrose)***, die es der Lauge ermöglichen, schnell in tiefer gelegene Schichten vorzudringen und in kurzer Zeit erhebliche Schäden anzurichten.

Symptome. Die Diagnose Verätzung wird durch die Befragung des Patienten bzw. der anwesenden Personen gestellt (Eigen- bzw. Fremdanamnese). Das Ausmaß und die Intensität der Symptome sind abhängig von:
- dem Alter und der körperlichen Verfassung (Allgemeinzustand) des Patienten,
- der betroffenen Körperoberfläche (in %, analog zu Verbrennungen),
- der Lokalisation/Körperregion (z.B. Auge, Magen),
- der Art, Konzentration und Menge der ätzenden Substanz,
- der Einwirkzeit.

Die häufigsten Symptome, unabhängig davon, ob es sich um eine Säure oder Lauge gehandelt hat, sind ***brennender Schmerz und sichtbare Ätzspuren***. In leichteren Fällen treten lediglich Hautrötungen auf.

Darüber hinaus können allgemeine Symptome wie Schock (Kaltschweißigkeit, Pulsanstieg, Blutdruckabfall, Bewusstseinsstörungen, Bewusstlosigkeit), Atemnot und Schluckbeschwerden auftreten.

Massnahmen
Elementarmaßnahmen: Bewusstlose Patienten werden immer in stabiler Seitenlage gelagert. Eine frühzeitige Intubation durch den Notarzt ist angezeigt.

Standardmaßnahmen: Für die Lagerung der Patienten kann keine allgemein verbindliche Empfehlung ausgesprochen werden. Diese Patienten nehmen meist eine Position ein, die sie selbst als angenehm empfinden. Die kontinuierliche Überwachung der Lebensfunktionen und die vollständige Dokumentation aller festgestellten Werte sind ebenso

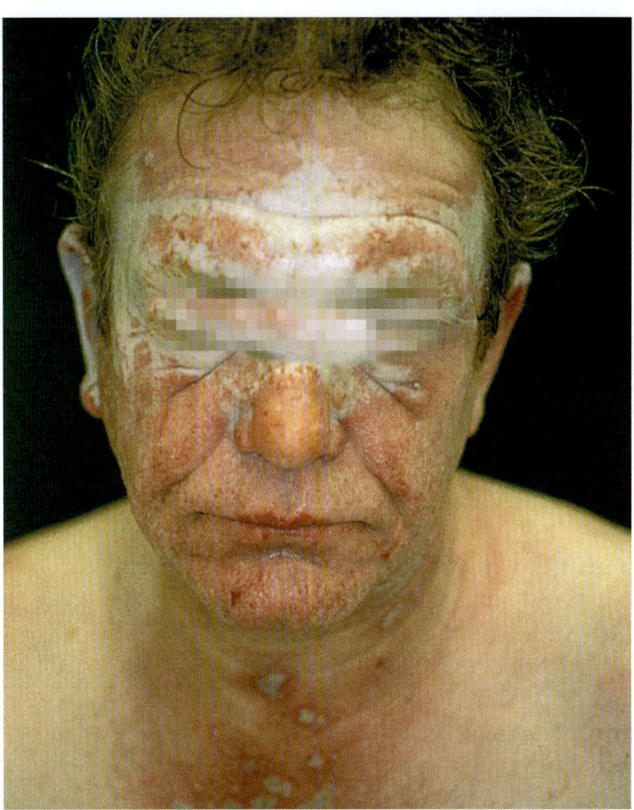

Abb. 47 ▶ Verätzung des Gesichts mit 96 %iger Schwefelsäure

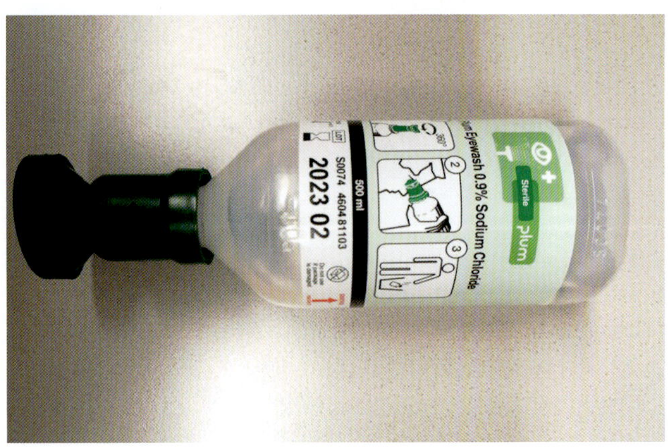

Abb. 48 ▶ Augenspülflasche

selbstverständlich wie die Verabreichung von Sauerstoff (6–8 l/min). Bei äußeren Verätzungen ist es empfehlenswert, dass die ***ätzende Substanz zunächst mit saugfähigen Tüchern oder Verbandmaterial abgetupft*** wird (auf Eigenschutz achten!). Danach ist ***verunreinigte (kontaminierte) Kleidung*** zu ***entfernen***. Die Wunde ist, wie bei einer Verbrennung, ***mit reichlich Flüssigkeit*** zu ***spülen***. Hierbei ist besonders darauf zu achten, dass die Spülflüssigkeit frei ablaufen kann und nicht mit anderen Körperabschnitten in Berührung kommt. Danach ist die ***Wunde*** mit einem geeigneten Verbandmaterial ***steril*** zu ***bedecken***.

Bei Verätzungen mit ***ungelöschtem Kalk*** darf die Wunde ***nicht gespült*** werden, da dieser durch das Zuführen von Flüssigkeit erst aktiviert wird. Durch diesen Oxidationsprozess, bei dem Temperaturen bis zu 100 °C entstehen, können neben der Ätzwirkung zusätzliche Verbrennungen verursacht werden. Es empfiehlt sich eine ***mechanische Reinigung bzw. eine Entfernung der Substanz***, beispielsweise mit einem Wattestäbchen, einem sauberen Taschentuch oder einem Verbandstoff.

Jede Einrichtung, in der mit gefährlichen Substanzen (zu denen auch Säuren und Laugen gehören) gearbeitet wird oder in der solche Substanzen gelagert werden, ist verpflichtet, entsprechende Rettungsmittel vorzuhalten. Hierzu zählen u.a. Augenspülflaschen, Duschköpfe an Waschbecken und Ganzkörperduschen für großflächige Verbrennungen und Verätzungen. Sollten diese Einrichtungen bis zum Eintreffen des Rettungsdienstes noch nicht eingesetzt worden sein, müssen sie sofort durch die Sanitäter zur Anwendung kommen.

7.3 Zentrale Hitzeschäden

Jan-Thorsten Gräsner

Das menschliche Leben ist auf die Funktionsfähigkeit unterschiedlicher Systeme angewiesen. Das Überleben von Zellen, aber auch deren Funktionsfähigkeit ist unter anderem von einer entsprechenden Temperatur abhängig. Die mit ***37 °C*** angegebene ***Körperkerntemperatur*** bietet die optimalen Bedingungen. Um diese konstant zu halten, stehen dem Körper unterschiedliche Methoden zur Verfügung. Sowohl Wärmeproduktion als auch Wärmeabgabe ermöglichen die geforderten, gleich bleibenden Bedingungen für die menschlichen Zellen, bei denen ***nur eine geringe Schwankungsbreite zugelassen*** ist.

Kommt es aufgrund mangelnder Wärmeregulation des Menschen oder aber durch extreme Außenbedingungen zu Veränderungen der Sollwerttemperatur, dann ergeben sich unterschiedliche Krankheitsbilder. Diese Störungen betreffen den gesamten Körper und werden für den Bereich der Kälteschäden als Unterkühlung und für den Bereich der Hitzeschäden als Hitzeerschöpfung, Hitzeohnmacht, Hitzekrämpfe oder Hitzschlag bezeichnet.

Von diesen generalisierten Auswirkungen grenzt man lokale Schäden durch hohe oder niedrige Temperaturen ab. Diese werden als Verbrennung bzw. Verbrühung oder als Erfrierung bezeichnet. Eine Sonderstellung nimmt in diesem Zusammenhang der Sonnenstich ein, der zunächst ein lokales, durch den Ort seiner Schädigung aber rasch ein zentrales Problem für den Patienten darstellt.

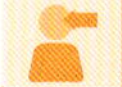

Merke

Unter *zentralen Hitzeschäden* versteht man Notfallbilder, die mit Störungen des Wärmehaushalts bzw. deren Regulation einhergehen und zu akut lebensbedrohlichen Krankheitsbildern führen können.

7.3.1 Hitzeohnmacht

Ursachen. Bei der einfachsten Form der Hitzeschäden kommt es zu einem nur ***geringen Anstieg der Körperkerntemperatur***. Daher sind die Gefahren für den Patienten als gering anzusehen. Ungewohnte Temperaturbedingungen, falsche Kleidung und mangelnde Bewegung führen häufig zur Hitzeohnmacht (Hitzesynkope). Gerade in großen Menschenmengen ist ein Verdunsten des Schweißes als »Kühlmittel« schlechter möglich. Durch mangelnde Bewegung kommt es zusätzlich zum Wärmestau. Bei weitgestellten Gefäßen ***versackt das Blut in die unteren Extremitäten***, und es resultieren Durchblutungsstörungen im Gehirn.

Gefahren. Der ***kurzfristige Blut- und somit Sauerstoffmangel im Gehirn*** führt zur Bewusstlosigkeit, die meist nur kurzfristig anhält. Zu bedenken sind hierbei auch Zusatzverletzungen, die durch den Sturz bedingt sein können. Des Weiteren können andere Ursachen durch dieses Notfallbild verdeckt werden, z.B. Herzrhythmusstörungen oder Blutzuckerschwankungen.

Symptome. Je nach den Kompensationsmöglichkeiten des Patienten beginnt die Hitzeohnmacht mit einfachen Symptomen wie Schwindel, Kopfschmerz, ggf. mit Übelkeit und Erbrechen. Sie kann aber auch ohne Warnsymptome auftreten.

Die Hitzeohnmacht ist gekennzeichnet durch eine ***kurzfristige Bewusstlosigkeit (Synkope)***. Bei den Patienten erkennt man zunächst eine ***hochrote, später blasse Haut- und Gesichtsfarbe***. Die Haut fühlt sich feucht und kalt an. Bei der Kontrolle der Vitalwerte findet man in der Regel einen ***schnellen Puls*** (Tachykardie) ***und*** einen ***erniedrigten Blutdruck*** (Hypotonie). Im Vergleich zu anderen durch Hitzeeinwirkung bedingten Notfallbildern ***kommt es nicht zum Anstieg der Körperkerntemperatur***. Zur Abgrenzung ist daher eine Temperaturmessung erforderlich.

Massnahmen. Der Synkope folgt rasch eine Umverteilung des Blutes zugunsten des Gehirns. Daraus ergibt sich, dass die meisten Patienten mit einer hitzebedingten Ohnmacht relativ schnell wieder ansprechbar sind und auch die Vitalparameter sich wieder rasch im Normwertbereich befinden.

Elementarmaßnahmen: Sollte der Patient noch bewusstlos sein, wird er in Seitenlage verbracht. Weitere Elementarmaßnahmen sind normalerweise nicht erforderlich.

Standardmaßnahmen: Der ansprechbare Patient wird ***in kühler Umgebung flach gelagert***. Neben der Kontrolle und Dokumentation der Vitalparameter (Blutdruck, Puls, Atemfrequenz, Blutzucker, Temperatur) und der psychischen Betreuung sollte dem Patienten Sauerstoff gegeben werden.

Tab. 6 ▶ Symptome bei Hitzesynkope

Überprüfen	Erkennen
Bewusstsein	kurzzeitige Bewusstlosigkeit
Atmung	normal bis schnell, flach
Puls	schnell (Tachykardie)
Blutdruck	erniedrigt (Hypotonie)
Körperkerntemperatur	normal (37 °C)
Blutzucker	normal (70–120 mg/dl)

Spezielle Maßnahmen: Beengende Kleidung des Patienten wird geöffnet, es werden ***feucht-kühle Tücher angereicht und kühle, alkoholfreie Getränke*** (ggf. Elektrolytlösung) angeboten. Bei Kreislaufinstabilität muss der Notarzt nachgefordert werden.

7.3.2 Hitzeerschöpfung

Ursachen. Die Hitzeerschöpfung (»Hitzeschock«) ist im Gegensatz zur Hitzesynkope eine ernstere Gesundheitsstörung. Durch ***massive Volumenverluste infolge gesteigerter Schweißproduktion*** und durch das Versagen der körpereigenen Kreislaufregulation kommt es zur generalisierten Erschöpfung. Begünstigt wird die Entstehung der Hitzeerschöpfung durch hohes Alter oder aber durch eine schlechte Allgemeinverfassung des Patienten. Dieses Notfallbild entwickelt sich langsamer als die Synkope. Bei den Patienten steht eine ***immer deutlicher erkennbare Erschöpfung*** im Vordergrund. Kreislaufveränderungen und vegetative Symptome stellen sich ebenfalls ein.

Gefahren. Durch massiveren Wasserverlust kommt es zu Kreislaufstörungen, die vor allem eine Herzbelastung mit schnellem Puls und niedrigem Blutdruck als ***Zeichen des Volumenmangelschocks*** aufweisen. Die Beteiligung der Atmung verschärft die Gefahren, gerade auch für den häufig schon stark geschwächten Patienten. Durch diese Komponenten kann die Sauerstoffversorgung des Körpers und

Tab. 7 ▶ Symptome bei Hitzeerschöpfung

Überprüfen	Erkennen
Bewusstsein	wach bis hin zu langsamer Eintrübung
Atmung	schnell, flach
Puls	schnell (Tachykardie)
Blutdruck	erniedrigt (Hypotonie)
Körperkerntemperatur	normal (37 °C) bis erhöht (> 38 °C)
Blutzucker	normal (70–120 mg/dl) bis erniedrigt

speziell des Gehirns unter Umständen nicht mehr gewährleistet sein. Steigt die Körperkerntemperatur im Rahmen eines generellen Versagens der Temperaturregulation weiter an, kann es zum bedrohlichsten Zustand, dem Hitzschlag, kommen.

Andere Ursachen für den Volumenmangelschock können durch das Notfallbild Hitzeerschöpfung verdeckt werden.

Symptome. Die Entwicklung der Symptome verläuft über einen längeren Zeitraum, den der Patient in warmer Umgebung verbracht hat. Der Volumenmangel bedingt die klassischen Zeichen des Volumenmangelschocks mit ***Tachykardie und Hypotonie***. Hinzu tritt eine schnelle Atmung (Tachypnoe). Als Zeichen der Unterversorgung des Gehirns kann es zu ***Kopfschmerzen und Schwindel***, im weiteren Verlauf auch zu Sehstörungen, Übelkeit und Erbrechen kommen. Im schlimmsten Fall kann eine durch Sauerstoffmangel bedingte Bewusstlosigkeit eintreten.

Im Vergleich zu anderen durch Hitzeeinwirkung entstandenen Notfallbildern kann es zum Anstieg der Körperkerntemperatur kommen. Eine Messung ist daher zur Einschätzung der Gefährdung erforderlich (z.B. rektal oder mittels Ohr-Thermometer).

Massnahmen. Durch die potenzielle vitale Bedrohung des Patienten ist es erforderlich, neben einer umfassenden Diagnostik und Dokumentation der Werte eine weitere Verschlechterung der Lage des Patienten zu verhindern. Hierbei sind je nach Ausprägung des Notfallbildes unterschiedlich eingreifende Maßnahmen notwendig.

Elementarmaßnahmen: Bei Bewusstlosigkeit wird der Patient zur Sicherung freier Atemwege in die stabile Seitenlage verbracht. Bei wachen Patienten ohne Atemnot kann eine Schocklage in Erwägung gezogen werden.

Standardmaßnahmen: Bei stabilen Kreislaufverhältnissen wird der Betroffene ***in kühler Umgebung flach gelagert***. Neben der ***Sauerstoffgabe*** erfolgt durch den Notarzt auch das Legen eines venösen Zugangs mit einer Vollelektrolytlösung. Die Vitalparameter (besonders Blutzucker und Temperatur) müssen wiederholt geprüft und dokumentiert werden. Die psychische Betreuung darf nicht vernachlässigt werden.

Spezielle Maßnahmen: Bei diesem Notfallbild ist eventuell die Nachforderung des Notarztes erforderlich. Neben dem Angebot von ***kühlen, alkoholfreien Getränken*** (gegebenenfalls Elektrolytlösung) bei ausreichend wachem Patienten, dem Öffnen von beengender Kleidung und dem ***Anreichen von feuchten, kühlen Tüchern*** muss für körperliche Ruhe gesorgt werden.

Tab. 8 ▶ Symptome bei Sonnenstich

Überprüfen	Erkennen
Bewusstsein	wach bis bewusstlos
Atmung	schnell, flach
Puls	schnell (Tachykardie) langsam (Bradykardie) möglich
Blutdruck	normal bis erhöht
Körperkerntemperatur	normal (37 °C), dabei kühle Haut
Blutzucker	normal (70–120 mg/dl)

7.3.3 Hitzschlag

Ursachen. Der Hitzschlag ist die schwerste Form der generalisierten Hitzeschäden. Ohne Therapie endet der Hitzschlag meist tödlich! Beim Hitzschlag ist der körpereigene Temperaturregulationsmechanismus gestört. Bei maximaler Anstrengung versagt zunächst die Möglichkeit, durch Schweißproduktion eine Kühlung des Körpers zu erreichen. Ab 39 °C Körperkerntemperatur kann es zu einem Versagen der zentralen Regulationsmechanismen kommen, die Temperatur steigt kontinuierlich an.

Im Verlauf eines unbehandelten Hitzschlags sind mehrere Stadien abgrenzbar. Bei zunächst erhaltener Schweißproduktion steigt die Körperkerntemperatur bis auf 40 °C an. Kommt es zu keiner Temperatursenkung, verliert der Patient oberhalb von 40 °C zunehmend sein Bewusstsein. Bei weiterer Steigerung, über 42 °C, versagen die körpereigenen Zellmechanismen, die Zellen werden irreparabel geschädigt.

Gefahren. Bei dieser Störung ist das zentrale Nervensystem früh beteiligt, was sich an den Symptomen erkennen lässt. Ein unbehandelter Hitzschlag endet für den Patienten tödlich, da bei Temperaturen oberhalb von 42 °C menschliche Zellen nicht überleben.

Symptome. Steigern sich die Körperkerntemperaturen auf 40 °C, versagt die Temperaturregulation. Es kommt zu hohem ***Blutdruck, schnellem Puls und flacher Atmung***. Die Patienten klagen häufig über Leistungsschwäche, Schwindelgefühl, Kopfschmerz, Übelkeit oder Erbrechen. Diese Phase wird auch als ***Abwehrstadium*** bezeichnet. Die Symptome der ***hochroten, heißen Haut*** geben diesem Stadium auch den Namen »rote Hyperpyrexie«.

Mit einem weiteren Temperaturanstieg verliert der Körper die Möglichkeit zur Schweißproduktion, die ***Haut wird trocken***. Die Körperkerntemperatur beträgt zwischen 40 und 41 °C, was bei den Patienten zu ***Bewusstseinsstörungen*** bis hin zur Bewusstlosigkeit führt. Dieses Stadium wird auch als ***Übergangsstadium*** bezeichnet.

Oberhalb von 41 °C kommt es zu ***kühler, blasser, grauer Haut***. Diese Hautfarbe prägt den Namen des dritten Stadiums (graue Hyperpyrexie). In diesem Stadium, in dem der

Patient bereits ***bewusstlos*** ist ***und eventuell krampft***, besteht akute Lebensgefahr. Gerinnungsstörungen und Organversagen verschlechtern die Situation weiterhin.

Massnahmen. Der Zeitpunkt des Beginns und die korrekte Durchführung der Maßnahmen entscheiden über das Überleben des Patienten.

Elementarmaßnahmen: Der bewusstlose Patient wird in die stabile Seitenlage verbracht. Bei Schocksymptomatik (Hypotonie und Tachykardie) wird der Patient in die Schocklage gebracht.

Standardmaßnahmen: Sollte noch keine Lagerung im Rahmen der Elementarmaßnahmen durchgeführt worden sein, so wird der Patient mit Hitzschlag ***flach gelagert***. Neben der ***Sauerstoffgabe*** ist durch den Notarzt das Legen eines venösen Zugangs mit einer Vollelektrolytlösung indiziert. Die ständige Kontrolle und Dokumentation der erhobenen Vitalwerte (Temperatur, EKG, SpO_2) ist ebenso wie die psychische Betreuung durchzuführen.

Spezielle Maßnahmen: Neben der ***Notarztnachforderung*** sollte der ***Betroffene gekühlt*** werden (Transport in kühlere Umgebung, Öffnen von enger Kleidung, Auflegen von kühlen Tüchern, Besprühen mit kaltem Wasser). Vom Notarzt kann ein Beruhigungsmittel (Sedativum) gegeben werden. Je nach Schwere des Hitzschlags kann die Intubation mit anschließender kontrollierter Beatmung in Erwägung gezogen werden.

7.3.4 Sonnenstich

Ursachen. Eine Sonderstellung bei der Klassifikation der Hitzeschäden stellt der Sonnenstich (Insolation) dar. Streng genommen handelt es sich um eine lokale Problematik. Bedingt durch direkte Sonneneinstrahlung auf den ungeschützten Kopf kommt es zu einem ***isolierten Anstieg der Temperatur im Schädel und*** zur ***Reizung der Hirnhäute***. Besonders gefährdet sind hierdurch Personen ohne ausreichendes Kopfhaar, wie z. B. Kleinkinder oder alte Menschen. Durch die Einwirkung der Hitze auf die Hirnhäute stellen sich rasch zentrale Symptome ein. Jedoch steigt in der Regel nicht die Körperkerntemperatur.

Gefahren. Bedingt durch die Hitzeeinwirkung kann es zur Einlagerung von Wasser in das Gehirn (Hirnödem) kommen. Ebenso sind Krampfanfälle und Bewusstseinsstörungen möglich.

Symptome. Der ***Kopf des Patienten ist hochrot und heiß***, wobei der ***restliche Körper eher kühl und kaltschweißig*** ist. Es treten Schwindel, Übelkeit oder Erbrechen auf. Ebenso sind Sehstörungen möglich. Des Weiteren schützt sich der Körper vor einer weiteren Beanspruchung der Hirnhäute durch eine ***Versteifung der Nackenmuskulatur***, die eine Nickbewegung verhindert (Meningismuszeichen). Ohne ausreichende Therapie und vor allem ohne Beendigung der Sonneneinstrahlung auf den Kopf drohen Bewusstlosigkeit bis hin zum Atem-Kreislauf-Stillstand. Typisch sind im schwereren Stadium des Sonnenstichs auch zerebrale Krampfanfälle.

Massnahmen

Elementarmaßnahmen: Bei Bewusstlosigkeit wird der Patient in die stabile Seitenlage verbracht. Bei instabilen Kreislaufverhältnissen werden alle erforderlichen Maßnahmen zur Sicherung der Kreislauffunktion durchgeführt.

Standardmaßnahmen: Der Patient wird bei stabilen Kreislaufverhältnissen ***an einem kühlen Ort mit leicht erhöhtem Oberkörper gelagert***. Es erfolgt eine Sauerstoffgabe über eine Sauerstoffmaske mit hohem Flow. Neben der psychischen Betreuung werden alle erhobenen Vitalparameter fortlaufend kontrolliert und entsprechend dokumentiert.

Spezielle Maßnahmen: Bei Bewusstlosigkeit oder neurologischen Symptomen wird der Notarzt nachgefordert.

7.4 Akut auftretende Blutungen

Peter Hansak

Unter akut auftretenden Blutungen versteht man solche, die ohne Gewalteinwirkung ***aufgrund einer chronischen oder akuten Erkrankung*** auftreten.

7.4.1 Nasenbluten

Überwiegend sind Patienten ab dem 50. Lebensjahr von ***(nicht-traumatischem) Nasenbluten*** (Epistaxis) betroffen, wobei es bei Männern häufiger vorkommt als bei Frauen. Die Ursache liegt im ***Zerreißen von feinen Gefäßen der Nasenschleimhaut***. Zu einem Platzen der Gefäße kann es aus folgenden Gründen kommen:

- rasche Überwindung von Höhenunterschieden (Fliegen, Auftauchen),
- verstärkte Durchblutung der Nasenschleimhaut infolge einer Infektion,
- Bluthochdruck,
- Gerinnungsstörungen (medikamentös, Lebererkrankungen).

Gefahren. In den meisten Fällen stellt Nasenbluten selbst keinen lebensbedrohlichen Notfall dar. Eine Ausnahme bilden jedoch Patienten, die gerinnungshemmende Medikamente einnehmen, da es hier ohne rasche Gegenmaßnahmen zu einem schweren Blutverlust kommen kann. Liegt die Ursache der Blutung in einem hypertensiven Notfall (Hochdruckkrise) oder in einem plötzlich stark ansteigenden Blutdruck, besteht die Gefahr von Herzrhythmusstörungen, eines Herzinfarkts oder eines Schlaganfalles.

Symptome. Ist die Ursache für das Nasenbluten Bluthochdruck, kann der Patient zusätzlich über Kopfschmerzen, Schwindel und Sehstörungen klagen.

Massnahmen

Elementarmaßnahmen: Zunächst wird der Patient durch den eintreffenden Rettungsdienst beruhigt und angehalten, in sitzender Position den ***Oberkörper leicht nach vorne beugen*** und den Nasenflügel des blutenden Nasenlochs mit einem Finger gegen die Nasenscheidewand zu drücken. Zur Unterstützung werden dem Patienten eine Nierentasse und Zellstoff gereicht. ***In den Nacken*** und auf die Stirn des Patienten wird ***ein mit kaltem Wasser angefeuchtetes***, zusammengerolltes ***Tuch*** (Handtuch) gelegt. Selten geht Nasenbluten mit Störungen der vitalen Funktionen einher, sodass meist keine weiteren Maßnahmen erforderlich sind.

Standardmaßnahmen: Der Patient wird sitzend positioniert. Da bei älteren Patienten meist ein Bluthochdruck die Ursache für Nasenbluten darstellt, ist regelmäßig der Blutdruck zu messen und zu dokumentieren.

Spezielle Maßnahmen: Bei Störungen der Vitalfunktionen ist der Notarzt anzufordern. Bei anhaltendem Bluthochdruck können Herz, Gehirn oder Nieren geschädigt werden, weshalb durch den Notarzt blutdrucksenkende Mittel verabreicht werden können.

Auch wenn das Nasenbluten durch die Intervention der Sanitäter gestillt werden kann, ist der Patient nach Möglichkeit auf eine Hals-Nasen-Ohren-(HNO)-Abteilung zu transportieren. Patienten mit Hypertonie oder hypertensivem Notfall sind im Anschluss an die nasale Blutstillung auf eine interne Abteilung zur Abklärung der Ursache des Bluthochdrucks zu bringen.

7.4.2 Bluterbrechen

Das Erbrechen von Blut (Hämatemesis) stellt häufig einen Notfall dar. In den meisten Fällen handelt es sich um eine ***Blutung im oberen gastrointestinalen Bereich***, also Speiseröhre (Ösophagus), Magen (Ventriculus) oder Zwölffingerdarm (Duodenum). Ursachen können nach ihrer Häufigkeit sein:

- Zwölffingerdarmgeschwür (Ulcus duodeni; vgl. Kapitel 6.3.8),
- Magengeschwür (Ulcus ventriculi; vgl. Kapitel 6.3.8),
- Krampfadern in der Speiseröhre (Ösophagusvarizen).

Gefahren. Die Ösophagusvarizenblutung stellt aufgrund der Lokalisation und der starken Blutung immer eine Notarztindikation dar. Wird der Rettungsdienst zu einem Patienten mit Bluterbrechen gerufen, sind der wirkliche Blutverlust und die Stärke der Blutung für die Sanitäter meist schwer einzuschätzen. Es besteht die ***Gefahr eines hämorrhagischen Schocks und der Aspiration*** infolge des Erbrechens.

Symptome. Bei einer frischen Blutung im Bereich des oberen Magen-Darm-Trakts erbricht der Patient hellrotes, bei Einwirkung von Magensäure kaffeesatzartiges Blut. Auch in Zusammenhang mit Nasenbluten kann es zu Bluterbrechen kommen, wenn zuvor das Blut vom Patienten verschluckt wurde.

Massnahmen

Elementarmaßnahmen: Zunächst wird der Patient durch den eintreffenden Rettungsdienst beruhigt und angehalten, in sitzender Position den ***Oberkörper leicht nach vorne* zu *beugen***, um ihm beim Erbrechen Hilfestellung geben zu können. Zur Unterstützung werden dem Patienten eine Nierentasse und Zellstoff gereicht bzw. diese durch den Sanitäter gehalten. Ist der Patient aufgrund des Blutverlustes somnolent oder bereits bewusstlos, wird er in die stabile Seitenlage gebracht.

Standardmaßnahmen: Der Patient wird situationsgerecht gelagert, entweder mit erhöhtem Oberkörper oder in Schocklage. Außerdem bedarf der Patient einer kontinuierlichen Kreislaufüberwachung (Pulsoxymetrie, RR, Puls) und erhält über eine Sauerstoffmaske 6–8 l Sauerstoff. Alle Maßnahmen sind laufend zu dokumentieren.

Spezielle Maßnahmen: Bei Störungen der Vitalfunktionen ist der Notarzt anzufordern. Manche Notarztsysteme führen eine spezielle Sonde zur Tamponade von Ösophagusvarizenblutungen mit, was für den Patienten in der Akutphase lebensrettend sein kann.

7.4.3 Bluthusten

Ursache von Bluthusten (Hämoptyse) ist eine ***Erkrankung der Lunge oder des Herzens*** mit Auswirkung auf die Lunge. Als Ursachen kommen infrage:

- Tumore in der Lunge,
- kardiale Ursachen (Lungenstauung, Lungenembolie, Lungeninfarkt),
- Infektionen (Bronchitis, Pneumonie, Lungenabszess, Tuberkulose).

GEFAHREN. Für den Patienten besteht die ***Gefahr der Aspiration und*** aufgrund der Schädigung der Lunge die Entwicklung einer ausgeprägten ***Atemnot***.

SYMPTOME. Es kommt hierbei zum Aushusten oder Ausspucken von blutigem Sputum oder geringen Blutmengen, die aus dem Rachen, den Bronchien oder Lungen stammen können. Im Unterschied zu Blutungen aus dem gastrointestinalen Bereich ist der ***Auswurf*** dabei ***schaumig-blasig***. Hinzu kommen die Symptome der jeweiligen Grunderkrankung. Der Patient ist unruhig, leidet unter Atemnot und kann Erstickungsangst zeigen.

MASSNAHMEN

Elementarmaßnahmen: Zunächst wird der Patient durch den eintreffenden Rettungsdienst beruhigt, ***mit erhöhtem Oberkörper gelagert*** und erhält eine Nierentasse mit Zellstoff, in die er während des Transports aushusten bzw. ausspucken kann. Dem Patienten wird über eine Sauerstoffmaske ***Sauerstoff*** verabreicht, 6–8 l bzw. bei einer ausgeprägten Zyanose und schwerer Atemnot 10–15 l/min. Die laufende Kontrolle und Dokumentation der erhobenen Vitalwerte (RR, Puls, EKG, SpO_2) ist ebenso durchzuführen wie die psychische Betreuung.

Standardmaßnahmen: Da sich der Zustand des Patienten während des Transports verschlechtern kann, wird er in jedem Fall auf der Krankentrage gelagert. Zur Abklärung der Ursache des Bluthustens sind vorhandene Befunde, Krankenhausbestätigungen und Medikamente mit in das Krankenhaus zu nehmen. Für den Sanitäter besteht die Gefahr einer Tröpfcheninfektion durch das ausgehustete Blut.

Spezielle Maßnahmen: Je nach Allgemeinzustand des Patienten ist der Notarzt anzufordern.

7.4.4 Blut im Stuhl oder Harn

Blut im Stuhl oder Harn stellt für den Sanitäter keinen Notfall dar, es sei denn, diese Symptome treten kurz nach einem Trauma oder im Rahmen des Schmerzereignisses »akutes Abdomen« auf (s. KAP. 6.3). Blutstuhl kann seine Ursache in Blutungen aus unteren oder – bei starken Blutungen – aus höheren Darmabschnitten haben. Ist der Stuhl schwärzlich gefärbt, spricht man von »Teerstuhl«. Diese Färbung tritt bei Blutung in oberen Abschnitten des Verdauungstrakts auf. Eine weitere Ursache für Blut im Stuhl kann im Aufplatzen von Hämorrhoiden liegen. Blut im Harn kann verschiedene Ursachen haben wie z.B. Gewächse in der Blase oder Nierenerkrankungen.

Die Versorgung des Patienten erfolgt je nach Leitsymptomen. Meist wählt der Patient die für ihn angenehmste Lagerung selbst. Patienten mit Blut im Stuhl werden auf eine chirurgische, mit Blut im Harn auf eine urologische Abteilung gebracht.

7.5 Psychiatrische Notfälle

Peter Tonn

Mit ca. 10–20 % der primären Einsatzmeldungen und einem weitaus höheren Anteil bei Alarmierungen aus vordergründig anderen Ursachen sind psychiatrische Notfälle und psychosoziale Krisen häufige Einsatzgründe für den Rettungsdienst. ***Psychiatrische Notfallsituationen erfordern*** in der Regel ***andere Maßnahmen als internistische oder chirurgische Diagnosen***. Feingefühl und die Fähigkeit, auf die Betroffenen eingehen zu können, sind hier mindestens so wichtig wie Kenntnisse in Diagnostik und Behandlung psychiatrischer Krankheitsbilder.

Oft entstehen im Umgang ***mit psychiatrischen Patienten Überforderungsgefühle, Unverständnis oder Unzufriedenheit*** und es kann eine gegenüber den Bemühungen um körperlich erkrankte Patienten deutlich reduzierte Versorgungsbereitschaft resultieren. Dabei sind psychiatrische Erkrankungen nicht nur häufig und oft chronisch oder rezidivierend (mit wiederkehrender Symptomatik), sondern sie können auch zu erheblicher Beeinträchtigung, Behinderung oder sogar zu schweren körperlichen Schäden und Tod, etwa in Form eines Suizids, führen. Außerdem gibt es ***vielfältige Interaktionen im Sinne psychosomatischer Symptome***, die gerade bei chronisch kranken Patienten mit internistischer Diagnose vorkommen: z.B. durch psychische Anspannung und Aufregungen ausgelöste Blutdruckspitzen oder Blutdruckkrisen bei Patienten mit Hypertonie (bei denen eine beruhigende Maßnahme oft besser wirkt, als ein Antihypertensivum), Brustschmerzen und Todesangst (die bei Herzpatienten zunächst als »Herzenge« oder Angina pectoris erscheinen, bei denen dann aber keinerlei erklärende somatische Befunde erhoben werden können), Luftnot und Erstickungsgefühle bei Patienten mit vorbestehendem Asthma oder COPD (die dann aber bei 99 % Sauerstoffsättigung vor allem als Angststörung oder depressive Reaktion definiert werden können).

Wichtig ist stets zu ***prüfen, ob*** es sich bei der vorliegenden psychischen Störung um eine ***»Krise«*** handelt, einen ***»Notfall« oder*** sogar eine ***»vital bedrohliche Situation«***, etwa eine bevorstehende Suizidhandlung (s. Tab. 9).

Je nach Einschätzung der Situation sind unterschiedliche Eskalationen der Handlungen erforderlich, ausgehend von beruhigendem »Talking down« über die Anforderung von (not-)ärztlicher Unterstützung zur Medikation bis hin zur umfangreichen Alarmierung von Notarzt oder Polizei, etwa bei Bedarf von Zwangsmaßnahmen.

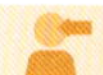

MERKE

Bei allen Kontakten mit psychisch Kranken ist das Gespräch in einer ruhigen, einfühlsamen Weise hilfreich. Kritik an Lebensstil, Wahrnehmung und Verhalten des Betroffenen ist ebenso wenig sinnvoll wie ein tiefes Eintauchen und Bestätigen in Wahnideen und Halluzinationen oder eine strikte Ablehnung solcher Symptome.

7.5.1 Der psychische Befund

Ein sorgfältig erhobener psychiatrischer Befund bildet die Basis der sanitätsdienstlichen Versorgung, genau wie ein sorgfältiger körperlicher Befund unumgänglich ist. Eine einfache Möglichkeit, schnell und umfassend den psychischen Befund zu erheben, ist die ***»Eins-plus-Vier-Regel«*** (s. Abb. 49). Nach der Prüfung und ***Beschreibung des Bewusstseins*** als Grundlage jeder psychischen Befunderhebung (= »Eins«) werden ***vier Befundebenen*** geprüft: die ***Orientierung***, die ***affektive Situation***, die ***kognitive Leistungsfähigkeit und*** die ***Denk- und Wahrnehmungsleistung*** (= »Vier«). Diese vier Ebenen sind jeweils in vier Parameter unterteilt, ihre Überprüfung ergibt damit ein recht vollständiges Bild.

Unbedingt muss bei allen Patienten, bei denen eine psychiatrische Erkrankung als Auslöser des Notfalleinsatzes anzunehmen ist, die Selbst- und Fremdaggression, also die Frage einer möglichen Suizidalität oder einer erheblichen Fremdgefährdung geprüft werden.

Tab. 9 ▶ Unterschiede zwischen Krise, Notfall und vital bedrohlicher Situation

	Krise	Notfall	vitale Bedrohung
Beschreibung	psychische Extremreaktion, die aber mit den Ressourcen des Betroffenen selbst und mit einer intensiven Unterstützung des vorhandenen Umfelds (Angehörige, Freunde) zu entspannen ist	psychische Symptomatik, die nicht mehr mit den verfügbaren Ressourcen des Betroffenen zu entspannen ist und die einer professionellen Hilfe durch Psychiater/Psychotherapeuten und Medikamente bedarf	psychische und somatische Symptome, die zumindest potenziell und mittelbar eine Lebensbedrohung möglich erscheinen lassen
mögliche Diagnosen	Angststörung, Anpassungsstörung	Depression, Schizophrenie	Delir, Intoxikation, Suizidalität

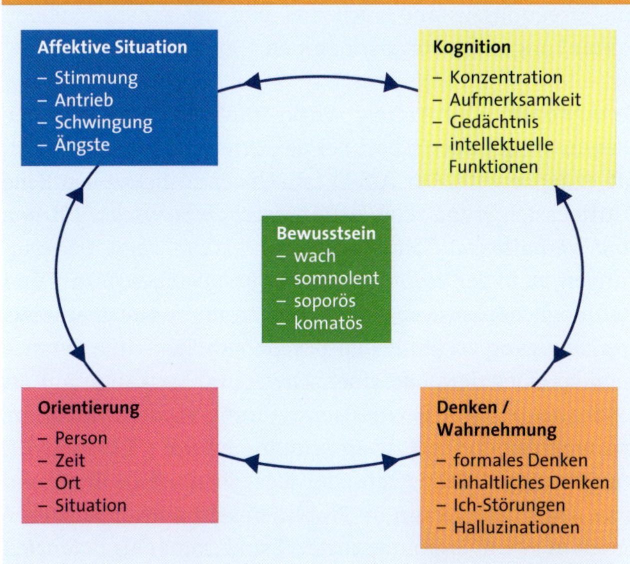

Abb. 49 ▶ Parameter des psychopathologischen Befunds

7.5.2 Die psychiatrischen Symptome

Hierunter fallen Störungen aller oben genannten Ebenen des psychischen Normalbefunds. Je nach Ausmaß der Störung und Ebene des Befunds sind diese ***akuten Störungen durch Zuwendung und verbale Intervention***, sogenanntes »Talking down«, zu ***verbessern*** oder erfordern ein aktiveres Vorgehen wie etwa medikamentöse Maßnahmen oder gar polizeiliche Unterstützung bei einer notwendigen Zwangsbehandlung. Es empfiehlt sich, immer ***mit »Talking down« zu beginnen***, und dann, wenn sich dieses Verfahren nicht als erfolgversprechend herausstellt, rasch und klar die nächste Stufe einer Behandlung anzustreben. Diese nächste Stufe ist dem Patienten immer anzukündigen, wobei diese Ankündigung nicht als Drohung, sondern als einfache Konsequenz bisherigen Verhaltens zu vermitteln ist.

▶ Intoxikation

Ursachen. Es ist zwischen akzidentieller Intoxikation, iatrogener Intoxikation und suizidaler Intoxikation zu unterscheiden. Die ***akzidentielle Intoxikation*** ist eine Folge von übermäßigem Konsum psychotroper Substanzen, etwa Alkohol, Drogen oder auch einiger Medikamente mit dem Ziel, einen Rauschzustand zu erreichen. Dabei wird eine Intoxikation zumindest bedingt in Kauf genommen. Werden verschiedene verordnete Medikamente in Kombinationen eingesetzt und dabei die Wechselwirkungen nicht beachtet, kann sich eine Medikamentenvergiftung einstellen, die als ***iatrogene Intoxikation*** bezeichnet werden kann. Bei der ***Intoxikation in Suizidabsicht*** wird sehr bewusst eine psychotrope Substanz oder eine Reihe verschiedener psychotroper Substanzen eingenommen, um eine Selbstschädigung oder Selbsttötung zu erreichen.

Symptome. Vergiftungen mit psychotropen Substanzen führen zu verschiedenen Symptomkonstellationen. Hierbei sind nicht selten ***Bewusstseinsstörungen mit Reduktion der Klarheit und Vigilanz*** (»Wachheit«) über Somnolenz, Sopor bis hin zu komatösen Zuständen und/oder Orientierungsstörungen vorhanden, die zum Teil vom Patienten als »Bewusstseinserweiterungen oder -einengungen« erlebt werden und häufig zu ***Angst und Unruhe*** führen. Zudem kommt es häufig zu Veränderungen der vegetativen Funktionen.

Massnahmen. Es wird grundsätzlich nach dem ABCDE- und SAMPLE-Schema vorgegangen. Zu den weiteren Maßnahmen bei Intoxikationen vgl. Kap. 6.6.3 und 6.6.4.

▶ Delir und Verwirrtheitszustand

Ursachen. Ein Delir ist eine psychische und organische Symptomatik, die durch die Wirkung von psychotropen Stoffen bzw. das Fehlen von solchen Stoffen ausgelöst wird. Oft ist langandauernder und dann ***relativ schnell abgesetzter Alkoholkonsum*** Ursache eines Alkoholentzugsdelirs; auch durch Drogen kann ein Delir ausgelöst werden. Im Sanitäts- oder Rettungsdienst werden ***oft auch alte Patienten mit*** deliranten Zuständen angetroffen; hier ist häufig ein echter oder relativer ***Flüssigkeitsmangel*** (Exsikkose z. B. im Rahmen eines Infekts) ursächlich, auch plötzliche Medikamentenänderungen können ein Delir auslösen. Im aktuellen Sprachgebrauch wird Delir gleichbedeutend mit den beiden früher unterschiedenen Begriffen »akutes« Delir und »subakutes« hirnorganisches Psychosyndrom gebraucht.

Symptome. Das Delir ist gekennzeichnet durch ***fünf*** psychopathologische ***Hauptsymptome***:

1. Bewusstseinsstörung und Aufmerksamkeitsdefizite,
2. Kognitionsstörungen und Gedächtnisdefizite,
3. psychomotorische Störungen mit vermehrter oder stark verminderter Bewegung und ausgeprägter Schreckreaktion,
4. Störungen des Schlaf-Wach-Rhythmus und
5. affektive Beeinträchtigungen mit depressiv-ängstlichen Symptomen oder agitiert-euphorischem Zustandsbild.

Zudem kommen ***im Verlauf des Delirs neurologische und vegetative Störungen*** wie etwa Herzrhythmusstörungen hinzu. Das führt dazu, dass Delire bei unbehandeltem Verlauf bei fast 25 % der Patienten tödlich enden. Ein sich entwickelndes Delir stellt somit eine Notfallindikation dar. Oft ist nur ein kurzfristiges kooperatives Verhalten gegeben, das dann sehr schnell wieder umspringt. Der ***Patient wirkt unru-***

hig und getrieben, springt auf, setzt sich nieder, ist angespannt und kann auch aggressiv sein.

Massnahmen. Oft stellt sich beim Einsatz eine »normale« Durchführung der üblichen rettungsdienstlichen Abläufe als unmöglich heraus. Die Patienten lassen sich, solange sie nicht somnolent oder komatös sind, nur schwer zu geordneten Maßnahmen, etwa Blutdruckkontrolle oder Akzeptanz des Fingerclips vom Pulsoxymeter, animieren.

Beim beginnenden Delir bzw. beim deliranten Bild, bei dem psychopathologische Auffälligkeiten im Vordergrund stehen, kann auf eine Alarmierung des Notarztes sicher so lange verzichtet werden, wie die Versorgung des Patienten zwar schwierig, aber ohne die Anwendung von Medikamenten oder physischem Zwang möglich ist. Der Patient ist in diesem Zustand eher durch seine Unruhe und sein Unvermögen zur Mitarbeit gefährdet. Es kann jedoch ***bei zunehmender Erregung*** zu einer ***raschen Verschlimmerung*** des Befunds kommen. In der Folge können auch vegetative Symptome, wie etwa Herzrhythmusstörungen, mit durchaus vitaler Bedrohung auftreten.

Zu den wichtigen präklinischen Maßnahmen gehören die Überwachung der Vitalparameter, soweit der Patient dies toleriert.

Der Transport des Patienten in eine geeignete Klinik mit der Möglichkeit einer Intensivüberwachung ist daher bei der Annahme eines sich entwickelnden oder gar bestehenden Delirs die wichtigste Maßnahme.

Gefahren. Aus medizinischen und forensischen Gründen sind Patienten mit Delir ***nicht ohne Weiteres zu Hause zurückzulassen*** – auch »auf eigene Verantwortung« ist bei dieser Diagnose nicht möglich, denn die ***Urteilsfähigkeit*** der Patienten ***ist eingeschränkt*** oder aufgehoben, und damit ist der Patient nicht reversfähig.

▶ Erregungszustand

Ursachen. Fast jede psychiatrische Störung, internistische oder neurologische Erkrankung, aber auch »Schockzustände« nach Unfällen oder Schwierigkeiten, besonders aufregende Erlebnisse zu verarbeiten, können zu einem Erregungszustand führen. Es handelt sich dabei um eine vorübergehende, meist kurze Episode. Bei vorbestehenden psychischen Krankheiten oder bei Prädisposition zu solchen Erkrankungen kann ein Erregungszustand auch das Bild der entsprechenden Erkrankung in der Folge annehmen.

Tab. 10 ▶ Hinweise für Erregungszustände
– laute, drohende Sprache
– motorische Unruhe mit Hin- und Herlaufen
– Werfen von Gegenständen
– Treten gegen Möbel oder Türen

Symptome. Der Patient wirkt praktisch immer wach (Bewusstsein), aber schon bei der Orientierung zeigen sich oft erste Defizite. Der Affekt ist schwer zu beurteilen, eine Antriebssteigerung zeigt sich in ***psychomotorischer Unruhe und Verhaltensauffälligkeiten***. Der Patient zeigt Denkstörungen, ist in der ***Realitätswahrnehmung eingeschränkt*** und hat möglicherweise sogar Wahnideen und Halluzinationen. Der Übergang zu ähnlichen psychopathologischen Syndromen, nämlich dem Bild einer schweren Intoxikation mit oft auch quantitativen Bewusstseinsstörungen oder eines Delirs mit erheblichen vegetativen Symptomen wie z. B. Herzrhythmusstörungen, Schwitzen oder Erbrechen, ist fließend und eine Abgrenzung kann im Einzelnen sehr schwer sein. Patienten in einem Erregungszustand sind immer als ***potenziell fremdaggressiv und eigengefährdend*** einzustufen. Entsprechende Maßnahmen zur Eigensicherung sollten keinesfalls versäumt werden.

BEACHTE

Dabei ist auch ein kurzfristiges Abklingen des Erregungszustands kein Zeichen einer Entwarnung, sondern kann im Gegenteil »die Ruhe vor dem Sturm« bedeuten.

Wichtig. Es muss, ***wenn möglich***, eine ***Fremdanamnese*** erhoben werden. Wichtig ist hier die ***Frage nach*** einem möglichen ***Krampfanfall*** im Vorfeld des Erregungszustands ***und*** nach einem ***Trauma***, etwa einem Verkehrs- oder Haushaltsunfall, einer Schlägerei usw. Gelegentlich kombinieren sich eine eigentlich nur mäßige Alkoholisierung und eine Kopfverletzung, die nicht unbedingt sofort erkennbar sein muss, zu dem klinischen Bild eines Erregungszustands.

Massnahmen. Eine Überwachung ist bei Patienten mit einem Erregungszustand oft sehr schwierig. ***»Talking down«*** ist die erste und wichtigste therapeutische Maßnahme. Es sollte in freundlich-distanzierter Weise auf den Patienten eingegangen werden. Ein zu forsches oder zu direktes Auftreten führt eher zu einer Steigerung der Erregung. Dabei ist zu bedenken, dass der Erregungszustand auch vom Patienten nicht als befreiendes »mal aus sich Herausgehen« erlebt wird, sondern Zeichen eines quälenden massiven Unverständnisses gegenüber seiner momentanen Situation ist. Wenn das Gespräch als erste Maßnahme nicht zu einer Stabilisierung des Zustands und einer Beruhigung führt, dann sind medikamentöse Maßnahmen der nächste Schritt. Ziel der Behandlung durch den Notarzt ist die »Rapid Tranquilization« genannte schnellstmögliche Beruhigung und Entspannung.

▶ Akute Pychose

Ursachen. »Psychose« wird im Allgemeinen als diagnostisch-beschreibender Begriff für ein schizophrenes Syndrom benutzt, eine schwere und für die Patienten sehr beeinträchtigende psychische Erkrankung. Schon eine genauere Eingrenzung dieser Bezeichnung führt in ein weites und spekulatives Feld. Allgemein gilt heute als gesichert, dass durch Ungleichgewichte der Neurotransmitter, und hier vor allem des Dopamins, eine ***Schizophrenie oder schizophrene Psychose*** ausgelöst werden kann. Die Ursachen eines solchen Ungleichgewichts sind ebenso wie die klinischen Symptome dabei sehr vielfältig. So gibt es die exogen-organisch bedingten Störungen, etwa als Folge bestimmter Medikamenten- oder Drogenwirkungen. Daneben werden als endogen, also aus dem inneren des Menschen kommend, die derzeit in der Ursache noch unklaren, wesentlich häufigeren Formen bezeichnet. Schizophrene Psychosen sind nicht selten; etwa jeder hunderste Mensch kann im Lauf seines Lebens einmalig eine schizophrene Episode erleiden.

Mehr als 20 % aller Patienten mit einer schizophrenen Psychose suizidieren sich im Lauf der Erkrankung, oft infolge von Halluzinationen oder Realitätsverlusten oder bei depressiver Erkenntnis des eigenen fatalen Krankheitsverlaufs. Auch kommt es aufgrund von Wahnideen und Halluzinationen zu ***Fremdgefährdung***. Bei psychotischen Patienten ist daher auch der Eigenschutz ein wichtiges Thema. Im Zweifel ist die Polizei heranzuziehen.

Symptome. Bei der Befunderhebung kommt es im Wesentlichen auf drei der vier Bereiche des psychopathologischen Befundes an: Auf die Orientierung, auf Aufmerksamkeit und Konzentration als Zeichen einer zumindest bedingt möglichen Kooperationsfähigkeit und auf Denk- und Wahrnehmungsleistungen als Basis für ein gewisses Verständnis der Situation. In psychotischen Episoden kann es auch zu aggressivem Verhalten, etwa durch ***ausgeprägte Wahrnehmungsstörungen*** (Hören imperativer Stimmen), kommen. Hier ist Selbstgefährdung, aber auch ganz massive Fremdaggression möglich.

Sehr oft liegt bei Menschen mit einer akuten Psychose eine ***Störung der Orientierung*** vor. Sie haben Zeitgitterdefizite, d.h., sie können zeitliche Abläufe von Ereignissen oder Vorgängen nicht mehr korrekt anordnen und verstehen. Häufig sind auch situative Orientierungsstörungen. Dabei kommt es meist kongruent zu den Denk- und Wahrnehmungsstörungen zu einer ***Verkennung der aktuellen Situation***. Mitarbeiter des Rettungsdienstes werden als gefährliche, verkleidete Geheimdienstagenten wahrgenommen, aus Passanten werden Terroristen und bei Angehörigen glaubt der Betroffene, es könne sich auch um adoptierte oder »untergeschobene« Fremde handeln. Solche Verkennungen der Situation machen dem Patienten oft Angst, und aus Ängsten entstehen dann u.U. »Verteidigungsbemühungen«, die der Umgebung als Angriffe erscheinen können.

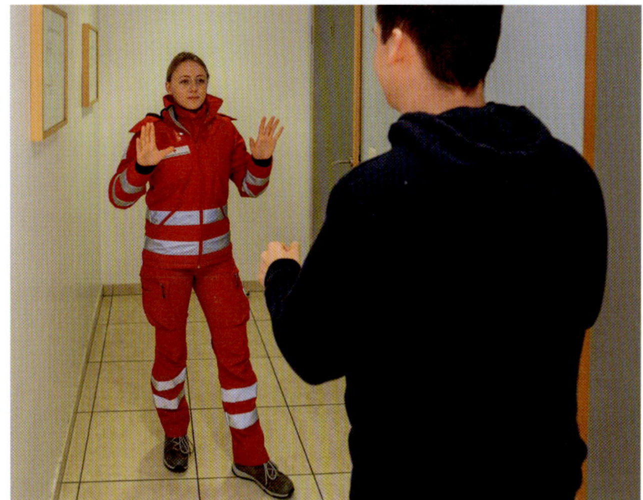

Abb. 50 ▶ »Talking down« bei Patienten mit Erregungszustand

Auch ***Denkstörungen*** sind ein Basissymptom der akuten Psychosen. Hier sind nicht nur formale Störungen, etwa Gedankenabweichen, Gedankenhaften oder Vorbeireden gemeint, sondern vor allem inhaltliche Denkstörungen in Form der ***vielfältigsten Wahnideen*** möglich. Die Vorstellung des Patienten, ein großer Feldherr oder Kaiser einer längst vergangenen Epoche zu sein, kann in der Akutsituation eher belustigend wirken. Dagegen sind Verfolgungsideen durchaus unangenehm, weil sie durch Abwehr des Patienten die Versorgung erschweren können, und Größen- und Gewaltwahn sind sogar gefährlich, weil aus ihnen unmittelbar Aggression entstehen kann.

Wahrnehmungsstörungen in Form von Stimmen, die der Betroffene hört, obwohl ein zugehöriger Sprecher nicht real vorhanden ist, sind (fast) beweisend für eine Schizophrenie. Doch auch Körperwahrnehmungsstörungen, etwa das Gefühl, dass sich die eigene Haut verändere oder dass sich kleine Maden in den Organen bewegen könnten, oder sehr selten auch optische Wahrnehmungsstörungen, können Symptome einer akuten Psychose sein. Wie schon die Denk- und Orientierungsstörungen machen auch die Wahrnehmungsstörungen Angst, weil sie so schwer in die persönliche Umgebung integrierbar sind. Aus dieser Angst kann dann, wenn sie nicht unmittelbar in Aggression umschlägt, eine quälende Anspannung entstehen, die die Erkrankten zu sinnlos erscheinenden Auswegshandlungen treiben kann.

Die Erkrankung ***verläuft schubweise***. Das bedeutet, dass zwischen Erkrankungsepisoden auch Zeiten mit ganz unauffälligem Verhalten eingestreut sein können, dass aber auch neuerliche Episoden jederzeit wieder auftreten können, eventuell auch ausgelöst durch stressige Ereignisse etc.

Massnahmen. Die erste Aufgabe des Rettungsdienstes bei notfallmäßigem Kontakt, aber auch bei einem geplanten Krankentransport, ist das ***beruhigend-entspannende Einwirken (»Talking down«)***. ***Keinesfalls*** sollte man mit dem Patienten ***über den Sinn oder Unsinn seiner Denkstörungen streiten*** oder den Wahrheitsgehalt einer Wahrnehmungsstörung besprechen. Das würde nur zu einer Belastung des kurzen Kontaktes mit dem Rettungsdienst führen, ohne dem Patienten zu helfen. Nie sollten die Wahnideen des Erkrankten oder seine Wahrnehmungsstörungen unterstützt werden. Patienten mit einer Schizophrenie sind gelegentlich nicht krankheitseinsichtig und behandlungswillig.

Damit sind die Möglichkeiten des Rettungsdienstes, einen Patienten mit einer Schizophrenie in die fachpsychiatrische Behandlung zu verbringen, sehr eingeschränkt. Nur wenn der Patient zustimmt, ist dieser Transport zulässig. Eine Ausnahme besteht dann, wenn eine akute Eigen- oder Fremdgefährdung vorliegt. In solchen Fällen ist die Polizei für eine mögliche Zwangseinweisung beizuziehen. Oft gelingt es, allein durch die Anzahl an Rettungsdienst- und Polizeipersonal die Behandlungsakzeptanz zumindest für den Moment zu erreichen.

▶ Selbstverletzung, Persönlichkeitsstörungen

Ursachen. Die ***Entlastung von Stress und Aggression durch*** den Vollzug von ***Selbstverletzungen*** ist weitgehend tabuisiert. Dabei reichen die »Selbstverletzungen« von den oft als typisch angesehenen ***Schnittwunden an den Extremitäten*** über das Schlucken oder Inhalieren von giftigen, ätzenden oder lösenden Substanzen bis hin zu den seltenen inneren Verletzungen durch genitale oder anale Manipulationen.

Die Wahl aggressiverer Formen der Selbstverletzung und Verhaltensmuster, bei denen bewusst eine Selbstschädigung mit bleibenden Schäden in Kauf genommen werden, sind als ***Ausdruck eines gestörten***, also pathologischen und damit behandlungsbedürftigen ***Verarbeitungsmechanismus*** zu werten. Sie sind durchaus nicht selten Grund für die Alarmierung des Rettungsdienstes. Solche Alarmierungen werden häufiger von Personen der Umgebung abgegeben, die die Verletzung als erschreckend oder bedrohlich einschätzen, als von den Patienten selbst, die meist nach einer Selbstverletzung eher entspannter sind. Somit werden die Mitarbeiter des Rettungsdienstes von den Patienten selbst meist unwillig empfangen, gelegentlich sogar beschimpft.

Symptome. Typische Muster der Selbstverletzung sind die schon erwähnten ***Schnitt- oder Ritzverletzungen der Extremitäten***. Die Patienten fügen sich mit Messern, Rasierklingen oder abgebrochenen Plastik-, Metall- oder Glasteilen Hautverletzungen an den Unterarmen (besonders häufig und leicht zu erkennen) oder an den Oberarmen oder Beinen zu. Diese können durchaus erkennbar bluten; nur sehr selten werden aber wirklich gefährliche Blutungen gesetzt. Das Risiko liegt neben der unbeabsichtigten Eröffnung von Arterien vor allem in der Infektion der oberflächlichen Wunden mit Narbenbildung und Sepsis. Im Zweifel sollten daher Patienten mit größeren oder mehrfach durchgeführten Verletzungen nach erster standardmäßig durchgeführter Wundbehandlung zumindest in einer chirurgischen Ambulanz zur Wundbeurteilung und -versorgung vorgestellt werden.

Seltener kommen andere Selbstverletzungen vor. Dabei reicht die Spannweite von Selbstamputationen einzelner Gliedmaßen über massive anale oder genitale Verletzungen bis hin zum Schlucken von ätzenden Lösungen oder sogar Verbrennungen/Verbrühungen.

Massnahmen. Durch den Rettungsdienst ist eine angemessene ***Wundversorgung*** durchzuführen. Bei Ingestion von Säuren oder Laugen ist sowohl Nachspülen als auch provoziertes Erbrechen absolut kontraindiziert (s. Kap 6.6.3.9).

▶ Angststörung, Hyperventilation

Eher seltener werden Sanitäter zu einem Patienten mit einer Angststörung hinzugerufen, allenfalls in der Kombination der Angststörung mit der Wahrnehmung körperlicher Symptome (z. B. Herzangstneurose, Tumorangst), also bei einer sogenannten Somatisierungsstörung.

Ursachen. Angst ist eine psychische Reaktion, die zu psychovegetativen Symptomen führt. Es gibt verschiedene Vorstellungen von der Entstehung von Angststörungen, meist werden angstbesetzte Erfahrungen aus der Kindheit oder nicht verarbeitete psychische Traumatisierungen angenommen. Es gibt aber auch »ursachenfreie« Angststörungen. Eines der Risiken bei einer Angststörung ist, dass die Patienten als »Simulanten« betrachtet werden, keine professionelle Hilfe erhalten und dann beginnen, durch Selbstbehandlung (Alkohol, Tabletten) eine Lösung zu finden. In der Konsequenz können sich möglicherweise noch weitere Erkrankungen einstellen, ohne dass die Angststörung besser wird. Ein anderes Risiko ist, dass »echte« Symptome einer körperlichen Erkrankung übersehen werden, denn auch Patienten mit Herzangst können tatsächlich einmal einen echten Herzinfarkt erleiden.

Symptome. Hierzu zählen ***plötzliche Unruhezustände im Zusammenhang mit dem Angstauslöser***. Letztere können z. B. Schmerzen im Thorax bei Herzangstneurose sein oder eine große Ansammlung von Menschen bei Angst vor Menschenmassen oder öffentlichen Räumen, aber auch enge kleine Bereiche wie etwa ein Aufzug bei Klaustrophobie. Das kann auch in der Nacht passieren, wenn z. B. der Patient mit Brustschmerzen, Luftnot und schneller Atmung aus dem Schlaf erwacht (vgl. Angina pectoris als internistisches Krankheitsbild). Die Patienten geben ***Todesängste und Ängste vor Kontrollverlust*** an, aber auch ganz konkrete Ängste, wie etwa vor einem Herzinfarkt oder einem Tumor. Oft haben sie bereits Erfahrung mit der Erkrankung, die sie glauben zu haben, oder wissen, dass es sich um eine Angststörung handelt, können aber nichts dagegen tun. Wenn eine Hyperventilation als Folge der Angst eintritt, kommt es schnell zu Gefühlsstörungen an den Füßen und Händen, was die Angst noch weiter verstärkt (s. Kap. 6.6.2).

Massnahmen. Zunächst sollte die ***Beruhigung*** des Patienten und die Vermittlung einer ***ruhigen, geführten Atmung***, evtl. mit Rückatmungsversuch über eine Plastiktüte, versucht werden. Selten sind Störungen der vitalen Funktionen, sodass meist keine entsprechenden Maßnahmen erforderlich sind. Dabei kann dann auch der Schutz vor Publikum (situationsabhängig) erforderlich sein.

7.5.3 Suizidalität

In Österreich sterben jährlich etwa 1200 Menschen an einem Suizid, das sind deutlich mehr als durch Verkehrsunfälle.

Wichtiger als bei allen anderen Erkrankungen oder Befindlichkeitsstörungen ist bei einer manifesten Suizidalität der ***Aufbau einer stabilen Beziehung zum Patienten***. Hierbei ist aus Sicht des Rettungsdienstes festzustellen, ob durch einen Suizidversuch bereits eine schwerwiegende Störung von Vitalfunktionen eingetreten oder zu erwarten ist. Alternativ ***muss erkannt werden, ob die akute vitale Bedrohung noch*** nicht umgesetzt, aber ***als akute Handlungsabsicht*** noch immer ***vorhanden ist***, oder ob zwar bereits eine bislang insuffiziente Suizidhandlung erfolgte, jedoch allein durch Eintreffen von Angehörigen, Betreuern oder Rettungsdienstmitarbeitern und durch die Versorgung des Patienten eine zumindest vorübergehende Entlastung aus der krisenhaften Situation entstanden ist.

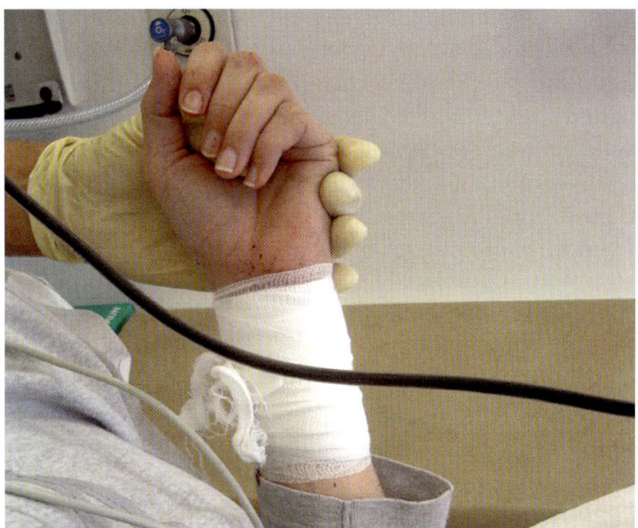

Abb. 51 ▶ Bei Suizidversuch: Ursache einschätzen, Vertrauen schaffen

Tab. 11 ▶ Risikofaktoren für suizidales Verhalten

–	psychiatrische Erkrankungen (Depression, Sucht)
–	Menschen mit Suizidversuch in der Vorgeschichte
–	Alter, Einsamkeit
–	Menschen in Krisen

BEACHTE

Bei Patienten, bei denen die Suizidalität Ausdruck einer depressiven Stimmungslage ist, ist es unmittelbar wichtig, Vertrauen zu erreichen.

Dazu müssen Gespräche geführt werden. Es ist unsinnig, unrealistische Zukunftsaussichten, Schuldzuweisungen oder »Sprüche« zu vermitteln. Die Suizidalität als Folge einer schweren depressiven Verstimmung erlaubt es den Betroffenen in der Regel durchaus, wenn auch sehr eingeengt, durch eine einseitige Gewichtung, die Realität zu erkennen. Bedingt durch ihre Stimmungsstörung sind sie aber nicht in der Lage, alle wichtigen Facetten der Realität, also vor allem die positiven Einflüsse, als solche zu sehen. Dabei sind sie extrem verletzlich, sehen in den Umweltreizen vor allem Gefahren und Bedrohungen und werden sehr schnell sehr unsicher bezüglich der Ernsthaftigkeit von Beziehungsangeboten. ***Verständnis ist ein wichtiges Signal***, dass selbst dann vermittelt werden sollte, wenn dem Rettungsdienstmitarbeiter für sich selbst ein solches Verhalten – zurzeit! – unrealistisch und kaum verstehbar erscheint. Massive Übertreibungen sind jedoch zu vermeiden. Diese werden sehr schnell vom Patienten mit dem Gefühl aufgefasst, nicht ernst genommen zu werden. ***Wichtigste Botschaft*** an den Betroffenen ist, ***dass depressive Stimmungen mit Suizidalität keine »normale Reaktion auf schlimme Umwelterfahrungen« sind***. Ganz wichtig ist auch, sich mit dem Patienten nicht auf pseudo-philosophische Diskussionen über den Sinn des Lebens einzulassen. Die Denk-Einengung des Patienten würde eine solche Diskussion immer in eine klare und eindeutig depressiv gefärbte Richtung lenken. Unabdingbar ist bei solchen Patienten die Vorstellung in einer psychiatrischen Abteilung oder Klinik.

Bei einer Verweigerung der Kooperation, insbesondere wenn der Patient die Vorstellung beim Psychiater ablehnt, ist die Exekutive zur Abklärung einer Zwangseinweisung hinzuzuziehen.

7.6 Notfälle in der Schwangerschaft und bei der Geburt

Christiane Rauen

7.6.1 Die Schwangerschaft

Etwa in der Mitte des weiblichen Zyklus platzt der im Eierstock herangereifte Eifollikel und entlässt eine kleine Eizelle in das trichterförmige Ende des Eileiters, wo sie für ca. 8 bis 12 Stunden befruchtungsbereit ist. Nach der Befruchtung wandert die Eizelle im Verlauf von vier bis sechs Tagen in die Gebärmutterhöhle, um sich dort in der Gebärmutterschleimhaut einzunisten. Diese Einnistung kann an verschiedenen Stellen stattfinden (vgl. Abb. 52/53).

Nach diesem Vorgang gibt die sich entwickelnde Plazenta ein Hormon in die mütterliche Blutbahn ab. Dieses ist entweder im Urin oder im Blut nachweisbar. Die Frucht wird vom Tage der Befruchtung an bis zur 10. Schwangerschaftswoche als »Embryo«, danach als »Fetus« bezeichnet.

Mit dem Heranwachsen der Frucht lässt sich diese ab der 20. Schwangerschaftswoche (SSW) durch die Bauchdecke ertasten. Zwischen der 18. und 20. SSW sind erstmals Kindsbewegungen zu spüren. Die Untersuchung mittels Ultraschall ermöglicht eine frühe Bestimmung der Anzahl der Embryonen, deren Alter und Größe. Auch Fehlbildungen können frühestmöglich erkannt werden. Das Abhören (Auskultieren) der Herztöne des Embryos ist mit einem normalen Stethoskop kaum möglich. Hierzu verwendet man ein spezielles Hörrohr bzw. nimmt die Registrierung mit dem Ultraschallgerät vor.

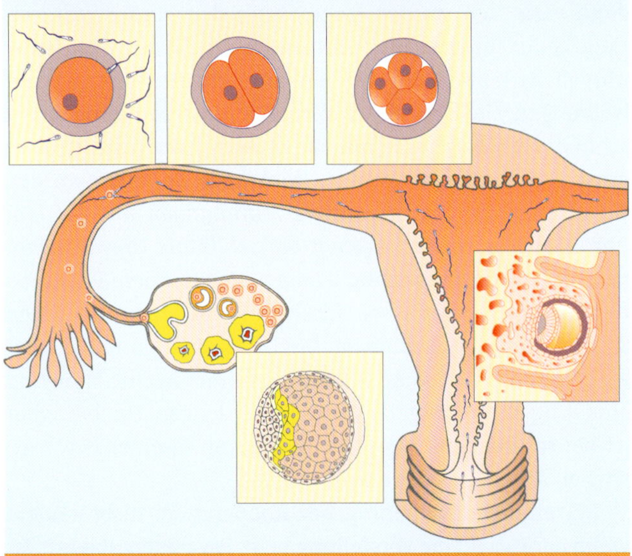

Abb. 52 ▶ Beginn der Schwangerschaft mit Befruchtung der Eizelle

Eine normale Schwangerschaft (Gravidität) dauert ca. 38 bis 42 Wochen. Nach ca. 38 bis 42 Schwangerschaftswochen setzt dann die Geburt ein. Von einer ***Frühgeburt*** spricht man ***bis zur vollendeten 37. SSW***. Dauert die Schwangerschaft länger als 42 Wochen, spricht man von einer Übertragung. Ab der 42. SSW wird die Geburt künstlich eingeleitet.

7.6.2 Geburtshilfliche Notfälle

Bei den geburtshilflichen Notfällen wird zwischen Schwangerschaftsnotfällen und Geburtskomplikationen unterschieden.

7.6.2.1 *Fehlgeburt / Frühgeburt*

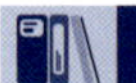 **DEFINITION**

Fehlgeburt

Als *Fehlgeburt (Abort)* bezeichnet man die ungewollte Beendigung einer bestehenden Schwangerschaft, bevor der Embryo bzw. Fetus lebensfähig ist.

Hauptmerkmal einer Fehlgeburt ist die ***Blutung aus der Scheide***, häufig von wehenartigen Schmerzen begleitet. Von einer Frühgeburt spricht man bei der Geburt eines Säuglings vor der 37. SSW.

Ursachen. In den meisten Fällen kommt es zum Absterben der Frucht, welche dann nach einigen Tagen durch Zusammenziehbewegungen der Gebärmutter (Kontraktionen des Uterus), die den Muttermund öffnen, ausgestoßen wird. Zu den bekannten Risikofaktoren gehören: urogenitale Infektionen der Schwangeren; psychosoziale Faktoren; Drogen- und Alkoholabusus (nur um hier einige von vielen zu nennen).

Gefahren. Bei einer Fehlgeburt kann es u.U. zu einem ***erheblichen Blutverlust*** kommen, durch den die Patientin akut gefährdet ist.

Symptome

- Wehenartige Schmerzen,
- Blutungen aus der Scheide,
- eventuell muskuläre Abwehrspannung.

Massnahmen

Elementarmaßnahmen: Es wird bei diesem Notfallbild selten zu lebensbedrohlichen Komplikationen kommen. Sollte dies doch der Fall sein, müssen die vitalen Funktionen der Patientin gesichert werden.

Standardmaßnahmen: Die Patientin sollte in die ***Fritsch-Lagerung*** gebracht werden, um eventuell austretendes Blut rechtzeitig erkennen zu können. Über eine Inhalationsmaske werden 6–8 l/min Sauerstoff appliziert. Wichtig sind Überwachung, Dokumentation und psychische Betreuung.

Spezielle Maßnahmen: Gegebenenfalls sind eine Wärmeerhaltung und das Nachfordern des Notarztes erforderlich. Die Patientin wird in eine Klinik gebracht.

7.6.2.2 *Eileiterschwangerschaft*

Normalerweise nistet sich ein befruchtetes Ei in der Gebärmutterhöhle (intrauterin) ein. Kommt es zu einer ***Einnistung außerhalb des Uterus***, so spricht man von einer ***extrauterinen*** (oder ektopen) ***Gravidität (EUG)***. Meist kommt diese Einnistung im Eileiter vor, sie kann aber auch in der freien Bauchhöhle oder an einem der Eierstöcke stattfinden (VGL. ABB. 53). Die Symptome und Gefahren sind denen der EUG im Eileiter gleich.

URSACHEN. Das Ei wird auf dem Weg vom Eierstock zur Gebärmutter im Eileiter befruchtet. Ist jetzt der Weitertransport in die Gebärmutter durch Verwachsungen oder andere Umstände behindert, versucht die Eizelle, sich in der Schleimhaut des Eileiters einzunisten. Die Frucht reift dann zwei bis drei Wochen im Eileiter heran. ***Reißt der Eileiter*** unter dem Druck der wachsenden Frucht, ***kann es zu schweren Blutungen*** in die Bauchhöhle ***kommen***. Es besteht die massive Gefahr eines Volumenmangelschocks.

SYMPTOME. Eine extrauterine Gravidität zählt zum ***Formenkreis des akuten Abdomens***. Zu den Symptomen gehören:
- vaginale Schmierblutungen,
- Reizung des Bauchfells (Peritonitis) durch Eintritt des Blutes in die Bauchhöhle,
- Schocksymptomatik,
- durch Befragung nach der Vorgeschichte (anamnestisch) festgestellte Möglichkeit einer Schwangerschaft.

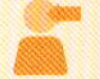 **MERKE**

Die größte Gefahr besteht in der Ausbildung eines Volumenmangelschocks (hypovolämischer Schock) aufgrund der großen Blutverluste.

MASSNAHMEN

Elementarmaßnahmen: Sollte eine Störung der vitalen Funktionen vorliegen, müssen diese gesichert werden.

Standardmaßnahmen: Es ist eine Flachlagerung, evtl. mit angewinkelten Beinen, anzustreben. Alternativ kann die von der Patientin angenommene Schonhaltung unterstützt werden. Über eine Inhalationsmaske sollen 6–8 l/min Sauerstoff appliziert werden. Wichtig sind Überwachung, Dokumentation und psychische Betreuung.

Spezielle Maßnahmen: Gegebenenfalls muss die Wärme erhalten und der Notarzt nachalarmiert werden. Dieser kann, sofern notwendig, eine Schmerzbekämpfung mit Medikamenten durchführen. Ein Krankenhaus mit geburtshilflicher

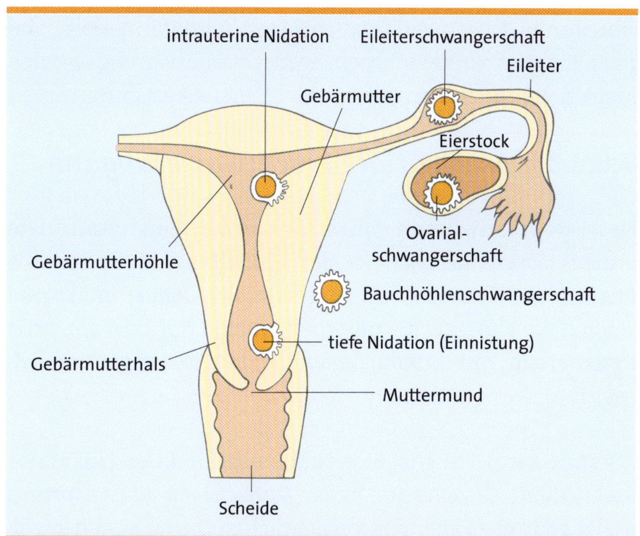

ABB. 53 ▶ Möglichkeiten der Einnistung einer befruchteten Eizelle

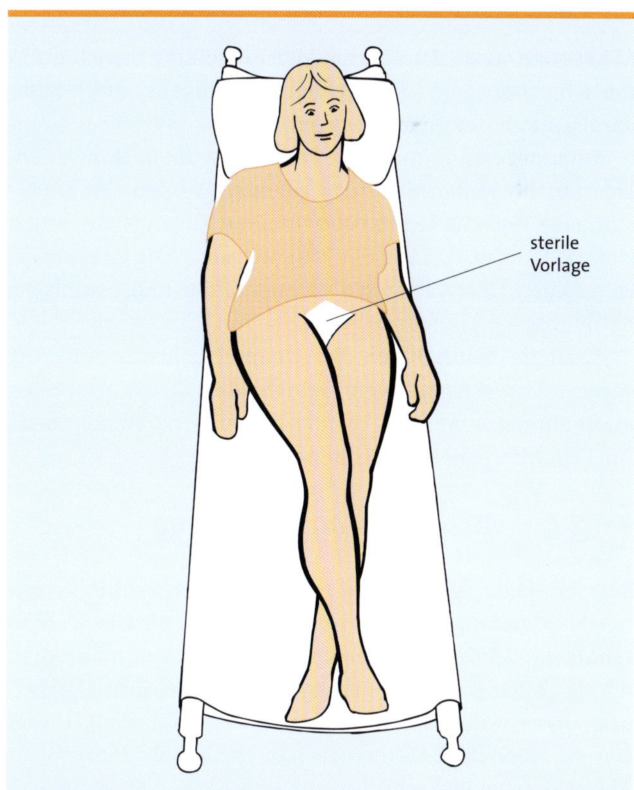

ABB. 54 ▶ Fritsch-Lagerung

Abteilung ist vorzuverständigen. Dort wird dann ein operativer Eingriff vorgenommen, wobei es notwendig werden kann, den betroffenen Eileiter oder Eierstock zu entfernen.

7.6.2.3 *Frühzeitiger Fruchtwasserabgang*

Der Fetus »schwimmt« in einer sterilen Flüssigkeit, dem Fruchtwasser, das sich in der Fruchtblase befindet. Die Fruchtblase bleibt bis zum Einsetzen der Geburt intakt und schützt die Flüssigkeit – und somit auch das Kind – vor einer Besiedelung mit krankheitserregenden (pathogenen) Keimen.

Ursachen. Häufig ist eine bakterielle Infektion (z. B. Harnwegsinfekt) Ursache für einen ***frühzeitigen Blasensprung***. Meist kommt es aber ohne ersichtlichen Grund zum frühzeitigen Fruchtwasserabgang.

Gefahren. Durch die Eröffnung der Fruchthöhle kann es zu einer Keimbesiedelung kommen. Zudem besteht die ***Gefahr, dass*** sich die ***Nabelschnur*** vor den Fetus schiebt und so ***abgedrückt wird (Nabelschnurvorfall)***. Dies würde zu einer Sauerstoffminderversorgung des Ungeborenen führen.

Symptome. Die Patientin wird Hinweise auf einen Fruchtwasserabgang geben. Das Fruchtwasser ist eine ***helle Flüssigkeit mit weißen »Käseschmiere-Flöckchen«***.

Massnahmen. Von einer vitalen Bedrohung der Patientin muss nicht ausgegangen werden. Das Vorgehen nach Standardmaßnahmen ist ausreichend.

Standardmaßnahmen: Die Patientin sollte in ***Linksseitenlage mit Beckenhochlagerung*** gebracht werden. Die Sauerstoffgabe und das Legen eines venösen Zugangs durch den Notarzt ist vom Zustand der Patientin abhängig zu machen. Es erfolgen Überwachung, Dokumentation und psychische Betreuung.

Spezielle Maßnahmen: Bei einem Fruchtwasserabgang kann davon ausgegangen werden, dass keine speziellen Maßnahmen außer der Wärmeerhaltung notwendig sind. Die Patientin wird in die Klinik verbracht.

7.6.2.4 *Vorzeitige Plazentalösung*

Eine besonders gefürchtete Notfallsituation ist die vorzeitige Plazentalösung. Hierbei ***löst sich der Mutterkuchen (Plazenta) von der Gebärmutterwand*** ab, bevor das Kind geboren wurde. Es bildet sich ein Bluterguss zwischen Mutterkuchen und Uteruswand (sog. retroplazentares Hämatom). Dieser löst eventuell den Mutterkuchen weiter ab und führt so zur Abstoßung der Plazenta.

Ursachen. Bei schwangeren Frauen kann eine ***frühzeitige Plazentalösung durch erhöhte Blutdruckwerte*** (RR_{sys} > 160 mmHg, RR_{dia} > 95 mmHg: Hypertonie während der Schwangerschaft), sogenannte Gestosen (Schwangerschaftserkrankungen, z. B. schwangerschaftsinduzierte Hypertonie) ***oder Bauchtraumen*** durch Stürze oder Verkehrsunfälle verursacht werden. Daher sollten alle schwangeren Frauen nach einem Unfallereignis von einem Gynäkologen untersucht werden. In vielen Fällen ist die Ursache für eine frühzeitige Plazentalösung jedoch nicht erkennbar.

Gefahren. Die große Gefahr für den Fetus besteht darin, dass durch die Ablösung der Plazenta die Versorgungsfläche des Fetus vermindert ist. Denn bei Fortschreiten der Ablösung ***bleibt die Sauerstoffversorgung des Fetus aus*** und dieser ***stirbt ab***. Die Gefahr für die Mutter kommt durch das bestehende retroplazentare Hämatom zustande. Es setzt ein Blutverlust ein, der bis zu einer gewissen Menge vom mütterlichen Kreislauf kompensiert werden kann. Mit fortschreitender Ablösung verstärkt sich auch der ***Blutverlust und*** es besteht die Gefahr eines ***hypovolämischen Schocks***.

Symptome

- Lokalisierbare, starke Schmerzen im Bereich der Ablösungsstelle im Uterus,
- bretthartе Bauchdecke durch Muskelkontraktionen (Bauchmuskulatur, Uterus),
- eventuell Blutungen aus der Scheide (die aber kein Maß für die Menge des tatsächlichen Blutverlustes darstellen!),
- eventuell keine Kindsbewegungen mehr spürbar.

Massnahmen

Elementarmaßnahmen: Bei diesem Notfallbild kann auch eine vitale Bedrohung bestehen. Ist dies der Fall, müssen die Vitalfunktionen gesichert werden.

Standardmaßnahmen: Es ist eine ***Linksseitenlage*** anzustreben. Über eine Inhalationsmaske sollen 6–8 l/min Sauerstoff appliziert werden. Wichtig sind Überwachung, Dokumentation und psychische Betreuung.

Spezielle Maßnahmen: Es muss ggf. eine Wärmeerhaltung erfolgen, bei Störungen der vitalen Funktionen wird der Notarzt gerufen. Dieser kann zur Wehenhemmung (Tokolyse) spezielle Medikamente verabreichen. Da bei diesem Notfallereignis ein rasches Vorgehen von größter Bedeutung ist, sollte ein ***schnellstmöglicher Transport in eine Klinik*** mit geburtshilflicher Maximalversorgung durchgeführt werden.

Auch bei eventuellem Absterben des Fetus muss dieser schnellstmöglich operativ aus der Gebärmutter entfernt werden. Andernfalls besteht das Risiko einer massiven Blutung mit daraus resultierendem hypovolämischem Schock und Gerinnungsstörungen. Das Leben des Fetus ist nur in seltenen Fällen zu retten.

7.6.2.5 *Placenta praevia*

Ursachen. Normalerweise sitzt die Plazenta an der Vorder- oder Hinterwand der Gebärmutter, sodass sie bis nach der Geburt des Kindes in ihrer Funktion nicht gestört wird. Bei einer sehr tiefen Einnistung des befruchteten Eis im Uterus besteht jedoch die Gefahr, dass der Mutterkuchen den Geburtskanal versperrt.

Gefahren. Während der Eröffnungswehen ***löst sich die Plazenta*** am unteren Eipol, ***wodurch es zu einer massiven Blutung kommt***. Diese Blutung verstärkt sich mit jeder nachfolgenden Wehe. Eine weitere Gefahr besteht darin, dass bei gynäkologischen Untersuchungen das weiche Plazentagewebe einreißt und es auf diese Weise zu einer zusätzlichen Verschlimmerung der Blutung mit daraus resultierendem hypovolämischem Schock kommen kann.

Symptome. Es kommt unter Wehentätigkeit zu starken Blutungen aus der Scheide.

Massnahmen

Elementarmaßnahmen: Eine vitale Bedrohung der Patientin ist wahrscheinlich. Bei vorliegenden Anzeichen hierfür muss eine Stabilisierung der Vitalparameter durchgeführt werden.

Standardmaßnahmen: Die Patientin wird in die ***Fritsch-Lagerung*** gebracht, um eventuell austretendes Blut rechtzeitig erkennen zu können, ggf. ist diese Lagerung mit einer Schocklage zu kombinieren. Über eine Inhalationsmaske sollen 6–8 l/min Sauerstoff appliziert werden. Wichtig sind Überwachung, Dokumentation und psychische Betreuung.

Spezielle Maßnahmen: Der nachzualarmierende Notarzt wird eine Tokolyse einleiten. Ein ***schnellstmöglicher Transport*** in ein Krankenhaus mit geburtshilflicher Abteilung ist notwendig.

7.6.2.6 *Vena-cava-Kompressionssyndrom*

Ursachen. Während des letzten Schwangerschaftsdrittels kommt es durch den großen Uterus mit der herangewachsenen Frucht zur ***Kompression der unteren Hohlvene (Vena cava)***. Dies kann zum Abdrücken der Vena cava führen und tritt vorwiegend auf, ***wenn die Mutter sich in Rückenlage befindet***. Die Bauchaorta (Aorta abdominalis) pumpt hingegen weiter Blut in die untere Körperregion. Dieses Blut wird aber nicht mehr zum rechten Herzen zurückgeführt.

Gefahren. Durch diesen Vorgang kommt es zu einer Abnahme des zirkulierenden Blutvolumens mit daraus resultierendem Kollaps der Mutter. Daraus wiederum entsteht ein lebensbedrohlicher Zustand für den Fetus: Da dieser nicht mehr ausreichend über die Nabelschnur mit Blut versorgt wird, kommt es zu einer Sauerstoffminderversorgung des Fetus.

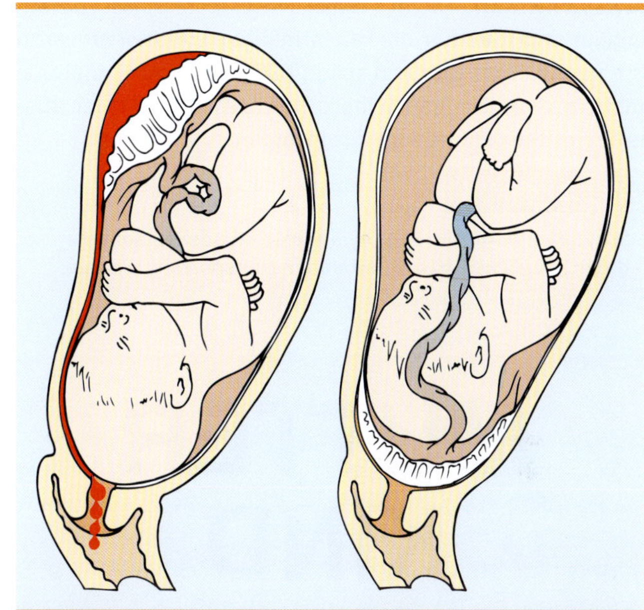

Abb. 55 ▶ Vorzeitige Plazentalösung (links) und Placenta praevia (rechts)

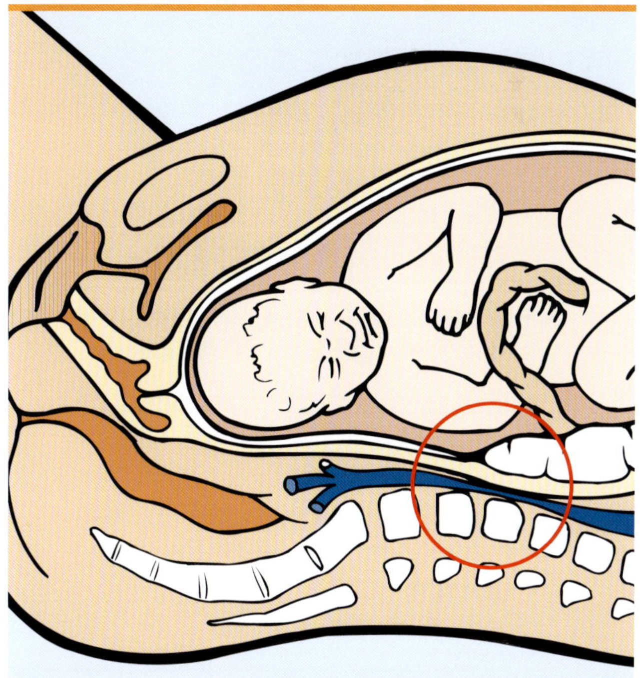

Abb. 56 ▶ In Rückenlage komprimiert das Kind die Vena cava.

Symptome. Die Symptome gleichen denen einer unklaren, relativ kurz andauernden Bewusstlosigkeit (Synkope) bzw. einer Kreislauffehlregulation beim plötzlichen Aufstehen aus dem Liegen heraus. Der Blutdruck der schwangeren Patientin sinkt. Es kommt zu Schwindelgefühl, Übelkeit und einer reflektorisch erhöhten Pulsfrequenz (Tachykardie).

Massnahmen. Beim Vena-cava-Kompressionssyndrom genügt es fast immer, die Patientin in die ***Linksseitenlage*** zu bringen. Wenige Minuten später bilden sich die Symptome meist zurück. Die Frau sollte zur Sicherheit nun einer ärztlichen Untersuchung zugeführt werden.

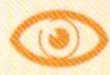
BEACHTE

Schwangere im letzten Schwangerschaftsdrittel sollten daher möglichst in Linksseitenlage transportiert werden.

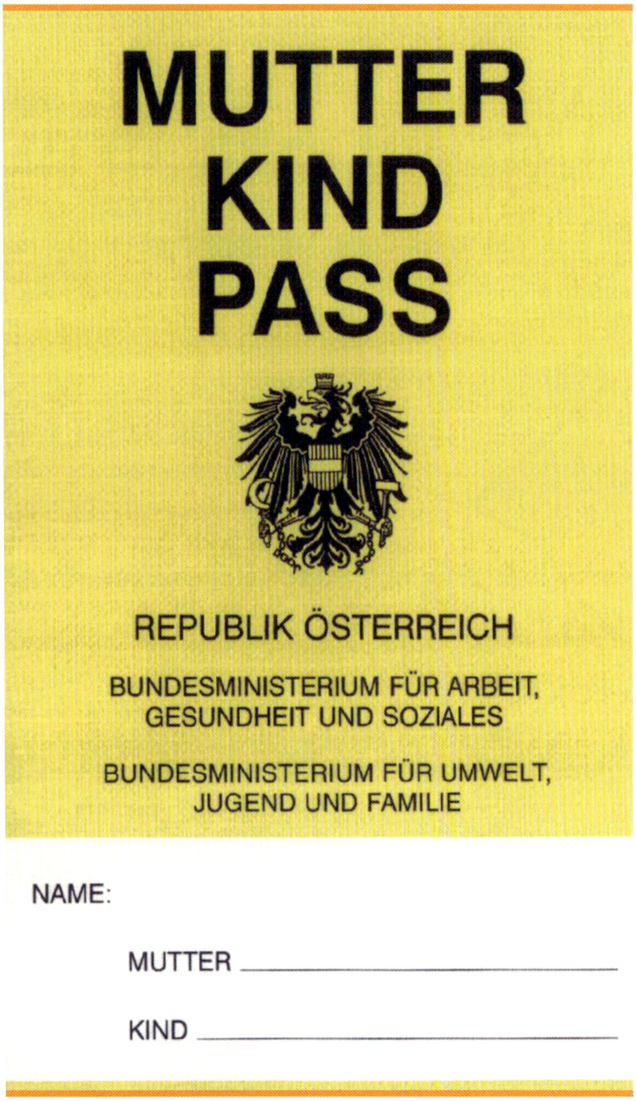

MUTTER
KIND
PASS

REPUBLIK ÖSTERREICH

BUNDESMINISTERIUM FÜR ARBEIT, GESUNDHEIT UND SOZIALES

BUNDESMINISTERIUM FÜR UMWELT, JUGEND UND FAMILIE

NAME:

MUTTER ____________

KIND ____________

Abb. 57 ▶ Mutter-Kind-Pass

7.6.2.7 SIH (schwangerschaftsinduzierte Hypertonie, Präeklampsie und Eklampsie)

Gestosen sind ***in der Schwangerschaft auftretende Krankheitsbilder***, die ursächlich mit einer bestehenden Gravidität zusammenhängen. Dazu gehört die schwangerschaftsinduzierte Hypertonie (SIH), auf die im Mutter-Kind-Pass verwiesen wird.

Aus der SIH kann sich sehr leicht ein Krampfanfall in der Schwangerschaft (Eklampsie) entwickeln.

Symptome. Die Patientinnen leiden häufig, bedingt durch den hohen Blutdruck, unter Kopfschmerzen und Sehstörungen. Bei jeder schwangeren Patientin sollte ***Einblick in*** deren ***Mutter-Kind-Pass*** genommen werden, da dort außer einer bestehenden schwangerschaftsinduzierten Hypertonie auch alle weiteren wichtigen Angaben für das Rettungsdienstpersonal vermerkt sind (z. B. Infektionen).

Vorboten einer Eklampsie sind die Symptome der SIH mit gleichzeitig auftretenden ***neurologischen Auffälligkeiten*** wie Flimmern vor den Augen, Gesichtsfeldausfällen, Missempfindungen an den Händen (Parästhesien), Übelkeit und Oberbauchschmerzen. Beim eigentlichen Anfall kommt es zu ***tonisch-klonischen Krämpfen***, also einem Wechsel zwischen Verkrampfungen und raschen Kontraktionen der gesamten Muskulatur. Ferner sind, wie beim epileptischen Anfall, ein Zungenbiss und der eventuelle Abgang von Urin und Stuhl möglich.

Gefahren. Die Gefahr ist, wie bei allen anderen Krampfgeschehen, die Sauerstoffminderversorgung des Gehirns. Zudem kommt es häufig zu Sekundärschäden wie Prellungen, Frakturen oder Hämatombildungen, die durch Sturzverletzungen ausgelöst wurden. Es handelt sich hier sowohl ***für die Mutter als auch*** für ***den Fetus*** um ein ***lebensbedrohliches Ereignis***.

Massnahmen

Elementarmaßnahmen: Vorrang hat das Sichern der Vitalfunktionen. Bei allen Krampfanfällen kann es zur Bewusstlosigkeit und zum Atem-Kreislauf-Stillstand kommen. Ist dies der Fall, muss für sichere freie Atemwege (stabile Seitenlage) gesorgt bzw. mit der Wiederbelebung begonnen werden. Gegebenenfalls ist eine frühzeitige Krampfdurchbrechung durch den Notarzt erforderlich.

Standardmaßnahmen: Während des Krampfanfalls darf die Patientin nicht festgehalten werden, alle harten Gegenstände sind zu entfernen, um Verletzungen durch den Krampfanfall zu vermeiden. Die Krampfende soll vor allen akustischen und optischen Reizen abgeschirmt werden. Ist der Krampfanfall abgeklungen, wird die Frau nach Wunsch gelagert. Über die Sauerstoffmaske sollten 6–8 l Sauerstoff pro Minute appliziert werden. Wichtig sind Überwachung, Dokumentation und psychische Betreuung.

Spezielle Maßnahmen: Im Falle einer Eklampsie muss der Notarzt nachalarmiert werden. Dieser wird eine medikamentöse Therapie zum Durchbrechen des Krampfes einleiten. Sollte der Krampf nicht durchbrochen werden können, muss eine Narkose eingeleitet und die Patientin intubiert werden.

Im Anschluss an die Versorgung sollte die Patientin in ein Krankenhaus mit geburtshilflicher Abteilung transportiert werden.

7.6.3 Die Geburt

Um bei einer Geburt die erforderlichen Maßnahmen durchführen zu können, sind zunächst Grundkenntnisse über den normalen Geburtsverlauf notwendig.

7.6.3.1 *Der regelrechte Geburtsverlauf*

Eine ***normale Geburt*** kann ***in drei Phasen*** unterteilt werden: die Eröffnungsphase, die Geburts- bzw. Austreibungsphase und die Nachgeburtsphase.

Mit dem Blasensprung (die Fruchtblase platzt und es kommt zum Abgang von Fruchtwasser) ***oder*** dem Beginn regelmäßiger, schmerzhafter Wehen beginnt die Geburt. Durch das ***Einsetzen der Wehentätigkeit öffnet sich der Muttermund*** – die ***Eröffnungsphase*** beginnt. Der kindliche Kopf tritt in das kleine Becken der Frau ein. Aufgrund der anatomischen Gegebenheiten des weiblichen Beckens kommt es während der Geburt zu einer Drehung des Kindes.

Die Eröffnungsphase dauert bei Erstgebärenden ca. zwölf Stunden, bei Mehrfachgebärenden ca. sieben Stunden. Abweichungen sind möglich. Die ***Eröffnungswehen*** während dieser Phase sind zwar sehr schmerzhaft, ***treiben das Kind*** aber nur ***langsam tiefer in den Geburtskanal***.

Ist der ***Muttermund vollständig geöffnet*** (10 cm weit), beginnt die Geburtsphase (auch ***Austreibungsphase*** genannt). Während dieser Phase wird das ***Kind durch aktives Pressen sowie starke, unwillkürliche Muskelkontraktion*** des Uterus ***»herausgepresst«***. Während dieser Presswehen tritt der kindliche Kopf immer tiefer in den Geburtskanal ein, bis er schließlich zwischen den Schamlippen sichtbar wird. Nachdem der Kopf geboren ist, kommt es zu einer Drehbewegung. Durch leichten Zug am Kopf und gleichzeitiges Herunterdrücken wird zunächst die vordere Schulter, durch anschließendes Anheben des Kopfes die hintere Schulter geboren. Die Austreibungsphase dauert ca. 30 Minuten.

In der ***Nachgeburtsphase*** schließlich kommt es zur erneuten Wehentätigkeit, die denen der Presswehen ähnlich ist. Der ***Mutterkuchen (Plazenta) wird ausgestoßen***. Die Nachgeburtsphase ist für die Mutter gefährlicher als die eigentliche Geburt, da es hier zu starken Blutungen kommen kann.

Tab. 12 ▶ Geburtsphasen und -anzeichen

Eröffnungsphase	– Wehen im Abstand von 10–20 min – Absonderung von blutigem Sekret – Blasensprung mit Fruchtwasserabgang
Austreibungsphase	– Wehen im Abstand von ca. 2–3 min – Presswehen – Geburt des Kindes
Nachgeburtsphase	– nach ca. 10–20 min erneutes Einsetzen der Wehen – Geburt der Plazenta

7.6.3.2 *Die Geburt im Rettungsdienst*

Befindet sich die ***Patientin noch in der Eröffnungsphase*** der Geburt, wird ein ***schnellstmöglicher, schonender Transport*** in ein Krankenhaus mit geburtshilflicher Abteilung angestrebt. Hierzu sollte man die schwangere Patientin ***in Linksseitenlage*** transportieren. Weitere Maßnahmen werden hier nicht notwendig sein. In jedem Fall ist der Mutter-Kind-Pass mitzunehmen. Diesem können mögliche Risikofaktoren für die Geburt bzw. Komplikationen in der Schwangerschaft entnommen werden.

Gelegentlich wird der Rettungsdienst zu Frauen gerufen, deren ***Entbindung schon sehr weit fortgeschritten*** ist. Der ***Transport*** in eine Klinik ist dann ***nicht mehr möglich***. Geburten im Rettungsfahrzeug oder zu Hause sind eine ***Notarztindikation***. In den meisten Fällen sind diese Frauen »Mehrfachgebärende«, deren Geburtskanal entsprechend vorgeweitet ist und bei denen es zu einer sehr rasch verlaufenden Geburt kommen kann (»Sturzgeburt«). Ein wichtiges ***Vorzeichen für eine*** solche ***Sturzgeburt ist der einsetzende Pressdrang***. Liegt diese Situation vor, befindet sich die Patientin bereits im Beginn der Austreibungsphase. Vom Rettungsdienstpersonal muss kontrolliert werden, ob der kindliche Kopf schon zwischen den Schamlippen sichtbar ist. Ist dies trotz Abspreizen der Beine der schwangeren Patientin nicht der Fall, sollte auch hier schnellstmöglich der Transport in ein Krankenhaus mit geburtshilflicher Abteilung veranlasst werden. Währenddessen wird das Becken der Patientin hoch gelagert und ggf. die Fritsch-Position eingenommen. Sollten Symptome eines Vena-cava-Kompressionssyndroms auftreten, wird die Patientin in Linksseitenlage transportiert. Wird mit einer Geburt im Fahrzeug gerechnet, erfolgt der Transport der Patientin, so es das jeweilige Tragensystem zulässt, mit den Beinen voran im Rettungswagen, um im Falle der Geburt den Fahrzeugraum besser nutzen zu können.

Während der Presswehen sollte die Schwangere aufgefordert werden zu hecheln, damit die Wehen das Kind nicht tiefer in den Geburtskanal treiben. Ist ein Notarzt vor Ort,

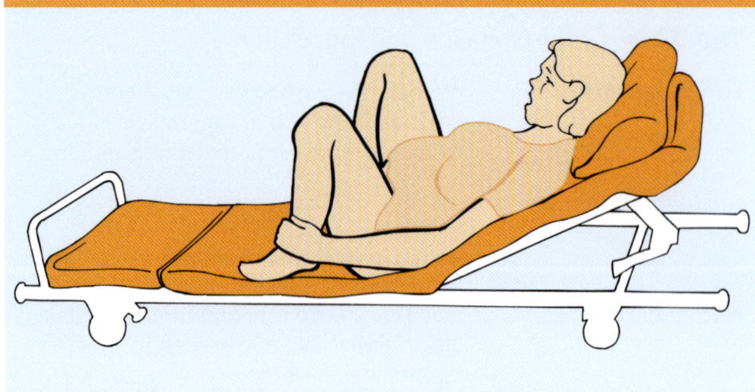

Abb. 58 ▶ Lagerung bei einsetzender Geburt

kann dieser wehenhemmende Mittel verabreichen. Ferner wird der Notarzt einen intravenösen Zugang legen. Die Sauerstoffgabe über Maske verbessert die Sauerstoffversorgung des Kindes. Kommt es trotz aller Bemühungen zum ***Erscheinen des kindlichen Kopfes*** zwischen den Schamlippen, ist der weitere Transport zu unterlassen, und das Rettungsdienstpersonal muss ***bei der Geburt Hilfestellung leisten***. Die Schwangere wird dazu aufgefordert, eine »geburtstypische« Stellung einzunehmen. Dabei sollte sie mit den Händen in die Kniekehlen oder an die Fußgelenke fassen und dann während der Wehen kräftig, wie beim Stuhlgang, pressen.

Leider kommt es meist zu spontanen Einrissen im Dammbereich der Patientin.

 **MERKE**

Bei Frühgeborenen kann es notwendig werden, einen Inkubator anzufordern. Der Inkubator ist eine Art Klimakammer und wird speziell zum Transport und zur Pflege Frühgeborener und kranker Neugeborener eingesetzt.

Mit der ersten Wehe wird der kindliche Kopf geboren. Die nächste Wehe wird zur Entwicklung der Schultern genutzt werden. Dazu wird der Kopf des Kindes in die Hände genommen und vorsichtig nach unten gedrückt, bis die vordere Schulter austritt. Danach wird der Kopf nach oben gedrückt, bis auch die hintere Schulter austritt. Sofortiges ***Säubern der Nase und des Mundes von Schleim und Fruchtwasser*** ist anzustreben. Dies kann man mit einer sterilen Kompresse durchführen, indem man den Mund- und Nasenbereich damit ab- und auswischt.

Nur bei abnormen Schleimansammlungen wird beim unauffälligen, spontan atmenden Kind erst oral, dann nasal abgesaugt. Dafür gibt es spezielle Absaugsysteme, sogenannte Orosauger. Anschließend wird das ***Neugeborene*** mit einer sterilen Stoffwindel ***abgetrocknet***. Dies dient zum einem dazu, eine schnelle Auskühlung des Kindes zu verhindern, zum anderen aber auch als zusätzlicher Atemanreiz. Hierbei muss man beachten, dass das Kind durch Fruchtwasser und eventuell durch »Käseschmiere« sehr »glitschig« sein kann und die Gefahr besteht, dass es dem Helfer aus den Händen gleitet.

Nun wird es in einer Silberwindel, in Metalline-Folie oder in einer warmen Decke eingewickelt, um es ***vor weiterer Auskühlung*** zu ***schützen***. Das ***Abklemmen der Nabelschnur*** muss spätestens dann vorgenommen werden, wenn die Nabelschnur nicht mehr pulsiert (s. u.). Solange die Abnabelung noch nicht stattgefunden hat, darf das Neugeborene nicht über dem Körperniveau der Mutter gelagert werden, da sonst durch den Blutrückfluss in die Plazenta dem Kind ein Volumenmangel droht.

Aus psychologischen Gründen und zur Unterstützung der Wärmeerhaltung des Neugeborenen sollte das Kind nach der Geburt ***der Mutter in den Arm gelegt*** werden. Voraussetzung hierfür ist, dass das Kind sich in einem guten, stabilen Zustand befindet. Alle Neugeborenen werden nach dem in Tabelle 13 beschriebenen ***APGAR-Schema*** beurteilt.

Zu den Aufgaben des Rettungsdienstpersonals in der ***Nachgeburtsphase*** gehören das Abklemmen der Nabelschnur und ggf. das Abnabeln des Neugeborenen. Wie beschrieben, muss das Abklemmen bis zur Beendigung der Pulsation der Nabelschnur erfolgt sein. Die Nabelschnur wird mindestens 20 cm (zwei Handbreit) vom Kind entfernt abgeklemmt, damit bei einem Einriss noch Platz genug für eine weitere Unterbindung bleibt. Hierzu werden zwei sterile Einmal-Klemmen in kurzem Abstand (max. eine Handbreite) gesetzt und die Nabelschnur dazwischen mit einer sterilen Schere durchtrennt. Ein eigens hierfür vorgesehenes Besteck wird auf den Rettungsfahrzeugen vorgehalten.

Tab. 13 ▶ APGAR-Schema

Punkte	0	1	2
A – Atmung	keine	unregelmäßig	regelmäßig
P – Puls	kein	< 100	> 100
G – Grundtonus	schlaff	träge Bewegungen	viel aktive Bewegung
A – Aussehen	blau, blass-grau	Stamm rosig	alles rosig
R – Reflexe (beim Absaugen)	keine	Grimassieren	Husten, Niesen, Schreien

Auch wenn die Nachgeburt noch nicht vorliegt, kann die Fahrt in ein Krankenhaus mit geburtshilflicher Abteilung jetzt begonnen oder fortgesetzt werden. Auf keinen Fall sollte das Austreiben der Plazenta durch Zug an der Nabelschnur provoziert werden. Ist die Nachgeburt ausgetrieben worden, muss sie durch den Arzt auf Vollständigkeit untersucht und asserviert werden.

7.6.4 Geburtskomplikationen

7.6.4.1 *Lageanomalien*

Als Lageanomalien bezeichnet man alle Lagen des Kindes im Mutterleib, die dazu führen, dass ***nicht der Kopf, sondern andere kindliche Teile*** (z.B. Arm, Bein, Steiß) ***zuerst im Geburtskanal*** erscheinen.

Gefahren. Die Gefahr einer Lageanomalie, unabhängig welcher Art sie ist, besteht darin, dass der ***physiologische Geburtsvorgang nicht möglich*** ist. Bei der Steißgeburt liegt die Problematik darin, dass der nachfolgende Kopf meistens einen größeren Umfang hat als die Weichteile des kindlichen Beckens, d.h. der Kopf konnte in dem Fall den Geburtskanal für alle folgenden kindlichen Teile nicht ausreichend weiten. Kommt das Kind mit dem Steiß zuerst, bedarf es spezieller Handgriffe, um den nachfolgenden Kopf zu entwickeln. Hierbei sollte man beachten, dass der Helfer bei Lageanomalien das Kind niemals berühren darf, bevor der untere Teil des Schulterblattes zu sehen ist. Andernfalls würde man den sogenannten Moro-Umklammerungsreflex auslösen. Hierbei breitet das Kind bei plötzlicher Erschütterung einer Unterlage oder abruptem Zurückfallenlassen des Kopfes bzw. bei Berührung des kindlichen Teils, welches zuerst im Geburtskanal erscheint, die Arme nach oben aus.

Die Hauptgefahr besteht für den Fetus. Der nachfolgende Kopf drückt die Nabelschnur im Becken ab. ***Es drohen eine Sauerstoffunterversorgung*** (Hypoxie) ***und*** daraus folgend sehr ***schwere Schädigungen des Neugeborenen*** bzw. im schlimmsten Fall der Tod des Fetus.

Symptome. Wehentätigkeit zusammen mit eventuell anderen zuerst sichtbaren Kindsteilen als dem Kopf.

Massnahmen

Elementarmaßnahmen: Sollte es im Rahmen dieses Notfallgeschehens zu einer vitalen Bedrohung der Patientin kommen, werden die Vitalfunktionen gesichert.

Standardmaßnahmen: Die Patientin wird in die Linksseitenlage mit erhöhtem Becken gebracht. Über eine Sauerstoffmaske werden 6–8 l/min Sauerstoff appliziert. Wichtig sind Überwachung, Dokumentation und ebenso psychische Betreuung.

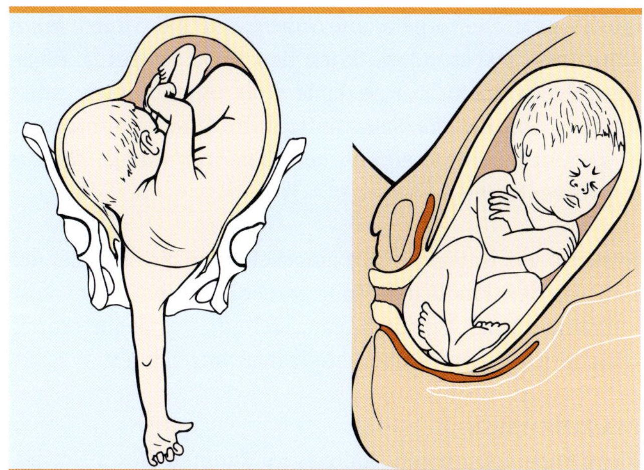

Abb. 59 ▶ Pathologische Kindslagen: geburtsunmögliche Querlage (mit Armvorfall) und Beckenendlage

Spezielle Maßnahmen: Die Geburt muss in jedem Fall, auch bei heftiger Wehentätigkeit, verhindert werden. Dies kann man unter Umständen erreichen, indem man die ***Patientin auffordert, während der Presswehen zu hecheln***, um so das Tiefertreten des Kindes in den Geburtskanal zu verhindern. Solche Maßnahmen sind den Frauen meist aus der Schwangerschaftsgymnastik bekannt. Der Notarzt muss nachgefordert werden.

7.6.4.2 *Nabelschnurvorfall*

Ursachen. Durch frühzeitigen Fruchtwasserabgang kann es zu einem Nabelschnurvorfall kommen.

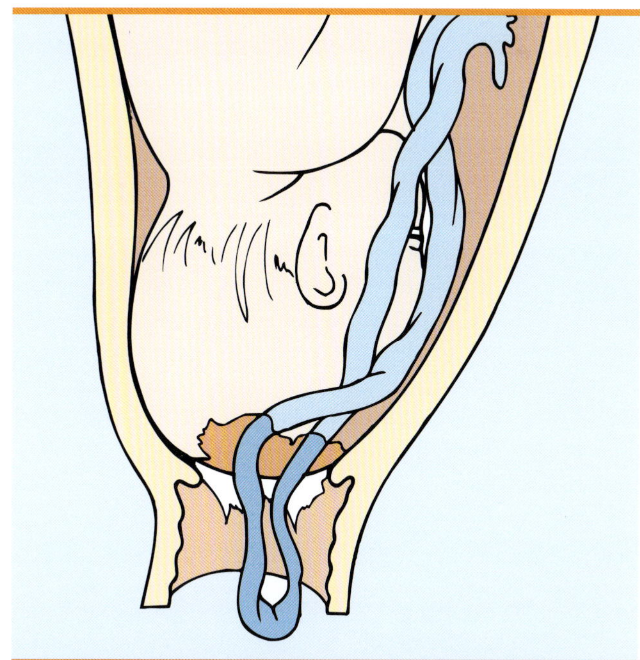

Abb. 60 ▶ Der kindliche Kopf drückt die Nabelschnur ab.

Gefahren. Die vorgefallene ***Nabelschnur*** kann ***durch kindliche Teile***, insbesondere durch den Kopf des Fetus, ***abgequetscht*** werden. Das zirkulierende Blutvolumen sinkt deutlich ab, und die Sauerstoffzufuhr wird unterbrochen. Es kommt zu einem erheblichen ***Sauerstoffmangel für das ungeborene Kind***.

Symptome. Hat die Geburt eingesetzt und die Nabelschnur sich vor den kindlichen Kopf geschoben, sieht man diese kleinfingerdicke, weißlich-blaue Schnur im Geburtskanal. Gleichzeitig ist eine Wehentätigkeit zu verzeichnen.

Massnahmen

Elementarmaßnahmen: Sollte es im Rahmen dieses Notfallgeschehens zu einer vitalen Bedrohung der Patientin kommen, so wird diese entsprechend versorgt.

Standardmaßnahmen: Die Patientin wird in die ***Linksseitenlage mit erhöhtem Becken*** gebracht. Über eine Sauerstoffmaske werden 6–8 l/min Sauerstoff appliziert. Durch den Notarzt wird ein venöser Zugang gelegt. Wichtig sind Überwachung, Dokumentation und psychische Betreuung.

Spezielle Maßnahmen: Um das Überleben des Kindes zu gewährleisten, muss man versuchen, das ***Tiefertreten des Kopfes*** zu ***verhindern***. Dies kann man erreichen, indem man die Patientin anhält, während der Presswehen zu hecheln. Der nachalarmierte Notarzt wird, wie auch bei der Placenta praevia, wehenhemmende Mittel einsetzen und ggf. versuchen, den Kopf durch die Scheide mit zwei Fingern hochzudrücken, sodass die Nabelschnur wieder pulsieren kann. Die Hand darf erst während des Kaiserschnitts (Sectio caesarea) wieder zurückgezogen werden.

7.6.4.3 *Atonie*

Die Erschlaffung (Atonie) des Uterus ist eine der gefährlichsten Notfallsituationen in der Nachgeburtsphase.

Ursachen. Es kommt zu einer lebensbedrohlichen Blutung aus der Gebärmutter, die durch das fehlende Zusammenziehen (Kontraktion) der Gebärmutter nach der Lösung der Plazenta entsteht.

Gefahren. Wegen des ***lebensbedrohenden Blutverlustes*** ist das Risiko der Entwicklung eines hypovolämischen Schocks groß.

Massnahmen

Elementarmaßnahmen: Da hier eine massiv lebensbedrohliche Situation für die Patientin besteht, müssen die Vitalfunktionen stabilisiert werden. Besonders ist auf stabile Kreislaufverhältnisse zu achten.

Standardmaßnahmen: Die Patientin wird in die Fritsch-Lagerung gebracht, eventuell ist diese Lagerung mit einer Schocklage zu kombinieren. Über die Inhalationsmaske werden 6–8 l/min Sauerstoff appliziert. Wichtig sind Überwachung, Dokumentation und psychische Betreuung.

Spezielle Maßnahmen: Wärmeerhaltung und Notarztanforderung sind erforderlich. Der Notarzt wird kontraktionsfördernde Medikamente verabreichen.

7.7 Pädiatrische Notfälle

Kersten Enke, Barbara Enke

Pädiatrische Notfälle (Pädiatrie = Kinderheilkunde) sind im Rettungsdienst relativ selten, demgegenüber gibt es aber eine Vielzahl von verschiedenen Erkrankungen. Nachfolgend werden die Grundlagen zur rettungsdienstlichen Versorgung von Säuglingen und Kindern beschrieben.

7.7.1 Besonderheiten des Kindesalters

Aufgrund anatomischer und physiologischer Besonderheiten ist in der Kinderheilkunde eine Einteilung nach den Altersgruppen in Tabelle 14 sinnvoll:

7.7.1.1 *Umgang mit »kleinen« Patienten*

Wenn es der Notfall ermöglicht, sollte der Rettungssanitäter das Kind zunächst beobachten, ***Blickkontakt*** aufnehmen ***und*** sich ihm erst dann ***langsam nähern***. Ein kniender Untersucher kann schon einen Teil der Angst nehmen. Laut schreiende, laufende oder spielende Kinder sind meist nicht schwer krank bzw. verletzt. ***Gefährdet sind stille, »schlapp« auf dem Arm*** der Eltern ***hängende Kinder***.

Bei Säuglingen und Kleinkindern kann eine Untersuchung auf dem Schoß der Mutter ergiebiger sein als auf der Trage. Nicht nur die Eltern, sondern auch die Kinder wollen über die Maßnahmen vorher kurz, aber ausreichend informiert sein. Zu beachten ist, dass falsche Versprechungen zu einem Vertrauensverlust führen. Im Zweifel ist eine unklare oder keine Aussage besser. Unangenehme Untersuchungen sollten immer zuletzt vorgenommen werden. Wichtig ist es auch, den Kindern zu versichern, dass sie weinen dürfen. Verletzungen sollten rasch steril abgedeckt (»unsichtbar gemacht«) werden.

Einige Rettungsdienste führen in ihren Fahrzeugen für Kinder Spielzeug mit. Solches Spielzeug darf aber aus hygienischen Gründen nur in einer Einmal-Verpackung aufbewahrt werden und keine verschluckbaren Teile oder eine verschluckbare Größe aufweisen. Viele Kleinkinder haben unter ihren Stofftieren Figuren, zu denen sie einen besonderen Bezug haben, diese sollten zur Beruhigung des Kindes mitgenommen werden. An solchen Stofftieren können Sanitäter und Arzt dem Kind ***alle Maßnahmen erklären*** und dieses in die »Behandlung« mit einbinden.

Tab. 14 ▶ Altersgruppen bei Kindern

Frühgeborenes	Tragzeit unter 37 Wochen
Neugeborenes	bis zum 28. Lebenstag
Säugling	bis zum Ende des 1. Lebensjahres
Kleinkind	1–5 Jahre
Schulkind	6–13 Jahre
Jugendlicher (Adoleszent)	14–18 Jahre

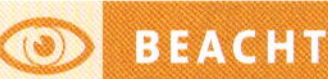
BEACHTE

Als Grundsatz gilt: Ein ruhiger, freundlich lächelnder Rettungssanitäter weckt nicht nur bei den Kindern, sondern auch bei den Eltern Vertrauen.

7.7.1.2 *Umgang mit den Angehörigen*

Um eine Vertrauensbasis zwischen Eltern und Rettungsdienstpersonal zu schaffen, gilt es ***Ruhe auszustrahlen***, sich vorzustellen und durch Informationen über die Erkrankung und Maßnahmen ***Sachkompetenz*** zu ***vermitteln***. Bei eigener Unsicherheit sollte man lieber »einmal zu viel« den Notarzt rufen. Bei lebensbedrohlichen Notfällen ist das Kind die Hauptperson. Ansonsten ist es hilfreich, die Eltern aktiv in die Betreuung mit einzubeziehen.

Eltern chronisch kranker Kinder sind im Management der Erkrankung sehr erfahren und daher eventuell kritisch im Umgang mit dem Rettungsdienstpersonal. Es ist grundsätzlich ratsam, die ***Einschätzung der Eltern*** bezüglich der Erkrankung und der Unverträglichkeit von Maßnahmen ***ernst*** zu ***nehmen***. Lassen Sie sich ruhig schildern, wie die medizinische Betreuung bisher in solchen Situationen aussah.

Tab. 15 ▶ »Meilensteine« zur Abschätzung von Kindesentwicklung und -alter

aktives, sicheres Greifen	älter als 5 Monate
kann frei sitzen	8–9 Monate
kann allein stehen	älter als 10 Monate
erste Schritte	11–13 Monate
vollständige Schneidezähne	12–15 Monate
freies Laufen	älter als 18 Monate
trägt Windeln	jünger als 2–3 Jahre
kennt Vor- und Nachnamen	ab 3 Jahre
Kind mit Fahrradunfall	älter als 4–5 Jahre
Lücken im Milchgebiss	älter als 6 Jahre

7.7.2 Entwicklungsschritte im Kindesalter

Kinder und Jugendliche zeigen im Verlauf ihres Lebens einen stetigen, manchmal auch sprunghaften Wandel von Körpergröße, Gestalt und Verhaltensweisen. Parallel dazu entwickeln sich Organfunktionen und Stoffwechselvorgänge.

7.7.3 Anatomische und physiologische Besonderheiten

Nachfolgend werden die für die Vitalität wichtigsten anatomischen und physiologischen Besonderheiten im Kindesalter beschrieben und ihre Bedeutung für den Rettungsdienst aufgeführt.

7.7.3.1 *Atmung*

Der ***kindliche Kehlkopf liegt*** im Vergleich zum Erwachsenen ***höher und*** ist zusätzlich ***verkippt***. Eine maximale Überstreckung des Kopfes führt zur Verlegung der Atemwege. Folglich ist ***bei der Beatmung*** von Neugeborenen und Säuglingen die ***Neutral- oder »Schnüffelposition«*** zu ***wählen***.

Eine weitere Besonderheit im Vergleich zu Erwachsenen ist, dass die ***engste Stelle des Luftwegs nicht die Stimmbandebene***, sondern der darunter liegende Raum ist (subglottisch). Dadurch kann sich auch unter Sicht die ***Intubation schwierig*** gestalten. Die Luftröhre (Trachea) ist kurz, sodass eine einseitige Intubation leichter möglich ist.

Da die ***kindliche Schleimhaut*** auf mechanische Reizung sehr empfindlich reagiert, ***schwillt*** sie ***schneller an***. Aufgrund des geringen Durchmessers der Trachea besteht eine Neigung zu pfeifender Atemnot (Stridor), z.B. beim Kruppsyndrom.

Neugeborene und Säuglinge sind ***obligate Nasen-Atmer***. Dies bedeutet, dass z.B. Gesichtsschädelverletzungen und Schnupfen bei ihnen zu einer Störung der Atemfunktion führen können.

Als weitere Besonderheit im Zusammenhang mit der Atmung ist die höhere Stoffwechselrate zu nennen, die einen ***höheren Sauerstoffverbrauch*** bedingt. Bei Notfällen ist also ***ausreichend Sauerstoff zuzuführen***.

7.7.3.2 *Kreislauf*

Die ***Herzauswurfleistung*** bei Säuglingen ist ***frequenzabhängig***. Eine langsame Herzfrequenz (Bradykardie) stellt also einen schwerwiegenden Befund dar (meist bei Sauerstoffmangel). ***Scheinbar kleine Blutverluste*** können zum ***lebensbedrohlichen*** Schock führen, wobei klassische Schockzeichen seltener zu finden sind. Auch die Blutdruckmessung ist technisch schwieriger. Deshalb sollte die ***Erstbeurteilung über*** die ***Kapillarfüllung des Nagelbetts***, die Haut- und Schleimhautdurchblutung und die Pulsqualität der Oberarm- und Speichenschlagader erfolgen.

7.7.3.3 *Wasserhaushalt und Wärmeregulation*

Kinder besitzen eine größere Körperoberfläche bezogen auf das Körpergewicht, einen ***prozentual höheren Körperwasser-***

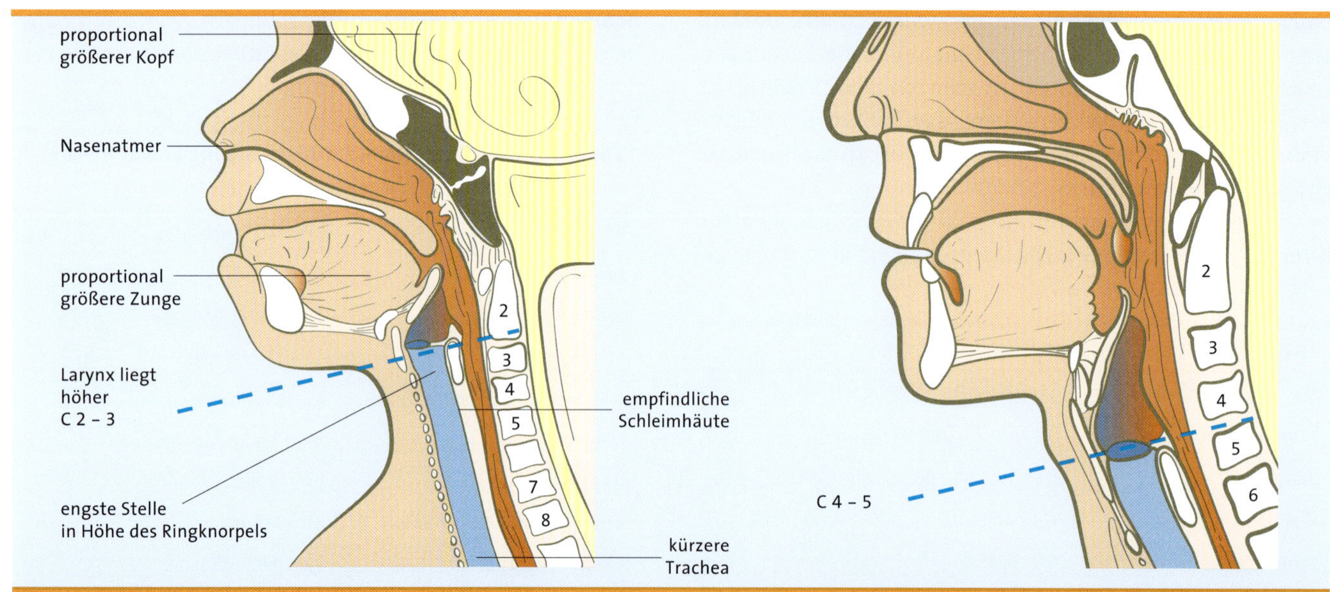

Abb. 61 ▶ Anatomie des kindlichen Bronchialbaumes (links) im Vergleich zum Erwachsenen (rechts)

anteil, weniger Energiereserven ***und labilere Temperaturregulationsmechanismen***. Sowohl ein Austrocknen als auch ein Auskühlen sind schnell möglich, daher ist immer auf eine ausreichende Wärmezufuhr zu achten.

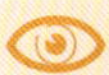

BEACHTE

Kinder können nach kurz dauernden oder nur geringen Symptomen dekompensieren. Dies erfordert engmaschige Kontrollen der Vitalfunktionen.

7.7.3.4 *Atemstörungen*

Infekte der oberen Luftwege sind die ***häufigsten akuten Erkrankungen*** im Kindesalter. Sie finden sich meist in Form eines Schnupfens mit Husten und/oder einer Mittelohrentzündung, sind aber selten ein Grund zum Eingreifen des Rettungsdienstes. Der häufigste Grund eines Notrufs ist eine akute Luftnot, meist hervorgerufen durch ein Kruppsyndrom (s. u.).

Im Folgenden werden Differenzialdiagnosen von Atemstörungen bei Kindern verschiedener Altersstufen genannt:

- ***Neugeborene:*** Atemnotsyndrom, angeborene Lungenentzündung (Pneumonie), Blutvergiftung (Sepsis), Anatmung von Fremdkörpern (Aspiration), Fehlbildungen von Atmungs- und Kreislaufsystem;
- ***Säuglinge und Kleinkinder:*** Atemwegsinfekte, Kruppsyndrom, Fremdkörperaspiration, Herzschwäche (Herzinsuffizienz), Keuchhusten, Asthma bronchiale;
- ***Schulkinder:*** Asthma bronchiale, Pneumonie, Herzinsuffizienz, Vergiftungen, Entzündung des Kehldeckels (Epiglottitis), im Brustraum gelegene Tumoren.

Gefahren. Bei zunehmender Erschöpfung verlangsamt oder verflacht sich die Atmung, ein Stridor kann leiser werden, und es zeigt sich eine Apathie bzw. Schläfrigkeit mit eventueller Bradykardie. Gerade bei jungen Säuglingen kann eine bläuliche Verfärbung der Haut (Zyanose) ausbleiben, die Hautfarbe ist stattdessen fahlgrau-blass.

7.7.4 Kruppsyndrom

Ursachen. Vom Kruppsyndrom (früher Pseudokrupp) sind am häufigsten Kinder im Alter von sechs Monaten bis zu drei Jahren betroffen. Vereinzelt erkranken auch noch Schulkinder. Meist ist die ***Schleimhautschwellung der Atemwege*** durch Viren verursacht, seltener allergisch bedingt. Wetter- und Umwelteinflüsse spielen besonders im Herbst und Winter eine begünstigende Rolle.

Gefahren. Ein ruhiges, »schlappes« oder bewusstseinsgetrübtes Kind mit Zyanose mit Kruppsyndrom ist schwer krank. Glücklicherweise ist dieser Schweregrad jedoch sehr selten. In diesem Stadium ist dann eine Überwachung auf der Intensivstation notwendig, eine Intubation ist fast nie erforderlich.

Tab. 16 ▶ Normwerte der Atmung (vereinfachte Mittelwerte)

	Atemfrequenz/min	Atemzugvolumen (ml)
Neugeborene	40–50	20–40
Säuglinge	30–40	50–100
Kleinkinder	25–30	100–200
Schulkinder	12–20	200–400

Tab. 17 ▶ Zeichen der Luftnot

jüngere Kinder	– Einziehung (zwischen den Rippen, in der Drosselgrube, am Rippenbogen bzw. Zwerchfellansatz, vgl. Abb. 62 – Nasenflügeln, häufig von Schwitzen begleitet – pfeifendes Atemgeräusch (Stridor) – exspiratorisches Stöhnen oder Giemen – beschleunigte Atmung (Tachypnoe)
ältere Kinder	– Tachypnoe, aufrechte Sitzhaltung – Einsatz der Atemhilfsmuskulatur – Stridor, exspiratorisches Stöhnen oder Giemen

Symptome. Die Symptome des Kruppsyndroms in Abgrenzung zur Epiglottitis sind in Tabelle 18 beschrieben.

Massnahmen

Standardtherapie: Eine Atemerleichterung ist schon durch die B***eruhigung von Eltern und Kind*** zu erreichen. Das Kind wird in sitzender Position durch eine Bezugsperson gehalten. Deshalb dürfen auch Mutter/Vater und Kind nicht getrennt werden, und es darf auch keine Hektik durch das Rettungsfachpersonal erzeugt werden. Dem Kind wird ***feuchte Luft zugeführt*** (Fenster öffnen oder Dusche im Badezimmer auf-

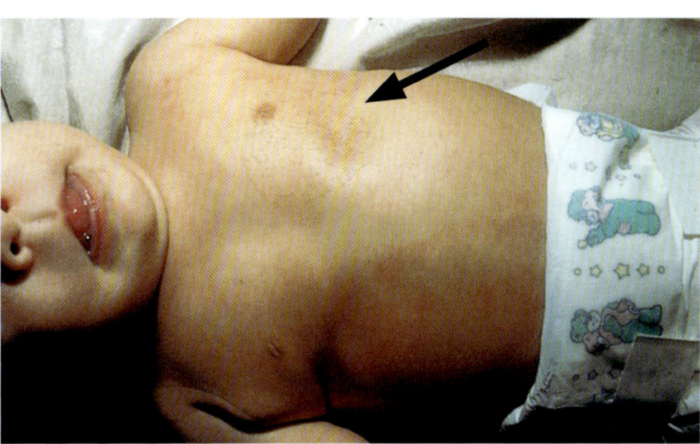

Abb. 62 ▶ Einziehung bei Dyspnoe

drehen), der Transport erfolgt möglichst in einem geeigneten Rückhaltesystem sitzend mit Mutter/Vater in der Nähe. Während der Fahrt sollen die speziellen Kinderfixierungssysteme für die Trage verwendet werden. Alternativ ist es oft möglich, den Kindersitz des jungen Patienten auf dem Betreuersitz zu fixieren.

Eine Sauerstoffinhalation (Sauerstoff vorhalten) wird nur durchgeführt, wenn sie vom Kind toleriert wird. Eine ständige Überwachung mit laufender Dokumentation muss durchgeführt werden.

Spezielle Therapie: Die spezielle Therapie erfolgt durch den Notarzt.

7.7.5 Epiglottitis

Die ***Entzündung des Kehldeckels*** (Epiglottitis) ist eine sehr seltene, aber lebensbedrohliche Erkrankung, die bis in das Erwachsenenalter auftreten kann. Im Einzelfall ist die Abgrenzung zum Kruppsyndrom schwierig.

Ursachen, Symptome. Die Symptome und Ursachen der Epiglottitis in Abgrenzung zum Kruppsyndrom sind in Tabelle 18 beschrieben.

Massnahmen

Elementarmaßnahmen: Es dürfen weder eine Racheninspektion noch andere Manipulationen erfolgen, da sie einen Herz- und Atemstillstand verursachen können. Das Kind wird sitzend gelagert und transportiert, weil beim Hinlegen die völlige ***Verlegung der Atemwege durch den massiv geschwollenen Kehldeckel droht.***

Standardtherapie: Neben der sitzenden Lagerung ist eine Sauerstoffinhalation mittels Inhalationsmaske angezeigt, wenn eine ausreichende Eigenatmung vorhanden ist. Alle Maßnahmen und Vitalparameter werden dokumentiert. Die aufnehmende Klinik und die Intensivstation sollen vorab informiert werden.

Spezielle Therapie: Die Intubation wird möglichst erst in der Klinik durch einen erfahrenen Arzt in Reanimationsbereitschaft vorgenommen. Dennoch ist für den Transport der Notarzt beizuziehen.

Tab. 18 ▶ Differenzialdiagnose: Kruppsyndrom / Epiglottitis

	Kruppsyndrom	Epiglottitis
Alter	6 Monate bis 3 Jahre	2–6 Jahre
Beginn	allmählich beginnender Infekt	akut
Ursache	Viren	Bakterien
Lokalisation	Stimmbandebene und darunter	Kehldeckel, oberhalb Stimmbandebene
Symptome		
Stimme	heiser	spricht kaum
Stridor	bei Ein- und Ausatmung	bei Einatmung
Gesicht	Mund geschlossen, Nasenflügeln	Mund offen, Speichelfluss, Schluckbeschwerden
Husten	typisch bellend	kaum
Körperhaltung	jede Position	sitzend
Fieber	fehlend bis mäßig hoch	hoch, > 39–40 °C
Allgemeinzustand	meist gering bis mäßig beeinträchtigt	schwer krank, still, ängstlich

7.7.6 Fremdkörperaspiration

Ursachen. Unter Aspiration versteht man das ***Eindringen flüssiger oder fester Fremdkörper in die tiefen Atemwege.*** Im Kindesalter kommen die meisten Aspirationen im zweiten und dritten Lebensjahr vor, bei Säuglingen nur, wenn sie, z. B. von älteren Geschwistern, mit Ungeeignetem gefüttert werden. Oft ereignen sich Aspirationen bei Schreckreaktionen oder wenn Kinder mit vollem Mund laufen und stürzen. An erster Stelle der »Fremdkörper« stehen Erdnüsse, dann kommen andere Nüsse, Bonbons, Spielzeugteile etc. Die Diagnose ist häufig schwierig.

Symptome. Symptome der Fremdkörperaspiration sind plötzlich einsetzender ***Husten, Würgereiz***, aber auch starke Hustenanfälle aus dem Wohlbefinden heraus. Hörbar kann sowohl ***in- als auch exspiratorischer Stridor*** sein, wobei der inspiratorische Stridor seltener ist. Auch weitere Zeichen der Verengung der Atemwege (Obstruktion), wie z. B. Giemen oder verlängerte Ausatmung, können auftreten. Es besteht ggf. eine Atemnot bei beschleunigter Atmung, zum Teil mit einem abgeschwächten Atemgeräusch, Brustkorbbewegungen können fehlen. Häufig schließt sich ein sogenanntes stilles Intervall an.

Massnahmen

Elementarmaßnahmen: Bei einem unauffälligen Kind mit Verdacht auf Fremdkörperaspiration erfolgt keine Maßnahme. Hustet das Kind, wird es hierbei unterstützt. Ist dies ineffektiv mit zusätzlichen Atemnotzeichen – aber ***bei Bewusstsein*** –, erhält das Kind in Kopftieflage fünf Schläge auf den Rücken. Ist dies erfolglos, werden bei Kindern > 1 Jahr fünf Abdominalkompressionen, bei Kindern < 1 Jahr fünf Thoraxkompressionen durchgeführt. Wenn hierauf keine Besserung eintritt, werden ***fünf Schläge auf den Rücken im Wechsel mit fünf Abdominal- bzw. Thoraxkompressionen*** wiederholt.

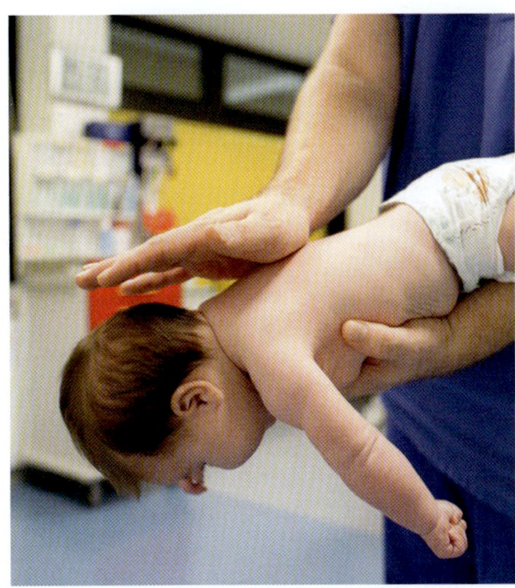
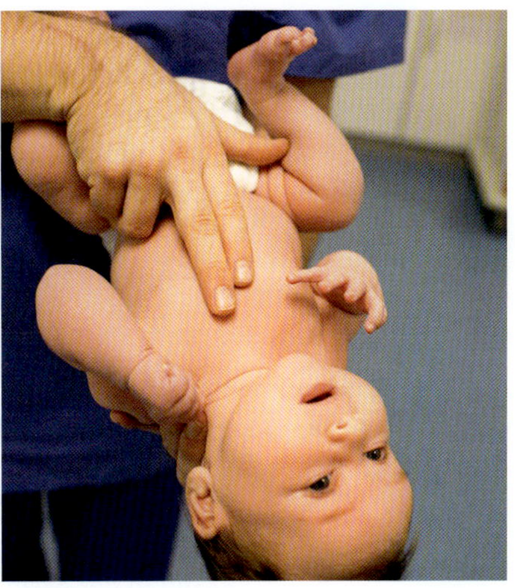
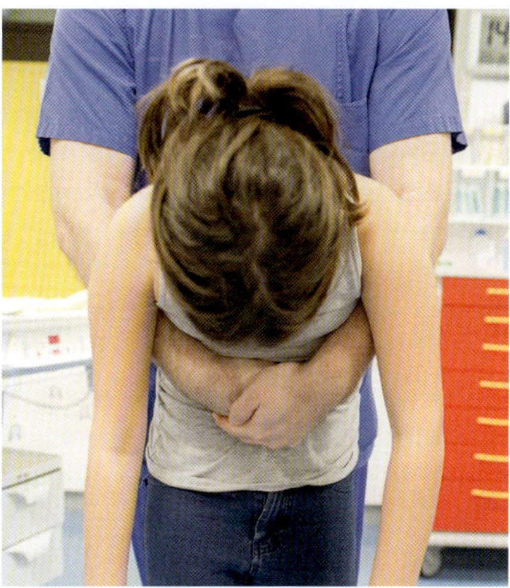

Abb. 63–65 ▶ Rückenschläge, Thoraxkompressionen und Heimlich-Manöver zur Lösung einer Aspiration

Ist das ***Kind bewusstlos***, wird es auf dem Rücken auf einer festen Unterlage gelagert. Es erfolgt ein einmaliges Auswischen des Mundes mit dem Finger. Danach folgen ***fünf Initialbeatmungen***, ***anschließend*** wird nach den Regeln der ***Ein-Helfer-Reanimation*** vorgegangen. Besteht der Anschein, dass die Atemwegsverlegung beseitigt ist, werden die Atemwege frei gemacht und überprüft. Atmet das Kind nicht, wird es weiter beatmet.

Standardtherapie: Der Transport sollte schonend, in sitzender Position mit Notarztbegleitung erfolgen. Wenn sie das Kind toleriert, wird eine Sauerstoffinhalation durchgeführt, die Vitalparameter werden ständig kontrolliert und dokumentiert. Zur Überwachung sollten ein Pulsoxymeter und ein EKG angelegt werden.

Spezielle Therapie: Der Notarzt wird je nach Zustand des Kindes eine laryngoskopische Inspektion durchführen und versuchen, den Fremdkörper mit einer Magill-Zange zu entfernen. Sollten diese Maßnahmen keinen Erfolg haben, kann der Notarzt das Kind endotracheal intubieren und versuchen, den Fremdkörper dabei in eine Lungenseite vorzuschieben. Sollte schließlich auch diese Maßnahme erfolglos sein, wäre ein Luftröhrenschnitt, z.B. eine Koniotomie, notwendig. Dies ist aber nur bei Fremdkörpern sinnvoll, die oberhalb der Stimmbandebene liegen.

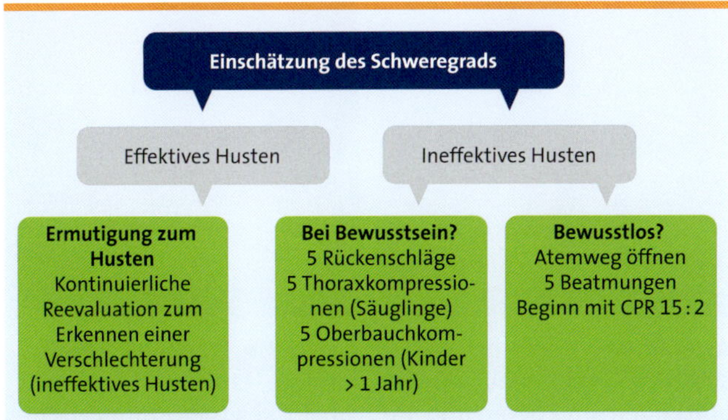

Abb. 66 ▶ Vorgehen bei Aspiration (nach ERC)

7.7.7 Plötzlicher Säuglingstod / SIDS

Ursachen. SIDS steht für »Sudden Infant Death Syndrome«, aber auch die deutschen Bezeichnungen plötzlicher Säuglingstod oder Krippentod sind gebräuchlich. Der ***Tod*** tritt dabei ***unerwartet und ohne Vorerkrankungen*** ein, und eine Obduktion erbringt keine erklärende Todesursache. Es muss ein komplexes Geschehen mit zentraler Atemregulationsstörung angenommen werden.

Bis zu zwei von 1000 Lebendgeborenen sind betroffen, davon 85 % innerhalb des ersten Lebensjahres mit einer Häufung im 2. bis 4. Lebensmonat. Die Bauchlage steigert die Häufigkeit der SIDS-Fälle. Ein erhöhtes Risiko ist ebenfalls bei ehemaligen Frühgeborenen, Mehrlingen, SIDS bei Geschwistern, Drogenabhängigkeit der Mutter, Rauchen der Mutter während und nach der Schwangerschaft, niedrigem sozialen Status und anderen Faktoren bekannt.

Massnahmen. Reanimationsmaßnahmen müssen sofort eingeleitet werden, bei sicheren Todeszeichen ist die rasche Beendigung durch den Notarzt angezeigt. Wenn von den Eltern bereits Totenflecken erkannt wurden, erfolgt keine Reanimation, weil dies nur die Schuldgefühle der Eltern verstärken würde. Auch sollte kein sinnloser Transport in die Klinik durchgeführt werden. Notwendig ist in jedem Fall die ***psychologische Betreuung der Angehörigen***, am besten durch Familienangehörige, Pfarrer oder durch einen Mitarbeiter eines KIT-Teams. Auch müssen die Eltern über die ***Notwendigkeit polizeilicher Ermittlungen*** informiert werden, da die Abgrenzung zur Kindesmisshandlung diese notwendig macht.

Bei unklaren Anfällen von Zyanose, plötzlicher Blässe, Muskelspannungsverlust, Bradykardie oder Atemstillstand wird das Kind immer mit dem Verdacht auf ein lebensbedrohliches Ereignis unter Monitoring in die Klinik gebracht.

7.7.8 Krampfanfälle

Neben einer Vielzahl von zerebralen Anfallsarten sind die wichtigsten Krampfanfälle der sogenannte Grand-mal-Krampfanfall, der Fieberkrampf und der Affektkrampf.

7.7.8.1 *Grand-mal-Krampfanfall*

Beim Grand-mal-Krampf handelt es sich um einen ***den ganzen Körper betreffenden (generalisierten) Krampfanfall mit Bewusstseinsverlust***. Eine mögliche Komplikation ist der Status epilepticus (zu Symptomen und Maßnahmen vgl. Kap. 6.5.3).

7.7.8.2 *Fieberkrampf*

Ursachen. Der Fieberkrampf ist das ***häufigste Anfallsereignis beim Kleinkind***. Drei bis fünf Prozent aller Kinder vom sechsten Lebensmonat bis zum fünften Lebensjahr erleiden einen Fieberkrampf, meist zu Beginn eines Infekts mit raschem Fieberanstieg über 38,5 °C. Eine Wiederholung im Rahmen eines anderen fieberhaften Infekts ist möglich. Ein komplizierter Fieberkrampf beginnt entweder von einem bestimmten Herd ausgehend (fokal) und dauert länger als 15 Minuten, oder das Kind zeigt nach dem Anfall Lähmungserscheinungen (Paresen).

Symptome. Symptome des Fieberkrampfes sind ***Infektzeichen***, erhöhte Körpertemperatur (> 38,5 °C rektal), ***Bewusstlosigkeit*** sowie generalisierte ***tonisch-klonische Anfälle***. Der Fieberkrampf dauert in der Regel 2 bis 5 Minuten, selten länger als eine Stunde. Auffällig ist die blassgraue, eventuell zyanotische Hautfarbe.

Die Eltern sehen selten die »zuckenden« (klonischen) Bewegungen. Sie schildern typischerweise, »das Kind habe sich steif gemacht« oder sei auffallend schlaff gewesen. Oft wird auch ein starrer Blick bzw. eine Blickabwendung oder ein Schmatzen beschrieben.

Massnahmen

Elementarmaßnahmen: Wegen des gestörten Bewusstseins muss das Kind durch Bauch- bzw. Seitenlagerung vor Aspiration und Verletzung geschützt werden.

Standardmaßnahmen: Sowohl rektal gemessene Temperatur als auch Anfallsdauer und -ablauf werden im Rettungsdienstprotokoll dokumentiert. Zur Beruhigung des Kindes sollte ein Elternteil das Kind begleiten.

Spezielle Therapie: Eine ***Fiebersenkung*** kann physikalisch ***durch kalte Umschläge*** bzw. Kühlkompressen oder medikamentös durch den Notarzt oder Hausarzt mit Zäpfchen erreicht werden. Sollte der Anfall noch bestehen, kann der Krampf durch den Notarzt medikamentös durchbrochen werden.

7.7.8.3 *Affektkrampf*

Ursachen. Beim Affektkrampf handelt es sich nicht um ein zerebrales Anfallsleiden. Hier führen Schmerz, Wut und andere Emotionen zu einem ***starken Schreien, bei dem das Kind in der Exspiration das Atmen »vergisst«***. Es kommt zur Zyanose und zu einer kurzzeitigen Bewusstlosigkeit, beim Eintreffen des Rettungsdienstes ist das Kind in der Regel wieder völlig unauffällig.

Massnahmen. Außer einer Elternberatung ist keine Therapie erforderlich. Gegebenenfalls erfolgt der Transport in die Klinik zum Ausschluss anderer Ursachen.

7.7.9 Kindesmisshandlung

Die Kindesmisshandlung ist eine nicht-zufällige psychische oder physische Gewaltanwendung, die zu schweren Verletzungen bis zum Tod, zu Entwicklungsstörungen und bleibenden Behinderungen des Kindes führen kann. Kindesmisshandlungen finden in allen sozialen Schichten statt. Schätzungen zufolge kommen 10 % aller Verletzungen im Säuglings- und Kindesalter durch Misshandlung zustande.

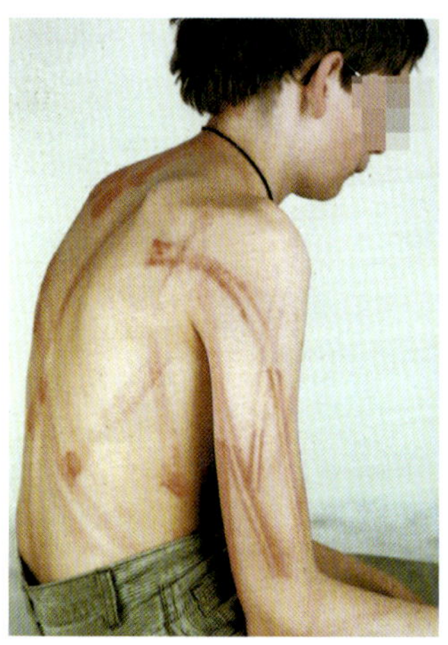

Abb. 67 ▶ Typische doppelstriemenförmige Hautunterblutungen am Rücken und am rechten Arm (beigebracht mit einem Gartenschlauch)

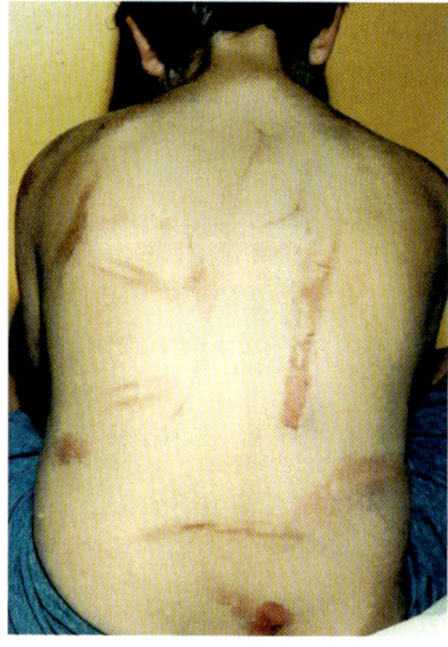

Abb. 68 ▶ Doppelstriemenförmige Hautunterblutungen am Rücken (geformte Verletzungen in misshandlungstypischer Lokalisation)

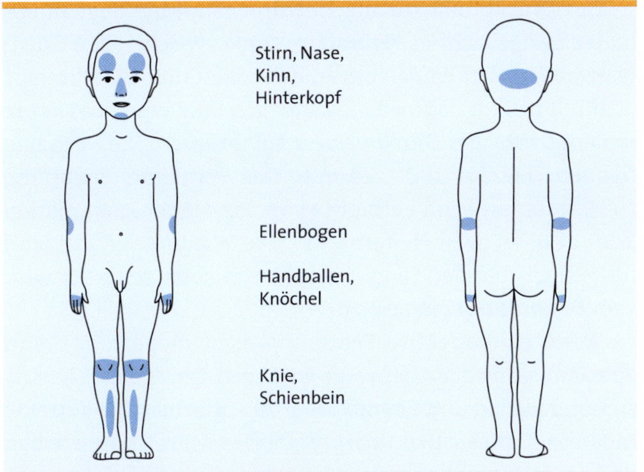

Abb. 69 ▶ Typische Verletzungsregionen bei Sturz

Hinweise und Symptome. Als möglicher Hinweis auf eine Kindesmisshandlung ist zu sehen, wenn zwischen dem Verletzungszeitpunkt und dem Ruf des Rettungsdienstes ein langes Zeitintervall liegt, wenn der behandelnde Arzt oder das Krankenhaus häufig gewechselt wurde und wenn eine ***Diskrepanz zwischen*** angeblichem ***Verletzungsmechanismus und klinischem Befund*** besteht. Typische Symptome sind:

- Vorliegen mehrerer Verletzungen verschiedenen Alters und verschiedener Art,
- erkennbarer »formender« Gegenstand wie Bisswunden, Löffelabdruck, Doppelstriemen bei Einwirkung eines stabähnlichen Gegenstands (vgl. Abb. 68),
- zerrissenes Oberlippenbändchen bei gewaltsamer Fütterung,
- nicht sichtbar: Schütteltrauma des Säuglings, bei dem durch Einreißen der Brückenvenen eine subdurale Blutung entsteht.
- Auf Vernachlässigung weisen mangelnde Körperpflege wie verfilzte Haare, Kotspuren, Abmagerung, Gedeihstörungen hin.
- Auf sexuellen Missbrauch können Juckreiz, Schmerzen oder Blutung in der Genitalregion, Bissverletzungen, Schmerzen beim Sitzen oder Laufen hinweisen.
- Ess-, Schlaf-, Sprach- und Verhaltensstörungen sind Verdachtsmomente für eine seelische Misshandlung.

Das Verhalten der Kinder ist typisch. Sie zeigen eine eigenartige ***Mischung aus misstrauischer Aufmerksamkeit und Apathie***. Auch schmerzhafte Untersuchungen lassen die Kinder scheinbar klaglos über sich ergehen. Die Kontaktaufnahme ist entweder erschwert, oder es fällt eine Distanzlosigkeit auf. Dem Misshandler gegenüber findet sich oft eine demonstrative Zuneigung, z.B. aus Furcht vor Bestrafung wegen »Ausplauderns«.

Massnahmen. Körperliche Folgen der Misshandlung werden, wenn erforderlich, behandelt. Wer Kinder schützen und Eltern helfen will, den führen Strafandrohungen nicht weiter, daher ist eine voreilige Konfrontation der Eltern mit dem Misshandlungsverdacht nicht sinnvoll.

Bei Unfällen, besonders bei Frakturen und Schädel-Hirn-Trauma, Ertrinken, Vergiftung, unklarer Bewusstlosigkeit, plötzlichem Kindstod, Verbrennung, Verbrühung oder akutem Abdomen muss stets auch an eine Kindesmisshandlung gedacht werden. Wenn möglich, sind die Eltern getrennt zum Unfallhergang zu befragen; widersprechen sich deren Angaben, kann dies auf eine Misshandlung hindeuten. Es ist ***unbedingt eine stationäre Aufnahme anzustreben und*** der ***Klinik*** gegenüber ***der Verdacht zu begründen*** (ggf. Einschaltung der Polizei, wenn Eltern die Klinikeinweisung verweigern). Die Adressen bzw. Telefonnummern von Kinderschutzzentren und Familienfürsorge sollten in der Bereichsleitstelle ausliegen.

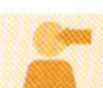 **MERKE**

Wichtig für das Rettungsfachpersonal ist, dass das Ignorieren eines Verdachts der Kindesmisshandlung bedeutet, dass das betroffene Kind weiterhin misshandelt wird, vielleicht sogar verstirbt oder zum »Misshandler von morgen« wird (sog. soziale Vererbung).

7.7.10 Reanimation im Kindesalter

Im Kindesalter ist ***meist ein Atemstillstand Auslöser*** des Kreislaufstillstands. Bei Schulkindern sind mehrheitlich Verletzungen Ursache des Kreislaufstillstands, während im Säuglingsalter plötzlicher Säuglingstod, Herzfehler, Atemwegserkrankungen und weitere Ursachen überwiegen.

7.7.10.1 *Reanimation von Säuglingen*

Im Rahmen der Wiederbelebungsmaßnahmen wird von der Geburt bis zum 12. Lebensmonat von einem Säugling gesprochen.

Die Überprüfung des Bewusstseins erfolgt durch Ansprache, Berühren am Arm oder der Hand und durch einen Schmerzreiz. Reagiert der Säugling nicht, wird von einer Bewusstlosigkeit ausgegangen und der Notarzt alarmiert.

Anschließend wird der Kopf nicht maximal überstreckt, sondern in die »Schnüffelposition«, auch »Neutralposition« genannt, gebracht. Nun wird durch »Hören, Sehen und Fühlen« für die Dauer von maximal 10 Sekunden überprüft, ob eine ausreichende Spontanatmung vorliegt. Wenn der Säugling normal atmet, wird er in die Bauch-Seitenlage gebracht und der Kopf zur Seite gedreht. Die Eigenatmung ist fortlaufend zu kontrollieren.

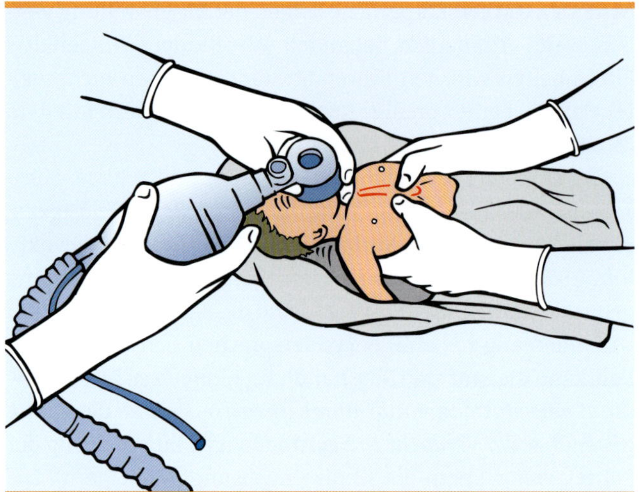

Abb. 70 ▶ Beatmung und Thoraxkompressionen beim Neugeborenen (nach ERC)

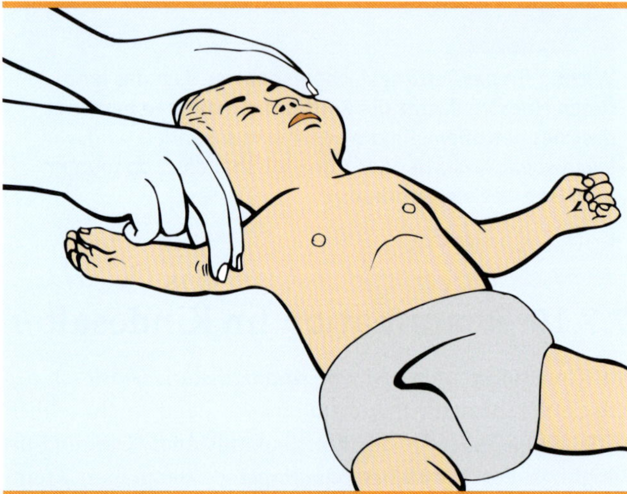

Abb. 71 ▶ Technik der Pulskontrolle beim Säugling an der Arteria brachialis

Wenn der Säugling keine normale Atmung aufweist, wird er ***fünfmal beatmet***, dabei soll sich der Brustkorb (Thorax) jedes Mal heben und senken. Im Anschluss an die fünf Beatmungen erfolgt nochmals eine Atemkontrolle, und der wird Puls an der Innenseite des Oberarms getastet.

Liegt die ***Pulsfrequenz unter 60/min*** (dies entspricht bei einem Säugling hämodynamisch einem Atem-Kreislauf-Stillstand), oder liegt ein Atem-Kreislauf-Stillstand vor, wird unverzüglich mit der ***Wiederbelebung*** begonnen.

Bei einer Pulsfrequenz über 60/min und ohne ausreichende Eigenatmung wird der Säugling 12–20 mal/min beatmet und alle zwei Minuten der Kreislauf kontrolliert.

Bei einer Pulsfrequenz über 60/min und mit ausreichender Eigenatmung werden alle zwei Minuten Atmung und Kreislauf kontrolliert.

Der Druckpunkt für die Herzdruckmassage liegt unterhalb einer gedachten Verbindungslinie zwischen den Brustwarzen. Mit den Fingerspitzen des Zeige- und Mittelfingers oder mit beiden Daumen als Zangentechnik wird der ***Thorax um ein Drittel des Durchmessers komprimiert***. Die Massagefrequenz beträgt 100–120/min. Das Verhältnis Beatmung zu Herzkompression beträgt bei der Ein-Helfer-Reanimation 2:30 und bei zwei Helfern 2:15. Die Wiederbelebung wird fortgesetzt, bis der Säugling Lebenszeichen zeigt. Es wird ***kein Defibrillator*** eingesetzt.

Wenn eine effektive Beatmung nicht möglich ist, kann eine Verlegung der Atemwege vorliegen. Die Atemwege sind zu untersuchen und Fremdkörper zu entfernen. Die korrekte Lage des Kopfes ist zu überprüfen: Das Kinn ist angehoben und der Hals nicht zu weit überstreckt.

7.7.10.2 *Reanimation von Kindern*

Im Rahmen der Wiederbelebungsmaßnahmen wird vom 1. Lebensjahr bis zum Beginn der Pubertät von einem Kind gesprochen.

Die Überprüfung des Bewusstseins erfolgt durch Ansprache, Berühren am Arm oder der Hand und durch einen

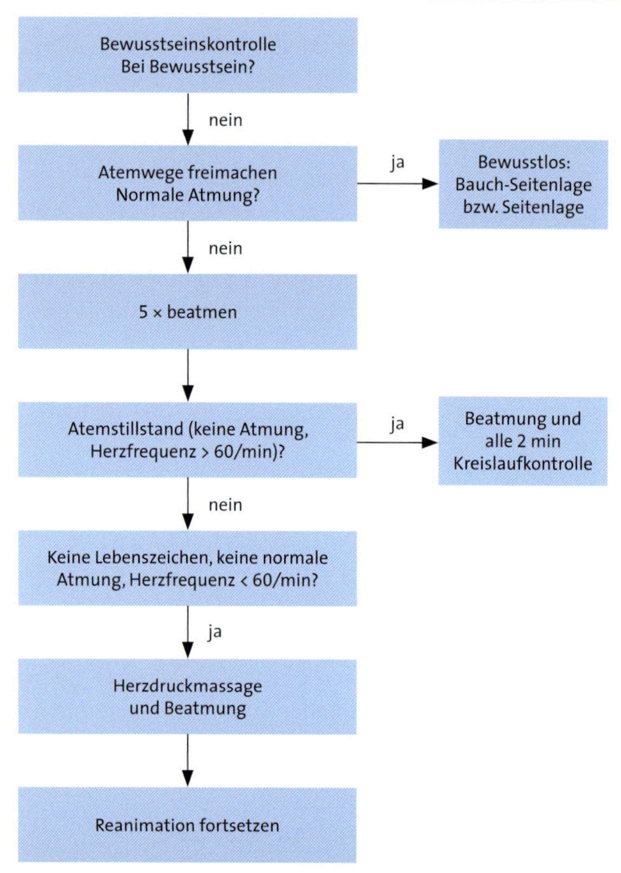

Abb. 72 ▶ Säuglings- und Kinderreanimation

Schmerzreiz. Reagiert das Kind nicht, wird von einer Bewusstlosigkeit ausgegangen und der Notarzt alarmiert.

Anschließend wird der Kopf geringfügig nackenwärts überstreckt. Nun wird durch »Hören, Sehen und Fühlen« für die Dauer von maximal 10 Sekunden überprüft, ob eine ausreichende Spontanatmung vorliegt. Wenn das Kind normal atmet, wird es in die stabile Seitenlage gebracht und der Kopf zur Seite gedreht. Die Eigenatmung ist fortlaufend zu kontrollieren.

Wenn das Kind keine normale Atmung aufweist, wird es ***fünfmal beatmet***, dabei soll sich der Brustkorb (Thorax) jedes Mal heben und senken. Im Anschluss an die fünf Beatmungen erfolgt nochmals eine Atemkontrolle, und der Puls wird an der Halsschlagader getastet.

Bei einer ***Pulsfrequenz unter 60/mi***n oder einem Atem-Kreislauf-Stillstand wird mit der ***Wiederbelebung*** begonnen.

Bei einer Pulsfrequenz über 60/min und einer nicht ausreichenden Eigenatmung wird das Kind 12–20 mal/min beatmet und alle zwei Minuten der Kreislauf kontrolliert.

Bei einer Pulsfrequenz über 60/min und einer ausreichenden Eigenatmung werden dem Kind mit einer geeigneten Inhalationsmaske 6–8 l Sauerstoff verabreicht und alle zwei Minuten Atmung und Kreislauf kontrolliert.

Der Druckpunkt für die Herzdruckmassage liegt in der Mitte des Brustkorbes. Mit dem Ballen einer Hand wird der Thorax um ein Drittel des Durchmessers komprimiert. Die Massagefrequenz beträgt 100–120/min. Das Verhältnis Beatmung zu Herzkompression beträgt bei der Ein-Helfer-Reanimation 2:30 und bei zwei Helfern 2:15. Die Wiederbelebung wird fortgesetzt, bis das Kind Lebenszeichen zeigt. Nach zwei Minuten Wiederbelebung kann der Defibrillator zur Anwendung kommen, hierbei sind die Herstellerangaben zu berücksichtigen. Für Kinder stellen viele Hersteller eigene Elektroden zur Verfügung.

7.7.10.3 *Beutel-Masken-Beatmung*

Die Beatmung bei Neugeborenen und Säuglingen erfolgt in der ***Neutralstellung des Kopfes***, allenfalls wird die Überstreckung des Kopfes leicht angedeutet (»Schnüffelposition«). Wichtig ist das Vorziehen des Unterkiefers, damit der Zungengrund angehoben wird und sich die Atemwege entfalten. Dabei darf der Zungengrund jedoch nicht durch die den Unterkiefer hochhaltenden Finger eingedrückt werden, da sonst eine Atemwegsverlegung erzielt werden kann. Wichtig ist die ***richtige Größenauswahl der Beatmungsmaske***. Die richtig ausgewählte Beatmungsmaske sitzt dicht, sie darf dabei nicht auf die Augen drücken. An den Beatmungsbeutel wird ein Sauerstoffreservoir in Form eines Faltenschlauchs oder Reservoirbeutels angeschlossen. Der Sauerstoff wird bei Säuglingen mit 6–8 und bei Kindern mit 10–15 l/min eingeleitet. Auf diese Weise kann das Kind mit fast 100% Sauerstoff beatmet werden.

TAB. 19 ▶ Maskengrößen

Größe 0	Frühgeborene/Neugeborene
Größe 1	Säuglinge/Neugeborene
Größe 1–2	Kleinkinder
Größe 3	Schulkinder

BEACHTE

Für die Kinderreanimation stehen verschiedene Beutelgrößen zur Verfügung. Es sollte immer der für die jeweilige Altersgruppe entsprechende Beutel eingesetzt werden (ab Säuglingsalter Beutelvolumen > 450 ml), da sonst die Gefahr besteht, dass das Kind mit einem zu kleinen Beatmungsbeutel, dafür aber mit zu hohem Druck beatmet wird.

LITERATUR:

Brugger H, Putzer G, Paal P (2013) Akzidentelle Hypothermie. In: Anaesthesist 62: 624-631.

Campbell JE, Alson RL (2018) Präklinische Traumatologie. 8. Aufl. Hogrefe, Bern.

Dietrich AM, Shaner S, Campbell JE (Hrsg.) (2012) Präklinische Traumatologie bei Kindern. 3. Aufl. Pearson, München.

Dudenhausen JW (2018) Praktische Geburtshilfe. 22. Aufl. de Gruyter, Berlin.

Flake F, Scheinichen F (2019) Kindernotfälle im Rettungsdienst. 6. Aufl. Springer, Heidelberg.

Hildebrandt S, Göbel E (2018) Geburtshilfliche Notfälle: vermeiden, erkennen, behandeln. 2. Aufl. Hippokrates, Stuttgart.

Knacke PG et al. (Hrsg.) (2018) Das Trauma-Buch. Präklinische Versorgung Verletzter. 3. Aufl. Stumpf + Kossendey, Edewecht.

NAEMT (Hrsg.) (2016) Präklinisches Traumamanagent: Prehospital Trauma Life Support (PHTLS). 3. Aufl. Urban & Fischer bei Elsevier, München.

Nicolai T, Hoffmann F (2021) Pädiatrische Notfall- und Intensivmedizin. 6. Aufl. Springer, Heidelberg.

Oestern HJ (Hrsg.) (2008) Das Polytrauma: präklinisches und klinisches. Urban & Fischer bei Elsevier, München.

Schmit-Neuerburg K-P, Towfigh H, Letsch R (2001) Tscherne Unfallchirurgie II: Ellenbogen, Unterarm, Hand. Springer, Berlin.

Uhl B (2018) Gynäkologie und Geburtshilfe compact. 6. Aufl. Thieme, Stuttgart.

Walter M, Lang U (2022) Psychiatrische Notfälle: Erstdiagnostik, Erstmaßnahmen, Einweisungsrichtlinien. 3. Aufl. Ecomed Medizin, Landsberg a.L.

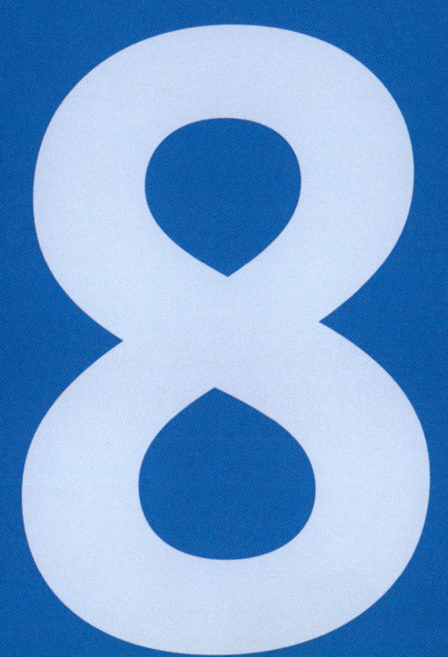

8 Defibrillation mit halbautomatischen Geräten

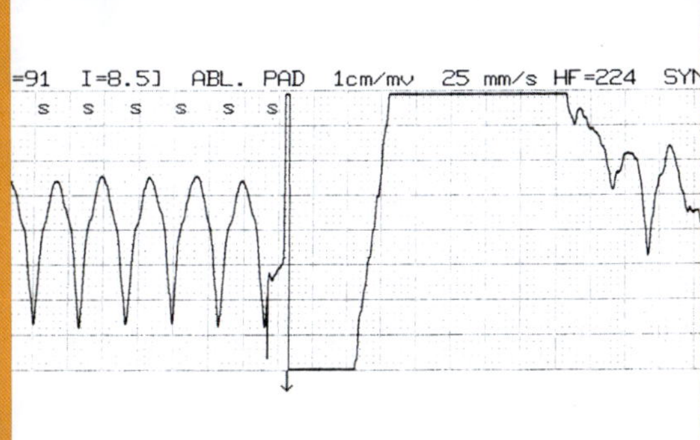

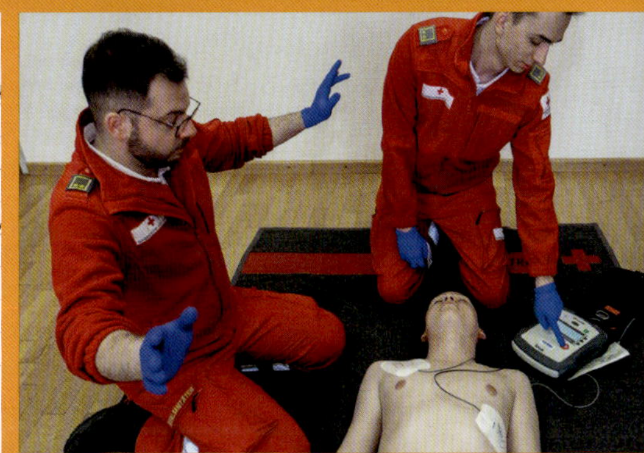

Inhalt:

8.1 Grundlagen

Peter Hansak, Berthold Petutschnigg

Der ***Herztod ist*** in den westlichen Zivilisationsländern die ***häufigste Todesursache***. Allein in Österreich sterben jährlich ca. 4500 Menschen an den Folgen eines akuten Myokardinfarkts. Von diesen Patienten haben 40 % primär, als sofortige Folge auf den Infarkt, eine ventrikuläre Tachykardie und 18 % Kammerflimmern, die nur durch eine sofortige Defibrillation behoben werden können (vgl. Kap. 6.1.4.2). Als ***Defibrillation*** bezeichnet man die ***Abgabe eines kontrollierten elektrischen Gleichstromes mit dem Ziel, alle Zellen des Myokards gleichzeitig zu depolarisieren***. Dadurch beginnt bei allen Zellen zeitgleich die Phase der »Nicht-Erregbarkeit«. Auf diese Weise müsste unter normalen Umständen der Sinusknoten als erstes Zentrum erneut in der Lage sein, einen elektrischen Reiz zu bilden und wieder die Schrittmacherfunktion des Herzens zu übernehmen.

Bei Automatisierten Externen Defibrillatoren (AED, halbautomatischer Defibrillator) wird der defibrillationspflichtige ***Herzrhythmus durch*** das ***Gerät erkannt***. Der ***Stromstoß*** muss aber ***durch den Anwender*** abgegeben werden. Die heute üblichen Geräte verfügen über eine nahezu hundertprozentige Sensitivität gegenüber Kammerflimmern. So ist die Gefahr der Fehlbehandlung für den Patienten durch den Sanitäter nicht gegeben.

Nach Empfehlung des European Resuscitation Council (ERC) und der Europäischen Norm (EN) 1789 sollte jeder Krankenkraftwagen in Europa halbautomatische Defibrillatoren, so den Sanitätern die Anwendung von manuellen Defibrillatoren gestattet ist, mit sich führen.

An der Bedeutung der Frühdefibrillation für das Überleben des Patienten besteht heute kein Zweifel mehr. So bezeichnen das ERC und die AHA (American Heart Association) die ***frühestmögliche Defibrillation eines flimmernden Herzens*** auch ***als »Goldstandard« in der Wiederbelebung***. Aus diesem Grund wird neben der Defibrillation durch Sanitäter auch jene durch Laien (Public Access Defibrillation – PAD) in allen europäischen Ländern gefördert. In Österreich stellt die Anwendung von halbautomatischen Defibrillatoren durch Laien kein juristisches Problem mehr dar und greift immer weiter um sich. Hinzu kommt, dass die Geräte immer kleiner und billiger werden. In den letzten Jahren wurden österreichweit mehr als 4000 halbautomatische Defibrillatoren in Firmen oder öffentlichen Bereichen zur Unterstützung von Ersthelfern angebracht. Daher müssen Sanitäter damit rechnen, zu Reanimationen gerufen zu werden, bei denen bereits ein halbautomatischer Defibrillator zur Anwendung gekommen ist.

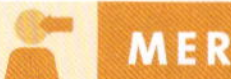

Bei jedem Einsatz mit dem Einsatzstichwort »reglose Person« ist neben Absauger, Sauerstoff und Beatmungsbeutel immer auch der halbautomatische Defibrillator zum Patienten mitzunehmen.

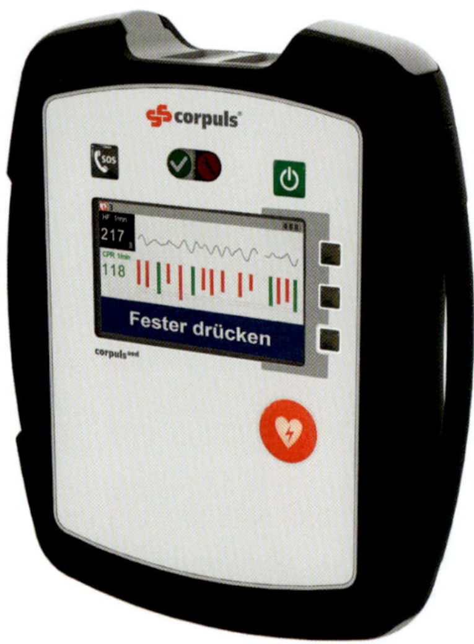

Abb. 1 ▶ AED mit EKG-Kurve

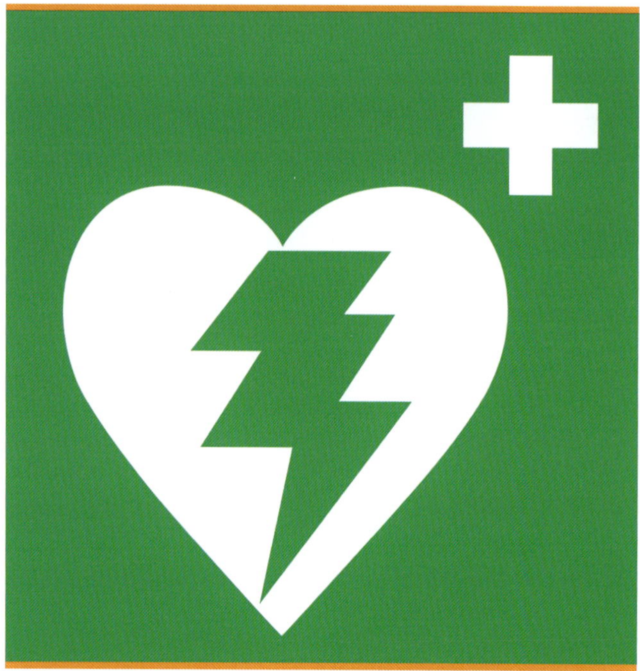

Abb. 2 ▶ Kennzeichnung für den Standort eines Defibrillators nach ÖNorm

8.2 Erregungsbildungs- und Erregungsleitungssystem

Jens Peters, Mike Hallanzy

Die Pumpleistung lässt sich durch das perfekte Zusammenspiel zwischen dem Erregungsbildungs-/Erregungsleitungssystem und dem Herzmuskelgewebe (Myokardgewebe) erklären. Beim ***Myokardgewebe*** handelt es sich um sogenannte autonome (eigengesetzliche) Muskulatur. Das bedeutet: Sie ist ***von den Befehlen des zentralen Nervensystems (ZNS) weitgehend unabhängig***. Würde man das ZNS also ausschalten, so könnte das Herz weiterschlagen, und zwar in einer typischen Frequenz (Herzfrequenz) von 60–80 Schlägen pro Minute. Dieses Phänomen bezeichnet man als ***Autorhythmie***. Verantwortlich für diese konstante Frequenz ist der übergeordnete ***Impulsgeber für alle*** anderen ***Herzmuskelzellen: der Sinusknoten***.

Der ***Sinusknoten*** besteht aus spezialisierten Herzmuskelzellen, nicht aus Nervengewebe. Er bildet in einer Frequenz von 60–80 pro Minute elektrische Impulse, die er an seine Umgebung abgibt. Die Umgebung ist das Herzmuskelgewebe des rechten und linken Vorhofs. Der Sinusknoten selbst befindet sich im rechten Vorhof, etwa an der Mündung der oberen Hohlvene. ***Durch die Abgabe der elektrischen Impulse*** des Sinusknotens ***wird die Muskulatur beider Vorhöfe erregt***. Dabei wird der Impuls von Muskelzelle zu Muskelzelle weitergeleitet, bis schließlich alle Vorhofmuskelzellen erregt sind. Auf diese Erregung erfolgt üblicherweise ein Zusammenziehen der Muskulatur (Kontraktion), wodurch das Blut der Vorhöfe durch die Segelklappen in die Kammern gedrückt wird.

Mit einer gewissen Verzögerung wurde bereits vor der Kontraktion der Vorhofmuskulatur der ***elektrische Impuls über den AV-Knoten*** (Atrioventrikularknoten) auch ***in Richtung Kammer weitergeleitet***. Die Bezeichnung Atrio- (Atrium = Vorhof) -ventrikular- (Ventrikel = Kammer) -knoten bezieht sich auf seine Lage zwischen rechtem Vorhof und rechter Kammer auf Höhe der Trikuspidalklappe. Der AV-Knoten hat die Funktion, den Impuls kurzzeitig aufzuhalten, um eine Kontraktion der Vorhofmuskulatur und damit einen Bluttransport in die Kammern vor der Kontraktion der Kammermuskulatur zu ermöglichen. Seine Funktion ist somit mit der eines »Schrankenwärters« vergleichbar, der eine Passage des Impulses erst nach einer zeitlichen Verzögerung zulässt. Der Impuls wird nun ***über das His-Bündel in die Tawara-Schenkel weitergeleitet***. Wir finden einen rechten Tawara-Schenkel, der die Muskulatur der rechten Kammer versorgt, und einen linken Tawara-Schenkel (geteilt in einen vorderen und hinteren Ast), der die Muskulatur der linken Kammer versorgt. Die Tawara-Schenkel gehen in die ***Purkinje-Fasern*** über, die ein verzweigtes Netz in der Kammermuskulatur bilden. Von den Purkinje-Fasern, aber auch von den Tawara-Schenkeln wird der Impuls an die Muskelzellen der Kammern übergeleitet. Dabei wird zunächst die Muskulatur der Herzscheidewand, danach die Muskulatur der Herzspitze und schließlich die übrige Muskulatur beider Kammern erregt.

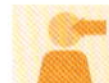

MERKE

Das beschriebene System aus Sinusknoten, AV-Knoten, His-Bündel, Tawara-Schenkeln und Purkinje-Fasern wird als Erregungsbildungs- und Erregungsleitungssystem des Herzens bezeichnet.

Es handelt sich hierbei nicht um Nervengewebe, sondern um spezialisierte Herzmuskelzellen, die Reize bilden und weiterleiten können, Fähigkeiten, die wir sonst nur bei Nervenzellen finden. Auch alle übrigen, nicht zum Erregungsbildungs- und Erregungsleitungssystem gehörenden Herz-

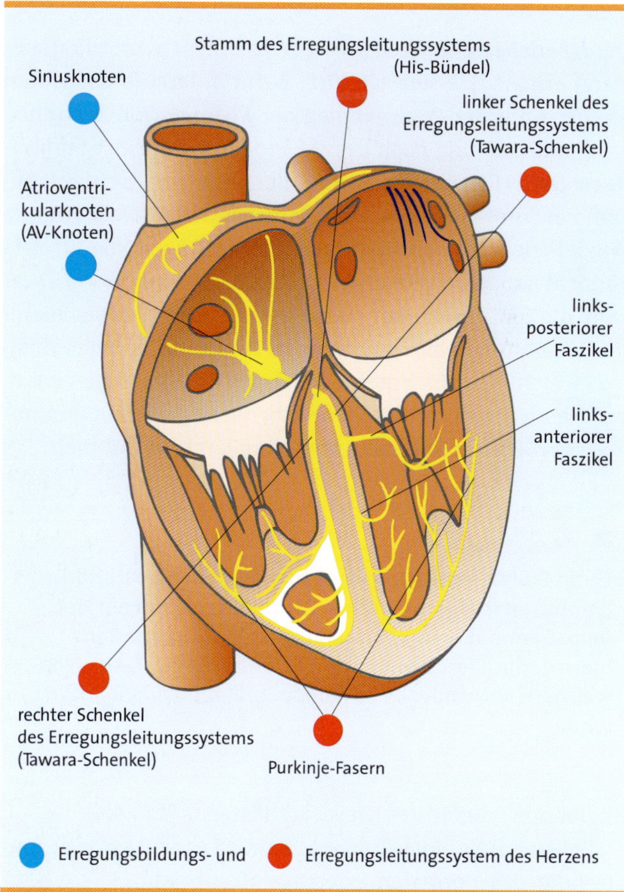

Abb. 3 ▶ Erregungsbildungs- und Erregungsleitungssystem des Herzens

muskelzellen sind in der Lage, Impulse zu bilden und schnell weiterzuleiten. Diese Fähigkeit wird jedoch im Regelfall von der intakten Funktion des Erregungsbildungs- und Erregungsleitungssystems »unterdrückt«.

Fällt der Sinusknoten (primärer Schrittmacher) als Schrittmacher des Herzens aus, kann diese Aufgabe der AV-Knoten (sekundärer Schrittmacher) übernehmen. Sollte auch dieser die Funktion nicht aufrechterhalten können, so ist eine geordnete Herzaktion durch die Reizbildung im His-Bündel bzw. Tawara-Schenkel oder in den Purkinje-Fasern (tertiärer Schrittmacher) möglich. Die Frequenz dieser Schrittmacher nimmt jedoch in ihrer Reihenfolge ab: Der Sinusknoten leistet eine Ruhefrequenz von 60–80 Impulsen pro Minute, der AV-Knoten eine Frequenz von 40–50 Impulsen pro Minute und die tertiären Schrittmacher lediglich eine Frequenz von 20–40 Impulsen pro Minute.

Der Körper ist in der Lage, über sein vegetatives Nervensystem Einfluss auf verschiedene Leistungen des Herzens zu nehmen. So können der Sympathikus und der N. vagus (Hauptnerv des Parasympathikus) die Herzfrequenz, die Kontraktionskraft der Herzmuskelzellen (Schlagkraft) und die Erregungsleitungsgeschwindigkeit beeinflussen.

Mittels komplizierter Regelmechanismen ist also eine Anpassung der Herzleistung an das aktuelle Leistungsniveau des Körpers möglich.

8.3 Formen des Kreislaufstillstands

Peter Hansak, Berthold Petutschnigg

Die ***Überlebenschance*** bei einem plötzlichen Kreislaufstillstand ***erhöht sich nachweislich***, ***wenn*** innerhalb der ersten Minuten mit den Maßnahmen der ***Reanimation begonnen*** wird, ***und*** hat eine noch bessere Prognose ***bei einer frühzeitigen Defibrillation***, da in 80 % der Fälle der Kreislaufstillstand in Form eines Kammerflimmerns auftritt. Jede Minute Wiederbelebung ohne Defibrillation verringert die Erfolgsaussicht auf den positiven Ausgang einer Reanimation. Zwar kann die Zeit, die ein Kammerflimmern bei erfolgloser Reanimation bestehen bleibt (und so die Aussicht auf eine erfolgreiche Defibrillation erhöht), durch die Herzmassage verlängert werden, jedoch besteht bereits nach ca. 10 Minuten nur noch bei 50 % der Patienten weiterhin Kammerflimmern.

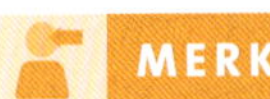

Unter Frühdefibrillation versteht man daher die Defibrillation zum frühestmöglichen Zeitpunkt, zu dem ein Notfallpatient mit einem Kreislaufstillstand/Kammerflimmern defibrilliert werden könnte, unabhängig davon, von welchem Anwender diese Frühdefibrillation durchgeführt wird.

Es gibt drei Formen des Kreislaufstillstands (s. Tab. 1).

Bei einem ***Kammerflimmern*** handelt es sich um eine Entgleisung des normalen Erregungsablaufs am Herzmuskel. Aufgrund verschiedener Ursachen kann der Sinusknoten seiner Aufgabe als Schrittmacher des Herzens nicht mehr nachkommen, da sich viele verschiedene, unkoordinierte Erregungszentren am Herzen bilden. Die Muskelfasern des Herzmuskels ziehen sich entsprechend der Impulsrate des nächstliegenden Erregungsbildungszentrums, von dem es bei einem flimmernden Herzen unzählige gibt, zusammen, wodurch ein ***kontrolliertes Zusammenziehen aller Herzmuskelzellen*** (= physiologischer Herzschlag) und damit eine Kontraktion des Herzens unmöglich werden. Am EKG kann hierbei eine ***Herzfrequenz von bis zu 350/min*** angezeigt werden. Eine Form des Kammerflimmerns ist das ***Kammerflattern***. Hierbei handelt es sich um eine ***rasche Folge relativ regelmäßiger Herzkammeraktionen*** mit einer Frequenz von ***200 - 350***/min. Unbehandelt, d.h. ohne Defibrillation, geht das Kammerflattern fließend in ein Kammerflimmern über.

Im Erscheinungsbild dem Kammerflimmern ähnlich ist die ***Kammertachykardie (ventrikuläre Tachykardie)***. Hierbei kommt es bei einer geordneten Erregung des Herzens zu einer sehr hohen Frequenz, damit nur zu einer mangelhaften, also nicht vollständigen Kontraktion und deshalb in den meisten Fällen zu keiner ausreichenden Füllung und keinem ausreichenden Auswurf des Herzens. In manchen Fällen können Patienten mit einem solchen Rhythmus noch bei Bewusstsein sein, daher zählt die Kammertachykardie nicht zu den Formen des Kreislaufstillstands. Unbehandelt führt die Kammertachykardie zum Kammerflimmern. Alle halbautomatischen Defibrillatoren stufen eine Kammertachykardie, meist ab einer Frequenz von 180/min, als defibrillationswürdigen Rhythmus ein. Dies entspricht für solche Notfallpatienten dem Behandlungsschema, das auch ein Notarzt mit einem manuellen Defibrillator im Sinne einer Kardioversion (pulsgeführte »Defibrillation«) durchführen würde.

Tab. 1 ▶ Formen des Kreislaufstillstands

Bezeichnung	Erregung am Herzen	EKG-Bild
Asystolie	keine elektrische Aktivität und keine Kontraktion des Herzmuskels	
Pulslose elektrische Aktivität (PEA)	vereinzelte elektrische Impulse ohne Kontraktion des Herzens	
Kammerflimmern	ungerichtete Aktivitäten mit unkoordinierten Zuckungen der Herzmuskulatur, ohne Kontraktion des Herzens	

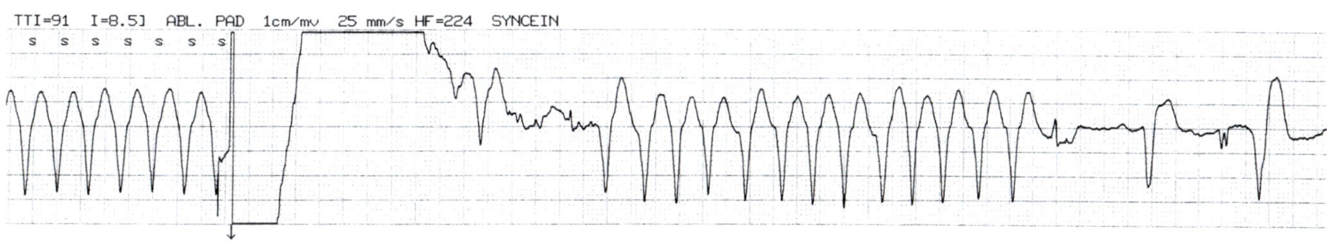

Abb. 4 ▶ Kardioversion

Als ***Kardioversion*** bezeichnet man eine ***Defibrillation mit reduzierter Joulezahl***, bei der die Energie ***synchron zum Herzrhythmus*** abgegeben wird. Sie dient zur Therapie instabiler ventrikulärer oder supraventrikulärer Tachykardien (supraventrikulär = mit Erregungsursprung in den Vorhöfen). Die Energie wird zeitlich genau während der Ventrikeldepolarisation (im EKG während der R-Zacke) abgegeben. Meist erfolgt sie bei Patienten in Kurznarkose.

Da als Indikation für die Anwendung des Defibrillators das Fehlen von Lebenszeichen am Patienten (Notfalldiagnose Atem-Kreislauf-Stillstand) vorgegeben ist, kann auch in den wenigen Fällen, in denen Patienten mit einer ventrikulären Tachykardie und einer Frequenz von über 180 Schlägen pro Minute ansprechbar sind, kein Fehler passieren.

8.4 Funktion eines halbautomatischen Defibrillators

Da einmal auftretendes Kammerflimmern nicht spontan reversibel ist, benötigt das Herz einen ***Stromstoß, der die*** ungeordnete Erregungsbildung der ***Herzmuskelzellen*** durchbrechen und diese ***»synchronisieren« kann***, wodurch der Sinusknoten wieder in die Lage versetzt wird, die Schrittmacherfunktion des Herzens zu übernehmen. Ein solcher Stromstoß wird bei der Defibrillation über zwei auf dem Brustkorb des Notfallpatienten platzierte Elektroden abgegeben. In ihrer Funktionsweise werden für die Defibrillation ***drei Arten von Geräten*** unterschieden: ***manuelle, halbautomatische und automatische Defibrillatoren***. Bei automatischen Defibrillatoren handelt es sich in erster Linie um implantierte Defibrillatoren, jedoch gibt es bereits automatische Defibrillatoren für den allgemeinen Gebrauch, die sich aber gegen halbautomatische Geräte noch nicht durchsetzen konnten.

Ein halbautomatischer Defibrillator führt den Anwender mittels Sprache durch die Reanimation. Zur Sicherheit wird der zuletzt gesprochene Satz auch auf einem Display angezeigt. Über eine Zeiterfassung sorgt das Gerät für die Einhaltung der Intervalle bei der Wiederbelebung (z. B. zwei Minuten CPR). Überschneidet sich eine Anweisung des AED mit den Maßnahmen der CPR, so ist die jeweilige Aktion – Beatmung oder Herzmassage – in der vorgeschriebenen Anzahl zu beenden.

Die ***Ableitung des EKG*** zur Analyse ***und*** die ***folgende Defibrillation*** erfolgen in der Regel ***über Klebeelektroden***. Die Ermächtigung zur eigenverantwortlichen Defibrillation durch den Rettungssanitäter ist nicht an die Art der Elektroden, sondern an den halbautomatischen Defibrillator gebunden und könnte daher auch mittels Paddles durchgeführt werden. Das Gerät überprüft vor der Messung des EKG den ausreichenden Kontakt der Elektroden mit dem Brustkorb über den Körperwiderstand. Ein zur Analyse abgeleitetes EKG wird in Segmente unterteilt und von einer speziellen Software im Defibrillator ausgewertet. Die Kriterien der Beurteilung der EKG-Segmente sind deren Amplitude, deren Flankensteilheit und die Frequenz. Bei einem positiven Ergebnis (Kammerflimmern, Kammerflattern oder ventrikuläre Tachykardie mit der vorgegebenen Frequenz) wird die Schockenergie nach festgelegten Kriterien bereit estellt. Sobald der automatische Ladevorgang abgeschlossen ist (angezeigt durch lauten Dauerton), kann der Anwender den Schock auslösen. Wird kein Schock ausgelöst, erfolgt eine sichere interne Entladung.

Die Sprachführung der halbautomatischen Defibrillatoren fordert den Anwender in der Analysephase auf, den Patienten nicht zu bewegen bzw. zu berühren. Auf diese Weise sollen mögliche Fehlinterpretationen des EKG durch Bewegungsartefakte wie z. B. Fahrzeugbewegungen oder die Herzdruckmassage vermieden werden. Zwar können bereits die meisten Geräte solche Artefakte aus dem EKG herausfiltern, dennoch ***soll der Patient während des Analysevorgangs nicht bewegt werden***, da im Zweifelsfall keine Defibrillation zugelassen wird. Moderne Geräte führen alle 24 Stunden selbstständig und zusätzlich bei jeder Inbetriebnahme einen Selbsttest durch. Erkennt das Gerät einen Fehler, lässt es sich nicht in Betrieb nehmen. Immer mehr Geräte werden nur noch mit Batterien oder mit extern zu ladenden Akkumulatoren verwendet. Daher ist zu bedenken, dass neben der nor-

Tab. 2 ▶ Defibrillatoren nach Funktionsweise

Beschreibung	manuell	halbautomatisch	automatisch
Sprachführung	nein	ja	ja
Textführung	nein	ja	ja
Automat. Flimmererkennung	nein	ja	ja
Freie Energiewahl	ja	nein	nein
Wechsel zwischen manuellem und halbautomatischem Betrieb	halbautom. als Zusatzoption	manuell als Zusatzoption (Arzttaste)	nein
Schockauslösung manuell	ja	ja	nein
Ärztliche Maßnahme	ja	nein	nein
Klebeelektroden	überwiegend	überwiegend	ja
Paddles	möglich	möglich	nein

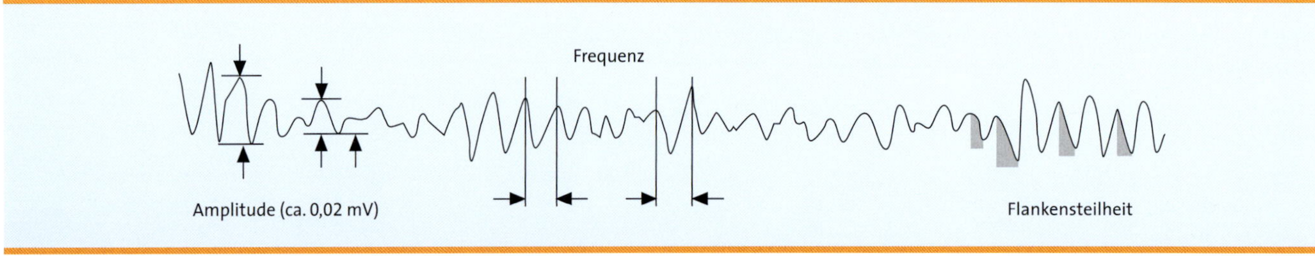

Abb. 5 ▶ EKG-Analyse durch AED-Software

malen Entladung der Energiequelle zusätzlich der tägliche Selbsttest Energie verbraucht, auch wenn das Gerät über Monate nicht verwendet wurde.

Halbautomatische Defibrillatoren gibt es in verschiedenen Ausführungen. Eines der wesentlichsten Unterscheidungsmerkmale ist die Möglichkeit, ein EKG-Bild bzw. nur den gesprochenen Text anzuzeigen. Letztere Geräte sind solche für Laien, die durch eine EKG-Kurve nicht abgelenkt werden sollen und für die eine optische Überwachungsfunktion durch einen Bildschirm nicht notwendig ist. Neuere Geräte verfügen nur noch über zwei statt drei Funktionstasten. Bei diesen wurden die Analysetaste und die Schocktaste zusammengelegt.

Seitens der Geräte werden alle Maßnahmen vom Zeitpunkt der Inbetriebnahme des AED intern aufgezeichnet:

- Sicherheitskontrolle bei Start,
- Zeitpunkt des Ein- und Ausschaltens,
- EKG-Rhythmen und Pulsfrequenz,
- Analysen,
- Schockabgaben mit gewählter Energie.

Unabhängig von der Aufzeichnungsart und dem Erfolg der Wiederbelebung sind diese Daten gemäß Sanitätergesetz (§ 5 Dokumentations- und Aufbewahrungspflicht) mindestens 10 Jahre aufzubewahren. Die Aufzeichnung der Daten im Gerät kann mittels eines mobilen Speichermediums (z. B. Datenkarte) oder über einen internen Speicher erfolgen, die Aufbewahrung der Aufzeichnungen als Ausdruck oder in digitaler Form. Für das Auslesen und den Ausdruck der Daten stellen die Hersteller eigene Programme bzw. eigene zentrale Datenbanken für die Archivierung der Daten zur Verfügung. An jeder Dienststelle muss daher die Möglichkeit zum Auslesen und Speichern der Daten neben der gesetzlichen Verpflichtung, auch für Anfragen aus dem Krankenhaus oder des behandelnden Arztes, gewährleistet sein. Geräte der letzten Generation können die Daten des AED noch während des Einsatzes an eine Datenbank senden, auf welche den jeweiligen Ärzten und Krankenhäusern direkter Zugriff gewährt werden kann.

8.5 Allgemeine Sicherheitshinweise

Grundsätzlich dürfen die Schockelektroden nur an Patienten mit der Notfalldiagnose Atem-Kreislauf-Stillstand angebracht werden. AED sind für die Anwendung am erwachsenen Patienten konzipiert. Einige Geräte können mit bestimmten Einstellungen bzw. eigenen Elektroden auch für Kinder verwendet werden. Diese ***Geräte*** dürfen ***für Patienten ab dem 1. Lebensjahr*** angewendet werden. Das ERC empfiehlt aber für alle Situationen, in denen keine Kinderelektroden zur Verfügung stehen, jene für Erwachsene auch bei Kindern einzusetzen. Bei der Anbringung dieser Elektroden am Kind ist darauf zu achten, dass sich die Klebeelektroden nicht berühren oder sogar überlappen. Alternativ können die Elektroden an Brust und Rücken platziert werden. In diesem Zusammenhang gilt es jedoch die Dienstanweisungen des ärztlichen Leiters des eigenen Rettungsdienstes zu beachten. Das Mindestalter für die Verwendung der Standardelektroden wird meist über das Körpergewicht definiert und ist der jeweiligen Bedienungsanleitung zu entnehmen. Des Weiteren müssen bezüglich des Gerätes die folgenden ***Sicherheitshinweise*** beachtet werden:

- Bei Dienstbeginn ist das Gehäuse auf Beschädigungen zu überprüfen.
- Keine Anwendung in feuchter oder nasser Umgebung.
- Keine Defibrillation in explosionsgefährdeter Umgebung (z. B. Gase).
- Ist Flüssigkeit in das Gehäuse eingedrungen, muss das Gerät durch einen Fachmann gewartet werden.
- Keine Mobiltelefone neben oder auf das Gerät legen, dies kann zu Störungen (Artefakten) bei der EKG-Ableitung führen.

Bezüglich der Schockelektroden sind folgende Punkte zu beachten:

- Bei Dienstbeginn ist die Verpackung der Elektroden auf Beschädigungen zu überprüfen.
- Die Elektroden dürfen nicht wiederverwendet werden.
- Offene und abgelaufene Packungen sind gegen neue auszutauschen.
- Klebeelektroden erfordern kein zusätzliches Kontaktmittel.
- Die Defibrillationselektroden dürfen nicht über perkutane Medikamentenpflaster (z. B. Nitropflaster) aufgebracht werden. Zum einen behindern diese die Schockabgabe, zum anderen könnte es infolge der Haut-

schädigung durch die Defibrillation zu einer akuten Einschwemmung des gesamten Wirkstoffdepots kommen.

- Die Elektroden sind fest auf der Brust des Patienten aufzupressen, Lufteinschlüsse können zu Verbrennungen und verminderter Energieabgabe führen. Probleme können bei Patienten mit behaarter Brust und Frauen mit großer Oberweite auftreten (ggf. müssen die Brusthaare für die Defibrillation abrasiert werden; ein Rasierer ist bei jedem AED als Zubehör vorgesehen).
- Die Elektroden nie auf den Brustwarzen aufsetzen.
- An Übungspuppen dürfen nur die vom Hersteller vorgesehenen Übungselektroden verwendet werden.

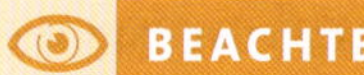

Vor dem Auslösen des Schocks hat sich der Sanitäter davon zu überzeugen, dass keine anwesende Person direkt oder indirekt (z.B. über die Krankentrage) Kontakt zum Patienten hat.

Hierzu spricht er das Kommando »Achtung Schock«. Alle Sanitäter haben auf diesen Ruf hin ihre Handflächen in die Höhe zu halten und signalisieren so, dass sie das Kommando gehört und keinen Kontakt mehr zum Patienten haben. Vor dem Betätigen der Schocktaste vergewissert sich der Sanitäter zusätzlich durch einen kurzen Blick auf den Patienten und seine Kollegen, ob sein Kommando verstanden wurde.

8.6 Sonderfälle der Defibrillation

▶ Schrittmacherpatienten

Patienten mit implantierten Schrittmachern werden bei Pulslosigkeit wie jeder andere Notfallpatient behandelt. Schrittmacherimpulse können ein defibrillationswürdiges EKG überlagern und verhindern, dass es zu einer Schockempfehlung kommt.

▶ Stark unterkühlte Patienten

Bei einem unterkühlten Notfallpatienten im Falle einer gemessenen ***Körpertemperatur unter 30 °C*** erfolgen ***keine Defibrillationsversuche***. Ab dieser Temperatur sind die Herzmuskelzellen nicht mehr »beweglich« und können daher nicht defibrilliert werden, d.h., sie reagieren nicht auf einen Stromstoß. Die Rückkehr zu einem Sinusrhythmus ist unter dieser Temperatur so gut wie ausgeschlossen. Sobald der Patient unter kardiopulmonaler Reanimation erwärmt wurde, kann der halbautomatische Defibrillator entsprechend zum Einsatz kommen.

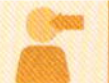

MERKE

Keine Kontraindikationen für die Defibrillation stellen Vergiftungen, Dialysepatienten und Schwangerschaft dar.

8.7 Energieformen

Im Rahmen der Defibrillation erfolgt die Energieabgabe nur noch in Form eines biphasischen Impulses, anstelle des früher gebräuchlichen monophasischen Impulses.

Untersuchungen haben gezeigt, dass biphasische Wellenformen mit geringer Energie schonender für das Myokard und teilweise sogar besser geeignet sind, ein Kammerflimmern zu durchbrechen. Im Gegensatz zum monophasischen Impuls kommt es bei der Biphase zu zwei Impulsstößen, von denen der zweite entgegengesetzt zur Polarität des ersten verläuft. Die einzelnen Hersteller verwenden verschiedene biphasische Impulsformen, was keine Bedeutung für den Anwender von halbautomatischen Defibrillatoren hat, da die Energiewahl vom Hersteller entsprechend vorgegeben ist und vom Anwender nicht beeinflusst werden kann.

Durch die Einführung der Biphase können kleinere Energiezellen verwendet und daher auch kleinere Geräte hergestellt werden. Generell zielt die Entwicklung bei Defibrillatoren auf eine geringere, jedoch gezieltere Energieabgabe ab. Einige halbautomatische Defibrillatoren messen bereits die transthorakale Impedanz (Widerstand des Brustkorbes) und geben entsprechend variable Schocks ab. Durch solche Geräte kann die Gefahr einer Myokardschädigung durch zu hohe Energieabgabe weiter reduziert werden.

Immer größere Bedeutung kommt dem mit einem Defibrillator ausgerüsteten Laien zu. In den USA bereits zum Alltag gehörend, ist dieses System in Europa erst im Aufbau begriffen. Insbesondere in Österreich gibt es seitens der Einsatzorganisationen Bemühungen, die sogenannte Public Access Defibrillation (PAD), die Defibrillation durch Laien, flächendeckend einzuführen. Auch die Industrie hat das Potenzial des privaten Kundenkreises erkannt und entwickelt kleine, leichte und billige AED für den »Hausgebrauch«. Der halbautomatische Defibrillator der Zukunft wird im Taschenformat mit einer begrenzten Batteriekapazität zur Überbrückung der Hilfsfrist und mit einem Preis unter 500 Euro als echtes Massengerät für alle Risikopatienten auf den Markt kommen.

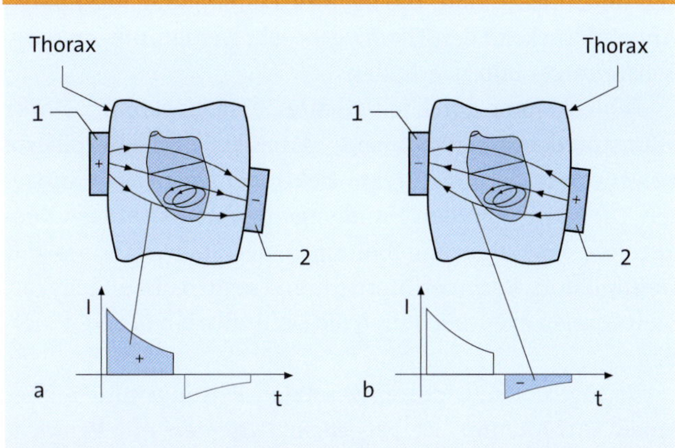

Abb. 6 ▶ Biphasische Schockform

8.8 Advanced Cardiac Life Support

Dirk Biersbach, Peter Hansak

Als Advanced Cardiac Life Support (ACLS) werden alle Maßnahmen und Hilfsmittel bezeichnet, die neben der BLS-Reanimation zur Anwendung kommen. Dies sind im Einzelnen:

- EKG-Monitoring,
- Defibrillation,
- Intubation oder Larynxtubus durch Sanitäter,
- venöser Zugang,
- Medikamente,
- Stabilisierungsmaßnahmen nach erfolgreicher Reanimation.

8.8.1 Sanitätsdienstliche Maßnahmen

▶ **EKG-Monitoring**

Die Form des Kreislaufstillstands kann ausschließlich über die Ableitung eines EKG festgestellt werden und ist nur für den Notarzt von Bedeutung. Die EKG-Ableitung ist die ***vordringlichste Maßnahme*** bei der Reanimation neben der Basisreanimation, ***da hierdurch die weiteren Handlungsschritte festgelegt*** werden.

Entweder wird ein EKG-Kabel mit entsprechenden EKG-Elektroden aufgeklebt oder ein sogenanntes Notfall-EKG (Schnellableitung) mit Defibrillationspaddles oder -klebeelektroden abgeleitet. Die Paddles sollten dafür mit hohem Anpressdruck auf den Thorax gedrückt werden, um ein möglichst ruhiges Bild zu erhalten.

Fehler können durch fehlerhafte Geräteeinstellung, starke »Kunstproduktbildung« (sog. Artefakte), unkontrollierte Bewegungen oder inkorrekte Elektrodenplatzierung auftreten. Die nachfolgenden Handlungen richten sich nach dem EKG-Bild bzw. den Empfehlungen der Sprachführung des Defibrillators. Kammerflimmern und ventrikuläre Tachykardien können eventuell durch die Defibrillation beendet werden.

Verfügt der AED des eingesetzten Rettungsmittels über einen ***EKG-Monitor***, ist ***bei jedem Patienten mit Verdacht auf eine Herzerkrankung*** ein EKG zur Überwachung anzubringen. Aus Kostengründen soll jedoch primär kein Überwachungs-EKG über die Defibrillationselektroden abgeleitet werden. Die Ableitung erfolgt über ein eigenes EKG-Kabel. Die EKG-Elektroden werden so weit wie möglich auseinander platziert, um im Ernstfall das Anbringen der Defibrillationselektroden nicht zu behindern.

▶ Defibrillation

Die entscheidende Maßnahme bei der kardiopulmonalen Reanimation ist neben den Basismaßnahmen die frühestmögliche Defibrillation. Pro Minute Kammerflimmern ohne Maßnahmen der Wiederbelebung sinkt die Überlebenschance des Patienten um ca. 10 %. Die Defibrillation mit einem halbautomatischen Defibrillator muss von jeder im Gesundheitswesen tätigen Person durchgeführt werden können und gehört für Sanitäter zur Grundausbildung.

Die ***Defibrillation*** für sich ist als ***erfolgreich*** anzusehen, ***wenn das Kammerflimmern oder die pulslose ventrikuläre Tachykardie unterbrochen*** wurde und das Herz in einen anderen Rhythmus übergeht. Auch der Übertritt in eine Asystolie nach einer Defibrillation ist eine erfolgreiche Defibrillation, da das Kammerflimmern durchbrochen wurde.

Entscheidend für eine erfolgreiche Defibrillation ist die korrekte Position der Elektroden. ***Eine Elektrode*** wird ***rechts neben dem Brustbein unter dem Schlüsselbein*** aufgesetzt, ***die andere an der Herzspitze***. Vor der Stromabgabe muss der Anwender eine deutliche Warnung aussprechen, um andere beteiligte Personen nicht zu gefährden.

Der AED kommt durch die Sanitäter wie folgt zum Einsatz:

- Erfolgt der Atem-Kreislauf-Stillstand in Anwesenheit der Sanitäter und vergeht keine Zeit bis zum Einsatz des Defibrillators, wird das Gerät sofort angewendet.
- Kommt die Besatzung zu einer laufenden Laienreanimation, gliedert sie sich in den Ablauf ein. Ist kein Defibrillator vor Ort, kann der mitgeführte AED durch das Sanitätspersonal sofort zum Einsatz gebracht werden.
- Bis der AED einsatzbereit ist, ist mit der Reanimation zu beginnen.

Nach der Defibrillation bzw. Analyse durch den AED wird die Wiederbelebung für zwei Minuten fortgesetzt (30 : 2) und anschließend wieder eine Analyse durch den Halbautomaten durchgeführt. Gibt es keine Empfehlung zur Schockabgabe, wird die CPR wieder für zwei Minuten aufgenommen, ansonsten erfolgt ein Schock und im Anschluss an diesen die Fortsetzung der Wiederbelebung. Dieser Ablauf wird solange wiederholt, bis der Patient wieder Lebenszeichen aufweist oder der Notarzt eintrifft (s. Abb. 7).

Ob der Notarzt nach dem Eintreffen seinen manuellen Defibrillator einsetzt oder weiterhin den durch die Sanitäter zur Anwendung gebrachten halbautomatischen benützt, bleibt ihm überlassen.

8.8.2 Notärztliche Maßnahmen

▶ Intubation

Intubiert wird unter Reanimation in der Regel orotracheal. Die Durchführung sollte innerhalb von 30 Sekunden erfolgt sein. Dabei darf es nicht zur Unterbrechung der kardiopulmonalen Reanimation außer bei der Passage der Stimmritze kommen. Die Intubation ist ***nur dem Geübten empfohlen***. Als ***Alternativen*** für den Ungeübten stehen die ***Larynxmaske oder*** der ***Larynxtubus*** zur Verfügung. Ist dies nicht der Fall, müssen wieder Basismaßnahmen der Reanimation aufgenommen werden. Die Intubation darf weder die elektrische Defibrillation noch die Basismaßnahmen verhindern oder verzögern. Ist der Tubus gelegt, folgt die Auskultation über der Magengrube und über den beiden Lungenspitzen. Der Tubus muss geblockt und anschließend sicher fixiert werden.

Die Intubation sollte bei jeder Reanimation frühzeitig angestrebt werden, da ein hoher Anteil der präklinisch reanimierten Patienten bei längerer Maskenbeatmung eine Aspiration erleidet. Die Intubation dient also dem Aspirationsschutz und der sicheren Beatmung bei der Reanimation.

Da Sanitäter die Verwendung des Larynxtubus gestattet ist, ist dieser frühzeitig zur Anwendung zu bringen. Ob der nachfolgende Notarzt den Larynxtubus durch einen endotrachealen Tubus ersetzt oder nicht, ist seine Entscheidung.

▶ Venöser Zugang

Eine ***sichere Möglichkeit zur Applikation von Medikamenten*** stellt der intravenöse Zugang dar. Er sollte bei ausreichender Zahl von Helfern umgehend gelegt werden. Basismaßnahmen und Defibrillation dürfen dadurch nicht gefährdet werden.

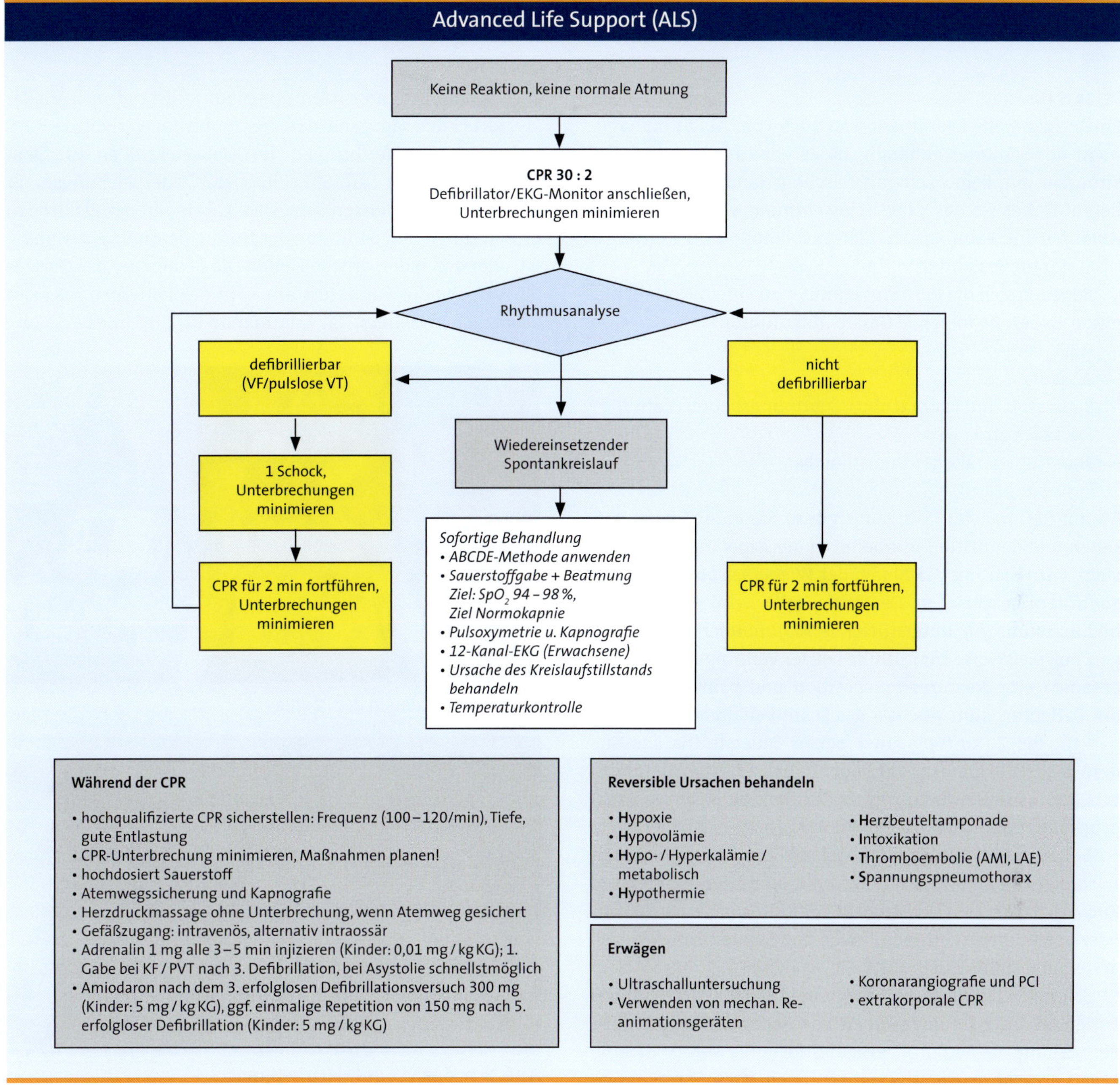

Abb. 7 ▶ Vorgehen beim Advanced Life Support (ALS)

▶ Medikamente

Adrenalin ist neben der unbedingt notwendigen (obligaten) Sauerstoffgabe zur Zeit das einzige Medikament, das standardmäßig bei jeder Reanimation gegeben werden soll. Der entscheidende Effekt liegt in der ***Gefäßengstellung der peripheren Blutgefäße***. Dadurch werden insbesondere die ***Durchblutung der Herzkranzgefäße und die Gehirndurchblutung verbessert***. Adrenalin wird bei jeder Form des Kreislaufstillstands verabreicht. Zunächst wird 1 mg des Wirkstoffes intravenös gegeben. Alternativ kann Adrenalin auch in der gleichen Dosierung intraossär verabreicht werden. Da die Halbwertszeit von Adrenalin sehr kurz ist, muss das Medikament alle 3 - 5 Minuten erneut gegeben werden. Neben Adrenalin kommt noch das Antiarrhythmikum Amiodaron zum Einsatz.

8.9 Ablauf der Wiederbelebung mit Geräten (Megacode)

Peter Hansak

Eine erfolgreiche Reanimation ist auch vom Ablaufmanagement der Sanitäter abhängig, da es wie in keiner anderen Situation gilt, keine Zeit mit falschen Handlungen zu verlieren. Daher ist das praktische ***Training von festgelegten Abläufen*** im Rahmen der CPR-Ausbildung zum Rettungssanitäter unverzichtbar.

Begeben sich die Rettungssanitäter zu einem Notfallpatienten, haben sie folgende Geräte mitzuführen:

- AED,
- Absauger,
- Sauerstoff und Larynxtubus/Beatmungsbeutel (Koffer, Rucksack etc.),
- Handfunkgerät oder Diensthandy.

Da auf den meisten Fahrzeugen zwei Sanitäter Dienst versehen und der dritte Mitarbeiter ***in der Regel*** in Ausbildung steht, wird hier nur der Ablauf der ***Wiederbelebung mit zwei Sanitätern*** beschrieben. Der ***dritte Helfer*** wird je nach Ausbildungsstand ***für unterstützende Maßnahmen*** herangezogen, beispielsweise zur Mithilfe bei der Verbringung des Patienten in eine Reanimationsposition und beim Entkleiden des Patienten, zum Wechsel des Sekretbehälters am Absauger, für die Zuführung einer neuen Sauerstoffflasche aus dem Fahrzeug, die Aufnahme der Patientendaten, den Kontakt zur Leitstelle, auch kann er den Sanitäter, der die Herzdruckmassage durchführt, ablösen etc.

Bei Betreten des Hauses wird die Eingangstür für den nachfolgenden Notarzt fixiert, um diesem den schnelleren Zugang zu ermöglichen. Bei unübersichtlichen Einsatzorten oder Siedlungen wird eine Person zur Einweisung des Notarztes abgestellt.

So die Notfalldiagnose in der vorgefundenen Position des Patienten durchgeführt werden kann, wird der Patient nach Feststellung des Atem-Kreislauf-Stillstands sofort in eine Lage gebracht, in der alle notwendigen Maßnahmen ohne Behinderung durchgeführt werden können, z.B. Verbringung aus dem Bett, Sessel etc., Wegstellen von Stühlen und Tischen. Alle Geräte werden um den Patienten, keinesfalls in erhöhter Lage (Schrank, Tisch etc.) positioniert.

Der Defibrillator wird links auf Brusthöhe positioniert, der Absauger rechts auf Kopfhöhe und die Sauerstoffeinheit hinter dem Kopf des Patienten. Die Regler der Sauerstoffeinheit sollten vom Sanitäter, der den Patienten beatmet, leicht erreichbar, der Zugriff auf den Absauger soll ohne Positionsveränderung des Sanitäters möglich sein. Die Sauerstoffflasche wird nur zu Beginn der Reanimation benötigt, da sie an den Beatmungsbeutel angeschlossen und über die gesamte Wiederbelebung mit demselben Flow eingeschaltet bleibt.

Nach der Diagnose Atem-Kreislauf-Stillstand wird mit der Herzdruckmassage und der Beatmung im Verhältnis 30:2 begonnen. Das Aufbringen der Klebeelektroden zur Defibrillation soll bis zum 5. Zyklus der Wiederbelebungsmaßnahmen abgeschlossen sein. Das Anbringen der Elektroden erfolgt durch den Sanitäter, der für die Beatmung zuständig ist, oder durch den dritten Helfer. Die Bedienung des Gerätes ist Aufgabe des Sanitäters am Kopf des Patienten oder des zusätzlichen Helfers. Das Kommando für die Unterbrechung

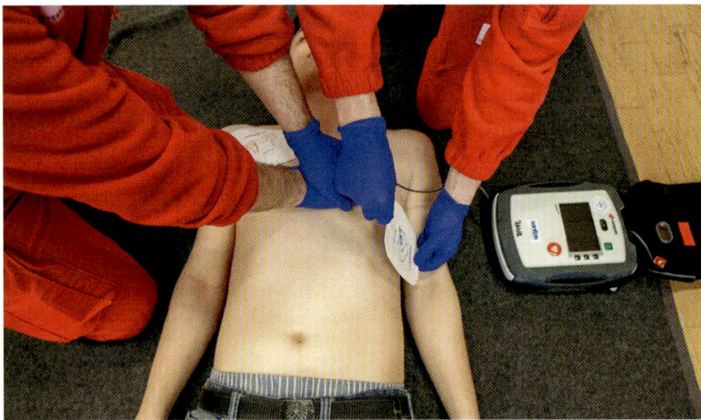

Abb. 8 ▶ Aufkleben der Paddles

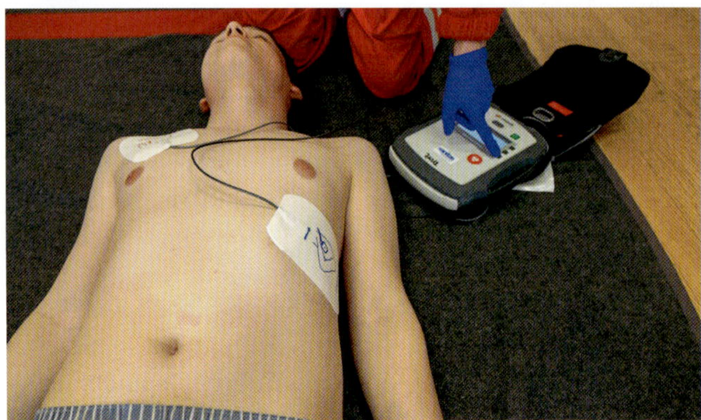

Abb. 9 ▶ Analyse des Herzrhythmus

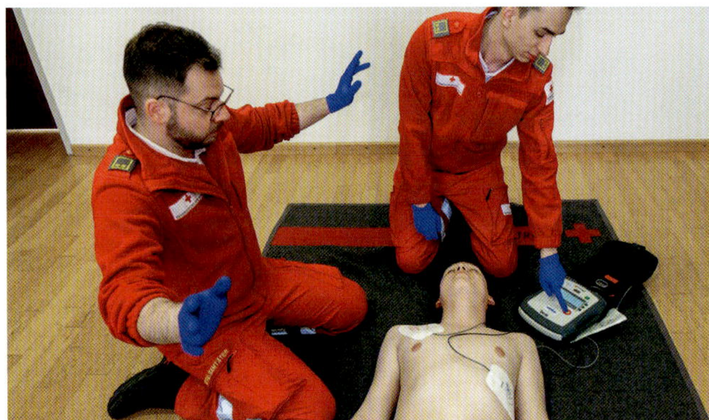

Abb. 10 ▶ Defibrillation nach Sicherheitsansage

der CPR kommt vom AED, dessen Einstellung den jeweilig gültigen Richtlinien folgt, d.h. zurzeit alle zwei Minuten zur Analyse auffordert. Der Vorgang wird so lange wiederholt, bis der Notarzt eintrifft oder der Patient wieder Lebenszeichen aufweist. Dem Notarzt sind der Zustand des Patienten bei Eintreffen der Sanitäter, die Dauer der Wiederbelebungsmaßnahmen, die Anzahl der Defibrillationen und bekannte Vorerkrankungen mitzuteilen. Sollte der Patient wieder Lebenszeichen zeigen und daher die Wiederbelebungsmaßnahmen abgebrochen werden, sind die Defibrillationselektroden für eine mögliche Fortsetzung der Reanimation am Patienten zu belassen.

Literatur:

European Resuscitation Council (ERC) (2021) European Concil Guidelines 2021. In: Resuscitation 161: 1-432.

European Society of Cardiology (ESC), Deutsche Gesellschaft für Kardiologie – Herz- und Kreislaufforschung e. V. (DGK) (Hrsg.) (2021) ESC Pocket Guidelines: Akutes Koronarsyndrom ohne ST-Strecken-Hebung (NSTE-ACS). Börm Bruckmeier Verlag GmbH, Grünwald.

Köhler D, Haidl P (2011) Sauerstoff in der Medizin. In: Pneumonologie 13 (1): 25-36.

Michels G et al. (2021) Leitlinien des European Resuscitation Council (ERC) zur kardiopulmanlen Reanimation 2021: Update und Kommentar. In: Kardiologe online: 1-12.

National Association of Emergency Medial Technicians (NAEMT) (Hrsg.) (2014) Advanced Medical Life Support. Präklinisches und klinisches Notfallmanagement. Korr. Nachdruck. Urban & Fischer bei Elsevier, München.

Perkins GD et al. (2021) European Resuscitation Council Guidelines 2021. Executive Summary. In: Resuscitation 161: 1-60.

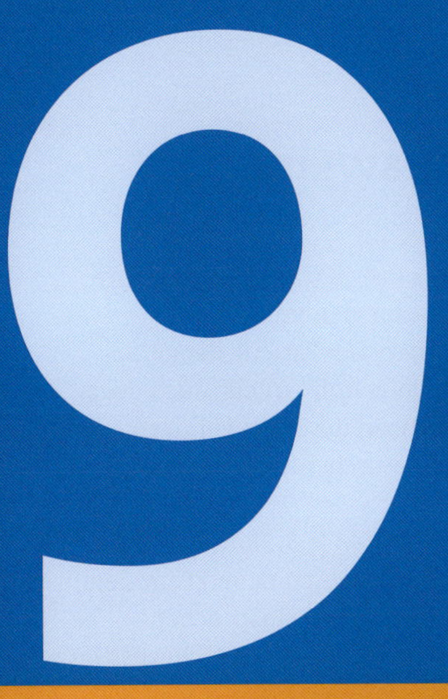

Gerätelehre und Sanitätstechniken

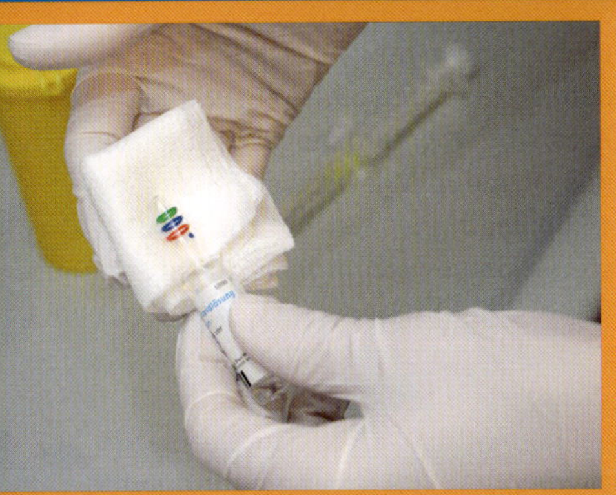

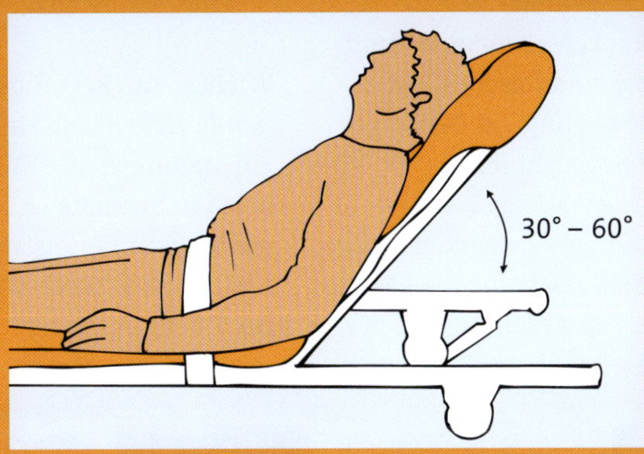

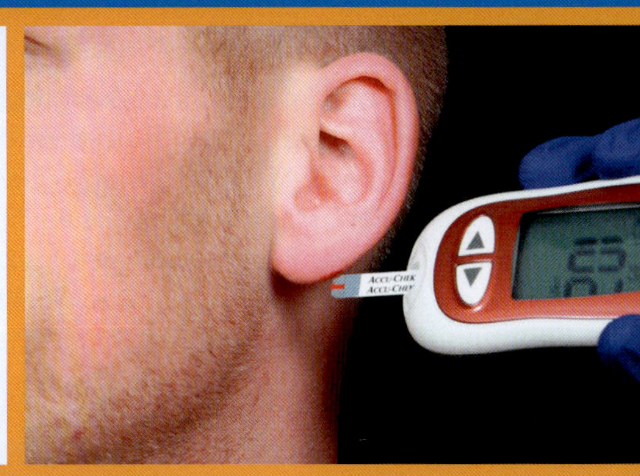

Inhalt:

9.1 Grundlagen der rückenschonenden Arbeitsweise

Johannes Siglen

Angesichts der Tatsache, dass jeder Fünfte mittlerweile unter degenerativen Wirbelsäulenveränderungen leidet und dass im Rettungsdienst viele Mitarbeiter wegen ihrer Wirbelsäulenprobleme schon vor dem 50. Lebensjahr aus dem Beruf ausscheiden, ist es wichtig, dass gerade im Rettungsdienst das Bewusstsein für eine rückenschonende Arbeitsweise stärker geprägt wird. Dafür muss schon an den Rettungsdienstschulen der Grundstein gelegt werden. Die ***richtigen Hebetechniken und der schonende Umgang mit der eigenen Wirbelsäule*** müssen selbstverständlich werden.

Die häufigsten Ursachen für Rückenschmerzen sind langes und falsches Sitzen, belastendes und falsches Heben, langes Autofahren und mangelnde Bewegung. Im Rettungsdienst werden ***häufig folgende Fehler*** beobachtet:

- ***Fehlbelastung der Wirbelsäule:*** Ein Gewicht (z.B. der Patient) wird unter Vorbeugen des Rumpfes aufgehoben (Rundrücken). Dies führt zu einer Fehlbelastung der Lendenwirbelsäule um das Zehnfache. Das bedeutet, dass die Bandscheiben beim Heben eines 100 kg schweren Patienten mit fast 1000 kg belastet werden!
- ***Heben unter Drehbewegungen:*** Der Patient, der gerade angehoben wurde, wird jetzt unter (meist auch noch schnellen) Drehbewegungen auf die Trage gehoben. Hierdurch wird häufig ein Bandscheibenvorfall provoziert.
- ***Einseitiges Tragen schwerer Lasten*** (z.B. Notfallkoffer): Dies kann die Wirbelsäule seitwärts stark verkrümmen und die Bandscheiben über Gebühr beanspruchen.
- ***Falsches Sitzen*** beim Autofahren, z.B. durch nicht richtig eingestellte Sitze.

Wichtig im Rettungsdienst ist vor allem das ***rückenschonende Heben***: Die Helfer gehen mit einer leicht gespreizten Fußstellung in die Kniebeugestellung. Der Patient wird möglichst nahe an den Körperstamm gebracht und aus der Beinmuskulatur heraus angehoben, denn die Beinmuskulatur ist naturgemäß wesentlich kräftiger als die Rückenmuskulatur. Dabei muss der Rücken immer gerade gehalten werden.

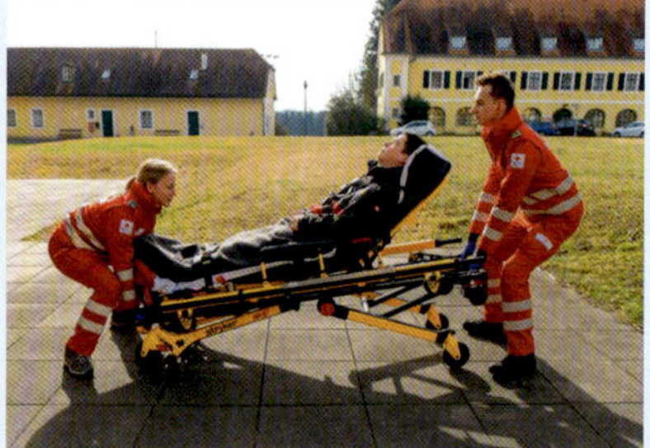

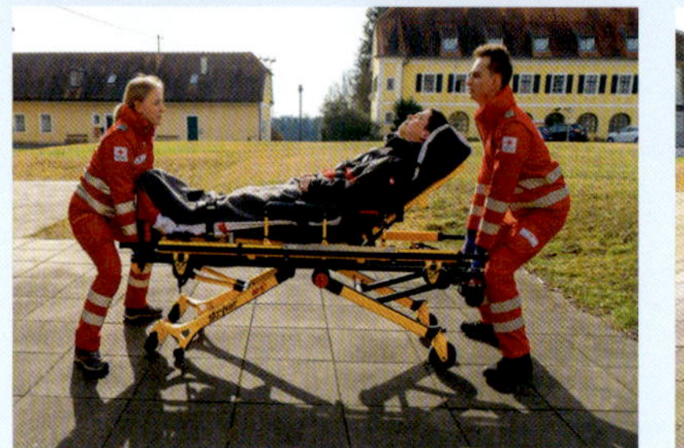

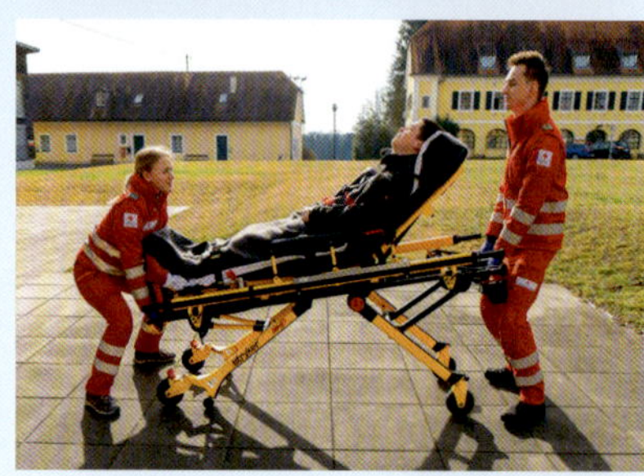

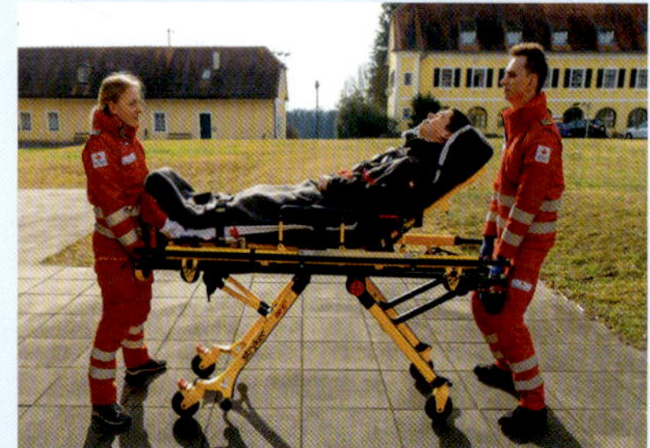

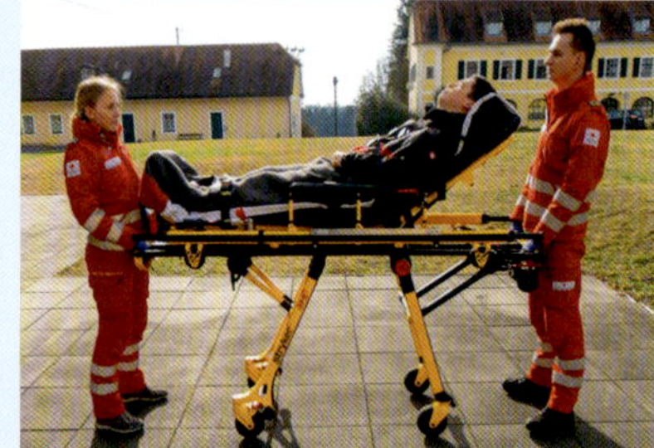

Wechselseitiges Anheben der Trage

Durch wechselseitiges Anheben der Trage in den verschiedenen Arretierungsstufen wird die Belastung des einzelnen Mitarbeiters deutlich herabgesetzt. Ein gleichzeitiges, beidseitiges Anheben der Trage ist aus ergonomischen Gesichtspunkten heraus nicht empfehlenswert.

Abb. 1–6 ▶ Korrektes Anheben der Trage

Beim Absetzen sind die gleichen Regeln wie beim Anheben zu beachten. Ist der Patient fachgerecht angehoben worden, wird die Seitwärtsdrehung durch kleine Schritte nach links oder rechts ersetzt. Eine Rotationsbewegung ist unbedingt zu vermeiden.

 **BEACHTE**

Es sollte immer beidhändig getragen werden, z.B. auf der einen Seite der Notfallkoffer und auf der anderen Seite, wenn möglich, das EKG. So wird einer starken Seitwärtskrümmung der Wirbelsäule vorgebeugt.

Des Weiteren sollte vor Dienstbeginn die ***Position der Autositze überprüft*** werden. Die Rückenlehne wird in eine möglichst gerade Stellung gebracht und der Sitz so weit verschoben, dass man ohne Probleme die Fußpedale betätigen kann. Das Auflegen des Ellenbogens auf die geöffnete Seitenscheibe führt zu einer starken Seitwärtsverkrümmung der Wirbelsäule, deshalb sollte bei der Fahrt immer eine gerade Sitzposition beibehalten werden.

Die im Rettungsdienst tätigen Personen sollten vom ersten Tag ihrer Tätigkeit an auch an ihre Wirbelsäule denken. Kommt es zu Rückenschmerzen, muss möglichst bald ein Orthopäde aufgesucht werden. Empfehlenswert ist es, so früh wie möglich mit ***Wirbelsäulengymnastik*** zu beginnen. Ebenso sollten im Rettungsdienst tätige Personen nach Möglichkeit einen wirbelsäulengerechten Sport betreiben, z.B. Schwimmen, Rudern, Langlauf oder Radfahren.

9.2 Rettungstechniken

Zu den Rettungstechniken zählt man alle Maßnahmen, die dazu geeignet sind, Menschen aus einer Gefahrensituation bzw. unter Vermeidung von Folgeschäden aus einer Zwangslage zu befreien. Im Gegensatz dazu versteht man unter »Bergung« die Sicherung von Sachwerten und Toten.

9.2.1 Rautekgriff

Der Rautekgriff sollte nur zur ***Rettung von in Lebensgefahr befindlichen Personen*** angewendet werden, d.h., wenn keine andere, schonendere Rettung in kürzester Zeit möglich ist (z.B. bei brennenden Fahrzeugen), wenn für die Rettung nur ein Helfer zur Verfügung steht oder für die Verbringung auf die Krankentrage. Der Rautekgriff darf ***nicht für den Transport über längere Strecken*** benutzt werden. Bei älteren, schlanken Patienten oder Patienten mit Osteoporose kann die Anwendung des Griffes zu Rippen- oder Oberarmbrüchen führen. Bei Patienten mit Atemnot kann diese durch den Druck auf den Brustkorb verstärkt werden.

Grundsätzlich ist die Anwendung des Rautekgriffs in der Sanitätshilfe umstritten und sollte vom Sanitäter nur entsprechend den Ausbildungsrichtlinien der jeweiligen Organisation angewendet werden.

Technik

Der Helfer begibt sich hinter den auf dem Boden liegenden Patienten und bringt diesen durch Anheben an den Schultern in eine sitzende Position. Dabei ist unbedingt auf eine Stabilisierung der Halswirbelsäule zu achten. Sollten es die

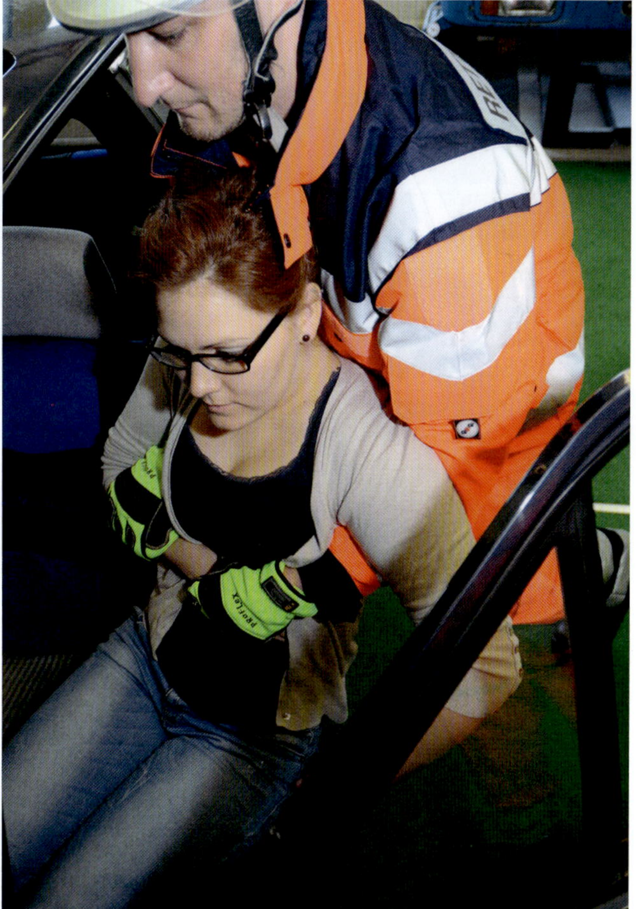

Abb. 7 ▶ Rettung aus dem Pkw mit dem Rautekgriff

Umstände zulassen, ist dem Verunglückten vorher eine HWS-Schiene anzulegen. Danach wird ein Arm des Patienten im rechten Winkel vor dessen Brust gebeugt. Nun greift der Helfer unter beiden Achseln hindurch den angewinkelten Arm des zu Rettenden. Um den Patienten sicher im Griff zu haben, werden beide Daumen des Helfers nach vorne über den Arm gelegt. Jetzt wird der Patient aus dem Gefahrenbereich herausgezogen. Ist ein zweiter Helfer zur Stelle, kann er den Transport durch das Ergreifen der Füße unterstützen. Der Griff darf nur an einem unverletzten Arm – bzw. nicht an Armen, die bereits einmal frakturiert waren – angewendet werden.

Der ***häufigste Anwendungsfall ist die Rettung aus einem Pkw***. Um den Patienten im Rautekgriff fassen zu können, wird dieser auf dem Sitz mit dem Rücken zum Helfer gedreht. Dies geschieht, indem der Helfer mit der rechten Hand die rechte Hüftseite des Patienten ergreift und mit der linken Hand dessen linkes Knie. Durch Ziehen an der rechten Hüfte (Hosenbund, Gürtel) und Drücken am linken Knie wird der Patient nun auf dem Sitz gedreht, bis er mit dem Rücken zum Helfer sitzt. Das weitere Vorgehen erfolgt wie oben beschrieben. Beim Herausziehen des Verunglückten ist darauf zu achten, dass die Füße nicht eingeklemmt sind und dass keine weiteren Verletzungen durch scharfe Kanten entstehen.

9.2.2 Helmabnahme

Jedem ***bewusstlosen Patienten mit einem Helm*** ist dieser abzunehmen, denn nur dadurch lässt sich ein sicheres Freihalten und Freimachen der Atemwege erreichen. Dabei können auch eventuelle größere Verletzungen im Kopfbereich rechtzeitig erkannt werden, die sonst durch den Helm verdeckt würden. Die Sicherung der Vitalfunktionen hat Vorrang vor allen anderen Maßnahmen. Deshalb ist der ***Helm frühzeitig abzunehmen***. Die Helmabnahme sollte möglichst immer ***durch zwei Personen*** geschehen (VGL. ABB. 8–14). Anschließend ist umgehend die Ruhigstellung (Immobilisation) der Wirbelsäule mit einer HWS-Schiene anzustreben.

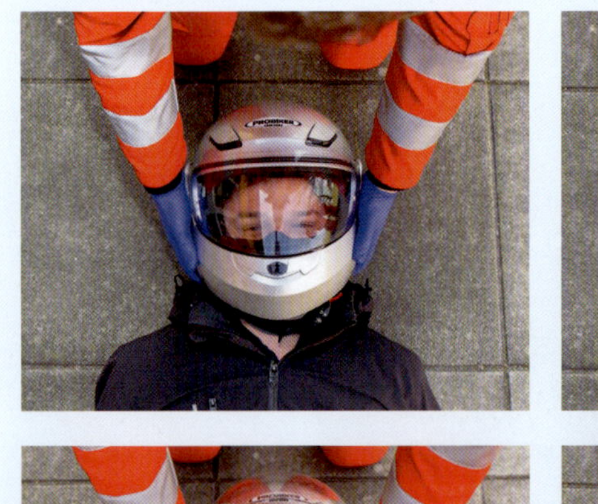

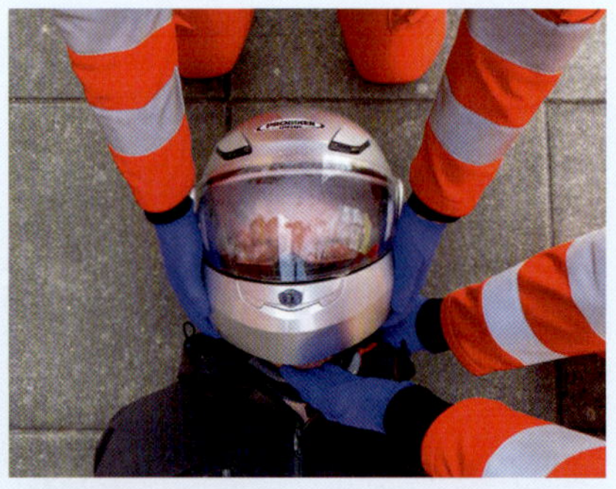

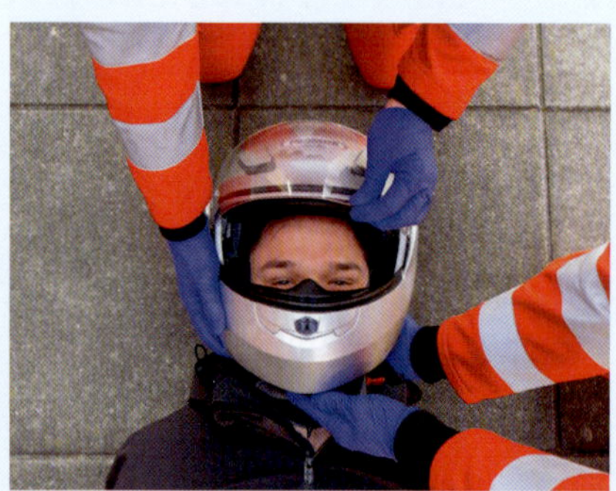

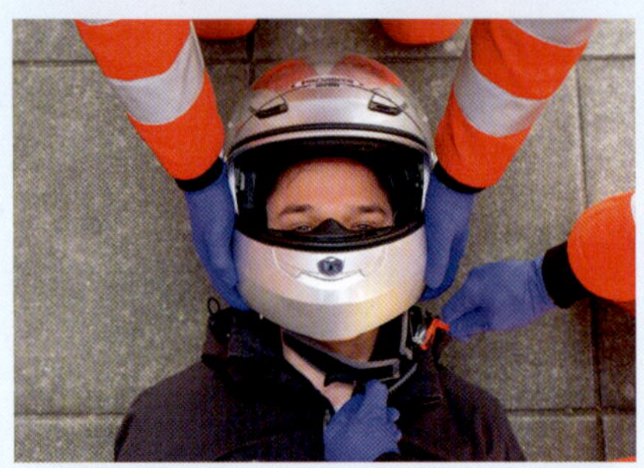

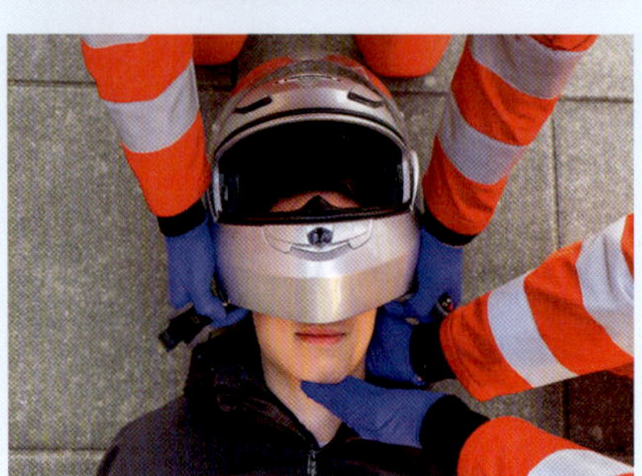

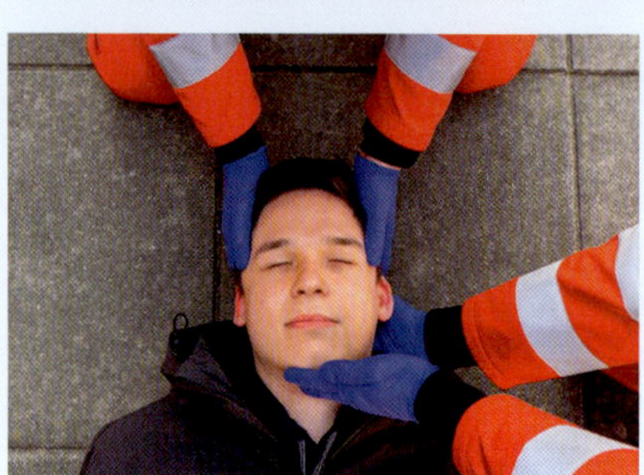

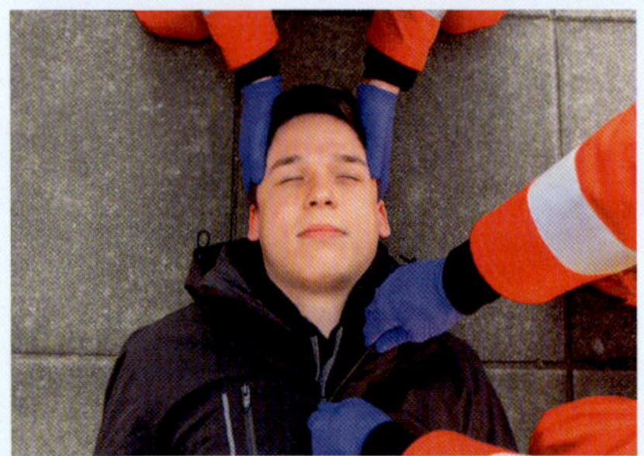

HELMABNAHME MIT ZWEI HELFERN
- Fixierung des Kopfes mit Helm durch den 1. Helfer
- 2. Helfer fixiert die HWS
- Öffnen des Visiers
- Öffnen des Helmverschlusses
- Vorsichtiges Abnehmen des Helms
- 1. Helfer übernimmt wieder die Fixation des Kopfes
- 2. Helfer öffnet die Kleidung, danach wird eine HWS-Schiene angelegt.

ABB. 8–14 ▶ Helmabnahme

Technik

Ein Helfer kniet oberhalb des Kopfes und umfasst mit beiden Händen und unter stabilisierendem Längszug Helm und Unterkiefer des Patienten. Auf diese Weise werden Helm und Kopf in der vorgefundenen Position fixiert und somit die Halswirbelsäule stabilisiert. Der zweite Helfer kniet seitlich am Kopf und übernimmt aus dieser Position die HWS-Stabilisierung. Dazu stützt er den Kopf des Patienten, indem er mit den Fingern den Nacken und mit den Daumen den Unterkiefer hält. Eine weitere Möglichkeit der Fixierung der Halswirbelsäule besteht darin, dass der Helfer, der seitlich kniet, mit einer Hand unter den Nacken greift und mit der anderen Hand den Kiefer des Verunglückten hält. Ist genug Platz zwischen dem Helm und dem Nacken, sollte immer mit der ganzen Hand unter den Nacken gegriffen werden.

Der Helfer am Kopf des Patienten kann jetzt das Visier und den Helmverschluss öffnen. Gegebenenfalls ist eine Brille abzunehmen. Anschließend entfernt er den Helm, indem er ihn auseinander und langsam vom Kopf abzieht. Dabei ist unbedingt auf die Nase, die Ohren oder auf eventuellen Schmuck (Ohrringe, Piercings etc.) zu achten. Das Abziehen des Helms sollte keine Bewegungen der Halswirbelsäule verursachen. Nach erfolgter Helmabnahme übernimmt nun wieder der am Kopf des Patienten kniende Helfer die Fixation. Seine Hände liegen fest über den Ohren des Verunglückten und halten den Kopf auch weiterhin unter leichtem Zug. Nun wird die Halswirbelsäule mit einer HWS-Schiene immobilisiert.

9.2.3 Schaufeltrage

Durch ihre vielfältigen Anwendungsmöglichkeiten dient die Schaufeltrage sowohl der verbesserten Patientenversorgung als auch der Arbeitserleichterung für das Rettungsdienstpersonal. Sie kann aber auch ***zum schonenden Überheben*** auf die Vakuummatratze oder die Trage, zum sicheren ***Transport in unwegsamem Gelände***, zur ***Rettung aus Lkw-Kabinen***, zum schonenden Transport in engen Treppenhäusern, zum Überwinden von Hindernissen und Höhenunterschieden oder aber als zusätzliche Stabilisierung der Vakuummatratze bei längeren Wegen und Unwegsamkeiten eingesetzt werden. Probleme mit der Schaufeltrage gibt es bei lockerem Untergrund wie z.B. Geröll, bei dicker, warmer Kleidung des Patienten oder wenn der Patient auf einer Decke oder im Bett liegt. In diesem Fall lässt sich die Schaufeltrage schlecht schließen, da sich fast immer etwas Stoff oder Geröll einklemmt.

Technik

Die Schaufeltrage besteht aus Aluminiumseitenteilen und -rohrrahmen mit je einem Verschluss am Kopf- und Fußende. Somit wird die Schaufeltrage teilbar, und der ***Patient kann mit einem Minimum an Bewegung aufgenommen werden***. Als Verschlüsse dienen Schnappschlösser. Diese müssen beim Öffnen der Schaufeltrage gedrückt werden, beim Schließen der Schaufeltrage aber rasten sie von selbst ein. Um die Schaufeltrage auch noch in der Länge verstellen zu können, kann der Rahmen des Tragen-Fußteils in den Tragen-Kopfteil eingeschoben oder herausgezogen werden. Ein Arretierungshebel auf jeder Seite soll das unbeabsichtigte Auseinandergleiten der Teile verhindern. Um nun die Trage an die richtige Länge anzupassen, wird diese ungeteilt neben den Patienten gelegt, dann werden die Arretierungen gelöst und die Teile so weit auseinandergezogen, bis sie ungefähr der Körperlänge des Patienten entsprechen. Dann schließt man die Arretierungshebel und schiebt je nach Größe des Patienten Kopf- und Fußteil zusammen oder zieht sie weiter auseinander, bis die Arretierungsstifte eingerastet sind. Grundsätzlich sind so mehrere verschiedene Einstellungsmöglichkeiten vorhanden.

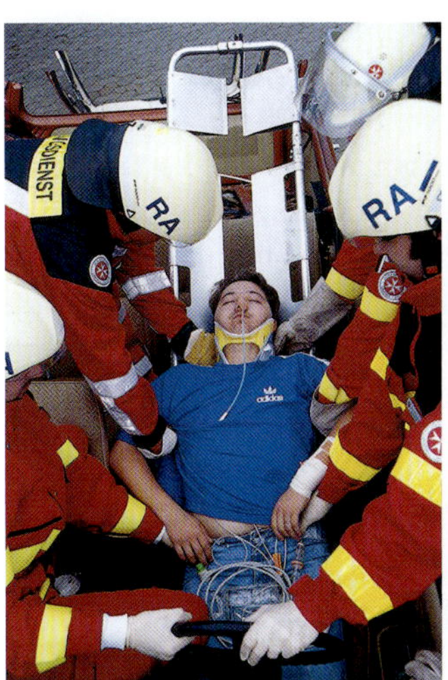

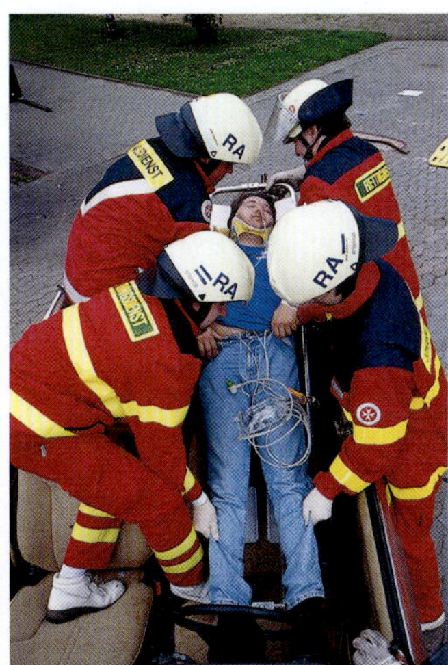

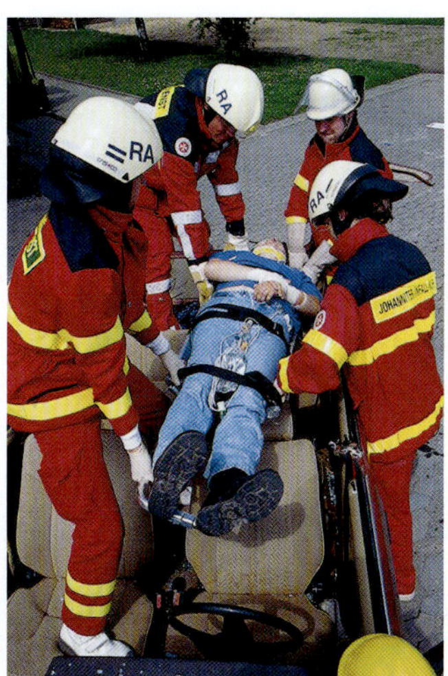

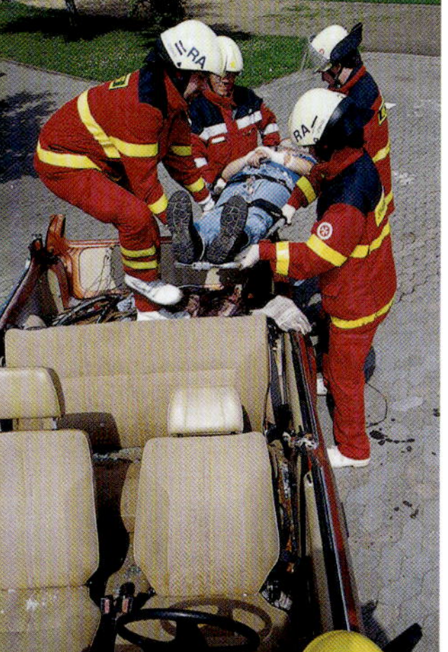

Abb. 15 – 18 ▶ Rettung aus dem Pkw mit der Schaufeltrage nach Dachabnahme

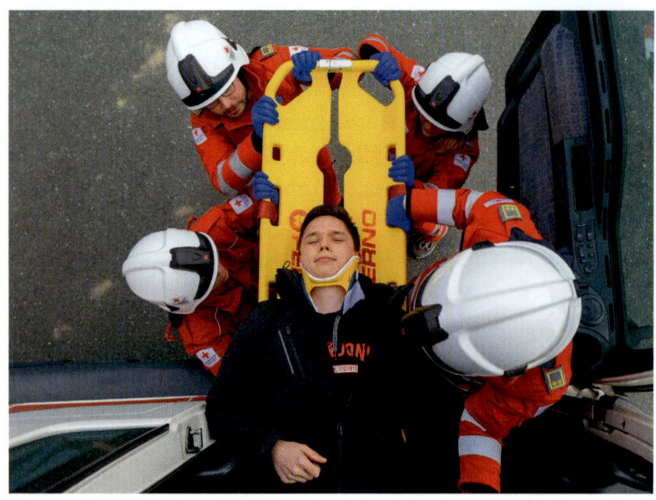

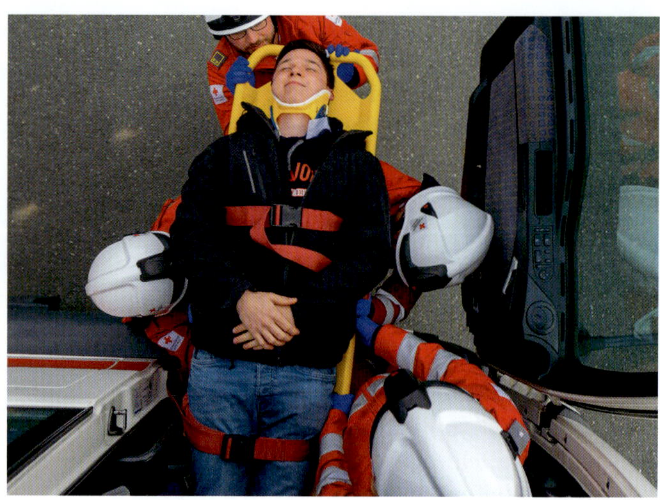

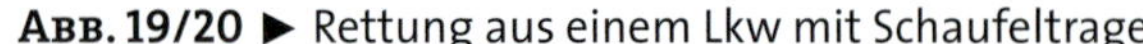

Abb. 19/20 ▶ Rettung aus einem Lkw mit Schaufeltrage

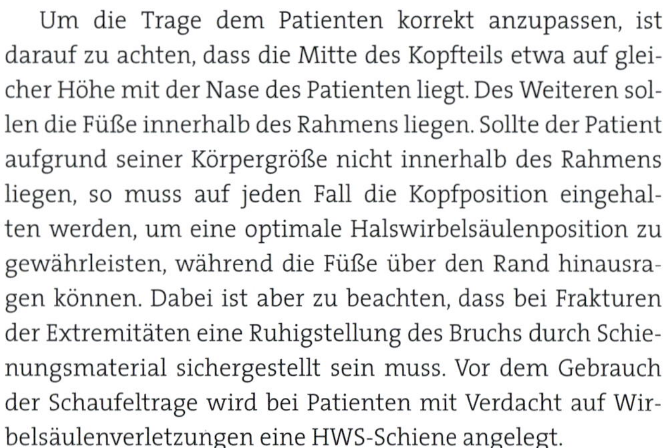

Um die Trage dem Patienten korrekt anzupassen, ist darauf zu achten, dass die Mitte des Kopfteils etwa auf gleicher Höhe mit der Nase des Patienten liegt. Des Weiteren sollen die Füße innerhalb des Rahmens liegen. Sollte der Patient aufgrund seiner Körpergröße nicht innerhalb des Rahmens liegen, so muss auf jeden Fall die Kopfposition eingehalten werden, um eine optimale Halswirbelsäulenposition zu gewährleisten, während die Füße über den Rand hinausragen können. Dabei ist aber zu beachten, dass bei Frakturen der Extremitäten eine Ruhigstellung des Bruchs durch Schienungsmaterial sichergestellt sein muss. Vor dem Gebrauch der Schaufeltrage wird bei Patienten mit Verdacht auf Wirbelsäulenverletzungen eine HWS-Schiene angelegt.

Für das Anlegen der Schaufeltrage gibt es ***zwei Techniken***: Bei der ersten Technik werden die Schaufeltragenhälften nacheinander seitlich so weit unter den Patienten geführt, bis sich die Verschlussteile zusammenfügen lassen und einrasten.

Bei der zweiten Technik wird zuerst der eine Tragenteil auf der einen Seite und dann der andere Tragenteil auf der anderen Seite untergeschoben. Dann verschließt man die Teile zuerst am Kopfteil und führt beide Schaufeltragenhälften »v-förmig« unter dem Patienten zusammen. Bevor der Patient nun mit der Schaufeltrage angehoben und transportiert werden kann, müssen noch Haltegurte angelegt werden, die den Patienten gegen Herunterfallen sichern. Vorsicht ist aber bei Weichteilverletzungen und Frakturen geboten.

In der Praxis gibt es zwei verschiedene Gurttechniken. Bei der einen werden die Gurte, nachdem die Trage leicht angehoben wurde, unter der Schaufeltrage durchgeführt und über dem Patienten verschlossen. Dies hat den Vorteil, dass bei einem eventuellen Versagen der Scharnierverschlüsse die Trage nicht auseinandergehen kann.

Bei der anderen Möglichkeit, die in der Praxis häufiger angewendet wird, werden die Gurte um die Haltegriffe herum über den Patienten zur gegenüberliegenden Seite geführt, dann um den Haltegriff gelegt und anschließend über dem Patienten verschlossen.

Auch bei der ***Rettung von Verletzten aus einem Lkw-Führerhaus*** wird die Schaufeltrage der Größe des Patienten angepasst. Vor jeder Lageveränderung des Verunglückten wird zunächst der Kopf mit einer HWS-Schiene fixiert. Danach wird die Schaufeltrage in geschlossenem Zustand vorsichtig unter das Gesäß des Patienten gebracht. Der Verletzte wird mit mindestens zwei Helfern achsengerecht gedreht und auf die Schaufeltrage gelegt. Er wird sorgfältig auf der Schaufeltrage fixiert (dies muss mit mindestens drei Gurten geschehen) und mit möglichst vielen Helfern aus dem Führerhaus gehoben.

Eine weitere Einsatzmöglichkeit der Schaufeltrage ist das ***Retten von Verunglückten, die unter einem Hindernis liegen*** (z.B. Fahrzeug). Als erstes wird von den Helfern wieder der Kopf des Patienten mit einer HWS-Schiene fixiert, dann wird die Länge der Schaufeltrage eingestellt. Die Trage wird geteilt, und die beiden Hälften werden dicht neben dem Verletzten platziert. Je nach Raumangebot werden die Hälften der Schaufeltrage, möglichst vom Kopf beginnend, seitlich untergeschoben und verschlossen. Jetzt wird die Trage mit beiden Helfern vom Fuß oder Kopf her langsam unter den Körper des Patienten gebracht, bis die Scharniere am Fußende einrasten. Schließlich wird die Schaufeltrage vorsichtig unter dem Hindernis hervorgezogen und der Patient vor dem weiteren Transport gut fixiert.

9.2.4 Spineboard

Umgangssprachlich wird beim Spineboard auch vom »Rückenbrett« gesprochen. Es handelt sich dabei um ein schmales Brett aus Holz, Kunststoff oder Aluminium mit eingearbeiteten Griffmulden. Auch beim Spineboard müssen zusätzlich noch ein System zur HWS-Immobilisation sowie Gurte zur Fixierung des Patienten auf der ebenen, harten Unterlage angewendet werden. Im Bereich der Wasserrettung zeigt sich ein besonderer Vorteil des Spineboards, das aus Holz oder Kunststoff besteht und im Wasser schwimmt. Aufgrund der Schwimmfähigkeit des Rückenbretts können Patienten im Wasser leicht auf das Brett verbracht werden.

Technik

Will man einen Patienten aus seinem Sitz retten, wird das Spineboard zwischen Rückenlehne und Patient eingebracht. Dann wird unter vorsichtiger Verstellung der Rückenlehne das Spineboard unter den Patienten geschoben. Nachteil bei dieser Technik ist, dass in jedem Fall das Dach des verunfallten Fahrzeugs entfernt werden muss.

Bei einer anderen Technik wird das Spineboard seitlich unter das Gesäß des Patienten geschoben. Dann wird der Patient auf dem Rückenbrett aus der sitzenden Position in Rückenlage gebracht. Nachteil dieser Methode ist, dass es eventuell zur Verschlimmerung der Symptome kommen kann. Bis zur endgültigen Rückenlage des Patienten auf dem Spineboard erfolgt im Gegensatz zum Rettungskorsett ***keine optimale Immobilisation***. Wenn Patienten auf das Spineboard übergehoben werden müssen, sind mindestens fünf Helfer notwendig. Der Patient wird im Grätschstand unter Beachtung der HWS-Immobilisation angehoben und auf dem untergeschobenen Rückenbrett abgelegt. Anschließend wird er mit Gurten und eventuell mit einer zusätzlichen Kopffixierung versehen.

Eine weitere Möglichkeit ist das ***achsengerechte Drehen mit mindestens drei Helfern***. Zwei Helfer knien seitlich des Patienten, ein Helfer stabilisiert den Kopf, der bereits mit einer HWS-Schiene versehen ist. Die seitlichen Helfer drehen jetzt den Patienten unter größtmöglicher Sorgfalt zur Seite, sodass jetzt der Rücken inspiziert werden kann, um anschließend das Spineboard unterzuschieben. Jetzt wird der Patient vorsichtig auf das Spineboard gedreht und anschließend mit den Gurten und dem Kopffixierset fixiert.

Im österreichischen Rettungswesen wird häufig anstelle des Spineboards die Schaufeltrage in Kombination mit der Vakuummatratze verwendet.

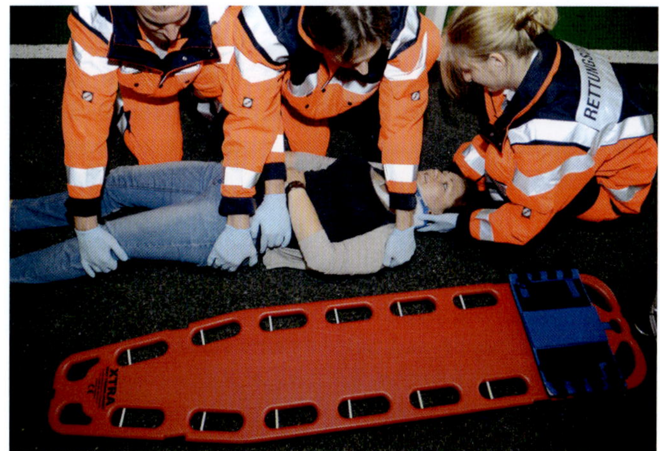

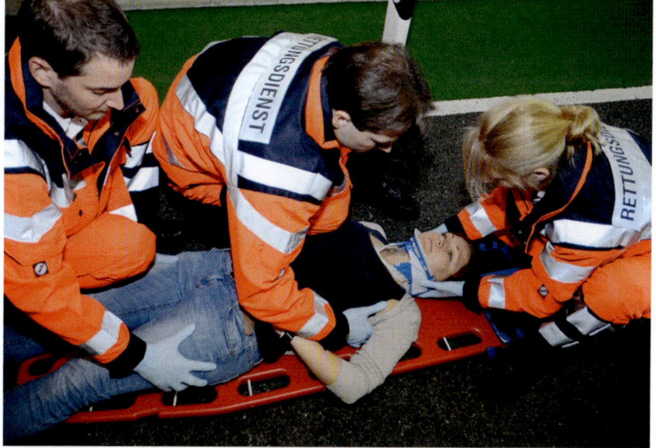

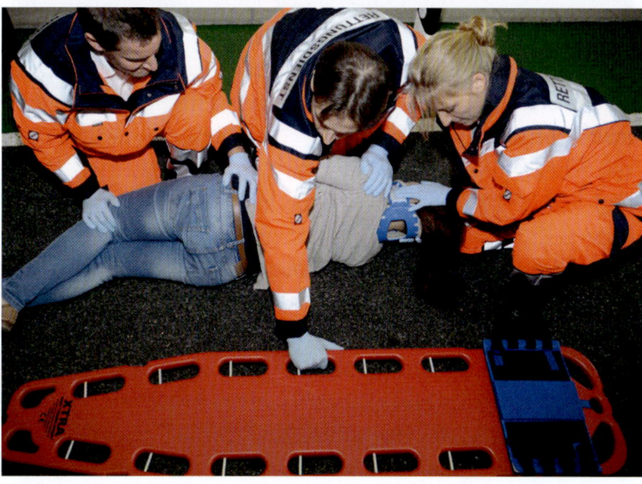

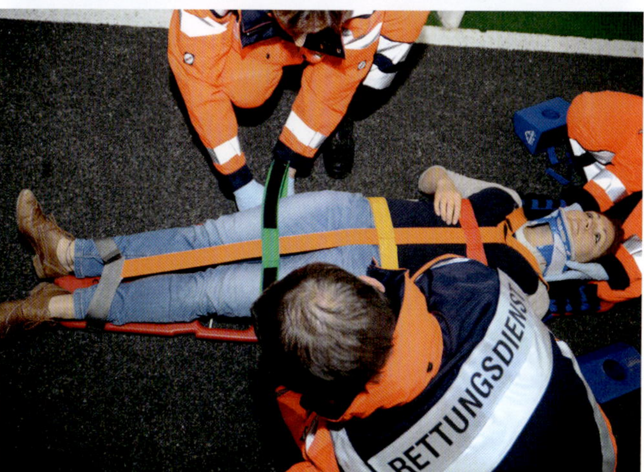

Abb. 21–24 ▶ Einsatz des Spineboards beim liegenden Patienten (inkl. Patientenfixiersystem)

9.3 Transporttechniken

Nachfolgend werden die im Rettungsdienst üblichen Möglichkeiten zum Transport von Patienten dargestellt.

9.3.1 Führen von Patienten

Das Führen von Patienten ist nur bei absolut bewusstseinsklaren Personen zulässig. Jeder Patient, der aufgrund seiner Kreislaufsituation oder seines hohen Alters nicht gehfähig ist, muss sitzend oder liegend transportiert werden. Da das Rettungsdienstpersonal während des gesamten Transports die Verantwortung für die Patienten hat, ***muss auch eine gehfähige Person überwacht und gesichert werden***. Um einem überraschenden Sturz vorzubeugen oder das Sicherheitsempfinden des Patienten zu stärken, sollte die Person immer stabil gehalten werden. Dies gilt insbesondere für Menschen mit eingeschränktem Seh- und Gehvermögen. Hier muss besonders behutsam und einfühlend vorgegangen werden.

Technik

Ein Helfer geht seitlich vom Patienten und unterstützt ihn durch Umgreifen der Rückenpartie, um ihn dann entweder unter den Achseln oder am gegenüberliegenden Handgelenk zu ergreifen. Mit der noch freien Hand ***fasst der Helfer das ihm zugewandte Handgelenk*** der zu führenden Person. Durch langsame Schritte wird der Patient zum Fahrzeug geführt. Sollte diese Art der Führung nicht erwünscht sein, ist auch ein Einhaken des Patienten in der Ellenbeuge des Helfers möglich. Beim Führen auf einer Treppe sollte der Patient möglichst das Treppengeländer als Halt greifen können. Ein Helfer geht seitlich von der zu führenden Person und hakt sie unter, während ein zweiter Helfer ca. zwei Treppenstufen unterhalb des Patienten geht, ***um einen möglichen Sturz abzufangen***.

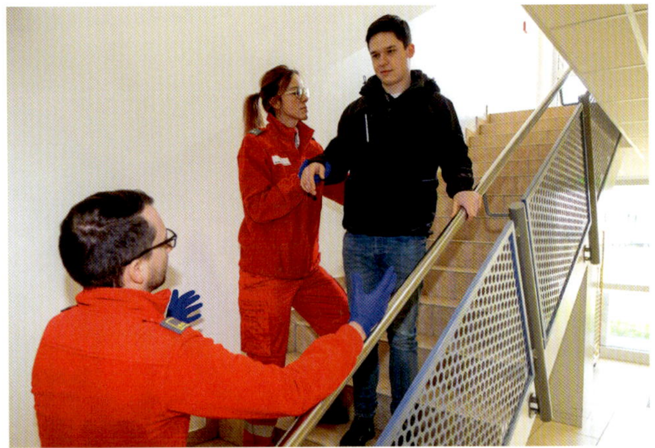

Abb. 25 ▶ Führen eines Patienten unter Achten auf Stufen

9.3.2 Tragen von Patienten

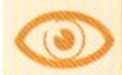 **BEACHTE**

Auch beim Tragen von Patienten ist auf eine rückenschonende Arbeitsweise zu achten. Es sollten die im Rettungsdienst dafür vorgesehenen Mittel verwendet werden, wie z. B. die Schaufeltrage, das Rettungstuch, der Tragering, der Tragsessel oder die Trage.

9.3.2.1 *Tragen mit dem Tragering*

Der Tragering stellt eine ***Tragehilfe*** dar, ***wenn der Patient sitzend getragen*** werden muss. Der Tragering ist eine zu einem Ring geformte Dreiecktuchkrawatte. Die Voraussetzung zur Anwendung ist, dass der Patient bewusstseinsklar und kooperativ ist. Das Treppenhaus oder die zu begehende Strecke muss breit genug sein, dass zwei Helfer inklusive Patient nebeneinander Patz haben.

Technik

Zwei Helfer platzieren sich seitlich neben dem Patienten. Einer der Helfer nimmt den Tragering in die vom Patienten abgewandte Hand und führt diese unter die Kniekehle des Patienten. Der zweite Helfer ergreift ebenfalls mit der patientenabgewandten Hand den Tragering. Beide Helfer umgreifen den Rücken des Patienten, um eine Stütze zu bilden, und fordern ihn auf, seine Arme um ihre Schultern zu legen und sich dann auf die Unterarme der Helfer zu setzen. Die zwei Helfer richten sich nun langsam und rückenschonend auf. Die ***zu tragende Person sollte*** gerade und ***entspannt in den Armen der Helfer sitzen***.

Diese Trageart ist ***auch ohne Tragering möglich*** (Sesselgriff, s. Abb. 26/27). Hier greifen sich die Helfer mit den Händen, mit denen sie normalerweise den Tragering fassen würden, gegenseitig am Handgelenk. Der Nachteil hierbei besteht jedoch darin, dass die Helfer bei feuchten Händen leicht abrutschen können.

9.3.2.2 *Tragen mit dem Rettungstuch*

Das Rettungstuch dient dazu, ***liegende Patienten*** zu ***transportieren, die*** keiner Immobilisation auf der Vakuummatratze oder der Schaufeltrage bedürfen und aufgrund der räumlichen Situation auch ***nicht sofort auf die Trage oder den Tragsessel verbracht werden können*** (z. B. enge Gänge oder Stiegenhäuser). Weiterhin kann das Rettungstuch auch bei Evakuierungen von Patienten aus Gefahrenbereichen

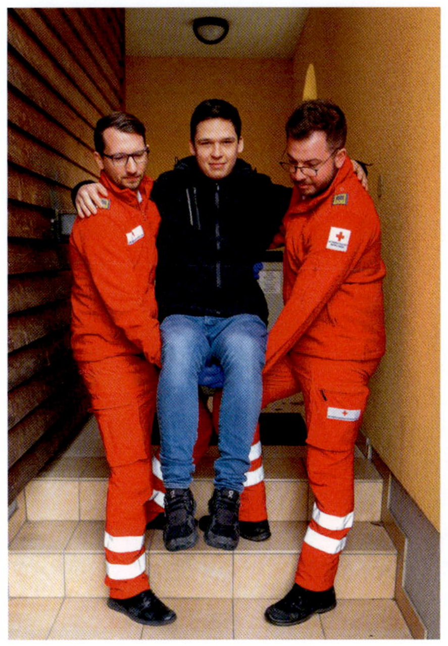

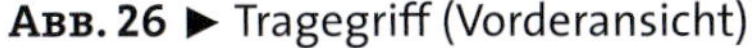

Abb. 26 ► Tragegriff (Vorderansicht)

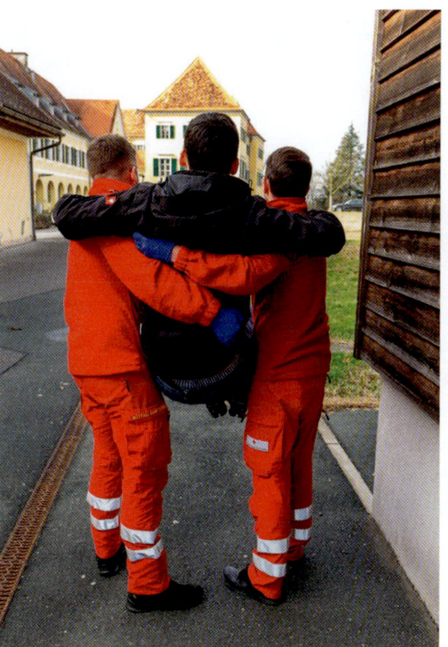

Abb. 27 ► Tragegriff (Rückenansicht)

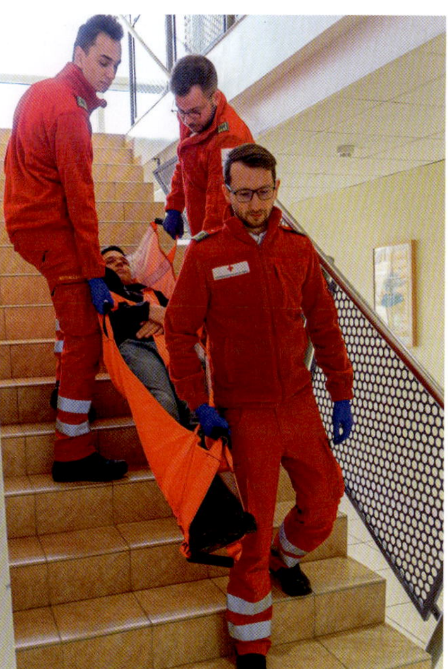

Abb. 28 ► Tragen mit dem Rettungstuch mit drei Helfern

eingesetzt werden (z. B. Brandeinsatz in Krankenhäusern und Pflegeheimen).

Mit dem Rettungstuch können Patienten auch sitzend transportiert werden. Das Tuch besteht aus waschbaren oder abwaschbaren Materialien wie z. B. Leinen-Segeltuch oder Kunststoff. Es besitzt sechs Trageschlaufen und eventuell noch eine Fußtasche.

Technik bei sitzenden Patienten

Das Rettungstuch wird im unteren Drittel so weit eingeschlagen, bis die beiden Griffenden übereinander liegen. Die eingeschlagene Hälfte wird so unter den Patienten gebracht, dass er auf dem gefalteten Teil sitzt. Die beiden Helfer greifen mit je einer Hand die oberen Griffenden und mit der anderen Hand die übereinander geschlagenen Trageschlaufen des Rettungstuchs und heben den Patienten vorsichtig an.

Technik bei liegenden Patienten

Um den liegenden Patienten auf das Rettungstuch zu bringen, wird das Tuch in Längsrichtung in der Mitte gefaltet. Der Patient wird behutsam auf die Seite gedreht. Der Helfer schiebt das Tuch mit der gefalteten Hälfte an den Rücken des Patienten. Dieser wird vorsichtig auf die andere Seite gedreht, das gefaltete Tuch wird glattgezogen und der Verletzte wieder auf den Rücken gelegt.

Der Patient wird nun ***mit den Füßen in Transportrichtung mit mindestens drei Helfern*** getragen. Der Versuch, einen liegenden Patienten mit zwei Helfern zu transportieren, sollte unterbleiben, da ein sicheres Tragen so nicht möglich ist. Beim Tragen sollte auf eine rückenschonende Arbeitsweise geachtet werden.

Sollte es vorkommen, dass die Helfer nur zu zweit sind und einen liegenden Patienten mit dem Rettungstuch transportieren müssen, sollte eine Tragehilfe bei der Leitstelle angefordert werden. Um ein gleichmäßiges Anheben und Absetzen des Patienten zu gewährleisten, gibt immer der ***am rechten Kopfende vom Patienten stehende Helfer das Kommando***.

PRAXISTIPP

Bei gravierendem Größenunterschied der Träger ist darauf zu achten, dass sich die Helfer der Körpergröße nach aufstellen; die Größten stehen dabei am Kopfende des Patienten.

9.3.2.3 *Umgang mit der Fahrtrage und Tragen mit der Krankentrage*

Die Fahrtrage besteht aus dem Fahrgestell und der auf diesem befestigten Krankentrage. Bei einem sogenannten Monoblocksystem ist die Trage mit dem Fahrgestell fest verbunden und lässt sich nicht abnehmen. Entsprechend der ÖNorm 1865 muss jede ***Trage am Kopf- und Fußteil in mehreren Stufen höhenverstellbar*** sein, müssen sich auf jeder Längsseite erhöhte Seitenteile befinden und muss der ***Patient mit einem Rückhaltesystem fixiert*** werden können. Auf der Trage befindet sich eine gepolsterte Tragenauflage aus

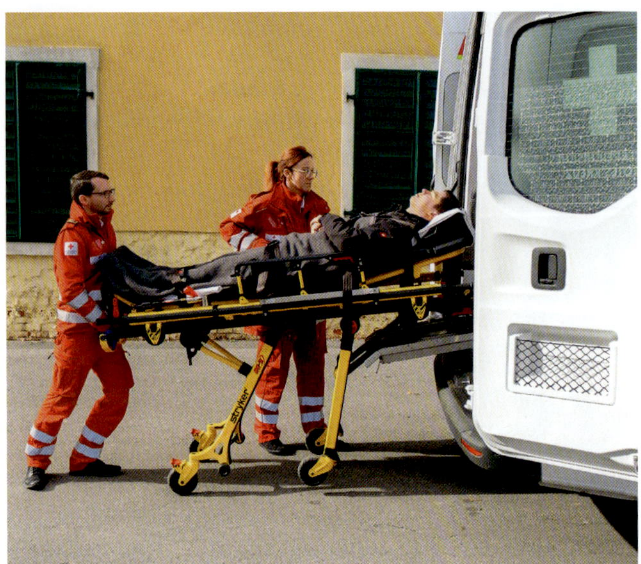

Abb. 29 ▶ Beladen des RTW mit der Fahrtrage

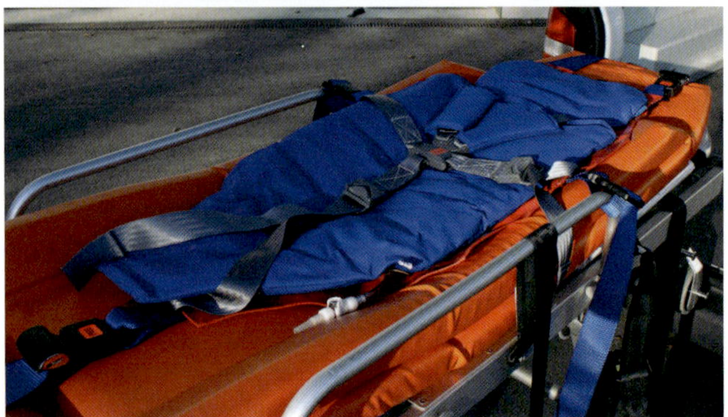

Abb. 30 ▶ Kinderrückhaltesystem

einem leicht zu reinigenden Material. Jeder Patient wird nur mit einer Einmal-Unterlage oder auf einem Leintuch, dass nach jedem Einsatz gewechselt wird, transportiert. Der Vorteil des Leintuchs liegt darin, dass der Patient mit diesem leichter von und auf eine Trage, Untersuchungsliege etc. gehoben werden kann.

Technik

Bevor der Patient auf die Trage übergehoben wird, wird auf diese zunächst ein Leintuch/eine Unterlage gelegt, dann werden die Seitenteile ausgeklappt, die Gurte geöffnet und der Oberteil in der für den Patienten angenehmsten Position fixiert. Legt sich der Patient selbst auf die Trage, hebt ein Sanitäter die Trage am Kopfende an, der zweite unterstützt den Patienten, sich auf die Trage zu legen, dann wird diese langsam zu Boden gesenkt und der Patient für den Abtransport vorbereitet. Bei diesem Vorgehen bleibt der Seitenteil der dem Patienten gegenüberliegenden Seite geschlossen und dient als Sicherung, damit der Patient nicht hinterrücks von der Trage fällt. Liegt der Patient auf der Trage, ist er vor dem Anheben unbedingt mit den dazugehörigen Gurten zu fixieren. Dabei bleiben die Arme frei. Der Patient wird angewiesen, die Arme am Oberkörper zu verschränken. Die Träger knien nieder. Hat sich der Träger, der am Kopfende des Patienten kniet, durch das Kommando »fertig« und die Antwort seines Kollegen vergewissert, dass er bereit ist, gibt er das Kommando »auf«. Beim Gehen sollte wegen erheblicher horizontaler Schwingungen der Trage ein Gleichschritt vermieden werden. Ist das Transportziel erreicht, gibt der das Kommando führende Sanitäter am Kopfteil der Trage den Befehl »halt«. Sind die Helfer zum Stillstand gekommen, wird auf ein erneutes Kommando »ab« die Trage langsam und gleichmäßig abgesetzt. Wird die Trage auf das ***Fahrgestell*** gestellt, ist dieses zuvor ***gegen Wegrollen*** zu ***sichern*** und in einer Höhe zu arretieren, die das Abstellen der Trage ohne großes Auf- und Abheben durch die Träger ermöglicht.

In engen Stiegenhäusern kann es notwendig sein, die Holme der Trage in eingefahrener Position zu belassen. Der ***Patient*** wird nach Möglichkeit ***in Blickrichtung getragen*** bzw. mit der Fahrtrage gefahren.

Das Gurtsystem der Krankentragen ist nicht zur Sicherung von Kleinkindern geeignet. Daher ist es notwendig, auf den Fahrzeugen eigene ***Rückhaltesysteme für Kinder mitzuführen***. Diese Systeme werden auf der Trage befestigt und garantieren die korrekte und sichere Fixierung der Kinder. Einige der Systeme haben als Auflage eine kleine Vakuummatratze, die bei Kindern mit Verletzungen zusätzlich zur Ruhigstellung verwendet werden kann. Meist sind die Systeme in Farbe und Material kindergerecht ausgeführt.

9.3.2.4 *Umgang mit dem Tragsessel*

Um einen ***kreislaufstabilen, nicht liegepflichtigen Patienten*** zu ***transportieren***, ist der Tragsessel die beste Lösung. Er ist für die Mitarbeiter im Rettungsdienst die ***sicherste und rückenschonendste Art des Transports*** und für den Patienten die bequemste Form. Aus diesem Grund sollte man dem Tragsessel immer den Vorrang vor anderen Tragearten wie z.B. dem Tragering oder dem Sesselgriff geben. Ein weiterer Vorteil des Stuhls ist seine platzsparende Beschaffenheit beim Tragen. So kann man ***bequem in engen Treppenhäusern*** hintereinander gehen, was z.B. mit dem Tragering nicht möglich ist.

Technik

Wenn der Patient im Tragsessel Platz genommen hat, ist auf eine sichere Sitzposition zu achten. Der Patient muss gerade sitzen, und die Füße müssen fest auf der dafür vorgesehenen Fußablage stehen. Ist dies der Fall, wird der ***zu Tragende mit den Sicherheitsgurten*** des Stuhls ***fixiert***. Weiterhin ist darauf zu achten, dass Gegenstände, die vom Patienten mitgenommen werden müssen (z.B. Blasenkatheter, Decke usw.), gut fixiert sind. Auf das Kommando des rückwärtigen Helfers wird der Tragsessel an den dafür vorgesehenen Holmen langsam und ruckfrei angehoben. Der Patient wird, wie auch bei der Trage, immer ***in Blickrichtung transportiert***. Eine Ausnahme stellt hier nur das Treppensteigen (aufwärts) dar. Weil es aus technischen Gründen anders nicht machbar ist, wird der Patient ausnahmsweise entgegen der Blickrichtung transportiert. Während des Transports darf sich der Patient nur am Tragsessel und sonst nirgendwo festhalten, da dabei die Helfer eventuell aus dem Tritt geraten und ein Sturz die Folge wäre. ***Im Fahrzeug*** ist auf eine ***sichere Arretierung des Stuhls*** zu achten, damit sich der Tragsessel nicht löst.

9.3.3 Umlagern von Patienten

Um eine rückenschonende Arbeitsweise für das Rettungsdienstpersonal und die schonendste Art des Umlagerns für den Patienten zu gewährleisten, sollte bei allen liegenden Patienten ein Rettungstuch oder ein geeignetes Leinentuch untergelegt werden. Um einen ***Patienten mit einem Tuch umzulagern*** (Bett, Röntgentisch etc.), muss das Bett so platziert werden, dass auf der einen Seite die Trage Platz findet und auf der anderen Seite noch mindestens zwei Helfer stehen können. Die Trage wird auf die gleiche Höhe wie das Bett eingestellt. Zwei Helfer platzieren sich auf der einen Seite des Bettes, zwei weitere seitlich der Trage und ein fünfter Helfer am Kopfende. Die seitlich stehenden Helfer ergreifen die Trageschlaufen des Rettungstuchs oder raffen das Leintuch zu einem Wulst zusammen; der am Kopfende stehende Helfer stabilisiert, wenn notwendig, den Kopf des Patienten. Auf das Kommando des am Kopfende stehenden Helfers wird der Patient vorsichtig in das Bett gehoben. Auf die gleiche Art kann ein Erkrankter auch vom Bett (Röntgentisch) auf die Trage umgelagert werden. Grundsätzlich sollte zur Umlagerung von Patienten im Krankenhaus ***eine Transferhilfe (Rollboard etc.) verwendet*** werden. Diese stellen für das Personal sowie für den Patienten die schonendste Möglichkeit des Umlagerns dar. In vielen Rettungsdiensten werden solche Transferhilfen bereits als Standard mitgeführt.

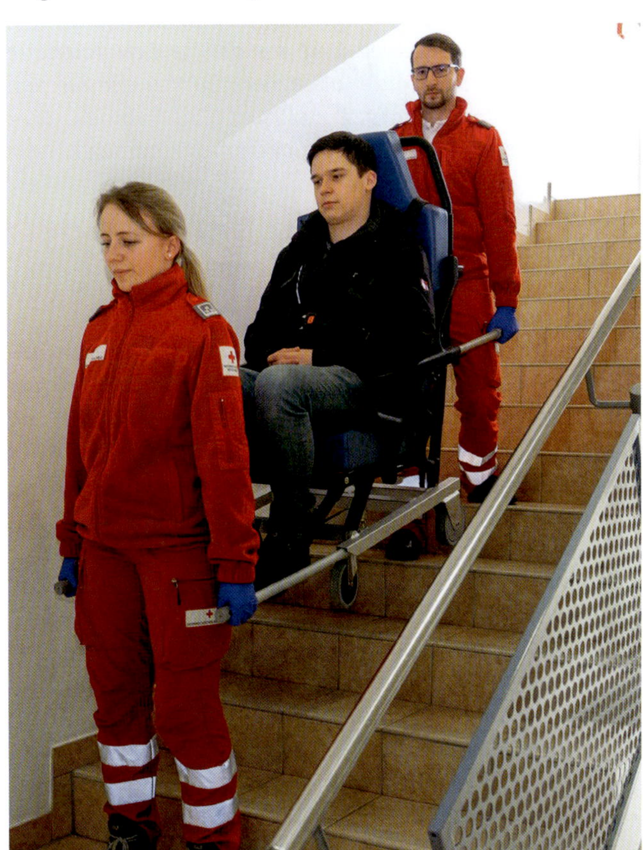

Abb. 31 ▶ Tragen mit dem Tragsessel

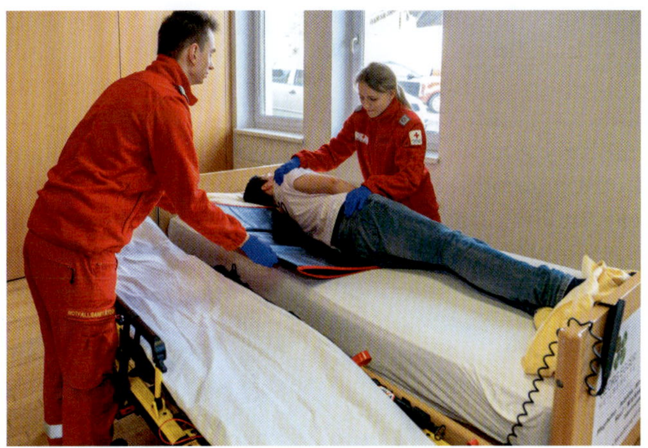

Abb. 32 ▶ Umlagern in der Notfallaufnahme

MERKE

Bei jedem Umlagern ist unbedingt darauf zu achten, dass alle am Patienten befestigten Gegenstände und Materialien wie Perfusorspritze, EKG-Kabel, Sauerstoffsonde, Urinbeutel usw. mitgeführt werden bzw. nicht ausreißen.

9.4 Lagerungsarten

Ralf Ackermann

Die in diesem Kapitel aufgeführten Maßnahmen beschreiben Empfehlungen zur Lagerung von Notfallpatienten. Je nach Situation am Notfallort kann es notwendig sein, die empfohlene ***Lagerung entsprechend*** dem ***Patientenwunsch***, den örtlichen ***Gegebenheiten oder*** der ***medizinischen Notwendigkeit anzupassen***.

MERKE

Im Rettungsdienst ist die Lagerung eines Patienten eine der wesentlichen Maßnahmen mit hohem therapeutischen Nutzen. Lagerungsmaßnahmen können in der Regel ohne große Hilfsmittel zeitnah, schnell und nicht-invasiv durchgeführt werden. Durch ihre korrekte Anwendung können Therapieziele einfach und zügig erreicht werden.

Im Rahmen der standardisierten Patientenversorgung ist die Lagerung je nach ermittelter Erstdiagnose als Elementar- oder Standardmaßnahme durchzuführen. Einige Beispiele:

- Bei Patienten mit akuter vitaler Gefährdung, beispielsweise bei Bewusstlosen, sichert die stabile Seitenlage im Rahmen der Elementarmaßnahmen die Atemwege.
- Bei Patienten mit akutem Atemnotsyndrom werden durch eine Hochlagerung des Oberkörpers eine Atemerleichterung und eine verbesserte Atemmechanik gewährleistet.
- Die Kreislaufverhältnisse beim Volumenmangelschock lassen sich ggf. durch eine Schocklage positiv beeinflussen.

Bei Patienten ohne eine akute Störung der Vitalfunktion wird die Lagerung als Standardmaßnahme durchgeführt, die eine Besserung des Patientenzustands erwarten lässt oder zumindest einer Verschlechterung vorbeugt. So wird zum Beispiel ein Patient mit Schlaganfall ohne Bewusstlosigkeit aber mit niedrigen Blutdruckwerten möglichst flach gelagert, um jeweils einen optimalen Blutfluss (venös und arteriell) und somit einen ausreichenden zerebralen Perfusionsdruck zu sichern.

9.4.1 Lagerung bei Störungen der Atmung

Patienten, die unter Atemnot leiden, werden meist in einer für sie geeigneten oder als angenehm empfundenen ***»atemerleichternden« Körperhaltung*** an der Einsatzstelle vorgefunden. Das Rettungsdienstpersonal hat die Aufgabe, den Patienten so zu lagern, dass die Atmung weiterhin erleichtert und der ***Einsatz der Atemhilfsmuskulatur ermöglicht*** wird. Wichtig ist, dem Wunsch des Patienten nach einer für ihn subjektiv angenehmen Lage nach Möglichkeit nachzukommen.

Bei der Versorgung von ansprechbaren Patienten mit Atemnot sind unter Berücksichtigung der Begleitdiagnose zwei Lagerungsarten möglich:

- Patienten mit Atemnot werden in Rückenlage mit um 45 – 90° erhöhtem Oberkörper gelagert. Die Beine liegen dabei flach auf der Trage (s. Abb. 33).
- Bei Patienten mit Asthma cardiale oder einem beginnenden bzw. manifestierten Lungenödem wird eine Rückenlage mit um 60 – 90° erhöhtem Oberkörper und möglichst herabhängenden Beinen angestrebt.

▶ Sondersituation: Kind mit Atemnot

Häufig werden Kinder mit Atemnot ***von einer Bezugsperson in aufrecht sitzender Position gehalten***. Diese Lagerung ist aus medizinischer und psychologischer Sicht von Vorteil und sollte in der Regel beibehalten werden. Aufgrund der unterschiedlichen Situationen und der wechselnden Kooperationsbereitschaft von Kindern kann jedoch keine Standardlagerung empfohlen werden. Eine von den Kindern ***tolerierte Position*** sollte aber ***nicht ohne wichtigen*** medizinischen ***Grund verändert*** werden, da es sonst im Rahmen einer Stressreaktion zu weiteren Komplikationen kommen kann.

9.4.2 Lagerung bei Störungen der Herz-Kreislauf-Funktion

Viele Patienten im Rettungsdienst sind von Störungen des Herz-Kreislauf-Systems betroffen. Wichtig für eine adäquate Versorgung dieser Patienten ist eine schnelle und richtige Verdachtsdiagnose, um eine weitere Verschlechterung des

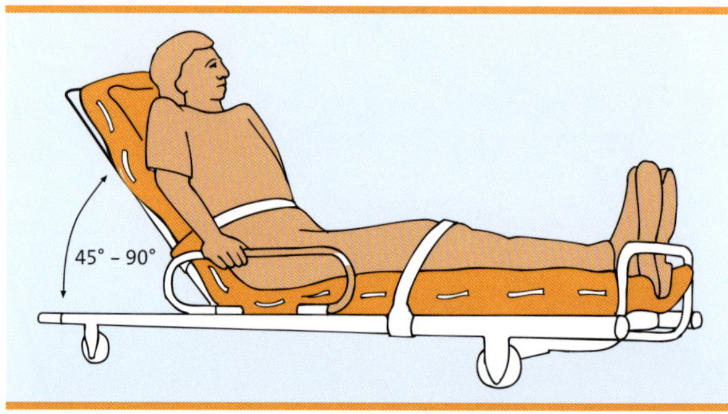

Abb. 33 ▶ Lagerung bei Störung der Atmung

Gesundheitszustands durch eine zielgerichtete und sachgerechte Lagerung zu vermeiden.

9.4.2.1 *Absoluter Volumenmangelschock*

Patienten mit einem absoluten Volumenmangelschock (z.B. hypovolämischer Schock) werden, sofern sie ansprechbar sind, in der ***klassischen Schocklage*** gelagert: ***Oberkörperflachlagerung mit um 30° erhöht gelagerten Beinen*** (s. Abb. 34). Initial können die Beine kurzfristig auch höher (60°) angehoben werden, um eine schnellere Stabilisierung der Kreislaufsituation zu erreichen.

Eine Schräglagerung des gesamten Körpers mithilfe der Trage kann zu einer Einschränkung der Atemmechanik führen und bedarf somit einer strengen Indikationsstellung (z.B. schnelle Kreislaufstabilisierung). Dies kommt lediglich für Patienten infrage, deren untere Extremitäten durch Anlage von Schienungssystemen oder durch Lagerung auf der Vakuummatratze ruhiggestellt sind und die somit nicht isoliert angehoben werden können.

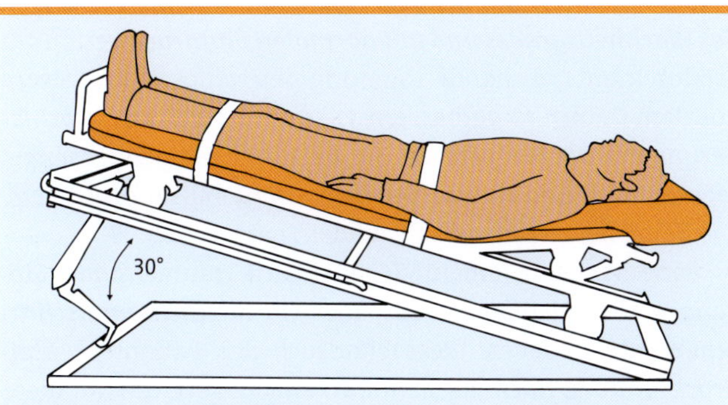

Abb. 34 ▶ Lagerung in der »klassischen Schocklage«, Oberkörper sollte waagerecht sein

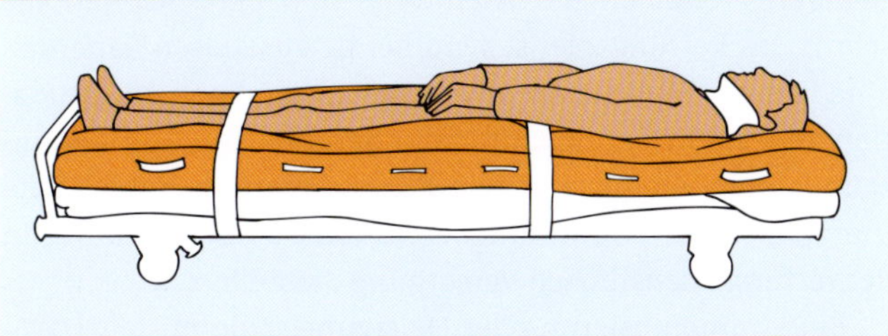

Abb. 35 ▶ Lagerung bei neurogenem Schock

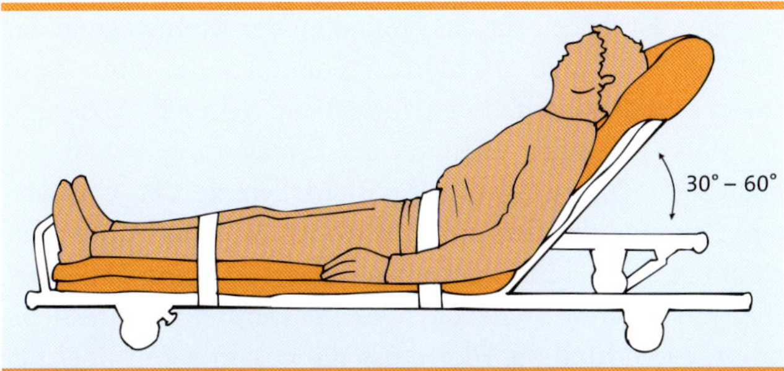

Abb. 36 ▶ Lagerung bei kardiogenem Schock

Bei Vorliegen einer Dyspnoe oder bei Verletzungen des Kopfes, der Brust, des Bauches, des Beckens oder der Wirbelsäule muss die Lagerung der Gesamtsituation angepasst werden.

9.4.2.2 *Relativer Volumenmangelschock*

Die Lagerung von ansprechbaren Patienten, die im Rahmen eines relativen Volumenmangelschocks unter hämodynamischen Störungen leiden, hängt von der jeweiligen Ursache ab. Dabei sind folgende Differenzierungen möglich:

- Patienten mit einem anaphylaktischen oder septisch-toxischen Schock werden in die klassische Schocklage gebracht.
- Patienten mit einem neurogenen Schock werden als Variante des relativen Volumenmangelschocks infolge von Rückenmarksverletzungen auf der Vakuummatratze in Rückenlage flach (Ganzkörperimmobilisation) gelagert (s. Abb. 35), ggf. wird zur schnellen hämodynamischen Stabilisierung das gesamte Tragensystem schräg gestellt. Ein isoliertes Hochstellen der Beine könnte hier zu zusätzlichen spinalen Schäden führen.

9.4.2.3 *Schock durch Minderung der Herzleistung*

Bei dieser Ursache handelt es sich um einen kardiogenen Schock, der auf einer Abnahme der Herzauswurfleistung oder einer Abnahme der Herzfüllung bei Normovolämie beruht. Hieraus resultiert ein Absinken des Blutdrucks.

Die Lagerung eines Patienten mit kardiogenem Schock hat ***einerseits*** die ***Entlastung des Herzens*** zum Ziel, ***andererseits*** soll eine ***ausreichende Perfusion des Gehirns*** gewährleistet werden. Folglich sind je nach Bewusstseinszustand folgende Unterscheidungen zu treffen:

- Ist der Betroffene bewusstseinsklar, erfolgt eine Hochlagerung des Oberkörpers um 30 – 60° (s. Abb. 36).
- Bei bewusstseinsgetrübten Patienten ist eine Flachlagerung indiziert, da bei diesen Patienten von einer Minderperfusion des Gehirns auszugehen ist. Dabei ist jedoch ein Monitoring der Atemwege erforderlich!
- Bewusstlose, nicht intubierte Patienten sind in der stabilen Seitenlage flach zu lagern.

9.4.2.4 *Hypertensiver Notfall*

Bei einem hypertensiven Notfall besteht das Ziel der Lagerung darin, den ***Blutdruck im Bereich des Gehirns zu senken*** (vgl. Kap. 6.1.2). Dies kann unterstützt werden, indem der Patient ***mit erhöhtem Oberkörper gelagert*** wird.

9.4.2.5 *Herzinsuffizienz*

Bei** der **akuten Linksherzinsuffizienz handelt es sich um eine unzureichende Förderleistung des linken Ventrikels. Dadurch kommt es im weiteren Verlauf entweder zu einem Druckanstieg im Lungenkreislauf, der zu einem Lungenödem führen kann (Rückwärtsversagen), und/oder zu einem Abfall des arteriellen Drucks im Sinne eines kardiogenen Schocks (Vorwärtsversagen). Eine Kombination im Sinne einer globalen Pumpschwäche kann die Situation weiter verschlechtern. Die Lagerung entspricht der beim kardiogenen Schock (s. Abb. 36) unter Berücksichtigung der Bewusstseinslage. Eventuell kann durch ***zusätzliches Herabhängen der Beine*** die Vorlast noch weiter gesenkt und das Herz entlastet werden.

Bei der akuten Rechtsherzinsuffizienz handelt es sich um ein akutes Pumpversagen des rechten Ventrikels. Hieraus resultiert ein relativer Volumenmangel des linken Ventrikels, der zu einer arteriellen Hypotonie führt. Eine Rechtsherzinsuffizienz, beispielsweise im Rahmen eines Myokardinfarkts, ist problematisch, da präklinisch die Diagnostik erschwert ist. Es besteht eine kardiale Symptomatik mit zusätzlicher Hypotonie ohne Lungenstauung bei gleichzeitig gestauten Halsvenen.

BEACHTE

Die Therapie der Rechtsherzinsuffizienz unterscheidet sich von den Therapiemaßnahmen bei einer Linksherzinsuffizienz. Therapieziel ist es, eine ausreichende Pumpleistung bei ausreichender Vorlast des rechten Ventrikels sicherzustellen. Somit ist neben der Immobilisierung des Patienten eine Schocklage im Rahmen der Vorlastoptimierung erforderlich. Bei unsicherer oder gar falscher Diagnose wird diese Maßnahme möglicherweise zur Verschlechterung der Situation beitragen.

In jedem Fall muss differenzialdiagnostisch an einen kardiogenen Schock gedacht und entsprechend therapiert werden.

9.4.3 Lagerung bei speziellen Notfällen

Bei den im Folgenden besprochenen Lagerungen muss darauf hingewiesen werden, dass die hier aufgeführten Maßnahmen eventuell der Sicherung oder Wiederherstellung der Vitalfunktionen angepasst werden müssen.

9.4.3.1 *Schädel-Hirn-Trauma*

Patienten mit einem Schädel-Hirn-Trauma sollen auf der Vakuummatratze oder einem Spineboard gelagert werden.

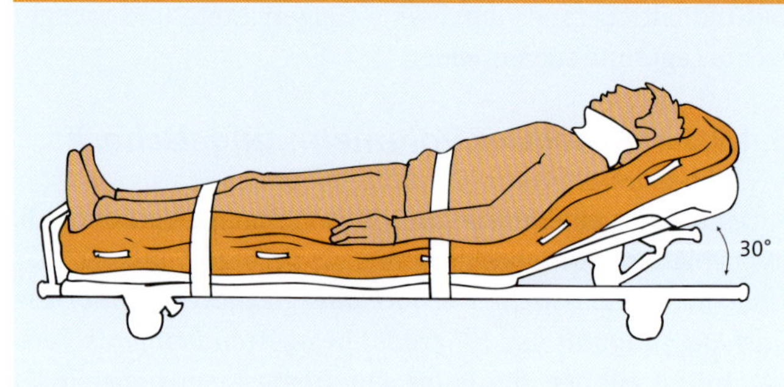

Abb. 37 ▶ Lagerung beim Schädel-Hirn-Trauma

Bei Patienten mit Schädel-Hirn-Trauma ist durch Seitenlagerung ein Folgeschaden insbesondere der Halswirbelsäule (HWS) möglich, sodass unter fachlicher Überwachung und Absaugmöglichkeit diese Maßnahme streng abzuwägen ist. Des Weiteren ist das Anlegen einer HWS-Schiene zur Immobilisation der Halswirbelsäule erforderlich.

Bei Patienten mit Schädel-Hirn-Trauma ***ohne Störungen des Wachheitsgrades und mit normalen Blutdruckwerten*** gilt es, durch entsprechende Lagerung den venösen Rückstrom aus dem Gehirn zu verbessern. Dies wird durch eine ***Hochlagerung des Oberkörpers*** um 30° bei gleichzeitiger achsengerechter Kopf- und Halswirbelsäulen-Immobilisation erreicht. Die Beine liegen dabei flach auf der Trage (s. Abb. 37).

Patienten mit einem Schädel-Hirn-Trauma ***ohne Störungen des Wachheitsgrades***, aber ***mit deutlich unterschrittenem*** individuellen (Regelblutdruck des Patienten) ***Blutdruck***, werden ***flach auf dem Rücken*** gelagert, um auf diese Weise die zerebrale Durchblutung aufrechtzuerhalten.

Bewusstlose Patienten werden grundsätzlich ***flach in stabiler Seitenlage*** gelagert. Dies dient in erster Linie dem sicheren Freihalten der Atemwege und dem Aspirationsschutz. Im Rettungsdienst wird bei bewusstlosen Patienten eine frühestmögliche Atemwegssicherung durch die Intubation angestrebt. Somit kann unter Berücksichtigung des Einzelfalls auch eine kurzzeitige Rückenlagerung unter HWS-Immobilisation und Absaugbereitschaft eine Alternative in der rettungsdienstlichen Versorgung darstellen.

Eine Immobilisierung der Halswirbelsäule mittels HWS-Immobilisationskragen fixiert den Kopf in Neutralstellung und schließt somit eine Überstreckung der Halswirbelsäule aus. Dies ist jedoch für das Freihalten der Atemwege in der stabilen Seitenlage erforderlich. Somit können diese Patienten schonend, d.h. durch zusätzliche manuelle Fixierung der Halswirbelsäule während der Umlagerung, in der stabilen Seitenlage gelagert und gesichert werden, ***bis eine weitere Therapie (Intubation) möglich*** ist. Falls der Patient auf einem Spineboard in Rückenlage fixiert ist, kann bei Erbrechen das gesamte Spineboard gekippt werden, um eine Aspiration zu verhindern. Hier muss die gesamte Zeit über ein verantwortlicher Helfer den Atemweg beobachten.

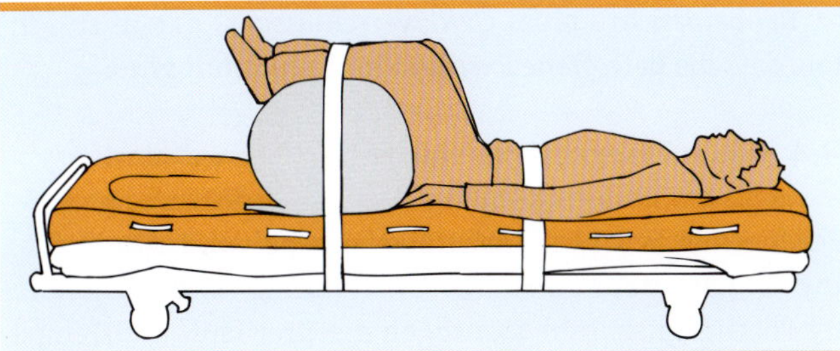

Abb. 38 ▶ Stufenbettlagerung bei Patienten mit Bandscheibenvorfall

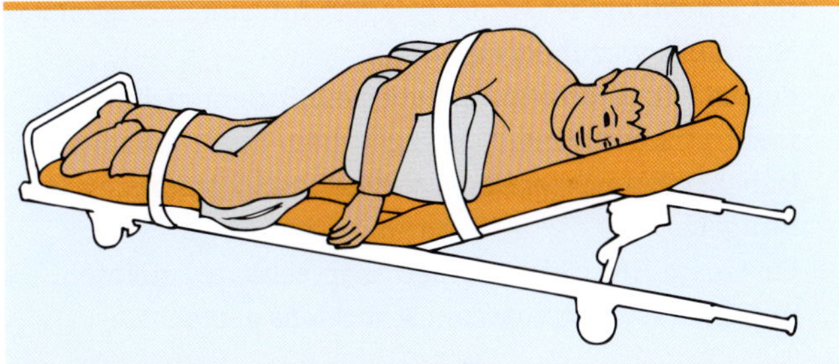

Abb. 39 ▶ Lagerung bei Thoraxtrauma

9.4.3.2 *Gesichtsverletzungen*

Patienten mit stark blutenden Gesichtsverletzungen werden, wenn keine weiteren Gründe dagegen sprechen, in ***Bauchlage mit vor dem Kopf verschränkten Armen*** auf einer sterilen Unterlage flach gelagert. Leicht verletzte, ansprechbare und orientierte Patienten können ***sitzend in nach vorn gebeugter Position*** gelagert werden.

9.4.3.3 *Rückenmarksschädigung / Bandscheibenvorfall*

Bei Patienten mit Verdacht auf eine Rückenmarksschädigung wird durch eine entsprechende Lagerung verhindert, dass zusätzliche Komplikationen während des Transports auftreten, die weitere Folgeschäden verursachen können. Daher müssen sowohl die Lagerung als auch die Umlagerungen mit der entsprechenden Besonnenheit und unter Einsatz der richtigen Hilfsmittel, wie der Schaufeltrage, durchgeführt werden.

Bei Verdacht auf eine Rückenmarksschädigung wird der Patient auf der ***Vakuummatratze flach auf dem Rücken bei*** gleichzeitiger ***HWS-Immobilisation*** gelagert (s. Abb. 35). Alternativ kann ein Spineboard verwendet werden.

Bei Verdacht auf einen Bandscheibenvorfall soll eine ***Stufenlagerung*** (s. Abb. 38) in Kooperation mit dem Patienten versucht werden. Ziel ist es, durch die Lagerung die ***komprimierte Bandscheibe*** zu ***entlasten*** und somit die Schmerzen zu lindern.

9.4.3.4 *Thoraxverletzungen*

Patienten mit traumatisch oder spontan bedingten Lungenschäden, wie sie beispielsweise bei einem Pneumothorax, Hämatothorax oder Spannungspneumothorax auftreten, werden bei vorhandenem Bewusstsein mit 60–90° ***erhöhtem Oberkörper*** gelagert (ähnlich wie in Abb. 33). Zusätzlich können diese Patienten ***auf der betroffenen Seite*** gelagert werden. Zum Beispiel werden Patienten mit einer Rippen- oder Rippenserienfraktur mit 30° erhöhtem Oberkörper auf der verletzten Seite auf der Vakuummatratze gelagert (s. Abb. 39). Durch die Stabilisierung der verletzten Thoraxseite sollen dem Patienten eine ***Schmerzlinderung und*** eine ***Verbesserung der Atemmechanik*** ermöglicht werden. Aufgrund der Schmerzhaftigkeit sind bei solchen zusätzlichen Lagerungsvarianten die Kooperation des Patienten und/oder eine notärztliche medikamentöse Analgesie erforderlich.

Patienten mit einer Fraktur des Sternums werden in Rückenlage auf der Vakuummatratze mit erhöhtem Oberkörper gelagert.

9.4.3.5 *Akutes Abdomen und abdominelle Verletzungen*

Bei Patienten mit einem akuten Abdomen sollte ungeachtet der Ursache die ***eingenommene Schonhaltung beibehalten*** werden, wichtig ist dabei, dass die ***Bauchdecke entlastet*** wird. Hierzu kann der Patient in Rückenlage und mit mäßig erhöhtem Oberkörper (max. 20°) mit einer ***untergeschobenen Knierolle*** gelagert werden. Hierbei ist zu beachten, dass eine Entlastung nur erfolgen kann, wenn den Füßen des Patienten ein Widerstand entgegengesetzt wird, da ansonsten ein Zug auf die Bauchdecke ausgeübt wird.

Bei Verdacht auf eine abdominelle Verletzung muss davon ausgegangen werden, dass es zu Organrupturen und/oder Blutungen gekommen ist. Präklinisch sind diese nur schwer zu diagnostizieren. Die Lagerung erfolgt wie beim akuten Abdomen und zusätzlich idealerweise auf einer Vakuummatratze oder einem Spineboard. Die Lagerung darf in bestimmten Situationen, z.B. bei unstillbarer intraabdomineller Blutung, nicht den schnellstmöglichen Kliniktransport verzögern.

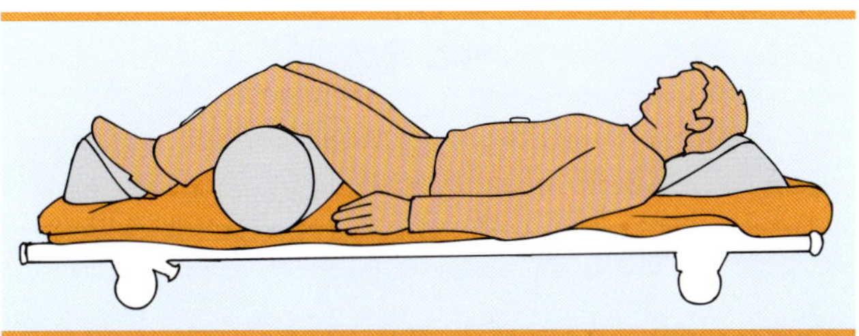

Abb. 40 ▶ Lagerung bei akutem Abdomen oder Bauchtrauma

9.4.3.6 *Schlaganfall*

Auch bei diesem Krankheitsbild hängt die Lagerung von der jeweiligen Bewusstseinslage und dem Blutdruck des Patienten ab: Patienten, die ansprechbar sind, werden nach Wunsch bzw. bei niedrigem Blutdruck flach gelagert, wodurch die notwendige zerebrale Durchblutung optimiert bzw. aufrechterhalten werden soll.

Bei einer stabilen Seitenlage ist darauf zu achten, dass der Patient bei einer bereits festgestellten Hemiparese (halbseitige Lähmung) auf der gesunden Seite gelagert wird. Gelähmte Extremitäten werden abgepolstert und fixiert.

9.4.3.7 *Arterieller und venöser Gefäßverschluss*

Um einer Verschlimmerung bei der Versorgung von Gefäßverschlüssen vorzubeugen, die in rettungsdienstlichen Notfallsituationen meist die unteren Extremitäten betreffen, muss zwischen einem arteriellen und einem venösen Verschluss unterschieden werden.

Bei einem ***Beinarterienverschluss*** wird der Patient zum Transport ***in Rückenlage*** gebracht, ggf. mit einem um 30° erhöhten Oberkörper, die Extremitäten werden in Neutralstellung positioniert und abgepolstert gelagert (s. Abb. 41). Die prinzipiell erforderliche Lagerung ***mit herabhängender betroffener Extremität*** lässt sich während des Transports jedoch häufig nicht sicher durchführen und der Patient ist durch Begleitschäden (u.a. Druckstellen und Gefäßkompressionen an der nicht durchbluteten Extremität) bedroht.

Patienten mit einem ***venösen Gefäßverschluss*** werden ebenfalls in ***Rückenlage*** gebracht, wobei die ***betroffene Extremität hochgelagert*** und abgepolstert wird (s. Abb. 42).

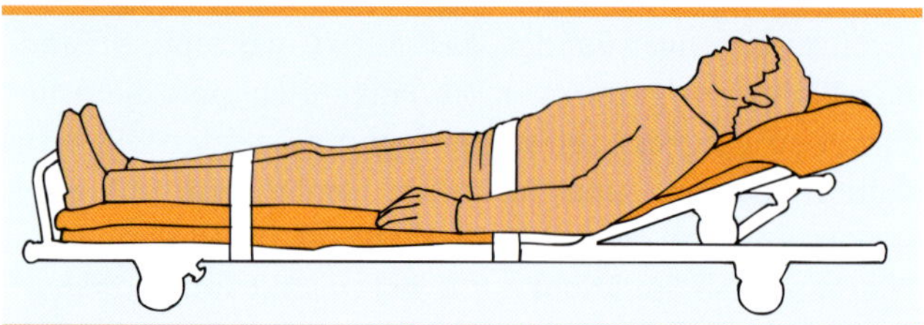

Abb. 41 ▶ Lagerung bei arteriellem Gefäßverschluss (während des Transports)

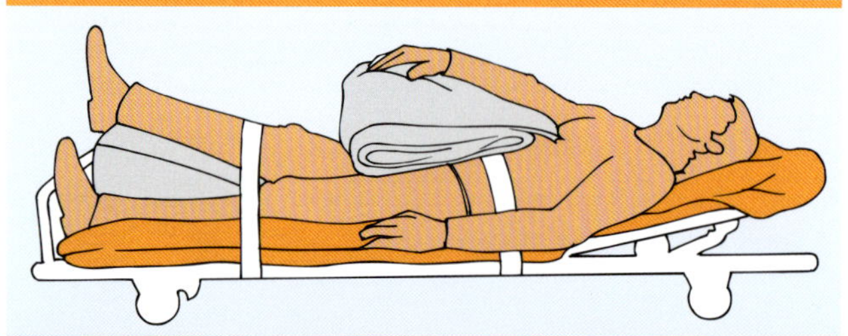

Abb. 42 ▶ Lagerung bei venösem Gefäßverschluss

Bei beiden Arten der ***Gefäßverschlüsse*** ist darauf zu achten, dass die ***betroffene Extremität abgepolstert*** wird.

9.4.3.8 *Thermische Notfälle*

Bei thermischen Notfällen treten infolge von Hitzeschäden (z.B. durch intensive Sonneneinstrahlung) und verminderter Flüssigkeitszufuhr Störungen der Kreislauf- und Temperaturregulationsmechanismen auf. Je nach Ursache müssen unterschiedliche Lagerungsarten zur Anwendung kommen:

- Bei einem ***Sonnenstich*** werden ansprechbare Patienten mit ***erhöhtem Oberkörper*** gelagert, um einem steigenden Hirndruck vorzubeugen.
- Bei der ***Hitzeerschöpfung*** haben die Patienten durch vermehrtes Schwitzen in der Regel einen Volumenmangel. Daher sind ansprechbare Patienten in ***Schocklage*** zu verbringen.
- Bei einem ***Hitzschlag*** werden ansprechbare Patienten mit Schocksymptomatik in ***Schocklage*** gebracht.

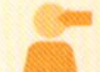

MERKE

Bei allen Formen der thermischen Notfälle, die mit Hyperthermie einhergehen, ist darauf zu achten, dass die Patienten schnellstmöglich in eine schattige und kühlere Umgebung verbracht werden.

9.4.4 Lagerung bei gynäkologischen Notfällen

Bei Patientinnen mit vaginalen Blutungen kann, sofern keine anderweitigen Bedenken bestehen, die klassische ***Fritsch-Lagerung*** gewählt werden (s. Abb. 43). Dazu wird die Patientin in eine ***leichte Beckenhochlagerung mit übereinander geschlagenen Beinen*** gebracht. Zuvor sollte eine sterile Vorlage vor den Vaginalbereich gelegt werden.

9.4.4.1 *Vena-Cava-Kompressionssyndrom*

In den letzten drei Schwangerschaftsmonaten kann es in Rückenlage durch den Uterus und den Fötus zur Kompression der unteren Hohlvene kommen.

Eine schwangere Patientin wird deshalb im letzten Drittel ihrer Schwangerschaft oder beim Auftreten des Vena-cava-Kompressionssyndroms in der Linksseitenlage gelagert (s. Abb. 45). Dazu wird sie ***flach in Rückenlage auf der linken Körperseite*** mit ausgestrecktem linken und angezogenem rechten Bein gelagert. Zur Unterstützung sollte ihr hierzu ein Kissen in den Rücken gelegt werden.

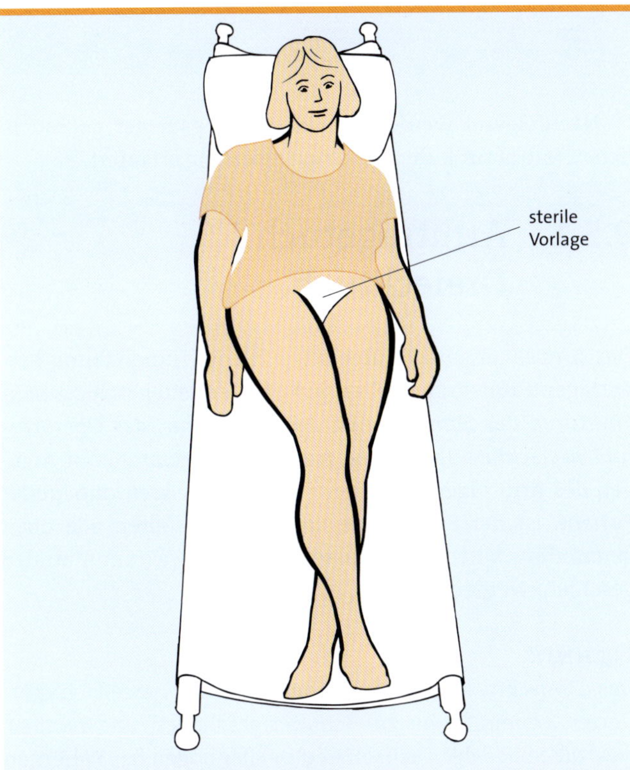

Abb. 43 ▶ Fritsch-Lagerung

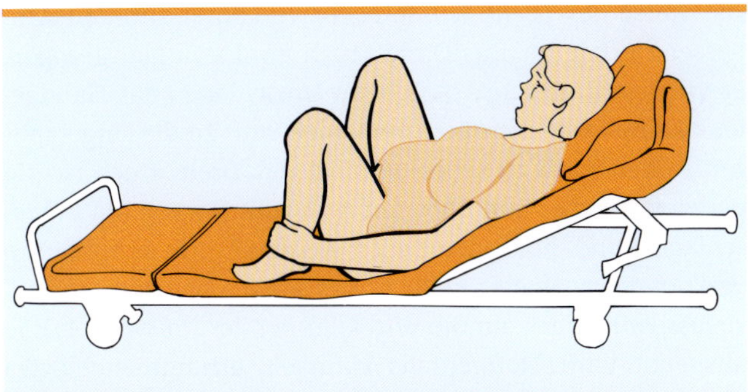

Abb. 44 ▶ Lagerung bei einsetzender Geburt

9.4.4.2 *Fruchtwasserabgang und Nabelschnurvorfall*

Durch den Fruchtwasserabgang kann in seltenen Fällen die Nabelschnur vorrutschen und abgeklemmt werden. Patientinnen mit Fruchtwasserabgang oder einem schon bestehenden Nabelschnurvorfall werden ***liegend in Linksseitenlage und kopftief*** gelagert.

9.4.4.3 *Patientinnen mit Wehentätigkeit*

Der Transport von Patientinnen mit eingesetzten Wehen sollte in ***Linksseitenlage*** durchgeführt werden. Bei einsetzender Austreibungsphase ist der Transport zu unterbrechen

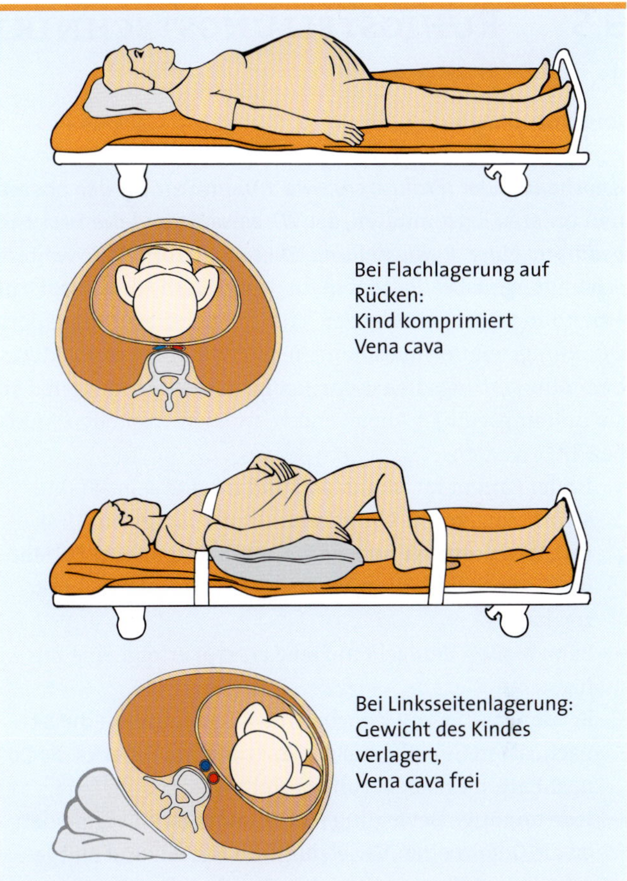

Abb. 45 ▶ Linksseitenlagerung zur Prophylaxe des Vena-cava-Kompressionssyndroms

und die Frau in ***Geburtslage*** zu verbringen. Für die Geburt werden die Patientinnen in Rückenlage mit ca. 30–45° erhöhtem Oberkörper und aufgestellten, angewinkelten Beinen gelagert (s. Abb. 44).

9.4.4.4 *Lagerung von Mutter und Kind nach der Geburt*

Nachdem das Kind geboren wurde, verbleibt die Mutter möglichst so lange in der Geburtslage, bis auch die Nachgeburt vollständig geboren wurde. Danach kann von der Mutter die Fritsch-Lagerung eingenommen werden (s. Abb. 43). Das ***Kind*** wird, wenn keine anderen Gründe dagegen sprechen, ***trocken und warm in den Armen der Mutter*** gelagert – Gratulieren nicht vergessen!

9.5 Ruhigstellungstechniken

Johannes Siglen

Knochenbrüche (Frakturen), wie z.B. im Bereich der oberen und unteren Extremitäten, der Wirbelsäule und des Beckens, ***bedürfen einer Ruhigstellung***. Diese hat zum Ziel, weitere Schädigungen bei Patienten zu verhindern, und sorgt für einen möglichst schonenden und schmerzfreien Transport. Die Ruhigstellungsmaßnahmen müssen von jedem Mitarbeiter im Rettungsdienst durchgeführt werden können. Um sie ordnungsgemäß anzuwenden, müssen folgende Punkte beachtet werden:

- Ist der Patient kreislaufstabil und möchte seine Fraktur selbst stützen (z.B. Unterarmfraktur, Handgelenksfraktur), ist diesem Wunsch Rechnung zu tragen. Der Patient weiß selbst am besten, wann er die geringsten Schmerzen hat.
- Beim bloßen Verdacht auf eine Fraktur erfolgt eine Ruhigstellung.
- Bei der Fraktur von Knochen müssen zumindest die benachbarten Gelenke, bei der Fraktur eines Gelenks die benachbarten Knochen ruhiggestellt werden.
- Jede unnötige Bewegung einer Fraktur ist zu vermeiden, da die Gefahr einer Verletzung von Nerven und Blutgefäßen nicht unerheblich ist. Zudem kann bei Brüchen von großen Röhrenknochen eine Fettembolie ausgelöst werden.
- Grundsätzlich sollte vor und nach der Schienung bei jeder Fraktur und bei jedem Frakturverdacht eine ***MDS-Kontrolle*** durchgeführt werden, d.h., es werden die ***Motorik***, die ***Durchblutung***, und die ***Sensibilität*** unterhalb (distal) der Fraktur geprüft.
- Ist eine Fraktur in einer so abnormen Lage, dass sie nicht ruhiggestellt werden kann, muss die Extremität unter Zug für die Ruhigstellung in eine achsengerechte Position gebracht werden. Ist dies aufgrund der Schmerzen des Patienten nicht möglich, ist auf den Notarzt zu warten.
- Ein durchgeführter Längszug (Extension) darf erst wieder gelöst werden, wenn die Fraktur immobilisiert ist.
- Bei einer offenen Fraktur mit größeren Weichteilverletzungen oder herausragenden Knochenteilen sollte möglichst keine pneumatische Schiene angewendet werden.
- Jede offene Fraktur ist steril abzudecken. Herausragende Knochen- oder Gewebsteile werden vor der Ruhigstellung bedeckt und eventuell fixiert.
- Bei allen schweren Traumata gilt die »Golden Hour of Trauma«: Der Patient sollte trotz aller wichtigen Ruhigstellungstechniken innerhalb einer Stunde in einem Traumazentrum sein.

Nachfolgend werden die im Rettungsdienst gebräuchlichen Mittel zur Ruhigstellung/Schienung erläutert.

9.5.1 Armtragetuch / Dreiecktuch

Das Armtragetuch ist durch seine leichte Handhabung hervorragend zum Ruhigstellen von offenen und geschlossenen ***Frakturen des Handgelenks, des Unterarms, des Oberarms und des Schlüsselbeins*** geeignet. Voraussetzung zum Anlegen des Armtragetuchs ist ein ***wacher und kreislaufstabiler Patient***. Ist der Patient kreislaufinstabil, sollten alle oben genannten Verletzungsmuster auf der Vakuummatratze geschient werden.

Technik

Das Dreiecktuch wird unter den Arm der jeweils frakturierten Extremität bis zur Schulter geschoben, und zwar so, dass die Spitze des Tuchs über den Ellenbogen des Patienten hinausragt und die Basis (die längste Gerade des Dreiecktuchs) entlang des Brustkorbes (Thorax) zu liegen kommt. Die Spitze des Tuchs wurde zuvor verknotet, um den Arm besser zu fixieren. Das Dreiecktuch wird nun glattgezogen. Es wird dafür gesorgt, dass beim Umschlagen das Handgelenk komplett in dem Tuch verschwindet; nur die Fingerspitzen sollten noch zu sehen sein. Ist das Dreiecktuch richtig platziert, wird es nun über den Arm zum Nacken hin umgeschlagen, und die beiden Enden werden hinter dem Nacken verknotet. Der Knoten sollte etwas seitlich platziert werden, sodass kein Druck auf die Wirbelkörper der Halswirbelsäule ausgeübt wird. Nötigenfalls kann ein zusammengelegtes Dreiecktuch oder ein Mulltupfer zwischen Knoten und Haut

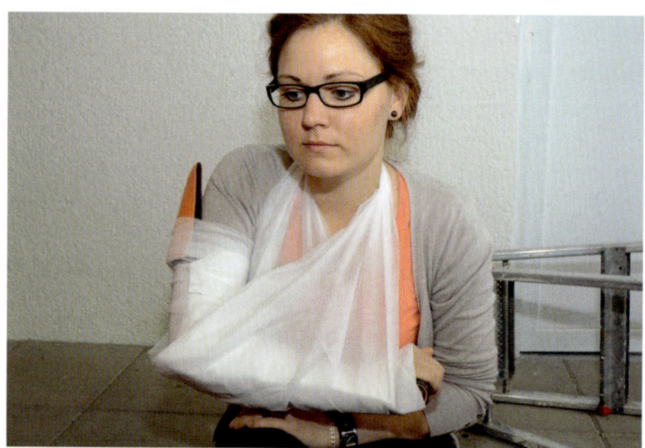

Abb. 46 ▶ Sicherung und Entlastung mit Dreiecktuch

gelegt werden. Bei Bedarf kann nun noch ein Dreiecktuch zur Krawatte geformt und als Befestigung um Thorax und Oberarm gelegt werden. Im Falle einer Handgelenks- oder Unterarmfraktur ist es ratsam, zur Unterstützung der Fraktur eine Schiene, z.B. eine Alu-Polsterschiene einzulegen und zum Schluss nochmals die MDS-Kontrolle durchzuführen.

Komplikationen

Die Anwendung des Armtragetuchs ist nur möglich, wenn der Patient bei vollem Bewusstsein ist.

9.5.2 Luftkammerschiene

Luftkammerschienen sind aufblasbare Schienen, die bei geschlossenen ***Frakturen des Unterschenkels und Fußes und*** seltener der ***oberen Extremitäten*** eingesetzt werden. Der Vorteil dieser Schienen besteht darin, dass der Druck so dosiert werden kann, dass die Extremität dadurch eine leichte Extension beibehält und der Patient so möglichst geringe Schmerzen hat. Ein weiterer positiver Effekt der Luftkammerschiene ist, dass sie einen gleichmäßigen Druck auf das venöse Gefäßsystem ausübt und somit eine Einblutung in das Gewebe (Frakturhämatom) vermindern kann. Außerdem sind nach dem korrekten Anlegen der Schiene durch eine gute Immobilisation ein sicheres Umlagern auf die Trage und ein schonender und weitgehend schmerzfreier Transport möglich.

Technik

Das Anlegen der Luftkammerschiene erfolgt wie in den Abbildungen 47–52 gezeigt.

Komplikationen

Luftkammerschienen sind ***nicht geeignet zum Schienen von offenen Frakturen mit größeren Weichteilverletzungen oder herausragenden Knochenteilen*** (Kompressionsschäden). Weiterhin ist das Anlegen der »Luftkammerschiene Arm« durch das Umgreifen am Ellenbogen kompliziert und führt oft zum Nachlassen des unterstützenden Längszuges, was dem Patienten unnötige Schmerzen verursacht und bei unsachgemäßer Handhabung eine Einklemmung von Nerven oder Blutgefäßen zur Folge haben kann, daher ist das Dreiecktuch zur Ruhigstellung zu bevorzugen. Bei zu starkem Aufblasen der Luftkammerschiene kann ein zu hoher Druck auf die frakturierte Extremität einwirken und so Gewebsschädigungen hervorrufen.

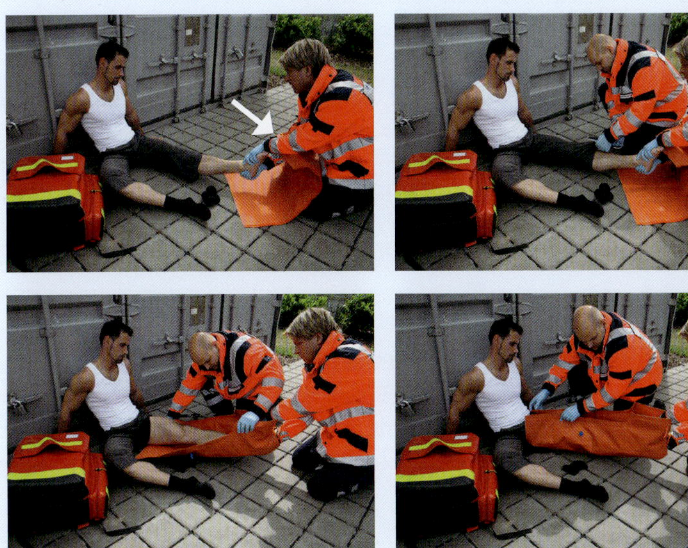

Luftkammerschiene am Bein

- Helfer 1 fixiert das Bein unter Zug, wobei er die Luftkammerschiene bereits über seine rechte Hand gestreift hat.
- Die Hose des Patienten muss entfernt werden. Das Ausziehen kann durch unnötige Manipulationen sehr schmerzhaft für den Patienten sein, die Hose wird daher häufig aufgeschnitten (möglichst Wunsch des Patienten berücksichtigen).
- Helfer 2 zieht die Schiene über das Bein des Patienten.
- Die Schiene wird mittels Reißverschlusses verschlossen und anschließend aufgepumpt.
- Am Fußende befindet sich ein Schnürverschluss, der nach dem Anlegen der Schiene verschlossen werden muss, um die Stabilität der Fixierung des Fußes zu gewährleisten.
- Die Fraktur ist stabil geschient. Ein Helfer prüft nun Durchblutung (Rekapillarisierungszeit), Motorik und Sensibilität an den Zehen des Patienten.

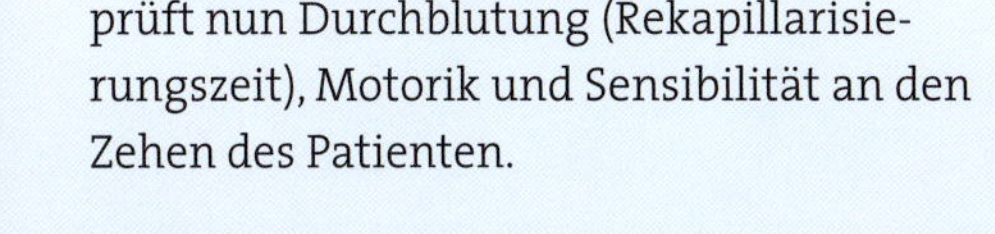

Abb. 47–52 ▶ Anlegen von Luftkammerschienen

9.5.3 Vakuumschiene

Vakuumschienen sind hervorragend zum ***Schienen von Frakturen des Unterschenkels und des Fußes*** geeignet und können ***auch für Frakturen des Unterarms*** verwendet werden. Durch die optimale Anpassung an die verletzte Gliedmaße und die variable Einstellung der Klettbänder ist es auch möglich, offene Frakturen jeden Grades ruhigzustellen, ohne dass es zum Druck auf die verletzte Stelle kommt. Die Vakuumschiene zeigt prinzipiell den gleichen Aufbau wie die Vakuummatratze. Durch das Absaugen werden kleinste Styropor-Kügelchen, die sich in der Vakuumschiene befinden, zusammengepresst. Dadurch wird die Schiene hart und passt sich nach vorangehender Anmodellierung gut an die frakturierte Extremität an. Auf diese Weise wird eine ***effektive Immobilisation auch bei offenen Frakturen*** erreicht.

Technik

Ein Helfer hält die frakturierte Extremität durch einen unterstützenden Längszug stabil, während der zweite Helfer die Vakuumschiene um die verletzte Gliedmaße des Patienten anmodelliert, die Klettgurte verschließt und die Vakuumschiene dann gründlich absaugt. Es muss so lange abgesaugt werden, bis die Vakuumschiene hart ist. Nur so können eine ausreichende Immobilisation, ein sicheres Umlagern und ein schonender Transport gewährleistet sein. Oft ist es erforderlich, nach dem Absaugen die Klettverschlüsse noch einmal nachzuziehen. Vorsicht ist bei offenen Frakturen geboten. Die Schiene sollte keine herausstehenden Knochenteile berühren oder diese umschließen. Abschließend wird nochmals die MDS-Kontrolle durchgeführt.

Komplikationen

Wie bei der Luftkammerschiene ist auch hier das Anlegen kompliziert und erfordert besonders im Unterarmbereich praktische Übung. Beim Arbeiten auf losem Untergrund (z. B. Feldboden) verschmutzen oft die Klettverschlüsse. Sie sind dann nicht mehr richtig zu schließen. Eine Ruhigstellung unter Extension ist bei den meisten Schienen nicht möglich. Die Klettverschlüsse müssen nach dem Absaugen oft nachgezogen werden. Ein richtiges Anmodellieren ist unbedingt erforderlich, um eine ausreichende Schienung zu gewährleisten.

9.5.4 Extensionsschiene

Die Streckschiene (z. B. Kendrick Traction Device, Sager Traction Splint) stellt auch über einen längeren Zeitraum eine effektive Extension sicher und hilft so, posttraumatische Durchblutungsstörungen, sekundäre Weichteilverletzungen sowie Schmerzen zu vermeiden. Durch den ***langsamen Aufbau des Extensionszuges*** ist die Anlage weniger schmerzhaft. In-Line-Traction-Schienen eignen sich für die Retention ***von Frakturen der unteren Extremitäten***, insbesondere für proximale Oberschenkelfrakturen. Die Streckschiene bleibt bis zur definitiven unfallchirurgischen Versorgung angelegt.

Indikationen

- Unterschenkelfrakturen,
- Oberschenkelfrakturen.

Kontraindikationen

- Instabile Beckenfrakturen,
- Hüftgelenksluxationen,
- Kniegelenkzerreißung,
- Sprunggelenksfrakturen.

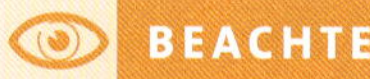

BEACHTE

Möglich sind Verletzungen des Streckapparates bei zu starker Extension sowie Abrisse von Bändern oder Sehnen bei übersehenen Gelenksverletzungen.

Durchführung

Nach Anpassen der entsprechenden Länge wird die Schiene mit den vorhandenen Fixiermöglichkeiten am Sprunggelenk befestigt. Anschließend erfolgt die Fixierung der verbleibenden Verschlüsse bzw. Gurte an Unter- und Oberschen-

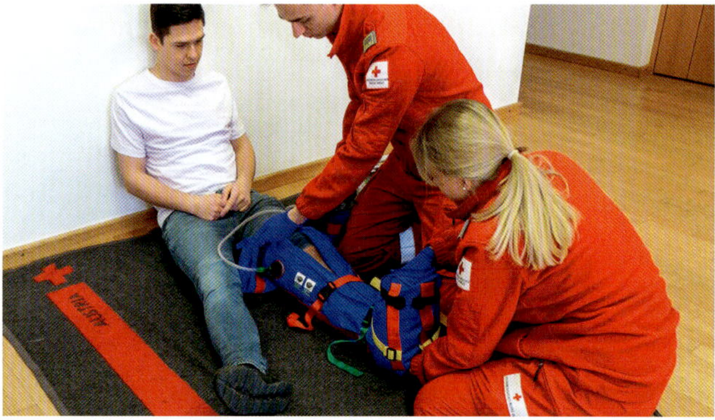

Abb. 53 ▶ Anlegen einer Vakuumbeinschiene

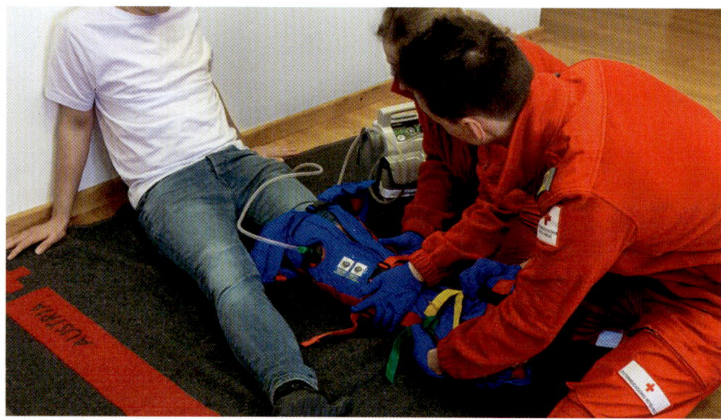

Abb. 54 ▶ Anmodellieren während des Evakuierens

kel. Nach optimaler Befestigung aller vorhandenen Gurte ist die Schiene in der Länge einzurichten, bis eine der Extremität und der Fraktur entsprechende Extension erreicht ist. Diese wird erst in der Klinik, d.h. unter chirurgischen Bedingungen, wieder entspannt.

Ein Nachteil ist bei einigen Modellen die Länge der Schiene, weil diese über das Ende der Trage hinaussteht und sich bei einigen Fahrzeugtypen die Heckklappe nicht ohne Probleme schließen lässt.

9.5.5 Alu-Polsterschiene

Die Alu-Polsterschiene, etwa die Sam®-Splint-Schiene, ist eine in der Länge verstellbare und entsprechend breite Schiene. Daher können mit ihr ***alle offenen oder geschlossenen Frakturen*** ruhiggestellt werden. Durch leichte Handhabung und geringen Platzbedarf ist diese Schiene für Arbeiten in unwegsamem Gelände besonders geeignet. Sie empfiehlt sich aufgrund ihres geringen Gewichts u.a. besonders für den Bergrettungsdienst.

Technik

Die Alu-Polsterschiene wird der Extremität, die geschient werden soll, der Länge nach angepasst. Dabei ist darauf zu achten, dass ***immer die benachbarten Gelenke mit ruhiggestellt*** werden, bzw. bei Gelenksfrakturen die benachbarten Knochen. Zur besseren Stabilität der Schiene wird diese nun in Längsrichtung leicht zu einer U-Form gefaltet. Die gleiche Maßnahme muss nun noch einmal durchgeführt werden, um eine zweite Schiene genau an der Gegenseite der ersten Schiene zu platzieren. Nun werden die beiden Schienen mit einer breiten, elastischen Mullbinde miteinander befestigt. Die Alu-Polsterschiene kann auch als Stütze bei Unterarm- und Handgelenksfrakturen in das Armtragetuch mit eingebunden werden (s. Abb. 46). Zum Schluss erfolgt die Kontrolle von Motorik, Durchblutung und Sensibilität.

Komplikationen

Eine Fixierung ist nur durch Mullbinden oder Pflasterstreifen möglich. Dadurch kann es zu einer langen Manipulation an der betroffenen Extremität kommen. Eine Ruhigstellung unter Extension ist mit einer Alu-Polsterschiene nicht möglich.

9.5.6 HWS-Schiene

HWS-Schienen dienen zur Immobilisation der Halswirbelsäule. Sie bestehen aus einem steifen Material mit einer Kinnauflage und besitzen meist eine Öffnung zur Pulskontrolle an der Halsschlagader. Durch diese Schienung wird der ***Kopf des Patienten in einer Neutralposition immobilisiert***. Der Kopf kann, anders als bei einer Ruhigstellung durch

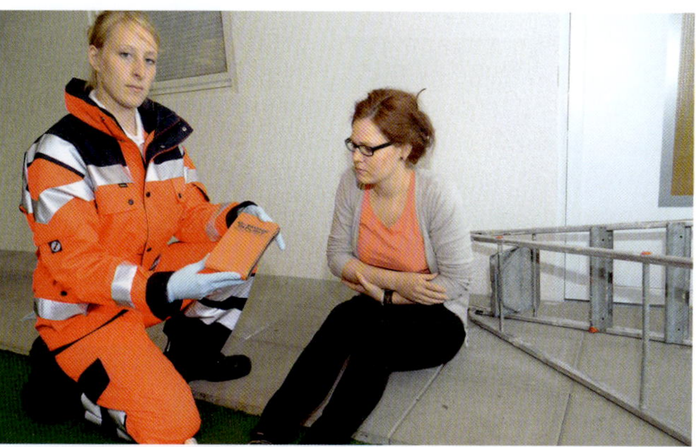

Abb. 55 ▶ Formbare Immobilisationsschiene Prosplint

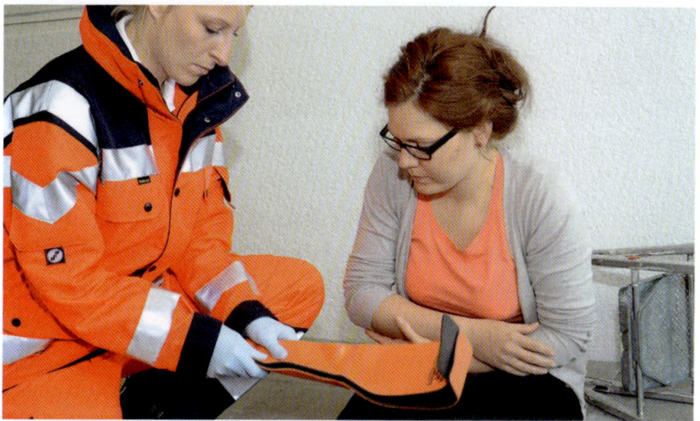

Abb. 56 ▶ Schiene für Extremität vorformen

weiche HWS-Krawatten, weder aktiv durch den Verunfallten noch passiv im Halsbereich gedreht werden. HWS-Schienen sollten ***bei einem Schädel-Hirn-Trauma immer*** eingesetzt werden, außerdem dann, wenn z.B. eine Verletzung ***bzw. Fraktur der Halswirbelsäule*** nicht ausgeschlossen werden kann. Diese ist anzunehmen bei:

- Sturz aus größerer Höhe,
- Sturz mit einem Fortbewegungsmittel (Skateboard, Fahrrad, Motorrad usw.),
- Bewusstlosigkeit und entsprechendem Unfallmechanismus.

MERKE

Die Schiene bewirkt eine leichte Extension und Stabilisierung der Halswirbelsäule. Diese Immobilisation ermöglicht gleichzeitig eine sichere Lagerung und einen schonenden Transport.

Technik

Vor dem Anlegen der HWS-Schiene wird durch einen Helfer die Halswirbelsäule in Neutralposition fixiert. Dann wird durch den zweiten Helfer die richtige Größe der HWS-Schiene bestimmt, indem er z.B. bei Stifneck®-Stützkragen mithilfe seiner Finger den Abstand zwischen Schulter (direkt am Halsansatz) und dem Unterkiefer bestimmt. Dieses Maß ent-

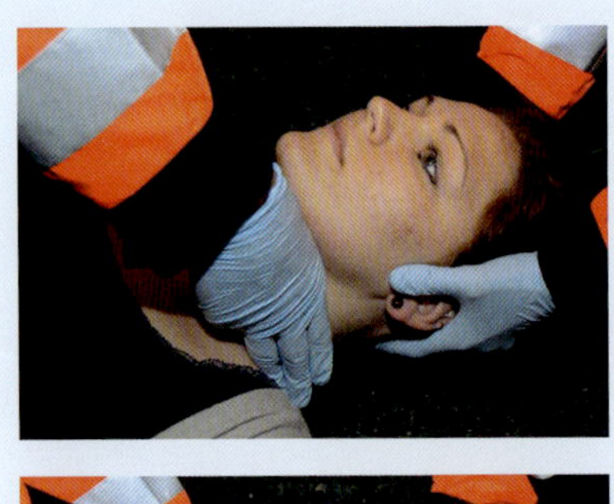

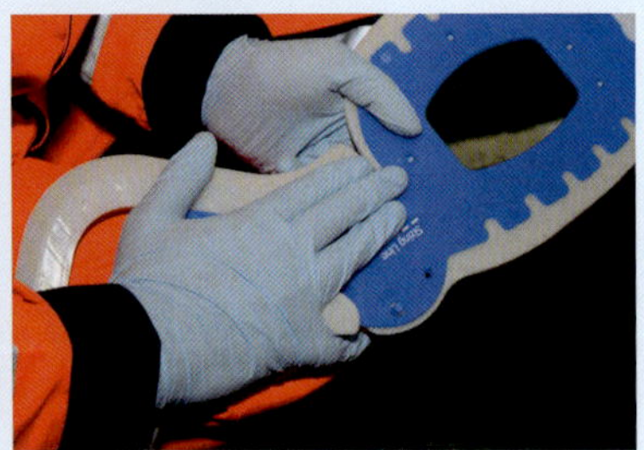

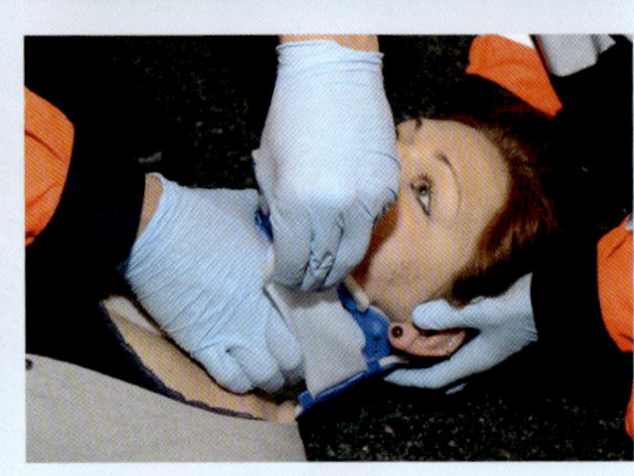

Anlegen der HWS-Schiene

- Abschätzen der Größe durch Anlegen der Finger;
- Größe übertragen und Schiene einstellen bzw. auswählen;
- Anlegen der Schiene von vorn und unten;
- Sicheres Verschließen der Klettbänder.

Abb. 57–60 ▶ Anlegen der HWS-Schiene

spricht bei Stifneck®-Stützkragen der Strecke zwischen der Unterseite des Hartschalenteils und dem schwarzen Befestigungsknopf. Dabei ist zu beachten, dass das Abmessen in der Neutralposition erfolgt, da sonst die Gefahr besteht, eine falsche Stützkragengröße zu wählen.

In den meisten Fällen werden allerdings nur noch zwei Grundgrößen verwendet – eine für Kinder und eine für Erwachsene. Diese beiden sind dann individuell einstellbar.

Die Schiene wird dem Patienten von vorne und von der Brust her kommend angelegt, wobei die Kinnspitze nicht weit über den Kragen herausragen oder sogar zurückstehen darf. Das Nackenteil wird hinter den Hals des Patienten geführt. Dies kann man dadurch erleichtern, dass man die HWS-Schiene vor Gebrauch biegt, um so die Hartschalenteile biegsamer zu machen. Danach wird die Schiene fest angelegt und verschlossen, wobei sich die Ohrläppchen des Patienten möglichst innerhalb der Schiene befinden sollten. Schmuck, insbesondere große Ohrringe, sollte vor dem Anlegen eines Stützkragens abgenommen werden.

Komplikationen

Wird nicht die ***exakte Größe der HWS-Schienen ermittelt***, kann bei zu großen Schienen der Kopf aus der Schiene rutschen, bei zu kleinen Schienen drückt die Schiene hinter dem Kinn in den weichen Teil der Zungengrundregion und hat somit keine richtige Immobilisationswirkung.

9.5.7 Rettungskorsett

Das Rettungskorsett (z.B. Kendrick Extrication Device – KED®) dient der ***Immobilisation der Hals- und Brustwirbelsäule bei der schonenden Rettung von traumatisierten, sitzenden Patienten***, die aus einem Fahrzeug, aus Höhen und Tiefen oder einer eingeklemmten Lage befreit werden müssen, wo aus Platzgründen nicht mit der Schaufeltrage gearbeitet werden kann. Dieses Hilfsmittel muss in Verbindung mit einem HWS-Immobilisationsmaterial angewendet werden, um eine ***komplette Ruhigstellung von Kopf und Rumpf*** zu erreichen.

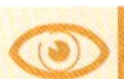

BEACHTE

Das Rettungskorsetts eignet sich nur für Situationen, in denen für den Patienten keine Vitalbedrohung besteht oder keine sofortige Rettung aus dem Gefahrenbereich notwendig ist, da das Anlegen sehr zeitintensiv ist.

Das Anlegen des Korsetts erfolgt mit mindestens zwei, besser mit drei Helfern. Wegen der Komplexität der Abläufe, wegen der Kraftanstrengung und wegen der notwendigen feinen Koordination, die zum optimalen Gebrauch notwendig sind, muss ein ständiges Training mit dem Gerät absolviert werden.

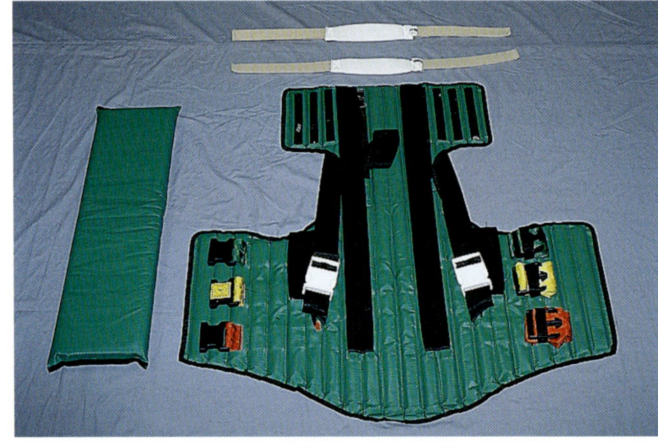

Abb. 61 ▶ Rettungskorsett (KED®-System)

Das System sieht auf dem Boden ausgebreitet wie ein stilisierter Anker aus. Das schmale Oberteil ist das Kopfstützelement mit einer zentral angebrachten Hebeschlaufe und senkrecht angebrachten Klettbefestigungsstreifen. Das breite Basisteil weist drei farblich codierte Gurtsysteme auf, die sogenannten Brustgurte. Am Unterrand befindet sich jeweils rechts und links von der Mitte ein Beckengurt. Die Gurte dienen dazu, den Patienten im Korsett zu fixieren und zu sichern. Kopfteil und Unterteil sind durch einen Steg miteinander verbunden. In das Rettungskorsett sind mehrere schmale, lange und stabile Kunststoffstäbe in Längsrichtung eingearbeitet, die von einer Umhüllung zusammengehalten werden. Dies verleiht dem System eine gute Stabilisierung der Wirbelsäule in Längsrichtung zum Körper, aber gleichzeitig auch eine gute Verformbarkeit in der Querachse.

Zu dem System gehört noch ein Kopfpolster, das nach dem Anlegen die Lücke zwischen dem Rettungskorsett und dem Hinterkopf des Patienten ausfüllt. Ferner gibt es zwei Gurte, den sogenannten Kinn- und den Stirngurt, die zum Fixieren und Stabilisieren des Patientenkopfes dienen.

Technik

Bevor das Immobilisationssystem angelegt wird, muss die Halswirbelsäule mithilfe einer HWS-Schiene fixiert werden. Das aufgeklappte Korsett wird mit der Innenseite zum Patienten vorsichtig von oben zwischen den Patienten und die Rückenlehne eingebracht. Dabei muss jede ruckartige und unnötige Bewegung vermieden werden. Die Bruststützelemente sollten unterhalb der Achselhöhle zum Stehen kommen. Dann werden die Beingurte hervorgeholt und seitlich abgelegt. Als nächster Schritt erfolgt das Anlegen der Brustgurte. Am geschicktesten beginnt man mit dem Verschließen und Straffen des mittleren Brustgurtes. Dann wird der untere Brustgurt verschlossen und festgezurrt. Erleichtert wird die Zuordnung der Verschlussteile durch die farbliche Codierung der einzelnen Gurte. Der oberste Brustgurt wird zunächst noch nicht vollständig festgezurrt, um die Atemexkursionen nicht zu behindern. Anschließend werden die Beckengurte unter dem Gesäß und den Oberschenkeln durchgearbeitet und dann über das andere Bein bis zum gegenüberliegenden Verschluss geführt. Dabei werden die Gurte überkreuzt. Eine Ausnahme stellen Patienten mit Verletzungen in der Leistengegend dar. Bei diesen Patienten sollten die Beckengurte nicht überkreuzt werden. Auch bei Oberschenkelfrakturen sollte vom Anlegen der Gurte abgesehen werden.

Im nächsten Schritt muss das Kopfpolster eingelegt werden, um die Lücke zwischen dem Patienten und dem Rettungskorsett auszugleichen. Je nach anatomisch bedingtem Abstand wird das Kopfpolster einlagig verwendet oder so gefaltet, dass im Nackenbereich eine doppelte Lage und im Hinterkopfbereich eine einfache Lage entsteht. Nun werden die Seitenteile des Kopfteils seitlich platziert. Danach werden der Kinn- und der Stirngurt befestigt. Der breitere Teil des Klettbandes wird so angelegt, dass der weiche Abschnitt auf den Augenbrauen liegt. Anschließend wird es nach hinten unten geführt und an dem Klettstreifen fixiert. Der Kinngurt wird entweder über das Kinn oder über den oberen Teil der HWS-Schiene angelegt und anschließend zur Befestigung nach hinten oben geführt.

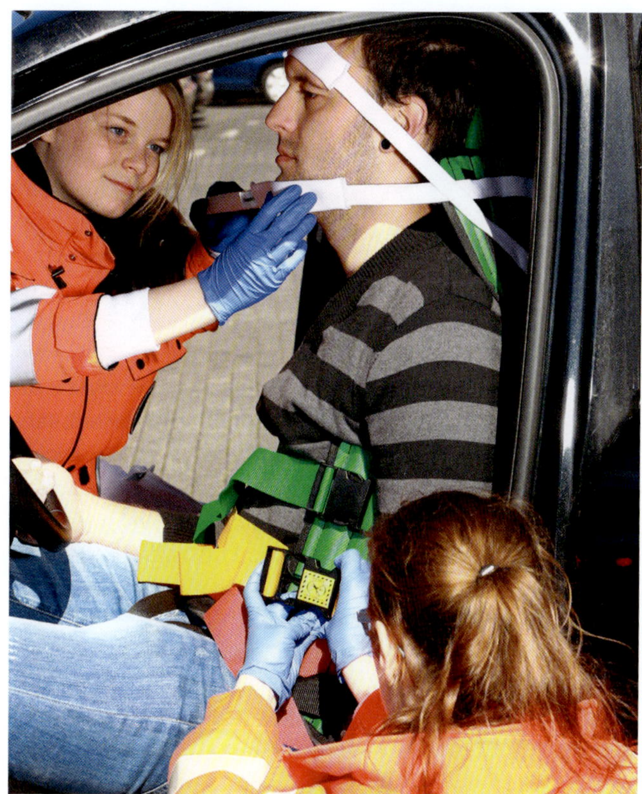

Abb. 62 ▶ Angelegtes KED®-System

Zum Abschluss werden alle Gurte überprüft und nachgezurrt, besonders der oberste Brustgurt, der bis zu diesem Zeitpunkt nur leicht angezogen war. Der Patient wird dann langsam gedreht, gehoben oder gekippt, um ihn zu befreien. Idealerweise wird der Patient mit den Füßen zuerst aus dem Fahrzeug gehoben, indem jeweils ein Helfer mit der einen Hand den hinteren unteren Haltegurt und mit der anderen Hand den Oberschenkel des Patienten umgreift, um einen verstärkten Zug auf den Rumpf des Patienten zu vermeiden. Sobald der Patient aus dem Fahrzeug oder der eingeklemmten Lage befreit ist, wird er auf einer Vakuummatratze gelagert und der oberste Brustgurt gelockert. Das Rettungskorsett sollte aber nach Möglichkeit am Patienten verbleiben.

Komplikationen

In speziellen Situationen, z. B. bei Schwangeren, bei Kindern (für Kinder gibt es je nach Hersteller kleinere Rettungskorsetts) oder auch bei Patienten mit schief stehendem Nacken,

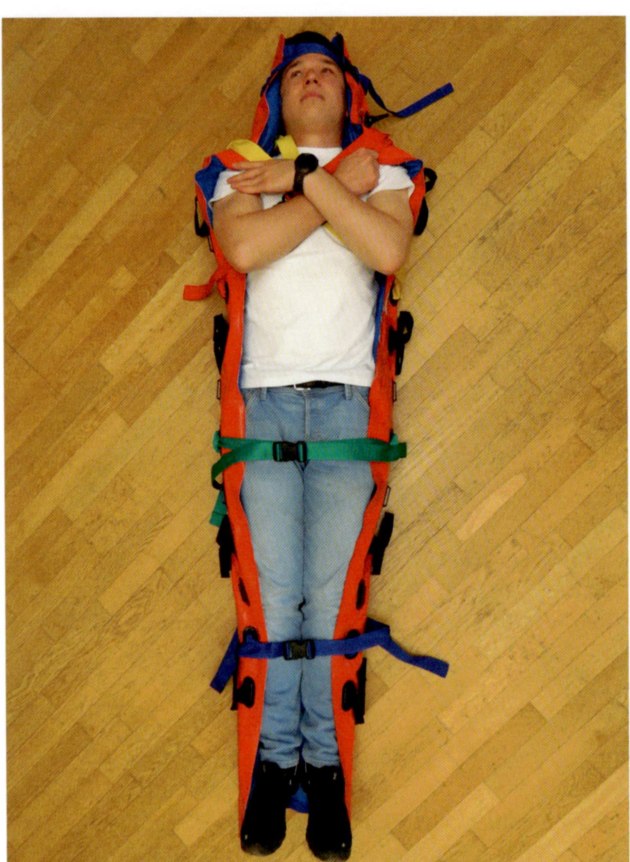

Abb. 63 ▶ Anmodellierte Vakuummatratze

muss die Anlage des Rettungskorsetts variiert werden. Bei Schwangeren wird durch Umlegen von zwei Längsteilen auf jeder Seite des Bruststützelements der Bauch freigehalten. Die Beckengurte werden nicht angelegt, den untersten Brustgurt legt man je nach Bauchumfang an. Die beiden obersten Brustgurte werden angelegt und vorsichtig zugezogen. Verletzten Kindern wird eine zusammengelegte Decke über den Thorax gelegt, um so leicht und sicher eine Ruhigstellung zu schaffen. Patienten mit einem schief stehenden Nacken stellen ein besonderes Problem dar. Um solche Patienten ruhigzustellen, werden die Kopfstützteile nach innen geklappt. Dann wird mithilfe der Kinn- und Stirngurte und eventuell weiterer Polsterung der Kopf gesichert.

9.5.8 Vakuummatratze

Die mit Polyethylen-Kügelchen gefüllte Matratze schmiegt sich hervorragend an den gesamten Körper an. Durch das ***Absaugen*** der Vakuummatratze ***presst sich das Füllmaterial zusammen*** und die Matratze formt sich ***zu einer festen Unterlage***, welche den Patienten ruhigstellt.

Einsetzbar ist die Vakuummatratze besonders bei:

- Schädel-Hirn-Traumata (SHT),
- Frakturen der Wirbelsäule,
- Beckenfrakturen,
- Oberschenkelfrakturen,
- Polytrauma.

Auch bei anderen Frakturen, wie z.B. Sprunggelenksfrakturen oder Rippenfrakturen, kann die Vakuummatratze eingesetzt werden. Sie ist ***das am vielseitigsten anwendbare Ruhigstellungsmittel***.

Ebenso ist die Vakuummatratze bei der Rettung im Wasser oder von auf dem Bauch liegenden Patienten mit Verdacht auf Wirbelsäulenverletzungen einsetzbar. Die Vakuummatratze stellt zudem eine besonders gute Tragenauflage dar, weil sie sehr weich ist, durch die Polyethylen-Kügelchen eine ***gute thermische Isolation*** bietet und einem Wärmeverlust des Körpers vorbeugt.

Technik

Nach Möglichkeit wird die Vakuummatratze bereits auf der Krankentrage vorbereitet. Die Kügelchen in der Matratze werden möglichst gleichmäßig verteilt. An der Stelle der Fraktur ist es empfehlenswert, eine leichte Mulde zu bilden, in die dann das frakturierte Körperteil gebettet wird. So ist es später leichter, die Vakuummatratze an dieser Stelle anzumodellieren. Während des nun folgenden Absaugvorgangs wird die Vakuummatratze mit möglichst vielen Händen an den verletzten Körperteil anmodelliert. Das Absaugen muss so lange erfolgen, bis die Matratze bretthart ist und beim Anheben nicht in der Mitte einknickt.

Komplikationen

Ist die Vakuummatratze nicht richtig abgesaugt und soll sie als Transportmittel genutzt werden, kann es in der Mitte zu einem Einknicken kommen. Dies hat fatale Folgen, besonders bei Wirbelsäulenverletzten. Wurde die Matratze vor dem Absaugen nicht richtig geglättet, kann es zu unangenehmen Druckstellen bei dem Patienten kommen.

Tab. 1 ▶ Immobilisationsmaterialien

Material/ Lokalisation	Luftkammerschiene	Vakuumschiene	Streckschiene	Alu-Posterschiene	Vakuummatratze	Beckenschlinge	HWS-Schiene	Spineboard	Prosplint	Rettungskorsett	Kopffixierung
HWS	–	–	–	–	(++)	–	+++	( )	–	( )	++
Oberarm	++	++	–	++	++	–	–	++	++	–	–
Ellenbogen	–	+++	–	+++	–	–	–	–	+++	–	–
Unterarm	+++	++	–	++	–	–	–	–	++	–	–
Handgelenk	(+)+	(+)+	–	++	–	–	–	–	+++	–	–
Finger	–	–	–	gesondertes Modell +++	–	–	–	–	–	–	–
Wirbelsäule	–	–	–	–	+++	–	+++ HWS	+++	–	+++ BWS ++ LWS	(++)
Becken	–	–	–	–	+++	+++	–	–	–	–	–
Oberschenkel	++ mit Cramer-Schiene	+	+++	+	++	–	–	++	+	++	–
Kniegelenk	–	+++	–	+	+++	–	–	++	++	–	–
Unterschenkel	+++	++	+++ proximal	+	++	–	–	++	++	–	–
Sprunggelenk	+++	++	–	++	++	–	–	–	++	–	–

+++ effektiv, ++ bedingt effektiv, + uneffektiv, – kontraindiziert bzw. nicht verwendbar, ( ) indirekte Hilfe

9.6 Hilfestellung bei ärztlichen Massnahmen

Grundsätzlich sind die Assistenzleistungen für den Notarzt Aufgaben des Notfallsanitäters, jedoch ist es auch für den Rettungssanitäter unerlässlich, die Grundlagen dieser Maßnahmen zu kennen, um bei Bedarf z.B. niedergelassenen Ärzten Hilfestellung geben zu können.

9.6.1 Injektion

Mathias Hirsch

Die Injektion ist das ***Einbringen eines gelösten Arzneistoffes*** in den Organismus unter Umgehung des Verdauungsweges. Notfallmedikamente werden in der Regel injiziert, da sie einerseits die Erfolgsorgane ***über den Blutkreislauf*** sofort erreichen und die Wirkung schnell eintritt, andererseits viele Medikamente bei Zuführung über den Verdauungstrakt abgeschwächt oder inaktiviert werden. Zur Injektion stehen hauptsächlich folgende ***Zugangswege*** zur Verfügung:

- *intravenöse Injektion (i.v.):* in die Vene über einen Venenverweilkatheter oder mit einer Stahlkanüle,
- *intramuskuläre Injektion (i.m.):* in bestimmte Muskeln (vorzugsweise Gesäß und Oberarm),
- *subkutane Injektion (s.c.):* unter die Haut,
- *intraossäre Injektion (i.o.):* in einen markhaltigen Knochen.

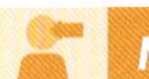 **MERKE**

Die empfohlene Injektionsart in der Notfallmedizin ist die i.v. Injektion über einen dauerhaften Venenzugang.

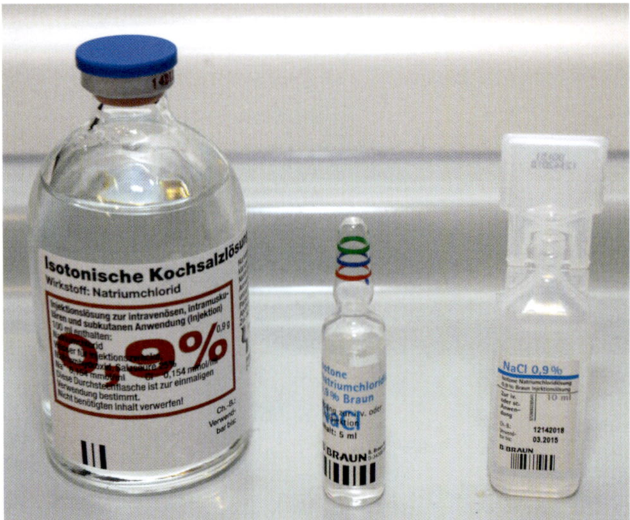

Abb. 64 ▶ Stechampulle, Glasampulle und Kunststoffampulle

Zur i.v. Injektion über einen Venenverweilkatheter werden eine Spritze passender Größe und eine Kanüle zum Entnehmen des Medikaments aus der Ampulle benötigt. Obligatorisch sind natürlich außerdem Hautdesinfektionsmittel, Tupfer usw.

Spritzen sind sterile Einmalprodukte. Ein beweglicher Kolben zieht das Medikament ein oder drückt es aus der Spritze. Spritzen haben in der Regel ein Aufnahmevolumen von 2, 5, 10 oder 20 ml. Spritzen für Motorspritzenpumpen (s. Abb. 88) haben eine Kapazität von 30 oder 50 ml.

Kanülen sind sterile Hohlnadeln aus Stahl mit einseitig schräg angeschliffener Spitze. Das andere Ende ist mit dem Anschlussstück für den Spritzenkonus versehen. An der Farbe des Anschlussstückes kann die Größe der Kanüle erkannt werden. Größere Kanülen finden zum Aufziehen von Medikamenten bei einmaliger i.v. oder i.m. Injektion Verwendung, kleinere Kanülen werden bei der s.c. Injektion benötigt.

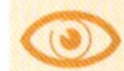 **BEACHTE**

Spritzen sind ebenso wie Kanülen Wegwerfprodukte und nur zum einmaligen Gebrauch vorgesehen.

9.6.2 Aufziehen von Medikamenten

In der Notfallmedizin sind Medikamente in Glas,- Plastik- oder Stechampullen als gebrauchsfertige Lösung oder als Trockensubstanz gebräuchlich.

Stechampullen beinhalten meist größere Medikamentenmengen als Glas- oder Plastikampullen. Sie erlauben durch einen Gummistopfen die mehrfache Entnahme des Arzneimittels. Wegen des bei der Entnahme von Flüssigkeit entstehenden Unterdrucks muss vorher Luft in die Ampulle gespritzt werden. Bei Verwendung eines Spikes (Entnahmedorn mit Luer-Anschlusskonus und Belüftungskanal) entfällt das Belüften.

Bei ***Ampullen mit Trockensubstanz*** liegt das Medikament als steriles Pulver vor, das vor Gebrauch in einer vorgeschriebenen Menge Lösungsmittel gelöst werden muss.

▶ **Aufziehen aus einer Glas- oder Plastikampulle**

- eine Spritze passender Größe am Kolbenende aus der Verpackung entnehmen,
- Kanülenverpackung aufreißen und die Stahlkanüle mit Schutzhülle aufsetzen,

- Medikament überprüfen (Richtiger Patient? Richtiges Medikament? Richtige Dosierung? Verfallsdatum nicht überschritten? Lösung klar und ohne Ausflockungen?),
- Ampullenhals beklopfen, um den Inhalt vollständig in den Ampullenkörper zu befördern,
- Ampullenhals mit Tupfer fassen und abbrechen (ein Punkt oder Ring zeigt die entsprechende Stelle an), bei Plastikampullen wird der Ampullenhals abgedreht,
- Schutzhülle von der Kanüle entfernen,
- Kanüle mit angesteckter Spritze in die Ampulle einführen,
- Ampulle schräg halten, den Inhalt vollständig aufziehen, die Kanüle entfernen,
- Spritze herausziehen, mit der Kanüle nach oben halten und durch leichtes Beklopfen Luftblasen oben sammeln,
- vorsichtig auf den Spritzenkolben drücken, bis die Luft komplett entwichen ist,
- Spritze sofort mit Medikamentennamen und Wirkstoffmenge beschriften oder die in der Packung beigelegten Etiketten aufkleben,
- Medikament unter Ansage von Wirkstoff und Dosierung dem Arzt anreichen.

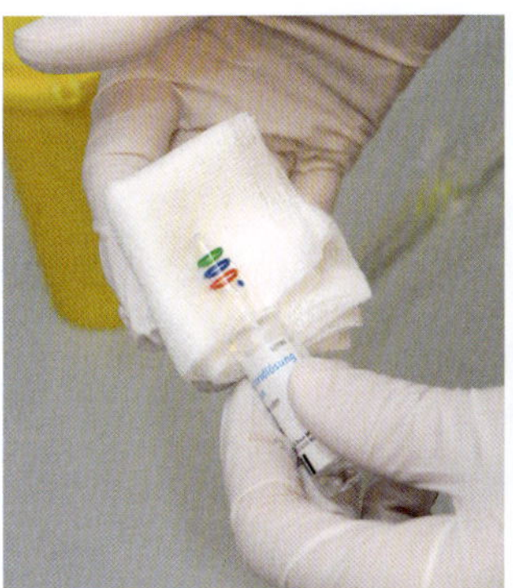

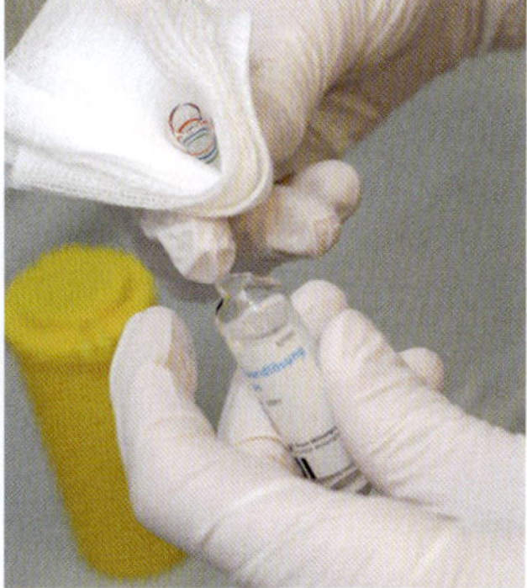

Abb. 65/66 ▶ Abbrechen des Ampullenkopfes

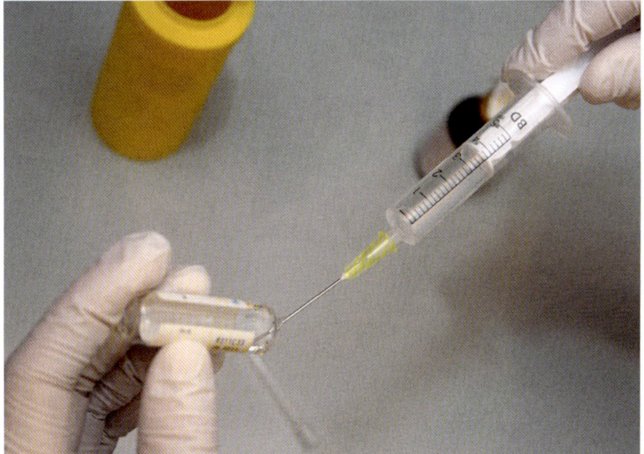

Abb. 67 ▶ Aufziehen der Injektionslösung aus der Glasampulle

▶ Aufziehen aus einer Stechampulle

- Spritze und Kanüle wie beschrieben vorbereiten,
- Medikament überprüfen,
- Schutzkappe an der Ampulle entfernen,
- so viel Luft in die Spritze ansaugen, wie Flüssigkeit aus der Ampulle entnommen werden soll,
- Ampulle mit dem Verschluss nach unten halten, Gummistopfen durchstoßen und Luft in die Ampulle eindrücken,
- benötigte Medikamentenmenge entnehmen, dann weiter wie bereits beschrieben.

▶ Aufziehen aus einer Ampulle mit Trockensubstanz

- Spritze und Kanüle wie beschrieben vorbereiten,
- Medikament überprüfen,
- beigelegtes Lösungsmittel komplett in die Spritze aufziehen,
- Lösungsmittel vorsichtig in die Medikamentenampulle injizieren (bei Stechampullen bleiben Spritze und Kanüle in der Ampulle stecken, die komprimierte Luft wird abgesaugt und nach Auflösung des Wirkstoffes zur Lösungsentnahme wieder eingespritzt),
- Ampulle vorsichtig schütteln, bis sich die Trockensubstanz vollständig gelöst hat,
- gelöstes Medikament in die Spritze ziehen,
- Spritze entlüften, beschriften bzw. etikettieren und dem Arzt anreichen.

BEACHTE

Lösungen aus Ampullen werden immer mit Kanülen aufgezogen, um zu vermeiden, dass kleinste Glaspartikel mit in die Spritze gelangen, die beim Abbrechen des Ampullenhalses absplittern können.

Der Einsatz hochwirksamer Arzneimittel und die nach Notfall oder Verabreichungsweg (Applikationsweg) unterschiedliche Dosierung erfordern oft die ***Vorbereitung verdünnter Medikamentenlösungen***. Bei vielen Medikamenten liegt der Ampulle die Trägerlösung bei (NaCl 0,9 % oder Aqua ad injectabilia). Zusätzlich werden diese Lösungen im Fahrzeug und im Notfallkoffer mitgeführt.

In eine Spritze passender Größe wird ***erst das Medikament und dann die Trägerlösung bis zum gewünschten Verdünnungsgrad aufgezogen***. So ergeben z. B. 1 ml Medikament und 9 ml Trägerlösung eine Verdünnung von 1 : 10. Die fertige Spritze muss in jedem Fall mit Medikament, Wirkstoffmenge und Verdünnungsverhältnis beschriftet werden.

Sollte das Medikament nicht komplett oder sofort injiziert werden, ist die Spitze unverzüglich mit einem Kombistopfen zu versehen.

9.6.3 Intraossäre Injektion als alternative Applikationsform

Wenn aus zeitlichen oder krankheitsbedingten Gründen kein venöser Zugang möglich ist (Säugling, Kind, zentralisierter Patient, Verbrennungen, Reanimationsbedingungen), steht in der präklinischen Notfallmedizin als Alternative für die Medikamentengabe die intraossäre Applikation zur Verfügung.

Die intraossäre Injektion ist die ***Gabe von Medikamenten und Infusionen über das Knochenmark***, indem ein Knochen mit speziellen Punktionsnadeln punktiert wird (intraossär, i.o. = in den bzw. im Knochen). Abhängig vom Alter gibt es Nadeln für Säuglinge und Kleinkinder, für Jugendliche und ebenso für Erwachsene.

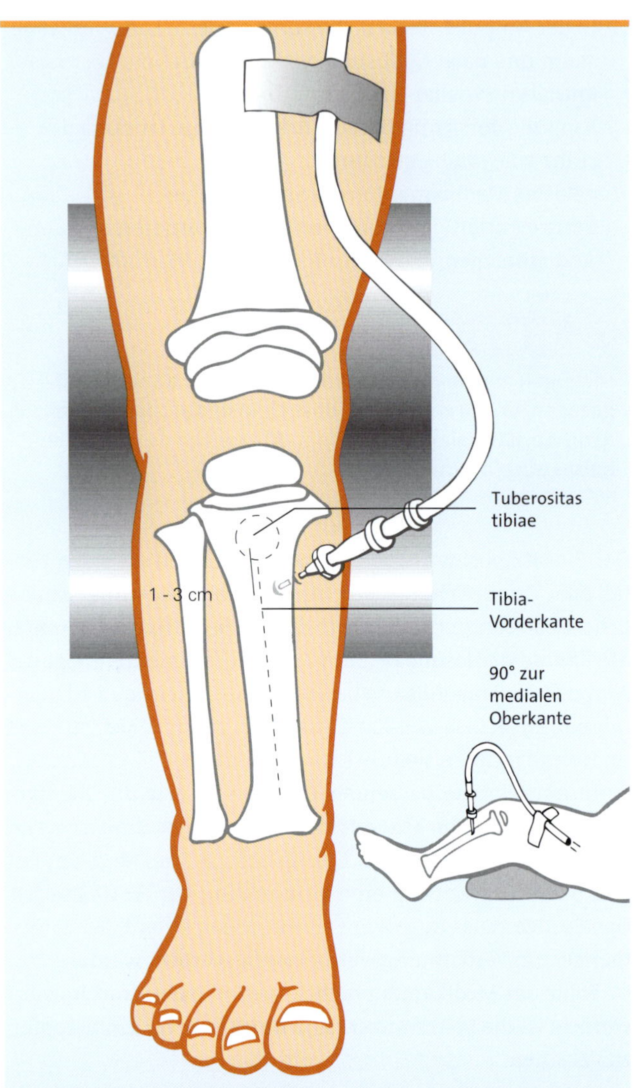

Abb. 68 ▶ Intraossäre Punktion an der Tibia

Diese Methode stellt eine ***Alternative*** dar, ***wenn ein venöser Zugang nicht verfügbar ist***. Eintritt, Dauer und Stärke der Medikamentenwirkung sind der i. v. Gabe vergleichbar.

9.6.4 Venöser Zugang

Das frühzeitige, eventuell vorbeugende Legen eines venösen Zugangs (Punktion einer Vene und Sichern des Zugangsweges durch eine Venenverweilkanüle oder einen zentralen Venenkatheter) ist eine Standardmaßnahme bei der Versorgung von Notfallpatienten. Durch den Zugangsweg besteht die Möglichkeit, direkt auf den Blutkreislauf zuzugreifen und ***bei Bedarf Medikamente und Infusionen*** zu ***verabreichen***. Im Falle einer Verschlechterung des Patientenzustands kann unverzüglich reagiert werden. Weiterhin besteht die Möglichkeit, frühzeitig Laborblut zu entnehmen, um den Zustand des Patienten vor Einleiten der Notfalltherapie und deren Effektivität beurteilen zu können.

Im Rettungsdienst bestehen u. a. folgende ***Indikationen*** zum Legen eines venösen Zugangs durch den Notarzt:

- vorbeugend bei zu erwartender Verschlechterung des Patientenzustands,
- Erfordernis einer Volumentherapie,
- Erfordernis einer intravenösen Medikamentengabe.

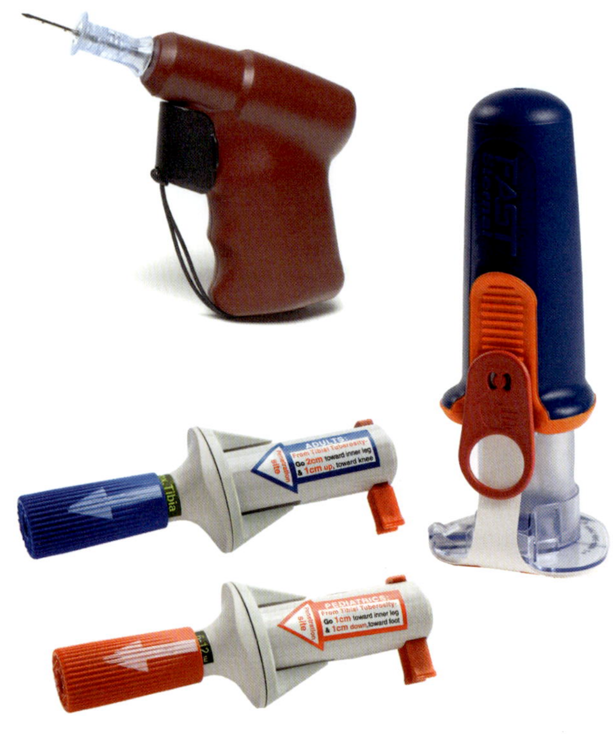

Abb. 69–71 ▶ Verschiedene Intraossär-Systeme: EZ-IO®-Bohrer (o.), Bone Injection Gun (B.I.G.) und FASTResponder™ (r.)

Es kann zwischen einem periphervenösen und einem zentralvenösen Zugang unterschieden werden. Jeder Rettungssanitäter muss beim Legen eines periphervenösen Zugangs dem Arzt assistieren können. Die Assistenzleistung bei einem zentralen Zugang ist dem Notfallsanitäter vorbehalten und daher in diesem Buch nicht angeführt. Der ***periphere (körperferne) Zugang*** wird meist ***mit einer flexiblen Venenverweilkanüle in eine oberflächliche Vene*** im Handrücken bzw. Unterarmbereich gesichert.

Standard für den venösen Zugang im Rettungsdienst ist die flexible Kunststoffverweilkanüle. Sie verfügt über einen Stahlmandrin zur Venenpunktion, einen genormten Luer-Infusionsanschluss, einen zweiten Zugangsweg für die Medikamentengabe und Doppelflügel zur besseren Fixierung der Kanüle bei der Sicherung mit Pflastern.

Der Stahlmandrin ist mit einem Sicherheitsverschluss ausgestattet, der sich nach dem Entfernen über die Spitze schiebt und vor einer versehentlichen Punktion schützt (solche Sicherheitskanülen sind für den Rettungsdienst vorgeschrieben). Der Stahlmandrin besitzt an seinem hinteren Ende eine transparente Kammer, in der bei erfolgreicher Punktion einströmendes Blut sichtbar wird; aus ihm lässt sich auch eine geringe Menge Blut, z.B. zur Blutzuckerbestimmung, entnehmen. Die ***Größe der Venenverweilkanüle erkennt man an der Verschlusskappenfarbe*** des Zuspritzkanals. Durch die Verwendung von Druckinfusionssystemen lässt sich die Infusionsmenge gegenüber der normalen Infusion steigern. Bei Kindernotfällen kommen kleine Verweilkanülen ohne Zuspritzmöglichkeit oder sogenannte Butterflies (Stahlkanülen mit Fixierungsflügeln und kurzem Infusionsschlauch) zur Anwendung.

Zur Punktion peripherer Venen sollte das ***Blut*** in der entsprechenden Extremität ***oberhalb der Punktionsstelle gestaut*** werden; durch weitere arterielle Blutzufuhr und Verhinderung des venösen Rückstroms stellen sich die Venen besser dar. Der Stauungsdruck muss dazu unter dem systolischen Blutdruck liegen. Am besten lässt sich dies nach Kontrolle des Blutdrucks mit einer Blutdruckmanschette erreichen, die auf einen Wert unter dem systolischen Blutdruckwert aufgepumpt wird.

Zur Stauung geeignet sind auch flexible Gummibänder mit Schnellverschluss und Verstellmöglichkeit. Der Puls muss nach Anlegen des Staubandes unterhalb der Staustelle noch tastbar sein.

Zur ***Fixierung venöser Zugänge*** kommen in der Regel Lochpflaster zu Anwendung, die über den Zuspritzadapter gezogen werden und die Flügel der Kanüle auf der Haut fixieren. Ebenso können Schlitzpflaster verwendet werden, die über Punktionsstelle und Flügel geklebt werden. Bei stark behaarten Patienten, blutverschmierter oder schweißiger Haut kann die Kanüle mit Mullbinden fixiert werden. Dabei muss der Zuspritzkonnektor aber noch zugänglich bleiben,

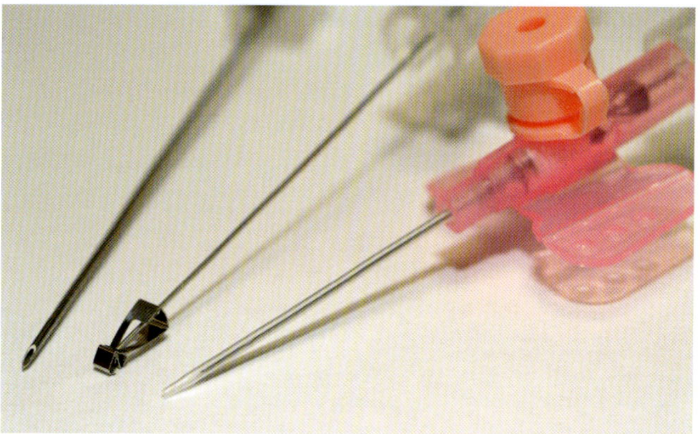

Abb. 72 ▶ Links: Kanüle ohne Sicherheitsclip, Mitte: Kanüle mit Sicherheitsclip, rechts: noch verschlossene Kanüle (Sicherheitsclip im rosa Teil)

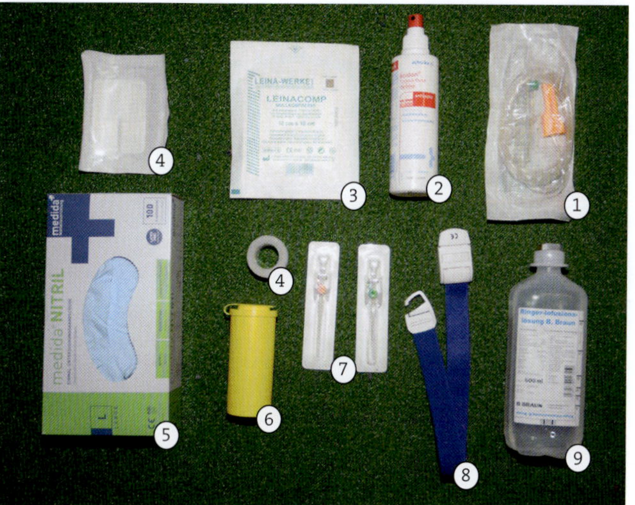

Abb. 73 ▶ Material zur peripheren Venenpunktion: Infusionsleitung (1), Desinfektionslösung (2), Einmalkompresse (3), Fixiermaterial (4), Einmalhandschuhe (5), Abwurfbehälter (6), Venenverweilkanülen (7), Stauschlauch (8), Infusionslösung (hier Ringer-Lösung, 9)

und der zirkuläre Verband darf keine Stauung der Extremität hervorrufen.

Zur peripheren Venenpunktion durch den Notarzt sind die oberflächlichen Venen des Handrückens oder Unterarms geeignet. Weitere Zugangswege bieten sich auf dem Fußrücken und bei Säuglingen im Bereich der Kopfschwarte. Besonders bevorzugt werden Y-Gabelungen von Venen des Handrückens, da sie bei der Punktion nicht »wegrollen«. Ist eine Punktion dieser Venen nicht möglich, bleibt als Notlösung die Punktion der Venen in der Ellenbeuge.

Zunächst wird das ***benötigte Material vorbereitet***:

- Staubinde oder Blutdruckmanschette,
- Desinfektionsmittel oder Alkoholtupfer,
- Venenverweilkanüle,
- Nadelbehälter für Mandrin,

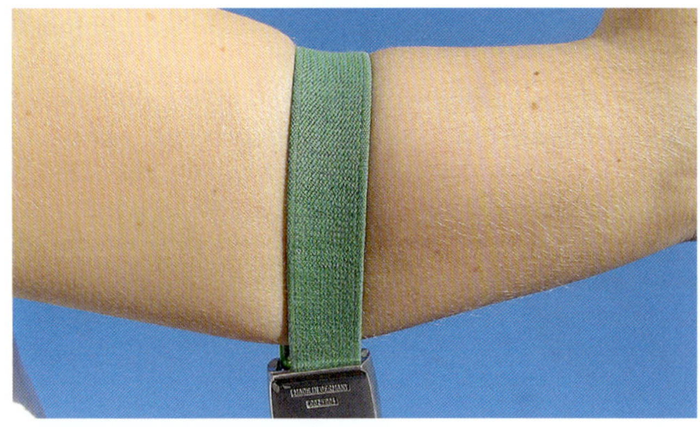

Abb. 74 ▶ Staubinde anlegen

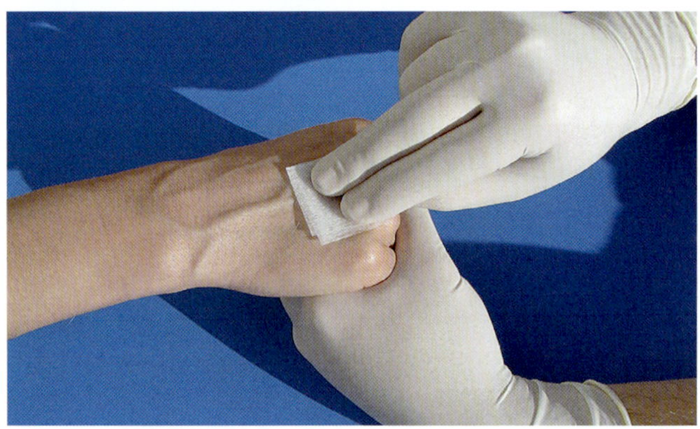

Abb. 75 ▶ Desinfektion der Punktionsstelle

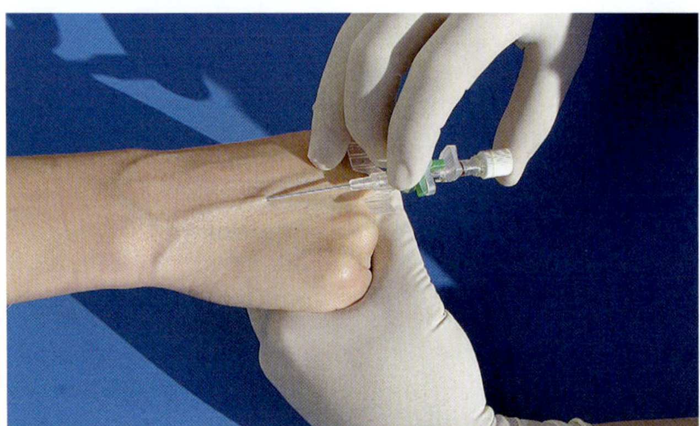

Abb. 76 ▶ Punktion einer geeigneten Vene

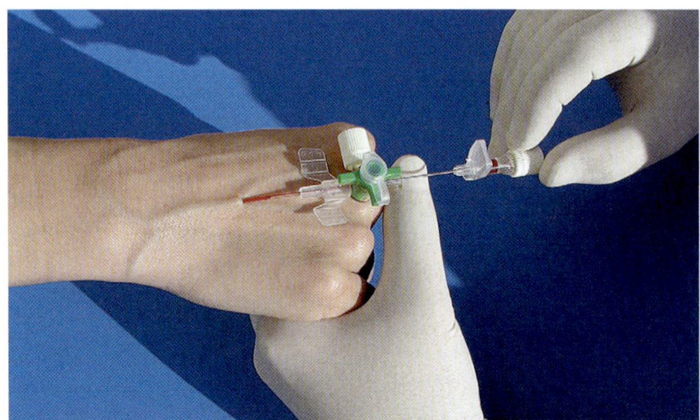

Abb. 77 ▶ Mandrin zurückziehen

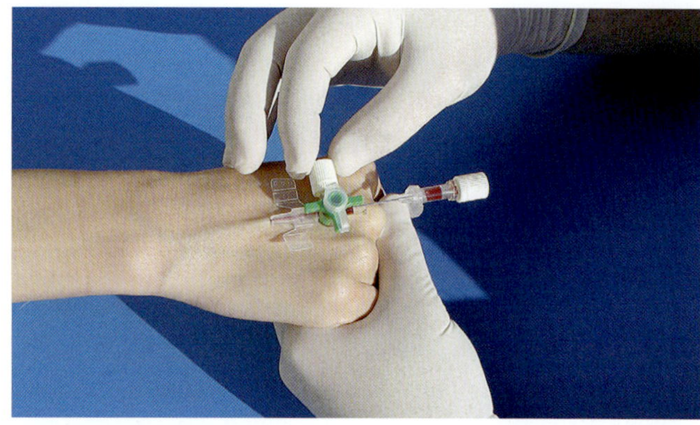

Abb. 78 ▶ Kanüle vorschieben

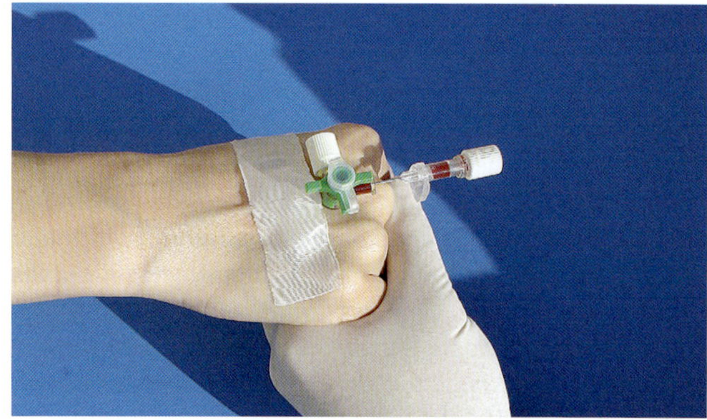

Abb. 79 ▶ Kanüle fixieren

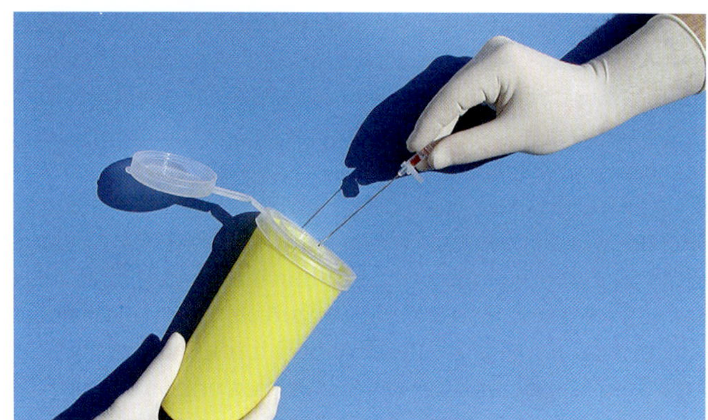

Abb. 80 ▶ Mandrin sachgerecht entsorgen

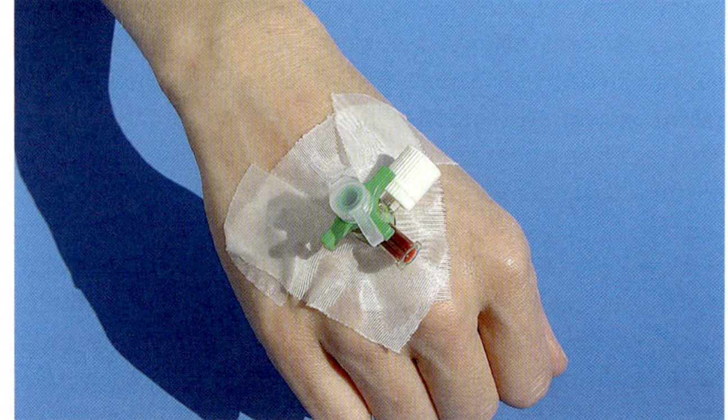

Abb. 81 ▶ Fixierung vervollständigen

- Fixiermaterial,
- Spülung oder Infusion,
- Mulltupfer.

Zum Offenhalten des Zugangs oder zur Volumengabe ist eventuell noch eine Infusion vorzubereiten.

BEACHTE

Das Rettungsdienstpersonal legt zur Punktion Einmal-Handschuhe an, um sich keinem Infektionsrisiko durch Kontakt mit Patientenblut auszusetzen. Diese Schutzmaßnahme darf auch bei gebotener Eile auf keinen Fall unterbleiben.

Die Stauung wird wie beschrieben angelegt. Die Venen stellen sich besser dar, wenn man die Extremität herabhängen lässt, die Punktionsstelle beklopft oder die Vene vom Körper weg ausstreicht. Hilfreich kann es auch sein, den Patienten mehrfach die Faust ballen und öffnen zu lassen (vermehrter Bluteinstrom).

Die ausgewählte Punktionsstelle wird mit Alkoholspray desinfiziert. Die Einwirkzeit des Mittels muss dabei beachtet werden, der Alkohol sollte ganz von der Haut getrocknet sein. Notfalls kann man auch eine Desinfektion mit Alkoholtupfern vornehmen. Nach der Desinfektion darf die Haut nicht mehr beklopft oder betastet werden. Die Venenverweilkanüle wird der Verpackung entnommen und die Schutzhülse entfernt. Die Haut wird mit der nicht punktierenden Hand gestrafft, um ein »Wegrollen« der Vene bei der Punktion zu verhindern.

Nach eventueller Säuberung der Punktionsstelle wird die Kanüle fixiert. Der Mandrin wird in einen geeigneten Abwurfbehälter entsorgt.

9.6.5 Infusionslehre

Im Rettungsdienst wird fast bei allen Notfällen ein ***venöser Zugang*** gesichert, der ***mit einer Infusion offengehalten*** wird.

9.6.5.1 *Grundlagen*

Als Infusion bezeichnet man das ***Einfließenlassen größerer Flüssigkeitsmengen*** in den Körper. Dies geschieht üblicherweise ***über einen Venenverweilkatheter*** in einer oberflächlichen, körperfernen (peripheren) Vene im Handrücken- oder Unterarmbereich. Seltenere Zugangswege im Rettungsdienst sind der Zugang über eine herznahe (zentrale) Vene oder über den Markraum großer Röhrenknochen (intraossär).

Indikationen für eine Infusion stellen sich ***bei allen Formen des Flüssigkeitsverlustes***, so z. B. bei:
- Blutungen infolge von Traumata,
- Plasmaverlust durch Verbrennungen,
- Flüssigkeits- und Elektrolytverlust durch Schwitzen, Erbrechen oder Austrocknung,
- zur Verdünnung hoch konzentrierter Medikamente.

Grundsätzlich wird unterschieden zwischen:
- Tropfinfusion (maximale Infusionsrate durch Schwerkraft/Aufhängehöhe),
- Druckinfusion (höhere Infusionsrate durch Kompression des Infusionsbehälters),
- Infusion per Spritzenpumpe (exakte Dosierung eines Medikaments durch elektromechanische Pumpe).

Zur Infusionstherapie werden die folgenden Materialien benötigt:

▶ Infusionsbehälter

Infusionslösungen werden in Plastikflaschen oder -beuteln oder in Glasflaschen angeboten. Im Rettungsdienst werden wegen des geringeren Gewichts, der besseren Staubarkeit und des geringeren Risikos bei Druckinfusionen Behälter aus Plastik bevorzugt verwendet. Die übliche Flaschengröße für Infusionslösungen im Rettungsdienst liegt bei 500 ml. Unter einer abtrennbaren Schutzkappe befindet sich ein Gummistöpsel zum Einstechen des Infusionsgerätes, über den auch Medikamente in den Behälter gespritzt werden können. ***Vor Anwendung*** ist die ***Kontrolle des Behälters, der Schutzkappe, des Verfalldatums sowie der Optik der Lösung*** (z. B. Ausflockungen) erforderlich. Bei Auffälligkeiten ist die Infusion zu verwerfen und darf nicht am Patienten eingesetzt werden.

▶ Infusionssystem

Hierbei handelt es sich um ein steriles Schlauchsystem, das den Infusionsbehälter mit dem venösen Zugang verbindet und die Regulierung der Infusionsgeschwindigkeit erlaubt. Am oberen Schlauchende befindet sich ein zweikanaliges Einstechteil. Durch einen Kanal gelangt die Infusionslösung in die angeschlossene Tropfkammer, der andere Kanal ermöglicht das Einströmen von Luft zum Druckausgleich in den Behälter. Die Tropfkammer am Ende des Einstichdorns ist durchsichtig, flexibel und besitzt eine Belüftungsöffnung. Anhand der beobachtbaren Tropfgeschwindigkeit kann die Durchflussmenge bestimmt werden. An die Tropfkammer schließt sich der transparente Infusionsschlauch an. Die Infusionsrate kann am Schlauch durch einen Durchflussregler mit Rollenklemme reguliert werden. Am patientennahen Ende des Infusionssystems befindet sich ein genormter Konnektor, der an alle gängigen Zugangssysteme zum Infundieren angeschlossen werden kann (Luer-System). Je nach Hersteller kann zwischen dem Infusionsschlauch und dem Konnektor noch ein Schlauchstück aus Gummi zum Einspritzen von Medikamenten in das System eingefügt sein.

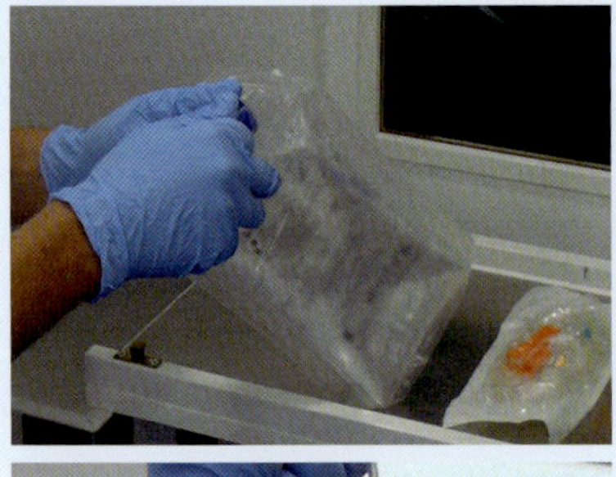
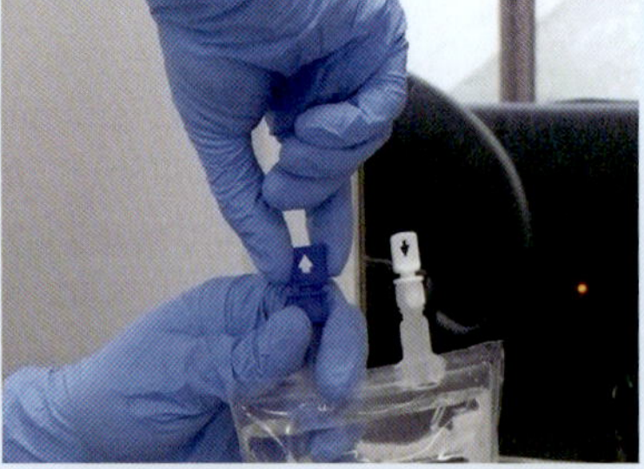
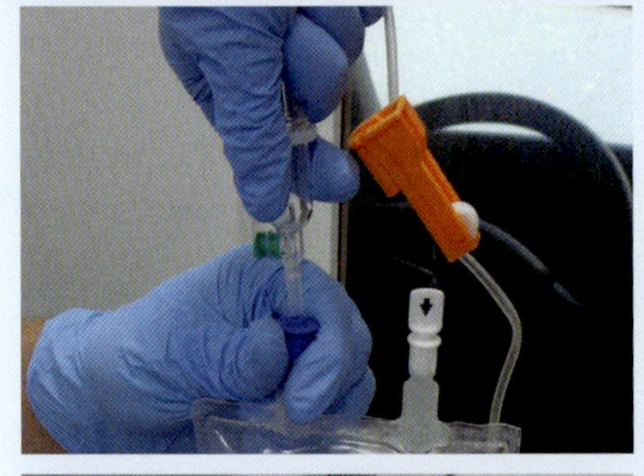
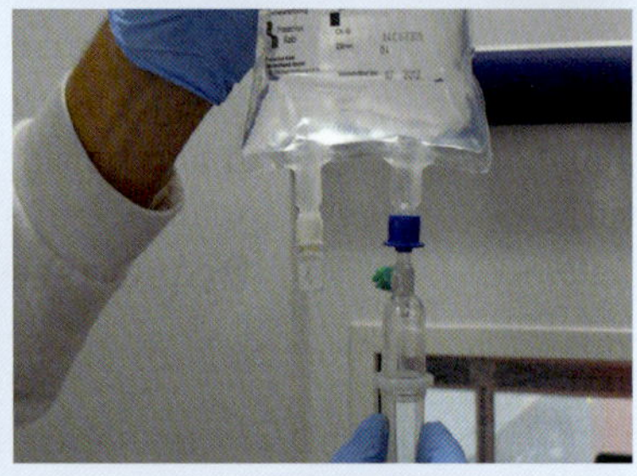
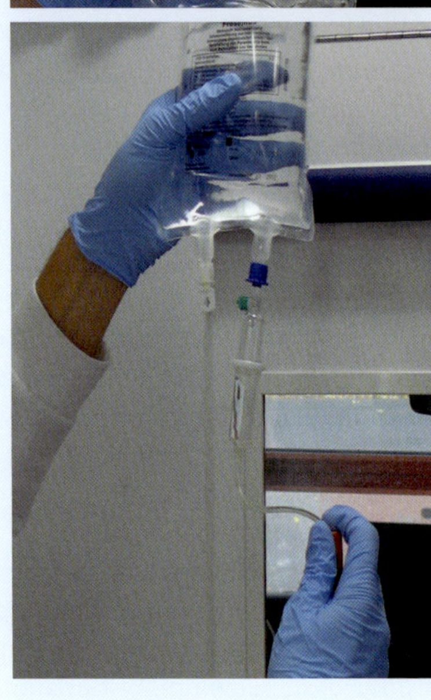
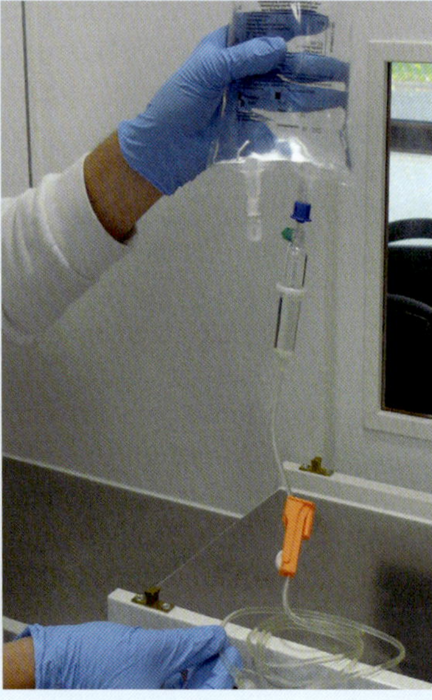

Vorbereiten eines Infusionssystems

- Öffnen der Schutzverpackung (Infusion und Infusionssystem)
- Öffnen des (blauen) Verschlusses der Infusionslösung (der blaue Verschluss ist für das Einbringen des Dorns des Infusionssystems vorgesehen, der weiße für Koppelinfusionen oder das Einbringen von Medikamenten in die Infusionslösung)
- Die Rollenklemme des Infusionssystems ist geschlossen, Infusion und Infusionssystem werden durch Einstechen des Dorns miteinander verbunden.
- Die Tropfkammer wird bis zur Markierung gefüllt.
- Die Infusion wird hochgehalten oder aufgehängt. Die Rollenklemme wird nun geöffnet, bis sich der Schlauch des Infusionssystems vollständig mit Infusionslösung gefüllt hat. Danach wird das Dosierrädchen wieder verschlossen.
- Anschließend wird noch einmal kontrolliert, ob der gesamte Infusionsschlauch vollständig luftleer ist. Es dürfen keine Bläschen mehr im System sein.

Abb. 82–87 ▶ Infusionssystem vorbereiten

▶ Drei-Wege-Hahn

Falls mehr als eine Infusion an einen venösen Zugang angeschlossen werden muss, benötigt man einen Drei-Wege-Hahn, der über zwei separat absperrbare Zuflüsse und einen Luer-Anschlusskonnektor verfügt.

▶ Druckinfusionsmanschette

Zum Ausgleich massiver Volumenverluste können flexible Infusionsbehälter mit einer Druckinfusionsmanschette komprimiert und dadurch ***große Flüssigkeitsmengen in kurzer Zeit infundiert*** werden. Die Infusionsgeschwindigkeit wird durch die Höhe des Drucks und die Durchflussrate der Venenverweilkanüle bestimmt.

Die Druckinfusionsmanschette besteht in der Regel aus einem doppelkammerigen Beutel, in dessen eine Kammer der Infusionsbehälter (Plastikflasche oder -beutel) gegeben wird, der wiederum von der anderen Kammer aus durch eine aufblasbare Manschette komprimiert werden kann. Zur Kontrolle des Drucks verfügt die Manschette über einen Druckmesser (Manometer).

Steht keine Druckinfusionsmanschette zur Verfügung, kann die Infusionsrate mit einer um den Behälter gelegten Blutdruckmanschette oder notfalls auch durch manuelle Kompression gesteigert werden. Patient und Infusionsbehälter sollten bei der Druckinfusion ständig überwacht werden.

9.6.5.2 *Technik*

Die Verschlusskappe der Infusionsflasche wird entfernt und das Infusionssystem der Verpackung entnommen. Hierbei ist darauf zu achten, dass die Enden (Einstichdorn und Anschlusskonnektor) nicht unsteril werden. Die Schutzkappe wird vom Einstichdorn entfernt, und der Dorn wird vollständig durch die vorgesehene Stelle des Gummistöpsels in die Infusionsflasche eingebracht (Flaschenöffnung nach oben, s. Abb. 83/84).

Nach Schließen der Rollenklemme wird die Tropfkammer mehrmals mit Daumen und Zeigefinger komprimiert, bis sie etwa zur Hälfte mit Flüssigkeit gefüllt ist (Flaschenöffnung nach unten, s. Abb. 85). Danach wird das Belüftungsteil an der Tropfkammer geöffnet. Durch Öffnen der Rollenklemme strömt so lange Flüssigkeit in das Infusionssystem ein, bis diese am Anschlusskonnektor austritt und der Schlauch frei von Luftblasen ist (s. Abb. 86/87).

Wenn ein Drei-Wege-Hahn benutzt wird, muss er ebenfalls vor Verwendung an den Schlauch angeschlossen und entlüftet werden. Nach vollständiger Entlüftung des Infusionssystems und Schließen der Rollenklemme wird der Schlauch an deren Befestigungsklemme bis zur Verwendung der Infusion fixiert. Vor Anschließen der Infusion an den Patienten wird die Schutzkappe vom Anschlusskonnektor entfernt. Die Venenverweilkanüle wird fixiert und mit dem Infusionssystem verbunden.

Nach dem Öffnen der Rollenklemme wird das einwandfreie Einfließen der Infusionslösung kontrolliert. Zur Sicherung des Zugangs legt man eine Schlaufe zur Zugentlastung in den Infusionsschlauch und fixiert ihn mit Heftpflaster am Arm.

Nun kann die Durchflussgeschwindigkeit der Infusion mit der Rollenklemme auf die für den Patienten vorgesehene Infusionsrate reguliert werden (20 Tropfen entsprechen etwa 1 ml). Die Infusionsflasche sollte etwa 70 – 100 cm über der Herzhöhe des Patienten aufgehängt werden, um ein einwandfreies Einlaufen zu gewährleisten. Rechtzeitig vor Infusionsende muss die Rollenklemme wieder geschlossen werden, damit keine Luft in das Infusionssystem gelangen kann.

9.6.5.3 *Infusion mit Spritzenpumpen*

Für die kontrollierte und kontinuierliche Medikamentenverabreichung und Volumentherapie über einen längeren Zeitraum werden Spritzenpumpen (Perfusoren) eingesetzt. Sie verabreichen eine ***kontinuierliche Dosis von meist hoch konzentrierten Medikamenten***. Auch eine Verabreichung in einzelnen Teilabschnitten ist möglich.

Solche Pumpen werden häufig bei Interhospitaltransporten mitgeführt. Dem Rettungssanitäter ist die Bedienung der Spritzenpumpe jedoch untersagt.

9.6.6 Assistenz zur Intubation

Dirk Biersbach

Die Intubation ist dem »Notfallsanitäter mit besonderen Notfallkompetenzen Beatmung und Intubation« sowie dem Notarzt vorbehalten. Jedoch muss auch jeder Rettungssani-

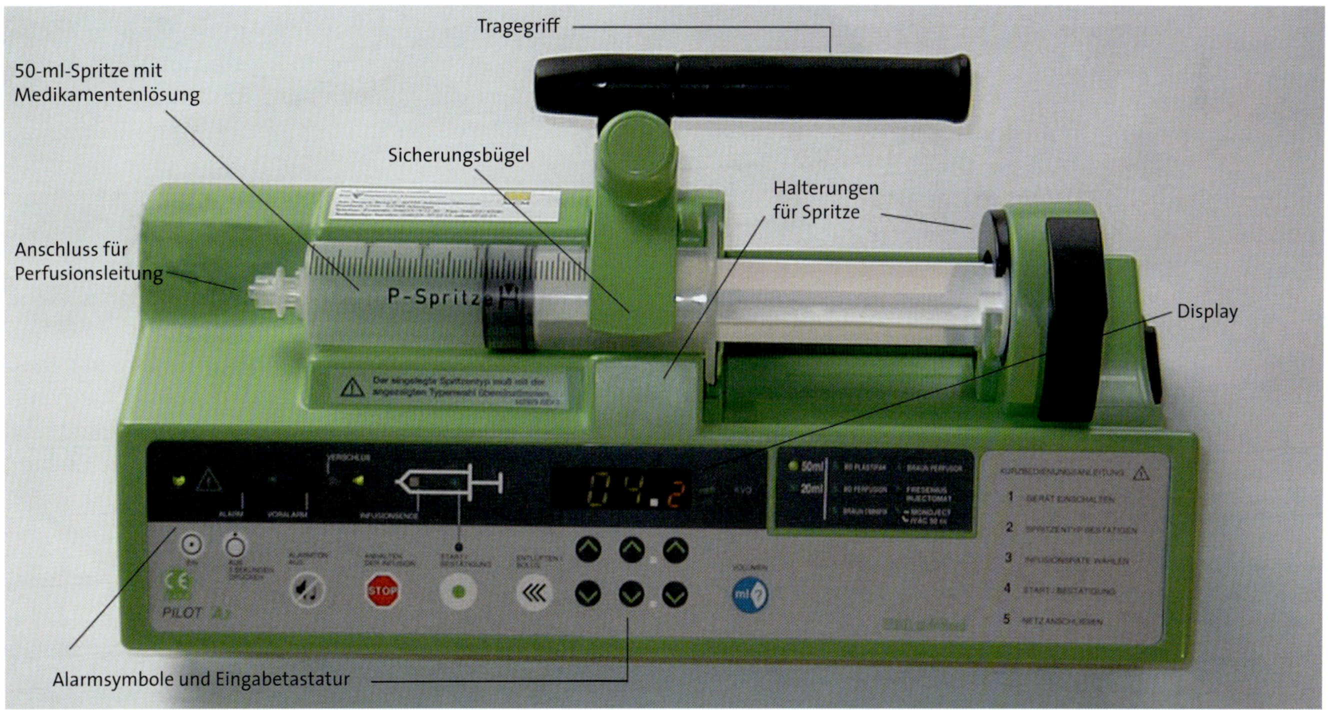

Abb. 88 ▶ Spritzenpumpe

täter über die grundlegenden Begriffe der Intubation und deren Ablauf informiert sein, um im Notfall korrekt assistieren zu können.

Neben der stabilen Seitenlage ist die endotracheale Intubation eine geeignete ***Maßnahme zur Sicherung der Atemwege vor Aspiration und Verlegung***. Sie bietet darüber hinaus die Möglichkeit, den Patienten durch entsprechende Geräte zu beatmen. Die bevorzugte Art von Tuben im Rettungsdienst sind die sogenannten Magill-Tuben. Sie sind halbmondförmig gebogen und ermöglichen ein leichteres Einführen entlang des Zungengrundes.

Jeder Endotrachealtubus besteht aus einem Schlauch mit entsprechenden Skalierungen. Am oberen Ende befindet sich ein Konnektor für die Verbindung mit einem Beatmungsbeutel oder einem Beatmungsgerät. Am unteren Ende ist ein Ballon, der sogenannte Cuff, angebracht. Dieser Ballon wird nach korrekter Platzierung des Endotrachealtubus in der Trachea über einen kleinen zusätzlichen Schlauch, der außerdem mit einem Kontrollballon für den Cuff versehen ist, mit Luft gefüllt. Er legt sich durch die Luftfüllung eng an die Innenseite der Luftröhre an und dichtet sie ab.

Die wichtigsten Beschriftungen auf dem Tubus sind die Angaben zum Innen- und Außendurchmesser und zur Einführungstiefe. Die Größe der Endotrachealtuben wird, was den ***Innendurchmesser (ID)*** betrifft, ***in Millimetern*** angegeben. Die ***Angabe in Charrière*** bezieht sich auf den ***Außendurchmesser*** z.B.:

- erwachsene Frau: ID 7,5 - 8,5 mm (30 - 34 Charrière);
- erwachsener Mann: ID 8 - 9 mm (34 - 38 Charrière).

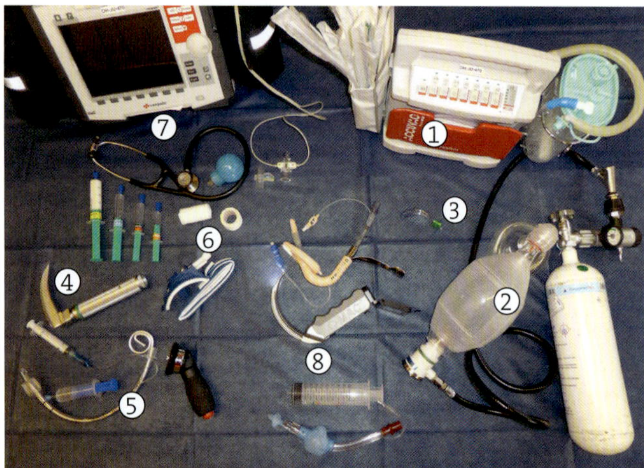

Abb. 89 ▶ Intubationsmaterialien: einsatzbereite Absaugpumpe mit Absaugkathetern (1); Beatmungsbeutel mit Sauerstoff, Demandventil, Maske (2) und Guedel-Tubus (3); geprüftes Laryngoskop (4); Endotrachealtubus mit Führungsstab, Gleitgel, Blockerspritze, Cuffdruckmesser (5); Tubusfixierung mit Thomasholder®, Mullbinde, Pflaster (6); Stethoskop, Tubechek-B® und Monitoring mit Kapnografie zur Lagekontrolle (7), EGA als Rückfallebene inkl. Blockerspritze und ggf. Videolaryngoskop C-MAC® PM (8). Zusätzlich Magill-Zange bereithalten.

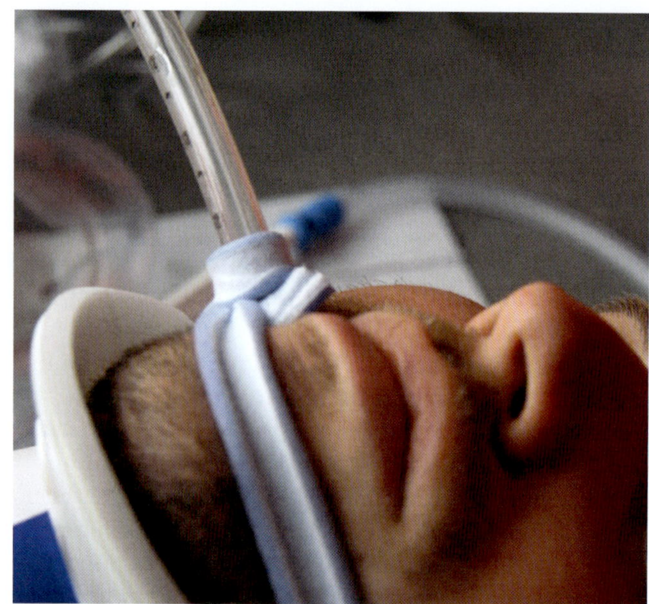

Abb. 90 ▶ Zur Tubusfixation möglichst spezielle Tubusfixierung verwenden und sicher direkt am Mundwinkel fixieren.

Die schnellste Methode der Intubation stellt die orotracheale Intubation dar. Das bedeutet das ***Einführen des Beatmungsschlauches über den Mund in die Trachea***. Eine andere Möglichkeit wäre z.B. die nasale Intubation (Einführen des Tubus über die Nase).

Als erstes werden sämtliche Materialien zur Intubation auf Funktionsfähigkeit geprüft. Die Spitze des Tubus kann mit Gleitmittel (z.B. Xylocain®-Gel) eingeschmiert werden, um eine leichte Passage durch die Stimmritze zu garantieren. Eventuell wird ein Führungsstab eingelegt. Vor dem Intubationsvorgang sollte der Patient einige Minuten mit reinem Sauerstoff beatmet werden, um ausreichende Sauerstoffreserven für die Zeit des Intubationsvorgangs zu haben (Präoxygenierung). Dann wird der Kopf des auf dem Rücken liegenden Patienten durch den Arzt überstreckt gelagert. Durch die Lagerung erhält er in der Regel die beste Sicht mit dem Laryngoskop auf den Kehlkopf.

Das Laryngoskop mit der vom Notarzt verlangten Spatelgröße wird diesem in die linke Hand gegeben, nach Aufforderung der wie oben vorbereitete Tubus in die rechte. Nach Entfernen des Laryngoskops wird der Cuff mit Luft geblockt und die korrekte Lage des Tubus unter Beatmung mit dem Stethoskop überprüft. Nun benötigt der Arzt den Beißschutz, und der Tubus wird mit speziellen Bändern oder Halterungen fixiert (beachte Herstellerangaben), Mullbinden werden nur mehr in Ausnahmefällen verwendet.

9.7 Blutdruckmessung

Markus Böbel

Die Messung des Blutdrucks stellt ein ***wichtiges Verfahren zur Beurteilung der Kreislaufsituation*** dar. Bei der Blutdruckmessung werden drei Werte unterschieden:

- der ***systolische Blutdruck***, der obere Wert, gibt Auskunft über erniedrigten, normalen oder erhöhten Blutdruck (Hypotonie, Normotonie und Hypertonie);
- der ***diastolische Blutdruck***, der untere Wert, ermöglicht Aussagen über den Widerstand der kleinen Gefäße in der Peripherie und über die Durchblutung des Herzens;
- der ***arterielle Mitteldruck*** gibt die Kraft wieder, welche den Blutstrom in der Peripherie aufrechterhält.

Zur ***Blutdruckmessung nach Riva-Rocci (RR)*** wird eine Manschette am Oberarm des Patienten angebracht. Diese Manschette kann über einen Gummiball aufgeblasen werden. Beim langsamen Ablassen des Drucks über ein Ventil kann der aktuelle Manschettendruck an einem Manometer abgelesen werden. Das Bestimmen des Drucks kann durch den Sanitäter mittels Palpation oder Auskultation erfolgen. Die Blutdruckmessung nach Riva-Rocci gilt als Standard der Blutdruckmessung im Rettungsdienst.

Die palpatorische Methode der Riva-Rocci-Blutdruckmessung ist die ungenaueste Art und gibt nur einen groben Überblick. Der systolische Blutdruck entspricht dem Manschettendruck, bei dem der Puls einer unterhalb der Manschette gelegenen Arterie gerade wieder tastbar ist. Der diastolische Druck ist mit dieser Methode nicht messbar.

Bei der auskultatorischen Methode wird die ***Blutdruckmanschette am Oberarm aufgeblasen und ein Stethoskop in der Ellenbeuge*** aufgesetzt. In der Ellenbeuge sind verschiedene ***Geräuschphänomene*** zu hören, ***die den Blutdruckwerten (Systole/Diastole) entsprechen***:

- Phase I: kurzes, scharfes Geräusch bei beginnender Aufhebung der Gefäßkompression, entspricht dem systolischen Blutdruck;
- Phase II: Töne verschwinden, entspricht dem diastolischen Blutdruck.

Bei ruhigen äußeren Bedingungen stellt die Auskultation eine gute und zuverlässige Methode der Blutdruckmessung dar. Einschränkungen dieser Methode treten im Rettungsdienst jedoch häufig durch Lärm an den Einsatzstellen und durch die Geräuschentwicklung während der Fahrt im Rettungswagen auf, sodass in diesen Situationen auf die weniger sensitive palpatorische Methode der Druckmessung zurückgegriffen werden muss.

Eine weitere Fehlermöglichkeit der auskultatorischen Blutdruckmessung besteht darin, dass ***passende Manschettengrößen*** für die entsprechenden Oberarmdurchmesser der Patienten verwendet werden sollten. Da im Rettungsdienst meist nur eine Größe für Erwachsene vorgehalten wird, kann es hierdurch zu Fehlmessungen von bis zu 10 % kommen.

BEACHTE

Die Blutdruckmanschette wird am Oberarm auf Herzhöhe angelegt. Die laufende Blutdruckkontrolle soll immer an demselben Arm und in derselben Position des Patienten erfolgen. Bei Schlaganfallpatienten wird nicht am Arm, der Lähmungserscheinungen aufweist, gemessen. Wird in zu rascher Folge der Blutdruckwert verglichen, kann es zu Fehlmessungen kommen.

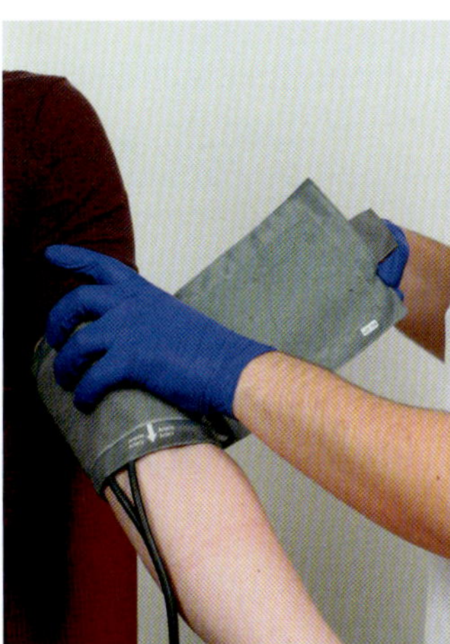

Abb. 91 ▶ Anlegen der Manschette am Oberarm

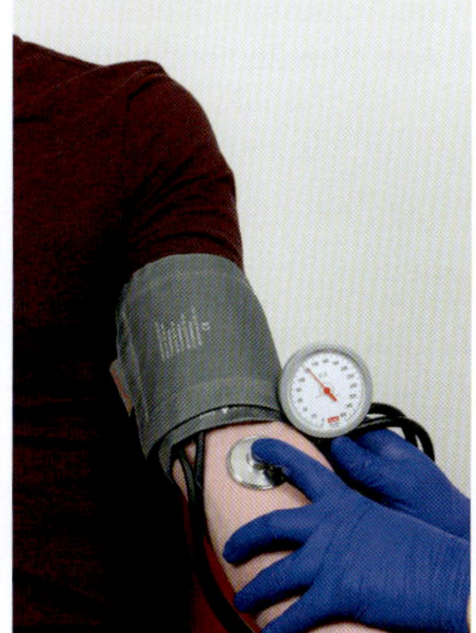

Abb. 92 ▶ Auskultatorische Messung

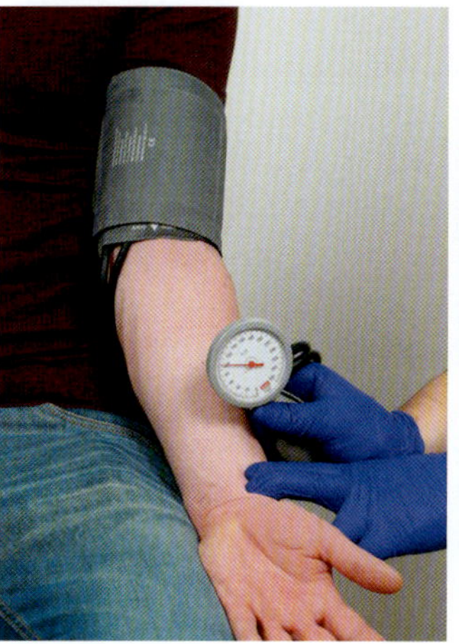

Abb. 93 ▶ Aufpumpen bis Pulslosigkeit spur-/hörbar

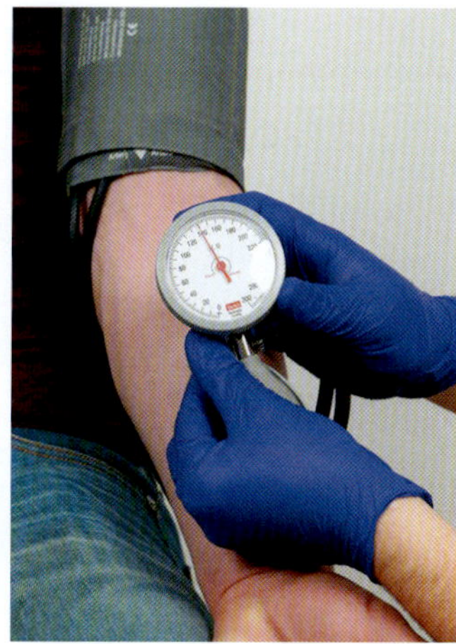

Abb. 94 ▶ Ablassen der Manschette

9.8 Temperaturmessung

Peter Hansak

Jede Abweichung der Temperatur vom Normalbereich (36 - 37 °C) führt zu physiologischen Veränderungen der Körperfunktionen. Die ***Temperaturmessung ist Teil der Patientenbeurteilung*** und hat besondere Bedeutung in Regionen, in denen das Rettungsdienstpersonal aufgrund der Lage (Gebirge) häufig mit unterkühlten Patienten konfrontiert ist.

Über die letzten 100 Jahre waren Quecksilberthermometer am weitesten verbreitet, wurden aber wegen der Bruchgefahr und da Quecksilber giftig ist, durch elektronische Fieberthermometer bzw. Fiebermesser mit alternativen Messflüssigkeiten ersetzt. Seit dem Jahr 2009 dürfen in der EU keine quecksilberhaltigen Fieberthermometer mehr verkauft werden.

Analoge Fieberthermometer werden im Rettungsdienst aufgrund der langen Reaktionszeit, der Bruchgefahr und des eingeschränkten Temperaturbereiches nicht verwendet. Herkömmliche elektronische Fiebermesser sind für den Rettungsdienst ebenfalls nur bedingt geeignet, da sie keine Temperaturen unter 34 °C anzeigen und über keine geeigneten Hygienesysteme verfügen bzw. nur die Messung unter der Achsel infrage kommt. Daher werden im Rettungsdienst nur ***spezielle Fieberthermometer*** verwendet, ***die auch eine starke Unterkühlung des Patienten korrekt anzeigen*** können. Diese Geräte mit ***Infrarotmessung***, welche die vom Körper abgestrahlte Infrarotstrahlung in wenigen Sekunden messen, stehen für verschiedene Temperaturspannweiten zur Verfügung. Die Messung erfolgt ***im Ohr oder an der Stirn***. Bei der Messung im Ohr werden Einmal-Schutzhüllen über den Sensor gestülpt, die nach der Verwendung entsorgt werden und so eine hygienische Verwendung sicherstellen. Nach der Messung auf der Stirn reicht das Abwischen des Sensors mit einem Desinfektionstuch oder Alkoholtupfer. Bei Dienstübernahme muss jedoch immer die Funktion des Thermometers überprüft werden, um nötigenfalls die Batterie rechtzeitig wechseln zu können.

Tab. 2 ▶ Messarten und -bereiche

analoge Messung (Alkohol, Indium, Gallium, Zinn als Messflüssigkeit)	34 - 42 °C
elektronische Messung	32 - 44 °C
Infrarotmessung	< 20 - > 42 °C

Tab. 3 ▶ Temperaturbereiche

37 - 38 °C	leichtes Fieber (erhöhte Temperatur)
38 - 39 °C	mäßiges Fieber
> 39 °C	hohes Fieber

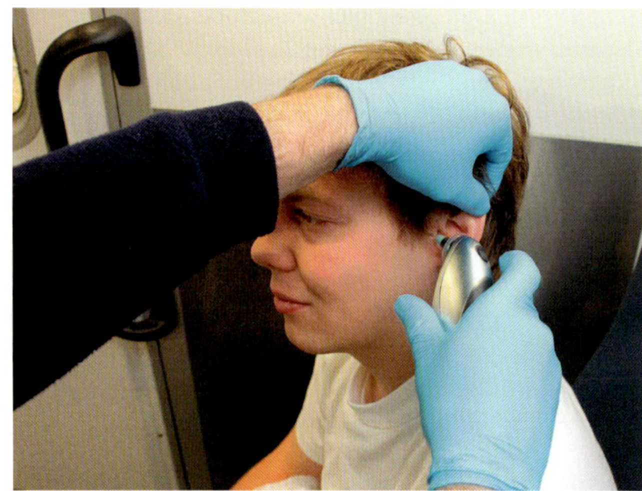

Abb. 95 ▶ Temperaturmessung mit Infrarotthermometer

9.9 Blutzuckermessung

Peter Hansak

Blutzuckerentgleisungen wie Hypoglykämie oder diabetisches Koma sind wegen ihrer vielfältigen klinischen Symptomatik häufig schwer zu erkennen. Deshalb ist die ***Blutzuckerbestimmung bei allen bewusstseinsgetrübten Notfallpatienten*** heute Standard.

Es gibt zwei Arten der Bestimmung des Blutzuckerwertes eines Patienten; zum einen den mittlerweile kaum noch verbreiteten optischen Vergleich eines Teststreifens mit einer farblich abgestuften Referenzskala, die sogenannte halbquantitative Blutzuckerbestimmung, zum anderen die ***Messung mittels Miniphotometern***. Letztere Methode wird u.a. auch im Rettungsdienst eingesetzt und liefert exaktere Werte.

Benötigtes Material:
- Tupfer,
- Pflaster,
- Alkoholtupfer,
- Lanzette,
- Nadelbehälter,
- Messgerät,
- Messstreifen.

Die ***Entnahme des Blutstropfens*** erfolgt entweder ***am Ohrläppchen oder an der Fingerbeere***, am besten des Mittelfingers. Ein Messstreifen wird in das Gerät gesteckt. Hierbei ist darauf zu achten, dass sich viele Geräte wieder ausschalten, sofern nicht innerhalb eines bestimmten Zeitraums der Blutstropfen aufgebracht wird. Zuerst wird die Punktionsstelle mit einem Alkoholtupfer gereinigt und anschließend mit der Lanzette punktiert. Der Stich soll an der Außenseite der Fingerkuppe gesetzt werden. An dieser Stelle ist aufgrund der geringeren Anzahl der Nervenenden die Schmerzempfindung reduziert und die Kapillaren sind besser durchblutet. Der ***erste Blutstropfen*** wird mit dem Tupfer ***abgewischt***, ***der zweite in den Messstreifen angesaugt und vom Gerät analysiert***. Das Blut soll nicht aus dem Finger gepresst werden, da dies das Messergebnis verfälschen kann. Je nach Gerät dauert die Anzeige des Ergebnisses der Messung nur einige Sekunden. Der Patient kann den Tupfer zwischen die Finger pressen, oder es wird ein Pflaster auf die Punktionsstelle aufgebracht. Die Lanzette wird im Nadelbehälter sicher entsorgt. Nach der Messung wird der Messstreifen entfernt und das Gerät nötigenfalls mit einem Desinfektionstuch abgewischt.

Viele Patienten fürchten sich vor dem Stich der Lanzette und sollten daher vom zweiten Sanitäter durch ein Gespräch (z.B. Erklärung der Maßnahmen) abgelenkt werden.

Wird vom anwesenden Arzt eine Venenverweilkanüle gelegt, kann ein Tropfen Blut aus dem Mandrin (Führungsstab) der Kanüle oder direkt aus der Leitung zur Blutzuckermessung herangezogen werden.

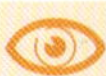 **BEACHTE**

Blutzuckermessgeräte sind Medizinprodukte und dürfen daher nur nach entsprechender Schulung angewendet werden.

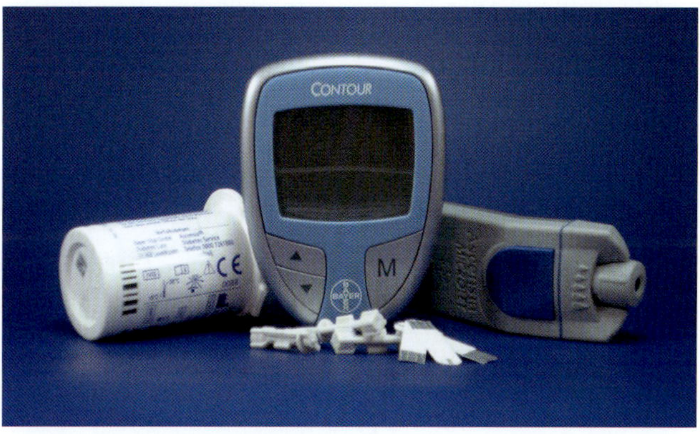

Abb. 96 ▶ Material und Geräte zur Blutzuckermessung: Teststreifen-Behälter, Messgerät, Einmal-Lanzetten, Teststreifen, Stechhilfe

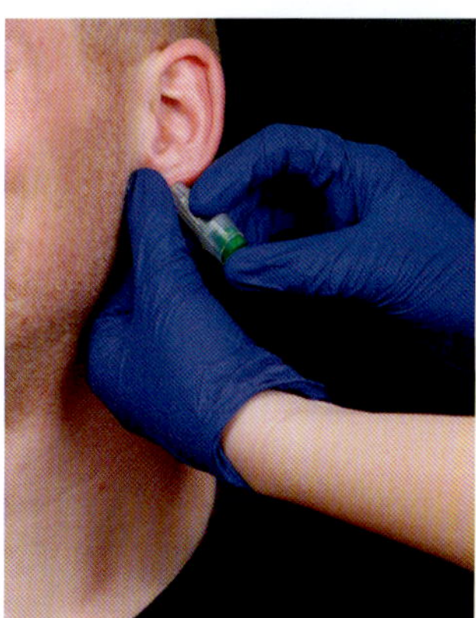

Abb. 97 ▶ Einstechen mit Einmal-Lanzette

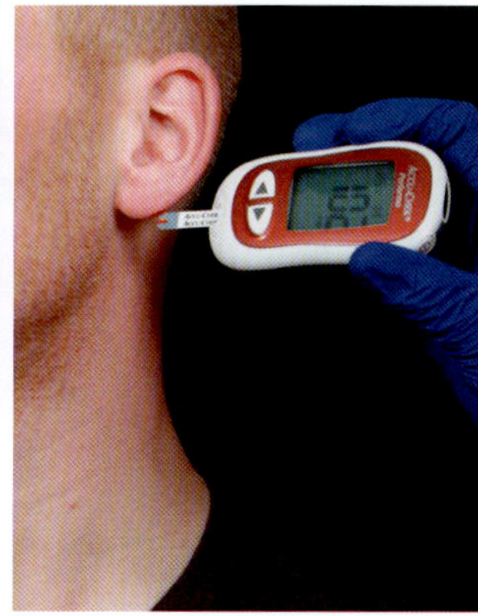

Abb. 98 ▶ Blut auf Messstreifen aufbringen

9.10 Sauerstoff

Peter Hansak

Sauerstoff (O_2) ist ein farbloses, geruchloses und ungiftiges Gas, das im Rettungsdienst ***komprimiert in weißen Druckgasflaschen*** (meist 2- oder 10-Liter-Flaschen) verwendet wird. Aufgrund des hohen Drucks sind die Flaschen vor Beschädigung, insbesondere durch Umstürze, zu schützen. Für den Transport ist einer 10-Liter-Sauerstoffflasche zudem eine Schutzkappe aufzuschrauben. Stehend gelagerte Flaschen müssen mit einer Kette vor dem Umstürzen, liegend gelagerte mithilfe einer entsprechenden Halterung vor dem Wegrollen geschützt werden. Volle und leere Flaschen sind getrennt aufzubewahren und mit entsprechenden Schildern zu kennzeichnen. Im Fahrzeug dürfen Reserveflaschen ***nur entsprechend gesichert mitgeführt*** werden.

Der Durchflussregler mit dem Manometer darf nach einem Flaschenwechsel nie mit Werkzeug befestigt werden, da im Einsatz der Flaschenwechsel jederzeit ohne Werkzeug möglich sein muss.

Sanitäter müssen berechnen können, wie lange der Sauerstoffvorrat in einer Flasche reicht:

Merke

Größe der Flasche in Liter × Flascheninhaltsdruck = Gesamtmenge in Liter

Gesamtmenge in Liter : Abgabemenge pro Minute = maximale Abgabezeit in Minuten

Bei Dienstübernahme ist immer die Füllmenge der Sauerstoffflaschen am Fahrzeug zu kontrollieren. 2-Liter-Flaschen sollten ab einem Druck von 60 bar und 10-Liter-Flaschen ab einem Druck von 40 bar gewechselt werden (s. a. Kap. 5.3.5.3).

9.11 Beatmungsbeutel, -maske und Larynxtubus

9.11.1 Beatmungsbeutel und -maske

Dirk Biersbach

Eine ***Beatmung im Rettungsdienst*** sollte ***stets mit Beatmungsbeutel oder maschinellem Beatmungsgerät*** erfolgen. Durch den Einsatz von Beatmungsbeuteln mit entsprechendem Material können hohe Sauerstoffkonzentrationen in der Einatemluft (> 70 %) angeboten werden. Dies macht die Beatmung des Patienten wesentlich effizienter als eine einfache Atemspende. Ein Beatmungsbeutel besteht aus folgenden Teilen:

- Beatmungsmaske,
- Filter,
- Ein-/Ausatemventil,
- Beatmungsbeutel und
- Reservoirbeutel.

Die Luft im Beutel wird durch den Helfer in das Ein-/Ausatemventil gepresst. Von dort gelangt sie in den Patienten. Das Ventilsystem verhindert, dass die Ausatemluft zurück in den Beutel fließen kann. So erhält der Patient mit jedem Beatmungshub frischen Sauerstoff.

Der Kopf des Patienten wird im Nacken überstreckt, gleichzeitig wird der Unterkiefer angehoben.

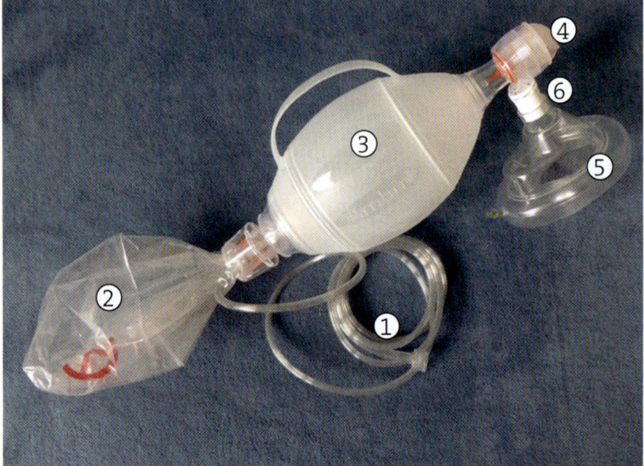

Abb. 99 ▶ Beatmungsbeutel von Laerdal mit Reservoir: Sauerstoffzuleitung (1), Sauerstoff-Reservoirbeutel (2), Beatmungsbeutel (3), Ventil (4), Beatmungsmaske (5), Zubehör: HME-Filter (6)

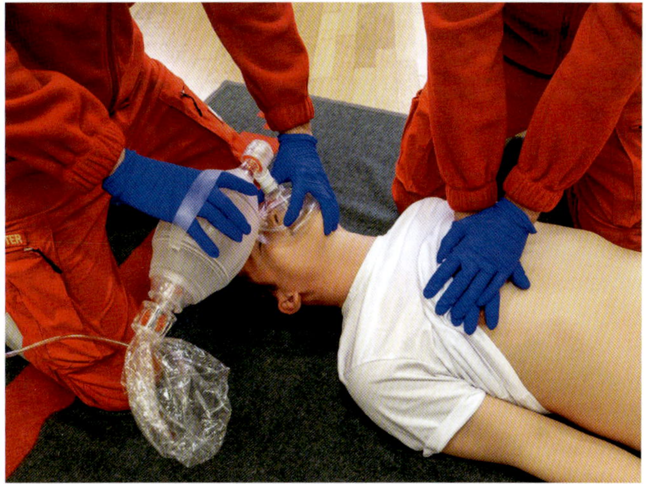

Abb. 100 ▶ Beatmung mit Beutel und Maske (C-Griff)

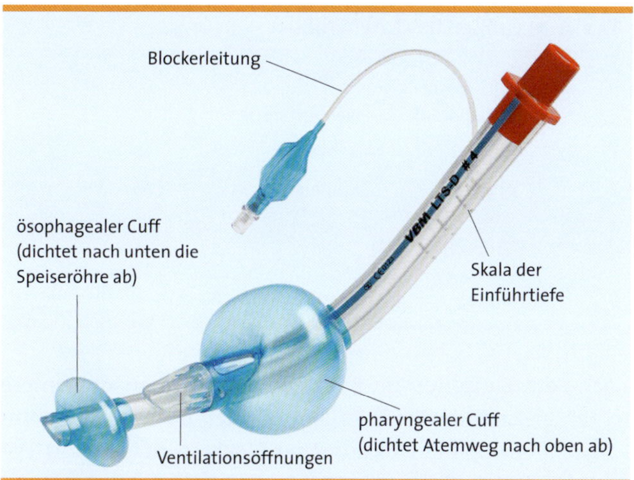

Abb. 101 ▶ Larynxtubus (von VBM Medizintechnik)

Mit Daumen und Zeigefinger einer Hand wird die ***Beatmungsmaske fest auf das Gesicht des Patienten aufgesetzt (C-Griff)***. Die übrigen Finger halten den Unterkiefer. Mit der anderen Hand wird der Beatmungsbeutel ausgedrückt. Die Lungen füllen sich mit der verabreichten Luft. Die Ausatmung erfolgt passiv.

An den Beatmungsbeutel sollte Sauerstoff mit einem Flow von 10 - 15 l/min angeschlossen werden.

Die Maskenbeatmung erfolgt mit Überdruck. Das bedeutet, dass bei Leckagen an undichten Verbindungen zwischen Beutel und Maske Luft entweichen kann. Bei zu hohem Druck oder erhöhtem Atemhubvolumen kann Luft in den Magen gelangen und Erbrechen auslösen. Daher muss bei der Maskenbeatmung auf eine ***gleichmäßige, gefühlvolle Kompression des Beatmungsbeutels*** geachtet werden. Bei Problemen oder hohem Beatmungsdruck müssen umgehend die Atemwege überprüft und die Maskenhaltung ggf. korrigiert werden.

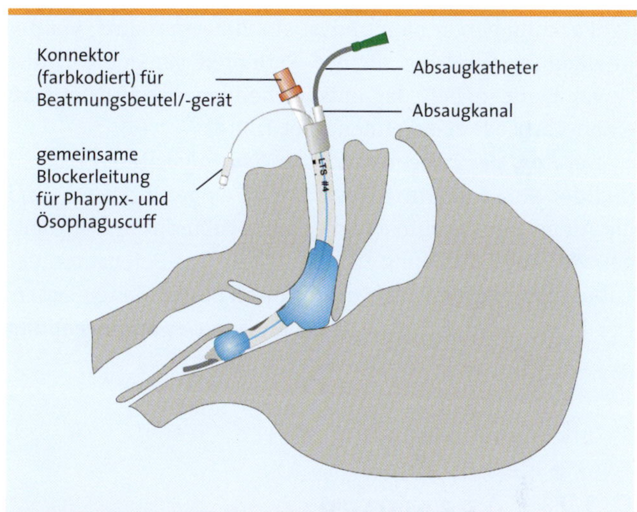

Abb. 102 ▶ Korrekte Lage des Larynxtubus (LTS®)

9.11.2 Larynxtubus

Peter Hansak

Die Anwendung des Larynxtubus (LT) ist dem Rettungssanitäter gemäß einer Stellungnahme des zuständigen Ministeriums seit 2011 ***im Rahmen der kardiopulmonalen Reanimation (CPR)*** gestattet. Die Verwendung des LT ist grundsätzlich ***der Masken-Beutel-Beatmung vorzuziehen***. Der Tubus ist effizienter, einfacher und es besteht eine geringere Gefahr der Magenüberblähung. Er ist ein ***Hilfsmittel zur Atemwegssicherung*** und wird auch vom Arzt als Alternative zur Intubation verwendet.

Der Tubus besteht aus einem am oberen Ende geöffneten flexiblen Silikonschlauch mit einem farbigen Konnektor zum Anschluss des Beatmungsbeutels. Das untere Ende ist verschlossen, aber oberhalb des Endes und des unteren Ballons besteht eine Öffnung für das Austreten der Beatmungsluft. Er verfügt über zwei Ballone (Cuffs). Der obere Cuff kommt

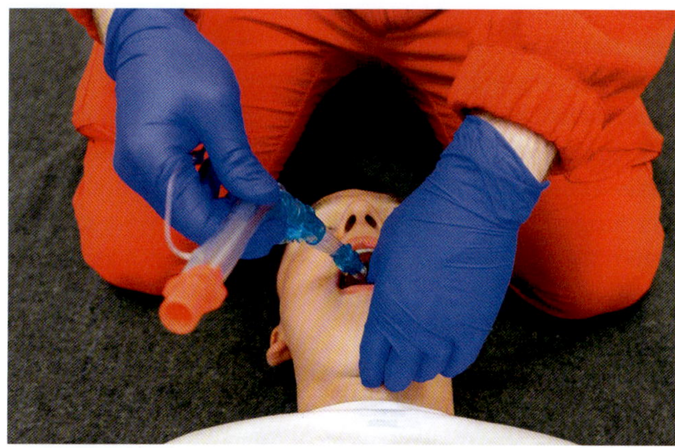

Abb. 103 ▶ Einführen des Larynxtubus

Tab. 4 ▶ Größen des Larynxtubus

Größe	Farbe	Gruppe
0	transparent	Neugeborene
1	weiß	Babys
2	grün	Kinder
3	gelb	Kinder > 25 kg und > 155 cm
4	rot	Erwachsene 155 - 180 cm
5	violett	Erwachsene > 180 cm

nach dem Einführen im Rachenraum zu liegen, der untere in der Speiseröhre. Beide Ballone werden über eine gemeinsame Zuleitung mit Luft aus einer Blockerspritze gefüllt. Die Spritze wird im LT-Set mitgeliefert und ist mit ringförmigen, farbigen Markierungen versehen.

Der LT wird erst unmittelbar vor der Anwendung aus der Packung genommen und ist ein Einwegprodukt. Vor der Anwendung wird die für den Patienten geeignete Größe gewählt, die neben der entsprechenden Beschriftung an einem Farbcode zu erkennen ist (s. Tab. 4):

Der ***Kopf des Patienten*** wird ***in Neutralposition*** gebracht und der Mund geöffnet. Bevor der LT eingeführt wird, sind die Atemwege freizumachen und die Tubusspitze mit Gleitgel oder Kochsalzlösung zu befeuchten. Das Befeuchten der Tubusspitze soll den LT beim Einführen besser gleiten lassen. Der LT wird ***ohne Hilfsmittel und ohne Gewaltanwendung*** mit einer Hand blind ***über den Mund des Patienten*** bis zur Markierungslinie, die auf Höhe der oberen Zahnreihe zu liegen kommen soll, eingeführt. Nun wird der Stempel der Blockerspritze bis zur Farbmarkierung, die der Farbe des Konnektors des Tubus entspricht, zurückgezogen, die Spritze an den LT angesteckt und das entsprechende Volumen zur Fixierung des Tubus eingebracht. Während des Blockens soll der Tubus nicht gehalten werden, da er sich dabei meist noch etwas bewegt. Der Beatmungsbeutel wird an den Konnektor des Tubus angeschlossen und es folgen zwei Beatmungen zur Lagekontrolle des Tubus. Während der Beatmung wird der Tubus zusätzlich mit einer Hand gehalten. Hebt sich der Brustkorb wie bei normalen Atemzügen, wird die CPR fortgesetzt, ansonsten werden die Ballons mit der Blockerspritze entlüftet und der Tubus für einen weiteren Versuch entfernt. Sobald die Lage des LT korrekt ist, wird der Tubus zusätzlich fixiert. Der korrekt eingelegte Larynxtubus kommt immer in der Speiseröhre zu liegen. Über die Öffnung auf Höhe des Kehlkopfs kann nun die Luft in die Lunge strömen.

Welche Tubengrößen durch die Sanitäter zur Anwendung gebracht werden, entscheidet der Ausbildungsstand, d.h., welche LT-Größen in der Ausbildung unterrichtet und daher zur Anwendung freigegeben sind.

Sollte wider Erwarten das Setzen des LT Probleme bereiten, darf durch die weiteren Versuche die Reanimation nicht verzögert werden und es ist der Patient mit der Masken-Beutel-Beatmung zu ventilieren.

9.12 Absauger

Dirk Biersbach

Flüssigkeiten oder zäher Schleim können durch den Sanitäter ***mit Absaugpumpen*** und entsprechenden Absaugkathetern ***aus den oberen Atemwegen*** oder – nach erfolgter endotrachealer Intubation – auch aus den unteren Atemwegen durch den Arzt ***entfernt*** werden. Es sind verschiedene Modelle von Absaugpumpen auf dem Markt. Der größte Unterschied zwischen ihnen liegt in der Betriebsart: Es gibt elektrisch, pneumatisch und manuell betriebene Absaugpumpen.

Das Schlauchsystem einer Absaugpumpe besteht aus dem Absauggefäß (Auffangbehältnis für die abgesaugten Stoffe), meist einem Einwegsystem, einem dicken Schlauchansatz am Absauggefäß, einem dünnen Absaugschlauch und einem sogenannten Konnektor für den entsprechenden Absaugkatheter (eventuell mit einem Fingertipp zur Regulation der Saugstärke).

Absaugkatheter sind steril verpackte Schläuche mit einer farbig gekennzeichneten Steckverbindung für den Konnektor der Absaugpumpe. Diese farbige Kennung gibt den Durchmesser des Katheters an. Am Ende des Katheters befindet sich eine runde Öffnung. Je nach Innendurchmesser sind seitliche Öffnungen zum Absaugen des Sekrets vorhanden.

Der Patient kann ***über Nase oder Mund*** abgesaugt werden. Beim Absaugen über die Nase wird die einzuführende Katheterlänge durch Messen der Distanz zwischen Ohrläppchen und Nasenspitze bestimmt. Der Katheter wird dann entlang der Richtung des Nasenbodens gerade in die Nase eingeführt. Um keine Schleimhautirritationen hervorzurufen, muss die ***Absaugung immer vorsichtig durchgeführt*** werden.

Die nasale Absaugung bietet den Vorteil, dass der tiefe Rachenbereich besser erreicht werden kann als über den oralen Weg (oral = über den Mund). Irritationen der Rachen-

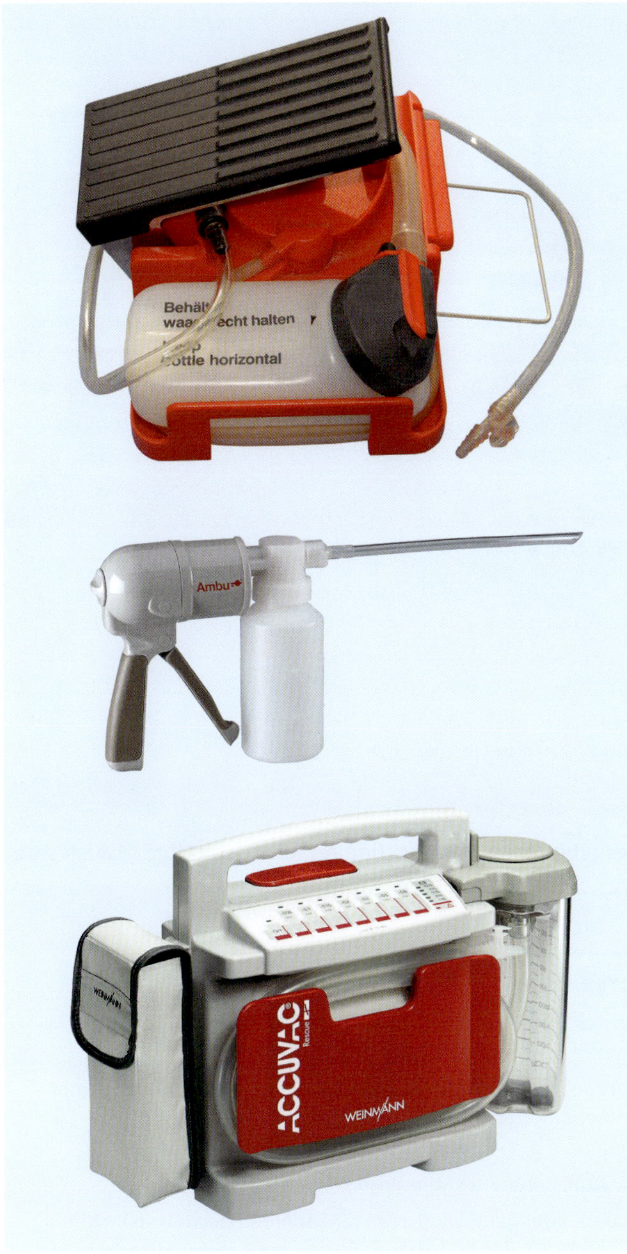

Abb. 104 – 106 ▶ Manuelle Absaugpumpen »Manuvac« und »Ambu® ResCue Pump« sowie elektrische Absaugpumpe »ACCUVAC Rescue«

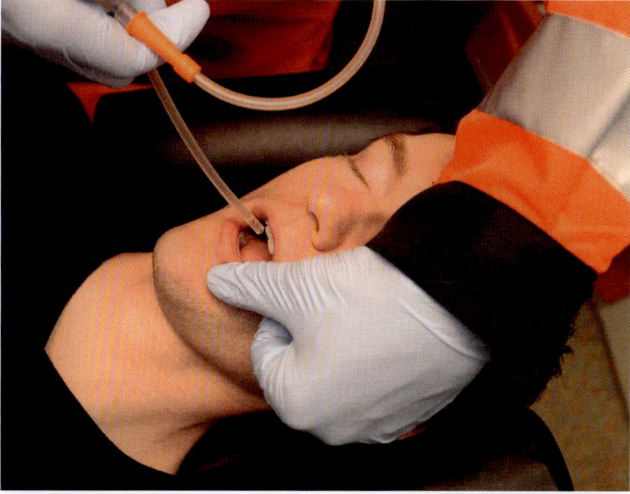

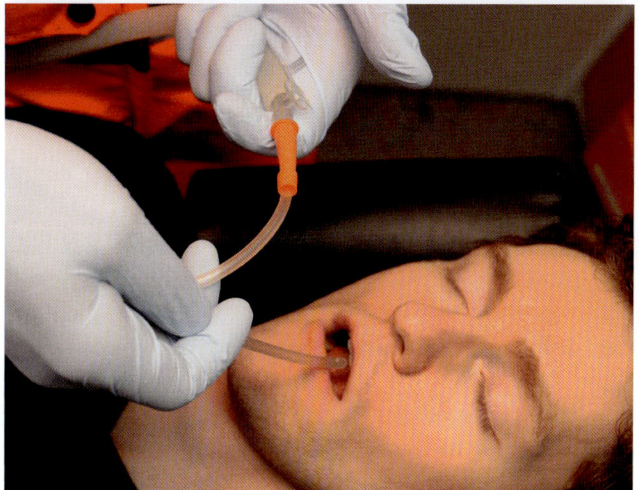

Abb. 107/108 ▶ Orales Absaugen mit Absaugkatheter

hinterwand sind bei nasaler Absaugung entsprechend geringer. Allerdings lassen sich keine sehr großen Absaugkatheter in die Nase einführen. Harte oder starre Absaugkatheter können leicht zu Blutungen der Nasenschleimhaut führen.

Katheter mit geringem Durchmesser können leicht verstopfen und sind unter Umständen zur Absaugung großer Sekretmengen, z.B. bei plötzlichem Erbrechen eines Patienten, ungeeignet.

Müssen schnellstmöglich große Mengen Sekret abgesaugt werden, ist der Einsatz des Suction Boosters (Absaugverstärker) sinnvoll. So wird der erste Teil des Absaugschlauches bezeichnet, der direkt am Absauggefäß angebracht ist und ein sehr großes Lumen (Innendurchmesser) besitzt. Dieser Schlauch wird genauso abgemessen wie ein einzuführender Absaugkatheter. Mit seiner Hilfe kann schnellstmöglich der Mund-Rachen-Raum von Sekret befreit werden. Beim Einsatz des Suction Boosters ist darauf zu achten, dass er sich nicht mit starkem Sog direkt im Mundbereich an den Schleimhäuten festsaugt. Daher sollte er mit leichten ausstreichenden oder mit drehenden Bewegungen eingeführt werden.

BEACHTE

Für das Absaugen eines Patienten durch Rettungssanitäter gibt es keine Altersgrenze, jedoch ist unbedingt auf die angepasste Größe des verwendeten Absaugkatheters zu achten.

9.13 Inkubator

Peter Hansak

Unter einem Inkubator versteht man eine ***klimatisierte kleine Kammer zur Pflege eines Frühgeborenen*** oder schwer kranken Neugeborenen. Er besteht aus einem Patientenraum und einem Geräteteil. Für den Transport zwischen den Krankenhäusern werden Transportinkubatoren verwendet. Diese haben ein eigenes Fahrgestell, welches in die Führungsschiene der Fahrtragen im Rettungswagen passt, oder werden anstelle der Krankentrage auf das Fahrgestell aufgesetzt. Die Sanitäter sind nur für den Transport des Inkubators zuständig. Die Betreuung des Babys und die Bedienung der Geräte sind Aufgabe des Begleitpersonals des Krankenhauses.

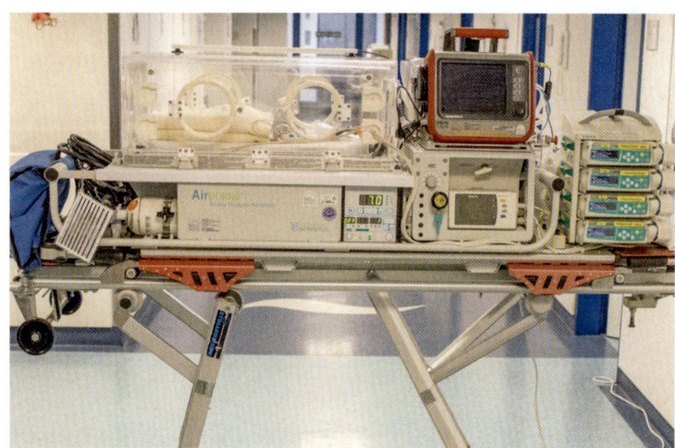

Abb. 109 ▶ Transportinkubator

9.14 Medizinproduktegesetz

Zum Schutz der Patienten, aber auch des Personals im Gesundheitswesen, hat die Europäische Union eine Richtlinie bezüglich Medizinprodukte erlassen, die in allen Mitgliedsstaaten in nationales Recht umgesetzt wurde. In Österreich wurde dem durch das Medizinproduktegesetz (MPG) und die Medizinproduktebetreiberverordnung (MPBV) Rechnung getragen. Alle in diesem Kapitel angeführten Geräte fallen unter das Medizinproduktegesetz. Mit der praktischen Einschulung der angehenden Rettungssanitäter an den Geräten wird der ***Verpflichtung der fachgerechten Einschulung gemäß MPG*** nachgekommen (vgl. Kap. 3.9.1). Krankentragen, Schaufeltrage, Rettungstuch und Vakuummatratze fallen in die Risikoklasse I mit keinem oder geringem Anwendungsrisiko. Absaugkatheter und Trachealtuben gehören bereits zur Risikogruppe II, bei der ohne entsprechende Einschulung ein Anwendungsrisiko angenommen wird. Ein Inkubator fällt in die Klasse III, d. h., es besteht bereits ein erhöhtes Anwendungsrisiko ohne korrekte Einschulung.

Grundsätzlich haben die ***Herstellerbeschreibungen aller Geräte an der Dienststelle*** für die Sanitäter ***frei zugänglich*** auszuliegen. Der Sanitäter ist verpflichtet, die Geräte gemäß seiner Einschulung und der Bedienungsanleitung einzusetzen, zu kontrollieren, zu reinigen bzw. zu warten. Für die Einhaltung der Kontrolle der Betriebssicherheit der Geräte ist der MPG-Beauftragte verantwortlich. Ihm sind auch ***alle Fehlfunktionen oder Probleme mit Geräten*** zu ***melden***. Fehlfunktionen sind am Dienstweg zu melden und müssen von der jeweiligen Organisation an das zuständige Ministerium weitergegeben werden.

Literatur:

Bergen P et al. (2019) Klinikleitfaden Pflege. 9. Aufl. Urban & Fischer bei Elsevier, München.

Bargon P, Scholl H (2007) Spezielle Rettungstechniken. Stumpf + Kossendey, Edewecht.

Böhmer R et al. (Hrsg.) (2020) Taschenatlas Rettungsdienst. 11. Aufl. Böhmer & Mundloch, Mainz.

Flake F, Runggaldier K (Hrsg.) (2018) Arbeitstechniken im Rettungsdienst. 3. Aufl. Urban & Fischer bei Elsevier, München.

Joormann T (2015) Sofort, schnell, schonend: Technische Rettung. In: Rettungsdienst 38 (6): 550-557.

Kirschnick O (2016) Pflegetechniken von A – Z. 5. Aufl. Thieme, Stuttgart.

Rücker G (2012) Bildatlas Notfall- und Rettungsmedizin. 2. Aufl. Springer, Berlin, S. 113-122.

Schewior-Popp S et al. (Hrsg.) (2021) Thiemes Pflege: das Lehrbuch für Pflegende in Ausbildung. 15. Aufl. Thieme, Stuttgart.

10 Rettungswesen

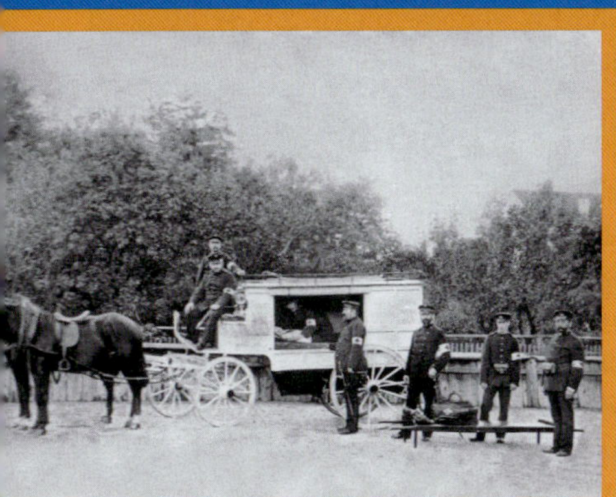

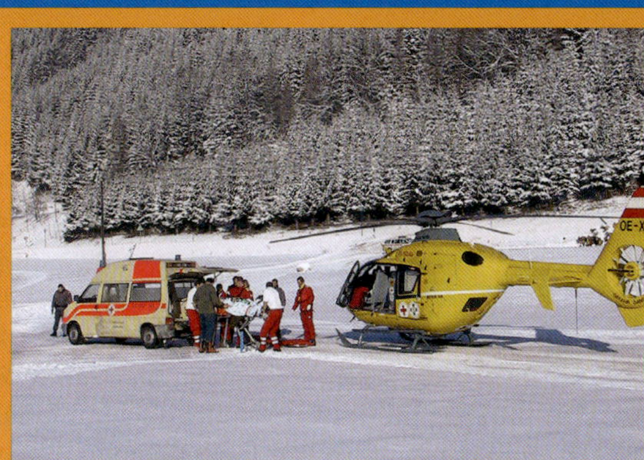

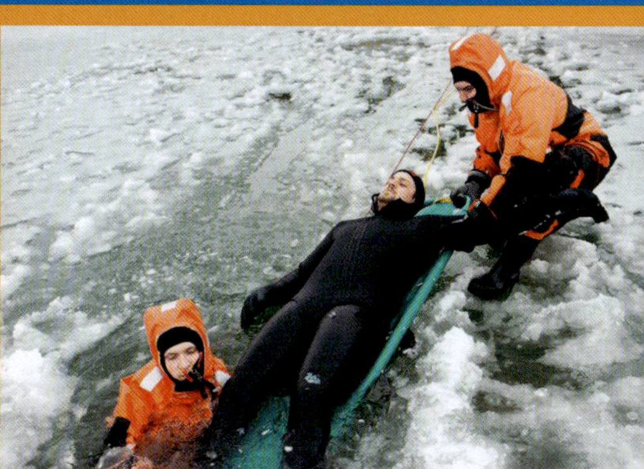

Inhalt:

10.1 Grundlagen

Wolfram Geier, Peter Hansak

Der Rettungsdienst ist auf dem heute bekannten, hohen organisatorischen und qualitativen Niveau eine Errungenschaft des ausgehenden 20. Jahrhunderts. Die Ursprünge der organisierten Ersten Hilfe und der Aufbau eines Rettungstransportwesens reichen zwar bis in das 19. Jahrhundert zurück, qualifizierte und wirkungsvolle medizinische Hilfe am Notfallort konnte jedoch erst durch die Verfügbarkeit von moderner Fahrzeug-, Telekommunikations- und Medizintechnik sowie durch die Einrichtung eines flächendeckenden Dienststellennetzes und organisierter Strukturen für das Absetzen und Entgegennehmen von Notrufen geleistet werden.

10.1.1 Historische Entwicklung

Die eigentliche Entstehung eines organisierten Rettungswesens in Österreich beginnt 1881 infolge des Ringtheaterbrandes in Wien mit der Gründung der »Wiener Freiwilligen Rettungsgesellschaft«. Es folgt 1890 die Gründung des noch heute bestehenden »Medizinercorps« in Graz. Die meisten Rettungsabteilungen wurden bis 1938 von den freiwilligen Feuerwehren betrieben und blieben auf Ballungsräume beschränkt. Durch das Rote Kreuz wurde den Mitgliedern dieser Kolonnen das Tragen einer Rotkreuz-Armbinde gestattet. Im Zuge des Anschlusses Österreichs an das Deutsche Reich 1938 wurden alle Rettungsabteilungen der Feuerwehr sowie des Österreichischen Roten Kreuzes in das Deutsche Rote Kreuz überführt. ***Bis 1945*** gab es ***kein flächendeckendes Rettungswesen in Österreich***. Mit der Wiederherstellung der Souveränität Österreichs wurde auch das Österreichische Rote Kreuz neu gegründet und verblieben die 1938 übernommenen Rettungsabteilungen der Feuerwehr im Roten Kreuz. Einzig in der Steiermark (Gemeinde Admont) betreibt auch heute noch die Feuerwehr den Rettungsdienst. Gefördert durch die Besatzungsmächte beginnt der Ausbau des Rettungsdienstes (RD) in Österreich. Neben dem Roten Kreuz, das nun österreichweit im Rettungsdienst tätig wurde, gab es zu dieser Zeit auch noch den Arbeiter-Samariter-Bund und die Gemeinderettung Wien sowie kleinere Privatunternehmen. Noch Anfang der 60er Jahre des 20. Jahrhunderts gab es keine eigene Ausbildung für Sanitäter im öffentlichen Rettungsdienst. Ein ***erster Schritt war*** die ***Ausbildung zum staatlichen Sanitätsgehilfen***, die aber für den Rettungsdienst, insbesondere die freiwilligen Mitarbeiter, nicht verbindlich war und von der medizinischen Entwicklung rasch überholt wurde.

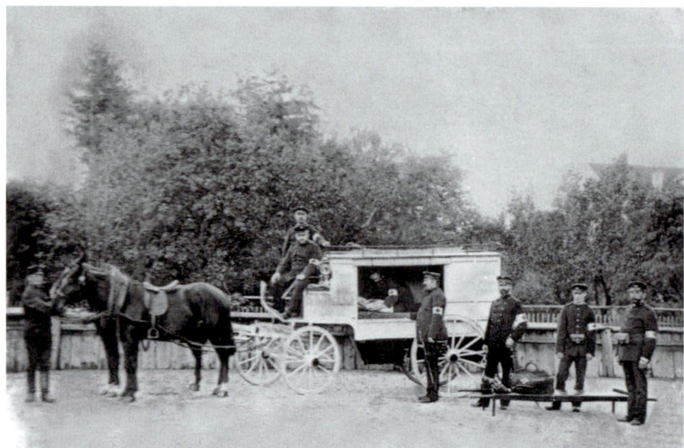

Abb. 1 ▶ Rettungsabteilung der Feuerwehr Graz um 1900

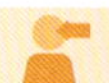

MERKE

Erst im Jahr 2002 wurde durch das Sanitätergesetz (SanG) der Beruf des Sanitäters geschaffen.

Noch in den 60er Jahren des 20. Jahrhunderts galt als Grundlage des Rettungsdienstes, den Patienten so schnell wie möglich zu einem Arzt zu bringen. Anfang der 1970er Jahre setzte sich jedoch die Idee durch, den Arzt zum Notfallpatienten zu bringen, und ***1974*** wurde der ***erste Notarztwagen (NAW)*** in Linz in Betrieb genommen. Diesem folgte ***1983*** der ***erste Notarzthubschrauber (NAH)***. Heute besteht in Österreich ein flächendeckendes System des luft- und bodengebundenen Notarztrettungsdienstes.

10.1.2 Rechtliche Grundlagen

Das Bundes-Verfassungsgesetz (B-VG) regelt die Zuständigkeit in Gesetzgebung und Vollziehung zwischen Bund und Ländern, so auch im Gesundheitswesen. Nach Artikel 10 B-VG ist das Gesundheitswesen bis auf die Bereiche Leichen- und Bestattungswesen, Gemeindesanitätsdienst und Rettungswesen in Gesetzgebung und Vollziehung Angelegenheit des Bundesgesetzgebers. Die Bundesländer haben daher ***Landesrettungsgesetze erlassen***, in denen je nach Bundesland die wesentlichen Aussagen zu den ***Aufgaben***, zur ***Organisation und*** zur ***Finanzierung des Rettungsdienstes*** enthalten sind. Der Bund ist gesetzgeberisch nur für den Erlass eines Berufsgesetzes (Sanitätergesetz) für das Rettungsfachpersonal zuständig.

Gemäß dem Bundes-Verfassungsgesetz ist den Gemeinden die örtliche Gesundheitspolizei, insbesondere auf dem Gebiet des Hilfs- und Rettungswesens, im eigenen Wirkungsbereich übertragen. Die Gemeinde handelt in ihrem

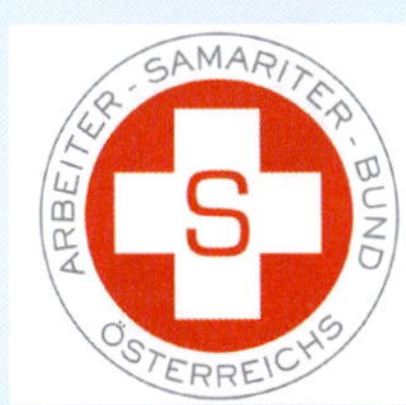

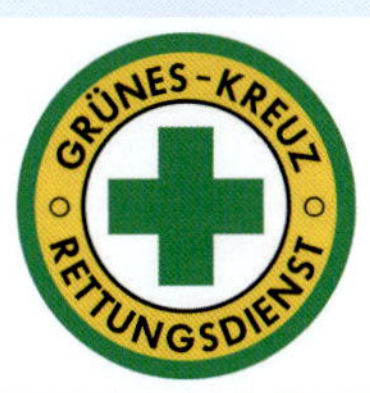

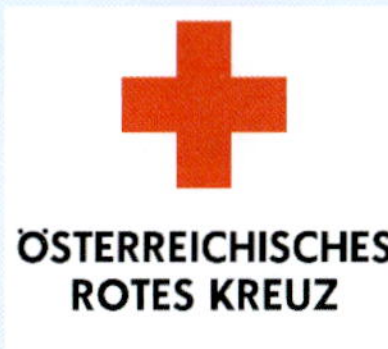

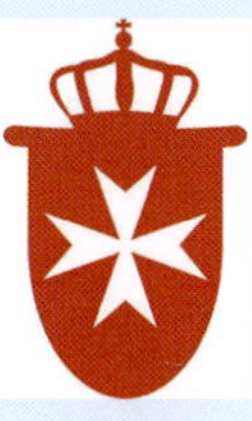
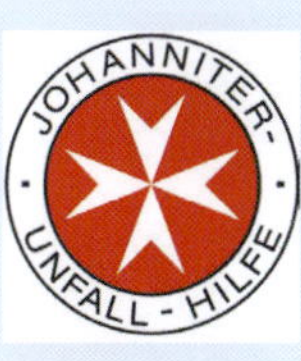

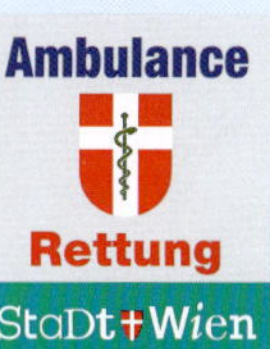

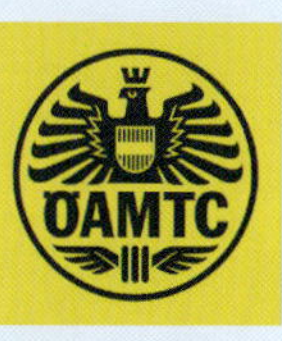

Abb. 2 ▶ Die Logos der Organisationen im Rettungswesen (v. links nach rechts): Arbeiter-Samariter-Bund, Grünes Kreuz, Österreichisches Rotes Kreuz, Malteser Hospitaldienst Austria, Johanniter-Unfall-Hilfe, Ambulance Rettung: Wien, Österreichischer Automobil-, Motorrad- und Touring Club

Wirkungsbereich im Rahmen der Gesetze und Verordnungen des Bundes bzw. der Länder (d.h. im Fall des Rettungswesens des jeweiligen Landesrettungsgesetzes). Den ***Ländern obliegt die Gesetzgebung*** im Bereich des Gemeindesanitätsdienstes und ***des Rettungswesens***.

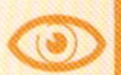 **BEACHTE**

Aufgrund der Gesetzgebungskompetenz der Länder im Rahmen dieser Materie gibt es in Österreich neun voneinander abweichende Rettungsdienstgesetze.

Gleich ist allen diesen Gesetzen, dass sie regeln, wer unter welchen Voraussetzungen zur Durchführung des RD berechtigt ist bzw. wie man durch die Länder als Rettungsorganisation anerkannt wird. Das Notarztrettungswesen wird grundsätzlich als überörtlicher Rettungsdienst gesehen, weshalb er auf Ebene der Länder geregelt wird. Zur Abwicklung des Rettungsdienstes ***schließen die Gemeinden privatrechtliche Verträge mit*** den zur Durchführung berechtigten ***Betreibern*** ab. Selbiges macht das jeweilige Bundesland für den Notarztrettungsdienst. Einzige Ausnahme ist die Gemeinde Wien mit einem eigenen Rettungsdienst.

Für die Durchführung des RD erhalten die Rettungsdienste einen sogenannten »Rettungseuro«. Dieser wird in jedem Bundesland in unterschiedlicher Höhe je Einwohner dem verantwortlichen Betreiber bezahlt. Seine Höhe ist entweder Bestandteil der Verträge oder per Gesetz bzw. Verordnung geregelt. Zusätzlich werden die Transporte des Rettungsdienstes ***durch die Sozialversicherungsträger mitfinanziert***. Jeder Betreiber hat einen entsprechenden Vertrag, der die Vergütungssätze festlegt. Meist sind dies Kilometertarife oder im städtischen Bereich Pauschalen. Für die Stellung von Ambulanzdiensten bei Veranstaltungen muss die jeweilige anfordernde Stelle die Kosten selbst tragen. Eine zusätzliche Finanzierungsquelle stellen »Fernfahrten«, Überstellungstransporte in andere Bundesländer oder Staaten dar. Hier tragen Zusatzversicherungen der Patienten die Transportkosten.

Oft werden die aus der vertraglichen Verpflichtung für die Leistungserbringung des RD geleisteten Zahlungen der öffentlichen Hand mit Subventionen verwechselt. ***Subventionen*** sind jedoch Beträge, die aus öffentlichen Mitteln den Rettungsdienstbetreibern ***für außerordentliche Investitionen*** zusätzlich und ohne entsprechende Verpflichtung, daher freiwillig, zur Verfügung gestellt werden (z.B. für Gebäude, Leitstellen, Einsatzfahrzeuge).

Umstritten ist, in welcher Höhe Spenden, die von den NPO (Non-Profit-Organisationen) für ihre Aktivitäten gesammelt werden, in den RD als Aufgabe der öffentlichen Sicherheits- und Daseinsfürsorge einfließen sollen.

10.1.3 Rettungsdienste zu Lande, in der Luft, auf dem Wasser und deren Zusammenarbeit

Die Durchführung des ***bodengebundenen Rettungsdienstes*** wird entweder ***von den Gemeinden in eigener Regie*** (Gemeinderettung Wien) ***oder*** aber im Rahmen eines ***Vertrages mit den freiwilligen Hilfsorganisationen*** Arbeiter-Samariter-Bund (ASB), Österreichisches Rotes Kreuz (ÖRK), Johanniter-Unfall-Hilfe (JUH), Malteser Hospitaldienst Austria (MHDA) geregelt. Von den angeführten Hilfsorganisationen ist nur das ÖRK österreichweit im RD tätig. Neben diesen Organisationen gibt es auch noch in einzelnen Bundesländern das Grüne Kreuz mit einem Schwerpunkt im Krankentransportdienst.

Für die Organisation der ***Luftrettung*** schließen die Länder mit geeigneten Anbietern entsprechende Verträge ab. Zurzeit wird der Notarzthubschrauberdienst österreichweit ***überwiegend vom ÖAMTC-Flugrettungsverein abgedeckt***. In Kärnten und Salzburg betreibt auch das Rote Kreuz einen NAH. In den Tourismusregionen kommen private Betreiber hinzu, die insbesondere in der Winterzeit sehr aktiv sind.

Bergrettungsdienst, Wasserrettung, Höhlenrettung und Rettungshundebrigade ergänzen den Rettungsdienst in den Bergen, an Gewässern und Seen. Eine Sonderstellung nimmt die Höhenrettung ein, die bei der Feuerwehr angesiedelt ist. Hierbei handelt es sich um Sondereinheiten, die für Einsätze in großen, künstlichen Höhen ausgebildet und ausgerüstet sind (Türme, Brücken etc.).

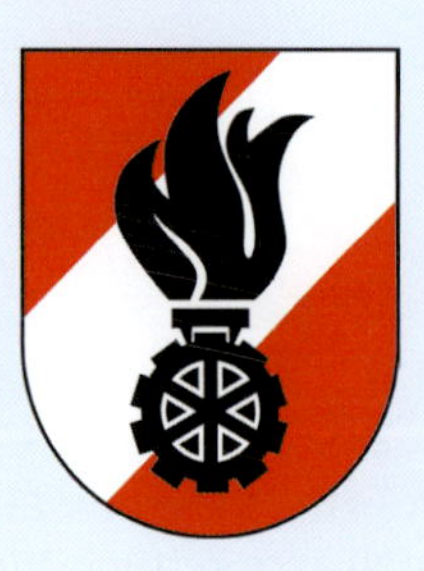

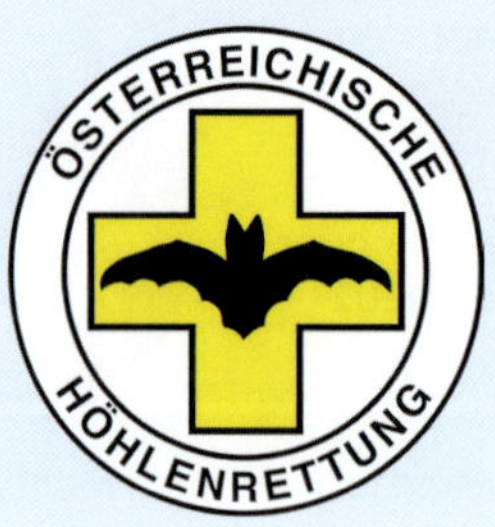

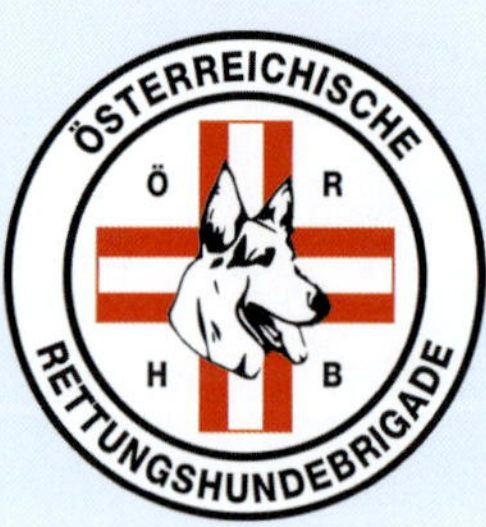

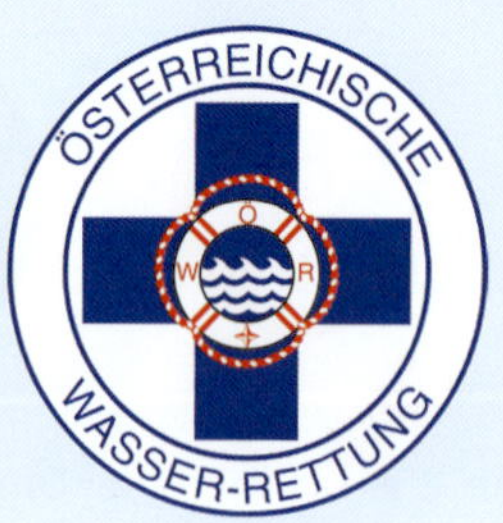

Abb. 3 ▶ Die Logos der Sonderrettungsdienste und der Feuerwehr (v. links nach rechts): Österr. Bergrettungsdienst, Feuerwehr, Höhlenrettung, Österr. Rettungshundebrigade, Österr. Wasserrettung

Von wesentlicher Bedeutung sind die Schnittstellen zwischen Rettungsdiensten unterschiedlicher Bereiche. So ist z.B. die ***Bergrettung*** für die Rettung, Erstversorgung und den Transport zum jeweiligen Rettungsmittel zuständig. Je nach Ort und Schwere des Notfalls kann dieses ein Notarzthubschrauber (NAH) oder ein Rettungswagen (RTW) sein. Neben der Rettung von Schwimmern in Lebensgefahr übernimmt die ***Wasserrettung*** auch die Aufgabe der Bäder- und Seenaufsicht für Badegäste oder unterstützt die Behörde bei der Suche nach vermissten Tauchern oder der Bergung von Toten aus Gewässern. Die Aufgabe der ***Rettungshundebrigade*** besteht im Aufspüren von vermissten oder verschütteten Personen. Daneben verfügen auch das ÖRK und der Bergrettungsdienst über entsprechend ausgebildete Suchhunde. Grundsätzlich gibt es bei der Zusammenarbeit der verschiedenen Rettungsdienste aufgrund jahrelanger gemeinsamer Übungen und Einsätze keine großen Probleme. Einzig im Rahmen der Ausrüstung bestehen wegen der unterschiedlichen Anforderungen, insbesondere bei Größe und Gewicht und bezüglich des Ausbildungsstands der Mitarbeiter, kleinere Unterschiede.

Eine wichtige Organisation bei der Zusammenarbeit mit dem Rettungsdienst ist die ***Feuerwehr***. Ihre Aufgabe in der Zusammenarbeit besteht meist in der ***Gefahrenabwehr (Feuer, Gas etc.) und der technischen Menschenrettung***. Die ***Exekutive*** ist außer für den persönlichen Schutz der Mitarbeiter von Einsatzorganisationen in kritischen Situationen (Gewalttäter etc.) insbesondere für Absperrmaßnahmen und die Verständigung von Angehörigen der Betroffenen zuständig.

Sind ***bei einem größeren Einsatz*** mehrere Einsatzorganisationen an der Schadensbewältigung beteiligt, stellt nicht nur jede Organisation einen Einsatzleiter, sondern wird auch durch die zuständige Behörde ein ***behördlicher Einsatzleiter bestellt***, der für die »Koordinierte Führung« verantwortlich zeichnet. Im Rahmen von gemeinsamen Übungen, häufig unter Aufsicht der Behörden, werden die Schnittstellen zwischen den Organisationen laufend beübt und verbessert.

Immer größere Bedeutung erlangt auch der grenzüberschreitende Rettungsdienst im Europa ohne Grenzen (Schengenabkommen). Hierbei handelt es sich um die gegenseitige Unterstützung bei Notfällen im grenznahen Raum auf dem jeweils anderen Staatsgebiet und damit unter anderen rechtlichen Rahmenbedingungen.

10.1.4 Einsatzarten

Aufgabe des Rettungsdienstes ist es, bei ***Notfallpatienten*** lebensrettende Sofortmaßnahmen am Notfallort durchzuführen, die Transportfähigkeit herzustellen und den Betroffenen unter Vermeidung von weiteren Schäden in ein geeignetes Krankenhaus zu bringen. Im Rahmen von ***Sanitätseinsätzen*** werden erkrankte oder verletzte Patienten und Schwangere, die keine Notfallpatienten sind, zur Untersuchung oder ambulanten/stationären Behandlung in ein Krankenhaus oder nach dieser wieder nach Hause gebracht. Der Begriff »Krankentransport« wird heute immer stärker vom Begriff »Sanitätseinsatz« abgelöst, da die Betreuung des Patienten und nicht der Transport im Vordergrund steht.

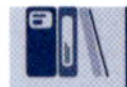 **DEFINITION**

Notfall

Ein Notfall liegt vor, wenn vitale Funktionen eines Patienten durch Verletzungen, Erkrankungen oder aus sonstigen Gründen bedroht, gestört oder ausgefallen und damit Leben oder Gesundheit des Patienten gefährdet sind.

Ein Notfall ist immer ein ***Ereignis, das unverzügliche, zeitkritische Rettungsmaßnahmen erfordert***. Die den Notfall auslösende Ursache spielt dabei medizinisch betrachtet eine nachgeordnete Rolle. Relevant sind unter rettungstaktischen Gesichtspunkten hingegen die Umstände und die Notfallursachen. So sind bei Verkehrs- und/oder Gefahrgutunfällen Maßnahmen zum Schutz des Rettungsdienstpersonals sowie technische Vorbereitungen zur Rettung der Notfallpatienten zu treffen, die teilweise sehr umfangreich sein können.

Die Einsatzart hat grundlegenden Einfluss auf die Art des zu entsendenden Transportmittels. Grundsätzlich wird im Rettungsdienst zwischen ...

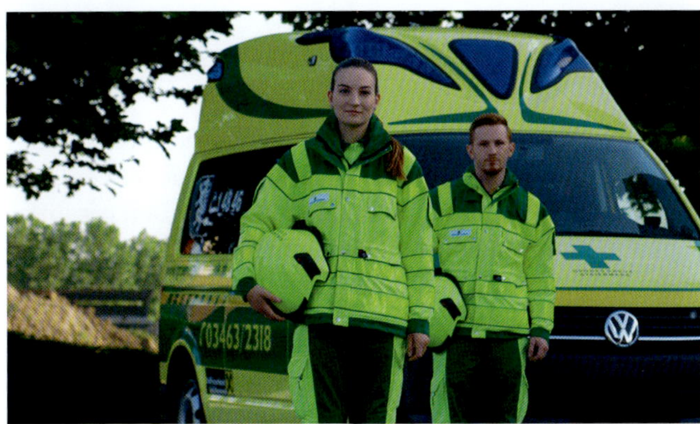

Abb. 4 ▶ Das Grüne Kreuz führt vorrangig Sanitätseinsätze und Ambulanztransporte durch.

- Notfallrettungsdienst
  > Notarzteinsatz
  > Rettungseinsatz
- und Sanitätseinsatz (qualifizierter Krankentransport) unterschieden.

Im Rahmen des Notfallrettungsdienstes geht es primär um die Versorgung und Betreuung von Notfallpatienten durch ein Notarztrettungsmittel, aber auch im Fall von primär nicht lebensbedrohlichen Ereignissen um den Einsatz von Rettungstransportfahrzeugen.

Patienten von Sanitätseinsätzen sind keine Notfallpatienten, aber auf sanitätsdienstliche Betreuung am Transport angewiesen. Im Rahmen dieser Einsatzart wird auch noch zwischen zeitkritischen und nicht zeitkritischen Einsätzen unterschieden. Bei einem zeitkritischen Sanitätseinsatz handelt es sich um Nichtnotfallpatienten, die in einem eng bemessenen Zeitfenster einer ärztlichen Behandlung zugeführt werden müssen. Als Beispiel können hierfür die anstehende, komplikationslose Geburt oder die akute Appendizitis angeführt werden. Zeitunkritische Sanitätseinsätze sind zeitlich planbar, wie beispielsweise der bereits mehrere Tage vorher angemeldete Transport zu einem ärztlichen Kontrolltermin (z.B. Liegegips) oder Heimtransporte nach ambulanten Eingriffen etc.

Neben dem Rettungsdienst gibt es noch die ***Kranken- und Behindertenbeförderung***, die ***ohne die Begleitung von Sanitätern*** erfolgt. Hierbei werden Patienten befördert, die keine Hilfe oder Betreuung während des Transports benötigen. Zu dieser Kategorie zählen auch die Ambulanztransporte mit Behelfskrankentransportwagen (BKTW, BKTW-R für Rollstuhltransport), die teilweise auf diesen Fahrzeugen noch von Sanitätern durchgeführt werden.

10.1.5 Rettungskette und Hilfsfrist

Erfolg und Misserfolg des rettungsdienstlichen Versorgungssystems hängen maßgeblich vom Funktionieren der sogenannten Rettungskette ab. Die gesamte notfallmedizinische Versorgung bildet dabei ein ***System aus fünf*** verschiedenen ***Kettengliedern***, das unter dem Begriff »Rettungskette« internationale Beachtung erfahren hat. Bestandteile dieser Rettungskette sind die Sofortmaßnahmen durch den am Notfallort befindlichen Laienhelfer, die Absetzung des Notrufs durch den Laienhelfer, die weitere Erste-Hilfe-Leistung durch Laienhelfer bis zum Eintreffen des Rettungsdienstes, die Versorgungs- und Transportmaßnahmen durch den Rettungsdienst und die weitere Versorgung des Patienten im Krankenhaus. Die Qualität der gesamten Rettungskette hängt also davon ab, wie effektiv jedes einzelne Kettenglied ist und wie gut diese Glieder aufeinander abgestimmt sind.

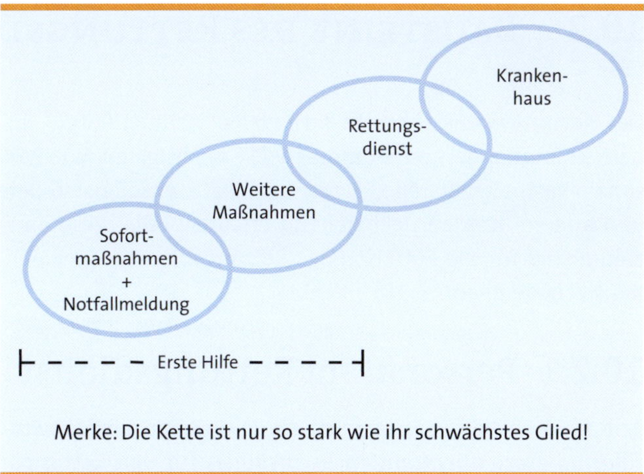

Abb. 5 ▶ Die Rettungskette

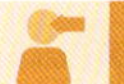
MERKE

Medizinische Hilfe bei akuten Notfällen ist vor allem vom Faktor Zeit abhängig. Die präklinische Notfallmedizin hat umso größere Erfolgschancen, je schneller sie am Notfallpatienten angewendet werden kann.

Das ***Zeitfenster für das Eintreffen der Hilfe am Notfallort*** ab Eingehen des Notrufes an der Leitstelle wird ***»Hilfsfrist«*** genannt. International liegt sie je nach Region zwischen 7 und 20 Minuten. Sie ist in Österreich in keinem Rettungsdienstgesetz verankert, wurde aber von den Einsatzorganisationen mit 15 Minuten als Vorgabe freiwillig übernommen. Diese Hilfsfrist bezieht sich aber nur auf Notfallorte, die an Straßen gelegen und für den Rettungsdienst ohne besonders schwierige Anfahrten erreichbar sind. Diese Hilfsfrist muss je nach Vorgabe in 95 % der Fälle eingehalten werden. In den Großstädten liegt die Hilfsfrist real ***meist unter 10 Minuten***. Insbesondere im Zusammenhang mit Maßnahmen der Wiederbelebung zeigt die Hilfsfrist die Grenzen des Rettungsdienstes und somit die Bedeutung der Sofortmaßnahmen durch den Laien auf.

10.2 Bausteine des Rettungsdienstes

Der Rettungsdienst besteht aus vielen Komponenten, die perfekt ineinandergreifen müssen. Die wichtigsten, wie Personal, Rettungsleitstelle, Fahrzeuge, Rettungsdienststellen und andere, werden nachstehend erläutert. Alle diese Bausteine sind für die Funktion des Rettungsdienstes gleichermaßen bedeutsam.

10.2.1 Personal im Rettungsdienst

Seit 1994 gab es in Österreich die Diskussion um die ***Einführung eines anerkannten Berufsbildes*** für den Rettungsdienst. Aufgrund der dringenden Notwendigkeit der Schaffung einer eigenen Berufsausbildung für Sanitäter wurde über fünf Jahre an der Ausarbeitung eines entsprechenden Gesetzentwurfes gearbeitet, dessen Ergebnis das ***Sanitätergesetz (SanG)*** darstellt. Dieses wird in Kap. 3.1.1 ausführlich behandelt.

Neben dem Rettungsfachpersonal bilden die ***Notärzte*** eine eigenständige Personal- oder Mitarbeitergruppe im Rettungsdienst. Den Notärzten obliegt die Verantwortung für die notfallmedizinische Versorgung im Rettungsdienst. Als Notarzt kommen nur Ärzte zum Einsatz, die eine ***spezielle Zusatzqualifikation nach dem Ärztegesetz*** erworben haben und sich einer regelmäßigen Fortbildung unterziehen. Die Notärzte werden durch niedergelassene Ärzte oder aber durch öffentliche Krankenhäuser gestellt.

Die Rettungsdienste verfügen immer über einen ***ärztlichen Leiter***. Bei einigen Hilfsorganisationen wird er auch als Chefarzt bezeichnet. Diese »Ärztlichen Leiter Rettungsdienst« üben die ***Qualitätskontrolle*** über den Rettungs- und teilweise über den Notarztdienst aus und haben maßgeblichen Einfluss auf die Organisation des Rettungsdienstes in ihrem Bereich. Ihnen stehen im operativ-taktischen Bereich Rettungskommandanten zur Seite.

Tab. 1 ▶ Personal im Rettungsdienst

– Rettungssanitäter
– Notfallsanitäter
> Notfallsanitäter mit Notfallkompetenzen: • »Arzneimittellehre« • »Venenzugang und Infusion« • »Intubation und Beatmung«
– Einsatzfahrer
– Leitstellendisponent
– Fachpersonal (MPG-, Hygiene-Beauftragte etc.)
– Kommandanten (auf Bezirks- u. Landesebene)
– Notarzt und Ltd. Notarzt

Für größere Schadensereignisse, die eine größere Zahl von Rettungsmitteln und mehrere Notärzte benötigen, stellen die Rettungsdienste den ***Einsatzleiter*** (für den organisatorischen Bereich) und die Notarztsysteme den ***Leitenden Notarzt*** (für den medizinischen Bereich). Der Leitende Notarzt ist seit 1998 fest im Ärztegesetz verankert. Er hat Weisungsrecht gegenüber dem Sanitätspersonal in allen medizinischen Belangen des Einsatzes. Beide zusammen ***bilden die sanitätsdienstliche Einsatzleitung*** (vgl. Kap. 11.3.1).

Eine große Bedeutung als Bindeglied zwischen Patient und Rettungsdienst kommt ***First Respondern*** zu. Hierbei handelt es sich um ***Laien mit einer Sonderausbildung***, oder Sanitäter, die sich in unmittelbarer Nähe zum Einsatzort aufhalten und zusätzlich zu einem Rettungsmittel mit einem Notfallrucksack ausgestattet als »qualifizierter Ersthelfer« an den Einsatzort entsandt werden.

10.2.2 Rettungsdienststelle

Die Dienststellen des Rettungsdienstes sind die elementaren Grundbestandteile des organisierten Rettungsdienstes in Österreich. In der Rettungsdienststelle werden Einsatzkräfte, Rettungsmittel und sonstige Ausstattung einsatzbereit vorgehalten. Durch das weltweit einmalige Freiwilligensystem im österreichischen Rettungswesen kommt den Dienststellen auch eine wesentliche Bedeutung für das Gemeinschaftsleben und den Zusammenhalt der Mitarbeiter zu. Ihre ***Standorte werden nach einsatztaktischen Gesichtspunkten ausgewählt***, um die Hilfsfristen bei einem Notfall einhalten zu können. Ist eine Dienststelle aufgrund eines laufenden Einsatzes nicht mehr besetzt, muss die Rettungsleitstelle bei einem weiteren Notfall im Einsatzbereich das nächstgelegene freie Rettungsmittel alarmieren und an den Notfallort entsenden. Rettungsdienststellen müssen neben der notwendigen ***Vorhaltung von Rettungsmitteln, Geräten und Materialien*** über die notwendigen Aufenthalts- und Sozialräume für das Rettungsfachpersonal verfügen und die Möglichkeit bieten, die Rettungsmittel nach dem Einsatz zu reinigen und neu zu bestücken.

10.2.3 Rettungsleitstelle

Eine Rettungsleitstelle ist »eine ständig besetzte Einrichtung zur Annahme von Notrufen und Meldungen sowie zum Alarmieren, Koordinieren und Lenken des Rettungsdienstes«. Die Leitstellen haben eine besonders wichtige Funktion als Bindeglied zwischen Rettungsdienst und den Erst- und Laienhelfern, die einen Notfall melden. Der in einer Rettungsleitstelle tätige ***Disponent filtert durch*** eine ***Abfrage wichtige***

Informationen seitens des Anrufers aus, gibt Verhaltenshinweise für die Laienhelfer am Notfallort und alarmiert parallel hierzu die einsatztaktisch richtigen Rettungsmittel. Durch eine gute Abfrage kann der Disponent die ausrückenden Rettungskräfte möglichst umfassend über den Notfall informieren, sodass diese sich schon während der Anfahrt auf das Ereignis und die Erstmaßnahmen vorbereiten können.

Eine weitere wichtige Aufgabe der Leitstelle ist die ***Koordinierung und Lenkung des Einsatzes***, soweit dies nicht durch Leitungskräfte vor Ort selbst geschieht. Gerade beim Einsatz von einem oder mehreren Notarzthubschraubern und dem Einsatz von zahlreichen bodengebundenen Rettungsmitteln, die auch aus anderen Bereichen kommen können, ist die Leitstelle wichtiger Ansprechpartner für sogenannte »Fremdfahrzeuge«, um ein einsatztaktisches Chaos zu verhindern und die Rettungsmittel effektiv an den Einsatzort zu bringen. Bereits nach Erhalt der ersten gesicherten Informationen über den Notfall und die Verletzungs- bzw. Erkrankungsmuster kann die Rettungsleitstelle aufnahmebereite Krankenhäuser oder – bei besonderem Bedarf – Behandlungskapazitäten in Spezialkliniken, wie sie beispielsweise für schwer Brandverletzte nötig sind, abfragen und ausfindig machen.

Neben den Aufgaben im Bereich der Notfallrettung disponieren die Rettungsleitstellen auch den Krankentransport. Weitere Aufgaben der Leitstellen können die Führung des im Rettungsdienstbereich stationierten Notarzthubschraubers (NAH) oder Intensivtransporthubschraubers (ITH), die Koordinierung von Blut-, Organ- und Medikamententransporten und die Koordinierung von Verlegungsfahrten und Verlegungsflügen sein. Bei zahlreichen Leitstellen laufen auch die Anrufe für den kassenärztlichen Bereitschaftsdienst (Ärztenotdienst) auf, die dann entgegengenommen und als Einsatz an die diensthabenden Ärzte weitergeleitet werden.

Die Zusammenfassung der Rettungsdienstleitstellen von kleineren Einheiten auf Bezirksebene zu Regional- und Landesleitstellen wird fortgeführt und ist in den meisten Bundesländern bereits abgeschlossen.

10.2.4 Rettungsmittel

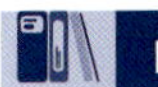

DEFINITION

Rettungsmittel

Als Rettungsmittel werden die Fahrzeuge, aber auch die Geräte und sonstigen Hilfsmittel des Rettungsdienstes mit Ausnahme der Ge- und Verbrauchsmaterialien bezeichnet.

Alle ***Einsatzfahrzeuge*** des Rettungsdienstes sind durch österreichische und europäische Normen bezüglich ihrer Maße und ihrer Mindestausstattung ***genormt***.

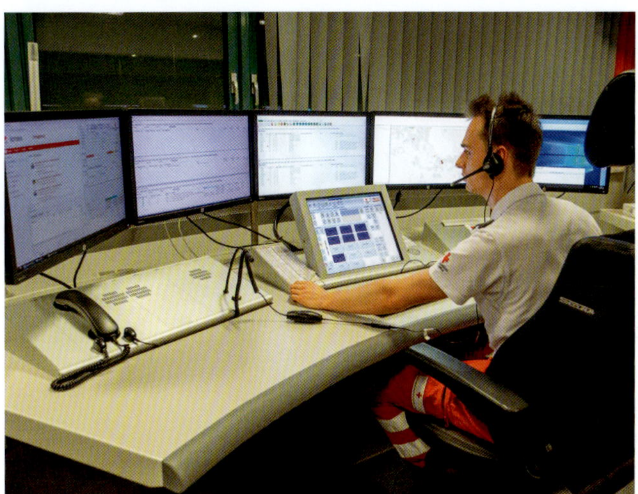

Abb. 6 ▶ Leitstellenarbeitsplatz

10.2.4.1 *Bodengebundener Rettungsdienst*

Standardfahrzeuge des bodengebundenen Rettungsdienstes sind in Österreich die folgenden Typen. Die angeführten Begriffe haben sich abweichend von jenen der zugehörigen Norm in Österreich durchgesetzt. Zum besseren Verständnis werden jedoch die in der Norm geführten Bezeichnungen ebenfalls in Klammer angeführt:

▶ Behelfskrankentransportwagen

Ein ***Behelfskrankentransportwagen (BKTW)*** ist ein Pkw für den Transport mindestens eines Patienten, welcher in der Lage ist, selbst zum und aus dem Fahrzeug zu gelangen. Das Fahrzeug führt für den Fall von sanitätsdienstlichen Zwischenfällen am Transport eine Grundausstattung zur möglichen sanitätsdienstlichen Versorgung solcher Patienten mit. BKTW sind mit mindestens einem Sanitäter besetzt (ÖNorm V5105). Diese Norm ist veraltet und wird heute kaum mehr umgesetzt. BKTW werden nicht mehr zum Rettungsdienst im eigentlichen Sinn gezählt, sondern ***zur Krankenbeförderung***.

▶ Sanitätseinsatzwagen (Krankentransportwagen)

Ein ***Sanitätseinsatzwagen (SEW;*** Bezeichnung lt. ÖNorm EN 1789 Krankentransportwagen [KTW]/Typ A***)*** ist ein Sonderfahrzeug, das mit besonderer Technik ausgestattet und für die ***Betreuung und den Transport von Nichtnotfallpatienten*** bestimmt ist. Da jedoch ein Sanitätseinsatz auch medizinische Risiken birgt und im Einzelfall zum Notfall werden kann, müssen SEW für die Erstversorgung von Notfallpatienten ausgelegt sein. Darüber hinaus können SEW auch ***im besonderen Bedarfsfall*** als Vorausfahrzeug und bei größeren Schadensereignissen oder bei Nichtverfügbarkeit von Notfallrettungsmitteln ***auch zur Erstversorgung von Notfallpatienten eingesetzt*** werden. Sie sind aus diesem Grund mit Son-

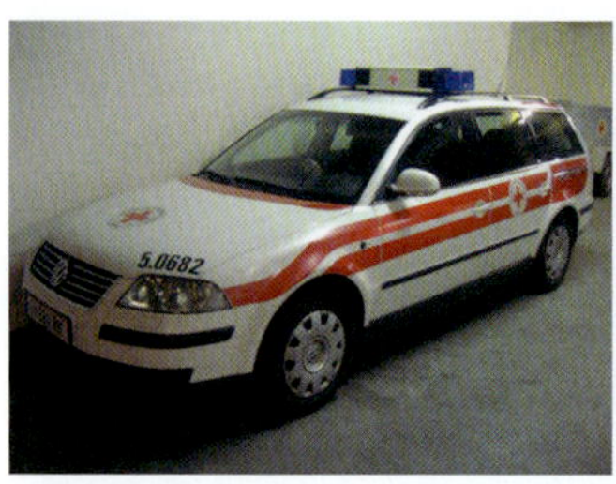

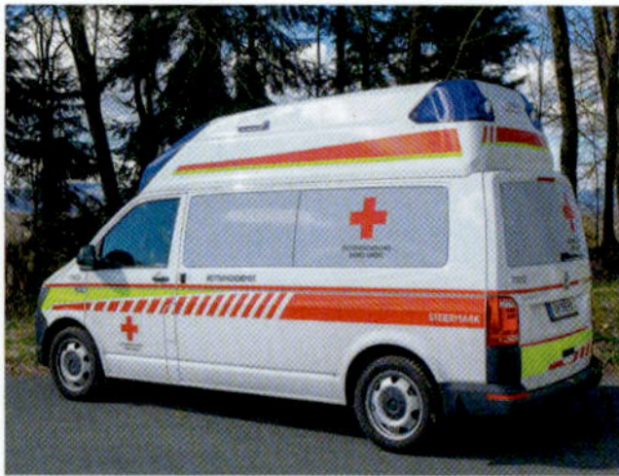

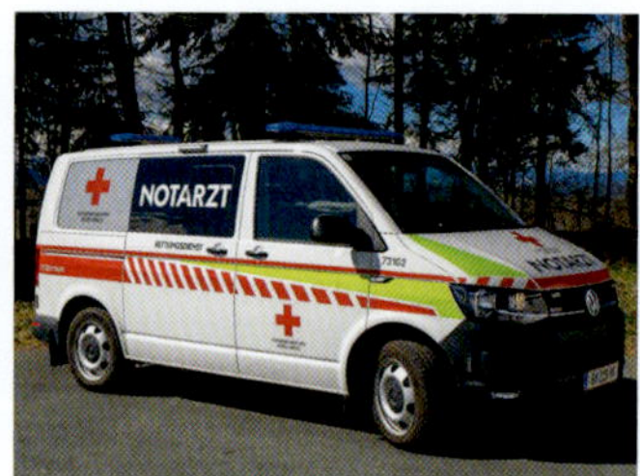

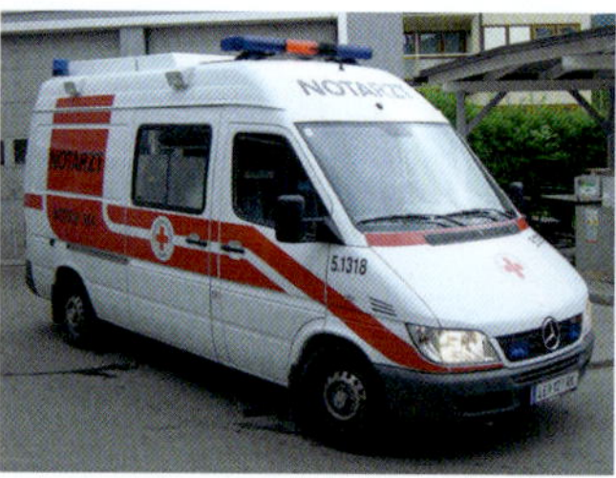

Abb. 7–10 ▶ Fahrzeuge des ÖRK: BKTW, RTW, NEF, NAW

dersignalanlagen und der notwendigen Grundausstattung ausgerüstet. SEW sind im Einsatz mit mindestens zwei Sanitätern besetzt.

▶ Rettungswagen

Ein ***Rettungswagen*** (RTW – Bezeichnung lt. ÖNorm EN 1789 Notfallkrankenwagen/Typ B) ist ein Sonderfahrzeug, das den Raummaßen und der technisch-medizinischen Ausstattung nach für die ***Versorgung und*** den ***Transport von Notfallpatienten*** ausgelegt ist. Von besonderer Bedeutung sind dabei die rettungstechnische und medizintechnische Ausstattung, die u.a. EKG-Monitor, halbautomatischen Defibrillator und Pulsoxymeter beinhaltet. RTW sind mit mindestens zwei Sanitätern besetzt.

▶ Notarztwagen

Bei einem ***Notarztwagen*** (NAW – Bezeichnung lt. ÖNorm EN 1789 Rettungswagen/Typ C) gehört ein Notarzt zur ständigen Stammbesatzung. NAW sind in der Regel an Krankenhäusern stationiert und rücken ausschließlich mit dem Notarzt zum Notfallort aus (Stationssystem). Neben dem Notarzt gehören ein Notfallsanitäter und ein weiterer Sanitäter zur Mindestbesatzung.

▶ Notarzteinsatzfahrzeug

Das ***Notarzteinsatzfahrzeug*** (NEF) ist ein Pkw, der mit Rettungs- und Medizintechnik analog zum NAW ausgestattet ist und den Notarzt schnell an den Notfallort oder zu den im Notfalleinsatz befindlichen RTW bringt. Der Notarzt ist in diesem »Rendezvous-System« sehr flexibel und kann bei anderweitigem Bedarf nach der Erstversorgung und, sofern er abkömmlich ist, zu anderen Einsätzen umdisponiert werden. Das NEF wird von einem Notfallsanitäter gefahren, der den Notarzt bei der Patientenversorgung unterstützt. (Für diesen Fahrzeugtyp gibt es keine Norm.)

In Österreich ist die Trennung von Rettungseinsätzen und Krankentransporten nur in den Großstädten zu finden. Wo diese Trennung organisatorisch umgesetzt ist, wird im Fuhrpark einsatztaktisch zwischen SEW und RTW unterschieden.

In den anderen Bereichen wird im sogenannten Mischsystem gefahren. Bei diesem werden RTW je nach Bedarf für Rettungseinsätze oder Krankentransporte eingesetzt. Diese Vorgehensweise reduziert die Vorhaltekosten in Bereichen mit wenigen Einsätzen.

10.2.4.2 *Luftrettung*

In der österreichischen Luftrettung, die den bodengebundenen Rettungsdienst unterstützt, stehen zurzeit folgende Rettungsmittel im Einsatz:

Der ***Notarzthubschrauber*** (NAH) ist ein technisch und räumlich besonders ausgestattetes Luftfahrzeug, das dem schnellen ***Transport eines Notarztes an die Einsatzstelle und*** dem schnellen und schonenden ***Transport von Notfallpatienten über weitere Distanzen*** in geeignete Krankenhäuser oder Spezialkliniken dient. Die medizinisch-technische Ausstattung entspricht dabei der Ausstattung eines NAW. Zur Mindestbesatzung gehören neben dem Piloten ein Flugrettungsarzt (Notarzt) und ein Flugrettungssanitäter (Notfallsanitäter mit Sonderausbildung). NAH stehen im Regelfall von Sonnenaufgang bis Sonnenuntergang und bei entsprechendem Flugwetter zur Verfügung. Aus diesem Grund verändern sich die Betriebszeiten des NAH über das Jahr und sind im Sommer am längsten. Voraussetzungen für eine NAH-Landung sind

- eine ebene Fläche im Ausmaß von 4 × 4 m mit maximal 14° Neigung,
- die Hindernisfreiheit im Ausmaß von 25 × 25 m und
- die Hindernisfreiheit im An- und Abflugsektor.

Für die Zusammenarbeit mit dem Notarzthubschrauber gelten für den Sanitäter ***besondere Regeln***, dabei ist vor allem Augenmerk auf die Rotorblätter zu richten:

- Der Einweiser steht mit dem Rücken gegen den Wind am Rand des Landeplatzes, da der Pilot immer gegen die Windrichtung landet.
- Bei Start und Landung des Hubschraubers dürfen keine losen Gegenstände in der Umgebung liegen, die Türen der Fahrzeuge und Zelteingänge sind zu schließen.
- Eine Annäherung an den Hubschrauber erfolgt nur von vorne, mit Blickkontakt zum Piloten und in gebückter Haltung.

- Keine Annäherung von hinten!
- Immer vorne um den Hubschrauber herumgehen.
- Bei unebenem Gelände auf den unterschiedlichen Abstand der Rotorblätter zum Boden achten und sich dem Hubschrauber immer von der Talseite her nähern.
- Nähert sich ein Helfer dem NAH, darf er keine Gegenstände tragen, die über seine Kopfhöhe hinausragen.

Meist sieht die Besatzung des Rettungswagens den NAH, bevor dieser den Einsatzort selbst erkennen kann. Besteht Blickkontakt zum anfliegenden Hubschrauber, können dem Piloten die genaue Position der Unfallstelle und die Flugrichtung über Funk durchgegeben werden. Alle Richtungsangaben müssen aber aus der Sicht des Piloten erfolgen. Die Entscheidung, ob ein Landeplatz geeignet ist, trifft der Pilot, und er kann daher das Landemanöver jederzeit abbrechen, um an einer anderen Stelle zu landen.

▶ Intensivtransporthubschrauber

Der ***Intensivtransporthubschrauber*** (ITH) wird für den schnellen und schonenden Transport von besonders schwer verletzten oder erkrankten sowie intensivüberwachungs- und behandlungspflichtigen Patienten von Klinik zu Klinik eingesetzt. Seine medizinisch-technische Ausstattung gleicht mindestens der Ausstattung des NAH, wird aber im Regelfall um klinische Medizintechnik wie mobile, klinische Intensivbeatmungsgeräte und Intensivüberwachungseinrichtungen ergänzt. Zur Besatzung gehören neben dem Piloten ein Flugrettungsarzt (Intensivmediziner) sowie ein Flugrettungssanitäter. Der ITH hat in der Regel eine 24-stündige Einsatzbereitschaft.

▶ Intensivtransportflugzeug

Das ***Intensivtransportflugzeug*** (ITF) wird nicht für Primäreinsätze, sondern für die ***Verlegung von schwer kranken und schwer verletzten Patienten*** über weite Strecken eingesetzt. Das ITF ist daher häufig das geeignete Rettungstransportmittel für im Ausland erkrankte Patienten, die in ein geeignetes Krankenhaus des Heimatlandes gebracht werden müssen (Repatriierungsflug). Das ITF ist mit der notwendigen Medizintechnik ausgestattet und wird neben der Pilotencrew mit einem Intensivmediziner mit umfangreichen luftfahrtmedizinischen Kenntnissen und einem Sanitäter oder Krankenpflegepersonal besetzt.

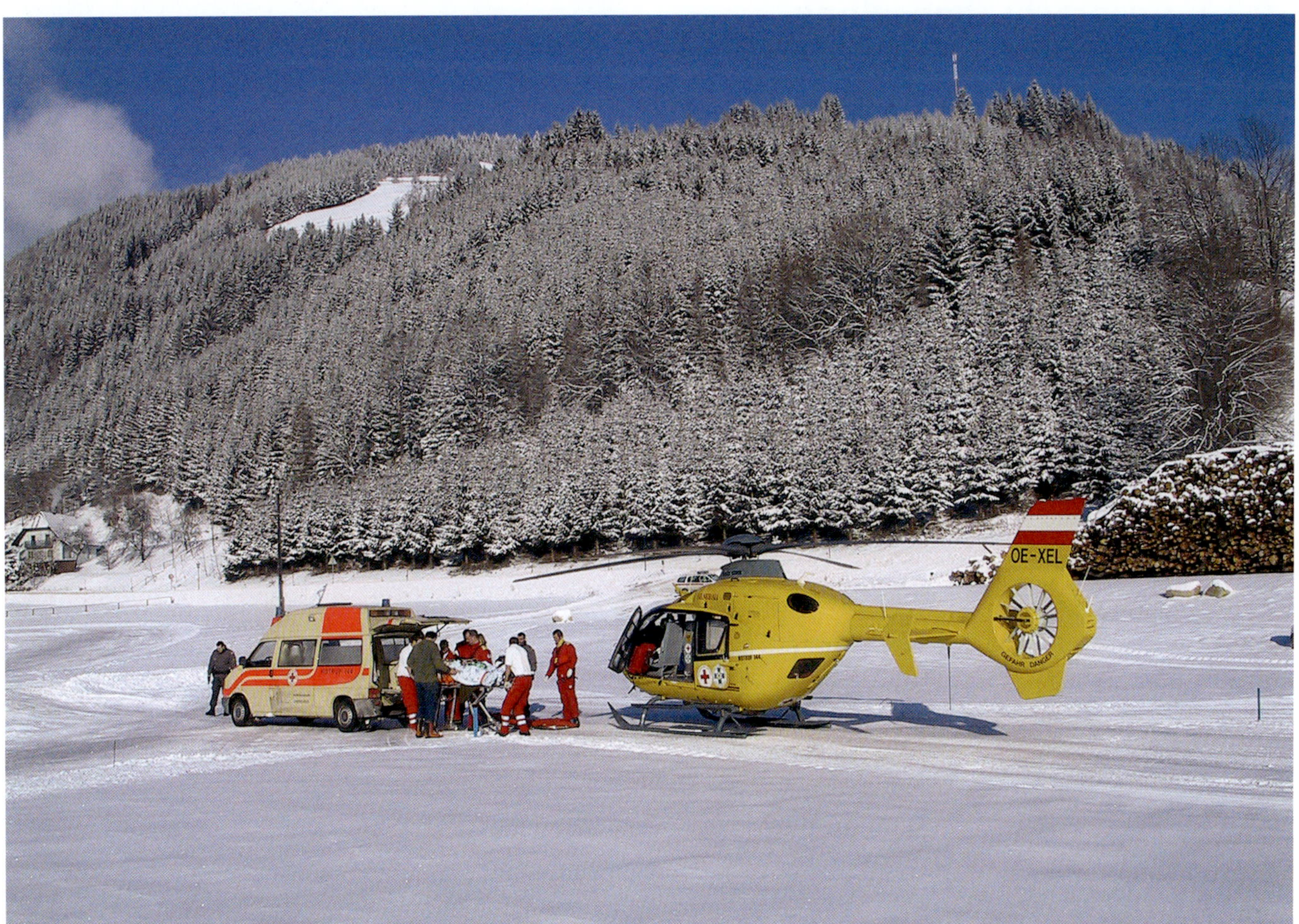

Abb. 11 ▶ Patientenübergabe zwischen NAH und RTW

10.3 Funkverkehr

Alexander Becht

Auch in der Zeit des Datenfunks ist es für Mitarbeiter des Rettungsdienstes unerlässlich, die Grundlagen des Funkverkehrs zu kennen. Insbesondere bei Ambulanzen für Großveranstaltungen oder bei der Bewältigung von Großschadensfällen kann auf den klassischen Funkverkehr nicht verzichtet werden.

Die Funkkommunikation stellt in den Fahrzeugen des Rettungsdienstes ein wichtiges ***Hilfsmittel zur Einsatzlenkung durch die Leitstelle*** dar. Aber die Fahrzeugbesatzung ist auch auf die Funkverbindung angewiesen, z.B. zum Nachfordern des Notarztes, Einweisen des Notarzthubschraubers, Kommunikation mit anderen Rettungskräften oder zur Vorabinformation der Klinik. Auf die Gerätetechnik und auf die Bedienung der Geräte wird an dieser Stelle nicht eingegangen, da die Vielzahl der Funkgeräte den Rahmen dieses Lehrbuchs sprengen würde.

10.3.1 Gesprächsabwicklung

Der Durchführung der Gesprächsabwicklung von Funksprüchen ist besondere Beachtung zu widmen. Die Sprechfunkabwicklung ist durch interne Dienstvorschriften und durch das Fernmeldegesetz geregelt. Alle Funkgespräche sind wegen der Vielzahl anderer ***Gespräche so kurz wie möglich*** zu halten. Bei der Durchführung des Sprechfunks ist auf dialektfreie, ***klare und unmissverständliche Sprache*** zu achten. Trotz der kurz zu haltenden Funksprüche müssen diese stets ein Maximum an Information erhalten. Es muss darauf geachtet werden, dass Funksprüche ***anderer Gesprächsteilnehmer nicht unterbrochen oder gestört*** werden. Dies erfordert ein besonderes Maß an Disziplin und Aufmerksamkeit. Daher ist es sinnvoll, dass neue Mitarbeiter oder auch erfahrene Kollegen (bei schwierigen Sachverhalten) sich wichtige Daten aus Funksprüchen oder Einsatzaufträgen schriftlich aufzeichnen. So können Zeitraubende und den Sprechfunk zusätzlich belastende Rückfragen ausgeschlossen bzw. auf ein Mindestmaß reduziert werden.

Der ***Funkspruch*** beginnt in der Regel mit dem Aufrufen des Funkrufnamens des Gesprächsteilnehmers sowie dem Nennen des eigenen Funkrufnamens. Beendet wird der Funkspruch mit dem Wort »kommen« durch den Anrufer (beispielsweise Leitstelle zum Fahrzeug oder umgekehrt). Der Hinweis »kommen« fordert den Angerufenen auf zu antworten und trennt gleichzeitig den Funkspruch zwischen Anrufer und Angerufenem.

Die Worte »Verstanden, Ende« bedeuten immer, dass der Funkspruch eindeutig verstanden wurde und dass keine Rückfragen und kein weiterer Funkspruch erfolgen werden. Der Gesprächsteilnehmer, der erkennt, dass dem letzten Funkgespräch erst einmal kein weiteres folgen wird, beendet mit dem Wort »Ende« das Funkgespräch. Hierdurch wird sofort Raum geschaffen für die Abwicklung von Funkgesprächen zwischen anderen Gesprächsteilnehmern. Obwohl Funkgespräche kurz und knapp sein sollen, müssen sie dennoch verständlich übermittelt werden.

BEACHTE

Dringende Funksprüche oder Notrufe sind mit dem Wort »dringend« zu unterstreichen. Alle anderen Funkteilnehmer müssen in solchen Fällen ihre Gespräche sofort beenden bzw. zurückstellen.

Dies stellt sicher, dass bei Notfällen (auch eigenen!) eine sofortige Kommunikation möglich ist. Moderne Geräte verfügen zusätzlich über eine »Notruftaste«, die der Leitstelle anzeigt, dass ein Fahrzeug dringend Kontaktaufnahme benötigt.

10.3.2 Allgemeine Gesprächsregeln

Bei der Gesprächsabwicklung ist darauf zu achten, dass ***Höflichkeitsformen*** wie z.B. »danke« oder »bitte« in der Regel ***nicht vorgesehen*** sind. Es wird mit normaler Lautstärke gesprochen. Zu lautes Sprechen oder gar Schreien führt zur Verzerrung und kann eventuell vom Gesprächsteilnehmer falsch oder gar nicht verstanden werden. Zum Ausschließen von Übermittlungsfehlern sind ***schwer verständliche Wörter*** zu ***buchstabieren***. Der Funkspruch ist in diesem Fall mit dem Hinweis »ich buchstabiere« einzuleiten. Im Sprechfunkverkehr ist nur das sogenannte deutsche Buchstabieralphabet zulässig (s. Tab. 2).

Als ***Grundregeln für ein Funkgespräch*** gelten:
- Fasse dich kurz!
- Sprich klar, deutlich und in kurzen Sätzen!
- Gib nur Fakten weiter!

10.3.3 Datenfunk

Die Übermittlung der Daten an das Einsatzmittel erfolgt über Datenendgeräte, z.B. mit integriertem Modem, Chipkartenleser und einem Bildschirm. Moderne Displays bieten höchste Ablesequalität auch bei großen Sichtwinkeln und zeichnen sich durch einen sehr guten Kontrast aus. Der Benutzer wird intuitiv durch alle Funktionen geführt, eine kontextsensitive Menügestaltung sowie eine maskenspezifische Tastenbelegung der Funktionstasten ermöglichen unter allen Bedin-

Tab. 2 ▶ Buchstabieralphabet und Zahlentafel (in »Lautschrift«)

Buchstabe	National	International
A	Anton	Alpha
Ä	Ärger	–
B	Berta	Bravo
C	Cäsar	Charlie
Ch	Charlotte	–
D	Dora	Delta
E	Emil	Echo
F	Friedrich	Foxtrot
G	Gustav	Golf
H	Heinrich	Hotel
I	Ida	India
J	Julius	Juliett
K	Konrad	Kilo
L	Ludwig	Lima
M	Martha	Mike
N	Nordpol	November
O	Otto	Oscar
Ö	Österreich	–
P	Paula	Papa
Q	Quelle	Quebec
R	Richard	Romeo
S	Siegfried	Sierra
Sch	Schule	–
T	Theodor	Tango
U	Ulrich	Uniform
Ü	Übel	–
V	Viktor	Victor
W	Wilhelm	Whiskey
X	Xaver	X-Ray
Y	Ypsilon	Yankee
Z	Zürich (auch: Zeppelin)	Zulu

Zahlen			
0	Null	6	Sechs
1	Einss	7	Siebän
2	Zwo	8	Acht
3	Drrei	9	Neuhn
4	Vieärr	10	Einss Null
5	Füneff		

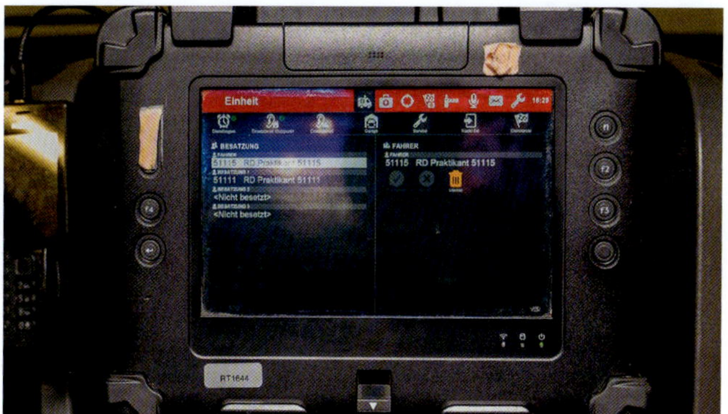

Abb. 12 ▶ Datenterminal im Einsatzfahrzeug

gungen eine sichere und einfache Bedienung. ***Statusmeldungen am Display*** geben jederzeit den Betriebszustand des Terminals und der Peripheriegeräte wieder. Umfangreiche Programmiermöglichkeiten erlauben eine Kommunikation über Datenfunkgeräte und/oder GSM-/GPRS-Module. Die Möglichkeit der dynamischen Umschaltung zwischen Datenfunk und GSM gewährleistet das Erreichen der Einsatzmittel auch außerhalb des eigenen Funkversorgungsgebietes.

Heutige Terminals sind so ausgelegt, dass Eingabefehler weitgehend ausgeschlossen sind, zur weiteren Hilfe sind alle Tasten hintergrundbeleuchtet. Die Einsatzinformationen, die der Leitstellendisponent in das Einsatzleitsystem eingetragen hat, werden eins zu eins an das Rettungsmittel übertragen. Werden die ***Einsatzinformationen*** aktualisiert oder verändert, werden diese ***automatisch an das Einsatzmittel übermittelt***. Betätigt der Fahrer z.B. den Blaulichtschalter oder die zugehörige Funktionstaste seines Terminals, so wird dies über eine Schnittstelle an das Einsatzleitsystem übermittelt und protokolliert.

10.3.4 Funkmeldesystem

Mit einer speziellen Funktechnik lassen sich ***fest definierte Daten*** von den Fahrzeugen zur Leitstelle und umgekehrt ***übermitteln***. Primär dient diese Technik der dringlich erforderlichen ***Entlastung des Funkverkehrs***. Insbesondere können die beweglichen Funkstellen (Einsatzfahrzeuge) der Leitstelle – ohne Abwicklung von Sprechfunk – über Funk ihren jeweiligen Status anzeigen (z.B. Ausrücken, Eintreffen an Einsatzstelle usw.). Ohne Funkmeldesystem (FMS) müssten all diese Meldungen über Funk im Klartext gesprochen werden und würden insbesondere stark einsatzfrequentierte Leitstellenbereiche belasten. Die mit FMS-Technik übertragenen Daten werden bei vorhandenem Einsatzleitsystem gleichzeitig automatisch elektronisch in den jeweiligen Einsatzbericht »eingetragen« und können von niemandem nachträglich manipuliert werden.

Weitere einsatztaktische Unterstützung leistet zum Beispiel die GPS-Technik via Satellit (Global Positioning System).

10.4 Normen im Rettungsdienst

Peter Hansak

Durch die europäischen Normen EN 1789 »Rettungsdienstfahrzeuge und deren Ausrüstung – Krankenkraftwagen« und EN 1865 »Krankentransportmittel im Krankenkraftwagen« (mit ihren fünf Teilen) wurden europaweit umfassende Normen im Rettungswesen eingeführt. Alle Mitgliedsländer der Europäischen Normungsinitiative, so auch Österreich, sind verpflichtet, bei Annahme einer ***europäischen Norm*** diese ***in ihr nationales Normenwerk*** zu ***übernehmen*** bzw. bestehende, widersprechende Normen durch diese europäischen Normen zu ersetzen.

Prinzipiell sind Normen qualifizierte Empfehlungen, deren Anwendung freiwillig erfolgt. Erst durch die Übernahme von Normen in Bundes- bzw. Landesgesetze oder in Verordnungen erhalten sie ***für alle Betroffenen rechtsgültigen Charakter***. Im Rechtsstreit wird immer die bestehende Norm zur Entscheidungsfindung herangezogen, auch wenn sie in Gesetzen nicht erwähnt wird und damit unverbindlich ist. Für den Rettungsdienst bedeutet dies, dass sich die Ausrüstung von Fahrzeugen in Zukunft noch stärker angleichen wird.

Notarzteinsatzfahrzeuge (NEF) in Rendezvous-Systemen sind von der Änderung nicht betroffen, da Rettungsdienstfahrzeuge (und nur diese werden von der Norm berührt) für den Transport von mindestens einem Patienten auf einer Krankentrage ausgelegt sein müssen.

In der Önorm EN 1789 wird neben den Anforderungen an die Fahrzeuge, den Prüfverfahren und den Vorschriften für Medizinprodukte im Anhang auch die ***empfohlene Mindestausrüstung*** zur Patientenversorgung für die einzelnen Fahrzeugkategorien angeführt. Für alle Mitarbeiter im Rettungsdienst wird im Anhang der Norm die »Ausrüstung zum persönlichen Schutz« angeführt, z.B. Warnwesten und Schutzhelme entsprechend der Stärke der Fahrzeugbesatzung.

Die angeführten Normen wurden auch in das österreichische Normensystem übernommen und bilden so die Grundlage für das Rettungswesen in Österreich. Seit dem Jahr 2003 gibt es in Österreich zusätzlich eine ***eigene Norm für Behelfskrankentransportwagen***, die ÖNorm V5105. Sie ist gleich zur Norm 1789 aufgebaut. Da es BKTW aber nur in Österreich gibt, besteht an einer europäischen Normierung dieses Fahrzeugtyps kein Interesse.

10.5 Einsatzkleidung

Jörg Zydziak, Peter Hansak

Einsatzkleidung ist eine Kleidung, die im Einsatz von Sanitätern getragen werden muss. Sie soll u.a. einem einheitlichen optischen Bild des Rettungsdienstpersonals dienen und kennzeichnet die einzelnen Mitarbeiter.

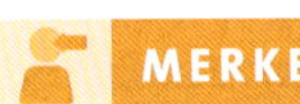

Die richtige Einsatzkleidung schützt gegen
- Witterungseinflüsse,
- direkte mechanische Einwirkungen,
- direkten Kontakt mit Krankheitserregern.

Sie sorgt damit für die Gesundhaltung der Mitarbeiter, aber auch dafür, dass sie gut gesehen werden, z.B. bei nächtlichen Einsätzen auf der Straße (Warnwirkung).

10.5.1 Dienstbekleidung

Generell gilt: Die Kleidung sollte bequem, atmungsaktiv (z.B. Gore-Tex® o.Ä.) und der Jahreszeit angemessen sein. Hier bieten sich ***Jacken*** an, die mit einem herausnehmbaren Innenfutter und abtrennbaren Ärmeln ausgestattet sind. Entsprechend der Außentemperatur kann auf das Futter oder sogar auf die Ärmel verzichtet werden. Eine Überwärmung ist somit ausgeschlossen. Wenn die Ärmel von der Jacke getrennt werden, muss aber darauf geachtet werden, dass die Arme ungeschützt sind und eine Funktion der Schutzjacke weggefallen ist!

Die ***Oberbekleidung*** soll aus Schweiß aufnehmendem Baumwollgewebe gefertigt sein. Baumwolle ist trotz des höheren Anschaffungspreises und der höheren laufenden Kosten (Reinigung und Reparatur) grundsätzlich der Vor-

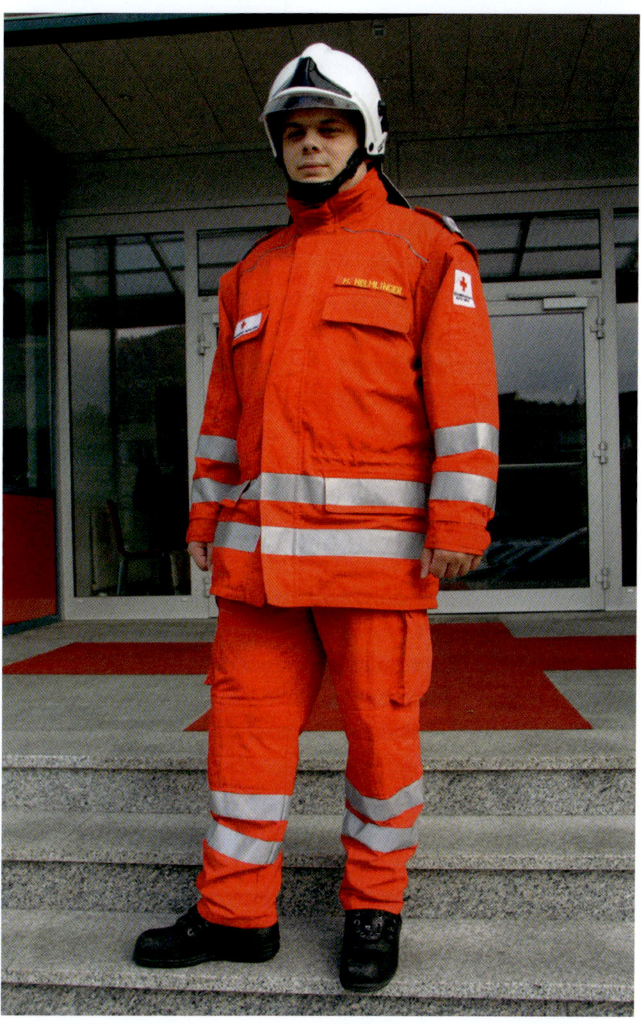

Abb. 13 ▶ Sanitäter mit Schutzbekleidung und Dienstkleidung

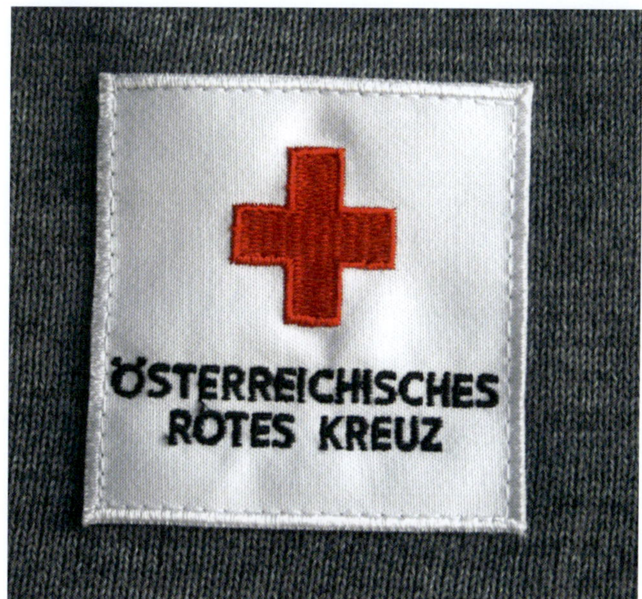

Abb. 14 ▶ Organisationsabzeichen

zug vor Kunstfasergeweben zu geben. Kunstfasern haben die Eigenschaft, leicht entflammbar zu sein. Auch fördern sie die Schweißproduktion und somit eine eventuelle Geruchsbelästigung. Wer schnell schwitzt, kann sich auch schnell erkälten.

Für die ***Hosen*** gelten die gleichen Materialanforderungen wie für die Oberbekleidung. Alternativ werden von Rettungsdienstmitarbeitern auch ***Overalls*** getragen. Ein Overall ist schneller anzuziehen als Hemd, Hose und Jacke. Overalls werden vor allem bei der Luftrettung verwendet.

Beim ***Schuhwerk*** ist darauf zu achten, dass es mindestens knöchelhoch ist und eine rutschfeste und durchtrittsichere Sohle besitzt. Auf das Vorhandensein eines Fußbettes sollte dringend geachtet werden. Es erhöht nicht nur den Tragekomfort, sondern entlastet in besonderem Maß die im Rettungsdienst stark strapazierte Wirbelsäule.

Die ***Warnwirkung*** der Kleidung spielt eine große Rolle. Man soll mit dieser Kleidung gesehen werden, und zwar tagsüber genauso wie in der Nacht. Aus diesem Grund sind die Farben Rot, Orange, Grün und Gelb entsprechend der Norm EN 471 am häufigsten anzutreffen. Leuchtstreifen um die Ärmel, Hosenbeine und den Körper lassen den Rettungsdienstmitarbeiter gut sichtbar werden und wecken die Aufmerksamkeit der Autofahrer. Dies kann überlebenswichtig sein.

Das ***Organisations- und Fachdienstabzeichen***, beispielsweise von ASB, ÖRK, JUH oder MHDA, zusätzlich zu einem deutlich sicht- und lesbaren ***Namensschild*** auf dem Hemd oder der Jacke, zeigt dem Patienten, wer ihn kompetent und freundlich versorgt. Auf der Jacke kann ein reflektierendes ***Rückenschild*** angebracht sein, das deutlich macht, welche Qualifikation oder auch Funktion der Rettungsdienstmitarbeiter besitzt.

Bei der ***Anschaffung*** von Bekleidung müssen selbstverständlich die geltenden Regeln und Normen beachtet werden. Diese werden zum Beispiel vom Österreichischen Normungsinstitut, der Unfallversicherung (AUVA), aber auch den einzelnen Fachorganisationen (ASB, ÖRK usw.) ausgegeben.

Die ***Reinigung*** der Kleidung muss regelmäßig und spätestens nach Verschmutzung, separat von den privaten Kleidungsstücken durchgeführt werden. Die Schuhe sollten nach regelmäßiger Reinigung mit Bürste und feuchtem Tuch mit geeigneten Pflegemitteln und, wenn notwendig, Desinfektionsmitteln behandelt werden. Diese schützen das Material

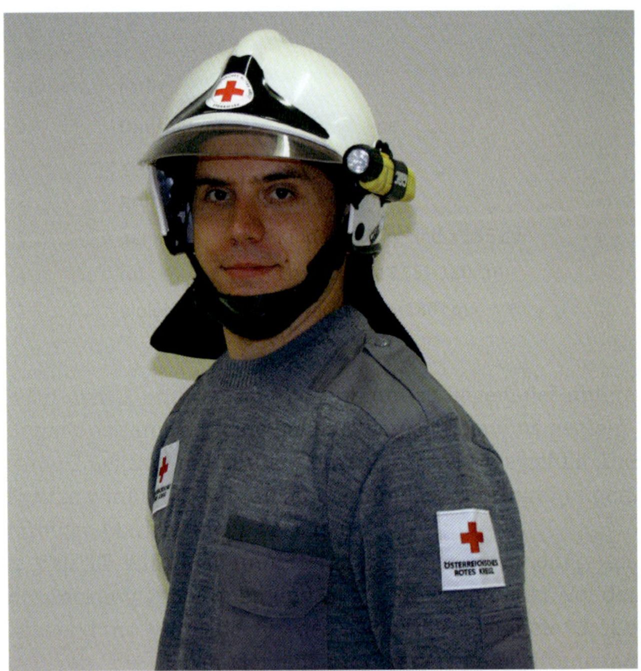

Abb. 15 ▶ Helm mit Gesichts- und Nackenschutz sowie Helmlampe, auch für den Rettungsdienst unentbehrlich

gegenüber Feuchtigkeit und verlängern die Haltbarkeit des Schuhwerks erheblich. Außerhalb der Dienstzeit ist das Tragen von Einsatzkleidung grundsätzlich nicht erlaubt.

BEACHTE

Für Einsatzkleidung bzw. Schutzausrüstung ist es wichtig, dass sie passt. Sie sollte wie eine zweite Haut sitzen: nicht zu eng, nicht zu weit und nicht faltig. Sie muss sauber, unbeschädigt und widerstandsfähig sein.

Tab. 3 ▶ Persönliche Schutzausrüstung / Dienstbekleidung

Persönliche Schutzausrüstung (PSA)	Dienstbekleidung
Helm	Hose
Einmal-Schutzhandschuhe	Hemd oder Polohemd
Rettungsdienstjacke mit Reflexstreifen	Kopfbedeckung
Warnweste	Pullover oder Weste
Einmal-Overall mit Reflexstreifen	Berufsschuhe
Atemschutzmaske	Rettungsdienstjacke ohne Reflexstreifen
Augenschutz	Arbeitsmantel für allgemeine Reinigungsarbeiten

Gemäß ArbeitnehmerInnenschutzgesetz (ASchG) sind folgende ***Grundregeln für Bekleidung und Schutzkleidung*** festgelegt:

- Arbeitsbekleidung muss entsprechend den Erfordernissen ausgelegt sein.
- Als persönliche Schutzausrüstung gilt jede Ausrüstung, die dazu bestimmt ist, sich gegen eine Gefahr zu schützen.
- Die Schutzausrüstung ist von den Arbeitgebern auf deren Kosten zur Verfügung zu stellen.
- Arbeitnehmer sind verpflichtet, die persönliche Schutzausrüstung im vorgesehenen Fall zu benutzen.
- Arbeitgeber dürfen eine Nichtverwendung von Schutzbekleidung nicht dulden.

10.5.2 Persönliche Schutzausrüstung (PSA)

Zur speziellen Schutzausrüstung werden alle Kleidungsstücke gezählt, die nicht regelmäßig getragen werden müssen und zur persönlichen Schutzausrüstung (PSA) nach dem ASchG zählen.

▶ Kopfschutz

Der ***Kopfschutz*** ist zum Schutz des Kopfes gegen Anstoßen, herabfallende, umfallende oder wegfliegende Gegenstände gedacht. Gemäß ÖNorm 443 hat der Helm einen Nacken- und Gesichtsschutz und muss eine entsprechende Warnfarbe haben (z.B. weiß für Sanitäter, orange für den EL-Sanitätsdienst).

▶ Schutzhandschuhe

Schutzhandschuhe kann man in zwei Gruppen aufteilen:

Gruppe A: »Medizinische Handschuhe zum einmaligen Gebrauch« (ÖNorm 455) sollen zum Eigenschutz beim Kontakt mit Blut, Ausscheidungen und sonstigen Körperflüssigkeiten des Patienten dienen. Vor Beginn von diagnostischen oder therapeutischen Maßnahmen sind die Handschuhe anzuziehen. Man schützt so nicht nur sich, sondern auch den Patienten vor ungewollter Ansteckung.

Gruppe B: »Feuerwehrschutzhandschuhe« (ÖNorm 659) sind zum Schutz gegen mechanische Einwirkungen, Flammen und Hitze auf die Hände wichtig. Bei der Rettung von Patienten aus Fahrzeugen und anderen gefährlichen Bereichen sind sie ein Muss.

10.6 Gefahren an der Einsatzstelle

10.6.1 Grundlagen

Peter Wiese

Schwere Unfälle erfordern rasche und qualifizierte medizinische und technische Hilfe. Die Überlebenschancen und die Sekundärschäden der Patienten entscheiden sich oftmals an der Notfallstelle. Trotz des Zeitdrucks hat die ***Sicherheit des Rettungsteams oberste Priorität***. Die vielfältigen Gefahren an einer Einsatzstelle müssen rechtzeitig erkannt werden, um entsprechende Maßnahmen zu ergreifen.

Bei Einsätzen mit bekannten Gefahren werden die Helfer schon bei der Anfahrt auf mögliche Risiken hingewiesen. Bei den Einsätzen, bei denen dies nicht der Fall ist, muss eine Gefährdung, zum Beispiel durch Rauch, giftige (toxische) Gase, Flüssigkeiten, Ein- oder Absturzgefahren, ausgeschlossen werden. Bei Gefahren für die Helfer erfolgt die ***Rettung aus dem Gefahrenbereich durch die Feuerwehr***. Es gilt der Grundsatz ***»Eigenschutz vor Rettung«***. Nach einer Lageerkundung ist es wichtig, die bestehenden und möglichen Gefahren zu erkennen, zusätzliche Fachkräfte nachzualarmieren und die ersten abwehrenden Maßnahmen zu ergreifen.

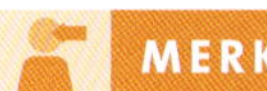
MERKE

Für das einsatztaktische Vorgehen bei Unfällen hat sich die *»GAMS«-Regel* als hilfreich erwiesen:
- G = Gefahren erkennen
- A = Abstand halten und absperren
- M = Menschenrettung (Eigenschutz beachten)
- S = Spezialkräfte nachfordern.

10.6.1.1 *Das Gefahrenschema*

Jede Einsatzstelle ist unterschiedlich, und es kann keine einheitliche Regel für die jeweils auftretende Gefährdung aufgestellt werden. Jedoch kann ein ***Leitschema häufig auftretender Gefahrengruppen*** die Lagebeurteilung im Einsatz erleichtern (Gefahrenschema »4A – 1C – 4E«, Tab. 4).

Das Erkennen und Bewerten von Gefahren ist für alle Einsatzkräfte von außerordentlich großer Bedeutung. Es ist eine entscheidende Grundlage für das richtige Verhalten und die eigene Sicherheit im Einsatz.

Tab. 4 ▶ Gefahrenschema

A	Atemgifte
A	Angstreaktionen
A	Ausbreitung
A	Atomare Strahlung
C	Chemische Stoffe
E	Elektrizität
E	Explosion
E	Einsturz
E	Verletzung/Erkrankung

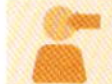
MERKE

Erkannte Gefahr ist halbe Gefahr!

▶ Atemgifte

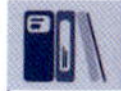
DEFINITION

Atemgift

Unter einem Atemgift ist ein Stoff zu verstehen, der über die Atemwege in den Körper gelangt und dort eine schädigende Wirkung hervorruft.

Man unterscheidet Atemgifte in drei Gruppen:
- Atemgifte mit ***erstickender Wirkung*** sind Stoffe, die den Sauerstoff verdrängen. Sie können z. B. in Tanks, Gruben, Kellerräumen und in der Kanalisation vorkommen und aus Stickstoff (N_2) oder Faulgasen bestehen.
- Atemgifte mit ***Reiz- und Ätzwirkung*** reizen und verätzen die Schleimhäute und das Lungengewebe. Dies kann zur Bildung einer Wasseransammlung in der Lunge (toxisches Lungenödem) führen. Als Beispiele können Chlor (Cl_2), Ammoniak (NH_3) und Säuredämpfe (HCl, NO_2) angeführt werden.
- Atemgifte mit ***Wirkung auf Blut, Nerven und Zellen*** haben eine unterschiedliche Wirkung auf Organe und Stoffwechselvorgänge. Meist handelt es sich um Kohlenmonoxid (CO) und Blausäure (HCN). Auch Kohlendioxid (CO_2) schädigt schon vor seiner erstickenden Wirkung das Nervensystem.

Wenngleich sich Brandrauch aus einer Vielzahl von Komponenten zusammensetzt, ist das Kohlenmonoxid (CO) der

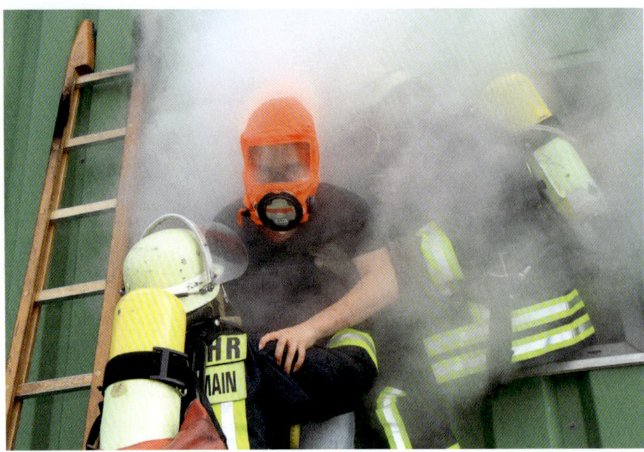

Abb. 16 ▶ Ausbreitung von Brandrauch: Brandrauch ist ein gefährliches Atemgift, die Rettung von Menschen hat oberste Priorität.

bei Weitem gefährlichste Bestandteil. Der überwiegende Teil der Brandopfer stirbt aufgrund einer Rauchvergiftung. Brandrauch tötet leise und häufig im Schlaf. Darüber hinaus nimmt Rauch die Sicht und verleitet zu Angst- und Panikreaktionen. Besteht an einer Einsatzstelle der Verdacht auf Atemgifte, so können weitere Maßnahmen nur durch Einheiten mit geeigneten Atemschutzgeräten durchgeführt werden. Auch die ***Menschenrettung*** muss dann ***unter Atemschutz*** erfolgen. Der Rettungsdienst übernimmt die geretteten Patienten außerhalb des Gefahrenbereichs.

▶ Angstreaktionen

 **MERKE**

Angst ist eine natürliche Reaktion auf ungewisse oder bedrohliche Situationen! Unter starken Angstgefühlen werden unverständlich erscheinende Handlungen begangen.

Das Verhalten von verzweifelten oder sich bedroht fühlenden Menschen ist kaum vorhersehbar. Im Brandfall werden von Flüchtenden vorhandene Rettungsmöglichkeiten oft nicht mehr erkannt, und es kommt zu unbedachtem Verhalten. Bei Großveranstaltungen sind Panikreaktionen nie auszuschließen. In kritischen Situationen ist ein ***sicheres Auftreten der Einsatzkräfte*** daher besonders notwendig. Sie müssen ***Ruhe ausstrahlen und klare Anweisungen erteilen***. Neben beruhigenden Worten müssen gefährdete Personen auch konkrete Informationen erhalten.

▶ Ausbreitung

Für die Feuerwehr ist die ***Gefahr einer Brandausbreitung*** von entscheidender Bedeutung. Sie ist von der Art und dem Zustand der brennbaren Stoffe, der baulichen Beschaffenheit sowie der Branddauer und Brandtemperatur abhängig.

 **MERKE**

Durch das Schließen von Türen kann eine Brand- und Rauchausbreitung verhindert werden. Durch das explosionsartige Durchzünden von Rauchgasen kann sich aus einem Schwelbrand blitzartig ein Vollbrand entwickeln. Der gesamte Raum wird von den Flammen erfasst.

Personen, die sich nicht mehr ins Freie retten können, sollen in den Räumen verbleiben und sich am Fenster bemerkbar machen. Die Fahrzeuge des Rettungsdienstes sind so aufzustellen, dass die Anfahrtswege für schwere Feuerwehrfahrzeuge freigehalten werden. Rettungswege müssen ebenfalls freigehalten werden. Durch Schlauchmaterial, Brandschutt und Löschwasser besteht eine zusätzliche Unfallgefahr.

Unabhängig von der Gefahr der Brandausbreitung ist die unkontrollierte Ausbreitung von Gasen, Dämpfen und Flüssigkeiten zu beachten. Als Beispiel kann auslaufender Kraftstoff genannt werden, der in die Kanalisation gelangt und/oder sich entzündet.

▶ Atomare Strahlung

Radioaktive Stoffe werden ***in Bereichen der Medizin, Industrie und Forschung*** verwendet. Bei Unfällen oder Bränden in Gebäuden, Kliniken oder Labors ist daher mit radioaktiven Stoffen zu rechnen. Radioaktive Stoffe können gasförmig, flüssig oder fest sein. Die Gefährlichkeit ist abhängig von der Stärke (Aktivität) und der Art der ausgesandten Strahlen. Eine weitere Gefährdung besteht durch die unterschiedliche Einwirkungsart auf den Körper:

- äußere Bestrahlung (z. B. Röntgenstrahlung),
- Verunreinigung der Körperoberfläche (Kontamination),
- Aufnahme durch Verschlucken, Einatmen oder über Wunden (Inkorporation).

Um die aufgenommene Strahlenmenge möglichst gering zu halten, sollten die drei nachfolgenden ***»A-Regeln«*** beachtet werden:

- ***Abstand:*** möglichst großer Abstand zur Strahlenquelle,
- ***Abschirmung:*** vorhandene Deckung ausnutzen (z. B. Wände, Erdwälle),
- ***Aufenthaltsdauer:*** kurze Einsatzzeit im gefährdeten Bereich.

 **MERKE**

Patienten mit Verdacht auf eine Kontamination sind vollständig zu entkleiden, alles verwendete Material ist zu sammeln und zu verpacken, um eine Verschleppung der Gefahrstoffe zu verhindern. Eine enge Zusammenarbeit mit der Feuerwehr und weiteren Fachdiensten ist erforderlich.

▶ Chemische Stoffe

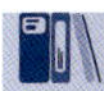 **DEFINITION**

Chemische Stoffe

Unter chemischen und gefährlichen Stoffen oder gefährlichen Zubereitungen versteht man einen Stoff oder eine Zubereitung, von dem bzw. von der bei Unfällen oder unsachgemäßem Umgang besondere Gefahren für Menschen, Tiere, Umwelt oder Sachwerte ausgehen.

Gefährliche Stoffe können u.a. folgende Wirkungen haben:
- giftig,
- ätzend,
- reizend,
- brandfördernd,
- explosiv,
- gesundheitsschädlich,
- entzündlich,
- umweltgefährdend.

Die Auswirkung ist abhängig von der Art, den Eigenschaften und der Menge der beteiligten gefährlichen Stoffe. Das Ausbreitungsverhalten und das Gefährdungspotenzial sind stark abhängig davon, in welchem Aggregatzustand die Stoffe vorliegen. ***Gasförmige und leicht verdampfende Stoffe*** sind als ***sehr gefährlich*** einzustufen. Folglich ist ein entsprechender Sicherheitsabstand einzuhalten.

▶ Elektrizität

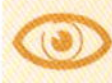 **BEACHTE**

Die von elektrischen Anlagen ausgehenden Gefahren können das Leben der Einsatzkräfte bedrohen. So ist bei Einsätzen in solchen Anlagen, wenn diese betreten werden dürfen, äußerste Vorsicht geboten. Die Grenze zwischen Hochspannungs- und Niederspannungsanlagen liegt bei 1 000 Volt. Die einfachste Schutzmaßnahme ist ein genügender Sicherheitsabstand.

Bevor die Einsatzkräfte bei Hochspannung tätig werden können, ***muss eine Fachkraft die betroffene Anlage abschalten*** und dies bestätigen. Hochspannungsanlagen dürfen nur in Begleitung von Fachkräften betreten werden. Abgerissene Oberleitungen bilden am Boden einen Spannungstrichter, das Betreten der Umgebung kann lebensgefährlich sein. Bei unklaren Situationen ist ein ***Sicherheitsabstand von mindestens 10 m*** zu herabhängenden Leitungen oder weiteren Metallteilen (Geländer, Schienen) einzuhalten (s. KAP. 6.8).

▶ Explosion

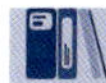 **DEFINITION**

Explosion

Unter einer Explosion ist eine heftig ablaufende chemische Verbrennungsreaktion zu verstehen, die von festen, flüssigen und gasförmigen Stoffen ausgehen kann. Zum Zünden des Stoffes müssen ausreichend Sauerstoff bei guter Durchmischung und eine Zündquelle vorhanden sein.

Die Auswirkungen von Explosionen können verheerend sein und ganze Häuser zerstören. Brennbare Flüssigkeiten bilden über ihrer Flüssigkeitsoberfläche ein zündfähiges Dampf-Luft-Gemisch. Die Dämpfe von brennbaren Flüssigkeiten sind schwerer als Luft und stellen vor allem in tiefer liegenden Räumlichkeiten eine Gefahr dar. Erdgas, das leichter als Luft ist, lässt sich leicht an einem extra zugemischten, knoblauchartigen Geruchsstoff erkennen.

Bei Explosionsgefahr ist der ***Gefahrenbereich großräumig abzusperren***, betroffene Personen sind zu evakuieren und Zündquellen wie z.B. brennende Zigaretten, das Betätigen der Wohnungsklingel und die Verwendung von Funkgeräten zu vermeiden.

Druckgasbehälter (z.B. Campinggasflaschen, Spraydosen, Schweißgeräte) können beim Erwärmen explodieren; dabei können deren Teile mehrere hundert Meter weit weggeschleudert werden.

▶ Einsturz

Infolge von Bauarbeiten, Materialversagen, Brandeinwirkungen, Explosionen oder Unfällen können Gefahren durch Einstürzen, Umstürzen, Abstürzen, Herunterfallen oder Verschütten entstehen. Auch nach einem Einsturz besteht

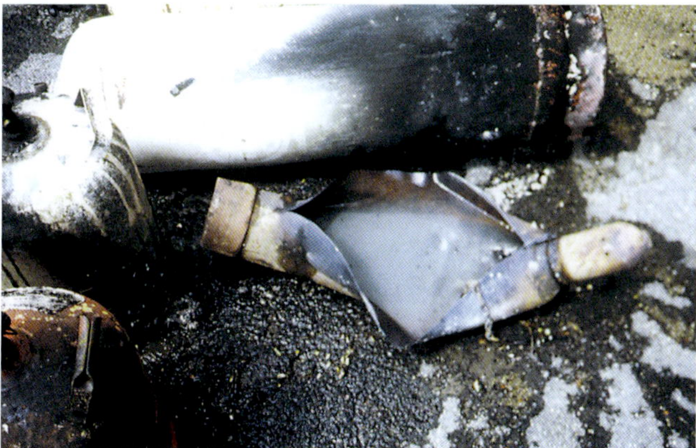

ABB. 17 ▶ Explodierte Sauerstoff-Druckgasflasche nach einem Werkstattbrand. Die Farbkennzeichnung ist nicht mehr erkennbar. Die umherfliegende Druckgasflasche zerstörte eine Trennwand.

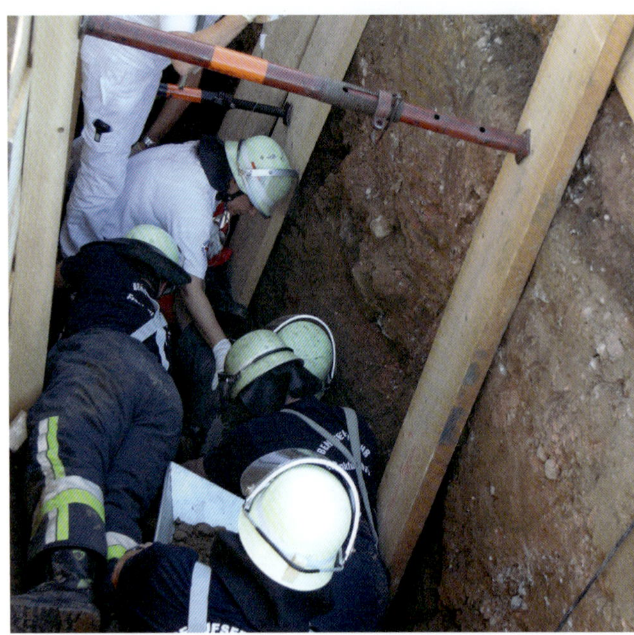

Abb. 18 ▶ Nachrutschendes Material gefährdet die Retter nach einem Einsturz.

immer noch die ***Gefahr von nachrutschendem Material***. Rettungsarbeiten in einsturzgefährdeten Bereichen dürfen nur mit ausreichender Eigensicherung und nach Rücksprache mit der Einsatzleitung durchgeführt werden. Häufig ist eine Rettung erst nach erfolgter Abstützung möglich. Im Bereich des »Trümmerschattens« von einsturzgefährdeten Teilen (Abstand: das Eineinhalbfache von der Höhe des gefährdeten Objekts) dürfen sich keine Personen und Fahrzeuge aufhalten.

▶ **Erkrankung / Verletzung**

Bei Einsätzen, bei denen Menschen verletzt oder erkrankt sind, müssen die Rettungsarbeiten so ausgeführt werden, dass eine weitere Schädigung sowohl der Patienten wie auch der Helfer vermieden wird. Die technische Rettung bedarf einer Absprache zwischen Feuerwehr und Rettungsdienst. Während der Rettungsarbeiten können die Patienten durch Decken oder Plastikfolien gegen Splitter, scharfe Gegenstände, Nässe und Kälte geschützt werden. Zum Eigenschutz ist das ***Absichern der Einsatzstelle*** notwendig. Besonders im Straßenverkehr und auf Autobahnen sind diese Maßnahmen vor dem Tätigwerden durchzuführen. Durch scharfkantige, unter mechanischer Spannung stehende Teile besteht bei der technischen Rettung Verletzungsgefahr. Bei Dunkelheit und schlechten Lichtverhältnissen kann durch ein ***Ausleuchten der Einsatzstelle*** Unfallgefahren vorgebeugt werden.

Für Einsätze der Feuerwehr gehört die Bereitstellung eines RTW bei erhöhter Eigengefährdung der eingesetzten Kräfte zu den vorausschauenden Maßnahmen eines Einsatzleiters.

10.6.1.2 *Sicherheitsregeln*

An Unfallstellen kann ***immer*** von einer ***potenziellen Gefährdung der Rettungskräfte*** ausgegangen werden. Diese entsteht z.B. durch Glassplitter, Kraftstoff oder scharfe Kanten. So muss vor dem Einsatz das ***Tragen der persönlichen Schutzkleidung*** sichergestellt werden.

Diese ist unerlässlich und unabhängig von der Jahreszeit und dem persönlichen Befinden vollständig zu tragen (s. Kap. 10.5).

MERKE

Folgende Regeln sind zu beachten:

- Anfahrt zur Einsatzstelle mit dem RTW:
  - Anfahrt nach Weisung der Leitstelle,
  - Fahrzeug abstellen, ohne andere zu behindern (möglichst schräg parken),
  - auf freie Abfahrtswege achten (ggf. über die Einsatzstelle hinausfahren),
  - falls es die Einsatzstelle zulässt, sollte der Motor weiter laufen, um eine Beweglichkeit des Fahrzeugs und die Energieversorgung sicherzustellen.
- An der Einsatzstelle:
  - Tragen der persönlichen Schutzkleidung,
  - Meldung beim Einsatzleiter,
  - Lageerkundung und Einleiten erster Maßnahmen zur Patientenbehandlung,
  - Rückmeldung an die Leitstelle,
  - ggf. Nachforderung zusätzlicher Fachkräfte,
  - Erreichbarkeit sicherstellen.

Vor dem Tätigwerden des Rettungsdienstpersonals sind die Gefahren an der Einsatzstelle und der Eigenschutz zu beachten. Je nach Einsatzlage ist das Tragen von zusätzlicher Schutzkleidung notwendig (Einmaloverall mit Kapuze, Mundschutz, Atemschutz, Überschuhe, Gummistiefel).

10.6.2 Spezielle Gefahrensituationen

Die nachfolgenden Notfallsituationen geben allgemeine Hinweise für den Einsatz. Sie können nicht alle Möglichkeiten von Situationen vollständig abdecken. Daher muss das Vorgehen immer aktuell an die jeweilige Gegebenheit angepasst werden.

10.6.2.1 *Unfälle in großen Höhen und Tiefen*

Rettungsarbeiten in großer Höhe erfordern eine Absturzsicherung durch weitere Einsatzkräfte. Gegebenenfalls muss das Rettungsdienstpersonal die Feuerwehr nachfordern. Bei einigen Feuerwehren stehen für Einsätze in Höhen und Tiefen ***Höhenrettungsgruppen*** zur Verfügung. Die eigene körperliche Belastbarkeit ist eine wesentliche Voraussetzung, um diese Einsätze zu bewerkstelligen (z.B. Höhenangst, Trittsicherheit). Bei Einsätzen in Tanks, Silos, Schächten und bei Tiefbauarbeiten müssen Atemgifte (z.B. Kohlendioxid) und Explosionsgefahren (z.B. durch Methan) ausgeschlossen werden. Ist dies nicht sicher möglich, erfolgt die Rettung von Personen nur mit umluftunabhängigen Atemschutzgeräten (z.B. Pressluftatmer).

Bei verschütteten Personen muss ein ***Nachrutschen des Schüttmaterials*** verhindert werden. Gegen ein eigenes weiteres Abgleiten sind alle Personen sowie die Rettungskräfte mit einer Feuerwehrleine zu sichern.

10.6.2.2 *Wasserunfälle*

Bei Unfällen auf Gewässern, insbesondere bei Eisunfällen, sind zur Personenrettung sofort weitere ***Facheinheiten*** zu ***alarmieren*** (Feuerwehr, Österreichische Wasserrettung). Die Einsatzkräfte haben sich an und auf dem Gewässer mit Schwimmwesten und bei steilen Uferanlagen und großer Strömung auch mit Sicherungsleinen auszurüsten. Die ***Strömung in Fließgewässern*** darf ***nicht unterschätzt*** werden. In Rohrunterführungen und Kanalrohren besteht besonders nach Regen oder bei Hochwasser eine große Sogwirkung.

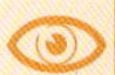 **BEACHTE**

Das Rettungsdienstpersonal darf die eigenen Fähigkeiten nicht überschätzen und muss ggf. auf das Eintreffen der oben genannten Helfer warten.

Das Prinzip der ***Eisrettung*** besteht darin, das Gewicht der Einsatzkräfte und des Verunglückten auf eine möglichst große Eisfläche zu verteilen. Als Rettungsmittel eignen sich z.B. Leitern, Bohlen, umgedrehte Tische oder Schlauchboote. Die Sicherung der Einsatzkräfte erfolgt über Feuerwehrleinen (Eigenschutz!).

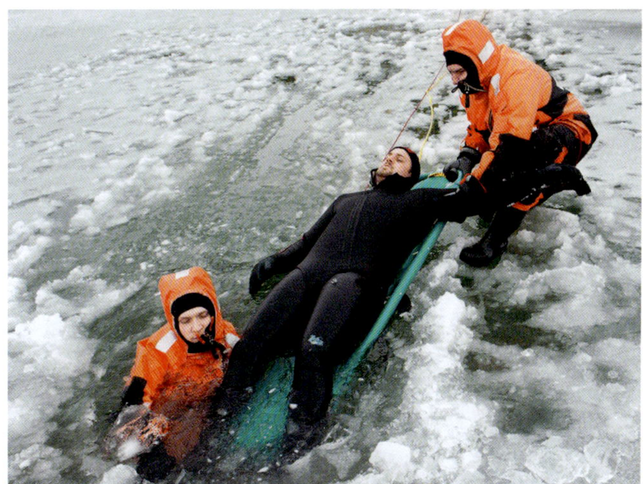

Abb. 19 ▶ Eisrettung durch Fachkräfte, hier Übung

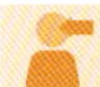 **MERKE**

Die Gefahr der Unterkühlung ist bei allen Unfällen auf Gewässern für Einsatzkräfte und Verunglückte nicht zu unterschätzen.

10.6.2.3 *Schienenunfälle*

Bei Einsätzen in Bahnanlagen, besonders im Gleisbereich elektrisch betriebener Strecken, bestehen bahnspezifische Gefahren, deren Nichtbeachtung schwere Folgen für das Leben und die Gesundheit der Einsatzkräfte haben kann. Hinzu kommt, dass die Einsatzkräfte die ***Gefahrenquellen des Bahnbetriebs und der elektrotechnischen Anlagen*** für Bahnstrom nicht selbst beseitigen können. Bei einer Unfallmeldung im Bahnbereich benachrichtigt die Leitstelle die zuständige Notfallmeldestelle (Fahrdienstleiter) der Bahn, die dann das ***Abschalten der Oberleitung*** veranlasst. Bevor der Gleiskörper von Rettungskräften betreten werden darf, muss der Fahrbetrieb im Bereich der Einsatzstelle eingestellt sein. Da die ***Gefahr durch heranfahrende Züge*** nicht einzuschätzen ist, werden auch die Nachbargleise für vorbeifahrende Züge gesperrt. Auch nach dem Abschalten des Fahrstroms ist ein Sicherheitsabstand von mindestens 1,5 m im Bereich elektrischer Anlagen einzuhalten. Durch herabgefallene Oberleitungen besteht die Gefahr der Spannungsverschleppung auf metallische Teile des Zuges. Erst nachdem die Oberleitung vor und hinter der Einsatzstelle durch Fachkräfte geerdet wurde, können elektrische Anlagen betreten werden.

10.6.2.4 *Unfälle mit gefährlichen Stoffen*

Für gefährliche Stoffe wurden Gesetze, Verordnungen und Richtlinien erlassen, die den Umgang damit regeln sowie Menschen und Umwelt vor den schädlichen Eigenschaften schützen sollen. Durch die vorgeschriebene ***Kennzeichnung von gefährlichen Stoffen*** sind außenstehende Personen in der Lage, Gefahren zu erkennen und Maßnahmen zum Eigenschutz zu ergreifen. Gefährliche Stoffe werden z.B. folgendermaßen gekennzeichnet:

- Gefahrenzettel mit der UN-Nummer/Stoffnummer,
- Gefahrensymbol.

Zur Kennzeichnung von Straßenfahrzeugen mit gefährlichen Gütern müssen ab bestimmten Mengen des Gefahrguts ***orangefarbene Warntafeln*** angebracht sein (vgl. Abb. 22). Die Gefahrennummer ist zwei- oder dreistellig. Die Num-

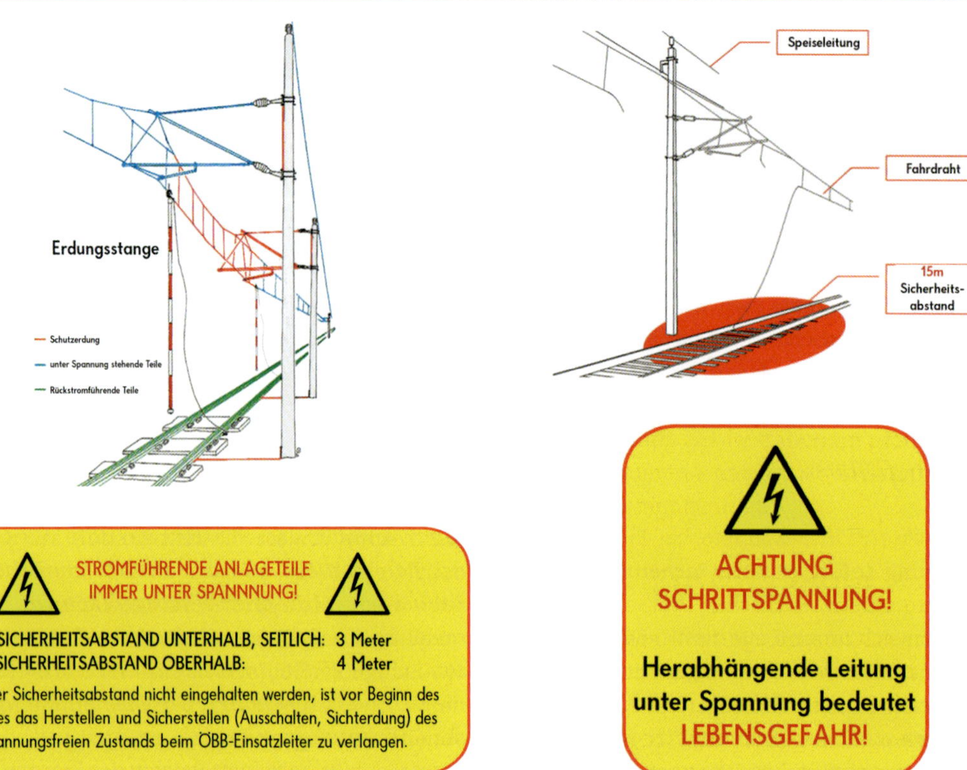

Abb. 20 ▶ Gefahren durch Stromleitungen und Einsatz von Erdungsstangen

Tab. 5 ▶ Nummern zur Kennzeichnung der Gefahr

2	Entweichen von Gas durch Druck oder durch chemische Reaktion
3	Entzündbarkeit von flüssigen Stoffen (Dämpfen) und Gasen oder selbsterhitzungsfähiger flüssiger Stoff
4	Entzündbarkeit von festen Stoffen oder selbsterhitzungsfähiger fester Stoff
5	oxidierende (brandfördernde) Wirkung
6	Giftigkeit oder Ansteckungsgefahr
7	Radioaktivität
8	Ätzwirkung
9	Gefahr einer spontanen heftigen Reaktion

mern weisen auf die in der Tabelle 5 genannten Gefahren hin.

Erste Informationen über den gefährlichen Stoff sind an die Leitstelle zu übermitteln. Diese veranlasst die Alarmierung von weiteren Fachkräften und gibt z.B. aufgrund von Gefahrstoffinformationssystemen, Unfallmerkblättern oder vorhandenen Sicherheitsdatenblättern weitere Informationen.

Nach der Rettung aus dem Gefahrenbereich steht die notfallmedizinische Behandlung des Patienten im Vordergrund. Bei Unfällen mit gefährlichen Stoffen ist darüber hinaus der Schutz der Bevölkerung zu beachten. Zur Menschenrettung zählen dabei auch die Warnung der Betroffenen und ggf. die Räumung des Gefahrenbereichs. Psychische Faktoren, nämlich das Gefühl des Vergiftetseins mit subjektiver Hilflosigkeit, spielen eine bedeutende Rolle bei Unfällen mit gefährlichen Stoffen. Angst- und Panikreaktionen können die Folge sein.

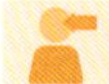 **MERKE**

Bei Kontakt mit einem Gefahrstoff kann es zu Verbrennungen, Erfrierungen, Verätzungen, Vergiftungen sowie psychischen Reaktionen bei betroffenen Personen kommen. Gefährliche Stoffe müssen frühzeitig erkannt und der Eigenschutz berücksichtigt werden. Eine Verschleppung von gefährlichen Stoffen ist zu vermeiden.

Auch beim Umgang mit verunreinigten (kontaminierten) Patienten ist ein ausreichender Eigenschutz sicherzustellen. Neben der normalen persönlichen Schutzkleidung kann abhängig vom Gefahrstoff eine ***zusätzliche Schutzausrüstung*** für die Rettungskräfte notwendig sein (z.B. Atemschutz, Einmaloverall). ***Dekontamination*** bedeutet vollständiges Entkleiden und Grobreinigung der verunreinigten Körperoberfläche. Kleidungsstücke und Schuhe sind in Kunststoffsäcke zu verpacken. Bei Verdacht auf Hautkontamination ist

Gefahrgutklassen nach ADR

(**A**ccord européen relatif au transport international des marchandises **D**angereuses par **R**oute; Europäisches Übereinkommen über die internationale Beförderung gefährlicher Güter auf der Straße)

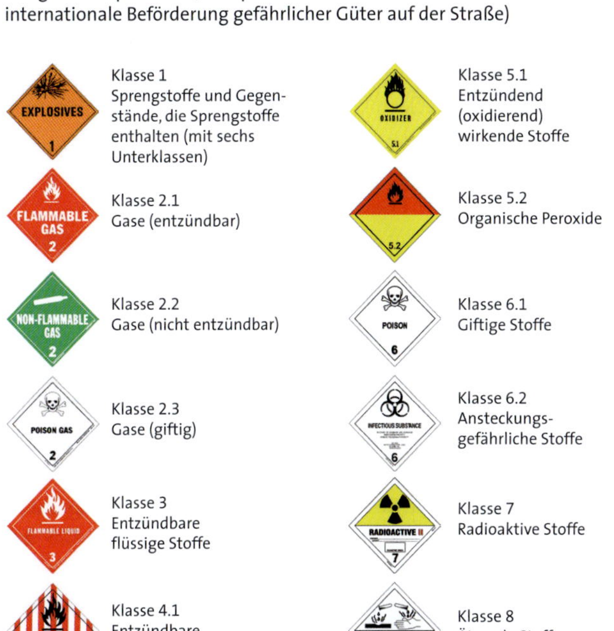

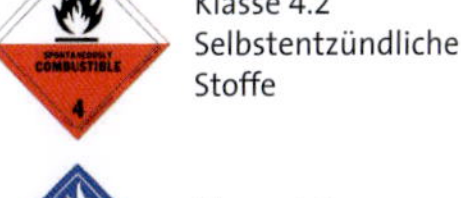

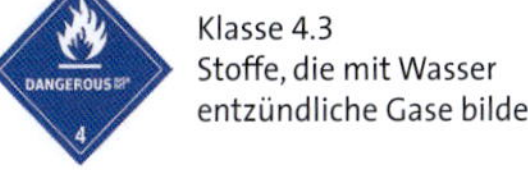

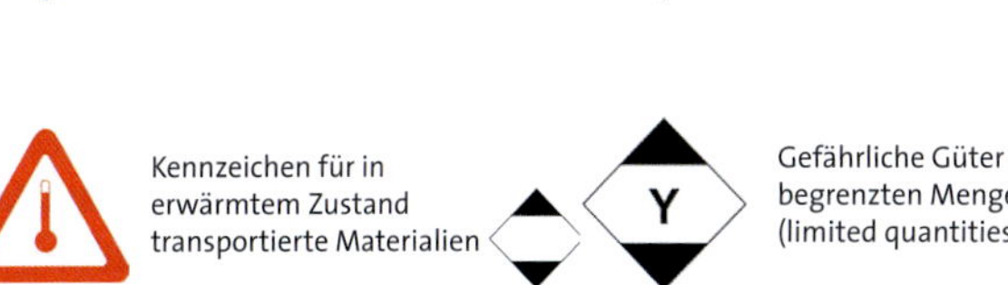

Abb. 21 ▶ Übersicht Gefahrgutklassen Transport

nach dem Entfernen der Kleidung das Abspülen der Haut mit großen Mengen Wasser immer zu empfehlen. Im Zweifelsfall muss der Betroffene auf eine andere, nicht kontaminierte Trage umgelagert werden und der Transport in einem ebenso nicht kontaminierten RTW erfolgen. Spezielle Maßnahmen sind über die Leitstelle zu erfragen. Bei Verdacht auf eine Einwirkung von gefährlichen Stoffen ist eine ärztliche Untersuchung notwendig.

Um eine schnellstmögliche qualifizierte Hilfeleistung zu gewährleisten, ist ein reibungsloses Zusammenarbeiten aller Einsatzkräfte gefordert. Dazu ist es notwendig, die eigenen Möglichkeiten und vor allem die eigenen Grenzen zu kennen. Unüberlegtes Handeln kann Patienten und Einsatzkräfte gefährden.

Hauptgefahr durch:

2 Gas
3 entzündbaren flüssigen Stoff
4 entzündbaren festen Stoff
5 oxidierenden Stoff, brandfördernd
6 giftigen Stoff (Ansteckungsgefahr)
7 Radioaktivität
8 Ätzwirkung
9 spontane heftige Reaktion möglich.

X vorangestellt:
Stoff darf nicht mit Wasser in Berührung kommen.

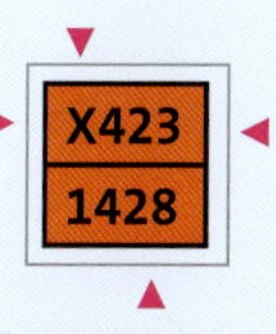

0 angefügt:
keine zusätzliche Gefahr.

Die untere Stoffnummer (UN-Nummer) codiert die genaue chemische Bezeichnung des Stoffes (z. B. 1428 = Natrium).

Abb. 22 ▶ Warntafel mit Kennzeichnungsnummer

Kennzeichnung nach der GHS / CLP

(**G**lobally **H**armonised **S**ystem of Classification and Labelling of Chemicals bzw. Regulation on **C**lassification, **L**abelling and **P**ackaging of Substances and Mixtures)

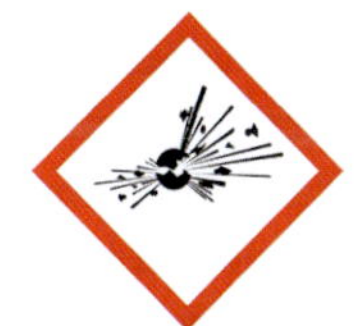
Explosiv

Entzündbar

Oxidierend

Gase unter Druck

Ätzend

Lebensgefahr

Gesundheits-schädlich

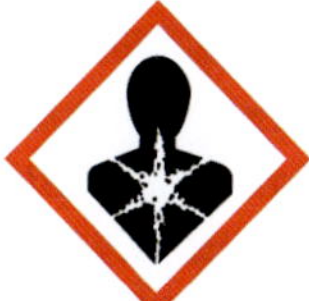
Schädigt Organe, krebserzeugend

Umweltgefährdend

Quelle: Bundesumweltamt (2014) Das neue Einstufungs- und Kennzeichnungssystem für Chemikalien nach GHS - kurz erklärt. Siehe unter: http://www.umweltbundesamt.de/uba-info-medien/3973.html

Abb. 23 ▶ Gefahrensymbole (GHS)

10.6.2.5 *Gewalt – aggressive Patienten in auffälligem Umfeld*

Notfallpatienten in ***psychischen Ausnahmesituationen*** oder nach ***Alkohol- oder Drogenkonsum*** können Rettungsdienstmitarbeiter bedrohen und tätlich angreifen. Ebenso können von Angehörigen, Umherstehenden und sogar von Haustieren Gefahren ausgehen.

Aber auch bei Großveranstaltungen wie Stadtfesten, Kirmesfeiern, Fußballspielen oder Demonstrationen ist mit Gewalt gegen Einsatzkräfte zu rechnen.

MERKE

Wie auch bei der Polizei und der Feuerwehr gilt:
Das Wichtigste ist, wieder gesund vom Einsatz nach Hause zu kommen.

Umso wichtiger ist es, bei jedem Einsatz die ***Einschätzung der Lage*** durchzuführen: Welche Gefahren sind erkennbar? Schon beim Betreten einer Wohnung oder einer Einsatzstelle ist ***auf*** die ***Umgebung*** zu ***achten***: Welche Auffälligkeiten sind vorhanden (z.B. Chemikalien, Waffen, Schlagstöcke, Haustiere [Hunde, Schlangen, Spinnen], ungewöhnliche Gerüche, weitere anwesende Personen, psychische Verfassung, Aggressionen)?

Welcher Eindruck ergibt sich daraus? Kann die Einsatzstelle ohne Gefahr betreten werden, oder muss man ***warten, bis Sicherheitskräfte eintreffen*** (z.B. Polizei, Security)? Gedanklich muss sich der Rettungsdienst davon freimachen, in jeder Situation als der barmherzige Helfer angesehen zu werden. In vielen Einsatzsituationen muss erst durch Polizei und/oder Security dafür gesorgt werden, dass ein gefahrloses Arbeiten durch den Rettungsdienst möglich ist.

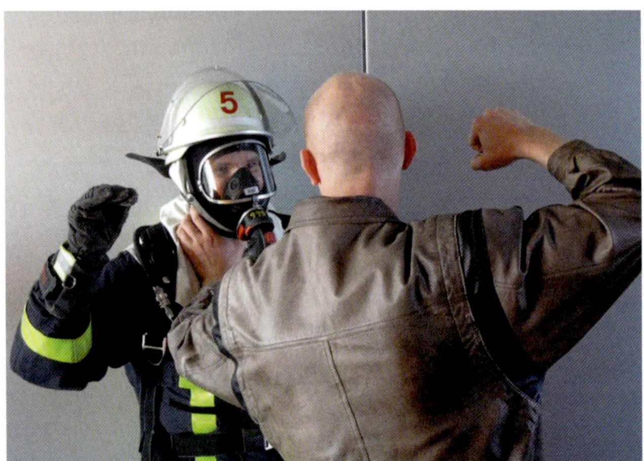

Abb. 24 ▶ Deeskalationstraining hilft beim Umgang mit gewalttätigen Patienten.

▶ **Safety and Security Plan**

Jedem Rettungsdienstmitarbeiter sollte bewusst sein, dass vermeintlich nur «herumstehende« Ordnungskräfte die eigene Gesundheitsversicherung sind. Sauberkeit und Ordnung an der Einsatzstelle bedeuten für die Retter Sicherheit und Überblick über die Situation. Daher gilt es gerade bei unklaren Einsatzstellen, besonders die Einsatzstellensicherheit zu berücksichtigen.

In der ***Aufgabenverteilung im Team*** ist im Vorfeld abzusprechen, wer für die Einsatzstellensicherheit verantwortlich ist. Sobald sich das komplette Rettungsteam zum Patienten hinunterbeugt, verliert es die Übersicht und damit auch die Sicherheit über die Einsatzstelle.

Bei unklaren Einsatzlagen sollte der sichernde Teamkollege nicht in die medizinische Versorgung eingebunden werden, sondern stehend die Situation und Fluchtmöglichkeiten beobachten, bis andere Sicherheitskräfte eintreffen und die Einsatzstellensicherung übernehmen.

Bei brisanten Objekten werden im Vorfeld zusammen mit Sicherheitskräften sogenannte Safety-and-Security-Pläne erstellt, in denen beschrieben wird, wie sich die Rettungskräfte zu verhalten haben und wie die Einsatzstelle gesichert wird (z.B. militärische Anlagen, Gefahrstoffbetriebe, Demonstrationen, Flüchtlingsunterkünfte).

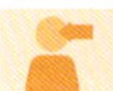
MERKE

Die Strategie im Ernstfall ist Rückzug.

Auch Einsatzkräfte der Feuerwehr, Rettungsdienstpersonal und Notärzte sollten bei erkennbarem Konfliktpotenzial unverzüglich den »geordneten« Rückzug antreten und sich zügig in Sicherheit bringen.

Zuständig für Gewalttäter ist die Polizei. Diese verfügt über entsprechende Rechte, Kenntnisse und Ausstattung zur Bewältigung diverser Ausnahmelagen.

MERKE

Bei aggressiven Patienten: Ein solides Möbelstück schafft Distanz.

Bei Ausschreitungen in Fußballstadien oder Demonstrationen hat das Betreten eines sog. »heißen« Bereiches durch Rettungsdienstpersonal zu unterbleiben.

Aber auch bei Großveranstaltungen, in Kirmeszelten oder Kneipen, in denen die Retter schon vorher wissen, dass sie zu einer Schlägerei oder gar Messerstecherei unterwegs sind, muss gewartet werden, bis die Polizei grünes Licht erteilt. Generell ist das Betreten einer solchen Einsatzstelle als sehr kritisch zu betrachten.

Wie auch bei allen anderen Gefahren an der Einsatzstelle kann es sein, dass ein Patient erst aus dem Gefahrenbereich gebracht werden muss, bevor eine medizinische Versorgung stattfinden kann.

Eine ***Versorgung in einem »heißen« Bereich gefährdet*** nicht nur ***die eigenen Kollegen***, sondern auch die anderen Fachdienste, die für die Sicherheit zuständig sind (Polizei, Security, Militär, Feuerwehr).

▶ Deeskalation und Selbstverteidigung

Aufgrund von Erfahrungen entwickelt sich ein Gefühl für das richtige Verhalten am Einsatzort. Das hilft, die Erfüllung des dienstlichen Auftrags unter optimalen Fremd- und Eigenschutzmaßnahmen zu ermöglichen.

 **MERKE**

Zur Unterstützung kann die Schulung des Personals in Gesprächsführung und Selbstschutzmaßnahmen einen Lösungsansatz bieten. Hier können Techniken erlernt werden, die zur Entspannung heikler Situationen beitragen, und Methoden zur gezielten Abwehr und Bewältigung von Konfliktsituationen geschult werden. Hilfe geben auch von Versicherungsträgern oder Polizei herausgegebene Broschüren zum professionellen Deeskalationsmanagement (z. B. Wesuls, Heinzmann und Brinker 2005).

Ziel von Deeskalationstraining ist es, dem Rettungsfachpersonal, Notärzten und den Kräften der Feuerwehren angemessene Verhaltensweisen im Umgang mit »auffälligen« Patienten oder »Umfeldern« zu vermitteln. Bei eventuellen Angriffen sollen einfache, aber effektive Techniken zumindest Schutz- und Fluchtmöglichkeiten gewährleisten.

Als Voraussetzung muss dem Rettungsdienstmitarbeiter klar sein, dass er nicht überall und in jeder Situation das tun kann, was er für sinnvoll und erforderlich ansieht, und dass er kein falsch verstandenes Helfersyndrom auslebt. Vor Selbstüberschätzung muss gewarnt werden.

 **MERKE**

Eine Armlänge Abstand halten, ist eine mögliche Option, um Konfliktsituationen einzudämmen.

Ein ***ruhiges sicheres Auftreten***, sprachliche Distanz ***und*** das ***Ankündigen von Maßnahmen*** sind wichtige Bausteine bei der Deeskalation. Für die Anrede gilt: »Sie« statt »Du«, auch bei Betrunkenen, Drogensüchtigen, Obdachlosen!

 **MERKE**

Profis verhalten sich professionell!

10.6.2.6 *Gefahren bei Schusswaffengebrauch und Amoklagen*

Neben der Kriminalitätsbekämpfung ist eine Kernaufgabe der Polizei die Unterstützung der Rettungsdienste beim Freimachen von Rettungswegen, Zufahrtsmöglichkeiten und Verkehrsumleitungen, die Sicherung von Absperrungen und die Räumung von gefährdeten Bereichen. Sie schützt das Rettungsdienstpersonal vor körperlicher Gewalt, ermittelt bei Straftatbeständen und ist befugt, Personen gefangen zu halten und festzusetzen.

Bei gewalttätigen Einsätzen muss die ***Einsatzstellensicherheit*** immer zuerst ***durch die Polizei hergestellt*** werden. Sie trägt Sorge für die Sicherheit von Betroffenen, verletzten Personen, des Umfeldes und auch für die Sicherheit der eingesetzten Hilfskräfte.

 **MERKE**

Die Polizei ist als einzige Organisation aufgrund ihrer Schutzausrüstung und Ausbildung in der Lage, bei der Anwendung von Waffen, insbesondere von Schusswaffen, gegen Gewalttäter vorzugehen.

In der Anfangsphase sogenannter ***Sonderlagen (TAG-Lage, Terror, Amok, Geiselnahme)*** ist eine Unterscheidung zwi-

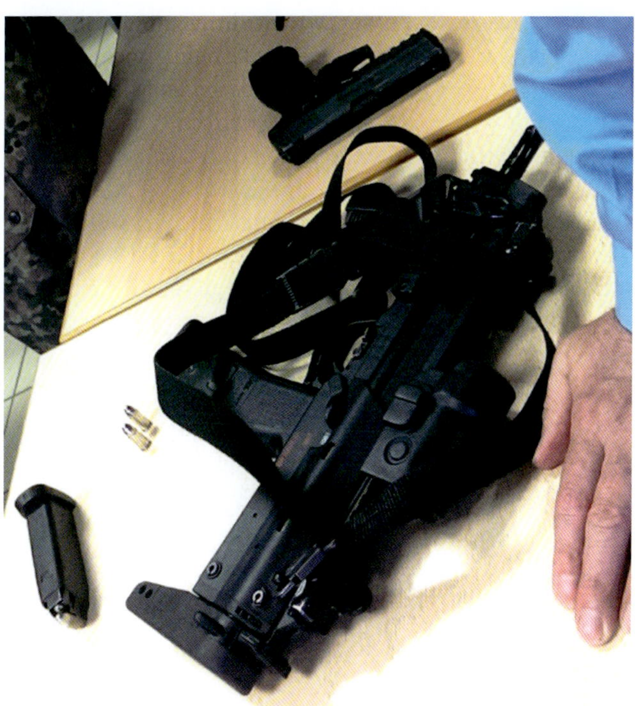

Abb. 25 ▶ Bei Einsatz von Schusswaffen Abstand halten bzw. Rückzug antreten.

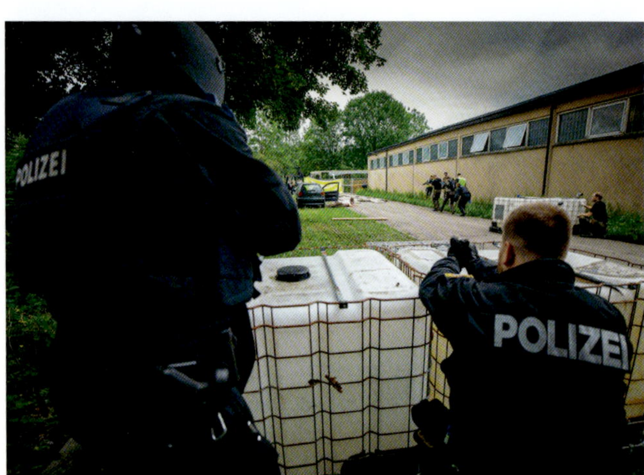

Abb. 26 ▶ In Bedrohungslagen hat die Polizei die Einsatzleitung

schen einem verbrecherischen Akt, einer Amok-Lage oder einem terroristischen Anschlag selten zu treffen. Es besteht immer ***Gefahr durch weitere Täter oder durch weitere Anschläge***. Bis zur Klärung können sehr große Zeitfenster nötig sein (i.d.R. mehrere Stunden).

Die Polizeieinsatzkräfte sind trainiert, in solchen Lagen so schnell wie möglich einzugreifen und in Objekte (z.B. Schulen, Einkaufsmärkte) vorzugehen, um Täter zu stoppen und deren Wirkungsbereich einzuschränken (Abschnitt Finden und Binden). Obwohl der polizeiliche Schusswaffengebrauch von den Polizeivollzugsbeamten regelmäßig situativ geübt wird, stellt ein realer Einsatz für alle eine enorme Anspannung dar.

▶ Raumordnung bei Sonderlagen

Die Polizeiführung beurteilt die Einsatzstelle und ordnet sie in ***verschiedene Gefährdungsstufen oder Zonen*** ein, vergleichbar mit der Einteilung bei CBRN-Einsätzen (CBRN = chemische, biologische, radiologische und nukleare Gefahren).

 **MERKE**

Die Ordnung der Einsatzstelle in verschiedene Gefährdungsstufen oder Zonen obliegt der Polizeiführung. Der Rettungsdienst verbleibt im Bereitstellungsraum in einer »kalte« Zone und wartet auf weitere Anweisungen.

Grüne Zone – »Kalter« Bereich (Bereitstellungsraum):

Der ***Rettungsdienst verbleibt*** im Bereitstellungsraum ***in einer »kalten« Zone und wartet*** auf weitere Anweisungen. Dort nimmt er Kontakt zur Polizei und anderen Fachdiensten auf und bildet eine Einsatzleitung vor Ort. Die Aufgaben des Einsatzleiters Rettungsdienst bestehen aus:

- Kontaktaufnahme mit der Polizei; Information über:
  - Anzahl Verletzter,
  - Anzahl Betroffener,
  - An- und Abfahrtswege,
  - Straßensperrungen,
  - Übergabepunkte von verletzten Personen,
  - Ablauforganisation,
  - Verhalten bei verletzten Polizeibeamten,
  - Lagemeldung an die Leitstelle;
- Information aller Sanitäter im Bereitstellungsraum;
- Warten auf Anweisungen;
- keine Maßnahmen ohne Absprache mit der Polizei.

Gelbe Zone – »Warmer« Bereich:

Dieser Bereich kann unter Sicherung der Polizei betreten werden; er ist als ***überwiegend gesichert*** eingestuft worden, und es besteht keine unmittelbare Bedrohung. Deckungsmöglichkeiten sind vorhanden. Ob eine Erstversorgung oder nur eine Sichtung durchgeführt wird oder ob unmittelbar evakuiert werden kann/muss, ist abhängig von den örtlichen Gegebenheiten. »Load and Go« ist bevorzugt anzustreben, um die Verletzten dann in der »kalten« Zone zu behandeln.

Rote Zone – »Heißer« Bereich:

Aufgrund unmittelbarer Gefahr ist dieser Bereich ***für den Rettungsdienst tabu***. Hier kommen nur speziell geschützte und ausgebildete Polizeikräfte zum Einsatz. Verletzte Personen werden von der Polizei aus dem Einwirkungsbereich der Täter gerettet und außerhalb in einer »warmen« Zone (gelber Bereich) dem Rettungsdienst übergeben.

▶ Übergabepunkte von verletzten Personen

Ein weiteres wichtiges Element ist die schnelle Übergabe von Verletzten. Nach polizeilicher Einweisung wird ein Übergabepunkt im gelben, gesicherten Bereich angefahren. Dort wird der Verletzte unmittelbar auf den Tragetisch des Fahrzeugs übergeben und dieser Bereich umgehend wieder verlassen. Eine Versorgung im RTW erfolgt erst nach Erreichen einer sicheren »kalten« Zone (grüner Bereich).

In der grünen Zone kann rettungsdienstlich wie gewohnt gearbeitet werden, da hier keine Gefahr von der Einsatzstelle ausgehen kann.

▶ Lebensrettend: Eigensicherung im Rettungsdienst = Rückzug

Falls das Rettungsdienstpersonal bei Einsatzsituationen unerwartet mit Waffengebrauch konfrontiert wird, ist der schnelle Rückzug, auch unter Zurücklassen des Fahrzeugs, die einzige richtige Möglichkeit. Nur ein großer Abstand sowie die Nutzung von Mauerwerk, Außenwänden und Hausecken als Deckung können den Eigenschutz gewährleisten.

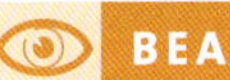

BEACHTE

Ein RTW bietet den gleichen Schutz wie eine Einmaldecke – Blech wird von fast jeder Munition durchschlagen!

10.6.2.7 *Gefahren durch Terroranschlag*

Ein Ereignis mit terroristischem Hintergrund ist eine besondere Einsatzlage; dabei entsteht ein Interessenkonflikt zwischen der schnellen und effektiven Hilfe für die Betroffenen einerseits und dem Eigenschutz vor einer schwer zu kalkulierenden Gefahr für die Einsatzkräfte andererseits. Insbesondere die gewollte Schädigung von Einsatzkräften in Form von flüchtigen Kampfstoffen, Heckenschützen, Sprengfallen und Zweitanschlägen (Second Hit) stellt eine zusätzliche Bedrohung dar.

MERKE

Die Gefahr eines Anschlags besteht nicht nur für Ballungsräume und exponierte Orte, sondern erstreckt sich auch auf lokale und im Schadenausmaß geringere Anschläge.

Die Aufteilung der Einheiten bei Sonderlagen mit terroristischem Hintergrund dient dem Schutz der Einsatzkräfte vor eigenen Verlusten. Die Zahl der Einsatzkräfte an der Schadensstelle wird auf ein Mindestmaß beschränkt und damit auch eine Schmälerung der Versorgung in Kauf genommen.

Bei unklarer Explosionsursache oder an ungewöhnlichen Örtlichkeiten (z.B. Bahnhöfe oder andere öffentliche Plätze) sind terroristische Anschläge nicht auszuschließen. Bei allen Einsatzmaßnahmen – auch bereits bei der Annäherung an eine Einsatzstelle – ist besondere Vorsicht geboten. Im Zweifelsfall wird von der Leitstelle ein Bereitstellungsraum festgelegt.

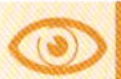

BEACHTE

- **Keine ängstlichen Reaktionen, aber einen Sanitäter zur Umfeldbeobachtung einteilen!**
- **GAMS-Regel beachten!**
- **Sofortige Kontaktaufnahme mit der Polizei durch Einsatzleiter Rettungsdienst, um die Einsatzmaßnahmen abzustimmen.**
- **Klären, ob polizeiliche Gefahrenabwehr- und Sicherungsmaßnahmen durchzuführen sind.**

Gerade für die Ersteinsatzkräfte besteht neben der Versorgung und Rettung von verletzten Personen die schwierige Aufgabe, an der Gefahrenstelle auf weitere Anschlagsszenarien zu achten.

Verdächtige Wahrnehmungen, Gegenstände und Personen, ungewöhnliche Eindrücke, Gerüche, Geräusche und gesundheitliche Einschränkungen (Übelkeit, Sehstörung, Schwindel) oder Verletzungsmuster (Einschusslöcher) sowie verdächtige oder ortsfremde Einsatzfahrzeuge sind sofort an die Einsatzleitung und die Polizei zu melden.

In Österreich wurde vom Bundesministerium für Inneres und den Einsatzorganisationen das SKKM-Handbuch »Handbuch für Terror-, Amok- und Geisellagen« herausgegeben, für das in den Einsatzorganisationen entsprechende Umsetzungsrichtlinien erlassen wurden. Abgekürzt werden diese Sonderlagen als ***TAG-Lagen*** bezeichnet.

MERKE

Ziel: **Gefahr von Anschlägen auf die Rettungskräfte minimieren:**

- **Abstand halten,**
- **dezentrale Bereitstellungsräume einrichten,**
- **warten, bis Einsatzauftrag erteilt wird,**
- **kein eigenmächtiger Einsatz.**

Aufgrund möglicher Sekundäranschläge sind rasch alle Personen in einen offenen, übersichtlichen Bereich zu verbringen. Gepäckstücke verbleiben an der Einsatzstelle. Wegen möglicher Selbstmordattentate hat vor der Versorgung eine Körperkontrolle auf weitere Sprengfallen und Waffen zu erfolgen.

ZUSAMMENFASSUNG

Die Sicherheit der Rettungskräfte hat im Einsatz oberste Priorität: Die Rettung verletzter oder erkrankter Personen erfolgt unter Eigenschutz! Mithilfe des Gefahrenschemas lassen sich Gefahren an Einsatzstellen schnell erfassen. Je nach Art der Gefährdung sind die entsprechenden Maßnahmen zum Eigenschutz zu ergreifen,
z.B. Atemschutz, Einhalten von Sicherheitsabständen, Vorgehen nach Rücksprache mit der Einsatzleitung sowie Beachten von Sicherheitsregeln. Bei der Zusammenarbeit mit Kräften der Polizei ist deren Anweisungen stets Folge zu leisten.

LITERATUR:

Bundesamt für Bevölkerungsschutz und Katastrophenhilfe (BBK) (Hrsg.) (2018) HEIKAT Handlungsempfehlungen zur Eigensicherung für Einsatzkräfte der Katastrophenschutz- und Hilfsorganisationen bei einem Einsatz nach einem Anschlag. BBK, Bonn. Unter: www.bbk.bund.de/SharedDocs/Downloads/BBK/DE/Publikationen/Broschueren_Flyer/HEIKAT_Handlungsempfehlungen.html.

Bundesministerium für Inneres/Generaldirektion für die öffentliche Sicherheit, Abteilung II/13 – Staatliches Krisen- und Katastrophenmanagement und Koordination zivile Sicherheit (Hrsg.) (2018) Polizei & SKKM – Handbuch für Terror-, Amok- und Geisellagen für Behörden und Organisationen mit Sicherheitsaufgaben. Erlass GZ: BMI-ZK1320/0013-II/13/2018. Wien.

Dombrowski C (2012) Taktische Verwundetenversorgung für Militär und Spezialeinheiten der Polizei. Ein Bildatlas und Praxisbuch. Eigenverlag.

Feuerwehr-Dienstvorschrift FwDV 500 »Aufgaben im ABC-Einsatz« (2012) Unter: www.lfs.sachsen.de/download/lfs/Endfassung_FwDV_500_Stand_01_2012.pdf.

Gräff G (2010) Massenanfall von Verletzten (MANV) nach schweren Unfällen, Amoklagen oder Terroranschlägen – nur im Team zu bewältigen. Teil 10: Zusammenarbeit bei Terroranschlägen. Unterlagen für eine Unterrichtseinheit von ein bis zwei Stunden. Neckar, Villingen-Schwenningen.

Hoßfeld D (2013) Notfallversorgung unter erschwerten Bedingungen: Einsatz mit der Bundeswehr. Vortrag am 02.03.2013 beim Deutschen interdisziplinären Notfallmedizin Kongress (DINK) in Wiesbaden.

Kollmer J (2013) Gefahr! Gefahren an der Einsatzstelle. Ecomed Sicherheit, Heidelberg/Hamburg.

Knorr K-H (2018) Die Gefahren der Einsatzstelle. 9. Aufl. Kohlhammer, Stuttgart.

Neitzel C, Ladehof K (Hrsg.) (2015) Taktische Medizin. Notfallmedizin und Einsatzmedizin. 2. Aufl. Springer, Berlin/Heidelberg.

OENorm EN 1789: »Rettungsdienstfahrzeuge und deren Ausrüstung – Krankenkraftwagen«.

OENorm EN 1865 »Krankentransportmittel im Krankenkraftwagen«.

Österreichisches Rotes Kreuz (Hrsg.) (2002) Rahmen-Vorschrift für den Rettungs- und Krankentransportdienst. Wien.

Paschen H R (2017) Terrorlagen in Europa. In: Notarzt 33: 61-62.

Protection Civile des Hauts-de-Seine (Hrsg.) (o.J.) Exercise Plan Rouge Alpha 18-11-2018. Colombes. Unter: www.adpc92.com/exercice-plan-rouge-alpha.html.

Rettungsdienst. Zeitschrift für präklinische Notfallmedizin, Ausg. 8/2016 (39) »Taktische Lagen im Rettungsdienst«.

Wesuls R, Heinzmann T, Brinker L (2005) Professionelles Deeskalationsmanagement (ProDeMa). Praxisleitfaden zum Umgang mit Gewalt und Aggression in den Gesundheitsberufen. Hrsg. von Unfallkasse Baden-Württemberg (UKBW), 4. Aufl. UKBW, Stuttgart. Unter: www.ukbw.de/fileadmin/media/dokumente/Sicherheit___Gesundheit/bgm/literatur/ProDeMa-Broschuere.pdf.

11 Katastrophen, Großschadensereignisse und Gefahrgutunfälle

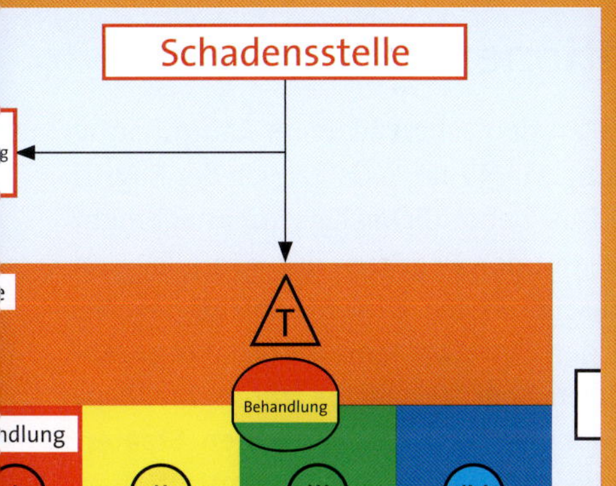

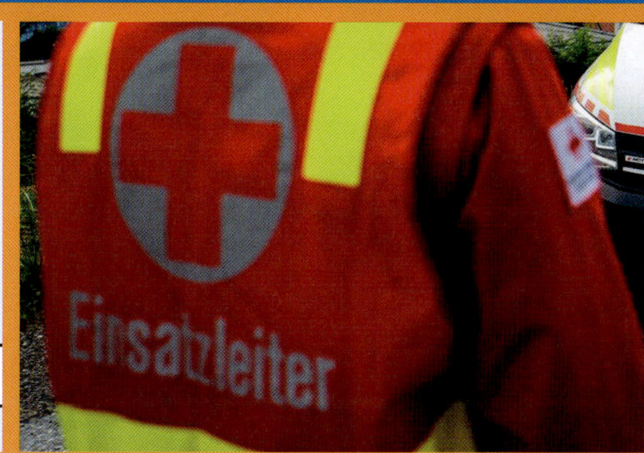

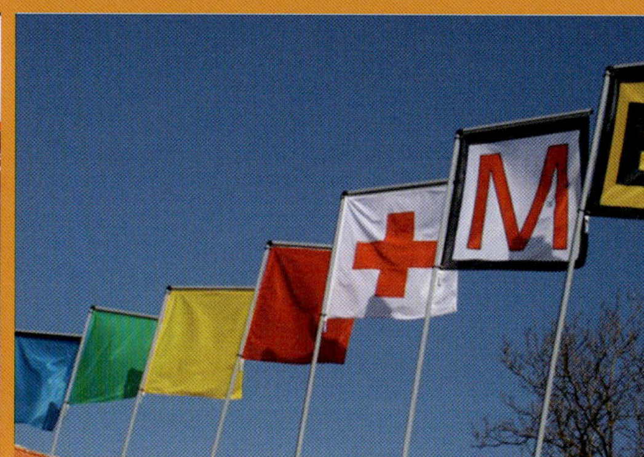

Inhalt:

11.1 Grundlagen

11.1.1 Rechtliche Grundlagen

Peter Hansak

Gemäß dem Bundes-Verfassungsgesetz ist den Gemeinden u.a. das Hilfs- und Rettungswesen im eigenen Wirkungsbereich übertragen. Die Gemeinde handelt in diesem Wirkungsbereich im Rahmen der gesetzlichen Vorgaben durch die Länder. Aufgrund dieser Kompetenzlage haben alle Bundesländer inhaltlich abweichende Rettungsdienst- und Katastrophenschutzgesetze. In Bezug auf den Massenanfall von Verletzten (MANV) bzw. ***für das Großunfallwesen*** bilden die ***Rettungsdienstgesetze*** die ***rechtliche Basis***; die ***»detaillierten« Bestimmungen***, insbesondere in Bezug auf die behördliche Einsatzleitung, finden sich ***in den Katastrophenschutzgesetzen***. Die gesetzliche Grundlage für den Katastrophenschutz ist eine sog. Querschnittsmaterie, da sie sich neben den Katastrophenschutzgesetzen über viele andere Gesetze (Zivildienstgesetz, Wehrgesetz, Wasserrecht, Rundfunkgesetz u.a.) erstreckt. Durch diese Vielzahl an rechtlichen Normen, die in den Katastrophenschutz fallen, gibt es auch unterschiedliche Zuständigkeiten auf Ebene der Behörden (Land/Bund).

11.1.2 Behördliches Krisenmanagement

Die Zuständigkeit für die Koordination bei überregionalen bzw. internationalen Anlassfällen liegt auf Bundesebene beim Ministerium für Inneres. Die Verantwortung für den Katastrophenschutz obliegt dem Landeshauptmann auf Landesebene, dem Bezirkshauptmann für seinen politischen Bezirk und dem Bürgermeister in seiner Gemeinde. Die Hauptaufgabe des behördlichen Krisenmanagements liegt in koordinierenden Maßnahmen. Im Falle eines »behördlichen« Katastrophenfalls beraten daher eigene Ausschüsse (z.B. Landes- oder Bezirkskoordinationsausschüsse), teilweise auch Stäbe, die ***verantwortlichen Behördenvertreter auf Bundes-, Landes- und Bezirksebene***. Das Kernstück bildet auf Bundesebene im Rahmen des Staatlichen Krisen- und Katastrophenschutzmanagements (SKKM) der »Koordinationsausschuss für nationales Krisenmanagement«. Ihm obliegt bei großräumigen Gefährdungen die Koordination und Abstimmung der auf Bundes- und Landesebene erforderlichen Maßnahmen. Zur fachlichen Beratung sind die verantwortlichen Kommandanten/Fachreferenten der Einsatzorganisationen ebenfalls in diesen Ausschüssen vertreten. Die meisten Organisationen unterhalten zusätzlich ihre eigenen Einsatz- und Führungsstäbe. Jeder Ausschuss ist eine informelle Institution mit Informations- und Koordinationsaufgaben. Er ist nicht dazu bestimmt, rechtlich bindende Entscheidungen zu treffen, da alle ***Kompetenzen der zuständigen Behörden und Organisationen unverändert*** bestehen bleiben.

Im Innenministerium in Wien ist auch die ***Bundeswarnzentrale*** angesiedelt, als Schnittstelle zu unseren Nachbarstaaten und dem Krisenmanagement der EU. Sie steht in Verbindung mit den ***neun Landeswarnzentralen*** der Bundesländer, die als Führungsunterstützung der Katastrophenschutzabteilungen der Länder fungieren.

11.1.3 Definitionen

Gebräuchlicher als die im deutschsprachigem Raum häufig verwendete Bezeichnung MANV ist in Österreich der Begriff des ***»Großeinsatzes«***. Das behördliche Krisenmanagement arbeitet wiederum nur mit den Begriffen des »Unfalls« und der »Katastrophe«. Einsatztaktisch wird im Rettungswesen nach den Richtlinien der Einsatzorganisationen vorgegangen. Für die angeführten Begriffe gibt es ***unterschiedliche Definitionen seitens der Behörden*** der einzelnen Staaten, ebenso wie zwischen verschiedenen Einsatzorganisationen. Letztendlich haben die beteiligten Institutionen und Organisationen unterschiedliche Aufgaben und daher auch unterschiedliche Ansätze in ihren Definitionen.

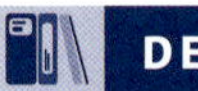

DEFINITION

Großeinsatz / Katastrophe

»Ein Großeinsatz liegt vor, wenn anzunehmen ist, dass das Ereignis mit den örtlichen personellen und materiellen Kräften und Mitteln nicht bewältigt werden kann, aber keine erklärte Katastrophensituation vorliegt.«

»Eine Katastrophe ist eine Ausnahmesituation, in der die täglichen Lebensgewohnheiten der Menschen plötzlich unterbrochen sind und die Betroffenen infolgedessen Schutz, Nahrung, Kleidung, Unterkunft, medizinische und soziale Fürsorge oder anderes Lebensnotwendiges benötigen« (Föderation der Rotkreuz- und Rothalbmond-Gesellschaften).

Die angeführte Definition des Großeinsatzes lässt wiederum Interpretationen zu und ist daher in den Durchführungsbestimmungen der Organisationen unterschiedlich, ***meist über die Anzahl der zum Einsatz kommenden Fahrzeuge***, geregelt. Jeder Sanitäter ist dazu angehalten, sich in seinem Bundesland und innerhalb seiner Einsatzorganisation über die Organisation von Großschadensfällen zu informieren, da die einzelnen Konzepte in Details abweichen können.

11.2 Die Katastrophe

Neben der Einteilung von Katastrophen in Naturkatastrophen oder durch den Menschen verursachte, »künstliche« Katastrophen gibt es auch die Unterscheidung nach der Ursache (Verkehr, Natur, Epidemien usw.) bzw. der Wirkung (bedrohte Menschenleben, Wohnstätten, Arbeitsstätten). Die Grundlage der Katastrophenbewältigung ist eine umfassende Katastrophenvorsorge. Die Katastrophenbewältigung selbst beginnt mit der Phase des Einsatzes, der Soforthilfe zur Sicherung des Überlebens der Betroffenen und der organisierten Katastrophenhilfe. Es folgt die Phase der Regeneration mit Instandsetzung und Wiederaufbau. Die ***Soforthilfe*** dauert Stunden bis Tage und umfasst vorrangig die Selbsthilfe vor Ort und – soweit noch einsatzfähig – die Hilfe durch örtliche Rettungs- und andere Einsatzorganisationen. Die ***organisierte Katastrophenhilfe*** dauert Wochen bis Monate und schließt an die Selbsthilfe an. In dieser Phase werden vor allem die entsandten Hilfskräfte aus anderen Regionen oder Ländern das örtliche Personal unterstützen bzw. ablösen. Die ***Regeneration*** kann je nach dem Ausmaß des Schadensereignisses Monate bis Jahre dauern.

Unter ***Internationalen Hilfseinsätzen*** (Auslandseinsätzen) versteht man alle Tätigkeiten von Einzelpersonen oder Einsatzkräften, die ***außerhalb des Bundesgebiets*** stattfinden. Sonderformen von internationalen Einsätzen sind der grenzüberschreitende Katastrophenschutz und bilaterale Katastrophenhilfseinsätze. Solche Staatsverträge bestehen z.B. zwischen der Republik Österreich und Slowenien, Ungarn, Deutschland und anderen Nachbarstaaten. Die ***Mitgliedsstaaten der EU*** sind untereinander zur gegenseitigen ***Katastrophenhilfe*** verpflichtet, allerdings gemäß dem Prinzip der Subsidiarität nur ***auf Anforderung*** der betroffenen Staaten. Nach Feststellung eines Katastrophenfalls im Inland bzw. nach der Anforderung durch einen anderen Staat kann die zuständige Behörde einen Einsatz anordnen. Hilfslieferungen sind Sachspenden, die durch staatliche Unterstützung, durch Spenden der Bevölkerung oder durch Eigenleistungen von Hilfsorganisationen im Rahmen einer Katastrophe in ein Schadensgebiet gebracht werden. In jedem Fall sind die gesetzlichen Bestimmungen (Zoll, Transport, Finanzen) sowohl des Inlands als auch des Empfängerstaates zu beachten.

Der Zivilschutz ist ein wesentlicher Teil der Katastrophenvorsorge in Österreich und betreibt umfassenden Bevölkerungsschutz, der vor allem die Verhütung und Schadensminimierung ziviler Katastrophen zum Ziel hat. Er stützt sich stark auf die Tätigkeit der Einsatzorganisationen, zuvorderst der Feuerwehr und der Rettungsdienste.

Tab. 1 ▶ Unterschiede in der Bewältigung von Großeinsätzen und Katastrophen

Problemstellung	Großeinsatz	Katastrophe
Räumliche Ausdehnung	– regional eingegrenzt – relativ übersichtlich – Führung vor Ort möglich – taktische Räume (s. Großeinsatz)	– regional ausgedehnt – unübersichtlich – Führung vor Ort nicht möglich – Einsatzabschnitte
Ressourcen:		
personelle	– Reserven jederzeit verfügbar – weitere Unterstützung rasch zuführbar	– Reserven im Einsatz – längere Zeitspanne bis zum Eintreffen weiterer Kräfte
materielle	– ohne Einschränkungen	– nur für begrenzte Zeit autonom, Organisation von Nachschub wichtig
Zeit	2–4 Stunden	Tage bis Wochen
Personal	– keine Verpflegung – kein Wechsel – keine Ruhezeiten – keine Ausfälle (Erschöpfung, Beruf etc.)	– Verpflegung (Essen und Getränke) – Schichtwechsel – Unterbringung – Ersatz/Wechsel muss vorbereitet werden
Überlastungsphase*	kurz	lang
Führung	– gemeinsame Einsatzleitung – Einsatzleitung Sanitätsdienst – Abschnittsleiter	– behördliche Einsatzleitung – Kommando mit stabsmäßiger Einsatzführung – Einsatzleitungen vor Ort für jeden Einsatzabschnitt – Verbindungsoffiziere zur Behörde

* Anmerkung: Unter Überlastungsphase versteht man den Zeitraum vom Eintreffen der ersten Rettungskräfte bis ausreichend Kräfte zur Bewältigung der Katastrophenfolge im Einsatzgebiet sind. Je länger die Überlastungsphase andauert, umso mehr Menschen sind an Leben und Gesundheit gefährdet. Vorrangiges Ziel einer guten Einsatzvorbereitung und Gefahrenanalyse ist es daher, die Überlastungsphase so kurz wie möglich zu halten.

MERKE

Stellen Einsatzorganisationen Kontingente oder Sondereinheiten für den Katastropheneinsatz, so werden diese von einem hierzu bestellten Kommandanten geführt. Dieser wiederum wird der jeweiligen Einsatzleitung (Behörde, Einsatzorganisation) unterstellt und führt deren Aufträge und Anweisungen aus. So können Teams aus verschiedenen Einsatzorganisationen jederzeit unter einer fremden Führung zusammenarbeiten.

Manche Einsatzorganisationen halten für den Katastrophenfall Sondereinheiten vor. Diese werden im normalen Rettungsdienst selten benötigt und sind materiell und personell speziell auf die besondere Situation einer Katastrophe vorbereitet.

Zu den erschwerenden Umständen eines Katastropheneinsatzes gehören:
- die Dauer des Einsatzes,
- eine große Zahl betroffener Menschen,
- ein ausgedehntes, unübersichtliches Schadensgebiet,
- extreme Wetter oder Umweltbedingungen,
- mangelnde oder stark beeinträchtigte Infrastruktur und
- ein erhöhtes Gefahrenpotenzial für die Helfer.

Sondereinheiten für den Katastrophenfall sind insbesondere die Trinkwasseraufbereitung, Einheiten zur Unterbringung und Verpflegung von Betroffenen, Einheiten für die Aufrechterhaltung der Kommunikation der Einsatzkräfte und Spezialeinheiten als Unterstützung für den Einsatz (Strom, Beleuchtung etc.).

11.3 GROSSEINSATZMANAGEMENT

11.3.1 Einsatzführung

Mit der Übernahme von Führungsaufgaben im Rahmen einer Einsatzleitung ist auch eine rechtliche Verantwortung bzw. Haftung verbunden. Diese kann von einem Einsatzleiter nur wahrgenommen werden, wenn alle Sanitäter wissen:
- wie sie zu handeln haben,
- wo ihr Einsatzbereich ist,
- wer befugt ist, ihnen Anweisungen zu geben,
- dass sie diesen Anweisungen Folge zu leisten haben!

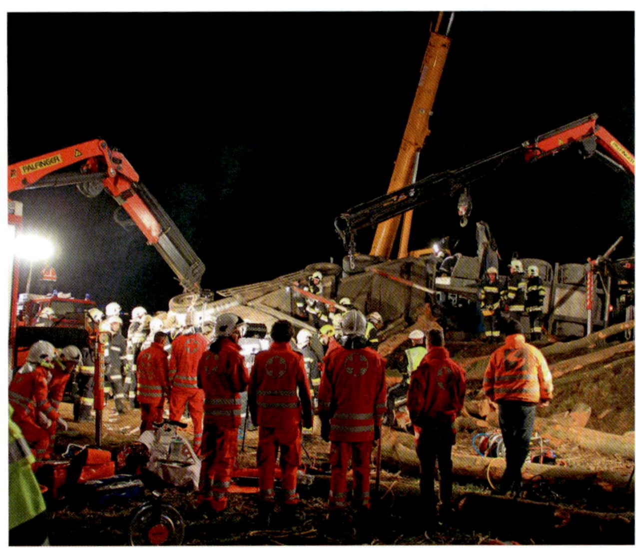

ABB. 1 ▶ Großeinsatz bei Lkw-Unfall

Der ***Bezirkshauptmann als Leiter der Sicherheitsbehörde*** hat Weisungsrecht gegenüber allen Einsatzorganisationen und der Exekutive. Ab welchem Schadensausmaß seine Zuständigkeit beginnt, ist in landesrechtlichen Vorschriften geregelt. Innerhalb des Schadensraums wird eine ***gemeinsame Einsatzleitung*** mit der Einsatzleitung Sanitätsdienst, den Einsatzleitern der anderen Einsatzorganisationen, der Exekutive, den Einsatzleitern von Sonderkräften und dem Behördenvertreter gebildet. Der Standort dieser Einsatzleitung wird in fast allen Bundesländern ***durch ein rotes Drehlicht gekennzeichnet***. Ist es den Einsatzleitern nicht möglich, den Einsatz zentral von einem Standort aus zu führen, sind in regelmäßigen Abständen Lagebesprechungen am Ort der gemeinsamen Einsatzleitung abzuhalten.

Der Leitende Notarzt (Ltd. Notarzt, LNA) und der Einsatzleiter des Sanitätsdienstes (EL) bilden zusammen die ***»Einsatzleitung Sanitätsdienst«***.

Häufig kommt es für eine kurze Zeitspanne zur Einrichtung einer ***provisorischen Einsatzleitung***. Da es in der Regel einige Zeit dauern kann, bis der zuständige Kommandant bzw. Leitende Notarzt an der Unfallstelle eintrifft und das Kommando übernimmt, hat der ranghöchste Mitarbeiter des ersten eintreffenden Rettungsfahrzeugs als »Provisorischer Einsatzleiter« die vorläufige Einsatzleitung im Sanitätsdienst zu übernehmen. Ist zu diesem Zeitpunkt noch kein Leitender Notarzt vor Ort, muss der erste eintreffende Arzt die Funktion des »provisorischen ärztlichen Leiters« bis zum Eintreffen des Leitenden Notarztes übernehmen.

Die ***Aufgaben der provisorischen Einsatzleitung*** umfassen die folgenden Tätigkeiten, die in der Folge auf den Einsatzleiter übergehen:

- Aufbau einer Einsatzleitung,
- Überblick verschaffen (Erfassen der Lage und der Örtlichkeit, Wahl des Wagenhalteplatzes etc.),
- Rückmeldung an die Leitstelle (geschätzte Anzahl der Verletzten und aus dieser resultierend Personal- und Materialnachforderung),
- Koordinierung aller weiteren eintreffenden Kräfte des Sanitätsdienstes,
- Schaffung der notwendigen Infrastruktur,
- Organisation der ersten Versorgungsmaßnahmen und
- Übergabe des Einsatzes an den Einsatzleiter.

Die Aufgaben des Einsatzleiters erstrecken sich auf ***alle organisatorischen Maßnahmen im Rahmen eines Einsatzes***, da das Weisungsrecht gegenüber dem Sanitätspersonal in medizinischen Belangen dem Leitenden Notarzt zusteht. Der Einsatzleiter kann auch gleichzeitig als Leiter der Sanitätshilfsstelle (SanHiSt) fungieren. Ist es notwendig, mehrere SanHiSt einzurichten, ist für jede ein eigener Leiter zu bestellen. Die ***Aufgaben des Einsatzleiters*** sind:

- Koordination der Befehlsgabe an die Sanitäter,
- Organisation der räumlichen/taktischen Gliederung,
- Einsetzen von Abschnittsleitern (ausgenommen Ärzte, diese werden an den Leitenden Notarzt verwiesen),
- Einteilung der Sanitäter,
- Zuteilung der Notfallsanitäter an den Leitenden Notarzt,
- Funkkontakt mit der Leitstelle,
- Kontakt zu den anderen Einsatzleitern,
- Führung von Einsatzskizze und Einsatzprotokoll,
- Beendigung des Sanitätseinsatzes in Absprache mit dem Leitenden Notarzt,
- Übernahme der Funktion des Sprechers für seine Einsatzorganisation.

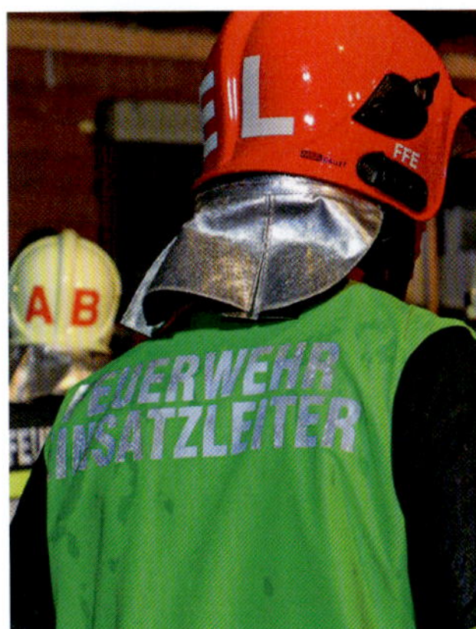

Abb. 2 ▶ Kennzeichnung Einsatzleiter der Feuerwehr

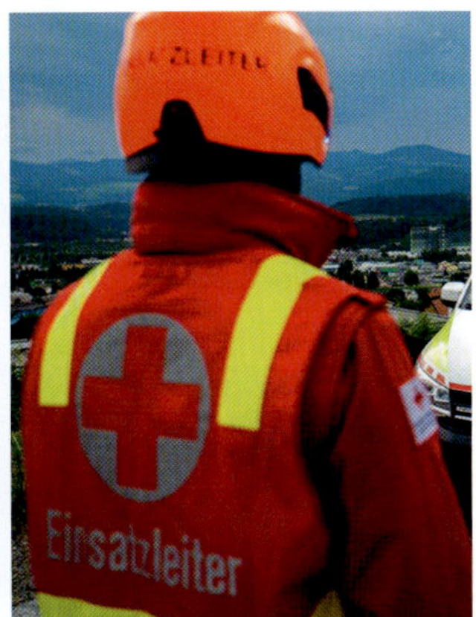

Abb. 3 ▶ Kennzeichnung Einsatzleiter Rettungsdienst

Benötigt der Ärztliche Leiter Informationen oder zusätzliche Materialien, fordert er diese über den Einsatzleiter an.

Der ***Leitende Notarzt*** des regional zuständigen Notarztsystems ist gemäß dem Ärztegesetz im Sanitätseinsatz der ***medizinische Einsatzleiter***. Ist kein Notarzt am Unfallort ver-

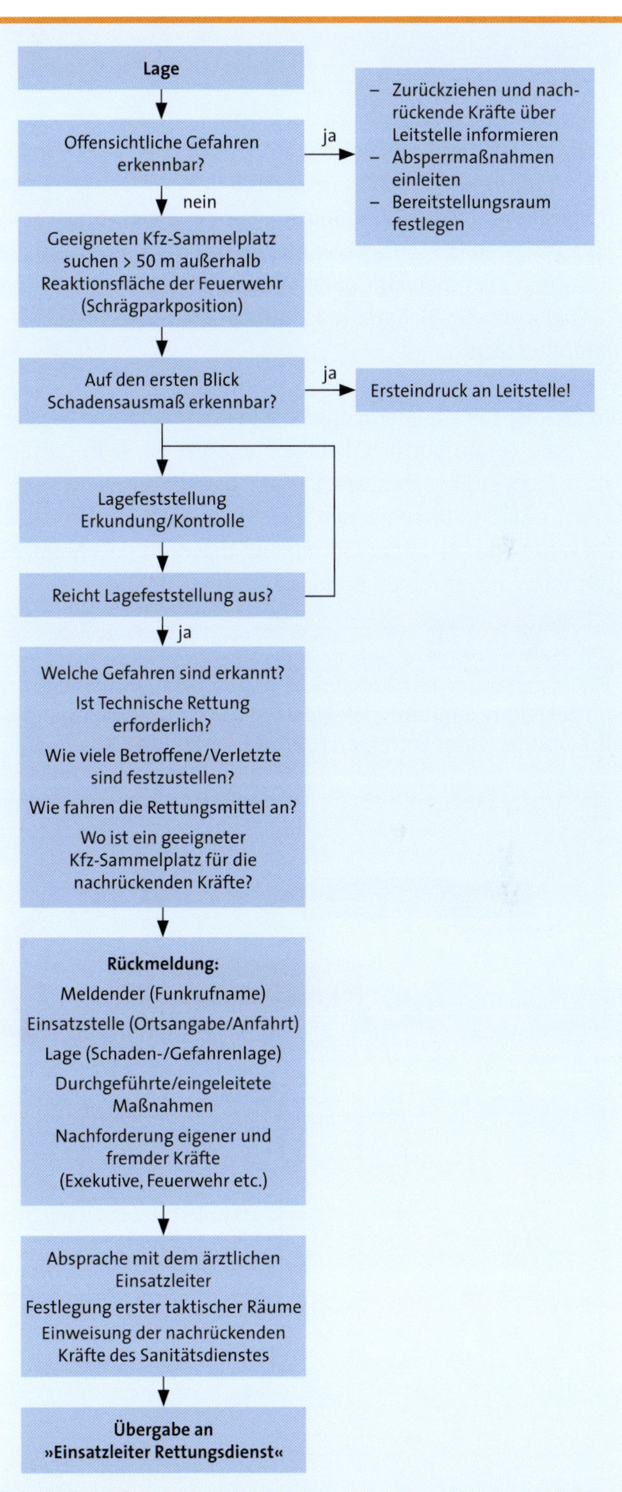

Abb. 4 ▶ Ersteintreffendes Fahrzeug (Provisorische Einsatzleitung)

fügbar, hat jener niedergelassene Arzt, welcher als erster am Unfallort eintrifft, die medizinische Einsatzleitung für die Dauer des Einsatzes zu behalten. Die ***medizinische Einsatzleitung umfasst*** folgende Aufgaben:

- Zusammenarbeit mit dem Einsatzleiter des Sanitätsdienstes,
- Einteilung der Ärzte,
- Zuteilung der Notfallsanitäter zu Ärzten,
- Anweisungen im Rahmen der Notfallkompetenzen an Notfallsanitäter mit Notfallkompetenzen,
- Anforderung von Medikamenten,
- Veranlassung der Erhebung von Sonderversorgungskapazitäten (z. B. Druckkammer, Verbrennungsbetten),
- Leitung aller medizinischen Maßnahmen,
- Abklärung der Sicherheit der Einsatzkräfte aus medizinischer Sicht.

Der LNA ist für alle medizinischen Belange und den Einsatz der Ärzte verantwortlich. Laut Ärztegesetz ist er in diesem Fall: »... gegenüber den am Einsatz beteiligten Ärztinnen/Ärzten und Sanitätspersonen weisungsbefugt ...« (Ärztegesetz § 40a, Abs. 3). In der Umsetzung dieses Bundesgesetzes differieren die einzelnen Bundesländer.

BEACHTE

Einsatzleiter und LNA können die angeführten Aufgaben an geeignete Sanitäter delegieren, was oftmals unumgänglich und Teil eines korrekten Führungsverfahrens ist.

11.3.2 Räumliche Gliederung im Großeinsatz

Die Einrichtung der angeführten Räume zur Gliederung eines Einsatzes wird nach Notwendigkeit durch den Einsatzleiter des Sanitätsdienstes angeordnet. Die räumliche Gliederung ist immer flexibel zu betreiben.

Unter ***Bereitstellungsraum*** versteht man einen Ort kurz vor dem Schadensraum, zu welchem die Einsatzkräfte maximal vorrücken dürfen und an dem sie auf weitere Befehle warten müssen.

Unter ***Einsatzstelle*** versteht man das Gebiet innerhalb der äußeren Absperrung. Sie umfasst:

- Schadensstelle(n),
- Einsatzabschnitte (taktische Räume) und
- Einsatzleitung.

Einsatzabschnitte können sein:

- Patientensammelstelle ,
- Material- und Meldestelle,
- Sanitätshilfsstelle,
- Transport
- Betreuung,
- Presse.

Die ***Schadensstelle*** ist die ***unmittelbar durch das Ereignis betroffene Fläche*** und kann durch einen Sicherheitsring

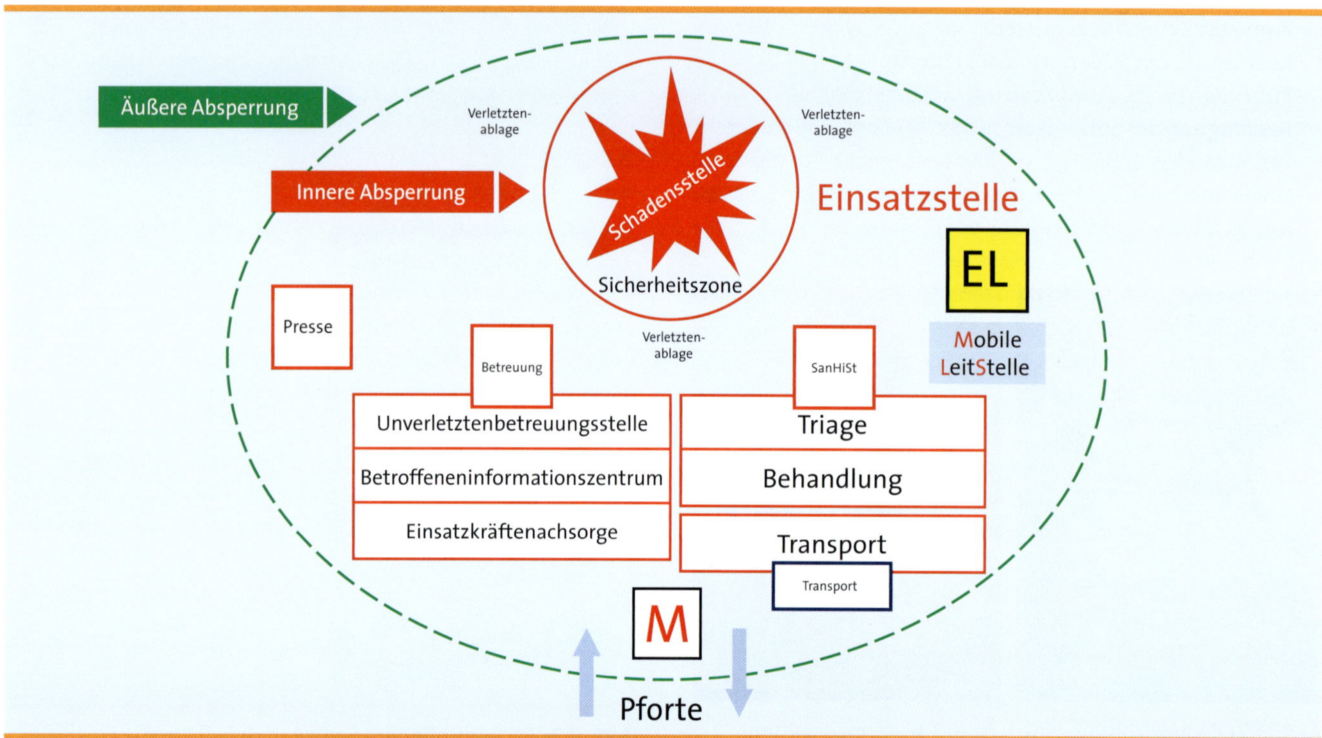

Abb. 5 ▶ Taktische Elemente im Großeinsatz – Gliederung des Einsatzraums bzw. der Einsatzstelle

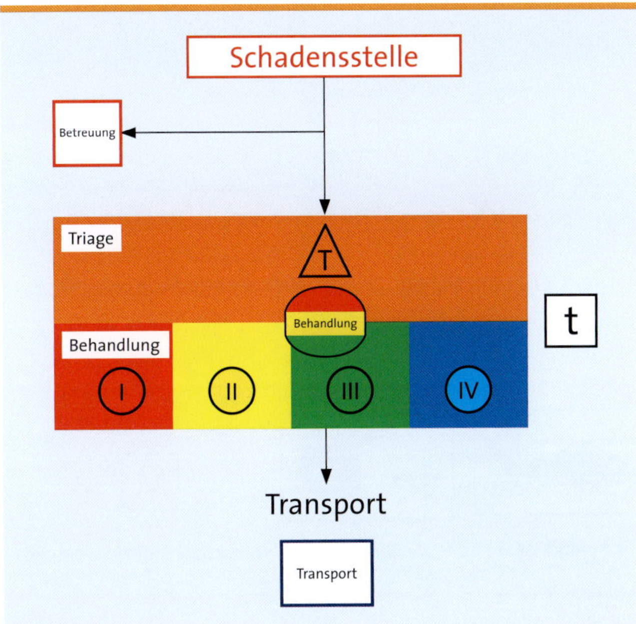

Abb. 6 ▶ Gliederung der SanHiSt

abgegrenzt werden. Das Gebiet innerhalb des Sicherheitsrings kann vom Einsatzleiter der Feuerwehr zur Gefahrenzone erklärt werden, wenn z.B. durch einen Brand oder Chemikalien Gefahr für die Einsatzkräfte besteht. Der Schadensplatz darf durch das Personal des Sanitätsdienstes erst betreten werden, wenn dieser nach Rücksprache mit dem Einsatzleiter der Feuerwehr freigegeben wurde.

Ist das Betreten der Schadensstelle für Sanitätskräfte nicht möglich, werden mit dem EL-Feuerwehr ***Verletztenablagen*** am Sicherheitsring festgelegt. An diesen Punkten werden die Verletzten von den Bergemannschaften der Feuerwehr abgelegt, von den Kräften des Sanitätsdienstes übernommen und nach Möglichkeit bereits hier durch einen Arzt triagiert.

Zur Einrichtung einer ***Sanitätshilfsstelle*** (SanHiSt) kann die am Einsatzort vorhandene Infrastruktur (Gasthaus, Garagen etc.) genutzt, nötigenfalls können Zelte aufgestellt werden. Die Sanitätshilfsstelle umfasst:

- Triagestelle,
- Behandlungsstelle,
- Sammelstelle Tote.

Je nach Notwendigkeit und der zur Verfügung stehenden Zahl an Ärzten können eine oder mehrere ***Triagestellen*** eingerichtet werden. Diese liegen möglichst nahe an der Schadensstelle, jedoch außerhalb der Gefahrenzone. Die Einteilung eines Patienten in eine Triagegruppe soll nicht länger als 60 Sekunden dauern. In weiterer Folge werden durch die Ärzte an der Behandlungsstelle ***zuerst alle Verletzten der Triagegruppe I behandelt*** (s. Kap. 11.4.1).

Verletzte Personen, die in der Lage sind, selbst zu gehen, werden zusammen in Begleitung eines Sanitäters zur Behandlungsstelle geschickt.

Die ***Behandlungsstelle*** unterteilt sich im Großeinsatz in drei, im Katastrophenfall in vier Bereiche (s. Triage), einen für jede Triagegruppe. Diese Unterteilung ist nach den lokalen Möglichkeiten zu gestalten, z.B. mit Zelten, Räumen oder, wenn nicht anders möglich, einfach nur durch einen entsprechenden Abstand zwischen den Bereichen. Die Zuteilung der Ärzte zu den einzelnen Bereichen der Behandlungsstelle erfolgt dynamisch nach dem Zustrom der Verletzten. Bevor Patienten der Triagegruppe II oder III an der Behandlungsstelle behandelt werden, müssen alle Verletzten der Gruppe I (»Sofortbehandlung«) medizinisch versorgt worden sein.

Nach durchgeführter Behandlung erfolgt die Transporttriage. Im ***Abschnitt Transport*** kann der Patient bis zum Abtransport in einer Verletztensammelstelle betreut werden.

Die Todesfeststellung erfolgt im Zuge der Vorsichtung oder spätestens an der Triagestelle. Die Sammelstelle für Tote ist abseits der SanHiSt einzurichten. Alle Verstorbenen werden mit Decken oder Planen bedeckt.

Alle eintreffenden Wagenbesatzungen haben sich bei der ***Material- und Meldestelle*** zu melden, werden dort registriert und erhalten weitere Anweisungen. Fahrzeuge, die Funkgeräte und angefordertes Material zum Einsatzort bringen, haben diese sofort an der Meldestelle abzugeben. Jede Mannschaft, die nach dem Abtransport eines Verletzten wieder an der Unfallstelle eintrifft, hat sich erneut bei der Meldestelle anzumelden.

Die mobile Leitstelle ist an der Einsatzstelle in unmittelbarer Nähe zur gemeinsamen Einsatzleitung aufzustellen. Sie untersteht dem Einsatzleiter und ist für die gesamte Kommunikation während des laufenden Einsatzes zuständig.

Die Unverletztenbetreuungsstelle ist in einem entsprechenden Abstand zur Schadensstelle einzurichten.

An der ***Betreuungsstelle*** wird die psychosoziale Betreuung der Betroffenen (Krisenintervention, KIT) und der Einsatzkräfte (Stressverarbeitung nach belastenden Ereignissen, SvE) organisiert. Sie ist dreigeteilt und gliedert sich in:

- Unverletztenbetreuungsstelle (einschließlich KIT),
- Betroffeneninformationszentrum (einschließlich KIT),
- Einsatznachsorge (SvE).

Alle unverletzten Betroffenen sowie eintreffende Angehörige werden hier:

- gesammelt und registriert,
- betreut und laufend über das aktuelle Geschehen und die gesetzten Maßnahmen informiert und
- wenn möglich, mit ihren Angehörigen zusammengebracht.

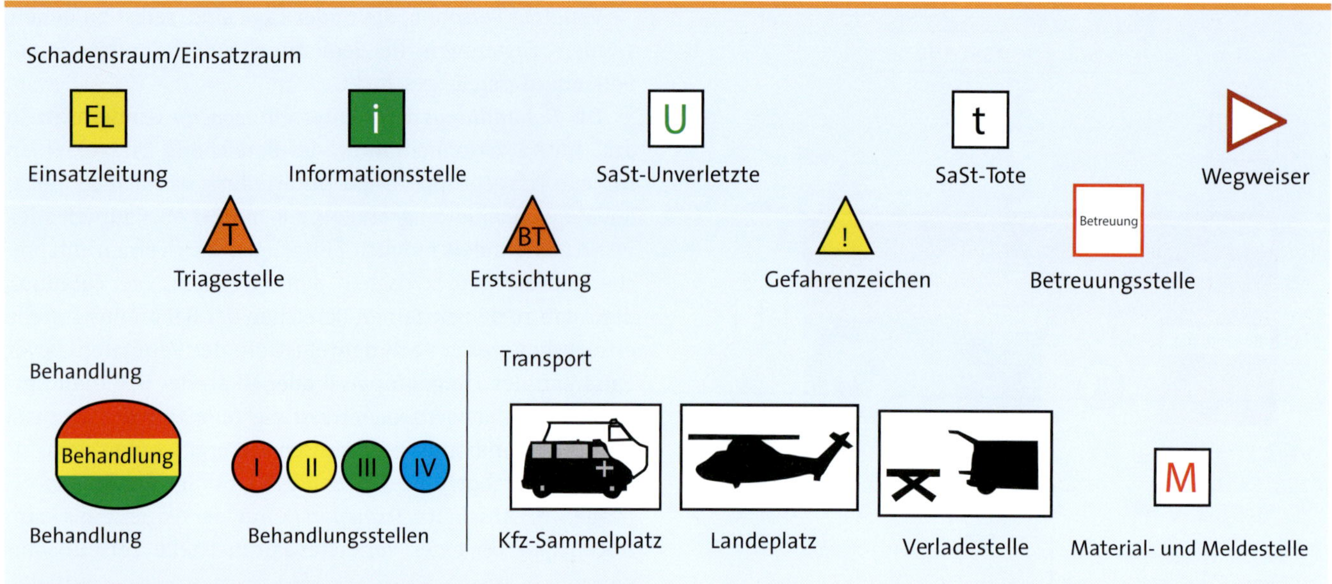

Abb. 7 ▶ Taktische Räume und ihre Zeichen

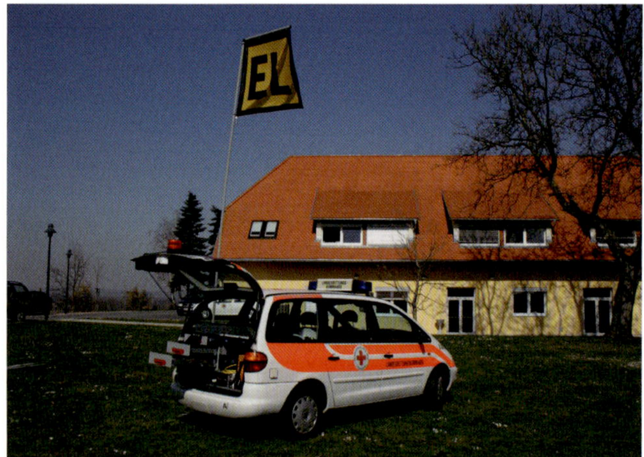

Abb. 8 ▶ Einsatzleitung Sanitätsdienst

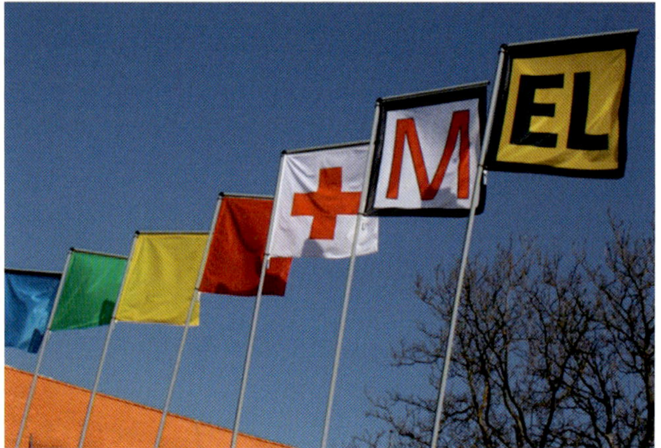

Abb. 9 ▶ Faltfahnen zur Kennzeichnung der Behandlungsräume, Patientensammelstellen, Material- und Meldestelle sowie Einsatzleitung

Die Errichtung der Sicherheitseinrichtungen wird in Absprache mit allen Einsatzleitern festgelegt. Die Durchführung obliegt der Exekutive. Die äußere Absperrung dient der Umleitung des Verkehrs und der Verhinderung der »Anreise« von Schaulustigen. Der Zweck der inneren Absperrung ist es, Unbeteiligte von der Unfallstelle fernzuhalten. Die Pforte ist eine für die Rettungskräfte festgelegte Zu- und Abfahrtsmöglichkeit.

Der ***Sicherheitsring*** wird um die Schadensstelle gelegt, wenn diese durch den Einsatzleiter der Feuerwehr noch nicht freigegeben ist. Alle Mitarbeiter des Sanitätsdienstes dürfen sich der Unfallstelle nur bis zum Sicherheitsring nähern. Der Aufenthalt innerhalb des Sicherheitsringes ist Spezialkräften vorbehalten!

Zur ***Kennzeichnung*** tragen Mitarbeiter in Führungsfunktionen Warnwesten mit einem taktischen Zeichen oder einem Schriftzug mit ihrer Funktionsbezeichnung auf dem Rücken und der linken Brustseite.

11.3.3 Ablauf

Sofort nach Eintreffen an der Einsatzstelle hat sich der provisorische Einsatzleiter einen ***Überblick über die Lage*** zu verschaffen (s. Abb. 4). Nach Möglichkeit sollte er sich hierzu seines Kollegen bedienen, welcher die Funktion/en eines Schreibers bzw. Melders übernehmen kann. Wenn notwendig, wird eine entsprechende Anzahl an Sanitätern ausgeschickt, um die Lage zu erkunden. Unverletzte Betroffene können zur Laienhilfe und Leichtverletzte zur Selbsthilfe angeregt werden. Sie werden von der Schadensstelle bzw. aus der Gefahrenzone in Richtung der SanHiSt gewiesen.

Die ***erste Rückmeldung an die Leitstelle*** besteht aus zwei Teilen, der ***Schadenslage*** (was genau ist in welchem Umfang geschehen) ***und*** der ***räumlichen Lage*** (wie ist die räumliche Situation vor Ort: Zufahrt, Straßensperren, kein RTW-Sammelplatz etc.).

MERKE

Jede falsche Einschätzung der Lage in Bezug auf Personal- und Materialanforderungen verlängert für die ersten Einsatzkräfte die Überlastungsphase. Im Zweifelsfall ist die Zahl der benötigten Rettungsfahrzeuge immer höher anzusetzen.

Mit der Schaffung der im Großeinsatz notwendigen Infrastruktur ist zum frühestmöglichen Zeitpunkt zu beginnen. Das erste am Unfallort eintreffende Fahrzeug bestimmt durch seine Position für alle nachrückenden Fahrzeuge die Stelle des Kfz-Sammelplatzes. Alle weiteren angeführten Elemente der Schadensraumorganisation werden nach Bedarf eingerichtet.

Im Anschluss an die Rettung der Verletzten zu Patientensammelstellen oder in die Triagestelle kommen die Patienten zur Behandlungsstelle und von dort in den Einsatzabschnitt Transport.

Der ***Organisation des Abtransports der Patienten*** kommt im Zuge der Bewältigung eines größeren Schadensereignisses eine ***wesentliche Bedeutung*** zu. Werden die Patienten nicht optimal auf die umliegenden Krankenhäuser verteilt, kommt es in der Phase nach dem Einsatzende zu vermehrten Sekundärtransporten und einer weiteren Bindung von Rettungskräften bis hin zum NAH. Für die Transportreihung und die Bestimmung des Zielspitals kann dem »Leiter Transport« ein Arzt zur Seite gestellt werden, oder der Leitende Notarzt übernimmt diese Aufgabe selbst.

Jeder Großeinsatz endet erst mit der Aufarbeitung des Einsatzes in einer Nachbesprechung. Teamwork heißt auch, gemeinsam Kritik zu üben! Jedem größeren Einsatz hat daher so bald wie möglich eine Nachbesprechung zu folgen. Das Ergebnis dieser Besprechung ist Teil der Abschlussdokumentation. Im Rahmen der psychosozialen Betreuung haben die Einsatzleiter darauf zu achten, dass den am Einsatz beteiligten Mitarbeitern die Möglichkeit eines Debriefings (vgl. Kap. 12.7) angeboten wird.

11.4 Triage

Der Begriff »Triage« kommt aus dem Französischen und bedeutet Auswahl, Selektion oder Auslese. Im englischsprachigen Raum wird auch der Begriff »Sorting« und im Deutschen »Sichtung« verwendet. Der Ursprung der Triage liegt in der Kriegsmedizin; in der Folge wurde sie für die Katastrophenmedizin übernommen. Im Rahmen eines Großunfalls kommen die Triagegruppen I–III, im Katastrophenfall die Gruppen I–IV zur Anwendung. Unter Triage versteht man die ***Einteilung von Verletzten entsprechend ihrem Verletzungsgrad in Gruppen***. Ziel dieses Sortierens ist es, den Behandlungsablauf am Schadensort unter Berücksichtigung aller zur Verfügung stehenden Ressourcen an Menschen und Materialien im Sinne aller Verletzten zu optimieren und die höchstmögliche Überlebensrate für die Opfer zu erreichen. Es braucht nicht immer ein Großschadensereignis vorzuliegen, damit das Rettungspersonal mit einer Triage konfrontiert wird. Eine Triage wird notwendig, ***sobald die Anzahl der Verletzten die Zahl der anwesenden Mitarbeiter des Sanitätsdienstes übersteigt*** und für einzelne Patienten aus organisatorischen Gründen ein behandlungsfreies Intervall entsteht. Kommt ein Arzt zu einem Unfall mit mehreren schwer Verletzten, muss er sich entscheiden, welches der Unfallopfer seine Hilfe zuerst benötigt. Hierbei kommen ihm die Kriterien für die Zuteilung zu den einzelnen Triagegruppen zu Hilfe. Gleiches gilt auch für Sanitäter, solange keine Triageärzte eine Einteilung der Patienten vorgenommen haben oder noch keine oder zu wenig Ärzte an der Unfallstelle eingetroffen sind. Grundsätzlich muss jeder erfahrene Sanitäter in der Lage sein, eine Triage im weitesten Sinn durchführen zu können!

Die Triagegruppen werden immer mit römischen Ziffern angegeben. Jeder Ziffer ist eine Farbe zugeordnet:

- I Rot,
- II Gelb,
- III Grün,
- (IV Blau).

11.4.1 Triagegruppen

Kategorie I (Rot):
»Akute vitale Bedrohung – Sofortbehandlung«

Für Patienten dieser Gruppe besteht ***sofortiger Behandlungszwang am Unfallort***. Für die adäquate Versorgung der Patienten ist ein Arzt notwendig.

Ausgewählte Verletzungen/Erkrankungen:
- instabile Vitalfunktionen,
- Verlegung der Atemwege,
- schwere äußere Blutungen,
- offener/geschlossener Pneumothorax,
- schwere Schockzustände.

Kategorie II (Gelb): »Schwer verletzt/erkrankt – dringende Behandlung«

Für die Patienten dieser Gruppe besteht keine unmittelbare vitale Bedrohung. Für die ***Grundversorgung*** sind Sanitäter ausreichend. Ärzte können sich dieser Gruppe zuwenden, wenn es keine Patienten der Gruppe I mehr zu versorgen gilt.

Kategorie III (Grün): »Leicht verletzt/erkrankt – spätere (ambulante) Behandlung«

In diese Gruppe fallen alle bewusstseinsklaren Patienten, welche nicht in die Gruppen I, II (oder IV) fallen. Allgemein kann man bei diesem Personenkreis von ***Leichtverletzten*** sprechen.

Kategorie IV (Blau): »Geringe Überlebenschance – betreuende (abwartende) Behandlung«

In diese Kategorie fallen Patienten mit ***geringer Überlebenswahrscheinlichkeit*** bzw. Patienten, die den Transport nicht überleben würden. Der »Sammelplatz« für die Patienten dieser Gruppe muss räumlich getrennt von den Räumen für die Triagegruppen I–III angelegt werden und sollte aus Gründen der Pietät nicht ohne Weiteres einsehbar sein. Eine ärztliche Behandlung dieser Opfer erfolgt erst nach Versorgung der Gruppen I und II, aber vor der Gruppe III. Die Gruppe IV kommt ***nur im sanitätsdienstlichen Katastrophenfall*** zum Tragen, was im Inlandseinsatz sehr unwahrscheinlich ist. Der Grund hierfür liegt in dem Umstand, dass ein Großeinsatz Teil des organisierten Rettungswesens ist und die Einsätzkräfte nur eine relativ kurze Überlastungsphase durchlaufen, bis ausreichend Helfer und Transportkapazitäten vor Ort sind. Im Gegensatz dazu steht der Katastrophenfall insbesondere bei Auslandseinsätzen, bei dem die Überlastungsphase Tage bis Wochen dauern kann und auch die Ressourcen an Material und Personal sowie die Versorgungskapazitäten in den Krankenhäusern nicht nur ausgelastet, sondern auch völlig überlastet sein können. Bei Beginn eines Großeinsatzes kann es manchmal nicht sofort möglich sein zu entscheiden, ob es sich um einen Großeinsatz oder eine Katastrophe handelt. Damit fällt auch die Entscheidung, ob die Triagegruppe IV notwendig ist oder nicht, erst im Laufe des Einsatzes.

Im Zuge der Bewältigung ***eines Großeinsatzes wird kein Patient der Gruppe IV zugeordnet***, sondern der Gruppe I, d.h. es werden alle erforderlichen Maßnahmen gesetzt, um die Vitalfunktionen des Patienten zu erhalten, ggf. wird ein sofortiger Transport z.B. mittels NAH veranlasst.

BEACHTE

Die Patienten innerhalb einer Triagegruppe sind nie gleichwertig. Dies muss bei der Reihenfolge der Behandlung sowie bei der Transportpriorität entsprechend berücksichtigt werden.

11.4.2 Transportpriorität

Die Entscheidung über die Transportpriorität bzw. Transportreihung der Patienten erfolgt in jedem Fall erst nach der Sichtung und der notwendigen Behandlung! Der Transportpriorität kann nur nachgekommen werden, wenn es keine Patienten der Kategorie I mehr zu versorgen gilt. Dies bedeutet: Keine der Mannschaften, die durch einen Transport gebunden wären, darf bei der Erstversorgung von Patienten der Sichtungskategorie I, für die Behandlungszwang am Unfallort besteht, abgehen. Ein Abtransport während des Einsatzes darf nur erfolgen, wenn es die Gesamtsituation zulässt und der Leitende Notarzt den Transport freigegeben oder angeordnet hat.

Hohe Transportpriorität (A):
Der rasche Transport zur frühzeitigen Fachbehandlung nach ärztlicher Notversorgung ist angesagt.

Niedrige Transportpriorität (B):
Der Transport zur Fachbehandlung kann verzögert, in jedem Fall erst nach dem Transport der Patienten mit hoher Transportpriorität erfolgen.

11.5 Patienten- und Personenleitsystem

Zur ***einheitlichen Kennzeichnung von Verletzten*** bei Großschadensereignissen und Katastrophen wurde 1991 das ***Patientenleitsystem (PLS)*** durch das österreichische Bundeskanzleramt eingeführt. Bis zu diesem Zeitpunkt standen bei den Einsatzkräften verschiedene, miteinander nicht kompatible Systeme in Verwendung. Bei dem Patientenleitsystem handelt es sich um ***für ganz Österreich einheitliche Verletztenanhängetaschen aus Kunststoff***. Das PLS steht bei allen Einsatzorganisationen und dem Bundesheer in Verwendung.

Die Integration der psychosozialen Betreuung aller Betroffenen in die Einsatzkonzepte eines Großeinsatzes oder für Katastropheneinsätze machte es notwendig, dass auch unverletzte bzw. nicht erkrankte Personen im Rahmen ihrer Betreuung an der Einsatzstelle korrekt erfasst werden konnten. Hinzu kommt, dass der Informationsfluss zur Vermisstensuche und -identifizierung frühzeitig beginnen muss, um die Familienzusammenführung und das Auskunftswesen im Interesse der Angehörigen effizient ablaufen zu lassen. Dies und andere Diskussionspunkte in der Anwendung und den Möglichkeiten des Patientenleitsystems führten zu dessen ***Weiterentwicklung*** hin ***zum Personenleitsystem***. Diese Entwicklung hat im Jahr 2020 einen Abschluss gefunden, seither ersetzt das Personenleitsystem sukzessive das bisherige Patientenleitsystem. Einzelne Rettungsdienste, Krankenhäuser und Behörden haben bereits vollständig auf das neue System umgestellt, andere brauchen erst ihre Restbestände des Patientenleitsystems auf und ersetzen diese kontinuierlich durch das neue Personenleitsystem. Aus diesem Grund werden in diesem Kapitel das alte und das neue Kennzeichnungssystem vorgestellt.

Das neue System wird in kleineren Chargen produziert, um notwendige Anpassungen leichter umsetzen zu können. Daher ist auf jeder Charge auf der Vorderseite, rechts oben, die Versionsnummer aufgedruckt. Ursprünglich wurde in der Testphase, um eine Verwechslung mit dem nach wie vor in Verwendung stehenden orangen Patientenleitsystem

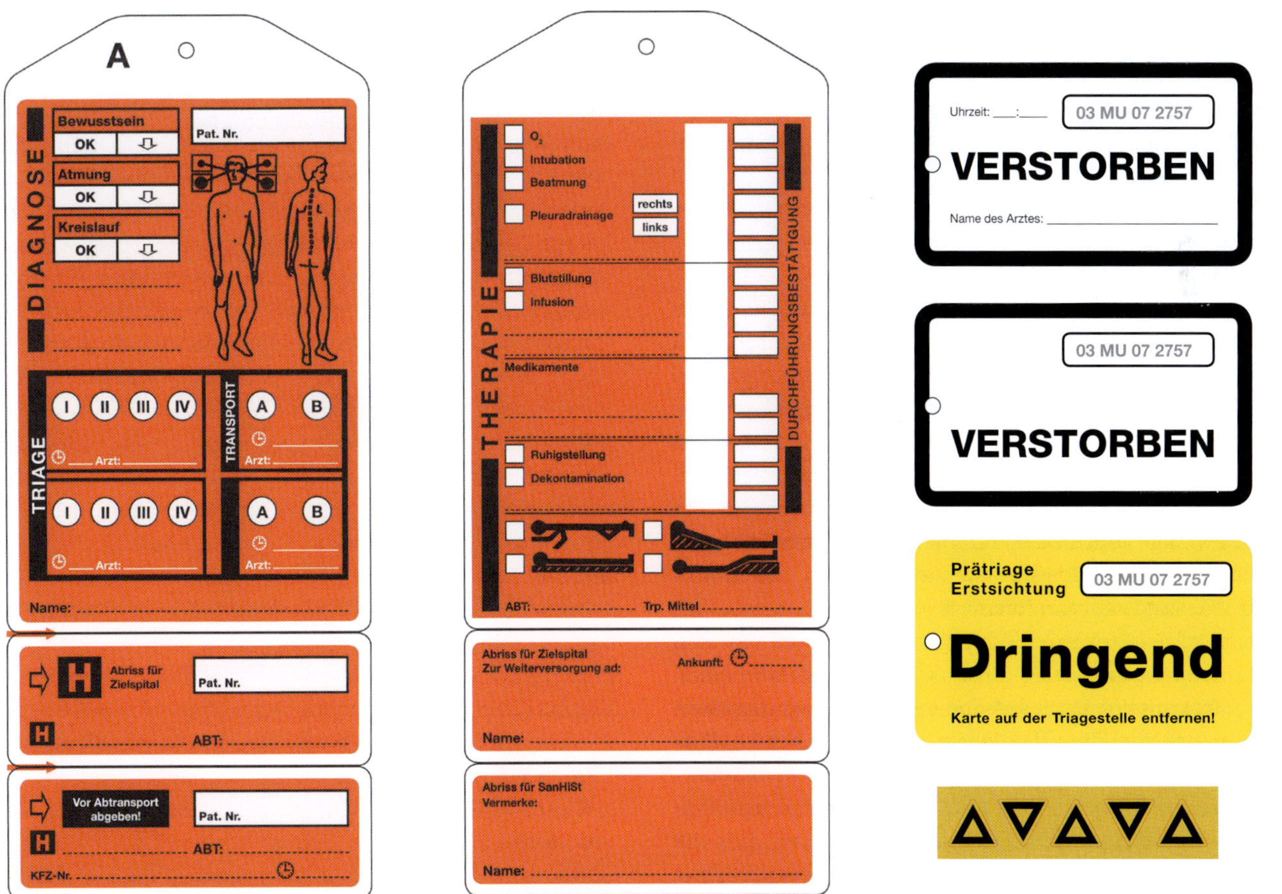

Abb. 10 ▶ Patientenleittasche sowie Kennzeichnungskärtchen des PLS

zu vermeiden, die Tasche des Personenleitsystems in Weiß gehalten. In den Rückmeldungen durch die Anwender wurde aber diese Farbe gegenüber dem alten Orange bevorzugt und daher letztlich beibehalten. Dies und die Weiterverwendung der bestehenden Abkürzungen PLT und PLS (Patienten-/Personenleittasche und Patienten-/Personenleitsystem) erleichtern auch den Umstieg für die Anwender.

11.5.1 Einsatz des Patientenleitsystems

Das Patientenleitsystem (11,5 × 27,0 cm) besteht aus einer orangefarbenen Kunststoffhülle mit ***durchlaufenden Identifikationsnummern***. Jede Nummer kann nur einmal vergeben werden und ist somit nach Beendigung eines jeden Einsatzes immer eindeutig einem bestimmten Patienten und einer Organisation zuzuordnen. Im Inneren der Tasche befinden sich ein Behandlungs- und ein Identifizierungsprotokoll (blau bzw. rosa), ein Blatt mit selbstklebenden Nummern (analog zur Nummerierung der Patiententasche), eine gelbe Karte »Dringend« und ein zusätzliches Kärtchen zur Kennzeichnung von Verstorbenen.

Für die Kennzeichnung von kontaminierten Patienten sind fünf gelbe Warndreiecke zum Aufkleben enthalten. Anhand des PLS können folgende Daten festgehalten werden:

- Rettungspriorität,
- die Grobdiagnose des Patienten,
- Triagezuteilungen,
- Transportpriorität,
- der Name des Patienten,
- medizinische Behandlungshinweise und deren Durchführung,
- die empfohlene Lagerung des Patienten,
- eine Empfehlung für das Zielkrankenhaus bzw. die Abteilung,
- das mit dem Transport beauftragte Rettungsfahrzeug,
- das Zielspital,
- die jeweilige Uhrzeit der einzelnen Handlungsschritte,
- der Zeitpunkt der Todesfeststellung und
- die Warnung »Kontaminiert«.

Im ***Behandlungsprotokoll*** (blau) können weitere medizinische Informationen, insbesondere über einen längeren Zeitraum, und im Identifikationsprotokoll Angaben zur Person des Opfers festgehalten werden. Diese beiden Protokolle kommen in erster Linie im Katastrophenfall zum Einsatz. Im Katastrophenfall besteht die Möglichkeit, dass die verunglückten Personen nicht sofort in Spitalsbehandlung überstellt werden können. In solchen Fällen muss der Patient alternativ untergebracht oder längere Zeit vor Ort versorgt werden. Alle medizinisch relevanten Informationen über den Krankheitsverlauf des Patienten werden dann im Behandlungsprotokoll festgehalten. Daher hat das PLS auch im Auslandseinsatz (out of area) seine Berechtigung.

Im ***Identifizierungsprotokoll*** (rosa) werden alle Informationen vermerkt, die die nachträgliche Identifizierung von Patienten bzw. die Zusammenführung von Familien erleichtern könnten. Die Informationen dieses Protokolls sind im Zusammenhang mit Kleinkindern ohne Begleitung von Verwandten, die im Schadensgebiet aufgefunden werden, besonders wichtig. Ebenso können sie zur Identifizierung von Toten beitragen. Besonders im Erdbebeneinsatz ist es von Bedeutung, dass bei allen Opfern der genaue Berge- bzw. Auffindungsort vermerkt wird, um eine spätere Identifizierung zu erleichtern.

Die selbstklebenden Nummern, 25 – 30 Stück, dienen u.a. der Kennzeichnung der persönlichen Gegenstände des Patienten. Zum Beispiel werden in der SanHiSt (Behandlungsstelle) diese Gegenstände mit den Klebenummern versehen oder in Plastiksäcke – ein Sack pro Nummer – gesteckt und, wenn nicht anders möglich, im Anschluss an den Einsatz den Patienten in das Krankenhaus nachgeliefert.

Auf der Karte »Verstorben« werden die Uhrzeit der Todesfeststellung und der Name des Arztes, der diese durchgeführt hat, festgehalten.

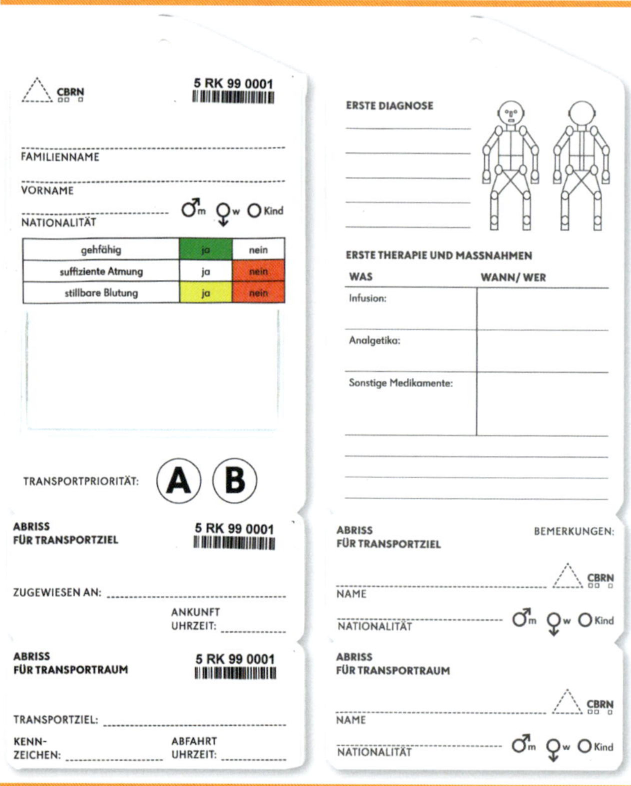

Abb. 11 ▶ Aktuelle Version des Personenleitsystems

Das ***PLS wird dem Patienten*** mit einem Gummiband ***um den Hals gehängt***, so ist es immer leicht zugänglich und einsehbar. Das Material der Hülle lässt sich sowohl mit Kugelschreiber als auch mit einem Filzschreiber beschriften. Als bestes Schreibmittel haben sich feine, wasserfeste Filzstifte erwiesen, da diese schnell trocknen und sich nicht mehr verwischen lassen.

Wird eine Rettungstriage durchgeführt, werden zunächst nur die Patienten der ***Triagegruppe I »Sofortbehandlung«*** durch das orangefarbene Patientenleitsystem gekennzeichnet und das ***Kärtchen »Dringend«*** an diesem angebracht, um ihre Rettungspriorität zu signalisieren. Alle anderen Patienten werden erst an der Triagestelle mit den Taschen versehen.

11.5.2 Einsatz des Personenleitsystems

Das neue Personenleitsystem besteht aus einer weißen Kunststoffhülle in derselben Größe wie das Patientenleitsystem. Im Inneren der Tasche befinden sich das Betreuungs-, Identifikations- und Vermisstenprotokoll mit drei gesonderten Durchschlägen (Transport, Polizei, Betreuung), ein Blatt mit selbstklebenden Nummern, eine gelbe Karte »Dringend« und ein zusätzliches Kärtchen zur Kennzeichnung von Verstorbenen. Für die Kennzeichnung von kontaminierten Patienten sind ebenfalls fünf gelbe Warndreiecke zum Aufkleben enthalten.

Auf der Vorderseite des Systems befindet sich ein einfaches Vorsichtungsschema, über welches ein Patient rasch einer der ***Triagegruppen I – III*** zugeordnet werden kann, die Gruppe IV wurde hier absichtlich nicht berücksichtigt. Das Ergebnis wird dann ***über den Sichtungsstreifen im*** darunter befindlichen ***Einschubfach abgebildet***. Dieser hat mehrere farbige Abschnitte: Rot, Gelb, Grün, Blau (s. KAP. 11.4.1) und Weiß. Die Farben stehen für die einzelnen Sichtungsgruppen, ***Weiß*** steht ***für unverletzte/nicht erkrankte Betroffene***, die in den Bereich »Betreuung« fallen.

Mittels des neuen ***Betreuungs-, Identifikations- und Vermisstenprotokolls*** werden alle Informationen gesammelt, die der Identifizierung von Kleinkindern, bewusstlosen oder verstorbenen Opfern sowie der Suche nach vermissten Personen bzw. der Betreuung von Betroffenen dienen und welche die Zusammenführung/Information von Angehörigen erleichtern soll.

Anhand des Personenleitsystems können folgende Daten festgehalten werden:

- die Warnung »Kontaminiert«, hierfür sind bereits gerasterte Felder für die Anbringung der Warnaufkleber fix vorgesehen;
- der Name des Patienten, seine Nationalität und sein Geschlecht;
- Vorsichtungsergebnis;
- Rettungspriorität,
- Triagegruppe (mehrfach verwendbar);
- Transportpriorität,
- die Erstdiagnose des Patienten;
- erste Therapieempfehlungen und Maßnahmen sowie deren Durchführung;
- Notizen,
- das mit dem Transport beauftragte Rettungsfahrzeug;
- das Zielspital;
- die jeweilige Uhrzeit der einzelnen Handlungsschritte;
- der Zeitpunkt der Todesfeststellung;
- alle Informationen für eine Vermisstensuche und die Identifizierung von Bewusstlosen, Kindern und Verstorbenen sowie
- die Erfassung aller betreuten Personen.

TAB. 2 ▶ Zuordnung der Nummern und Buchstaben des PLS (gilt für beide Systeme)

0	Bund	AS	Arbeiter-Samariter-Bund
1	Burgenland	BH	Bundesheer
2	Wien	CH	NAH »Christophorus« (ÖAMTC)
3	Niederösterreich	FW	Feuerwehr
4	Oberösterreich	JU	Johanniter-Unfall-Hilfe
5	Steiermark	KH	Krankenhaus
6	Tirol	MA	Malteser Hospitaldienst
7	Kärnten	ÖB	Österreichische Bundesbahnen
8	Salzburg	RK	Österreichisches Rotes Kreuz
9	Vorarlberg	WR	Wiener Rettung
Beispiel			
5	RK	14	1234
Bundesland	Organisation	organisations-intern	laufende Nummer

11.5.3 Nummerierung der Taschen

Die Nummerierung des alten und neuen Systems ist identisch. Zu den in TABELLE 2 angeführten Buchstabenkombinationen können erst nach Genehmigung durch das Innenministerium weitere hinzugefügt werden. Muster sind wie folgt zu nummerieren: 0 MU 00 XXXX. Um sicherzustellen, dass die gleiche Nummer nicht zweimal vorkommt, sind die ***fortlaufenden Nummern von den verwendenden Organisationen zu verwalten*** und zu vergeben. Für die rasche Erfassung von Patienten befinden sich auf den neuen Nummernstreifen zusätzlich Bar-Codes unter der Nummer.

11.5.4 Kennzeichnung kontaminierter Patienten

Sind Patienten mit radioaktiven, biologischen oder chemischen Substanzen kontaminiert worden und ist eine Warnung des Personals der Rettungskräfte notwendig, kann auf Vorder- und Rückseite der Tasche ein ***gelbes, reflektierendes Dreieck-Symbol mit schwarzem Rand*** aufgeklebt und können kontaminierte Gegenstände mit den übrigen vorhandenen Dreiecken markiert werden. ***Nach erfolgter Dekontamination*** sind die Warndreiecke wieder zu ***entfernen***. Die insgesamt fünf Dreieck-Symbole befinden sich bei den Identifikationsnummern im Inneren der Tasche.

11.5.5 Verwendung im Krankenhaus

Werden Patienten mit Patienten- bzw. Personenleittaschen in ein Krankenhaus eingeliefert, sind ihnen diese zu belassen, bis sie aufgenommen worden sind und ein Patientenstammblatt angelegt wurde. Die in den Taschen vorhandenen Etiketten können auch im Spital zur Kennzeichnung verschiedener, dem Patienten zugehöriger Gegenstände, Befunde oder z.B. Blutröhrchen eingesetzt werden. Nach der Aufnahme des Patienten wird die Tasche der Krankengeschichte beigelegt. Die Abrisse der Taschen für das Zielspital werden in der Aufnahme gesammelt.

Im Anschluss an den Einsatz kann so der ***Weg eines jeden Patienten nachvollzogen*** werden, ferner können weitere notwendige Daten oder seine Identität erhoben und persönliche Gegenstände nachgeliefert werden. Insbesondere bewusstlose Opfer können anhand der Identifizierungsnummer bis zur Feststellung ihrer Identität leichter im Spitalsbereich geführt werden. Den Taschen kann der behandelnde Arzt alle bisher gesetzten medizinischen Maßnahmen entnehmen. Das neue Personenleitsystem bietet für diesen Zweck mehr Platz.

11.6 Unfälle mit gefährlichen Stoffen

Peter Wiese

Sind bei Unfällen Hinweise auf gefährliche Stoffe zu finden, etwa durch Gefahrenzettel mit der UN-Nummer/Stoffnummer oder Gefahrensymbole und Warntafeln an Fahrzeugen (s. Kap. 10.6.2.4), sind diese ersten ***Informationen über*** den ***gefährlichen Stoff an die Leitstelle*** zu ***übermitteln***. Diese veranlasst die Alarmierung von weiteren Fachkräften und gibt z.B. aufgrund von Unfallmerkblättern oder vorhandenen Sicherheitsdatenblättern weitere Informationen.

Bei Unfällen mit gefährlichen Stoffen ist neben der Menschenrettung der Schutz der Bevölkerung zu beachten. Hierzu zählen auch die Warnung der Betroffenen und gegebenenfalls die Räumung des Gefahrenbereichs. Auf Angst- und Panikreaktionen ist besonders zu achten.

Auch beim Umgang mit verunreinigten (kontaminierten) Patienten ist ein ***ausreichender Eigenschutz*** sicherzustellen. Ist es den Sanitätern nicht möglich, den Patienten ohne Eigengefährdung zu retten oder zu versorgen, wird mit dem Einsatzleiter der Feuerwehr eine Stelle vereinbart, an der die gefahrlose ***Übernahme des dekontaminierten Patienten durch die Sanitäter*** möglich ist (Verletztenübergabestelle). Kann der Patient vor Ort nicht dekontaminiert werden, hat der Transport nur durch Sondereinheiten zu erfolgen. Neben der normalen persönlichen Schutzkleidung kann abhängig vom Gefahrstoff eine zusätzliche Schutzausrüstung für die Rettungskräfte notwendig sein (z.B. Atemschutz, Einmal-Overall). ***Dekontamination*** bedeutet ***vollständiges Entkleiden und Grobreinigung der verunreinigten Körperoberfläche*** und ist Aufgabe der Feuerwehr oder einer ABC-Einheit des Bundesheeres.

Um eine schnellstmögliche qualifizierte Hilfeleistung zu gewährleisten, ist ein reibungsloses Zusammenarbeiten aller Einsatzkräfte gefordert. Dazu ist es notwendig, die eigenen Möglichkeiten und vor allem die eigenen Grenzen zu kennen. Unüberlegtes Handeln kann Patienten und Einsatzkräfte gefährden. ***Durch*** den ***zivilen Sanitätsdienst werden nur dekontaminierte Patienten transportiert***.

12 Psychologische Aspekte, Kommunikation und Stressverarbeitung

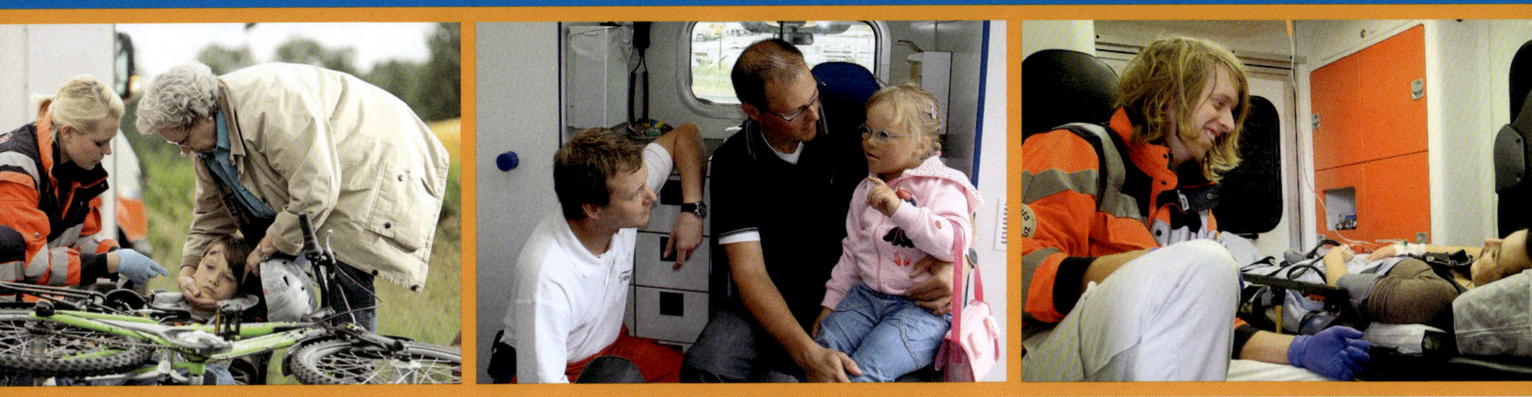

Inhalt:

12.1 Der Notfallpatient im Mittelpunkt

Harald Karutz, Mark Overhagen

Arbeiten im Rettungsdienst heißt: ***Arbeiten für und mit Menschen***. Sämtliche Einsätze, so unterschiedlich sie auch sein mögen, haben stets ein gemeinsames Merkmal: Man hat mit anderen Menschen zu tun! Dabei befinden sich Notfallbetroffene häufig in einem psychischen Ausnahmezustand. Sie können z.B. aufgeregt, besorgt und verängstigt sein oder auch aggressiv reagieren. Deshalb ist im Rettungsdienst keineswegs nur medizinische, sondern vor allem auch ***psychosoziale Handlungskompetenz erforderlich***. Sich ausschließlich auf die Durchführung medizinischer Maßnahmen zu beschränken, also bloße »Vitalfunktionsmechanik« zu betreiben, wäre schlichtweg unprofessionell:

 **Merke**

Die bestmögliche Hilfeleistung setzt immer einen psychosozial angemessenen Umgang mit Patienten, Angehörigen und anderen von einem Notfall betroffenen Menschen voraus.

Bei ihren Einsätzen kommen Rettungsdienstmitarbeiter anderen Menschen in besonders schwierigen, u.U. lebensbedrohlichen Situationen persönlich sehr nah. Beispielsweise betreten sie deren Wohnungen oder andere Räumlichkeiten, die für Außenstehende sonst jedenfalls nicht zugänglich sind. Bereits dieses Eindringen in die Privatsphäre eines Menschen erfordert ein hohes Maß an ***Sensibilität, Einfühlungsvermögen und Toleranz***.

Eine plötzliche Erkrankung oder Verletzung stellt für Notfallpatienten außerdem einen tiefen Einschnitt in ihr bisheriges Leben dar. Ob das die Sportverletzung auf dem Fußballplatz ist, die Herzattacke im Büro oder die gestürzte Seniorin im Bad: Jeder Mensch hat in einer solchen Situation ***individuelle Bedürfnisse, Befürchtungen*** und ***Ängste***.

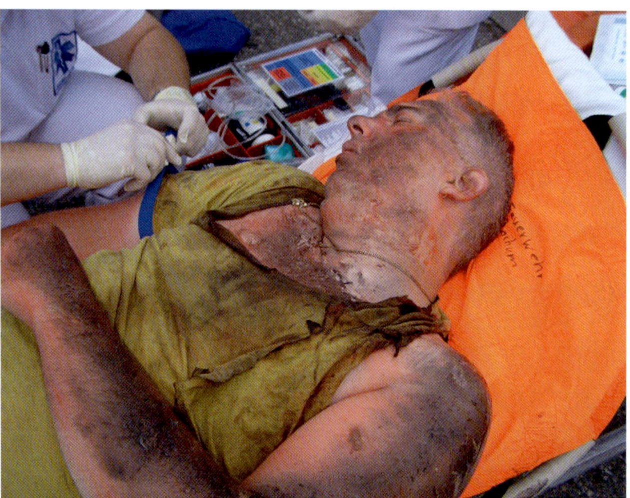

Abb. 1 ▶ Wichtig zu wissen: Jeder Notfallpatient erlebt das Geschehen anders (Foto: H. Karutz)!

Wie die psychische Reaktion auf einen Notfall ausfällt, hängt allerdings von vielen verschiedenen Variablen ab, beispielsweise von früheren Lebenserfahrungen, Merkmalen der Persönlichkeit und der subjektiven Bewertung des jeweiligen Notfallgeschehens. Pauschale Angaben zur psychischen Situation von Notfallpatienten sind daher kaum möglich – jeder reagiert anders! Einige Bedürfnisse treten jedoch besonders häufig auf (vgl. Tab. 1):

- Bedürfnis nach ***Sicherheit***: Notfallpatienten sind durch das Geschehene oftmals sehr verunsichert. Plötzlich ist für sie nichts mehr so, wie es vorher war. Darüber hinaus ist völlig unklar, wie es weitergehen wird: Der Ausgang einer Notfallsituation ist u.U. ungewiss. Daraus resultiert das Bedürfnis nach Sicherheit.
- Bedürfnis nach ***Zuwendung***: Kaum jemand möchte in einer Notfallsituation allein sein. ***Nähe und Kontakt zu anderen Menschen*** werden von Notfallpatienten meist als hilfreich erlebt. Auch der Wunsch vieler Notfallpatienten, mit Angehörigen sprechen zu können oder von ihnen auf dem Weg ins Krankenhaus begleitet zu werden, ist in diesem Zusammenhang gut nachvollziehbar.
- Bedürfnis nach ***Achtung***: Notfallpatienten wünschen sich, als Individuum behandelt und respektiert zu werden. Insbesondere beinhaltet dies den ***Schutz ihrer Intimsphäre*** und die Wahrung elementarer Grundrechte der Persönlichkeit.
- Bedürfnis nach ***Kontrolle***: Notfallpatienten fühlen sich dem Geschehen (oder auch den Rettungskräften) häufig ausgeliefert. Das, was passiert, können sie kaum oder nur sehr eingeschränkt beeinflussen, und letztlich sind sie auf die Hilfeleistung durch andere Menschen angewiesen. Daraus resultiert das ***Gefühl von Ohnmacht und Kontrollverlust*** – und so entsteht auch das Bedürfnis,

Tab. 1 ▶ Psychische Situation von Notfallpatienten

Bedürfnis nach:
– Sicherheit
– Information
– Zuwendung
– Achtung
– Kontrolle
– physiologische Bedürfnisse

über die Situation und über sich selbst Kontrolle zurückzugewinnen.

– ***Physiologische Bedürfnisse***: Hierzu gehören z.B. der Wunsch nach ***Schmerzfreiheit*** oder zumindest Schmerzlinderung, die Wiederherstellung der ***körperlichen Funktionsfähigkeit***, die Fähigkeit ungehindert zu atmen usw. Auch das Stillen von Durstgefühl, die Hilfestellung beim Verrichten der Notdurft sowie der ***Wärmeerhalt*** zielen auf die Befriedigung physiologischer Bedürfnisse ab.

12.2 Angemessener Umgang mit Notfallpatienten

Die Art und Weise, wie Rettungsdienstmitarbeiter mit Notfallpatienten umgehen, beeinflusst den Verlauf von Notfallsituationen wesentlich. Notfallpatienten sollten daher mit all ihren Sorgen, Ängsten, Befürchtungen und Bedürfnissen unbedingt ernst genommen werden.

Die meisten Einsätze dauern zwar nur relativ kurze Zeit. Dennoch hängt die spätere Verarbeitung des Erlebten nicht nur von der medizinischen, sondern insbesondere auch von der psychologischen Hilfeleistung ab. Das ***Verhalten der Rettungsdienstmitarbeiter kann*** einerseits dazu beitragen, physische und ***psychische Belastungen deutlich*** zu ***vermindern***. Ihr Auftreten und ihre Maßnahmen können andererseits aber auch als starke Zusatzbelastung erlebt werden.

BEACHTE

Aus Sicht eines Notfallpatienten zeigt sich die Kompetenz des Rettungsdienstpersonals v.a. durch ein rasches Erfassen der Situation, ein sicheres und zielstrebiges Auftreten, die Vermittlung von Informationen sowie die gekonnte und zügige Verrichtung der erforderlichen Maßnahmen.

Bereits beim Eintreffen an der Einsatzstelle sind einige grundsätzliche Hinweise zu beachten. Rettungsdienstmitarbeiter sollten sich zunächst einen kurzen Lageüberblick verschaffen, sich dann ***dem Notfallpatienten zuwenden (Blickkontakt halten) und*** sich ihm ***mit dem eigenen Namen vorstellen***. Dies schafft Vertrauen und vermittelt gerade in einem Notfallgeschehen auch etwas Normalität.

Dem Notfallpatienten sollte ***versichert*** werden, ***dass er nun Hilfe bekommt***. Je nach Situation kann es hierbei hilfreich sein, zu dem Betroffenen ***vorsichtigen Körperkontakt*** herzustellen. Berührung an den Schultern, Armen oder Händen wird häufig, allerdings nicht immer, positiv erlebt. Aus diesem Grund sollte aufmerksam auf ablehnende Signale geachtet werden, und ggf. ist der Körperkontakt selbstverständlich umgehend abzuschwächen oder auch vollständig zurückzunehmen.

Neben einer angemessenen nonverbalen Kommunikation ist das persönliche Gespräch mit Notfallpatienten besonders wichtig. Es dient keineswegs nur der Beschaffung von Informationen bzw. zur Anamneseerhebung, sondern ist gleichzeitig immer auch eine wesentliche vertrauensbildende Maßnahme.

Im Rahmen einer möglichst »nicht-direktiven« Gesprächsführung sollten Rettungsdienstmitarbeiter ihrem Patienten ***aufmerksam und aktiv zuhören***. Dazu gehört, ihn ernst zu nehmen, sich ihm zuzuwenden, ihn nicht zu unterbrechen und seine Äußerungen verbal (»Ja«, »Mmh«) oder nonverbal (Kopfnicken) zu bestätigen. Generell sollte für Rettungsdienstmitarbeiter nicht das viele Sprechen im Vordergrund stehen, sondern das geduldige und wertschätzende Zuhören.

Ein Notfallpatient sollte stets wissen, was gerade geschieht und was er noch zu erwarten hat. Daher sollten ***alle durchzuführenden medizinischen Maßnahmen*** (wie z.B. das Anlegen eines venösen Zugangs) ***vorher angekün-***

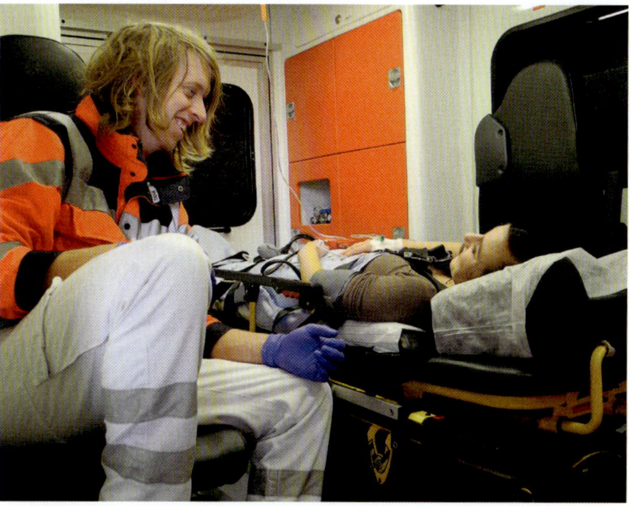

Abb. 2 ▶ Zuwendung und Blickkontakt als wichtige nonverbale Signale (Foto: A. Nikendei)

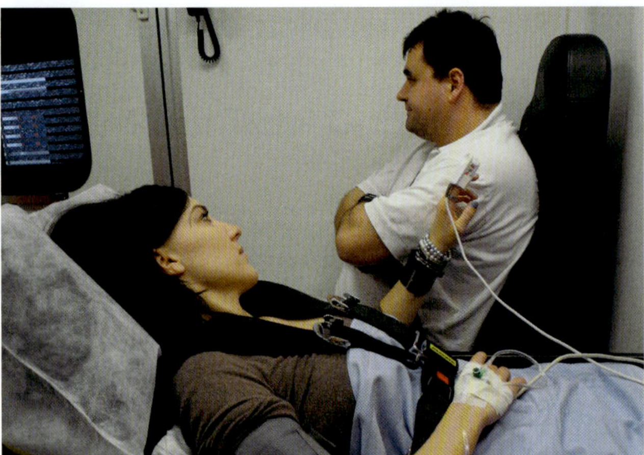

Abb. 3 ▶ Fehlverhalten: mangelndes Gesprächsinteresse (Foto: A. Nikendei)

digt und nach Möglichkeit kurz begründet werden. Auf diese Weise wird nicht nur das Informationsbedürfnis des Betroffenen befriedigt, es wird auch Kompetenz vermittelt: Wer nicht nur handelt, sondern sein Handeln zugleich nachvollziehbar erläutern kann, wirkt in der Regel besonders vertrauenswürdig.

Konkrete ***Fragen*** von Notfallpatienten sollten grundsätzlich ***offen und ehrlich beantwortet*** werden. Vorsätzliche Falschaussagen werden früher oder später ohnehin durchschaut, und dann ist das womöglich mühsam aufgebaute Vertrauensverhältnis rasch und meist unwiederbringlich zerstört.

Fachbegriffe sollten Sie ***möglichst vermeiden***. So ist es z. B. sinnvoller, dem Patienten in klaren Worten zu sagen: »Ihr Bein ist gebrochen«, als zu formulieren: »Hier liegt eine Fraktur vor.« Problematisch sind auch Aussagen im »Rettungsdienst-Slang«, weil dies zu erheblichen Missverständnissen führen kann. Wenn im Rettungsteam beispielsweise deutlich hörbar überlegt wird, einen Patienten gleich eventuell besser »abzuschießen«, ist Laien keineswegs klar, dass hier nur eine Narkoseeinleitung erwogen wird.

Ferner ist zu beachten, dass Gespräche mit bzw. über Notfallpatienten keinen wertenden Charakter haben sollten (»Schau mal, wie dreckig die Wohnung ist!«). ***Unangepasst sind auch Ironie oder Doppeldeutigkeit sowie private Gespräche mit Kollegen im Einsatz***. Da Notfallpatienten ein

Tab. 2 ▶ Die vier S-Sätze (nach Lasogga/Gasch)

Angemessener Umgang mit Notfallpatienten:

1. **S**age, dass Du da bist und dass etwas geschieht!
2. **S**uche vorsichtig Körperkontakt!
3. **S**chirme den Patienten vor Zuschauern ab!
4. **S**prich mit dem Patienten und höre ihm zu!

erhebliches Informationsbedürfnis haben, sind sie sehr aufmerksam und nehmen solche Aussagen besonders genau wahr und beziehen sie fast immer auf sich selbst und ihre eigene Situation.

Ebenfalls zu ***unterlassen*** sind ***Vorwürfe*** gegenüber einem Notfallpatienten sowie Versuche, etwaige Schuldfragen zu klären (»Warum sind Sie denn auch bei Rot über die Ampel gefahren? Das hätten Sie doch sehen müssen!«). Ein solches Verhalten hilft in einer Notfallsituation definitiv niemandem. Gespräche mit Notfallpatienten sollten vielmehr an der aktuellen Situation und deren Erfordernissen orientiert sein: Mit ***Empathie und Wertschätzung*** lässt sich der Stress für Notfallpatienten jedenfalls deutlich reduzieren.

Nicht zuletzt ist dies aus medizinischen Gründen von Bedeutung: Beruhigung durch ein psychologisch angemessenes Verhalten führt beispielsweise auch zu einer Stabilisierung der Kreislaufverhältnisse, d.h. die Herzfrequenz sinkt und der Sauerstoffbedarf nimmt ab. Umgekehrt wirkt sich zusätzliche Erregung eines Notfallpatienten auf dessen Gesundheitszustand ungünstig aus!

Eine weitere Aufgabe des Rettungsdienstes besteht darin, ***Notfallpatienten*** in der Öffentlichkeit ***vor neugierigen Blicken*** zu ***schützen***. Patienten sollten so früh, wie es medizinisch vertretbar ist, zur weiteren Behandlung stets in den Rettungs- oder Krankenwagen verbracht werden. Ist dies nicht durchführbar, so muss versucht werden, Zuschauer möglichst von Patienten fernzuhalten, um eine gewisse Privatsphäre aufrechtzuerhalten (ggf. Blickschutz an Helfer vor Ort delegieren bzw. Polizei einbinden, s. a. Abb. 7).

Auch ist es von Vorteil, Notfallpatienten einen Teil der Kontrolle wiederzugeben, die sie durch die plötzliche Erkrankung oder Verletzung verloren haben. So sollte immer überlegt werden, was ein Patient noch selbst tun kann, um sich

Tab. 3 ▶ PAKT-Konzept für den Umgang mit Notfallpatienten

Präsenz zeigen	Bleibe in unmittelbarer Nähe des Patienten, lasse ihn spüren, dass er nicht allein ist!
Abschirmen	Schütze den Patienten vor den Blicken von Zuschauern!
Kommunizieren	Sprich mit dem Patienten, höre ihm aktiv zu und suche vorsichtigen Körperkontakt!
Teilnehmen	Bemühe Dich, die psychische Situation des Patienten nachzuvollziehen, und gehe auf seine individuellen Bedürfnisse ein!

an der Bewältigung des Geschehens zu beteiligen. Im Rahmen der noch bestehenden Möglichkeiten sollte jeder ***Patient selbst in die Versorgung*** am Einsatzort ***einbezogen*** werden (»Können Sie eventuell mithelfen, auf die Trage zu rutschen?«, »Halten Sie bitte diese Kompresse noch einige Minuten fest!« usw.).

Eine sehr kurze Zusammenfassung von Hinweisen für psychologisch angemessenes Verhalten gegenüber Notfallpatienten enthalten die ***vier S-Sätze*** nach Lasogga und Gasch (vgl. Tab. 2).

Eine inhaltlich ähnliche Merkhilfe bietet auch das ***PAKT-Konzept.*** Das Akronym PAKT steht dabei auch sinnbildlich für eine Art Bündnis, das Rettungsdienstmitarbeiter mit »ihrem« Notfallpatienten schließen können, etwa nach dem Motto: »Wir sind jetzt bei Ihnen, und diese Situation stehen wir jetzt gemeinsam durch!« (vgl. Tab. 3).

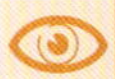
BEACHTE

Es sollte immer eine Person bei dem Notfallpatienten verbleiben. Wenn ein Helfer den Patienten aus dringenden Gründen verlassen muss, sollte dies angekündigt und erläutert werden. Gleichzeitig sollte eine Ersatzperson bei ihm verbleiben (z.B. ein Kollege oder ein Angehöriger).

Einige Notfallpatienten oder Betroffene benötigen eine intensivere Betreuung. Für diesen Zweck können ***Kriseninterventionsteams (KIT)*** über die Leitstelle beigezogen werden. Diese Fachkräfte haben gelernt, mit stark belasteten Personen umzugehen, und können auch für einen längeren Zeitraum bei Notfallpatienten und/oder Angehörigen verbleiben. Sie werden u.a. bei Großschadensfällen, Tod eines Kindes, erfolgloser Reanimation und ausdrücklichem Wunsch des Patienten gerufen. Die Alarmierung erfolgt in der Regel über die Leitstelle.

Literatur:

Bengel J (Hrsg.) (2009) Psychologie in Notfallmedizin und im Rettungsdienst. 3. Aufl. Springer, Berlin.

Lasogga F, Gasch B (2014) Notfallpsychologie. 3. Aufl. Stumpf + Kossendey, Edewecht.

Lasogga F, Gasch B (2013) Psychische Erste Hilfe bei Unfällen. 5. Aufl. Stumpf + Kossendey, Edewecht.

Lasogga F, Gasch B (2011) Notfallpsychologie. 2. Aufl. Springer, Heidelberg.

Nikendei A (2017) Psychosoziale Notfallversorgung (PSNV) – Praxisbuch Krisenintervention. 2. Aufl. Stumpf + Kossendey, Edewecht.

12.3 Umgang mit besonderen Patientengruppen

Für spezielle Personengruppen wie z.B. Senioren oder Kinder können noch einige zusätzliche Hinweise gegeben werden. Auch hier handelt es sich allerdings nicht um pauschal anwendbare »Patentrezepte«, sondern eher um Denkanstöße und Empfehlungen, deren Anwendbarkeit und Berechtigung in jedem Einzelfall immer wieder neu überprüft werden müssen.

12.3.1 Umgang mit Senioren

Bei zahlreichen Einsätzen haben Rettungsdienstmitarbeiter mit älteren Menschen zu tun, insbesondere im Krankentransport gehören sie zur Hauptklientel. Zu beachten ist, dass mit zunehmendem Lebensalter ***viele Körperfunktionen eingeschränkt*** sind. Einfache Bewegungsabläufe wie z.B. das Treppensteigen können bereits große Mühen bereiten.

Das ***Hör- und Sehvermögen*** ist oftmals ***geschwächt***. Sehr häufig treten bei älteren Menschen mehrere Erkrankungen gleichzeitig auf, und älteren Menschen fällt es ohnehin ausgesprochen schwer, sich auf neue Situationen einzustellen. Schon einzelne Krankheitssymptome werden aus diesem Grund besonders belastend erlebt.

Hinzu kommt, dass Senioren oft befürchten, in eine Pflegeeinrichtung abgeschoben oder Objekt übermäßiger medizinischer Behandlung zu werden. Weitere Sorgen beziehen sich darauf, anderen zur Last zu fallen oder nach der Einlieferung in ein Krankenhaus womöglich »nicht mehr nach Hause zu kommen«.

Im Umgang mit Senioren sind daher besonders viel ***Geduld, Verständnis und Respekt erforderlich***. Völlig unangebracht ist es, ältere Notfallpatienten zu duzen (»Na, Omi? Wo tut's Dir denn weh?«) oder zu hetzen (»Jetzt aber mal zügig. Wir wollen heute noch am Auto ankommen!«). Wichtig ist stattdessen, ***laut und deutlich zu sprechen***, ***Ruhe auszustrahlen*** sowie vertraute ***Bezugspersonen*** nach Möglichkeit in die Hilfeleistung ***einzubeziehen***.

Schließlich ist bei älteren Patienten manchmal ganz konkrete »technische« Hilfe erforderlich, beispielsweise beim Ausfüllen von Formularen oder bei der Suche nach Telefonnummern und Medikamenten.

Nicht unerwähnt bleiben soll, dass Krankentransporte für einige Senioren mitunter die einzige Kontaktmöglichkeit zur Welt außerhalb ihrer Wohnung sind und sie sich daher regelrecht darüber freuen, mit Rettungsdienstmitarbeitern sprechen zu können.

12.3.2 Umgang mit Kindern

Kinder bedürfen in Notfallsituationen einer ***besonders intensiven Zuwendung*** und Aufmerksamkeit. Oftmals können sie das Geschehen kognitiv noch nicht erfassen und haben besonders ***große Angst***, beispielsweise davor, allein gelassen oder von ihren Eltern getrennt zu werden.

Schmerzempfindungen können Kinder u.U. noch nicht einzelnen Körperteilen zuordnen, stattdessen werden Schmerzen häufig auf den Bauch projiziert. Der jeweilige ***Stand der Sprachentwicklung*** kann eine gezielte Anamneseerhebung erheblich erschweren, und Kinder reagieren auf Rettungsdienstmitarbeiter mitunter sehr aversiv. Dass Rettungsdienstmitarbeiter ihnen helfen möchten, können sie womöglich noch nicht erkennen. ***Eventuell beunruhigt*** sie ***gerade das Erscheinen von Rettungskräften*** zusätzlich. Zudem empfinden viele kleinere Kinder medizinische Prozeduren auch als eine Art Bestrafung für ein angenommenes Fehlverhalten.

Wichtig ist eine ***behutsame Kontaktaufnahme***, indem Rettungsdienstmitarbeiter sich ***auf*** die ***Augenhöhe des Kindes*** begeben und zunächst nach dem Namen des Kindes fragen. Informationen zum Notfallgeschehen sollten Kindern mit einfachen Worten vermittelt werden, allerdings ohne in eine »Babysprache« zu verfallen. Auf bevorstehende (schmerzhafte) Maßnahmen wie das Legen eines venösen Zugangs sollte stets eine kurze Vorbereitung erfolgen.

Meist ist es auch hilfreich, wenn Kinder von den Rettungsdienstmitarbeitern ein Stofftier wie z.B. einen Teddybären geschenkt bekommen, mit dem sie dann kuscheln können und der ihnen ein wenig Trost spendet. Wenn es möglich ist, sollten ***Eltern oder andere vertraute Bezugspersonen*** eines verletzten oder akut erkrankten Kindes während der Versorgung und auch auf dem Transportweg, d.h. ***im Patientenraum*** des Rettungs- oder Krankentransportwagens, bei ihm ***sein***.

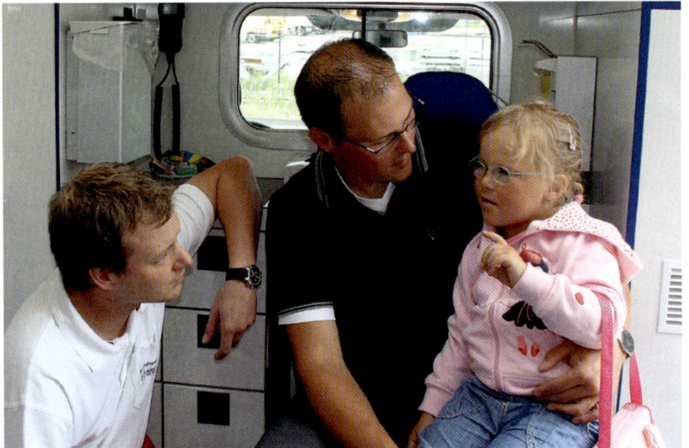

ABB. 4 ▶ Eltern sollten nach Möglichkeit stets bei ihren Kindern bleiben dürfen (Foto: H. Karutz).

 **MERKE**

Erläutern Sie Ihre Maßnahmen altersgerecht und ausführlicher als bei Erwachsenen. Die Anwesenheit von Eltern oder anderen Bezugspersonen wirkt in der Regel beruhigend (insbesondere bei kleineren Kindern).

12.3.3 Umgang mit Migranten

Im Umgang mit Migranten bzw. Angehörigen anderer Kulturen können verschiedene Schwierigkeiten auftreten, insbesondere ***Verständnisprobleme bei der verbalen Kommunikation***. Aber auch die Prägung durch eine andere Kultur bzw. eine andere Religion als die, der die Rettungsdienstmitarbeiter angehören, kann in Notfallsituationen zu Missverständnissen, manchmal auch zu Konflikten führen.

So können Reaktionen auf ein Unglück beispielsweise unangemessen oder übertrieben erscheinen – was sie aus Sicht der Betroffenen jedoch keinesfalls sind. In diesem Zusammenhang sollten Rettungsdienstmitarbeiter sich in Toleranz üben und ***Verhaltensweisen*** auch dann ***ohne eine Wertung akzeptieren***, wenn diese für sie selbst völlig unverständlich sein sollten.

Unbedingt zu unterlassen sind Äußerungen wie »Du mir jetzt mal zuhören! Jetzt Du Dich auf die Trage hinlegen!« usw. Zweifellos sollte die ***Sprache möglichst einfach*** sein, ***aber*** immer ***grammatisch korrekt*** und selbstverständlich in der gebotenen Höflichkeit. Genervter »Kommandoton« ist völlig unangebracht und vor allem auch nicht professionell.

Zurückhaltung kann ***bei Körperkontakt*** geboten sein, weil dieser u.U. nicht so wie beabsichtigt (z.B. als Maßnahme zur Beruhigung) interpretiert wird. In einigen Kulturen gibt es darüber hinaus noch diverse weitere Besonderheiten zu beachten, etwa im Umgang mit weiblichen Notfallpatienten, in der Art und Weise, wie Angehörige in die Versorgung eingebunden werden sollten usw. Empfehlenswert ist die Teilnahme an einem Training der interkulturellen Kompetenz.

12.3.4 Umgang mit hörgeschädigten und sehbehinderten Menschen

Claudia Schedlich

Bei Einsätzen mit Menschen mit Sinnesbehinderungen, also einer Schädigung und Einschränkung der Hör- oder Sehfähigkeit, müssen einige Aspekte beachtet werden. Vorrangig sind die Verbesserung geeigneter Kommunikationsmöglichkeiten und -kompetenzen für beide Seiten sowie die Unterstützung der Orientierungsfähigkeit.

12.3.4.1 *Hörgeschädigte*

Im direkten Kontakt mit einem ***hörgeschädigten Menschen*** (gehörlos/ertaubt, schwerhörig) im Einsatz ist es zunächst obligat, sich zu vergewissern, ob technische Hilfsmittel genutzt werden und eventuell in der Notfallsituation zu Schaden gekommen sind. Soweit realisierbar sollte die ***Nutzungsmöglichkeit technischer Hilfsmittel*** schnellstmöglich ***gewährleistet*** werden, um die Kommunikationsfähigkeit der Personen sicherzustellen.

Tab. 4 ▶ Hinweise für Menschen mit Hörschädigung

- Nähern Sie sich einem gehörlosen oder schwerhörigen Menschen nicht von hinten und agieren Sie immer in seinem Sichtbereich.
- Um gut sichtbar zu sein, sorgen Sie, wenn möglich, für gute Lichtverhältnisse und vermeiden Sie es, im Gegenlicht zu stehen.
- Halten Sie in der Kommunikation durchgängig Blickkontakt.
- Sprechen Sie mit der Person so, dass sie Ihren Mund gut sehen kann, und sprechen Sie deutlich und langsamer.
- Sprechen Sie gut hörbar und etwas lauter, aber schreien Sie nicht.
- Sprechen Sie in kurzen, klaren Sätzen und vermitteln Sie nur die prägnanten Informationen.
- Signalisieren Sie durch gut sichtbare Körpergesten, wenn Sie (verbal) etwas mitteilen wollen.
- Unterstützen Sie das Gesagte durch klare Gesten und Mimik. Gestikulieren Sie aber auch nicht zu viel und »wild«, da dies eher verwirrend sein kann.
- Tragen Sie Papier und Stift bei sich, um schriftlich kommunizieren zu können.
- Wenn sich eine hörgeschädigte Person etwas ansehen muss, z. B. ein Schriftstück, reden Sie nicht gleichzeitig mit ihr, da sie nicht gleichzeitig lesen und Ihr Mundbild und Ihre Mimik beobachten kann.
- Reden Sie nicht mit mehreren Personen gleichzeitig, sondern konzentrieren Sie sich auf einen Gesprächspartner.

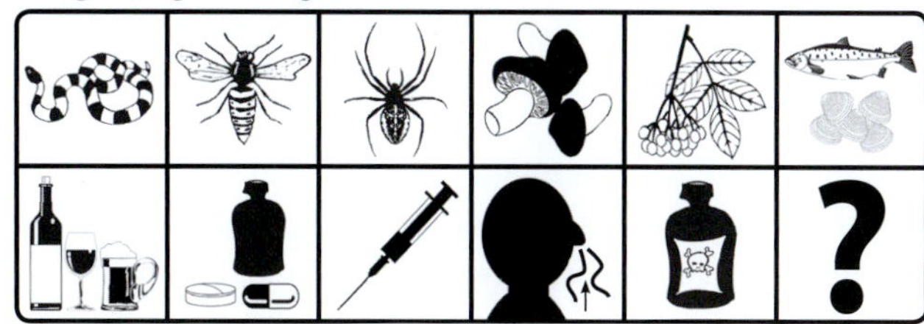

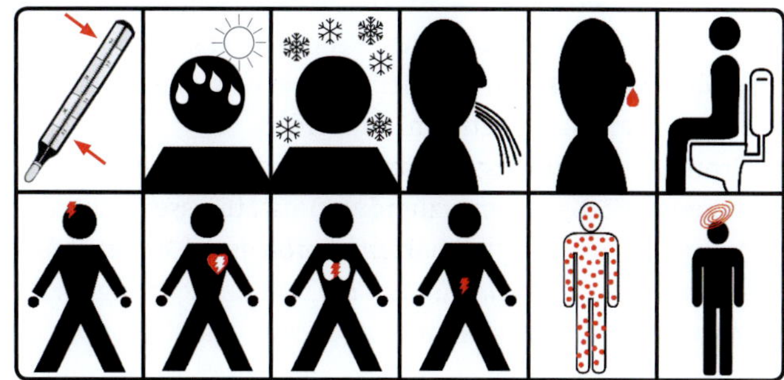

Abb. 5 ▶ Hilfreiche Piktogramme bei der Anamnese (Quelle: ÖRK Steiermark)

Bei Trägern von ***Cochlea-Implantaten*** muss dafür Sorge getragen werden, dass ***das Gerät mitgenommen*** wird, da die Person ansonsten nicht in der Lage ist zu kommunizieren. Die Information über das Tragen eines Implantats darf bei der Übergabe im Krankenhaus keinesfalls vergessen werden (Ausweis zum Implantat an behandelnden Notarzt bzw. Krankenhaus übergeben).

Gehörlose kommunizieren mit Gebärdensprache. Teilweise sind gebärdensprachliche Äußerungen für Sprechende verständlich, teilweise können aber auch Missverständnisse und Probleme entstehen. Um nicht ungerechtfertigt verärgert zu reagieren, müssen Einsatzkräfte die Möglichkeit von Missverständnissen bedenken. Empfehlenswert ist es, wenige grundlegende und ***für den Rettungsdienst relevante Zeichen der Gebärdensprache zu beherrschen***.

- ***Kommunizieren*** Sie visuell wahrnehmbar ***mit Gesten***, demonstrierten Handlungsweisen, Bildern/Piktogrammen ***oder schriftlich*** (s. Abb. 5). Nutzen Sie ganz gezielt Ihre ***Mimik***, um zu kommunizieren. Achten Sie grundsätzlich aber darauf, in Ihrer Gestik wenige, klare Gesten zu nutzen, damit die Botschaft auch verstanden werden kann.
- ***Sprechen*** Sie auch mit einer gehörlosen Person ***langsam und deutlich***, da auch Gehörlose das Mundbild als Verständnishilfe nutzen.
- Es ist hilfreich, im Einsatzfahrzeug standardmäßig ein Buch mitzuführen, in dem die ***wichtigsten Begriffe*** von Lautsprache ***in Gebärdensprache übersetzt*** sind.
- Ist es einer Person nicht möglich, sich in der Lautsprache auszudrücken, geben Sie ihr die Möglichkeit, sich mit-

hilfe von ***Bildkarten*** oder schriftlich verständlich zu machen. Beachten Sie bei der schriftlichen Kommunikation, dass nicht alle Gehörlosen die Schriftsprache vollständig beherrschen.
- Ziehen Sie in länger andauernden Notfallsituationen, wenn möglich, zeitnah einen ***Gebärdensprachdolmetscher*** hinzu und ***informieren*** Sie die Einsatzleitung bzw. die Leitstelle über den Bedarf, z.B. bei der Alarmierung psychosozialer Akuthelfer. Sprechen Sie dann direkt mit der betreffenden Person und nicht zum Dolmetscher.

12.3.4.2 *Sehbehinderte*

In Notfallsituationen mit Menschen mit Sehbehinderung (weniger als 30% der normalen Sehkraft, bei weniger als 2% liegt Blindheit vor) liegt die ***größte Problematik in der Erfassung der gesamten Notfallsituation*** und der Rettungsmaßnahmen sowie in der Orientierung. Warnsignale, die meist akustisch sind, und auch verbale Handlungsanweisungen können verstanden werden.

Wenn Menschen mit Sehbehinderung keine offensichtlichen Hilfsmittel benutzen, sind sie zunächst nicht als solche zu erkennen, was zu Missverständnissen und ängstigenden Situationen führen kann. Nähert sich z.B. ein Rettungssanitäter einem blinden Menschen ohne Ankündigung und fasst diesen an, kann dies die Person sehr erschrecken.

Nicht alle Menschen, die Blindenhunde als Begleiter haben, Blindenstöcke oder andere Hilfsmittel nutzen und dunkle Brillen tragen, sind komplett erblindet. Bei manchen erleichtern beispielsweise die Unterscheidung von Hell und Dunkel oder Schatten- bzw. Farbwahrnehmungen die Orientierung, andere haben die Fähigkeit, groß gedruckte Buchstaben zu lesen. Einsatzkräfte sind dementsprechend aufgefordert, Menschen mit Sehbehinderung zu ***fragen, was sie erkennen können***.

Im direkten Kontakt mit einem sehbehinderten Menschen im Einsatz ist es zunächst obligat, sich zu vergewissern, ob ***Sehhilfen genutzt*** werden und eventuell in der Notfallsituation zu Schaden gekommen sind. Soweit realisierbar sollte schnellstmöglich für Ersatz gesorgt werden, um die Orientierungsmöglichkeiten der Person sicherzustellen. Die ***wesentlichen Informationen*** für die Betroffenen ***müssen*** immer (auch) ***hörbar verfügbar gemacht werden***.

MERKE

Menschen mit Hörschädigung oder Sehbehinderung haben keine spezifischen Bedürfnisse, sondern dieselben wie andere Menschen in Notsituationen auch: Rettung, Sicherung des eigenen Überlebens und des Überlebens nahestehender Menschen, Wiederherstellung der Sicherheit, Kontrolle, Selbstwirksamkeit, Kontakt und Handlungsmöglichkeiten. Zur Umsetzung der Bedürfnisse bedarf es aber manchmal spezifischer Lösungen.

Einsatzkräfte müssen und können nicht wissen, welche Form der Unterstützung genau die angemessene und gewünschte ist. Wichtig ist, sich nicht zu scheuen, die Menschen zu fragen, welche Form von Unterstützung sie benötigen und was ihnen angenehm oder auch unangenehm ist. Sollten im Rahmen der Rettung Maßnahmen notwendig geworden sein, die vielleicht erschreckt, geängstigt oder verärgert haben, ist es durchaus möglich und hilfreich, dies zu einem späteren Zeitpunkt anzusprechen und zu erklären.

TAB. 5 ▶ Hinweise für Menschen mit Sehbehinderung

- Stellen Sie sich vor und benennen Sie Ihre Funktion. Kündigen Sie unbedingt an, was Sie tun werden, insbesondere bei Berührungen der Person.
- Die maßgebliche Orientierung erfolgt über das Hören. Vermindern Sie, wenn möglich, Umgebungsgeräusche (stark befahrene Straße, Industrielärm usw.) durch Verbringen in den RTW oder Abschirmung.
- Hat eine Person einen Blindenhund, kommunizieren Sie nicht zuerst mit dem Hund (z.B. Streicheln), sondern kommunizieren Sie direkt und unmittelbar mit der Person.
- Unterstützen Sie die sehbehinderte Person dabei, ihren Hund zu beruhigen oder den Hund zu transportieren (lassen Sie diesen nie zurück).
- Bieten Sie blinden Patienten an, sie am Arm zu führen, oder die Person kann ihre Hand auf Ihre Schulter legen und Ihnen auf diese Weise folgen. Machen Sie die Person auf Hindernisse rechtzeitig aufmerksam (Unebenheiten, Abwärtsneigung, Treppen, Türen, feuchter Boden u.Ä.).
- Reden Sie nicht mit mehreren Personen gleichzeitig, sondern konzentrieren Sie sich auf einen Gesprächspartner.

LITERATUR:

Bachmann W (2013) Katastrophenschutz für hörbehinderte Menschen. Hrsg. v. Deutschen Gehörlosen-Bund e.V., 2. Aufl., Berlin.

Betz F (2013) Geriatrie: Besonderheiten einer stetig wachsenden Patientengruppe. In: Rettungsdienst 36: 348-357.

Brandt H et al. (Hrsg.) (2012) Wenn das Unfassbare eintritt. Erste Hilfe für die Seele in multikultureller und multireligiöser Gesellschaft. Echter, Würzburg.

Büdenbender K (2019) Informationen für Rettungskräfte. Hrsg. v. Deutschen Schwerhörigenbund, Berlin. www.schwerhoerigen-netz.de/informationen-fuer-rettungskraefte.

Erim Y, Möllering A (2004) Psychologische Betreuung von Migranten. In: Bengel J (Hrsg.) Psychologie in Notfallmedizin und Rettungsdienst. Springer, Berlin/Heidelberg, S. 175-182.

Juen B et al. (2004) Krisenintervention bei Kindern und Jugendlichen. 2. Aufl. Studia, Innsbruck.

Karutz H, Lasogga F (2016) Kinder in Notfällen. Psychische Erste Hilfe und Nachsorge. 2. Aufl. Stumpf + Kossendey, Edewecht.

12.4 Umgang mit anderen am Notfall Beteiligten

Bernd Gasch, Frank Lasogga

Neben dem Patienten muss sich der Helfer häufig auch um Angehörige und Zuschauer kümmern. Außerdem interagiert er gleichzeitig mit anderen Helfergruppen wie Polizei, Feuerwehr, Kollegen, Ärzten und in einigen Fällen auch mit den Medien. Alle diese Beziehungen sind komplex und mitunter kompliziert.

12.4.1 Ersthelfer

In vielen Fällen haben zunächst ***Laienhelfer*** das Notfallopfer versorgt und die Rettungsdienste informiert. Bei diesem Personenkreis sollten sich die professionellen Helfer in jedem Fall ***bedanken***. Dies ist nicht nur ein Gebot der Höflichkeit, sondern auch ein Minimum an Psychischer Erster Hilfe für die Laienhelfer. Für sie war diese Aufgabe nicht alltäglich, sie waren unsicher und wurden davon psychisch belastet. Ferner trägt der Dank auch dazu bei, die ***Hilfsbereitschaft in*** einer ***ähnlichen Situation*** zu ***erhöhen***. Gegebenenfalls könnten sich in besonders relevanten Fällen die Helfer auch Namen und Adressen der Laienhelfer notieren und zu einem späteren Zeitpunkt eine weitere Anerkennung ausdrücken.

MERKE

Gegenüber Laienhelfern sollten Rettungsdienstmitarbeiter einige Worte des Dankes äußern.

12.4.2 Angehörige

Angehörige sind in vielen Notfällen psychisch mindestens ebenso betroffen wie der Patient, manchmal sogar stärker. Sie müssen ***bei jedem Notfall beachtet*** werden. Unter dem Gesichtspunkt einer generellen Psychischen Ersten Hilfe sollten sich Helfer ähnlich wie gegenüber Patienten verhalten, also vor allem:

- sich mit Namen und Funktion vorstellen,
- Informationen geben,
- Kompetenz zeigen,
- zuhören,
- ihnen Aufgaben geben,
- sie nicht allein lassen.

Neben diesen generellen Regeln sind in speziellen Situationen weitere Hilfen sinnvoll:

Wenn ein Notfallpatient behandelt wird, ist es in der Regel günstig, ***Angehörige*** bei diesem zu ***belassen***. Dies ist für beide Seiten beruhigend. Sie können z.B. Hilfestellung leisten (Stärkung der Selbstkontrolle) oder den Körperkontakt zum Notfallopfer aufrechterhalten (Hand halten) und bekommen damit das Gefühl, selbst »etwas getan zu haben«. Dies gilt insbesondere, wenn Kinder Opfer sind.

Angehörige sollten auf keinen Fall anwesend sein, wenn sie den Ablauf der Maßnahmen durch ihre Reaktionen stören. Ihnen kann dann eine Aufgabe gegeben werden, beispielsweise bei einem häuslichen Herzinfarkt alle Medikamente zusammenzusuchen, die der Mann in den letzten Wochen eingenommen hat. Die Angehörigen sollten dann etwa alle 15 Minuten über den Zustand des Notfallpatienten informiert werden.

Ist ein Notfallopfer im Beisein der Angehörigen verstorben, ist auf alle Fälle ein psychologischer Beistand durch die Krisenintervention indiziert, es sei denn, die Beteiligten äußern explizit einen gegenteiligen Wunsch.

Formelle Beileidsfloskeln werden von den meisten Betroffenen in der Regel als wenig hilfreich oder sogar als ***»besonders schmerzhaft«*** erlebt. Wenn der Helfer das Bedürfnis hat, etwas zu sagen, sollte er ***Hilfe anbieten*** (»Können wir in dieser schlimmen Situation irgendetwas für Sie tun?«) oder in seinen Äußerungen ***Verständnis für die Gefühlslage der Angehörigen ausdrücken*** (»Das ist wirklich tragisch.«).

MERKE

Angehörige von Notfallpatienten sind ebenfalls psychisch belastet. Sie sollen beachtet, ihnen sollte – wie auch den Patienten – Psychische Erste Hilfe geleistet werden und sie sollten in geeigneter Weise in die Rettungsmaßnahmen einbezogen werden.

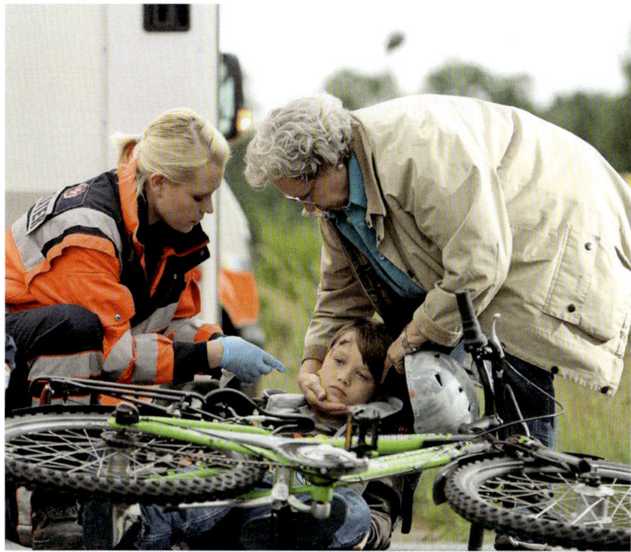

Abb. 6 ▶ Angehörige sollten nicht ausgegrenzt, sondern möglichst einbezogen werden (Foto: J. Dommel, JUH).

12.4.3 Ärzte

Rettungsdienstmitarbeiter müssen mit niedergelassenen Ärzten, kassenärztlichen Bereitschaftsdiensten sowie Notärzten und Klinikärzten und dem Personal in der Notaufnahme einer Klinik interagieren. Juristisch gesehen ***leitet der Notarzt am Einsatzort das Rettungsteam und ist weisungsbefugt***. Rettungsdienstmitarbeiter dürfen diese Anweisungen nicht ablehnen, höchstens der Patient. Allerdings ist ein Rettungsdienstmitarbeiter auch verpflichtet, ***den Arzt auf offenkundige Versäumnisse*** bei der Versorgung des Notfallpatienten ***aufmerksam*** zu ***machen***.

12.4.4 Polizeibeamte

In der Regel funktioniert die Zusammenarbeit zwischen Polizei und Rettungsdienst ohne größere Probleme, wenn die Grundregel eingehalten wird, sich ***wechselseitig in den Aufgaben*** zu ***respektieren und über*** beabsichtigte und getroffene ***Maßnahmen*** zu ***informieren***.

 **MERKE**

Die Zusammenarbeit funktioniert in der Regel problemlos, wenn die Arbeit der jeweils anderen Gruppe respektiert wird.

12.4.5 Zuschauer

Notfallopfer empfinden die Anwesenheit von ***Zuschauern*** jedoch ***zumeist als störend und unangenehm***. Dies ist auch bei den meisten Helfern der Fall, besonders wenn Zuschauer sich selbst gefährden oder durch ihre Anwesenheit die Rettungsmaßnahmen behindern. Dann ist es günstiger, entweder das Zuschauen unattraktiv zu machen, etwa durch einen ***Sichtschutz*** (Planen, Decken), oder die ***Behandlung in einen geschlossenen Raum*** zu verlagern (ggf. den RTW) oder im extremen Fall die »Gaffer« ***durch die Polizei verweisen*** zu lassen.

Eine andere Möglichkeit besteht darin, ***Zuschauer zu Hilfeleistungen heranzuziehen***. Geeignete Aufgaben sind etwa:

- (zusätzliche) Absicherung der Unfallstelle,
- in einem definierten Abschnitt der Umgebung nach weiteren Verletzten suchen,
- (weitere) Decken besorgen,
- darauf achten, dass niemand in der Umgebung raucht,
- Gasse für Rettungswagen freihalten,
- Leichtverletzten Erste Hilfe leisten (z. B. Kopf halten),
- Rettungswagen zum Unfallort weisen.

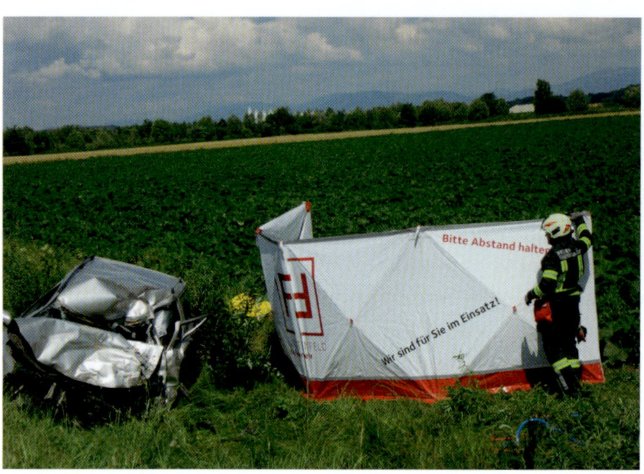

ABB. 7 ▶ Sichtschutz zur Abschirmung vor Schaulustigen bei einem Verkehrsunfall

Bei der Ansprache von Zuschauern zur Durchführung dieser Aufgaben ist dabei ein allgemeiner Appell wie »Könnte hier jemand mal helfen?« weniger wirksam als die ***gezielte Ansprache*** von zwei oder drei Personen, denen eine ***konkrete Aufgabe*** gegeben wird. Beispiel: »Sie hier vorne im grünen Mantel und Sie im roten Pullover, Sie können uns jetzt sehr helfen! Bitte halten Sie die anderen Zuschauer hier mindestens 10 m entfernt. Wir brauchen hier dringend Platz für die Lagerung von Rettungsmaterial!«

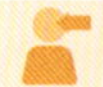 **MERKE**

Menschen schauen aus diversen Gründen bei Notfällen zu. Eine Möglichkeit, mit Zuschauern umzugehen, besteht darin, sie mit geeigneten Aufgaben in die Mithilfe einzubeziehen.

12.4.6 Medienvertreter

CHRISTOPH LIPPAY

Die Arbeit des Rettungsdienstes ist für die Medien generell von großem Interesse. Insbesondere Unfälle, Brände oder andere, ähnliche Ereignisse versprechen spektakuläre Bilder und Berichte, die wiederum die Zeitungsauflagen und Einschaltquoten erhöhen. Entsprechend treffen in zunehmendem Maße Journalisten am Einsatzort ein und kommen dann in unmittelbaren Kontakt zum Rettungsfachpersonal.

Für viele Mitarbeiter des Rettungsdienstes ist der Kontakt zu Journalisten ungewohnt, sogar unangenehm. Der jeweilige ***Arbeitgeber sollte verbindliche Anweisungen für Medienkontakte vorgeben***. Es muss diesbezüglich auch feststehen, wer unmittelbarer Ansprechpartner für Medienanfragen ist, damit das Rettungsfachpersonal ***an den Mediensprecher verweisen*** kann.

Zunächst liegt es weder im Aufgaben- noch im Kompetenzbereich des Rettungsfachpersonals, über die Rechtmäßigkeit einer Berichterstattung zu urteilen und diese zu verhindern. ***Journalisten körperlich zurückzudrängen*** oder die Hand auf die Kameralinse zu halten, um das Fotografieren/Filmen zu verhindern, ***wäre unzulässig***. Vereinfacht gilt die Regel, dass über Unglücke im öffentlichen Raum (Straßen, Plätze usw.) grundsätzlich auch berichtet werden darf. Allerdings sind der Berichterstattung Grenzen gesetzt, die aber im Detail nicht vom Rettungsfachpersonal beurteilt werden können. Bei Unfällen in Privathäusern oder auf Privatgrundstücken sind deutlich engere Grenzen gezogen, die in der Regel aber von den meisten Journalisten akzeptiert und eingehalten werden.

Das Rettungsfachpersonal sollte an der Einsatzstelle auf zwei wesentliche Punkte achten:

1. ***Schutz des Patienten*** vor unangemessener Berichterstattung, insbesondere seiner Intims- und Privatsphäre;
2. ***Schutz der Journalisten*** vor möglichen Gefahrenquellen (Verkehr, Rauch, Splitter usw.).

Höchst sensibel ist der Schutz des Patienten, insbesondere wenn sich dieser in einer hilflosen Situation befindet. Vorrangig ist deshalb die ***Abschirmung des Patienten vor Foto- und Filmaufnahmen***. Dies kann durch einen Sichtschutz umgesetzt werden, der vor dem Patienten hochgehalten wird.

Da auch das Rettungsfachpersonal ein Recht auf das eigene Bild hat, kann gegenüber Journalisten die Aufforderung geäußert werden, dass man nicht gefilmt werden möchte. Dies bedeutet aber nicht automatisch, dass der Bildjournalist seine Arbeit automatisch komplett einstellen muss.

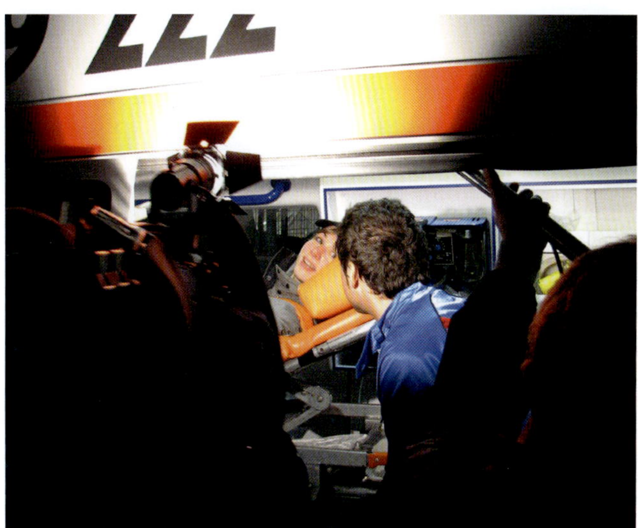

Abb. 8 ▶ Fehlende Abschirmung des Notfallpatienten

Filmaufnahmen können zu einem ***erheblichen Konfliktpotenzial*** führen. Die Folgen für die Mitarbeiter können erheblich sein, z. B. bei Veröffentlichung von Aufnahmen mit (vermeintlich) patientenschädigendem Verhalten durch das Rettungsfachpersonal – vorwiegend im Internet. Auch für professionelle Helfer sollte es selbstverständlich sein, dass ***keine eigenen Aufnahmen während des Einsatzes*** gemacht werden.

Ergänzend zu den Foto- und Filmaufnahmen benötigen Journalisten Informationen zum Einsatzgeschehen. Für das Rettungsfachpersonal besteht hier ***keine*** generelle ***Auskunftspflicht*** und aus diversen rechtlichen Gründen sollten ***gegenüber der Presse keine Auskünfte erteilt*** werden, insbesondere nicht zum Patienten. Generell sollte an den Pressesprecher bzw. die Polizei verwiesen werden, sofern diese involviert ist.

 **MERKE**

Medienvertreter haben ein legitimes Interesse daran, über Notfälle zu berichten, aber sie dürfen die Arbeiten weder behindern noch die Würde der Patienten verletzen.

Literatur:

Hausmann C (2004) Psychologische Betreuung von Angehörigen. In: Bengel J (Hrsg.) Psychologie in Notfallmedizin und Rettungsdienst. Springer, Berlin/Heidelberg, S. 183-190.

Nikendei A (2022) Rettungsdienst-Praxisbuch Kommunikation: Verstehen und verständigen. Stumpf + Kossendey, Edewecht.

Nikendei A, Huber P (2013) »Geh'n Sie mal weg – ich kann nichts seh'n!« Schaulustige und der Non-helping-bystander-effect. In: Rettungsdienst 36: 14-17.

Schwind H-D et al. (1998) Alle gaffen ... keiner hilft. Unterlassene Hilfeleistung bei Unfällen und Straftaten. Hüthig, Heidelberg.

Trütgen T (2013) Umgang mit Medienvertretern an Einsatzstellen: Rechtsgrundlagen journalistischer Arbeit für Einsatzkräfte. In: Rettungsdienst 36: 645-650.

Waterstraat F (2013) Erfolglose Reanimation. In: Müller-Lange J, Rieske U, Unruh J (Hrsg.) (2013) Handbuch Notfallseelsorge. 2. Aufl. Stumpf + Kossendey, Edewecht, S. 101-110.

12.5 Gewalt gegen Rettungskräfte – Verhaltens- und Handlungsstrategien für den Einsatz

Ken Oesterreich, Marcel Köhler

Eigensicherung ist eine ***aktive Verhaltensstrategie***, die ***im Rahmen des Arbeitsschutzes*** vom Retter verstanden und angewendet werden muss. Dazu zählt auch der Umgang von Rettungskräften mit gewalttätigem Verhalten von Patienten und Dritten. Es bedarf Verhaltens- und Handlungsstrategien, die sich an bewährten notfallmedizinischen Handlungsfolgen (Algorithmen) orientieren. Dadurch wird eine nachhaltige und zielführende Arbeitsweise unterstützt.

12.5.1 Ausgangssituation

Vor dem Hintergrund stetig steigender Einsatzzahlen und wachsender beruflicher Anforderungen im Rettungsdienst kommt es zunehmend auch zu einer steigenden Konfrontation mit aggressiven und gewaltbereiten Personen. Diese Lage wird zusätzlich durch die steigende Anzahl von Bagatelleinsätzen verkompliziert.

Merke

Aggressive und potenziell gewalttätige Situationen sind problematisch, weil sie die Unversehrtheit der betroffenen Retter gefährden, sehr viel Zeit in Anspruch nehmen und wesentliche Ressourcen und Einsatzmittel binden. In der Konsequenz wird dadurch auch die Patientensicherheit beeinträchtigt.

Es ist deshalb im Sinne des Arbeitsschutzes für Rettungskräfte unbedingt erforderlich, ***robuste und*** gleichermaßen ***angemessene Verhaltens- und Handlungsstrategien*** für den Umgang mit aggressiven und gewaltbereiten Personen zu kennen und zu beherrschen. Eine Strategie gilt als robust, wenn sie ***auf eine Vielzahl von unterschiedlichen Situationen anwendbar*** ist. Darüber hinaus wird eine Handlungsstruktur funktional und ***gebrauchstauglich***, indem sie vorhandenes Erfahrungswissen nutzbar macht und mit anderen Ressourcen zur Lagebeurteilung verknüpft. In der präklinischen Notfallmedizin hat sich in diesem Zusammenhang die Nutzung von Checklisten und Handlungsfolgen (Algorithmen) bewährt. Diese Strukturen sollten ebenso im Kontext der Eigen- und Teamsicherheit angewendet werden, z.B. in Form routinierter gedanklicher Abläufe beim Eintreffen.

Die Einsatzpraxis zeigt, dass insbesondere folgende Szenarien für den Rettungsdienst ***eine hohe Gefährdungswahrscheinlichkeit haben***:

- offensive Aggression und tätliche Gewalt durch Patienten (z.B. intoxikationsbedingt; psychiatrische Fälle),
- aggressives Abwehrverhalten; unklare Situation (z.B. bei der Annäherung an nicht ansprechbare Personen),
- Gewalt durch Dritte (z.B. Fremde und Angehörige),
- Fehlverhalten des Rettungsdienstes.

Die Spanne möglicher Gewaltartikulationen gegenüber Rettungskräften umfasst dabei verbale und nonverbale Äußerungen wie beispielsweise ***Drohungen*** oder ***Provokationen***, ***Vandalismus*** sowie einfache, schwere und gefährliche ***Gewaltanwendungen***, die im schlimmsten Fall bis zur Tötung führen können.

In der Summe stellt der Umgang mit aggressiven und potenziell gewaltbereiten Patienten für das Rettungsfachpersonal daher ein aktuelles Handlungserfordernis dar, das neben fachlicher Kompetenz zusätzliche Fähigkeiten unerlässlich werden lässt.

12.5.2 Problem »Gewalt« erkennen und verstehen

Rettungskräfte sind ***häufig nicht in der Lage, konkrete Gewaltsituationen richtig einzuschätzen*** und entsprechend zu handeln. Oftmals ist es nicht ersichtlich, ob eine Problemlösung überhaupt möglich ist. Eine wesentliche Ursache dafür ist, dass Rettungskräfte zwar für den Umgang mit den Folgen von Gewalt, wie etwa Verletzungen durch stumpfe Gewalteinwirkung, ausgebildet sind, aber nicht mit deren Ursachen und Verlaufsformen vertraut sind. Ein anderer maßgeblicher Faktor in Akutsituationen ist die knappe Ressource Zeit.

Merke

Die Grundlage für eine angemessene und schnelle Einschätzung und Bewältigung einer vorliegenden Situation ist die Kenntnis über menschliches Gewaltverhalten und die Prozesse, die dieses Verhalten verursachen und begünstigen.

Eigensicherung ist der wichtigste Punkt für Sanitäter in jedem Einsatz und beschreibt den Prozess, der ***jedes aktive Verhalten*** der Rettungskräfte gegenüber Personen ***zum Schutz der eigenen körperlichen Unversehrtheit*** im Rahmen einer konkreten rettungsdienstlich relevanten Maßnahme einschließt. Eigensicherung bezeichnet demnach einen aktiven und bewussten ***Prozess der Lagebeurteilung und Entscheidungsfindung***.

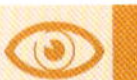

BEACHTE

Bei aggressivem Verhalten ist es vordergründiges Ziel, eine weitere Eskalation und somit körperliche Gewalt zu vermeiden.

12.5.3 Aggressives Abwehrverhalten

Aggressives Abwehrverhalten wird als maßgebliche Ursache für Gewaltverhalten gegenüber Rettungskräften vermutet. In 52 % aller innerhalb eines Jahres ermittelten Befragungsergebnisse wurde die Arbeit direkt am Patienten als kritischer Bereich identifiziert. Aggressives und potenziell gewalttätiges Verhalten stellt für Rettungskräfte eine besondere Herausforderung dar, weil sie von diesem Verhalten leicht überrascht werden, da sie für den Umgang mit dem Phänomen Gewalt nicht ausreichend sensibilisiert sind und der betroffene ***Patient aufgrund seines Zustands*** (z.B. Bewusstseinstrübung, Desorientiertheit) ***nicht zwischen Retter und Gefährdung (Angreifer) unterscheiden*** kann.

MERKE

Gerade der Blickkontakt und angemessenes Distanzverhalten sind maßgeblich für die Gewährleistung von Eigen- und Teamsicherheit. Besonders während der Entfernung aus der Konfrontationszone spielen diese Punkte eine nicht zu unterschätzende Rolle.

LITERATUR:

Byrnes J D (2002) Before Conflict. Preventing Aggressive Behavior. Scarecrow Press, Oxford.

Dörner D (1987) Problemlösen als Informationsverarbeitung. 3. Aufl. Kohlhammer, Stuttgart.

Füllgrabe U (2021) Psychologie der Eigensicherung. Überleben ist kein Zufall. 9. Aufl. Boorberg, Stuttgart.

Grossman D (2008) On Combat. The Psychology and Physiology of Deadly Conflict in War and Peace. 3. ed. PPCT Research Publication.

Ketelsen R, Schulz M, Zechert C (2004) Seelische Krise und Aggressivität. Der Umgang mit Deeskalation und Zwang. 2. Aufl. Psychiatrie Verlag, Köln.

Oesterreich K (2015) Das A-B-C-DER-EIGENSICHERUNG® – Team- und Patientensicherheit im Rettungsdienst. Crew-Crisis-Ressource Management in aggressionslastigen Krisenlagen. Eigenschutzstrategien für den Umgang mit aggressiven Patienten und anderen Personen. In: Brandschutz 69 (12): 1037-1040.

Oesterreich K, Köhler M (2011) Gewalt gegen Rettungskräfte: Taktisch korrektes Verhalten im Umgang mit aggressiven Patienten. In: Rettungsdienst 34 (8): 14-18.

Oesterreich K, Köhler M (2013a) Gewalt gegen Rettungskräfte: Ein Thema für die Fortbildungspraxis. In: Rettungsdienst 36 (4): 42-46.

Oesterreich K, Köhler M (2013b) Gewalt gegen Rettungskräfte: Achtung Tunnelblick. In: Rettungsmagazin 18 (3): 62-67.

Schmidt J (2012) Gewalt gegen Rettungskräfte. Bestandsaufnahme zur Gewalt gegen Rettungskräfte in Nordrhein-Westfalen. Abschlussbericht. Ruhr-Universität, Bochum.

Seyle H (1978) The Stress of Life. McGraw-Hill, New York.

Taleb N (2013) Antifragile. Things that gain from disorder. Penguin, New York.

12.6 Umgang mit eigenen Belastungen

Harald Karutz, Verena Blank-Gorki

Im Rettungsdienst zu arbeiten, kann Freude bereiten, Sinn geben und mit vielen weiteren positiven Erfahrungen verbunden sein. Anderen Menschen in einem Notfall helfen und Leben retten zu können, gehört sicherlich dazu. Auch ist eine Tätigkeit als Rettungshelfer oder -sanitäter extrem abwechslungsreich: Viele Einsätze halten neue Herausforderungen bereit. So wird es im Rettungsdienst niemals langweilig, es bleibt immer spannend und interessant.

Gleichzeitig hat die Arbeit im Rettungsdienst aber auch eine Schattenseite. Wer eine Ausbildung als Rettungs- oder Notfallsanitäter anstrebt, sollte sich daher ***auch mit den unangenehmen, negativen Aspekten*** seines künftigen Tätigkeitsfeldes ***auseinandersetzen*** und wissen, wie man ***mit belastenden Erfahrungen angemessen umgehen*** kann.

12.6.1 Belastungen im Rettungsdienst

Sowohl der Alltag auf der Rettungswache als auch das Einsatzgeschehen kann belastende Aspekte enthalten. Darüber sollte sich jeder Rettungshelfer und -sanitäter im Klaren sein.

▶ Belastungen im dienstlichen Alltag

Da jederzeit eine Alarmierung erfolgen kann, sind viele Rettungsdienstmitarbeiter ***schon im dienstlichen Alltag*** mehr oder weniger ***angespannt***. Aus diesem Grund führt auch die Nachtruhe auf einer Rettungswache ***häufig zu keiner ausreichenden Erholung.*** Gelegentlich dauert es selbst nach Dienstende noch einige Zeit, bis die Anspannung wieder abgebaut ist.

Belastend erlebt werden auch ***unregelmäßige*** und besonders lange wöchentliche ***Dienstzeiten*** sowie kurzfristig vorgenommene Dienstplanänderungen: Persönliche bzw. familiäre Planungen für die Freizeitgestaltung können dadurch beeinträchtigt oder sogar von vornherein unmöglich gemacht werden.

Aber auch ***kleinere Ärgernisse*** können das Wohlbefinden von Rettungsdienstmitarbeitern ***an ihrem Arbeitsplatz*** beeinträchtigen, zuvorderst dann, wenn sie besonders häufig auftreten oder sie sich summieren. Zu solchen ***»Mikrostressoren«*** werden z.B. immer wieder auftretende Defekte an Ausrüstungsgegenständen, ein ungemütlicher oder lieblos eingerichteter Aufenthaltsraum, als sinnlos empfundene Dienstanweisungen oder eine schlecht sitzende Arbeitskleidung gezählt.

Nicht zuletzt kann die vielerorts ***übliche Ernährung*** im Dienstalltag ***problematisch*** sein. Mahlzeiten werden z.B. nur selten frisch zubereitet, stattdessen wird oftmals »Fast Food« konsumiert. Weil ständig eine erneute Alarmierung befürchtet wird, essen viele Rettungsdienstmitarbeiter zudem sehr hektisch und »schlingen« ihre Mahlzeiten geradezu herunter.

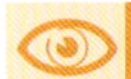

BEACHTE

Eine Folge dieser ungesunden Ernährung besteht darin, dass ein relativ hoher Prozentsatz von Rettungsdienstmitarbeitern deutlich übergewichtig ist.

▶ Belastungen durch Einsätze

Es versteht sich von selbst, dass auch aus den Einsätzen zahlreiche Belastungen resultieren können. Schon die ***Alarmierung*** zu einem Einsatz ***löst*** üblicherweise eine ***Stressreaktion aus***: Der Organismus reagiert mit einem »Allgemeinen Adaptions-Syndrom«. Dabei werden Stresshormone ausgeschüttet, der Blutdruck und die Herzfrequenz steigen usw. Einen weiteren Belastungsfaktor stellt die ***Anfahrt zum Einsatzort*** dar: Rettungsdienstmitarbeiter sind dabei einem erheblichen ***Unfallrisiko*** ausgesetzt.

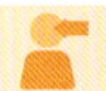

MERKE

Während einer Einsatzfahrt ereignet sich im Durchschnitt alle 19 Sekunden eine kritische Situation!

Das Eintreffen an der Einsatzstelle kann ebenfalls mit einem starken Stressempfinden verbunden sein. Zu diesem Zeitpunkt sind sehr viele und wichtige Aufgaben zu bewältigen, die für den weiteren Verlauf des Geschehens entscheidend sein können. Dabei müssen zahlreiche Informationen verarbeitet werden, während gleichzeitig ein ***Informationsmangel*** besteht. Ursachen eines Notfalls oder eventuelle Zusatzgefahren sind beispielsweise oftmals nicht von vornherein bekannt. Auch ***bestimmte*** Merkmale von ***Einsätzen gelten als besonders belastend***. Insbesondere zu nennen sind hier Einsätze, ...

- bei denen Kinder schwer verletzt worden sind.
- bei denen Kollegen verletzt oder getötet werden.
- bei denen Patienten oder Angehörige den Helfern persönlich bekannt sind.
- bei denen die Helfer einen anderen persönlichen Bezug zu den Opfern herstellen.
- bei denen sehr viele Betroffene zu versorgen sind (Großschadenslagen, MANV).

- bei denen Helfer mit besonders schrecklichen Anblicken (z.B. von Leichenteilen) konfrontiert werden.
- bei denen Helfer sich hilflos und ohnmächtig fühlen (z.B. erfolglose Reanimationsversuche).
- bei denen die Helfer selbst in akute Gefahr geraten.
- bei denen sich Fehler bzw. Komplikationen wie z.B. eine Medikamentenverwechslung ereignen oder ein Konflikt auftritt.

Neben solchen Extremsituationen können aber auch bestimmte ***Erfahrungen im Einsatzalltag*** außerordentlich ***unangenehm*** sein, etwa Einsätze für betrunkene und verwahrloste Personen, die häufige Konfrontation mit Armut, Krankheit, Leid und Elend oder – nicht zuletzt – das ständige schwere Heben und Tragen.

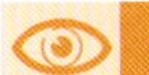
BEACHTE

Nicht immer muss es sich bei belastenden Einsätzen also um besonders »spektakuläre« Ereignisse handeln!

12.6.2 Moderatorvariablen

Nicht von allen Rettungsdienstmitarbeitern werden die oben aufgeführten ***Belastungen*** in der gleichen Weise erlebt. Ob Einsätze oder bestimmte Teilaspekte von Einsätzen als belastend wahrgenommen werden, ist vielmehr ***individuell sehr unterschiedlich***.

MERKE

Eine Notfallsituation kann für den einen Rettungsdienstmitarbeiter sehr stark belastend sein, für den anderen nicht.

Dies hängt von zahlreichen ***sog. Moderatorvariablen*** ab, die sich sowohl ***belastungsverstärkend*** als auch ***-vermindernd*** (protektiv) ***auswirken*** können. Je nach Ausprägung bezeichnet man sie als Risiko- oder Schutzfaktoren.

Günstig wirkt sich beispielsweise ein ***stabiles soziales Netz*** mit guten Beziehungen zu Freunden, Angehörigen und Kollegen, eine ***robuste körperliche Konstitution*** und Fitness, ***Optimismus*** sowie eine hohe Belastbarkeit bzw. Widerstandskraft gegenüber Belastungen aus. Dass es auch hilfreich ist, wenn jemand in einer Freizeitbeschäftigung ***Ausgleich***, ***Ablenkung*** und ***Entspannung*** findet oder andere günstige Bewältigungsstrategien nutzen kann (Sport treiben, Musik hören, Tagebuch schreiben usw.), liegt auf der Hand.

Umgekehrt können Belastungen verstärkt und ihre Bewältigung erschwert werden, wenn ein Rettungssanitäter kaum über soziale Kontakte verfügt oder keine Bezugspersonen hat, an einer chronischen Erkrankung leidet, psychisch sehr verletzlich ist, häufig grübelt usw.

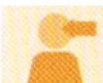
MERKE

Auch wenn jemand psychisch sehr stark vorbelastet ist, etwa durch nicht verarbeitete eigene Traumatisierungen in der Vergangenheit, stellt dies einen Risikofaktor dar.

12.6.3 Belastungsfolgen

Die Auswirkungen der im Rettungsdienst erlebten Belastungen können – abhängig vom komplexen Zusammenwirken der einzelnen Belastungsfaktoren sowie den dargestellten Moderatorvariablen – individuell ebenfalls sehr unterschiedlich sein. Dabei sind kurzfristige Reaktionen von mittel- und längerfristigen Folgen abzugrenzen.

▶ Kurzfristige Reaktionen

Kurzfristige Reaktionen treten ***unmittelbar nach einem Einsatz*** auf und dauern in der Regel nur wenige Minuten, Stunden oder einige wenige Tage an. Typische Anzeichen sind:

- Anspannung,
- Unruhe, Erregung,
- Tachykardie,
- starkes Schwitzen,
- Rededrang,
- Erschöpfung,
- Aktivitätsüberschuss,
- Lachen, Kichern,
- Weinen,
- Konzentrationsschwierigkeiten,
- Orientierungsverlust,
- Ein- oder Durchschlafprobleme.

Solange solche Reaktionen nicht zu einer stärkeren Beeinträchtigung führen und relativ rasch wieder abklingen, sind sie jedoch kein Grund zur Beunruhigung. Es handelt sich um ***häufige und übliche Reaktionen auf das Erleben*** außergewöhnlicher Ereignisse. Unter bestimmten Umständen spricht man in diesem Zusammenhang auch von einer ***Akuten Belastungsreaktion (ABR)***.

▶ Mittel- und längerfristige Belastungsfolgen

Mitunter kommt es vor, dass Belastungsfolgen ***längere Zeit anhalten***, also auch nach einigen Tagen, Wochen oder sogar Monaten noch vorhanden sind. Eine Übersicht solcher mittel- und längerfristig anhaltenden Belastungsfolgen zeigt Tabelle 6. Hier reicht das ***Spektrum von einzelnen Symptomen*** wie z.B. Ein- und Durchschlafschwierigkeiten, Reizbarkeit oder Nervosität ***bis*** zur Entwicklung von definitiv

Tab. 6 ▶ Mittel- und längerfristige Belastungsfolgen

Körperlich	Kognitiv	Emotional	Verhaltensbezogen
– anhaltende Müdigkeit – Erschöpfung – Kopfschmerzen – Rückenschmerzen – Kreislauf- und Verdauungsprobleme – Magenbeschwerden	– Übererregung – sich aufdrängende Erinnerungen – Konzentrationsstörungen – geringes Selbstwertgefühl – Unzufriedenheit – Entwicklung einer negativen Grundeinstellung – Sarkasmus, Zynismus	– Angst – Schuldgefühle – Reizbarkeit – Nervosität – Aggressionen – Depression – Abstumpfung – Demotivation – Burnout	– Ein- und Durchschlafschwierigkeiten – übertriebene Wachsamkeit oder Schreckhaftigkeit – Launenhaftigkeit – Suchtverhalten – verändertes Essverhalten – vermindertes Engagement – Abnahme der Arbeitsqualität – Vermeidungsverhalten – sozialer Rückzug
Entwicklung einer Posttraumatischen Belastungsstörung (PTBS) oder anderer Traumafolgestörungen			

behandlungsbedürftigen Krankheitsbildern wie etwa einer ***Posttraumatischen Belastungsstörung***.

MERKE

Derartige Folgen können auftreten, sie müssen es aber nicht.

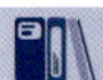
DEFINITION

Posttraumatische Belastungsstörung

Bei einer Posttraumatischen Belastungsstörung (PTBS) bleiben bestimmte Symptome für mindestens einen Monat bestehen und verursachen »in klinisch bedeutsamer Weise Leiden oder Beeinträchtigungen in sozialen, beruflichen oder anderen wichtigen Funktionsbereichen«. Besonders typisch sind dabei ein beständiges Wiedererinnern (Intrusionen), Vermeidungsverhalten, Übererregung (Hyperarousal) sowie anhaltend negative Gedanken. Die genaue Diagnosestellung ist jedoch einem Arzt oder Psychotherapeuten vorbehalten.

12.6.4 Umgang mit Belastungen

Die ***Verantwortung*** für die Aufrechterhaltung der eigenen Gesundheit liegt zunächst einmal ***bei jedem einzelnen selbst***. Jeder Sanitäter kann und sollte einiges unternehmen, damit Belastungsfolgen nicht zu einem dauerhaften Problem für ihn werden. Aber auch ***Hilfsorganisationen, Feuerwehren und Rettungsdienste sind*** durch das ArbeitnehmerInnenschutzgesetz dazu ***verpflichtet***, im Rahmen der Fürsorgepflicht ***für ihre Mitarbeiter psychosoziale Prävention sicherzustellen***. Hierbei können Maßnahmen der ***Einsatzvorbereitung***, ***Einsatzbegleitung*** und ***Einsatznachsorge*** unterschieden werden.

12.6.4.1 *Einsatzvorbereitung*

Wichtig ist, möglichst realistisch über den Einsatzalltag informiert zu sein. So sollte man ***nicht »blauäugig« seinen Dienst antreten***, sondern wissen, was einen erwarten kann. ***Leichte sportliche Tätigkeiten*** wie z.B. Joggen, Radfahren, Schwimmen usw. tragen – insbesondere wenn sie regelmäßig betrieben werden – generell zu einem ganzheitlichen Wohlbefinden bei. Auch eine ***gesunde Ernährung*** sowie ein ***Hobby***, das Freude bereitet und einen Ausgleich zu den beruflichen Aktivitäten darstellt, wirken sich positiv aus.

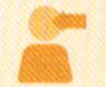
MERKE

Insgesamt sollte die eigene Freizeit möglichst bewusst und vor allem Sinn gebend verbracht werden.

Darüber hinaus ist die ***Pflege der Gemeinschaft*** wichtig: Wenn Mitarbeiter das Gefühl haben, zu einem Team zu gehören, in dem sie sich wohl und wertgeschätzt fühlen, wirkt sich dies generell positiv auf das Betriebsklima aus. Auch etwaige Probleme und Konfliktsituationen lassen sich dann meist leichter klären.

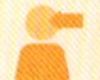
MERKE

Um die Teamentwicklung und ein harmonisches Miteinander im Rettungsdienst zu unterstützen, sind nicht zuletzt Betriebsfeste und -ausflüge, Grillabende sowie gemeinsam besuchte Fortbildungen zu empfehlen!

12.6.4.2 *Einsatzbegleitung*

Unmittelbar in einem Einsatzgeschehen sind Maßnahmen zur psychosozialen Unterstützung nur sehr selten notwendig. Allerdings können ***spezielle Situationen*** auftreten, ***in denen*** hin und wieder eben doch eine ***sofortige Intervention***

erforderlich ist. Verschiedene Anzeichen weisen in solchen Fällen darauf hin, dass die persönliche Belastungsgrenze eines Rettungsdienstmitarbeiters erreicht sein könnte. Zu nennen sind beispielsweise:

- Zittern, »weiche Knie«,
- Tachykardie, starkes Schwitzen,
- Mundtrockenheit,
- Übelkeit, Erbrechen,
- Denkblockaden,
- Orientierungsverlust,
- Wahrnehmungsstörungen,
- Überforderungsgefühle,
- Weinen, Schreien,
- schnelles, stotterndes oder stammelndes Sprechen,
- Erstarrung, Lähmung,
- häufige »Fehlgriffe«.

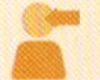

MERKE

Treten solche Anzeichen auf, sollte umgehend reagiert werden, um die Handlungsfähigkeit aufrechtzuerhalten bzw. zurückzugewinnen.

Zunächst sollten ***Strategien der psychologischen Selbsthilfe*** angewendet werden. Bei einer besonders starken Erregung, d.h. einer »überschießenden« Stressreaktion, sollten Rettungsdienstmitarbeiter sich beispielsweise einige Sekunden lang ***nur auf die Durchführung einer einzelnen Routinetätigkeit***, wie z.B. die Messung des Blutdrucks, ***konzentrieren***, ***tief durchatmen und das übrige Geschehen vorübergehend ausblenden***. Schritt für Schritt kann dann noch einmal in Gedanken durchgegangen werden, was als Nächstes zu tun ist.

12.6.4.3 *Einsatznachsorge*

Nach besonders belastenden Einsätzen, wenn stärkere psychische Reaktionen auftreten, und immer dann, wenn dies ***von Rettungsdienstmitarbeitern gewünscht*** wird, sollte eine ***angemessene Einsatznachsorge*** stattfinden. Wichtig ist dabei, dass die einzelnen Maßnahmen bedarfs- und bedürfnisgerecht erfolgen, d.h. sowohl eine Unter- als auch eine Überversorgung wirken sich ungünstig aus.

▶ Individuelle, informelle Einsatznachsorge

Erst einmal sollte jeder Rettungssanitäter seine ***persönlichen Bewältigungsstrategien anwenden***, die auch ansonsten im Alltag bewährt und hilfreich sind. Um sich selbst zu verdeutlichen, dass ein belastender Einsatz abgeschlossen ist, können ***einfache Rituale*** durchgeführt werden, etwa sich umzuziehen, etwas zu trinken oder zu duschen. Darüber hinaus können ***Entspannungstechniken*** wie das Autogene Training oder die Progressive Muskelrelaxation angewendet werden.

Ebenfalls hilfreich ist es, sich mit seinem Hobby zu beschäftigen, Sport zu treiben usw. Eine wichtige Funktion erfüllt natürlich auch die Unterstützung durch das eigene soziale Umfeld, insbesondere durch ***Gespräche mit Freunden***, ***Angehörigen*** und ***Kollegen***. ***Belastende Gefühle*** und Gedanken kann man sich, wenn man dies möchte, auf diese Weise ***»von der Seele reden«***.

▶ Institutionelle, organisierte Einsatznachsorge

Die persönlichen Bewältigungsstrategien können durch institutionelle ***organisierte Nachsorgemaßnahmen*** sinnvoll unterstützt und ergänzt werden. Vielerorts werden z.B. ***Peers*** bzw. ***Vertrauenssanitäter*** ausgebildet oder ***Einsatznachsorgeteams*** gebildet.

Nach besonders belastenden Einsätzen werden von solchen Einsatznachsorgeteams meist ***strukturierte Gruppengespräche*** angeboten (s. Kap. 12.7).

MERKE

Die Teilnahme an solchen Nachsorgegesprächen ist immer freiwillig!

ZUSAMMENFASSUNG

Rettungssanitäter sollten mögliche »Schattenseiten« einer Tätigkeit im Rettungsdienst kennen und sich konstruktiv mit ihnen auseinandersetzen. Wer jedoch angemessen mit potenziellen Belastungen umgehen kann und von einem verantwortungsbewussten Arbeitgeber die erforderliche Unterstützung erhält, sollte auch dauerhaft im Rettungsdienst arbeiten und dabei gesund bleiben können.

LITERATUR:

Beerlage I, Arndt D, Hering T et al. (2009) Arbeitsbedingungen und Organisationsprofile als Determinanten von Gesundheit, Einsatzfähigkeit sowie von haupt- und ehrenamtlichem Engagement bei Einsatzkräften in Einsatzorganisationen des Bevölkerungsschutzes. Abschlussbericht; Hochschule Magdeburg-Stendal. Unter: www.gesundheit-im-einsatzwesen.de.

Gebhardt H et al. (2006) Sicherheit und Gesundheit im Rettungsdienst. Schriftenreihe der Bundesanstalt für Arbeitsschutz und Arbeitsmedizin. NW-Verlag, Berlin.

Lasogga F, Karutz H (2012) Hilfen für Helfer. Belastungen, Folgen, Unterstützung. 2. Aufl. Stumpf + Kossendey, Edewecht.

Sendera A, Sendera M (2013) Trauma und Burnout in helfenden Berufen. Erkennen, Vorbeugen, Behandeln – Methoden, Strategien und Skills. Springer, Wien.

12.7 Krisenintervention (KIT) und Stressverarbeitung nach belastenden Ereignissen (SvE)

Peter Hansak

Neben der psychischen Betreuung des Patienten oder der Angehörigen durch den Sanitäter selbst verfügen die meisten Rettungsdienste über eigene ***Kriseninterventionsteams (KIT-Teams)***, die von den Sanitätern ***zu besonders belastenden Ereignissen beigezogen*** werden können und die seelische Betreuung von Betroffenen fachspezifisch übernehmen. Diese Mitarbeiter sind für ihre Tätigkeit nicht nur speziell ausgebildet, sondern können auch länger als ein Sanitäter vor Ort bleiben und Betroffene betreuen. Österreichweit sind KIT-Mitarbeiter ***durch eine grüne Warnweste gekennzeichnet***, die Aufschriften sind jedoch unterschiedlich.

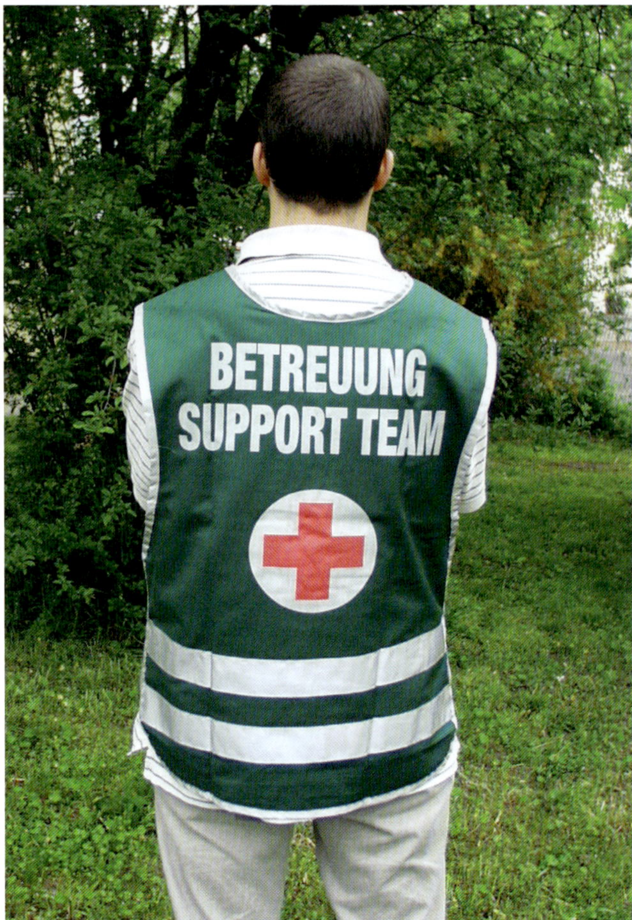

Abb. 9 ▶ KIT-Mitarbeiter mit Warnweste

Indikationen für einen KIT-Einsatz sind die Betreuung von:

- Hinterbliebenen nach erfolgloser Reanimation, insbesondere in schwierigen Fällen (z. B. Selbstmord, Mord, Unfall),
- Menschen, die unter schwerem psychischem Schock stehen (z. B. Brände, schwere Unfälle, Tote),
- Eltern nach dem Tod ihres Kindes,
- Opfern von Gewalttaten, Vergewaltigungen und Familientragödien,
- Menschen, denen die Nachricht vom Tod eines nahen Angehörigen überbracht werden soll,
- Menschen, die durch Ereignisse eine plötzliche und bedrohliche Veränderung ihrer sozialen Stellung und/oder des sozialen Beziehungsnetzes erfahren (z. B. Lawinenabgänge, Evakuierungen, Flüchtlinge).

Anders als bei der Krisenintervention ist die Aufgabe von ***SvE-Mitarbeitern*** die ***Betreuung der eigenen Sanitäter*** oder von Mitarbeitern anderer Einsatzorganisationen ***nach belastenden Ereignissen***. Als ***Indikation*** für den Einsatz von SvE-Mitarbeitern sind anzusehen:

- schwere Verletzung oder Tod eines Kollegen,
- extreme Unfallereignisse,
- Suizid eines Kollegen,
- große Anzahl von Opfern,
- Verwundung oder Tod eines Kindes,
- persönlich bekannte Opfer,
- starkes öffentliches Interesse,
- jedes Ereignis mit belastenden Wirkungen auf den Helfer.

SvE-Peers werden auch häufig als ***»Vertrauenssanitäter«*** gesehen, die eine informelle zentrale Rolle in der Sanitätseinheit ihrer Dienststelle innehaben. Sie haben sich aus verschiedenen Gründen zur ***Ansprechperson für ihre Kollegen*** herauskristallisiert, kennen aus eigener Erfahrung die Realität des Rettungsdienstes und die Quellen des täglichen Stresses. Sie haben Kollegen gegenüber eine offene Haltung, sind beliebt und werden geschätzt. Als SvE-Mitarbeiter sind diese Vertrauenssanitäter dazu ausgebildet:

- potenzielle Auslöser für Stresssituationen zu identifizieren,
- psychische Reaktionen auf solche Stressoren zu erkennen,

- Kontakt mit betroffenen Mitarbeitern aufzunehmen und aufrechtzuerhalten,
- spezielle Gesprächstechniken und Methoden zur Interventionen bei und nach belastenden Ereignissen anzuwenden (s. u.).

Zu den ***Aufgaben von SvE-Mitarbeitern*** zählen:
- die Einsatzbegleitung der Mitarbeiter während schwerer Einsätze,
- nach dem Einsatz:
  - > Einsatzabschluss (Demobilization),
  - > Kurzbesprechung (Defusing),
  - > Nachbesprechung (Debriefing)
  - > und bei Bedarf Begleitung über einen längeren Zeitraum.

Die Namen der SvE-Mitarbeiter einer Dienststelle müssen allen Sanitätern bekannt sein, ebenso muss die ***Kontaktaufnahme*** im Bedarfsfall ***ohne Verzögerung und vertraulich möglich*** sein. Nach Großereignissen sollte grundsätzlich allen Sanitätern, die an der Bewältigung mitgewirkt haben, eine Demobilization, ein Defusing bzw. Debriefing angeboten werden. Die Teilnahme an diesen Angeboten erfolgt immer freiwillig. Eine ***Demobilization*** wird unmittelbar mit Einsatzende durchgeführt, dauert in der Regel nicht länger als zehn Minuten und informiert die Teilnehmer über eventuell auftretende psychische, emotionale und verhaltensspezifische Symptome sowie entsprechende Verhaltensregeln. Ein ***Defusing*** wird direkt im Anschluss an das Ereignis (spätestens jedoch am gleichen Tag) durchgeführt und soll es den Teilnehmern ermöglichen, über das Ereignis zu sprechen, bevor sie zu sehr über dieses allein reflektieren. Ein ***Debriefing*** ist die intensivste und längste Form der Intervention, abgesetzt zum Ereignis, und kann mehrere Stunden benötigen.

LITERATUR:

Lasogga F, Karutz H (2012) Hilfen für Helfer. Belastungen, Folgen, Unterstützung. 2. Aufl. Stumpf + Kossendey, Edewecht.

Mitchell JT, Everly GS (2019) Handbuch Einsatznachsorge: Critical Incident Stress Management. Hrsg. von J Müller-Lange. 3. Aufl. Stumpf + Kossendey, Edewecht.

Nikendei A (2017) Psychosoziale Notfallversorgung (PSNV) – Praxisbuch Krisenintervention. 2. Aufl. Stumpf + Kossendey, Edewecht.

Österreichisches Rotes Kreuz (Hrsg.) (2014) Rahmenvorschrift Psychosoziale Betreuung im ÖRK und ÖJK. www.roteskreuz.at.

13 Praktische Übungen ohne Patientenkontakt – Pflegerische Maßnahmen im Rettungsdienst

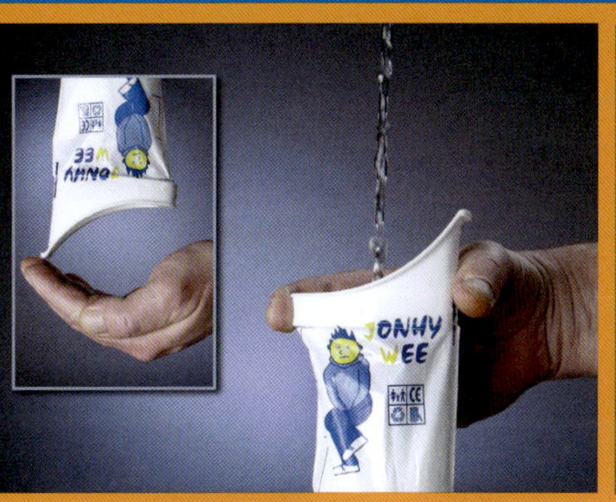

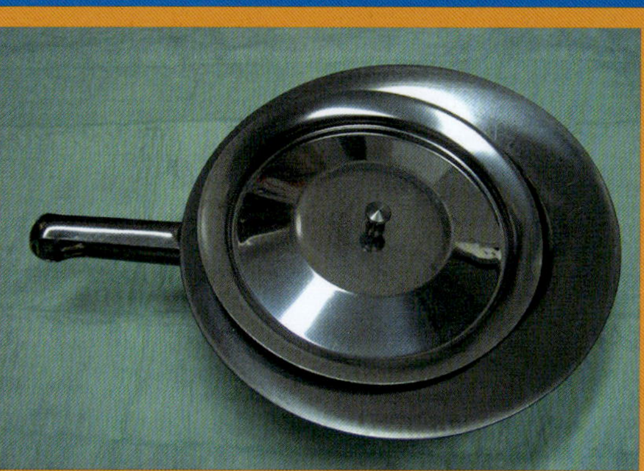

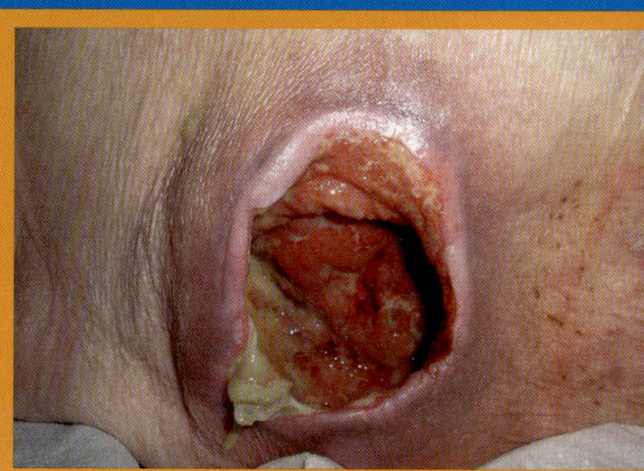

Inhalt:

13.1 Hilfe bei der Nahrungs- und Flüssigkeitsaufnahme

Elke Otto

Der uns anvertraute Patient muss ***bei längeren Transportzeiten*** (Ferntransporte) ausreichend flüssige und feste Nahrung zu sich nehmen können, wenn er nicht aus medizinischen Gründen nüchtern bleiben muss. Je nach Erkrankung oder Verletzung benötigt er dazu mehr oder weniger die Hilfe des Rettungsdienstpersonals.

Vorbereitung

Es ist wichtig, dass man sich vor der Patientenübernahme ***über*** den ***medizinischen Zustand des Patienten*** (z. B. bekannte Nahrungsmittelallergien, Diabetes) ***informiert***. Durch spezielle Lagerung oder unter Verwendung von Lagerungshilfsmitteln sollte angestrebt werden, dass der Patient ***so weit wie möglich selbstständig essen und trinken*** kann. Um Besteck griffiger zu machen, kann es vor der Benutzung mit Pflasterstreifen umwickelt werden. Teller können durch einen Pflasterstreifen auf dem Tisch oder durch Unterlegen von angefeuchtetem Zellstoff am Wegrutschen gehindert werden. Wenn keine Trinkhilfen in Form von Schnabeltassen oder Knicktrinkhalmen vorhanden sind, kann ein abgeschnittenes Infusionssystem als Trinkhilfe verwendet werden. Trinkgefäße sollten nur zu zwei Dritteln gefüllt werden, um ein Ausschütten zu vermeiden.

Durchführung

Vor jedem Essen sollten Helfer und Patient die ***Hände waschen***. Der Patient ist, falls erlaubt, in eine ***sitzende Position*** zu bringen. Er muss die angebotenen Speisen sehen können, oder der Helfende muss das Essen beschreiben. Auf Wünsche und Essgeschwindigkeit des Patienten sollte eingegangen werden. Der Helfer muss an ärztlich verordnete Medikamente vor bzw. nach dem Essen denken. Nach der Nahrungsaufnahme sollte der Patient die Möglichkeit zur Mundhygiene haben.

13.2 Verrichten der Notdurft

Einem nicht gehfähigen Patienten muss vor allem bei längeren Transporten die Möglichkeit zur ***Blasen- und Darmentleerung*** gegeben werden können. Dies geschieht ***mithilfe des Urinbeutels oder des Steckbeckens***. In jedem Fall ist bei der Hilfeleistung auf das Schamgefühl der Patienten Rücksicht zu nehmen!

13.2.1 Urinbeutel

Benötigtes Material

- Geschlechtsspezifische Urinbeutel,
- Einmal-Unterlagen,
- Zellstoff.

Im Rettungs- und Krankentransportdienst haben sich Einmal-Urinbeutel verstärkt durchgesetzt. Diese enthalten ein Bindemittel für den Urin, werden nach Gebrauch dicht verschlossen und so ohne weitere Maßnahmen entsorgt.

Durchführung

Es gibt unterschiedliche Urinbeutel für Männer und Frauen. Im Rettungs- und Krankentransportdienst stehen nur ***Harnbeutel für Männer*** in Verwendung, ***für Patientinnen*** wird

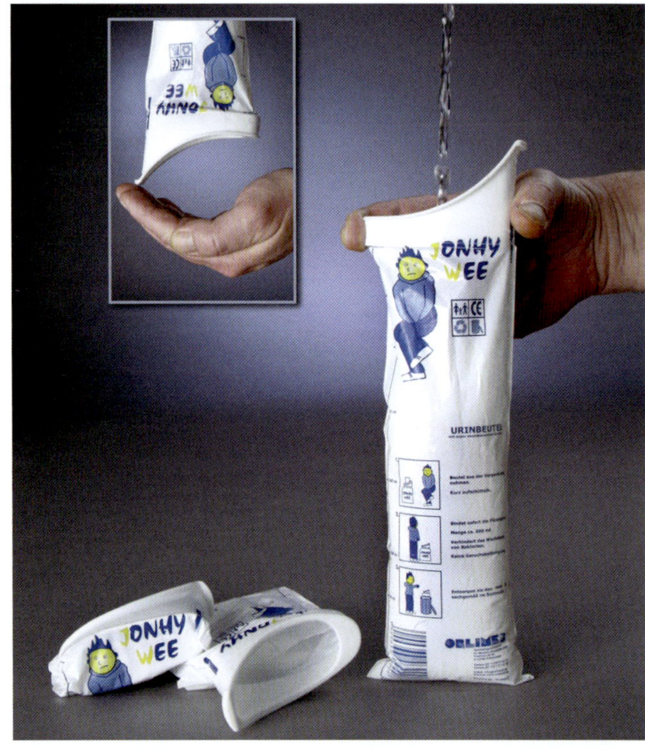

Abb. 1 ▶ Urinbeutel (hier sog. »Jonhy Wee«)

das Steckbecken verwendet. Beim Anlegen der Urinauffangbehältnisses ist ein Unterlagenschutz zu benutzen. Nach der Blasenentleerung sollte dem Patienten die Möglichkeit zur Händereinigung gegeben werden. Beim Anlegen des Behältnisses beim Mann ist darauf zu achten, dass der Penis sicher im Hals des Urinbeutels liegt.

13.2.2 Steckbecken (Leibschüssel)

Benötigtes Material

- Steckbecken mit Einmal-Einlage,
- Männerurinbeutel,
- Unterlagenschutz (Einmal-Unterlage),
- Feuchttücher,
- Zellstoff.

Durchführung

Zunächst muss die Trage am Kopfteil flachgestellt werden. Der Patient sollte nur so weit wie nötig aufgedeckt und entkleidet werden. Der Patient wird gebeten, die Beine anzuziehen und evtl. unter Mithilfe des Rettungssanitäters (Arm unter Lendenbereich) das Gesäß anzuheben. Wenn nötig, kann der Patient zu zweit im Lendenbereich angehoben werden, um den Unterlagenschutz und das Steckbecken zu platzieren. Danach kann das Kopfteil der Trage entsprechend dem Patientenwunsch wieder höhergestellt werden, um eine bequeme Lage für die Blasen- und Darmentleerung zu erreichen. Beim Mann ist immer zum Steckbecken auch der Urinbeutel anzulegen. Nach dem Reinigen des Genitalbereichs wird zum Entfernen des Steckbeckens das Kopfteil wieder flachgestellt. Der Patient wird erneut gebeten, die Beine anzustellen und sich auf die Seite zu rollen. Bei diesem Vorgang muss der Urinbeutel schon entfernt sein, und das Steckbecken muss gut festgehalten und zügig unter dem Patienten entfernt werden. Der Patient sollte sich aus Sicherheitsgründen nur auf die Seite drehen, auf der eine Hilfskraft steht. Bei der Entsorgung von Stuhl und Urin muss auf Besonderheiten (z.B. Farbabweichungen) geachtet werden.

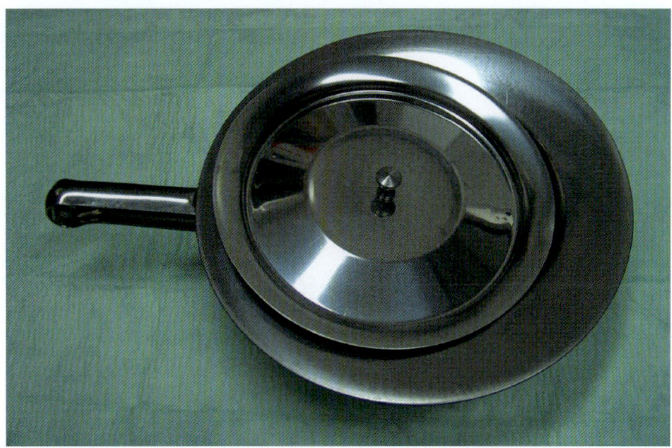

Abb. 2 ▶ Steckbecken

Durch die ***Verwendung einer Einmal-Einlage*** im Steckbecken – diese füllt das Steckbecken aus und wird vor der Anwendung zur Fixierung über den Rand desselben gezogen – ist die Arbeitsweise mit dem Steckbecken wesentlich einfacher und hygienischer.

13.3 Spezielle pflegerische Massnahmen

Es kann immer vorkommen, dass das Personal im Rettungsdienst während der Ausbildung und im täglichen Dienst mit speziellen Maßnahmen der Pflege konfrontiert wird.

13.3.1 Hilfestellung beim Erbrechen

Die Hilfestellung bzw. Unterstützung des Patienten, der erbricht, richtet sich nach dessen Bewusstseinslage. Beim Bewusstlosen muss eine Aspiration (Übertritt von Mageninhalt in die Atemwege) durch die Seitenlage vermieden werden. Beim wachen Patienten ist, sofern aus ärztlicher Sicht dem nichts entgegensteht, eine Oberkörperhochlage mit nach vorne geneigtem Kopf angezeigt. Der Sanitäter hat die ***Nierentasse mit einer Hand*** zu ***fixieren***, mit der zweiten Hand kann er den ***Oberkörper des Patienten stützen***.

Während des Erbrechens ist eine schnelle, fachlich kompetente und menschliche Unterstützung gefragt. Ein ausreichend großes Auffanggefäß (Nierentasse, Brechbeutel) und Zellstoff sind hinzuhalten. Der Brust-Hals-Bereich des Patienten wird durch Auflegen von Zellstoff geschützt. Vorhandene Zahnprothesen müssen entfernt werden. Sollte der Patient längeres Haar haben, so ist dieses zurückzunehmen und der ***Kontakt von Kleidung und Haaren*** des Patienten ***mit dem Erbrochenen*** zu ***verhindern***. Der Patient sollte zum ruhigen Durchatmen angehalten werden.

Nach dem Erbrechen ist dem Patienten die Möglichkeit zum ***Mundspülen*** zu geben. Für den weiteren Transport, bis zur Übergabe im Krankenhaus, sind eine Nierentasse und Zellstoff in Griffweite zu belassen. Das Erbrochene wird mit Zellstoff abgedeckt und bei nächster Gelegenheit entsorgt.

MERKE

Auch wenn der Patient nur über Übelkeit oder Brechreiz klagt, sind Nierentasse und Zellstoff bereitzulegen oder dem Patienten, wenn möglich, für den Transport bereits in die Hand zu geben.

Zur Beschreibung und zur ***Dokumentation*** der Menge des Erbrochenen sind die Aussagen »ein Mund voll« bzw. »eine Schale voll« durchaus üblich. Die Art und Weise des Erbrechens sowie der Geruch und das Aussehen des Erbrochenen sind ebenfalls zu dokumentieren.

13.3.2 Prophylaxen

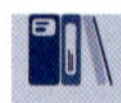

DEFINITION

Prophylaxe

Bei der Vorbeugung (Prophylaxe) handelt es sich im medizinischen Sinn um das Verhüten von Störungen der organischen (physiologischen) Abläufe des Menschen.

Um vorbeugende Maßnahmen anwenden zu können, sind Kenntnisse über die normalen organischen Abläufe des Menschen notwendig. Bei Transporten jeglicher Art ist auf eine ***fachgerechte Lagerung*** des Patienten zu achten. Bei Verlegungen von Patienten ist auf eine qualifizierte Übergabe durch das Pflegepersonal besonderer Wert zu legen. Dabei muss abgeklärt werden, in welchem Zeitintervall der Patient ggf. umgelagert werden muss.

Ursachen und begünstigende Faktoren

Bei sitzenden oder liegenden Patienten entsteht ein ***erhöhter Gewebedruck auf die aufliegenden Körperteile***, der zu Durchblutungsstörungen führen kann. Patienten mit Ernährungsstörungen, abgemagerte oder dickleibige Menschen und Patienten mit Vitamin- und Eiweißmangelernährung sind für Durchblutungsstörungen besonders gefährdet.

Eine schlechte und ungenügende Belüftung der Lungen, verursacht durch eine Schonatmung bei Schmerzen, kann die Ursache für eine Lungenentzündung (Pneumonie) sein.

Ziel

Durch gezielte Maßnahmen im Rahmen der Prophylaxen sollen die natürlichen Abläufe gefördert, vorhandenen Störungen entgegengewirkt oder deren Auswirkungen vermieden werden.

Massnahmen

Die erste Maßnahme ist das Wissen über die begünstigenden Faktoren und das Bestreben, sie zu beseitigen oder abzumildern. Ein ***Dekubitus (Druckschädigung der Haut)*** kann z.B. bei ungünstiger Konstellation von mehreren Faktoren ein Geschehen von wenigen Minuten sein. Daher ist auch bei kurzen Transporten eine ***fachgerechte Lagerung und Polsterung gefährdeter Körperstellen*** sehr wichtig.

Das Tragen von Stützstrümpfen (Antithrombosestrümpfen) bzw. das Wickeln der Beine muss zur ***Verhinderung der Bildung eines Blutgerinnsels*** im Gefäßsystem (Thromboseprophylaxe) bei Transporten ohne Unterbrechung gewährleistet sein. Für alle hier beispielhaft genannten Maßnahmen gilt, dass bei jedem noch so kurzen Transport auf die

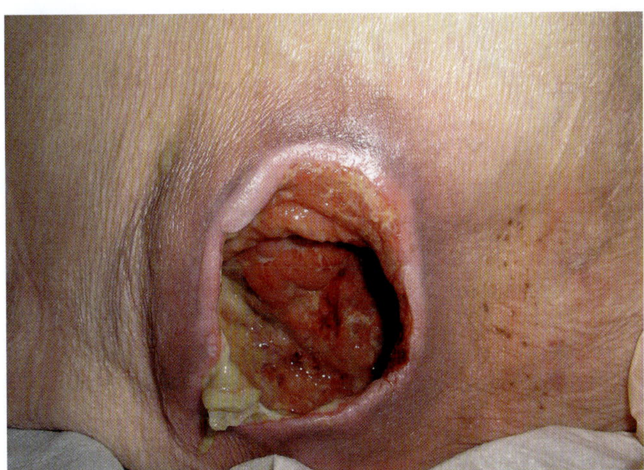

Abb. 3 ▶ Dekubitus Grad IV

richtige Lagerung und Positionierung des Patienten geachtet werden muss.

13.3.3 Dekubitus – Wundliegen durch Druckgeschwüre

Ulrike Hiebl

Ein Dekubitus ist ein Druckgeschwür, das bei langer Bettlägerigkeit auftritt. Durch langes Liegen werden die Blutgefäße der Haut und der Muskeln zusammengedrückt und ungenügend durchblutet. Ob es zu einem ***Druckgeschwür (Dekubitus) bzw.*** zum ***sogenannten Wundliegen*** kommt, hängt weitgehend von der Dauer der Druckeinwirkung ab. Wenn die Haut außerdem feucht ist, steigt die Anfälligkeit zur Geschwürbildung.

Gefährdete Personen sind:

- ältere, gelähmte, bettlägerige, fettleibige und unterernährte Menschen,
- Menschen mit unkontrollierter Darm- und Blasenentleerung,
- Menschen, bei denen das Hitze-, Kälte- oder Druckempfinden herabgesetzt ist, sowie Diabetiker,
- Menschen mit Durchblutungsstörungen,
- Menschen mit einem Gipsverband oder anderen festen Verbänden.

Dekubiti sind erkennbar an:

- Schmerzen (muss nicht immer sein),
- anhaltenden Rötungen der Haut auch nach Entlastung der Druckstellen,
- Blässe der Haut bzw. weißen Stellen auf der Haut,
- Bläschenbildung,
- Hautabschürfung,
- Geschwüren (offene, oft sehr tiefe Wunde).

Besonders gefährdete Körperstellen sind prinzipiell alle Knochenvorsprünge als sogenannte ***Druckpunkte***:

- Hinterkopf,
- Ohr,
- Wirbelsäule (Wirbelvorsprünge),
- Schultern und Schulterblätter,
- Hüfte und Beckenrand,
- Ellenbogen,
- Kreuzbein,
- Knie und Schienbein,
- Knöchel,
- Fersen.

Druckgeschwüre können verhindert werden durch:

- Druckentlastung (Verminderung, Verteilung, vollkommene Entlastung durch Hohllagerung),
- Durchblutungsförderung,
- Hautpflege.

Sanitäter sollten daher beim Transport unbedingt beachten:

- Weichlagerung, d.h., besonders gefährdete Stellen werden zusätzlich gepolstert; es eignen sich dafür weiche Felle sowie Kissen,
- Hohllagerung (z.B. Freilagern der Ferse durch zusätzliche Polster unter den Waden),
- keine Faltenbildung (Kleidung, Leintücher, Vakuummatratze),
- Umlagern bei längeren Transporten,
- Patienten, die mehrere Stunden im Sessel sitzen, alle 30–40 Minuten kurz anheben bzw. auf die Füße stellen.

13.3.4 Sonden, Katheter, Drainagen, künstliche Ausgänge

Elke Otto

Alle Sonden und Drainagen sind künstlich ***angelegte Verbindungswege in das Körperinnere*** oder aus dem Körper heraus. Meist finden sie ihre Benennung aus der jeweiligen Lokalisation oder ihrer Anwendungsart (z.B. Magensonde). Ihre spezielle Anwendung kommt nur bei Arztanordnung in Betracht, kann dem Rettungssanitäter jedoch in der Begleitung von Verlegungspatienten oder in seltenen Fällen in Notfallsituationen am NAW oder mit dem NEF begegnen.

13.3.4.1 *Sonden*

In der Regel werden bei beatmeten Patienten Magensonden zum Schutz vor dem Zurückfließen von Mageninhalt (Regurgitation) in den Mund-Rachen-Raum gelegt. Grundsätzlich

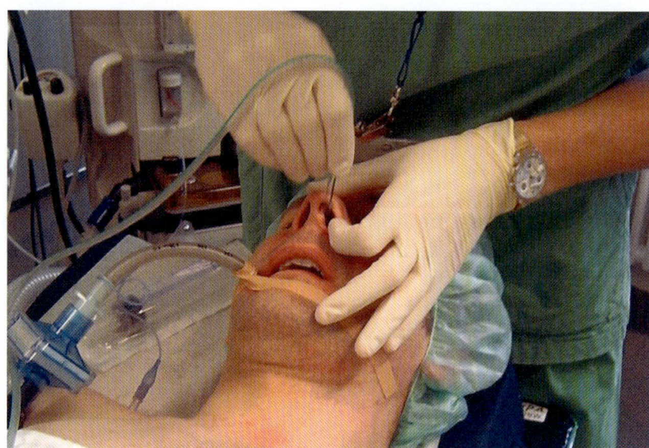

Abb. 4 ▶ Legen einer Magensonde

können alle Sonden etwas zuführen bzw. wegleiten oder absaugen. Die Zu- bzw. Ableitung kann mit verschiedenen Möglichkeiten vorgenommen werden. Magen- bzw. Ernährungssonden funktionieren z.B. nach dem Heberprinzip. Bei der ***Magensonde*** wird die wirksame Höhendifferenz durch das Herunterhängen des Sekretbehältnisses nach unten genutzt, um Mageninhalte abzuleiten. Bei der ***Ernährungssonde*** wird die benötigte Höhendifferenz zum Einbringen von Flüssignahrung durch das Befestigen derselben oberhalb des Patienten hergestellt.

13.3.4.2 *Blasenkatheter*

Das Legen eines Blasenkatheters dient zum freien ***Abfluss und Auffangen des Urins***. Er stellt eine zusätzliche Infektionsgefahr für den Patienten dar. Daher ist ein korrektes und keimfreies Vorgehen absolut notwendig.

Die Indikation für eine Katheterisierung obliegt dem Arzt. Das Legen des Blasenkatheters birgt erhebliche Verletzungsgefahren, sodass dies in der Regel vom Arzt durchgeführt wird oder unter ärztlicher Aufsicht erfolgt. In der Regel ist ein ***spezielles Katheterisierungsset*** notwendig.

13.3.4.3 *Drainagen*

Der Begriff »Drainage« (von frz. Entwässerung) bezeichnet die ***Ableitung von Flüssigkeitsansammlungen*** wie Wundsekret, etwa aus Operationswunden und Wundhöhlen. Bei Krankentransporten von Patienten mit Drainagen muss eine fachlich kompetente Übergabe des Patienten vom Krankenhauspersonal erfolgen. Das Rettungsdienstpersonal muss ***über die Lage, die Wirkungsweise und die Komplikationsmöglichkeiten*** bei Patienten mit Drainagen ***informiert*** und für eventuelle Probleme ausgestattet werden.

Die Ableitung von Blut oder Flüssigkeitsansammlungen, Eiter, Urin und Magen-Darm-Sekret kann aufgrund des Gewebedrucks ohne Sog in den Wundverband oder in spezielle Auffangbeutel erfolgen.

Häufig jedoch muss ein Sogsystem (z.B. Redon-Saugdrainage) angeschlossen werden. Ist eine Sogdrainage angelegt, so muss der ärztlich angeordnete Sog immer gewährleistet sein. Bei Manipulationen am Drainagesystem müssen streng aseptische Bedingungen beachtet werden.

13.3.4.4 *Künstliche Ausgänge*

Eine künstliche Verbindung der Luftröhre nach außen (Tracheostoma), eine offene Verbindung des Magens mit der äußeren Bauchwand (Magenfistel) und ein künstlicher Darmausgang (Anus praeter bzw. Stoma) stellen sehr gravierende Einschnitte in die Lebensqualität des Patienten dar. Bei Krankentransporten von Patienten mit künstlichen Ausgängen ist – wie schon mehrfach erwähnt – die angemessene Übergabe an das Rettungsdienstpersonal, also die Zusammenarbeit aller beteiligten Fachkräfte, von großer Bedeutung.

Sanitäter dürfen auch über ein Tracheostoma Patienten absaugen. Hierbei ist wegen der Infektionsgefahr besonderes auf die Hygiene bei der Einführung des Katheters zu achten. Der Vorgang selbst soll nur so lange dauern, wie man selbst die Luft anhalten könnte, da bei dieser Maßnahme der Patient beim Atmen behindert wird.

13.3.5 An- und Entkleidung des Patienten

Für den Transport oder Untersuchungen kann es notwendig sein, den Patienten beim An- oder Entkleiden zu unterstützen. Die Maßnahmen sind auf das Notwendigste zu reduzieren und die ***Intimsphäre des Patienten*** nach Möglichkeit zu ***wahren***.

Beim Anziehen wird zuerst die »kranke« Extremität bekleidet, beim Entkleiden zuerst die gesunde entblößt. Ist das Entkleiden im Notfall nicht oder nur mit großer Zeitverzögerung möglich, muss die Kleidung aufgetrennt werden. Steht keine Kleiderschere oder sonstiges geeignetes Gerät zur Verfügung, kann der Sanitäter versuchen, die Kleidung an den Nähten aufzureißen.

Literatur:

Bergen P et al. (2019) Klinikleitfaden Pflege. 9. Aufl. Elsevier, München.

Hoehl M, Kullik P (Hrsg.) (2019) Thiemes Gesundheits- und Kinderkrankenpflege. 5. Aufl. Thieme, Stuttgart.

Schewior-Popp S et al. (Hrsg.) (2021) Thiemes Pflege: das Lehrbuch für Pflegende in der Ausbildung. 15. Aufl. Thieme, Stuttgart.

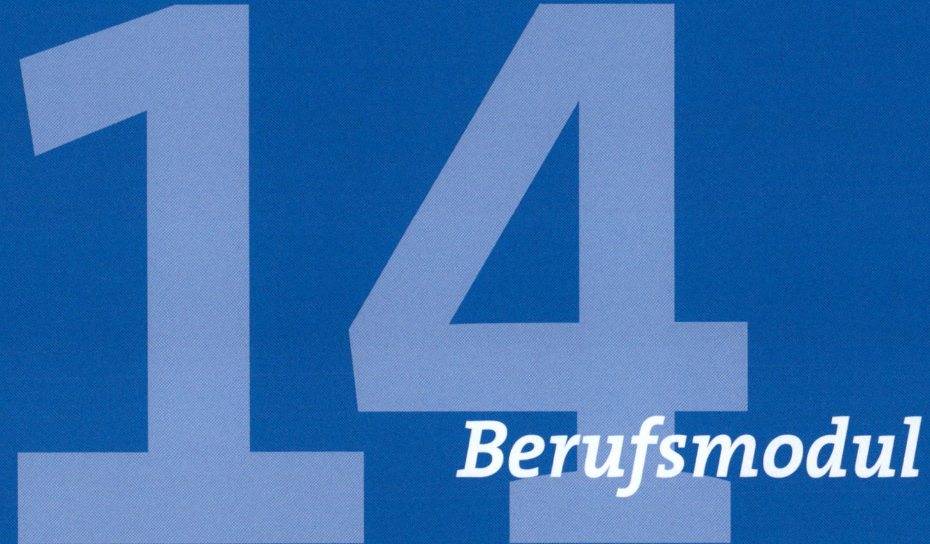

14 Berufsmodul

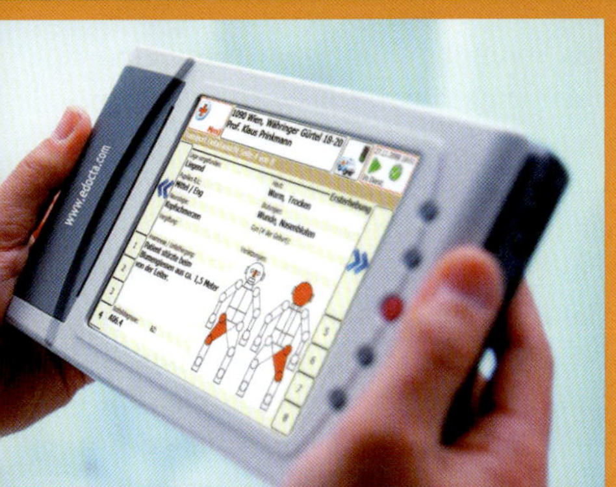

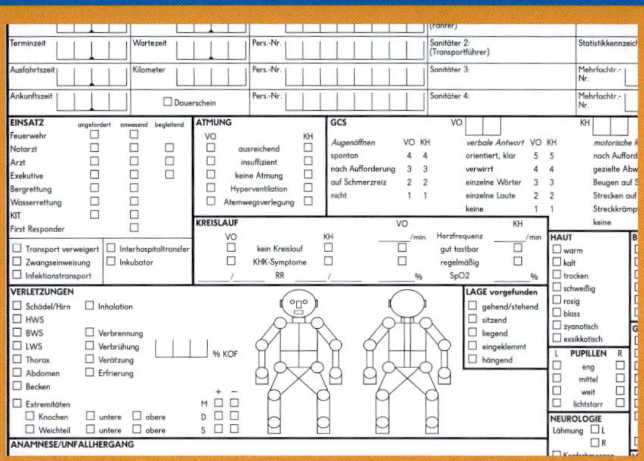

Überwachung

Zielsetzung

Umsetzung

Planung

Inhalt:

14.1 Sanitäts-, Arbeits- und Sozialversicherungsrecht

Christoph Brandl, Josef Prassl, Peter Hansak

14.1.1 Grundzüge des österreichischen Sanitätsrechts

Unter Sanitätsrecht versteht man die Summe aller Gesetze und Verordnungen, die unmittelbar oder zumindest mittelbar der Erhaltung und Wiederherstellung der menschlichen Gesundheit dienen.

14.1.1.1 *Zuständigkeit zur Gesetzgebung und Vollziehung*

Die verfassungsgesetzlichen Grundlagen der österreichischen Sanitätsvorschriften sind im Art. 10 Abs. 1 Z. 12 B-VG festgehalten. Demnach ist das Gesundheitswesen Bundessache in Gesetzgebung und Vollziehung. Ausgenommen hiervon sind Angelegenheiten des Leichen- und Bestattungswesens, des Gemeindesanitätsdienstes und des ***Rettungswesens***. Diese fallen ***sowohl hinsichtlich Gesetzgebung als auch*** hinsichtlich ***Vollziehung*** in die ***Kompetenz der Länder*** (Art. 15 B-VG).

In jenen Angelegenheiten, in denen die Vollziehung auf dem Gebiet des Gesundheitswesens Sache des Bundes ist (Art. 10 Abs. 1 Z. 12 B-VG), wird diese gemäß Art. 102 Abs. 1 B-VG, soweit nicht eigene Bundesbehörden bestehen, vom Landeshauptmann und den ihm unterstellten Landesbehörden ausgeübt (mittelbare Bundesverwaltung). Die Länder, Bezirke und Gemeinden handeln in ihrem Wirkungsbereich im Rahmen der Gesetze und Verordnungen des Bundes, welcher auch für Mängel einzustehen hat. In den eigenen Wirkungsbereich der Gemeinden fallen gemäß Art. 118 Abs. 3 Z. 7 B-VG Angelegenheiten der örtlichen Gesundheitspolizei, insbesondere auf dem Gebiet des Hilfs- und Rettungswesens sowie des Leichen- und Bestattungswesens. In der Bestimmung des Art. 12 Abs. 1 Z. 1 B-VG wird normiert, dass dem Bund in Angelegenheiten der Heil- und Pflegeanstalten nur die Gesetzgebung über die Grundsätze zukommt, den Ländern obliegen die Erlassung von Ausführungsgesetzen und die Vollziehung. Die sanitäre Aufsicht über Krankenanstalten hingegen ist gemäß Art. 10 Abs. 1 Z. 12 B-VG in Gesetzgebung und Vollziehung Sache des Bundes.

Angelegenheiten der Berufsausübung und der Ausbildung von Gesundheitsberufen sind vom Kompetenztatbestand Gesundheitswesen erfasst, somit ist der Kompetenztatbestand Gesundheitswesen die Kompetenzgrundlage für eine ***bundesgesetzliche Regelung*** der verschiedenen Arten ***von Gesundheits- und Pflegeberufen***.

14.1.1.2 *Behördenaufbau und Zuständigkeit*

Sanitätsrecht ist Teil des Verwaltungsrechtes und wird von ***Verwaltungsbehörden*** und ihren weisungsgebundenen Organen vollzogen. Demnach sind die Behörden der allgemeinen staatlichen Verwaltung und Gemeindebehörden zuständig, Gesundheitsangelegenheiten zu besorgen und als Sanitätsbehörde tätig zu werden. Die Bezirksverwaltungsbehörden sind dazu berufen, Sanitätsangelegenheiten des Bundes und der Länder je nach gesetzlicher Regelung in erster Instanz zu besorgen.

Im Bereich der Bundesverwaltung fallen die Angelegenheiten des Gesundheitswesens und des Sanitätspersonals in den Wirkungsbereich des ***Bundesministeriums für Gesundheit***. Bei der ***obersten Sanitätsbehörde des Bundes*** sind der Oberste Sanitätsrat und ein Referent ***für alle Sanitätsangelegenheiten*** eingerichtet. Diese sind keine Behörde, sondern beratende Organe des Gesundheitsministers. Sie sind in wichtigen Angelegenheiten zu hören und haben Gutachten abzugeben (z.B. Anerkennung von Behandlungsmethoden, Abgabe von Impfempfehlungen etc).

Auf Landesebene wird die Vollziehung des Bundes auf dem Gebiet des Gesundheitswesens im Rahmen der mittelbaren Bundesverwaltung durch den ***Landeshauptmann*** und die ihm unterstellten Organe besorgt. Als Hilfsapparat stehen ihm das ***Amt der Landesregierung und*** die ***Bezirksverwaltungsbehörden*** zur Seite. Jene Angelegenheiten des Gesundheitswesens, welche in Gesetzgebung und Vollziehung Landessache sind (Landesverwaltung), obliegen der Landesregierung. Bei jedem Amt der Landesregierung besteht für das Sanitätswesen eine eigene Abteilung. An ihrer Spitze steht der Landessanitätsdirektor. In jedem Bundesland ist weiters ein Landessanitätsrat als beratendes und begutachtendes Organ eingesetzt.

14.1.1.3 *Gesundheitsberufe*

- Ärzte (Ärztegesetz),
- Pharmazeuten (Apothekengesetz),
- Psychologen (Psychologengesetz),
- Psychotherapeuten (Psychotherapeutengesetz),
- Dentisten (Dentistengesetz),
- Hebammen (Hebammengesetz),
- medizinisch-technische Dienste (MTD-Gesetz),

- gehobener (diplomierter) Dienst für Gesundheits- und Krankenpflege (Gesundheits- und Krankenpflegegesetz),
- Sanitäter (Sanitätergesetz).

14.1.1.4 *Krankenanstalten*

Rechtsgrundlage für die Errichtung, den Betrieb und die Finanzierung von Krankenanstalten ist das ***Krankenanstalten- und Kuranstaltengesetz (KAKuG)***. Das KAKuG ist ein Bundes-Grundsatzgesetz. Die Bundesländer haben dazu jeweils eigene Landesgesetze erlassen, die es näher ausführen. Unmittelbar anwendbares Bundesrecht sind im Wesentlichen die Bestimmungen für Universitätskliniken, die sanitäre Aufsicht und die Organentnahme an Verstorbenen. Als Rechtsträger von Krankenanstalten kommen Gebietskörperschaften, Sozialversicherungsträger, kirchliche Rechtsträger sowie natürliche und juristische Personen in Betracht.

Krankenanstalten sind ***Einrichtungen zur Feststellung und Überwachung des Gesundheitszustands*** durch Untersuchung, Vornahme operativer Eingriffe, Vorbeugung, Besserung und Heilung von Krankheiten durch Behandlung, Entbindung oder zur Durchführung von Maßnahmen medizinischer Fortpflanzungshilfe oder Organtransplantation. Pflegeheime sind keine Krankenanstalten, sondern Einrichtungen der Sozialhilfe.

Es gibt verschiedene Arten von Krankenanstalten:

- Allgemeine Krankenanstalten sind nach ihrer Versorgungsfunktion einzurichten als Standardkrankenanstalten (Chirurgie, innere Medizin, Frauenheilkunde und Geburtshilfe, Kinderheilkunde) sowie als Schwerpunktkrankenanstalten (Augenheilkunde, Hals-, Nasen- und Ohrenkrankheiten, Haut- und Geschlechtskrankheiten, Neonatologie, Neurologie und Psychiatrie, Orthopädie, Urologie).
- Sonderkrankenanstalten für Personen mit bestimmten Krankheiten oder bestimmter Altersstufen oder für bestimmte Zwecke,
- Pflegeanstalten für chronisch Kranke, Gebäranstalten und Sanatorien,
- Universitätskliniken mit allen Ausbildungs- und Unterrichtseinrichtungen für eine medizinische Fakultät (Universitätskliniken und Klinische Institute haben ihre Aufgaben einerseits in der Krankenbehandlung und andererseits in der medizinischen Forschung und Lehre).

Bei der Aufnahme ist auf den Zweck und auf den Umfang der Krankenanstaltseinrichtungen Bedacht zu nehmen. Die notwendige erste ärztliche Hilfe darf dabei in Krankenanstalten niemandem verweigert werden. Grundsätzlich anstaltsbedürftig sind Personen, deren geistiger oder körperlicher Zustand die stationäre Aufnahme fordert. ***Unabweisbar sind Personen***, deren geistiger oder körperlicher Zustand ***wegen Lebensgefahr oder wegen Gefahr einer sonst nicht vermeidbaren schweren Gesundheitsschädigung*** eine sofortige Anstaltsbehandlung erfordert, sowie Personen, die aufgrund besonderer Vorschriften von einer Behörde eingewiesen werden. Die Patienten dürfen nur nach den Grundsätzen und anerkannten Methoden der medizinischen Wissenschaft behandelt werden. Patienten, die nicht mehr der Anstaltspflege bedürfen, sind zu entlassen. Die vorzeitige Entlassung auf Wunsch des orientierten Patienten ist nach vorangegangener ärztlicher Aufklärung möglich (Patientenrecht; Revers).

Öffentliche Krankenanstalten sind Krankenanstalten, denen das Öffentlichkeitsrecht verliehen wurde. Hieraus resultiert eine ***Finanzierung*** der Krankenanstaltskosten ***aus staatlichen Mitteln*** (Steuern), weswegen den Krankenanstalten auch Verpflichtungen auferlegt werden. Typische Merkmale sind die allgemeine Aufnahmeverpflichtung gegenüber allen anstaltsbedürftigen Personen, außerdem die Verpflichtung, mindestens 75 % der Betten in der allgemeinen Gebührenklasse zu führen sowie die Rechtsträgerschaft durch eine öffentlich-rechtliche oder private juristische Person. ***Private Krankenanstalten*** kennzeichnen sich hingegen durch die ***Finanzierung über kostendeckende Pflegegebühren***, welche mit der Sozialversicherung zu verrechnen sind, sowie über private Sondergebühren, welche von Krankenzusatzversicherungen getragen werden. Sie haben keine allgemeine Aufnahmepflicht, brauchen keinen permanenten fachspezifischen ärztlichen Dienst, und Patienten können sich durch frei wählbare Ärzte behandeln lassen.

Die ***Entnahme von Organen oder Organteilen Verstorbener*** zum Zwecke der Transplantation ist in Österreich ***im Organtransplantationsgesetz (OTPG) geregelt***. Es ist zulässig, Verstorbenen einzelne Organe oder Organteile zu entnehmen, um mit deren Transplantation das Leben eines anderen Menschen zu retten oder dessen Gesundheit wiederherzustellen. Die Entnahme ist unzulässig, wenn den Ärzten eine Erklärung vorliegt, in der der Verstorbene oder – vor dessen Tod – sein gesetzlicher Vertreter eine Organspende ausdrücklich abgelehnt hat. Eine solche Erklärung liegt auch vor, wenn sie in dem bei der Gesundheit Österreich GmbH geführten Widerspruchsregister eingetragen ist. Das ***Widerspruchsregister*** dient dem Zweck, auf Verlangen von Personen, die eine Organspende ausdrücklich ablehnen, den Widerspruch gesichert zu dokumentieren, um eine Organentnahme in Österreich wirksam zu verhindern. Die Entnahme darf nicht zu einer die Pietät verletzenden Verunstaltung der Leiche führen. Die Entnahme darf erst durchgeführt werden, wenn ein zur selbstständigen Berufsausübung berechtigter Arzt den eingetretenen Tod festgestellt hat. Dieser Arzt darf weder die Entnahme noch die Transplantation durchführen. Er darf an diesen Eingriffen auch sonst nicht beteiligt oder durch sie betroffen sein.

14.1.1.5 *Übertragbare Krankheiten*

Bei ***besonders gefährlichen Krankheiten*** ist schon bei Verdacht des Auftretens der Erkrankung eine ***Anzeige beim Gesundheitsamt*** zu erstatten. Diese Krankheiten sind im ***Epidemiegesetz*** § 1 aufgezählt und werden bei Bedarf durch Gesetze über »anzeigepflichtige übertragbare Krankheiten« auf dem aktuellen Stand gehalten. Derzeit ist bereits der Verdacht des Auftretens u. a. von Cholera, Gelbfieber, virusbedingtem hämorrhagischem Fieber, infektiöser Hepatitis, einer Infektion mit dem Influenzavirus A/H5N1, Kinderlähmung, bakteriellen und viralen Lebensmittelvergiftungen, Lepra, Masern, Milzbrand, Pest, Pocken, übertragbare Ruhr, SARS oder neuen Coronaviren, Typhus und Bissverletzungen durch wutkranke oder -verdächtige Tiere anzeigepflichtig. Bei anderen Krankheiten ist erst das Auftreten der Erkrankung anzeigepflichtig. Zu diesen zählen insbesondere Diphtherie, virusbedingte Meningoenzephalitiden, Keuchhusten, Legionärskrankheit, Malaria, Röteln, Scharlach und Tuberkulose. In jedem Fall sind auch Todesfälle an den angeführte Krankheiten meldepflichtig. Ein eigenes Gesetz, das in den letzten Jahren wieder an Bedeutung gewonnen hat, beschäftigt sich mit Maßnahmen zur ***Bekämpfung der Tuberkulose*** (Tuberkulosegesetz).

Zur Meldung verpflichtet sind behandelnde Ärzte, der Totenbeschauer, Leiter von Krankenanstalten und Pflegeheimen, Tierärzte, Hebammen, diagnostizierende Labore, Vorsteher von Lehranstalten usw. Der Meldepflicht ist innerhalb von 24 Stunden nachzukommen. Durch Verordnung können weitere Krankheiten im Bedarfsfall jederzeit einer Anzeigepflicht unterworfen werden.

Das ***Bazillenausscheidergesetz*** regelt die ***gesundheitliche Überwachung von*** Personen, die mit der Herstellung, Erzeugung und Abgabe von ***Nahrungs- und Genussmitteln*** befasst sind. Diese Personen dürfen aus hygienischen Gründen keine Bazillen ausscheiden und müssen gänzlich frei sein von Erregern. Daher sind für die Mitarbeiter dieser Betriebe amtsärztliche Untersuchungen vorgesehen. Das ***Bäderhygienegesetz*** bezweckt die Bekämpfung bzw. Verhinderung der Ausbreitung von ansteckenden oder übertragbaren Krankheiten in Hallenbädern, künstlichen Freibädern, Bädern an Oberflächengewässern, Kleinbadeteichen und Badestellen. Des Weiteren unterliegen dem Bäderhygienegesetz öffentliche Saunaanlagen, Whirlpools, Warmluft- und Dampfbäder.

14.1.1.6 *Lebensmittelverkehr*

Gegenstände des Bundesgesetzes über den Verkehr mit Lebensmitteln, Verzehrprodukten, Zusatzstoffen, kosmetischen Mitteln und Gebrauchsgegenständen (Lebensmittelgesetz) sind u. a. das Inverkehrbringen, die Gewinnung, Herstellung, Behandlung, Einführung, Lagerung und die Verpackung zu Erwerbszwecken oder zum Zweck der Gemeinschaftsversorgung. Im Lebensmittelverkehr ist es verboten, Lebensmittel, Verzehrprodukte und Zusatzstoffe in Verkehr zu bringen, die gesundheitsschädlich, verdorben, unreif, verfälscht oder wertgemindert sind, ohne dass dieser Umstand deutlich und allgemeinverständlich kenntlich gemacht ist, oder die nicht den Erfordernissen der durch die Verordnung des Bundesministeriums für Gesundheit festgesetzten Voraussetzungen entsprechen.

14.1.1.7 *Suchtmittel*

Stoffe und deren Zubereitungen, welche geeignet sind, eine Abhängigkeit beim Menschen hervorzurufen, fallen unter das ***Suchtmittelgesetz***. Stoffe und Zubereitungen, die als Suchtgifte gelten, werden durch die ***Suchtgiftverordnung*** bestimmt und eingeteilt. Die Erzeugung, Verarbeitung und Umwandlung sowie der Erwerb und der Besitz sind nur konzessionierten Erzeugern mit Bewilligung des Bundesministers für Gesundheit und wissenschaftlichen Instituten und öffentlichen Lehr-, Versuchs-, Untersuchungs- und Fachanstalten gestattet. Die ***Verschreibung, Abgabe und Anwendung*** sind nur zulässig, wenn die Anwendung ***nach Grundsätzen der medizinischen bzw. zahnmedizinischen Wissenschaft*** – insbesondere auch ***für Schmerz-, Entzugs- und Substitutionsbehandlung*** – bzw. der tierärztlichen Wissenschaft begründet ist.

14.1.1.8 *Rettungsdienst*

Das Rettungswesen ist in Gesetzgebung und Vollziehung Landessache (Art. 10 Abs. 1 Z. 12 i. v. m Art. 15 B-VG) und ist daher in allen Bundesländern unterschiedlich geregelt. Jedes Bundesland bzw. jede Gemeinde ist im eigenen Wirkungsbereich gesetzlich dazu verpflichtet, einen ***Rettungsdienst*** zu betreiben und aufrechtzuerhalten (Art. 118 Abs. 3 Z. 7), ***der jedermann unter den gleichen Bedingungen zur Verfügung steht*** (Vertrag mit einem Rettungsdienstbetreiber).

Abgesehen von Detailregelungen gilt es grundsätzlich als Aufgabe des Rettungsdienstes, Personen, die sich in Lebensgefahr oder gesundheitsgefährdenden Lagen befinden, Erste Hilfe sowie Sanitätshilfe zu leisten. Jene Personen sind ***unter fachgerechter Betreuung*** mit geeigneten Sanitätskraftfahrzeugen ***ärztlicher Versorgung zuzuführen***; außerdem sind Personen mit geeigneten Sanitätskraftfahrzeugen zu befördern, die wegen ihres Gesundheitszustands eines ***fachgerechten Transports*** bedürfen. Da es sich bei der Hilfeleistung bzw. Beförderung um eine Dienstleistung handelt, ist auch ein Entgelt zu entrichten. Grundsätzlich übernimmt die gesetzliche Krankenversicherung einen Teil der Kosten ***aufgrund von Verträgen mit den Rettungsdienstbetreibern***. Der Restbetrag wird von den Gemeinden und Ländern getragen, in deren Auftrag der Rettungsdienst durchgeführt wird.

14.1.1.9 *Sanitätergesetz*

Voraussetzung zur eigenverantwortlichen Ausübung von Tätigkeiten als Sanitäter ist die Eigenberechtigung, die mit Vollendung des 18. Lebensjahres erlangt wird; die Ausbildung kann jedoch schon mit dem 17. Lebensjahr beginnen. Aufgrund der laufenden Weiterentwicklung im Bereich der Notfall- und Katastrophenmedizin ist die Verpflichtung zur Fortbildung im Sinne einer Qualitätssicherung absolut unabdingbar. Dieser wird dadurch Rechnung getragen, dass ***Nachweise von Fortbildungen notwendig*** sind, um eine Verlängerung der Berufs- bzw. Tätigkeitsberechtigung zu erlangen. Wird der Verpflichtung zur Fortbildung im gesetzlich vorgegebenen Umfang von 16 Stunden und/oder der Verpflichtung zur Rezertifizierung in der CPR innerhalb von zwei Jahren nicht entsprochen, so ruht die Berufs- und Tätigkeitsberechtigung.

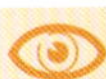 **BEACHTE**

Die Berechtigung zur Ausübung des Berufs bzw. der Tätigkeiten des Sanitäters erlischt, wenn das Gesamtausmaß der nachzuholenden Fortbildungsstunden 100 Stunden übersteigt

▶ **Berufsbild und Tätigkeitsbereich des Rettungssanitäters (§ 9 SanG)**

Zu den wichtigsten Aufgaben des Rettungssanitäters gehören die ***selbstständige und eigenverantwortliche Versorgung und Betreuung kranker, verletzter und sonstiger hilfsbedürftiger Personen vor und während des Transports***, einschließlich der fachgerechten Aufrechterhaltung und Beendigung liegender Infusionen nach ärztlicher Anordnung sowie der Blutentnahme aus der Kapillare zur Notfalldiagnostik, die Hilfestellung bei auftretenden Akutsituationen einschließlich der Verabreichung von Sauerstoff, eine qualifizierte Durchführung von lebensrettenden Sofortmaßnahmen (vgl. Rezertifizierung CPR/AED) und die sanitätsdienstliche Durchführung von Sondertransporten. Darüber hinaus umfassen seine Aufgaben Tätigkeiten wie die Wartung, Handhabung, Überprüfung und Reinigung der jeweiligen Rettungsmittel. Sanitäter sind ***an fachliche Weisungen von (vorgesetzten) Ärzten gebunden***. Dies entbindet aber nicht von der Pflicht, die Anordnungen im Lichte des konkreten Patientenwohls zu überprüfen und ggf. die Ausführung der Weisung zu verweigern.

▶ **Tätigkeitsbereich des Notfallsanitäters (§§ 10 ff. SanG)**

In den Aufgabenbereich des Notfallsanitäters fällt zusätzlich zum Tätigkeitsbereich des Rettungssanitäters die ***eigenverantwortliche Versorgung von Notfallpatienten***. Klarzustellen ist, dass entsprechend dem Wortlaut des Gesetzes – Unterstützung des Notarztes – notärztliche Tätigkeiten weiterhin den zur selbstständigen Heilbehandlung berechtigten Ärzten vorbehalten sind. Notärzten sollen hoch qualifizierte Assistenten zur Seite stehen, die ***bei Abwesenheit des Notarztes*** auch eine ***qualifizierte Erstversorgung durchführen*** können und dürfen. Notfallsanitäter haben im Rahmen der Erstversorgung akut Erkrankter sowie Verletzter diagnostische Tätigkeiten wie etwa die Anwendung von Pulsoxymeter und EKG zu verrichten und bis zur Übernahme der Behandlung durch den Arzt den Patienten zu betreuen. Im Rahmen der Betreuung sind auch notwendige, gefahrabwehrende therapeutische Handlungen zu setzen, wenn hierfür eine entsprechende Ausbildung abgeschlossen wurde und jene Maßnahmen vom ärztlichen Leiter des Rettungsdienstes genehmigt sind.

▶ **Tätigkeitspflichten des Sanitäters (§§ 4 ff. SanG)**

Unter dem Begriff des »Sanitäters« werden Rettungs- und Notfallsanitäter als Oberbegriff zusammengefasst. ***Maßnahmen der Versorgung*** sind durch Sanitäter in jenem Ausmaß zu setzen, wie es sich ***aus dem (Ausbildungs-)Stand*** der medizinischen Wissenschaft zum Wohl des Patienten oder der betreuten Person ergibt. Nötigenfalls ist es die Pflicht des Sanitäters, einen Notarzt oder, wenn ein solcher nicht zur Verfügung steht, einen zur selbstständigen Berufsausübung berechtigten Arzt über seine Leitstelle zur Unterstützung anzufordern.

Die ***Verpflichtung zur Dokumentation*** dient der Qualitätssicherung und der Nachvollziehbarkeit der im Einsatz gesetzten Maßnahmen. Die Dokumentation stellt nicht nur eine interne Gedächtnisstütze dar, sondern wird im Rahmen der ordnungsgemäßen Erfüllung des Behandlungs- bzw. Betreuungsvertrages geschuldet. Der Umfang der Dokumentationspflicht bestimmt sich weitgehend nach ihren Zwecken, das sind ***Therapiesicherung, Beweissicherung und Rechenschaftslegung***. Zweck der Dokumentation sind die Nachvollziehbarkeit der Handlungen und die Beweissicherung.

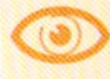 **BEACHTE**

Die Verletzung der Dokumentationspflicht kann im Prozess zur Beweiserleichterung für den Patienten führen.

Die ***Verpflichtung zur Verschwiegenheit*** ist Grundlage für das Vertrauensverhältnis zwischen Patient oder betreuter Person und dem Sanitäter und bildet somit die Basis für die Ausübung des Berufes. Die Bestimmung der Verschwiegenheitspflicht entspricht dem Berufsgeheimnis im § 121 StGB. Die Verschwiegenheitspflicht ist weiters ein verfassungsrechtlich gewährleistetes Recht auf Datenschutz sowie Achtung des Privatlebens (DSG, DSGVO, Art. 8 EMRK), welches auch im Verhältnis zwischen Privatpersonen gilt (den im Gesetz angeführten Personen ist über die getroffenen Maßnahmen Auskunft zu erteilen). Dieser Schutz betrifft alle personenbezogenen ***Daten und Informationen, die dem Sanitäter*** im Rahmen seiner Tätigkeit ***bekannt oder anvertraut werden***. Unter einem Geheimnis werden in der Regel Informationen verstanden, die nur dem Betroffenen selbst oder einem kleinen Personenkreis bekannt sind und deren Offenbarung nicht im Interesse des Patienten liegt.

Verletzungen der Tätigkeitsverpflichtungen können neben straf- oder zivilrechtlichen Folgen (Geldstrafe, Entlassungsgrund, Schadensersatzverpflichtung) auch organisationsinterne Sanktionen mit sich bringen (Dienstvorschriften).

14.1.2 Grundzüge des österreichischen Arbeitsrechts

Gegenstand des Arbeitsrechts sind Rechtsverhältnisse, die daraus entstehen, dass sich ein Arbeitnehmer gegenüber einem Arbeitgeber zur Leistung unselbstständiger, abhängiger Tätigkeit verpflichtet. Das ***Arbeitsverhältnis ist ein Rechtsverhältnis (Schuldverhältnis)***, das die Leistung abhängiger, fremdbestimmter Arbeit zum Inhalt hat und ***durch Arbeitsvertrag begründet*** wird. Es ist regelmäßig auf eine bestimmte Dauer abgestellt und den Dauerschuldverhältnissen zuzurechnen. Charakteristisch ist jedoch nicht die zeitliche Dauer, sondern vielmehr der Umstand, dass das bestehende Rechtsverhältnis nicht durch eine einzelne Erfüllungshandlung beendet werden kann, sondern eines besonderen Endigungsgrundes (z. B. einer Kündigung) bedarf. Das Arbeitsverhältnis hat im Gegensatz zu anderen Schuldverhältnissen einen stärkeren personalen Einschlag, der es in besonderer Weise prägt und den ***Vertragsparteien besondere Pflichten auferlegt***. Arbeitsrecht ist das Sonderrecht des unselbstständigen Erwerbstätigen, und die arbeitsrechtlichen Schutzvorschriften finden uneingeschränkt nur auf Arbeitsverhältnisse Anwendung.

14.1.2.1 *Arbeitsrechtliche Regelungskompetenz*

Arbeitsrecht ist gemäß Art. 10 Abs. 1 Z. 11 B-VG sowohl in Gesetzgebung als auch in Vollziehung ***Angelegenheit des Bundes***. Mit der Mitgliedschaft Österreichs in der Europäischen Union untersteht die heimische Rechtsordnung auch einer übergeordneten Rechtsordnung, die, wenn es sich nicht um Grundprinzipien der Bundesverfassung handelt, Anwendungsvorrang genießt.

14.1.2.2 *Arbeitsvertrag*

Der Arbeitsvertrag ist ein schuldrechtlicher Vertrag, durch den sich ***eine natürliche Person*** für eine gewisse (bestimmte oder unbestimmte) Zeit ***zur Arbeitsleistung für einen anderen verpflichtet*** (§ 1151 Abs. 1 Allgemeines bürgerliches Gesetzbuch, ABGB). Es handelt sich bei einem Arbeitsvertrag um ein vertragliches Schuldverhältnis, demnach bedarf es grundsätzlich der Übereinstimmung von Angebot und Annahme (§ 861 ABGB), jedoch kann ein Vertrag auch durch schlüssiges Verhalten der Vertragspartner zustande kommen (§ 863 ABGB).

Aus der Eigenart des österreichischen Privatrechts ergibt sich die ***Formfreiheit des Arbeitsvertrages*** (Grundsatz der Formfreiheit; es empfiehlt sich jedenfalls aus Gründen der Beweissicherung die Schriftlichkeit der arbeitsvertraglichen Vereinbarung). Nur in bestimmten Fällen sehen arbeitsrechtliche Sonderbestimmungen Formvorschriften vor (z. B. Lehrlingsverträge). Hingegen ist die ***Gestaltungsfreiheit der Vertragspartner eingeschränkt***, da zum Schutz des Arbeitnehmers gesetzliche Vorschriften bestehen, die nicht zu seinem Nachteil abgeändert werden können. Auch die zwischen Arbeitgeber- und Arbeitnehmerverbänden ausgehandelten und vereinbarten ***Kollektivverträge sehen zwingende Minimalerfordernisse vor***. Weiters sind Arbeitsverträge von jeglichen Gebühren befreit.

Wesentlich für das Zustandekommen eines gültigen Arbeitsvertrages sind demnach die Geschäftsfähigkeit, die wahre Einwilligung (frei von Zwang, List und wesentlichem Irrtum), die Erlaubtheit des Vertragsinhalts (Inhalt darf nicht gegen Rechtsnormen verstoßen) und die Einhaltung von Formvorschriften (grundsätzlich besteht Formfreiheit).

Für einen ***Arbeitsvertrag*** sind folgende ***Merkmale*** charakteristisch:

- persönliche Arbeitspflicht unter Leitung und Führung des Arbeitgebers,
- Fremdbestimmung der Arbeit (der wirtschaftliche Erfolg kommt dem Arbeitgeber zugute),
- zeitliches Verpflichtungsverhältnis des Arbeitnehmers,
- persönliche Fürsorge- und Treuepflichten,
- Verwendung der Arbeitsmittel/Betriebsmittel des Arbeitgebers,
- Einordnung des Arbeitnehmers in das Organisationsgefüge des Betriebes.

In der Regel werden Arbeitsverhältnisse auf unbestimmte Zeit abgeschlossen. Wird jedoch bei Abschluss des Arbeitsvertrages eine zeitliche Befristung festgelegt, so spricht man von einem ***befristeten Arbeitsverhältnis***. Was die zeitliche Dauer der Befristung betrifft, so kann diese kalendermäßig fixiert sein oder an ein bestimmtes Ereignis anknüpfen, dessen Eintritt zum Zeitpunkt der Vereinbarung feststeht (Endzeitpunkt muss objektiv feststellbar sein). Entscheidendes Charakteristikum der befristeten Arbeitsverhältnisse ist die Tatsache, dass sie automatisch mit Ablauf der Befristung ***enden, ohne*** dass es einer ***Kündigung*** bedarf.

▶ **Dienstzettel**

Der Dienstzettel ist kein Vertrag. Es handelt sich hierbei um eine schriftliche ***Aufzeichnung über*** die ***wesentlichsten Rechte und Pflichten aus dem Arbeitsvertrag***, die dem Arbeitnehmer unverzüglich nach Beginn des Arbeitsverhältnisses bzw. bei Abschluss des Arbeitsvertrages auszuhändigen ist (§ 2 Abs. 1 AVRAG; § 6 Abs. 3 AngG). Auch jede Änderung der im Dienstzettel aufzuzeichnenden Rechte und Pflichten ist dem Dienstnehmer unverzüglich schriftlich mitzuteilen. Keine Verpflichtung zur Aushändigung eines Dienstzettels besteht, wenn das Arbeitsverhältnis höchstens einen Monat dauert (§ 2 Abs. 4 AVRAG).

▶ **Freier Dienstvertrag**

Verpflichtet sich jemand einem anderen gegenüber zur Arbeitsleistung ohne persönliche Abhängigkeit bzw. sind die typischen Merkmale des Arbeitsverhältnisses nur sehr schwach ausgeprägt, so liegt ein freier Dienstvertrag vor. Es handelt sich hierbei ebenfalls um ein Dauerschuldverhältnis.

▶ **Werkvertrag**

Auch der Werkvertrag ist ein schuldrechtlicher Vertrag. Durch den Werkvertrag verpflichtet sich der Werkunternehmer gegenüber dem Werkbesteller zur ***Herstellung eines bestimmten Erfolges gegen Entgelt*** (§ 1151 Abs. 1 ABGB). Entscheidendes Charakteristikum des Werkvertrages ist demnach das Ergebnis der Werkleistung. ***Geschuldet wird das Werk*** oder ein bestimmter Erfolg. Der Werkunternehmer ist verpflichtet, das Werk persönlich oder unter seiner persönlichen Verantwortung ausführen zu lassen. Den Werkunternehmer trifft also das wirtschaftliche Risiko, es kommt ihm aber auch der wirtschaftliche Erfolg zu. Die Fertigstellung des vereinbarten Werkes oder der Eintritt des Erfolges bewirkt automatisch die Beendigung des Rechtsverhältnisses. Hieraus geht hervor, dass der Werkvertrag den ***Zielschuldverhältnissen*** zuzuordnen ist und ***kein Arbeitsvertrag*** ist. Folglich gelten beim Werkvertrag die arbeitsrechtlichen Schutzbestimmungen nicht.

14.1.2.3 *Arten von Arbeitnehmern*

Angestellte sind Arbeitnehmer, die im Geschäftsbetrieb eines Kaufmanns vorwiegend zur Leistung kaufmännischer oder höherer nicht-kaufmännischer Dienste oder zu Kanzleiarbeit angestellt sind oder in anderen Unternehmungen unter gleichen Voraussetzungen tätig sind (§ 1 AngG). Für Arbeitnehmer, die nicht Angestellte sind, gelten die Bestimmungen über den Arbeitsvertrag im ABGB (§§ 1151 ff.) sowie in der Gewerbeordnung 1859 (§§ 73 ff.). Die GewO 1859 verwendet die Begriffe »Hilfs-/Gewerbearbeiter« für alle Personen, die bei Gewerbeunternehmen in regelmäßiger Beschäftigung stehen, und unterteilt diesen Personenkreis in ***Gehilfen, Arbeiter*** sowie ***Lehrlinge***. Für die Entscheidung, ob ein bestimmter Arbeitnehmer als Arbeiter oder Angestellter anzusehen ist, muss im Allgemeinen auf die tatsächlich von diesem ausgeübte Beschäftigung geachtet werden. In der Praxis kommt es vor, dass bei Arbeitern die Anwendung des Angestelltenrechts im einzelnen Arbeitsvertrag vereinbart wird. Man spricht hier von Angestellten kraft Vertrages. Die Vorgangsweise ist dann gültig, wenn die vertragliche Heranziehung von Angestelltenrecht für den Arbeitnehmer günstiger ist als das an sich geltende Arbeiterrecht.

14.1.2.4 *Arbeitsort*

Der Arbeitsort, an dem die geschuldete Arbeitsleistung zu erbringen ist, wird vom Erfüllungsort des Schuldverhältnisses (§ 905 ABGB) bestimmt, das vorrangig aus der ausdrücklichen ***Vereinbarung im Arbeitsvertrag*** zu entnehmen ist. Wenn man dem Arbeitsvertrag auch nach Vertragsinterpretation (§§ 914 f. ABGB) den Arbeitsort nicht entnehmen kann, dann ist dieser nach der Natur und dem Zweck des Geschäfts einzugrenzen. Aus Natur und Zweck des Arbeitsverhältnisses folgt, dass die Dienste im Betrieb zu leisten sind.

Eine ***Versetzung*** definiert sich gemäß § 101 ArbVG als eine Einreihung auf einen anderen Arbeitsplatz. Dies ist dahingehend zu verstehen, dass eine Versetzung jede vom Arbeitgeber angestrebte ***erhebliche Änderung des Arbeitsortes oder des Tätigkeitsbereiches*** ist. Beim Versetzungsschutz ist zwischen einer arbeitsvertragsrechtlichen und einer betriebsverfassungsrechtlichen Komponente zu unterscheiden.

14.1.2.5 *Arbeitszeit*

Arbeitszeit im Sinne des Arbeitszeitgesetzes ist die Zeit vom Beginn bis zum Ende der Arbeit ohne die dazwischen liegenden Ruhepausen (§ 2 Abs. 1 AZG). Die Arbeitszeit beginnt, wenn der Arbeitnehmer an der Arbeitsstätte zur Verfügung des Arbeitgebers steht. Auch eine ***Arbeitsbereitschaft*** an einem vom Arbeitgeber bestimmten Ort, um im Bedarfsfall jederzeit die Arbeitsleistung aufnehmen zu können, ***ist als Arbeitszeit zu werten***. Fälle einer ***Rufbereitschaft*** sind hingegen ***nicht als Arbeitszeit zu beurteilen*** (jedoch besteht Entgeltanspruch), weil der Arbeitnehmer seinen Aufenthaltsort (bedingt) frei wählen kann und notwendigerweise nur erreichbar sein muss. Nicht zur Arbeitszeit zählen die Wegzeiten, weswegen Wegzeiten im Regelfall nicht vergütet werden.

Das Arbeitszeitrecht geht vom Grundmodell der 40-Stunden-Woche aus. Die tägliche Normalarbeitszeit darf demnach acht Stunden und die wöchentliche Normalarbeitszeit 40 Stunden nicht überschreiten (§ 3 Abs. 1 AZG). In vielen Fällen sieht jedoch das Gesetz Möglichkeiten einer anderen Verteilung der Normalarbeitszeit vor (§§ 4 ff. AZG). Als Höchstgrenzen sieht das Arbeitszeitgesetz eine Tagesarbeitszeit von zwölf Stunden und eine Wochenarbeitszeit von 60 Stunden vor (§ 9 Abs. 1 AZG). Solange die Arbeitszeit innerhalb der gesetzlich zugelassenen Normalarbeitszeit liegt, gilt sie nicht als Überstundenarbeit. Das Arbeitszeitgesetz erlaubt ***Überstundenarbeit*** nur bei Vorliegen eines erhöhten Arbeitsbedarfs. Überstundenarbeit liegt dann vor, wenn entweder die Grenzen der zulässigen wöchentlichen Normalarbeitszeit überschritten werden oder über die tägliche Normalarbeitszeit hinaus gearbeitet wird (§ 6 Abs. 1 AZG). Eine ***Vergütung*** der geleisteten Überstunden kann ***durch Entgelt***, aber auch durch die Vereinbarung einer ***Überstundenpauschale oder*** durch ***Zeitausgleich*** erfolgen.

Ruhepausen sind Unterbrechungen der Arbeitszeit zum Zweck der Erholung des Arbeitnehmers. Der Arbeitnehmer muss ***in dieser Zeit von jeder Art der Arbeitsleistung befreit*** sein. Gemäß § 11 Abs. 1 AZG muss eine Ruhepause von mindestens einer halben Stunde dann eingehalten werden, wenn die Tagesarbeitszeit mehr als sechs Stunden beträgt. Es kann jedoch auch im Interesse des Arbeitnehmers oder aus betrieblichen Gründen die Pause aufgeteilt werden (Betriebsvereinbarung nötig; § 11 Abs. 2 AZG). Das Arbeitszeitgesetz bestimmt, dass dem Arbeitnehmer nach Beendigung der Tagesarbeitszeit grundsätzlich eine ***ununterbrochene Ruhezeit von mindestens elf Stunden*** zur Verfügung stehen muss (§ 12 Abs. 1 AZG). Das AZG, Kollektivverträge und Betriebsvereinbarungen sehen auch hier ***zahlreiche Sonderregelungen*** vor.

Die wöchentliche Ruhezeit ist im Arbeitsruhegesetz geregelt. Der Arbeitnehmer hat gemäß § 3 Abs. 1 ARG Anspruch auf ***Wochenendruhe***, das ist eine ununterbrochene Ruhezeit von 36 Stunden, in die der Sonntag zu fallen hat. Wird ein Arbeitnehmer zur Wochenendarbeit herangezogen, so hat er ersatzweise Anspruch auf Wochenruhe, das ist eine ununterbrochene Ruhezeit in einem 36-stündigen Zeitraum, der nicht mit dem Wochenende zusammenfällt und einen ganzen Wochentag einzuschließen hat (§ 4 ARG). Wird der Arbeitnehmer dennoch während der wöchentlichen Ruhezeit beschäftigt, steht ihm gemäß § 6 ARG eine Ersatzruhe zu. Neben diesen Ansprüchen bestimmt § 7 ARG auch die ***Feiertagsruhe***.

14.1.2.6 *Urlaub*

Urlaub ist definiert als ***Freistellung von der Arbeit unter Fortzahlung des Entgelts***. Der Urlaubszweck dient ausschließlich der Erholung des Arbeitnehmers. Aufgrund dieser Zweckbestimmung kann der Urlaub während des aufrechten Arbeitsverhältnisses auch nicht in Geld abgelöst werden (§ 7 UrlG). Die ***Vereinbarung einer Urlaubsablöse*** ist somit ***absolut rechtsunwirksam***. Auf den Urlaub als unabdingbaren Anspruch kann während des aufrechten Dienstverhältnisses auch nicht verzichtet werden. Nur dann, wenn der Urlaubskonsum wegen Beendigung des Arbeitsverhältnisses unmöglich geworden ist, ist der Urlaub als Urlaubsersatzleistung in Geld abzugelten (§ 10 UrlG). Der konkrete Urlaubsverbrauch ist zu vereinbaren (Formfreiheit), und während des Urlaubskonsums ist das Arbeitsentgelt weiter zu bezahlen (§ 6 UrlG). Ein Urlaubsantritt für Zeiträume während Krankheit, Unfall oder Pflegefreistellung eines Arbeitnehmers darf nicht vereinbart werden, wenn diese Umstände bereits bei Abschluss der Vereinbarung vorlagen. Geschieht dies dennoch, gilt der Zeitraum der Arbeitsverhinderung nicht als Urlaub (§ 4 Abs. 2 UrlG).

Das Urlaubsgesetz sieht einen ***Urlaubsanspruch von 30 Werktagen im Arbeitsjahr*** (Urlaubsjahr) vor. Bei einer Dienstzeit von über 25 Jahren erhöht sich der Urlaubsanspruch auf 36 Werktage (§ 2 Abs. 1 UrlG). Für die Bemessung des Urlaubsausmaßes sind Zeiten aus vorangegangenen Arbeitsverhältnissen anzurechnen. Der Urlaubsanspruch entsteht (außer im ersten Dienstjahr) im vollen Ausmaß am Beginn des Arbeitsjahres. Nur im ersten halben Jahr des Arbeitsverhältnisses entsteht der Urlaub aliquot zur zurückgelegten Dienstzeit. Nach Ablauf der ersten sechs Monate (Wartezeit) gebührt er in voller Höhe des Jahresurlaubs (§ 2 Abs. 2 UrlG). Eine Verjährung des Urlaubs tritt mit Ablauf von zwei Jahren ab dem Ende des Urlaubsjahres, in dem der Urlaub entstanden ist, ein (§ 4 Abs 5 UrlG).

14.1.2.7 *Entgelt*

In den arbeitsrechtlichen Vorschriften findet sich, im Gegensatz zu anderen Rechtsbereichen (z.B. §§ 49 ASVG, 25 EStG), keine Legaldefinition des Entgeltbegriffes, dennoch bestimmt § 1152 ABGB oder § 6 Abs. 1 AngG, dass ein ***angemessenes Entgelt geschuldet*** wird. Der Begriff des Entgelts ist weit auszulegen und umfasst jede Art der Leistung, die der Arbeitnehmer für seine Arbeitskraft erhält. Zum Entgelt gehören neben dem laufenden ***Grundentgelt (Fixum)*** auch die übrigen regelmäßigen oder sonstigen ordentlichen und ***außerordentlichen Leistungen***, wie etwa Akkordlöhne, Provisionen, regelmäßige Prämien, Gewinnbeteiligungen und Jubiläumsgelder. Das Entgelt ist dem Gesetz, dem Kollektivvertrag oder der Einzelvereinbarung (Arbeitsvertrag) gemäß zu entrichten. Die Fälligkeit des Entgelts ist großteils den Dispositionen der Parteien zu überlassen.

Irrtümlich geleistete Zahlungen können grundsätzlich gemäß § 1431 ABGB zurückgefordert werden, jedoch steht demjenigen, der die redlicherweise irrtümliche Leistung erhält, nach den §§ 329 und 1437 ABGB der gutgläubige Verbrauch zu. Der Arbeitnehmer empfängt und verwendet Lohn für seinen Unterhalt, danach richtet sich auch der Verbrauch der erhaltenen Leistung. Der Arbeitnehmer darf grundsätzlich darauf vertrauen, dass die Lohnberechnung des Arbeitgebers nicht fehlerhaft ist. Folglich darf der Arbeitnehmer irrtümlich erhaltene Entgeltbestandteile im guten Glauben mit Unterhaltscharakter verbrauchen. Kein guter Glaube liegt hingegen vor, wenn der Arbeitnehmer Zweifel an der Rechtmäßigkeit des Erhalts haben muss.

Einschulungskosten des Arbeitgebers (organisatorische Modalitäten des Betriebes) sind niemals rückerstattungspflichtig. Hingegen handelt es sich bei Ausbildungskosten um Kosten für die Vermittlung von Spezialkenntnissen, die der Arbeitnehmer auch außerhalb des Betriebes zu seinem Nutzen verwenden kann, weswegen sie rückerstattungsfähig sind. Ob Vorstellungskosten von einem zukünftigen Arbeitgeber ersetzt werden, richtet sich nach einer konkreten Einzelvereinbarung.

14.1.2.8 *Schäden und Haftung im Arbeitsverhältnis*

Nach dem Prinzip des allgemeinen Schadensersatzrechts (§§ 1293 ff. ABGB) hat der Schädiger für jede rechtswidrige und schuldhafte Schädigung einzustehen. Der Grad der Verschuldung findet bei der Bestimmung des Umfangs der Ersatzpflicht Berücksichtigung. Begünstigungen des DNHG kommen nur in den Fällen zur Anwendung, in denen der Arbeitnehmer den Arbeitgeber oder einen Dritten bei der Erbringung der Arbeitsleistung geschädigt hat. Die wesentlichste Abweichung vom Schadensersatz des ABGB ist jene, wonach der ***Arbeitnehmer für einen Schaden***, den er dem Arbeitgeber ***durch eine entschuldbare Fehlleistung*** bei Erbringen der Arbeitsleistung zugefügt hat, ***nicht haftet***. Für andere Formen der Fahrlässigkeit hat der Arbeitnehmer mit Abstufungen einzustehen (§ 2 DNHG). ***Bei Vorsatz*** besteht allerdings ***keine Haftungserleichterung***.

Schädigt ein Arbeitnehmer bei Erfüllung der Arbeitsleistung einen Dritten deliktisch, so kann dieser grundsätzlich den Arbeitnehmer unmittelbar – nur in bestimmten Fällen den Arbeitgeber – zur Ersatzleistung heranziehen. Für die ***direkte Haftung des Arbeitgebers*** sind insbesondere die Regelungen der §§ 1313a und 1315 ABGB wesentlich. Hat der Arbeitgeber aufgrund eines Urteils oder im Einverständnis mit dem Arbeitnehmer den Schaden ersetzt, so hat er diesbezüglich einen Rückgriffsanspruch gegen den Arbeitnehmer (§ 4 Abs. 2 DNHG). Der ***Regressanspruch des Arbeitgebers*** richtet sich wiederum nach den Kriterien des § 2 Abs. 2 DNHG.

14.1.2.9 *Beendigung von Arbeitsverhältnissen*

Nach den Bestimmungen der §§ 19 Abs. 1 AngG und 1158 ABGB endet ein Arbeitsverhältnis mit Ablauf der Zeit. Bei befristeten Arbeitsverhältnissen ist ein eigener Beendigungsakt nicht notwendig (Befristung und Kündigung schließen einander aus), denn bereits bei Abschluss des Arbeitsvertrages ist eine zeitliche Begrenzung festgelegt worden.

Hingegen werden häufig Arbeitsverhältnisse auf unbestimmte Zeit abgeschlossen. Das Arbeitsverhältnis dauert so lange an, bis es ***durch eine einseitige Willenserklärung eines Vertragspartners oder durch einvernehmliche Auflösung beider Vertragspartner*** beendet wird. Eine einvernehmliche Lösung ist die Beendigung des Arbeitsverhältnisses durch einen Aufhebungsvertrag, der vom Willen beider Vertragspartner getragen wird. Es bedarf folglich einer übereinstimmenden, fehlerfreien Willenserklärung, das Arbeitsverhältnis zu beenden. Das Arbeitsverhältnis kann weiters von jedem der beiden Vertragspartner (Arbeitgeber oder Arbeitnehmer) durch Kündigung beendet werden.

Die ***Kündigung*** ist eine einseitige, empfangsbedürftige Willenserklärung, die ***im Allgemeinen formfrei und ohne Angabe eines Grundes*** getätigt werden kann. Sie wirkt dahingehend rechtsgestaltend, als sie das Arbeitsverhältnis nach Ablauf einer bestimmten Kündigungsfrist zur Auflösung bringt. Zwischen dem Ausspruch der Kündigung und der tatsächlichen Beendigung des Arbeitsverhältnisses liegt üblicherweise ein Zeitraum, der als ***Kündigungsfrist*** bezeichnet wird. Die Beendigung des Arbeitsverhältnisses tritt erst mit Ablauf der Kündigungsfrist ein. Diesen Zeitpunkt nennt man Kündigungstermin. Bei Angestellten stehen dem Arbeitgeber gemäß § 20 AngG grundsätzlich nur vier Kündigungstermine zur Verfügung, und zwar jeweils das Quartalsende bzw. der 15. des letzten Monats im Quartal. Der Angestellte selbst kann sein Dienstverhältnis mangels anderer Vereinbarung zum Letzten eines Monats kündigen (§ 20 Abs. 4 AngG). Durch Anpassung des Kündigungsrechts 2021 wurden Arbeiter den Angestellten gleichstellt. Bestehen kollektivvertragliche Regelungen, können diese vom Gesetz abweichen. Die gesetzliche Kündigungsfrist ist abhängig von der Dauer des Dienstverhältnisses. Sie kann 6 Wochen bzw. 2, 3, 4 oder 5 Monate betragen (§ 20 Abs. 2 AngG). Für die Dauer der Kündigungsfrist kann sowohl ein Erholungsurlaub als auch Zeitausgleich vereinbart werden. Wurde die gesetzliche (vertragliche) Kündigungsfrist bzw. der gesetzliche (vertragliche) Kündigungstermin vom die Lösung erklärenden Vertragspartner nicht eingehalten und so der Ablauf des Arbeitsverhältnisses früher als vorgesehen herbeigeführt, so gebührt dem verletzten Teil Schadensersatz.

Die ***vorzeitige Lösung aus wichtigem Grund*** ist eine einseitige Art der Beendigung, die unvorhergesehen und überraschend gesetzt wird. Der zentrale Unterschied zur Kündigung liegt darin, dass bei der vorzeitigen Lösung ein Grund für die Beendigung des Arbeitsverhältnisses im Raum steht. Ein zur Rechtfertigung einer vorzeitigen Lösung tauglicher wichtiger ***Grund muss*** so ***schwerwiegend sein***, dass die Aufrechterhaltung des Arbeitsverhältnisses für einen Vertragspartner auch nur für die Dauer der Kündigungsfrist nicht zumutbar ist. Wird eine vorzeitige Auflösung aus wichtigem Grund vom Arbeitgeber vorgenommen, so nennt man diese ***Entlassung***. Eine entsprechende Erklärung durch den Arbeitnehmer an den Arbeitgeber ist ein ***Austritt***. Entlassungs- und Austrittsgründe für Angestellte sind in den §§ 26 f. AngG, für Arbeiter in den §§ 82 ff. GewO 1859 aufgelistet.

Besteht im Betrieb ein Betriebsrat, so ist ein Vorverfahren einzuhalten (§ 105 Abs. 1 und 2 ArbVG). Beabsichtigt ein Arbeitgeber, einen Arbeitnehmer zu kündigen, so muss er ***vor Ausspruch der Kündigung den Betriebsrat darüber informieren***. Der Betriebsrat kann innerhalb von fünf Arbeitstagen zur Kündigungsabsicht Stellung nehmen (zustimmen, ausdrücklich widersprechen, schlichter Widerspruch). Wird die Kündigung vor Ablauf der Stellungnahmefrist ausgesprochen, so ist sie rechtsunwirksam, es sei denn, der Betriebsrat hat seine Stellungnahme bereits abgegeben. In Betrieben ohne Betriebsrat kann der von einer Kündigung betroffene Arbeitnehmer diese binnen zwei Wochen ab ihrem Zugang selbst beim Arbeits- und Sozialgericht anfechten (§ 107 ArbVG).

Hat nun der Betriebsrat der Kündigung zugestimmt, kann der Arbeitnehmer innerhalb von zwei Wochen nach Zugang der Kündigung die Anfechtungsklage selbst einbringen (§ 105 Abs. 4 S. 6 ArbVG). Was die Anfechtungsgründe (verpönte Motive, Sozialwidrigkeit) anbelangt, so kann eine Sozialwidrigkeit vom Arbeitnehmer nicht geltend gemacht werden, er kann lediglich wegen eines verpönten Motivs klagen. Hat der Betriebsrat innerhalb der Fünftagefrist (Vorverfahren) keine oder eine verspätete Stellungnahme abgegeben, so kann der Arbeitnehmer gemäß § 105 Abs. 4 S. 4 ArbVG die Kündigung selbst binnen zwei Wochen nach Zugang bei Gericht wegen Sozialwidrigkeit oder verpönter Motive anfechten. Wenn der Betriebsrat der Kündigung ausdrücklich widersprochen hat, kommt primär ihm das Anfechtungsrecht zu, welches durch Klage beim Arbeits- und Sozialgericht auszuüben ist (§ 105 Abs. 4 S. 2 ArbVG). Hat der Betriebsrat gegen eine Kündigung, die vom Arbeitgeber mit betrieblichen Gründen gerechtfertigt wird, ausdrücklich Widerspruch erhoben, so kann von der Arbeitnehmerseite ein sogenannter Sozialvergleich beantragt werden. Eine ungerechtfertigte Entlassung kann aus denselben Gründen (verpöntes Motiv, Sozialwidrigkeit) angefochten werden wie eine Kündigung, sofern arbeitsvertragsrechtlich kein Entlassungsgrund vorliegt.

Zum ***geschützten Personenkreis*** gehören in erster Linie Mitglieder des Betriebsrates, werdende Mütter oder Mütter/Väter in Karenz, Wehr- und Zivildiener sowie begünstigte Behinderte. Jene Personen ***können erst nach Zustimmung des Arbeits- und Sozialgerichtes gekündigt oder entlassen werden***.

14.1.3 Grundzüge des österreichischen Sozialrechts

Sozialrecht ist die Summe jener Vorschriften, nach denen ***Leistungen vom Staat in sozial schützenswerten Lebenslagen*** für einen Menschen erbracht werden. Aufgabe des Sozialrechts ist es, eine staatliche Sicherung bei Belastungen in bestimmten Lebenslagen wie beispielsweise Unfall, Krankheit, Alter, Arbeitslosigkeit, Minderung der Erwerbsfähigkeit oder Erwerbsunfähigkeit zu gewähren. Der zentrale Anknüpfungspunkt für sozialrechtliche Regelungen sind demnach bestimmte ***Lebenssituationen*** von Menschen, die es unmöglich machen, den Lebensunterhalt bestreiten zu können, und die folglich ***die Existenz einer Person bedrohen***.

Die ***Sozialhilfe*** unterscheidet sich grundlegend vom Sozialversicherungsrecht, da sie zum einen subsidiär und zum anderen individuell geleistet wird. Unter Subsidiarität versteht man in diesem Zusammenhang, dass die Sozialhilfe nur dann zur Anwendung gelangt, ***wenn*** tatsächlich ***keine andere Hilfe zur Verfügung steht***. Sozialhilfe bildet daher das letzte (soziale) Auffangnetz im Sozialsystem eines Staates. Die Sozialhilfe ist folglich eine komplementäre Ergänzung zur Sozialversicherung.

14.1.3.1 *Sozialrechtliche Regelungskompetenz*

Die Bundesverfassung kennt keinen eigenen Kompetenztatbestand Sozialrecht. Die ***Gesetzgebungskompetenz*** ist in Teilbereiche ***zersplittert***. Jedenfalls Bundesaufgabe ist gemäß Art. 10 Abs 1. Z. 11 B-VG das gesamte Sozialversicherungsrecht. Ebenfalls von Bedeutung für das Sozialrecht ist der Kompetenztatbestand Bevölkerungspolitik in Art. 10 Abs. 1 Z. 17 B-VG, der die Schaffung und Gewährung von Kinderbeihilfen und eines Lastenausgleiches für Familien zum Gegenstand hat. Ebenso wenig wie einen Kompetenztatbestand Sozialrecht gibt es eine eigene Behörde, die einheitlich für die Vollziehung des Sozialrechts zuständig ist. Die österreichische ***Bundesverfassung enthält keine sozialen Grundrechte***. Auch entsprechende Staatszielbestimmungen in Form einer Sozialstaatsklausel, die den Gesetzgeber bei sozialen Aspekten verpflichten könnten, fehlen gänzlich. Dennoch hat der Verfassungsgerichtshof (VfGH) einen verfassungsrechtlichen ***Vertrauensschutz anhand des Gleichheitsgrundsatzes*** (Art. 7 B-VG) entwickelt.

14.1.3.2 *Wesensmerkmal der Sozialversicherung*

Wesensmerkmal der Sozialversicherung ist das Anknüpfen an die Erwerbstätigkeit des Versicherten, und zwar unter

Verwirklichung des ***Prinzips der Risikogemeinschaft***. Es handelt sich bei der Sozialversicherung um eine gesetzliche Pflichtversicherung. Die ***Pflichtversicherung*** hängt einzig und allein von der Ausübung einer versicherungspflichtigen Beschäftigung ab und nicht vom Willen der beteiligten Personen. Ein Sozialversicherter hat in aller Regel Anspruch auf die Leistung aus der Sozialversicherung. Dies folgt aus der rechtlichen Konstruktion der Pflichtleistungen. Rechtsgrundlage für den Anspruch auf die Pflichtleistungen ist entweder das Gesetz (gesetzliche Pflichtleistung) oder die Satzung des Sozialversicherungsträgers (satzungsmäßige Mehrleistung).

Das Sozialversicherungsrecht ***knüpft an*** eine bestimmte ***Erwerbstätigkeit an*** und folgert daraus inhaltlich und organisatorisch unterschiedliche Rechtsfolgen. Je nach Umfang der Versicherung wird zwischen ***Voll- und Teilversicherung*** unterschieden. Unterliegt eine versicherte Person der Pflichtversicherung in der Unfall-, Kranken- und Pensionsversicherung, handelt es sich um eine sogenannte Vollversicherung. Eine Teilversicherung liegt vor, wenn die Versicherung nur in einzelnen Versicherungszweigen besteht.

14.1.3.3 *Pflichtversicherung für Arbeitnehmer*

Gemäß § 4 Abs. 2 Allgemeines Sozialversicherungsgesetz (ASVG) sind Personen als Arbeitnehmer zu qualifizieren, wenn sie in einem Verhältnis persönlicher und wirtschaftlicher Abhängigkeit gegen Entgelt beschäftigt werden. Das heißt, der Pflichtversicherung des ASVG unterliegen Personen, bei deren Beschäftigung die Merkmale persönlicher, wirtschaftlicher Abhängigkeit gegenüber den Merkmalen selbstständiger Ausübung der Erwerbstätigkeit überwiegen. Die ***Pflichtversicherung*** der Arbeitnehmer ***beginnt mit dem Tag der tatsächlichen Arbeitsaufnahme*** (§ 10 Abs. 1 ASVG). Ob der Arbeitgeber die vorgeschriebene Anmeldung zum Sozialversicherungsträger (Gebietskrankenkasse) vornimmt oder nicht, ist irrelevant (Prinzip der gesetzlichen Pflichtversicherung). Die Pflichtversicherung des Arbeitnehmers ***endet mit dem Beschäftigungsverhältnis*** (§ 11 Abs. 1 ASVG). Bestehen Zweifel über den Endzeitpunkt des Beschäftigungsverhältnisses, ist das Ende des Entgeltanspruches aus dem Arbeitsverhältnis ausschlaggebend. Auch der freie Dienstnehmer ist im ASVG gemäß § 4 Abs. 4 ASVG pflichtversichert.

Der Vollversicherung unterliegt ein Arbeitnehmer erst dann, wenn das Entgelt eine bestimmte, im ASVG festgelegte Grenze erreicht. Diese Grenze nennt man Geringfügigkeitsgrenze. Die ***Geringfügigkeitsgrenzen*** werden mit der jährlichen Verordnung über die veränderlichen Werte des Bundesministeriums für Soziale Sicherheit angepasst (§ 5 Abs. 2 ASVG). Geringfügig Beschäftigte sind danach für das Jahr 2021 alle Arbeitnehmer, denen im Durchschnitt ein Entgelt von monatlich höchstens 475,86 Euro gebührt. ***Für geringfügig Beschäftigte besteht*** nach ASVG nur eine ***Teilversicherung in der Unfallversicherung*** (§ 5 Abs. 1 Z. 2 ASVG), die vom Arbeitgeber zu tragen ist. Mehrfach geringfügig Beschäftigte, die in Summe die Geringfügigkeitsgrenze überschreiten, unterliegen der Vollversicherung nach ASVG. Teilversicherte geringfügig Beschäftigte können sich begünstigt in der Kranken- und Pensionsversicherung selbst versichern (§§ 16 und 16a ASVG).

14.1.3.4 *Pflichtversicherung für selbstständig Erwerbstätige*

Selbstständig Erwerbstätige sind im Gewerblichen Sozialversicherungsgesetz (GSVG) pflichtversichert. Allerdings regelt es nur die Kranken- und Pensionsversicherung der selbstständig Erwerbstätigen, die Unfallversicherung richtet sich nach den Bestimmungen ASVG. Nach dem GSVG sind jene ***gewerblich Selbstständigen in der Kranken- und Pensionsversicherung pflichtversichert***, die als Person Mitglieder der Wirtschaftskammer sind (Pflichtmitgliedschaft). Der Beginn der Pflichtversicherung ist im Regelfall die Erlangung der Gewerbeberechtigung (§ 6 GSVG). Das Ende der Pflichtversicherung ist im Regelfall der letzte Tag jenes Kalendermonats, in dem die Gewerbeberechtigung erloschen ist (§ 7 GSVG).

Im GSVG sind alle sonstigen selbstständig Erwerbstätigen pflichtversichert, die Einkünfte aus betrieblicher Tätigkeit erzielen, sofern sie die Geringfügigkeitsgrenze überschreiten. Die Geringfügigkeits- bzw. Bezugsgrenzen nach dem GSVG werden ebenfalls jährlich angepasst.

14.1.3.5 *Beiträge zur Sozialversicherung*

Die ***Beiträge berechnen sich vom Erwerbseinkommen*** des Versicherten (§ 49 ASVG; maximal bis zur Höchstbeitragsgrundlage). Die Prozentsätze, nach denen die Beiträge in den verschiedenen Versicherungszweigen zu ermitteln sind, legt das Gesetz fest (§§ 51 ff. ASVG). Die Höhe der Beitragssätze ist unabhängig vom individuellen Risikofaktor. Beitragsschuldner ist bei Pflichtversicherten nach dem ASVG der Arbeitgeber (§ 58 ASVG). Der Arbeitgeber hat aber das Recht, den ***auf den Arbeitnehmer entfallenden Beitragsteil vom Arbeitnehmerentgelt abzuziehen*** (§ 60 ASVG). Geringfügig Beschäftigte, die mehreren Erwerbstätigkeiten nachgehen und dadurch die Geringfügigkeitsgrenzen überschreiten, haben die auf sie entfallenden Beitragsanteile selbst zu entrichten (§ 53a Abs. 3 ASVG).

Auch bei selbstständig Erwerbstätigen wird die Beitragsgrundlage aus den Einkünften der Erwerbstätigkeit gebildet, die eine Pflichtversicherung begründen. Wesentlicher Unterschied zum ASVG ist jedoch, dass es maßgeblich auf den Einkommenssteuerbescheid ankommt (§ 25 GSVG). Beitragsschuldner nach dem GSVG ist der Selbstständige selbst.

Werden Beiträge nicht rechtzeitig entrichtet, mahnt der Sozialversicherungsträger zunächst diesen Betrag beim Beitragsschuldner (§ 64 ASVG). Bleibt diese Mahnung erfolglos, hat er einen Rückstandsausweis auszufertigen, der gleichzeitig ein gültiger Exekutionstitel ist. Damit kann der zuständige Sozialversicherungsträger beim jeweils zuständigen Gericht die Exekution (Eintreibung des geschuldeten Geldbetrages) oder am Verwaltungswege über die Bezirksverwaltungsbehörde beantragen. Für die Exekution stehen die allgemeinen Exekutionsmittel (Konkursantrag, Pfändung und Versteigerung) zur Verfügung.

14.1.3.6 *Gesetzliche Krankenversicherung*

Die gesetzliche Krankenversicherung wird in den drei zentralen ***Versicherungsfällen Krankheit, Arbeitsunfähigkeit infolge Krankheit und Mutterschaft*** leistungspflichtig. Diese bilden den klassischen Bereich der gesetzlichen Krankenversicherung, darüber hinausgehend ist sie für Prävention und Gesundheitserhaltung sowie für medizinische Forschung zuständig. Die gesetzliche Krankenversicherung ist final konzipiert, d.h. der Versicherungsfall tritt unabhängig von seiner Ursache ein (Abweichungen gelten weiters beim Krankengeldanspruch sowie hinsichtlich der Bergungs-/ Rettungskosten bei Sport- und Tourismusunfällen). In der gesetzlichen Krankenversicherung wird zwischen ***Sachleistungen (Krankenbehandlung)***, die nur einmal gewährt werden, ***und Geldleistungen (Krankengeld und Wochengeld)***, die mehrmals gewährt werden (grundsätzlich ist vom Sachleistungsprinzip auszugehen), differenziert.

Das ASVG definiert Krankheit als regelwidrigen Körper- oder Geisteszustand, der die Krankenbehandlung notwendig macht (§ 120 ASVG). Die Krankenbehandlung muss ausreichend und zweckmäßig sein, sie darf jedoch das Maß des Notwendigen nicht überschreiten. Durch die Krankenbehandlung sollen die Gesundheit, die Arbeitsfähigkeit und die Fähigkeit, für die lebenswichtigen persönlichen Bedürfnisse zu sorgen, nach Möglichkeit wiederhergestellt, gefestigt oder gebessert werden.

▶ Überblick über die Leistungen der Krankenversicherung (KV)

- ärztliche Hilfe,
- Heilmittel und Heilbehelfe,
- Anstaltspflege,
- medizinische Hauskrankenpflege,
- Reise- und Transportkosten.

▶ Krankengeld

In der gesetzlichen Krankenversicherung nach ASVG (§ 138 ASVG) haben pflichtversicherte Arbeitnehmer Anspruch auf ***Krankengeld*** für denselben Versicherungsfall ***bis zur Dauer von 26 Wochen***, wobei sich die Frist bis auf 52 Wochen verlängern kann, wenn der Versicherte eine gewisse Wartezeit erfüllt hat (§139 ASVG). Krankengeld gebührt überdies erst ab dem vierten Tag der Arbeitsunfähigkeit. In der Zwischenzeit besteht gemäß § 8 AngG und § 2 EFZG ***Anspruch auf Fortzahlung des arbeitsrechtlichen Entgelts***, das der Arbeitgeber zu leisten hat. Die Höhe des Krankengeldes hängt vom Arbeitnehmerverdienst ab (§§ 125, 141 ASVG).

▶ Versicherungsfall der Mutterschaft

Da eine komplikationslose Schwangerschaft und Geburt keinen regelwidrigen Körperzustand bilden, wurde für sie ein eigener Versicherungsfall der Mutterschaft in der Krankenversicherung geschaffen. Der Versicherungsfall muss im Allgemeinen während des Bestands der Versicherung eingetreten sein (Schwangerschaft tritt während des Arbeitsverhältnisses ein). Die gesetzliche Krankenversicherung deckt die erforderlichen ***Sachleistungen*** (§ 158 Abs. 3 ASVG) ***sowie*** den ***Entgeltausfall*** der Mutter im Zusammenhang mit der Geburt des Kindes (Wochengeld § 162 ASVG).

▶ Krankheitsverhütung

Wichtig sind auch die Aufgaben der gesetzlichen Krankenversicherung in der Prävention. Versicherte haben für sich und ihre mitversicherten Angehörigen ***Anspruch auf jährlich eine Vorsorge(Gesunden)untersuchung***. Ziel ist die evidenzbasierte Früherkennung von Volkskrankheiten wie Krebs, Diabetes, Herz- und Kreislauferkrankungen und die frühe Intervention. Allgemein haben die Krankenversicherungsträger über Gesundheitsgefährdung und Krankheits- sowie Unfallverhütung aufzuklären. Zuletzt ist auf Maßnahmen zur Festigung der Gesundheit (Kuraufenthalte, § 155 ASVG) hinzuweisen.

14.1.3.7 *Gesetzliche Unfallversicherung*

Die Unfallversicherung hat den Zweck, Erwerbstätige ***vor Folgen eines Arbeitsunfalles*** zu ***schützen***. Eine ganz wichtige Funktion nimmt die UV im Bereich der Unfallverhütung ein. Im Mittelpunkt stehen in der gesetzlichen Unfallversicherung zwei Tatbestände, nämlich die zwei Versicherungsfälle ***Arbeitsunfall und Berufskrankheit***. Die gesetzliche Unfallversicherung knüpft streng an das Vorliegen eines dieser beiden Versicherungsfälle an, insofern zieht sich das Kausalitätsprinzip wie ein roter Faden durch das Sozialversicherungsrecht. Ursache für die Gesundheitsbeeinträchtigung muss ein Arbeitsunfall oder eine Berufskrankheit sein (subsidiär greift die KV). Das Unfallversicherungsrecht ist auch durch eine Eigenart des Leistungsrechts geprägt, nämlich das Alles-oder-Nichts-Prinzip; d.h. die gesetzliche Unfallversicherung leistet, wenn der Versicherungsfall vorliegt, voll, ansonsten gar nicht.

Arbeitsunfälle sind ***Unfälle***, die sich ***im örtlichen, zeitlichen und ursächlichen Zusammenhang mit der*** die Versicherung begründenden ***Beschäftigung*** ereignen (§ 175 Abs. 1 ASVG). Ähnlich bestimmt § 175 Abs. 2 Z. 1 ASVG, dass Wegunfälle als Arbeitsunfälle gelten. Neben Arbeitsunfällen können aber auch sonstige Belastungen aufgrund einer Erwerbstätigkeit zu Gesundheitsschäden führen. Solche Gesundheitsschäden können den Tatbestand der Berufskrankheit erfüllen. ***Berufskrankheiten*** sind ***durch Ausübung einer versicherungspflichtigen Erwerbstätigkeit*** verursachte Krankheiten. Anders als beim Arbeitsunfall ist nicht jede berufsbedingte Erkrankung eine Berufskrankheit. Vielmehr greift die Unfallversicherung nur, wenn eine abstrakte oder konkrete Berufskrankheit vorliegt. Als abstrakte Berufskrankheit gilt nach § 177 Abs. 1 ASVG nur eine Krankheit, die ***in der Berufskrankheitenliste angeführt*** ist. Eine konkrete Berufskrankheit ist eine in der Berufskrankheitenliste nicht angeführte Krankheit, die jedoch ***vom Träger der Unfallversicherung*** aufgrund von wissenschaftlichen Erkenntnissen und mit Zustimmung des Bundesministeriums für Soziales ***als solche anerkannt*** wurde. Sie kann aber gemäß § 177 Abs. 2 ASVG auch im Einzelfall vom Unfallversicherungsträger als Berufskrankheit anerkannt werden.

▶ **Leistungen der Unfallversicherung**

Auch das Leistungsrecht der gesetzlichen Unfallversicherung unterscheidet zwischen Geld- und Sachleistungen. Parallel zur Krankenbehandlung in der Krankenversicherung sieht das Unfallversicherungsrecht eine ***Unfallheilbehandlung*** vor (§ 189 Abs. 1 ASVG). Diese hat mit allen geeigneten Mitteln die durch Arbeitsunfall oder Berufskrankheit bewirkte Gesundheitsstörung und geminderte Erwerbsfähigkeit zu beseitigen, zu verbessern oder zumindest eine Verschlechterung zu verhindern. Soweit der Versicherte gleichzeitig krankenversichert ist, liegt auch der Versicherungsfall der Krankheit vor. Der Unfallversicherungsträger kann die Behandlung unmittelbar durch Einrichtungen (Unfallkrankenhäuser, Sonderkrankenanstalten) oder Ärzte gewähren, oder er kann den Krankenversicherungsträger gegen Kostenersatz mit der Durchführung betrauen.

Ebenso steht einem Versicherten eine ***berufliche Rehabilitation*** zu, die es ermöglichen soll, den früheren Beruf wieder ausüben zu können (z.B. über finanzielle Zuschüsse oder Ausbildungsmaßnahmen). Auch soziale Maßnahmen, die die Selbsthilfefähigkeit und die Eingliederung des Versicherten verbessern sollen, kennt die Unfallversicherung. Zentrale Geldleistung der Unfallversicherung ist die ***Versehrtenrente***, deren Zweck darin liegt, einen gewissen ***Einkommensausfall des Versicherten auszugleichen*** sowie eine ***Entschädigung für*** nach Eintritt des Versicherungsfalles eintretende ***Dauerschäden*** zu gewähren (§ 203 ASVG).

▶ **Haftungsausschluss und Rückgriffsanspruch**

Für Schäden aus einem Arbeitsunfall kann oftmals eine andere Person (Arbeitskollege, Arbeitgeber oder ein Dritter) ersatzpflichtig sein, weil sie den Unfall rechtswidrig mitverschuldet hat. Gemäß § 333 Abs. 1 ASVG ist aber der Arbeitgeber dem Versicherten zum Ersatz des Schadens, der diesem durch eine Verletzung am Körper im Falle eines Arbeitsunfalles oder durch Berufskrankheit entstanden ist, nur verpflichtet, wenn er den Arbeitsunfall oder die Berufskrankheit vorsätzlich verursacht hat.

Der Haftungsausschluss bezieht sich allerdings nur auf den Arbeitnehmer und nicht auf den Sozialversicherungsträger. Dieser hat weiterhin die Möglichkeit, Regressansprüche an den Arbeitgeber zu stellen (§ 334 ASVG). Sollte ein Dritter einen Schaden beim Versicherten verursacht haben, so hat dieser grundsätzlich nach den allgemeinen Regeln des Schadensersatzrechts für diesen einzustehen. Hat hingegen der Sozialversicherungsträger Leistungen im Schadensfall zu erbringen, kommt diesem das Rückgriffsrecht auf den Schädiger zu (§ 332 Abs. 1 ASVG; Legalzession).

14.1.3.8 *Gesetzliche Pensionsversicherung*

Grundsätzlich gilt für jeden ***Pensionsanspruch***, dass der Versicherte eine ***Mindestanzahl von Versicherungsmonaten*** erworben hat. Diese Voraussetzung kann der Leistungswerber auf zweierlei Arten erfüllen. Er kann eine bestimmte Anzahl von Versicherungsmonaten innerhalb einer Rahmenfrist nachweisen, oder aber er erfüllt die sogenannte Anwartschaft, indem er nachweist, dass er im gesamten Leben eine bestimmte Anzahl von Versicherungsmonaten erworben hat. Das Gesetz differenziert zwischen ***Beitragszeiten*** (§ 225 ASVG) ***und Ersatzzeiten*** (§§ 227 ff. ASVG). Erwirbt ein Versicherter im Lauf seines Erwerbslebens nach unterschiedlichen Sozialversicherungsgesetzen Pensionsversicherungsmonate (Wanderversicherung) und/oder war der Versicherte nach verschiedenen Gesetzen gleichzeitig pensionsversichert (Mehrfachversicherung), erwirbt er dennoch nur eine einheitliche Pension. Nach § 251a ASVG ist primär jener Pensionsversicherungsträger zuständig, bei dem der Antragsteller in den letzten 15 Jahren die größere Zahl von Versicherungsmonaten erworben hat.

▶ **Alterspension**

Regelpensionsalter für Männer ist das vollendete ***65. Lebensjahr***. Für Frauen gilt das vollendete ***60. Lebensjahr*** als Regelpensionsalter (stufenweise Angleichung für Frauen auf 65 ab 2024). Zusätzlich zum Alter ist eine Mindestversicherungszeit von 180 Versicherungsmonaten notwendig, wovon mindestens 84 Versicherungsmonate aufgrund einer Erwerbstätigkeit erworben wurden (§ 4 Abs. 1 APG).

Die ***vorzeitige Alterspension*** gehört zu den sozialpolitisch heiklen Themen. Dennoch wird sie unter dem neuem Namen Korridorpension gewährt. Sie kann nach Vollendung des 62. Lebensjahres beantragt werden, wenn mindestens 480 Versicherungsmonate vorliegen (§ 4 Abs. 2 APG). Gesetzlich ist auch die sogenannte ***Schwerarbeiterpension*** verankert. Hierfür sind 540 Versicherungsmonate notwendig, wobei mindestens 120 Versicherungsmonate Schwerarbeitsmonate sein müssen, und das Mindestalter des Versicherten muss 60 Jahre betragen. Wer als Schwerarbeiter gilt, wird durch Verordnung des Bundesministeriums für Arbeit, Soziales und Konsumentenschutz festgelegt.

▶ Minderung der Arbeitsfähigkeit

Vermindert sich frühzeitig die Arbeitsfähigkeit eines Versicherten, sieht die Pensionsversicherung den Versicherungsfall der ***geminderten Arbeitsfähigkeit*** vor. Ein Angestellter ist dann berufsunfähig, wenn seine Arbeitsfähigkeit infolge seines körperlichen oder geistigen Zustands ***auf weniger als die Hälfte*** derjenigen eines körperlich und geistig gesunden Versicherten von ähnlicher Ausbildung und gleichwertigen Kenntnissen und Fähigkeiten herabgesunken ist (§ 273 Abs. 1 ASVG). Hier ist zu prüfen, ob es dem Versicherten zumutbar ist, trotz verminderter Arbeitsfähigkeit eine andere Tätigkeit auszuüben, auf die er verwiesen werden kann. Der Versicherungsfall der geminderten Arbeitsfähigkeit ist bei den Arbeitern die ***Invalidität***. War der Versicherte überwiegend in erlernten und angelernten Berufen tätig, kommt ihm ein Berufsschutz wie dem Angestellten zu (§ 255 Abs. 1 ASVG).

▶ Hinterbliebenenpension

Diese Pensionsleistung soll auch die Unterhaltslücke schließen, die durch den Tod des Versicherten entstanden ist. Anspruchsberechtigt sind die Witwe/der Witwer und die Kinder des Verstorbenen (§§ 258 und 260 ASVG).

14.1.3.9 *Gesetzliche Arbeitslosenversicherung*

Maßgeblich für die Arbeitslosenversicherung ist ein Beschäftigungsverhältnis im Inland. Die Arbeitslosenversicherung beginnt demnach mit der Aufnahme der persönlich und wirtschaftlich abhängigen Beschäftigung und endet selbstredenderweise mit dem Ende der Beschäftigung. Für die Vollziehung und Organisation der Arbeitslosenversicherung ist das Arbeitsmarktservice (AMS) zuständig.

Anspruch auf ***Arbeitslosengeld*** hat, wer der Arbeitsvermittlung zur Verfügung steht, die Anwartschaft erfüllt und die Bezugsdauer noch nicht erschöpft hat (§ 7 AlVG). Arbeitslos ist jene ***Person, die*** nach Beendigung ihres Beschäftigungsverhältnisses ***keine neue Beschäftigung gefunden hat***. Wer ein Einkommen bis zur Geringfügigkeitsgrenze erzielt, gilt nach dem AlVG dennoch als arbeitslos. Erzielt der Arbeitslose ein höheres Einkommen aus vorübergehenden Beschäftigungen, kommt es zu einer Anrechnung auf das Arbeitslosengeld (§ 21a AlVG). Arbeitsfähig ist jene Person, die nicht dauernd invalid oder berufsunfähig ist (§ 8 Abs. 1 AlVG). Arbeitswillig ist eine Person, die bereit ist, eine durch das Arbeitsmarktservice vermittelte zumutbare Beschäftigung anzunehmen oder sich zu diesem Zweck beruflich aus- und weiterbilden zu lassen (§ 9 Abs. 1 AlVG). Weigert sich der Arbeitslose, die vermittelte zumutbare Beschäftigung anzunehmen, verliert er für die Dauer der Verweigerung, zumindest sechs Wochen, seinen Anspruch auf Arbeitslosengeld (§ 10 AlVG).

Zusätzliche ***Anspruchsvoraussetzung ist die Anwartschaft*** (§ 14 AlVG). Eine sogenannte lange Anwartschaft muss bei erstmaliger Inanspruchnahme des Arbeitslosengeldes erfüllt sein. Das heißt, der Arbeitslose muss die letzten 24 Monate vor der ersten Geltendmachung des Anspruches mindestens 52 Wochen im Inland arbeitslosenversicherungspflichtig beschäftigt gewesen sein (für Personen unter dem 25. Lebensjahr bestehen Erleichterungen). Bei jeder weiteren Inanspruchnahme genügt die Erfüllung der kurzen Anwartschaft. Es reicht demnach aus, dass der Arbeitslose in den letzten 12 Monaten vor der Geltendmachung insgesamt 28 Wochen im Inland beschäftigt war. Ersatzzeiten, die auf die Anwartschaft angerechnet werden, sind Wehr- und Zivildienstzeiten sowie der Bezug von Wochen- oder Krankengeld (§ 14 Abs. 4 AlVG).

Das Arbeitslosengeld wird immer nur befristet gewährt (§ 18 AlVG). Eine erste Grenze sind 20 Wochen. Die Dauer verlängert sich auf 30 Wochen, wenn in den letzten fünf Jahren vor Geltendmachung des Anspruches 156 Wochen an arbeitslosenversicherungspflichtiger Beschäftigung nachgewiesen werden können. Hat ein Arbeitsloser das 40. Lebensjahr vollendet und kann er für die letzten zehn Jahre 312 Beschäftigungsmonate nachweisen, erhöht sich die Bezugsdauer auf 39 Wochen. Hat ein Arbeitsloser das 50. Lebensjahr vollendet und kann er für die letzten 15 Jahre 468 Beschäftigungsmonate nachweisen, erhöht sich die Bezugsdauer auf 52 Wochen. Zudem gebührt für bestimmte ältere Arbeitslose als Begleitmaßnahme zur Anhebung des Anfallalters für die Alterspension eine längere Bezugsdauer bis maximal 78 Wochen.

14.2 Strukturen, Einrichtungen und Berufe des österreichischen Gesundheitswesens

Ulrike Hiebl

14.2.1 Strukturen des Gesundheitswesens

Auf Grundlagen von Vereinbarungen (Staatsverträgen) verpflichten sich Bund und Länder wechselseitig zur Sicherstellung der gesundheitlichen Versorgung im Rahmen ihrer Zuständigkeiten. In der Bundesverfassung ist geregelt, dass fast alle ***Bereiche des Gesundheitswesens***, mit einigen Ausnahmen, ***in*** die ***Zuständigkeit des Bundes*** fallen. In Österreich werden die Versorgung der Bevölkerung mit ***Gesundheitsleistungen*** und die Steuerung des Gesundheitswesens ***als überwiegend öffentliche Aufgaben betrachtet***. Das Gesundheitswesen wird daher zu mehr als drei Vierteln aus Beiträgen und aus dem Steueraufkommen finanziert. Etwa ein Viertel wird direkt von den privaten Haushalten aufgebracht. Die Gesundheitsleistungen selbst werden von staatlichen, privat-gemeinnützigen und privaten Organisationen bzw. von Einzelpersonen erbracht.

Akteure des Gesundheitswesens sind:

▶ **Öffentliche Ebene**

- Bundesministerien:
  - Bundesministerium für Arbeit, Familie und Jugend
  - Bundesministerium für Soziales Gesundheit, Pflege und Konsumentenschutz,
  - Bundesministerium für Bildung, Wissenschaft und Forschung,
  - Bundesministerium für Landesverteidigung;
- Länder und Gemeinden;
- Sozialversicherungsträger als selbstverwaltete Körperschaften;
- Berufsvertretungen (Ärztekammer, Apothekenkammer);
- Gesetzliche Vertretungen.

▶ **Private Ebene**

- Private Krankenversicherung,
- Private Krankenanstalten,
- Wohlfahrtsorganisationen,
- Selbsthilfegruppen.

▶ **Weitere relevante Akteure**

- Patientenvertreter,
- Interessenvertretungen,
- Forschungseinrichtungen,
- Nichtregierungsorganisationen (NGOs).

14.2.1.1 *Bundesministerien*

Die Ressortgliederungen und Bezeichnungen der Ministerien wurde im Jänner 2020 neu geregelt. Dem Sozialministerium wurde der Bereich Gesundheit zugeordnet, sodass Gesundheit und Pflege unter ein Dach gestellt sind. Hingegen wurde das Ressort Arbeit mit den Bereichen Familie und Jugend ministeriell gekoppelt.

▶ **Bundesministerium für Soziales, Gesundheit, Pflege und Konsumentenschutz (BMSGPK)**

Das 2020 neu geschaffene Sozialministerium ist oberste Bundesbehörde sowohl für die Sozialverwaltung des Bundes und die Sozialangelegenheiten als auch für alle Gesundheits- und Pflege- bzw. Betreuungsangelegenheiten. Zu den Kompetenzen gehören im Bereich des Sozialen u. a.:

- die allgemeine Sozialpolitik und die Sozialversicherung,
- die Angelegenheiten der allgemeinen und der besonderen Fürsorge,
- Behinderten-, Versorgungs- und Sozialhilfeangelegenheiten,
- Pflegeangelegenheiten und -vorsorge,
- allgemeine Bevölkerungspolitik,
- die Angelegenheiten der Seniorenpolitik.

Zu den Kompetenzen bei der Gesundheit gehören u. a.:

- die allgemeine Gesundheitspolitik,
- der Schutz vor Gefahren für den allgemeinen Gesundheitszustand der Bevölkerung,
- die Angelegenheiten der Ausbildung der medizinisch tätigen Berufsgruppen Gesundheitspflege, Gesundheitserziehung und Gesundheitsberatung,
- die Angelegenheiten der Gesundheitsvorsorge,
- das Hygiene- und Impfwesen,
- die Bekämpfung von Infektionskrankheiten,
- der medizinische Strahlenschutz,
- die Suchtgiftbekämpfung,
- das Apotheken- und Arzneimittelwesen,
- Angelegenheiten des Sanitätspersonals,
- die allgemeinen Angelegenheiten der Gentechnologie,
- die Koordination der Gesundheitsforschung.

Auf Bundesebene wurde die ***Bundesgesundheitsagentur*** geschaffen. Dabei ist es die Aufgabe der Bundesgesundheitsagentur, Entwicklungen im österreichischen Gesundheitswesen zu verfolgen und planend und steuernd einzugreifen sowie Qualitätsvorgaben für die Gesundheitsleistungen zu erarbeiten. Als öffentlich-rechtlicher Fonds verteilt sie die

Bundesmittel zur Finanzierung der öffentlich-rechtlichen Krankenanstalten auf die neun Landesgesundheitsfonds. Als Gremien fungieren die Bundes-Zielsteuerungskommission (B-ZK) sowie der Ständige Koordinierungsausschuss (StKA). In beiden Organen sind Bund, Länder und Sozialversicherung vertreten. Ihre Aufgabe ist es, die Fondsmittel zu verwalten und die Entwicklungen im Gesundheitssystem zu verfolgen und im Sinne der gemeinsamen strategischen Zielsetzungen mittels gemeinsamer Grundsätze, Vorgaben und Instrumente zu steuern. Die Geschäfte der Bundesgesundheitsagentur werden vom BMSGPK geführt.

Weiters fungiert das BMSGPK als Aufsichtsbehörde für die Unfall- und Krankenversicherung und für die Standesvertretungen der Ärzte. Außerdem ist das BMSGPK für die Ausbildungsvorschriften der Gesundheitsberufe sowie das Berufsregister für die Gesundheits- und Krankenpflegeberufe zuständig.

Auch das ***Apothekerwesen*** liegt in der Kompetenz des Bundes. Es gibt in Österreich 1362 konzessionspflichtige öffentliche Apotheken. Weiters führen etwa 919 praktizierende Ärzte Hausapotheken, welche der Bewilligungspflicht unterliegen. In den Spitälern bestehen dazu noch mehr als 41 Krankenhausapotheken, um die ausgewogene Versorgung mit Arzneimitteln sicherzustellen. Apotheken dürfen nur vom Bundesamt für Sicherheit im Gesundheitswesen (BASG) zugelassene Arzneien nach den Vorschriften des Arzneimittelgesetzes an die Bevölkerung abgeben. Vom Ministerium wurde die Zulassung und Überwachung von Medikamenten und Medizinprodukten an die ***»Agentur für Gesundheit und Ernährungssicherheit« (AGES)*** übertragen. Österreich hat seine Vorschriften an die strengen EU-Richtlinien angepasst.

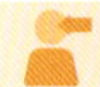

MERKE

Arzneimittel dürfen in Österreich grundsätzlich nur in Apotheken verkauft werden. Lediglich einige einfache Arzneimittel wie Vitaminpräparate oder Tees dürfen in Drogerien abgegeben werden. Alle Arzneimittel unterliegen einer staatlichen Preisregelung.

▶ **Bundesministerium für Bildung, Wissenschaft und Forschung (BMBWF)**

In diesem Ministerium liegt die Zuständigkeit der universitären Ausbildung der Ärzte für Allgemeinmedizin und der Fachärzte. Außerdem obliegt diesem Ministerium die Bestellung der Ordinarii an den ***medizinischen Fakultäten*** der Universitätskliniken Wien, Graz und Innsbruck sowie die Kostenbeteiligung des Bundes an der Errichtung, der Ausgestaltung und dem Betrieb von Universitätskliniken.

▶ **Bundesministerium für Landesverteidigung (BMLV)**

Diese Ministerium ist Betreiber von speziellen Krankenabteilungen bzw. Krankenanstalten (z. B. ***Heeresspitälern***).

14.2.1.2 *Länder und Gemeinden*

Jede Bezirksverwaltungsbehörde verfügt über eine Gesundheitsabteilung (***Gesundheitsamt***), die von einem ***Amtsarzt*** geleitet wird. Einige Angelegenheiten, wie etwa die der örtlichen Gesundheitspolizei, fallen in den Wirkungsbereich der Gemeinden. Zum Teil bestehen auch Gemeindeverbände (Sanitätsdistrikte). In den Gemeinden sind die Gemeinde- bzw. Sprengelärzte als Fachorgane vorgesehen. Aufsichtsbehörden sind in diesem Bereich die Behörden der allgemeinen staatlichen Verwaltung.

Das ***Krankenanstalten- und Kuranstaltengesetz*** (KAKuG) des Bundes legt seit 1997 fest, dass jedes Land verpflichtet ist, die Krankenanstaltenpflege für anstaltsbedürftige Personen im eigenen Land sicherzustellen. Die Länder legen – in Abstimmung mit Bund und Gemeinden – über den ***Österreichischen Strukturplan Gesundheit (ÖSG)*** die Struktur der stationären Akutversorgung in quantitativer und qualitativer Hinsicht fest, Teil dessen ist auch ein sog. ***Großgeräteplan*** (GGP). Weiters nehmen die Länder auch durch die Budgeterstellung bzw. durch die Genehmigung der Budgets Einfluss auf die Leistungsstruktur jedes einzelnen Krankenhauses.

Die ***Sozialhilfe*** (Fürsorge) obliegt den Ländern bzw. Gemeinden. Ein Rechtsanspruch auf Sozialhilfe besteht für Einzelpersonen, ***wenn weder*** eine ***Erwerbstätigkeit noch*** die Leistungen der ***Sozialversicherungen*** bzw. anderer Einrichtungen ***oder familiäres Vermögen hinreichend*** die materielle und soziale ***Sicherheit ermöglichen***. Die Sozialhilfeleistungen umfassen Geldleistungen, Krankenhilfe, Pflegeleistungen und die Heim- bzw. Anstaltsunterbringung. In den einzelnen Bundesländern gibt es unterschiedliche Richtsätze für Geldleistungen, und zusätzlich haben die Länderverwaltungen einen großen Spielraum hinsichtlich der Anerkennung der Erfüllung der Anspruchsvoraussetzungen.

Auch ein Teilbereich der Pflege obliegt den Ländern. Um aber bundeseinheitliche Bestimmungen für den Bereich des Pflegegeldes zu gewährleisten, gibt es seit 1. Jänner 2012 das Bundespflegegeldgesetz. Im Zuge dessen wurde als Verwaltungsfonds der ***»Pflegefonds«*** eingerichtet, der vom Sozialministerium im Einvernehmen mit dem Bundesministerium für Finanzen verwaltet wird. Unter anderem verpflichten sich die Länder, für einen dezentralen und flächendeckenden Ausbau der ambulanten, teilstationären (Tageszentren) und stationären Betreuungs- und Pflegedienstleistungsangebote in der Langzeitpflege und erhalten dafür ***Zweckzuschüsse des Bundes*** nach dem jeweiligen Bevölkerungsschlüssel.

14.2.1.3 *Sozialversicherung*

Das Sozialversicherungswesen stellt eine eigenständige Kompetenzmaterie dar, die in Gesetzgebung und Vollziehung Bundessache ist. Der Bund hat hier die Vollziehung den

Sozialversicherungsträgern übertragen, die als Selbstverwaltungskörper geführt werden. Die Sozialversicherung besteht aus den Bereichen ***Krankenversicherung, Pensionsversicherung und Unfallversicherung***. Die soziale Krankenversicherung ist als Pflichtversicherung organisiert. Die Sozialversicherungsträger erfassen mit Ausnahme kleiner Gruppen fast alle Erwerbstätigen und Pensionisten. Da sie sich auch auf Familienangehörige von Erwerbstätigen und freiwillig Versicherte erstreckt, sind 99 % der Bevölkerung erfasst. Der Rest sind Personen in freiberuflicher Tätigkeit (z.B. Notare, Zivilingenieure).

Mit dem Sozialversicherungs-Organisationsgesetz (SV-OG) wurde die Zahl der ***Sozialversicherungsträger*** stark reduziert. Diese sind im Dachverband der österreichischen Sozialversicherungsträger zusammengeschlossen, der die allgemeinen Interessen der Sozialversicherungsträger wahrnimmt und in gemeinsamen Angelegenheiten vertritt. Er ist zur Erstellung von verbindlichen Richtlinien, rechtspolitischen Vorschlägen, Gutachten und Stellungnahmen berufen und schließt Gesamtverträge mit den Interessenvertretungen ab. Des Weiteren übernimmt er die Verwaltung der Versicherungsdaten sowie das Erstellen von Statistiken.

Die Sozialversicherungsträger sind nach Berufsgruppen (Bergleute, Notare, Selbstständige, Bauern, Eisenbahner), Personengruppen (öffentliche Bedienstete, Angestellte, Beamte usw.) und/oder regional gegliedert.

Die soziale Krankenversicherung hat im Hinblick auf die Sicherstellung der primären Versorgung der Bevölkerung mit ärztlichen Leistungen einen Versorgungsauftrag. Innerhalb dieses Versorgungsauftrages nimmt sie auch Planungs- und Regulierungskompetenzen wahr. Mit den regionalen Standesvertretungen der Ärzteschaft werden jährlich über neue Vertragsstellen für niedergelassene Ärzte Leistungen und Tarife verhandelt.

Hauptsächlich erfolgt die primäre ärztliche Behandlung im Rahmen der Sozialversicherung durch »***Vertragsärzte***«. Die Organisationsstruktur in den Krankenversicherungen sieht als Kontrollfunktion einen »***Chefarzt***« vor, um das Leistungsgeschehen in der primären Versorgung zu überwachen. Alle Leistungen, deren Inanspruchnahme vertraglich nicht oder noch nicht festgelegt ist, unterliegen der Bewilligungspflicht der Chefärzte.

Weiters greifen die Krankenkassen durch die Aufnahme von Arzneimitteln, Verbandstoffen, Heilnahrung usw. in das Heilmittelverzeichnis planend und regulierend in das Gesundheitswesen ein.

Seit 1998 dürfen auch die Zahnambulatorien der Krankenkassen unter gewissen Auflagen festsitzenden Zahnersatz (Zahnkronen) anfertigen und wirken dadurch preisregulierend für die frei praktizierenden Zahnärzte.

14.2.2 Einrichtungen des Gesundheitswesens

14.2.2.1 *Berufungsvertretungen*

Die Österreichische ***Ärztekammer*** ist die Standesvertretung der Ärzte und ist ihrer Organisationsstruktur nach eine Holding, deren Mitglieder die neun Länderkammern sind. Die Hauptaufgabe der regional organisierten Ärztekammern besteht vor allem in der Mitsprache bei der Ärzteausbildung, bei der Vergabe von Kassenverträgen und in der Führung der »Ärzteliste« (durch die Aufnahme in diese Liste ist ein Arzt zur selbstständigen Ausübung des Berufes berechtigt). Für jeden Arzt besteht die Pflichtmitgliedschaft. Die Landesärztekammern verhandeln mit den Krankenkassen über die Anzahl der Kassenverträge (Stellenplan) sowie über Leistungen und Honorare für eine bestimmte Periode. Es gibt auch eine Apothekerkammer, welche die Standesvertretung der Apotheker darstellt.

14.2.2.2 *Gesetzliche Vertretungen*

Hebammen sind in einer gesetzlichen Vertretung zusammengeschlossen (Österreichisches Hebammengremium). Die übrigen ***Gesundheitsberufe*** (Psychotherapeuten, Psychologen, medizinisch-technische Dienste, Physiotherapeuten, freiberufliche Krankenpfleger usw.) sind in freiwilligen Verbänden organisiert. Die Bedeutung der gesetzlichen Vertretungen liegt darin, dass Leistungsmengen und Honorierungen mithilfe von Gesamtverträgen mit den Krankenkassen bzw. mit dem Hauptverband der Sozialversicherungsträger festgelegt und ausgehandelt werden. Alle Beträge, die über diesen Sätzen liegen, müssen von den Patienten selbst aufgebracht werden.

14.2.2.3 *Öffentliche Krankenanstalten*

Die stationäre medizinische Versorgung der österreichischen Bevölkerung wird (Stand: 2020) von 264 Spitälern sichergestellt – davon sind 109 öffentliche Krankenanstalten – mit insgesamt rund 62 800 tatsächlich aufgestellten Betten. Zusätzlich gibt es weitere Spitäler, die ebenfalls gemeinnützig – d.h. nicht gewinnorientiert – arbeiten. Die 109 Landesfondsspitäler und Unfallkrankenhäuser decken im Wesentlichen den Bereich der öffentlichen und gemeinnützigen Akutkrankenanstalten ab. Die stationäre Leistungserbringung erfolgt nicht nur mehr in Fachabteilungen, sondern auch in Departments, Fachschwerpunkten und ausgegliederten Tageskliniken. Damit soll die Versorgung von schwer erreichbaren Regionen mit geringer Besiedelungsdichte sichergestellt werden. Im Jahr 2019 gab es weiters mehr als 900 Ambulatorien, 108 Krankenanstalten zur Rehabilitation oder Langzeitversorgung, mehr als 800 Alten- und Pflegeheime, etwa 70 geriatrische Tageszentren sowie neun stationäre Hospize.

14.2.2.4 *Private Krankenversicherung*

Fast die gesamte Bevölkerung Österreichs ist durch die gesetzliche Krankenversicherung erfasst, und daher treten die privaten Krankenversicherungsträger vor allem zur Abdeckung eines erhöhten Komforts in den Krankenanstalten (***Sonderklasse***) oder zur Finanzierung der Inanspruchnahme von Ärzten auf, die in keinem Vertragsverhältnis zum zuständigen Versicherungsträger stehen. Weiters erhält der Versicherte, je nach Produkt, die Zahlung von ***Taggeldern*** im Krankheitsfall oder die Übernahme von Kosten für komplementärmedizinische Behandlungsverfahren.

14.2.2.5 *Private Krankenanstalten*

In Österreich werden mehr als 70 Krankenanstalten von Privatpersonen/Gesellschaften betrieben, die über etwa 14 % des Gesamtbettenstands verfügen. Hier handelt es sich vorwiegend um Sanatorien. Für diese ***gewinnorientierten Krankenanstalten*** gibt es ***kein Aufnahmegebot***. Die Aufnahme richtet sich nach der Zahlungsbereitschaft bzw. nach dem Umfang des privaten Krankenversicherungsschutzes einzelner Patienten. Zwischen den Rechtsträgern von privaten Krankenanstalten und den Sozialversicherungsträgern besteht völlige Vertragsfreiheit. Die Bedeutung der privaten Krankenanstalten liegt darin, dass Patienten die Möglichkeit haben, von einem Arzt ihrer Wahl behandelt zu werden. Ärzte, die ihre Privatpatienten in Privatkrankenanstalten behandeln, gelten dies der Privatanstalt mit einem Teil des Honorars ab.

14.2.2.6 *Wohlfahrtsorganisationen/Soziale Dienste/Selbsthilfegruppen*

Dieser Bereich ist durch eine große Heterogenität gekennzeichnet: Eine Vielzahl von unterschiedlichsten Organisationen bietet Dienste für sozial benachteiligte Gesellschafts- bzw. Randgruppen an. Neben öffentlichen Trägern wie Ländern und Gemeinden bieten derzeit rund 2 300 kleinere Organisationen und 20 – teilweise bundesweit agierende – ***größere Organisationen soziale Dienste*** (inkl. Hauskrankenpflege) an. Hauptsächlich erfolgt von der zuständigen Landesbehörde eine Delegation der Aufgaben im Bereich der Notfallversorgung und der Versorgung mit sozialen Diensten an Wohlfahrtsverbände.

Das ***Österreichische Rote Kreuz*** ist für die not- und rettungsärztliche Versorgung die wichtigste Organisation, da es im Bereich der Rettungsdienste den höchsten Marktanteil hat. Weiters ist das Rote Kreuz der wichtigste Anbieter von Blutprodukten. Ebenso sind Soziale Dienste und Hauskrankenpflege Geschäftsfelder des Roten Kreuzes. Finanzierungsbasis der Wohlfahrtsverbände sind die Honorare für Transportleistungen, die von den Krankenversicherungsträgern aufgebracht werden, sowie das allgemeine Steueraufkommen, Spenden und Kostenbeteiligung.

Etwa 1 700 ***Selbsthilfegruppen*** bieten Hilfestellungen vor allem bei speziellen Gesundheitsproblemen an, d.h. sie stärken Betroffene im Umgang mit ihrer Erkrankung und ergänzen die professionellen Angebote der medizinischen Versorgung in vielfältiger Weise. 2018 wurde der Bundesverband Selbsthilfe Österreich (BVSHOE) als Interessensvertretung themenspezifischer, österreichweit agierender Selbsthilfe- und Patientenorganisationen gegründet. Ein Verzeichnis aller Selbsthilfegruppen bietet die Österreichische Kompetenz- und Servicestelle für Selbsthilfe (www.oekuss.at).

14.2.3 Finanzierung des Gesundheitssystems

In Österreich wird die Hälfte der Gesundheitsausgaben über Krankenversicherungsbeiträge finanziert. Weiters werden ca. 30 % durch Steuereinnahmen und etwa 20 % durch Ausgaben der privaten Haushalte aufgebracht. Die Hälfte der privaten Gesundheitsausgaben wurde für den Konsum von frei verkäuflichen pharmazeutischen Erzeugnissen (Vitamine, Fieberthermometer usw.) und für therapeutische Produkte, z.B. Brillen, verwendet. Etwas weniger wurde für ärztliche einschließlich zahnärztliche Dienste und für Dienstleistungen nicht-ärztlicher Gesundheitsberufe ausgegeben sowie für die freiwillige private Krankenversicherung.

Im primären Sektor sind ***Selbstbehalte*** (pro Krankenschein, mit bestimmten Ausnahmen wie z.B. bei Kindern), ***Zuzahlungen*** (20 % für ärztliche Hilfe bei der Krankenversicherung der Beamten, der selbstständig Erwerbstätigen und der Eisenbahner) und ***Kostenbeteiligungen*** (bei diversen zahnärztlichen und zahntechnischen Leistungen sowie bei Leistungen im Rahmen »Wahlarzt« und Leistungen von Wahl-Therapeuten aller Sparten) die wichtigsten Formen von privaten Ausgaben. Für jede auf Kosten der Krankenversicherung verschriebene Medikamentenpackung ist eine ***Rezeptgebühr*** zu entrichten. Ausnahmen sind u.a. schutzbedürftige Personen und solche, deren Einkommen eine festgelegte Untergrenze nicht überschreitet. Bei Heilbehelfen ist je nach Versicherungsträger eine ***Selbstbeteiligung*** zwischen 10 und 20 % zu entrichten.

Im ***stationären Sektor*** ist von aufgenommenen Patienten der allgemeinen Gebührenklasse ein ***Kostenbeitrag pro Tag***, jedoch für höchstens 28 Tage im Jahr zu bezahlen (Ausnahmen gelten z.B. für schutzbedürftige Personen). Weiters wird auch ein allgemeiner ***Kostenbeitrag*** pro Aufenthaltstag für Kur-, Genesungs- bzw. Erholungsaufenthalte erhoben.

14.2.3.1 *Krankenversicherungsschutz*

Die Zugehörigkeit zu einem sozialen Krankenversicherungsträger kann nicht frei gewählt werden. Somit ist jeder Bezieher einer Leistung aus der Arbeitslosenversicherung automatisch auch krankenversichert und hat vollen Anspruch auf Sach- und Geldleistungen und freiwillige Leistungen (z.B. Kuraufenthalte). Der Versicherungsschutz wird entweder infolge von einer Krankheit oder von krankheitsbedingter Arbeitsunfähigkeit sowie bei Mutterschaft und Gesundheitsvorsorgeleistungen wirksam.

Gesundheitsleistungen der sozialen Krankenversicherung umfassen:

- stationäre und ambulante Versorgung in Krankenanstalten,
- Medikamente,
- Zahnbasisbehandlung,
- allgemein- und fachärztliche Therapien bei Vertragsärzten der Krankenversicherungsträger (sog. Kassenärzte),
- Hauskrankenpflege,
- Medizinprodukte wie Gehilfen, Rollstühle oder Blutzuckermessstreifen,
- Mutterschaftsleistungen,
- Rehabilitationsmaßnahmen,
- Leistungen der nicht-ärztlichen Gesundheitsberufe (z.B. Heilmassagen, Physiotherapie, Ergotherapie, Logotherapie),
- Präventions- und Vorsorgemaßnahmen wie Impfungen oder Screening-Untersuchungen,
- Kranken- und Rettungstransporte,
- Psychotherapie,
- Röntgen- und labormedizinische Leistungen,
- Langzeitpflege,
- Behindertenbetreuung.

14.2.3.2 *Pflegevorsorge*

Mit dem Bundespflegegesetz sowie den neun weitgehend gleichartigen Landespflegegeldgesetzen gibt es ein abgestuftes, ***bedarfsorientiertes Pflegegeld***, unabhängig von Einkommen und Vermögen sowie Ursache der Pflegebedürftigkeit (sieben Pflegestufen). Das Pflegegeld muss bei Versicherungsträgern oder amtlichen Stellen beantragt werden. Es soll den Betroffenen ermöglichen, sich die notwendige Betreuung und Hilfe zu verschaffen und dadurch ein nach den persönlichen Bedürfnissen orientiertes Leben zu führen. Dieses Pflegegeld ist bei den ordentlichen Gerichten ein durchsetzbarer Rechtsanspruch und wird aus dem allgemeinen Steueraufkommen aufgebracht.

Für ambulante Dienstleistungen stehen Pflege- und Betreuungspersonen zur Verfügung, meistens Heimhelfer. Die zweitgrößte Berufsgruppe sind die gehobenen Gesundheits- und Krankenpflegedienste. Der Rest entfällt auf die Fachsozialbetreuer Schwerpunkt Altenarbeit (FSBA) und Pflegehelfer. Daneben gibt es teilstationäre Betreuungen in geriatrischen Tageszentren und natürlich die Heimplätze, von denen zurzeit mehr Pflegeplätze als Wohnplätze geführt werden.

14.2.3.3 *Finanzierungsströme im Gesundheitswesen*

Zwischen Bund, Ländern und Gemeinden werden regelmäßig Finanzausgleichszahlungen geleistet. Weiters gibt es Mittel aufgrund geltender Vereinbarungen mit dem Bund in Form eines ***Struktur- und Landes- und Pflegefonds***. Der Sozialfond des Bundes bezahlt das Pflegegeld an die Patienten. Die Patienten zahlen an den Bund die Steuern sowie an die Krankenversicherungen die Sozialversicherungsbeiträge. Zusätzlich müssen die Patienten an die Krankenanstalten Kostenbeiträge in Form von Tagesgeldern erstatten. Zudem müssen sie bei Arztbesuchen und bei Aufenthalten in Langzeiteinrichtungen einen Selbstbehalt leisten bzw. für die Zusatzzahlungen der privaten Krankenversicherungen aufkommen. Die Abgabe vom Strukturfonds an die Landesfonds erfolgt jährlich nach gesetzlichen Vorgaben.

Von den Gemeinden und Ländern fließen ***indirekte Mittel an die Landesfonds***, die vom Umsatzsteueraufkommen im betreffenden Jahr abhängen. Es gibt auch ***direkte Mittel der Gemeinden und Länder an die Krankenanstalten***, wenn diese selbst als Träger von Krankenanstalten auftreten. Weiters zahlen Gemeinden und Länder Zuschüsse an die Langzeit- und medizinischen Rehabilitationseinrichtungen.

Die Sozialversicherungsträger führen indirekte Mittel aufgrund der geltenden Vereinbarungen an die Landesfonds ab. Es gibt Mittel der Sozialversicherung, die aufgrund von privatrechtlichen Verträgen direkt an die Krankenanstalten fließen. Weiters erfolgt eine direkte Abrechnung mit den Sozialversicherungsträgern bei bestimmten Leistungen der Fondskrankenanstalten wie z.B. Mutter-Kind-Pass-Untersuchungen. Die Sozialversicherungsträger müssen an die medizinischen Rehabilitationseinrichtungen Zahlungen erbringen, die eigene Einrichtungen betreiben. Für die Leistungen von Vertragspartnern des extramuralen Bereiches, wie z.B. von niedergelassenen Ärzten, Apotheken, Hauskrankenpflege usw., bezahlen die Sozialversicherungsträger.

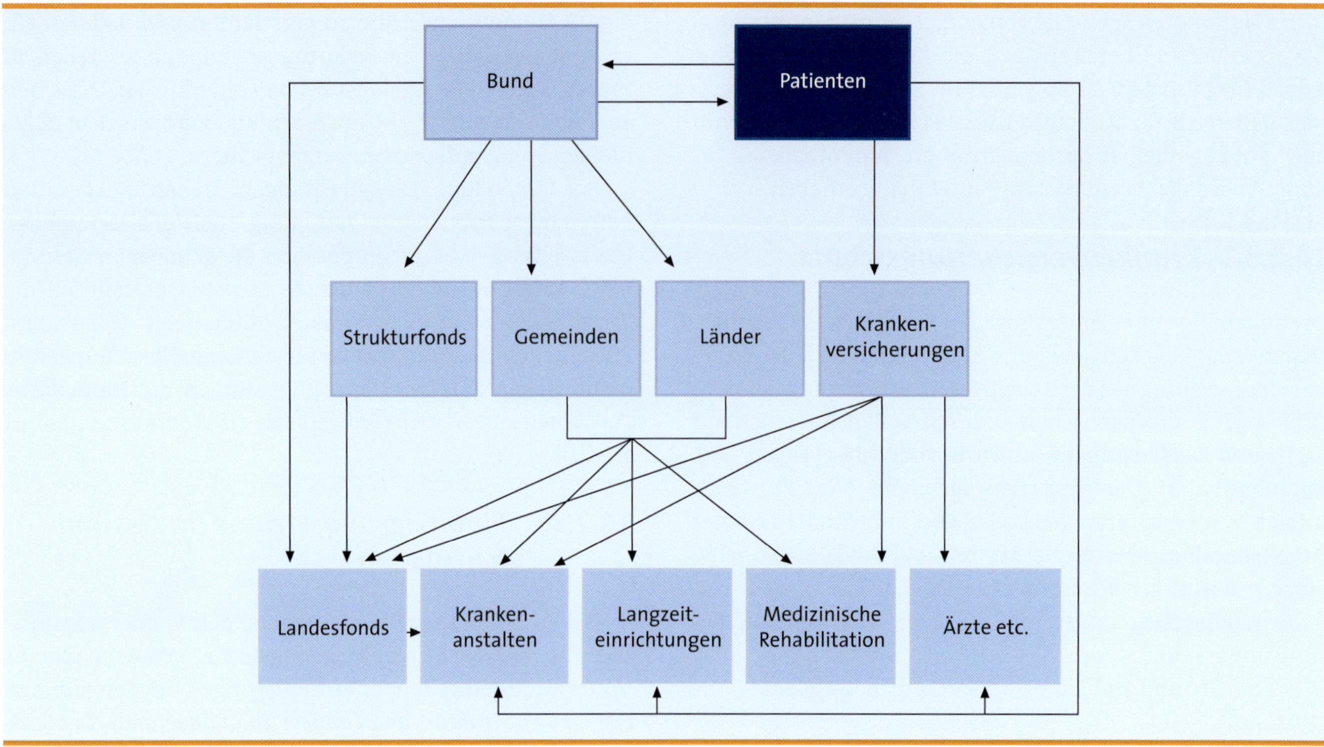

Abb. 1 ▶ Finanzierungsströme im Gesundheitswesen

Durch die Landesfonds erfolgt eine ***leistungsorientierte Krankenanstaltenfinanzierung***, bei Bedarf ***Investitionsförderungen*** und ***Ausgleichsmittel***.

14.2.4 Berufe und Berufsgruppen im Gesundheitswesen

Tabelle 1 bietet einen Überblick über die in Österreich gesetzlich geregelten Gesundheitsberufe.

Unter einem Gesundheitsberuf ist ein auf Grundlage des Kompetenztatbestands »Gesundheitswesen« ***gesetzlich geregelter Beruf*** zu verstehen, dessen Berufsbild die Umsetzung von Maßnahmen zur Obsorge für den allgemeinen Gesundheitszustand der Bevölkerung umfasst. Darunter sind Tätigkeiten im Rahmen der Gesundheitsversorgung zu verstehen, die unmittelbar am bzw. unmittelbar oder mittelbar für den Menschen zum Zwecke der Förderung, Erhaltung, Wiederherstellung oder Verbesserung der Gesundheit im ganzheitlichen Sinn und in allen Phasen des Lebens erbracht werden.

Seit 2018 müssen Angehörige bestimmter Gesundheitsberufe zur Berufsausübung im ***Gesundheitsberuferegister*** eingetragen sein und einen fünf Jahre gültigen Berufsausweis beantragen bzw. verlängern. Rettungs- und Notfallsanitäter fallen nicht unter diese Registerpflicht.

In Österreich bestehen noch einige weitere Berufe, die ebenfalls zu den Gesundheitsberufen zu zählen sind, die allerdings nicht in einem eigenen Berufsgesetz geregelt sind. Zu diesen Berufen zählen insbesondere der Medizinphysiker, der Strahlenschutzbeauftragte, der Medizinproduktberater, der Sicherheitsbeauftragte für Medizinprodukte und der Pharmareferent.

Tab. 1 ▶ Gesundheitsberufe in Österreich

1.	**Ärztin/Arzt** Ärztin/Arzt für Allgemeinmedizin Fachärztin/-arzt – Sonderfächer und Additivfächer
2.	**Zahnärztin/-arzt** Dentistinnen/Dentisten
3.	**Klinische Psychologin/Klinischer Psychologe**
4.	**Gesundheitspsychologin/-psychologe**
5.	**Psychotherapeut/in**
6.	**Musiktherapeut/in**

Tab. 1 ▶ Gesundheitsberufe in Österreich

7.	**Apotheker/in**
8.	**Tierärztin/-arzt**
9.	**Hebamme**
10.	**Gehobene medizinisch-technische Dienste** – Physiotherapeutischer Dienst – Physiotherapeut/in – Medizinisch-technischer Laboratoriumsdienst – Biomedizinische Analytikerin/Biomedizinischer Analytiker – Radiologisch-technischer Dienst – Radiologietechnologin/Radiologietechnologe – Diätdienst und ernährungsmedizinischer Beratungsdienst – Diätologin/Diätologe – Ergotherapeutischer Dienst – Ergotherapeut/in – Logopädisch-phoniatrisch-audiologischer Dienst – Logopädin/Logopäde – Orthoptischer Dienst – Orthoptist/in
11.	**Gesundheits- und Krankenpflegeberufe** **Gehobener Dienst für Gesundheits- und Krankenpflege** – Gesundheits- und Krankenpflege – Diplomierte Gesundheits- und Krankenpflegerin/Diplomierter Gesundheits- und Krankenpfleger – mögliche Spezialisierungen: › Kinder- und Jugendlichenpflege › Psychiatrische Gesundheits- und Krankenpflege › Intensivpflege › Kinderintensivpflege › Anästhesiepflege › Pflege bei Nierenersatztherapie › Pflege im Operationsbereich › Krankenhaushygiene › Wundmanagement und Stomaversorgung › Hospiz- und Palliativversorgung › Psychogeriatrische Pflege – zusätzlich Lehr- und Leitungstätigkeit **Pflegeassistenzberufe** – Pflegeassistenz – Pflegeassistent/in – Pflegefachassistenz – Pflegefachassistent/in **Sozialbetreuungsberufe** Angehörige der Sozialbetreuungsberufe sind: – Diplom-Sozialbetreuer/in (mit den Schwerpunkten Altenarbeit [A], Familienarbeit [F], Behindertenarbeit [BA] oder Behindertenbegleitung [BB]) – Fach-Sozialbetreuer/in (mit den Schwerpunkten Altenarbeit [A], Behindertenarbeit [BA] oder Behindertenbegleitung [BB]) – Heimhelfer/in
12.	**Kardiotechnischer Dienst** Diplomierte Kardiotechnikerin/Diplomierter Kardiotechniker
13.	**Medizinische Assistenzberufe** – Desinfektionassistenz – Desinfektionsassistent/in – Gipsassistenz – Gipsassistent/in – Laborassistenz – Labosassistent/in – Obduktionsassistenz – Obduktionsassistent/in – Operationsassistenz – Operationsassistent/in – Ordinationsassistenz – Ordinationsassistent/in – Röntgenassistenz – Röntgenassistent/in – Medizinische Fachassistenz – Diplomierte medizinische Fachassistentin (MFA) / Diplomierter medizinischer Fachassistent (MFA)
14.	**Medizinische Masseurin und Heilmasseurin/Medizinischer Masseur und Heilmasseur** Medizinische Masseurin/Medizinischer Masseur Heilmasseur/in Spezialqualifikationen Elektrotherapie, Hydro- und Balneotherapie und Basismobilisation
15.	**Sanitäter/in** Rettungssanitäter/in Notfallsanitäter/in Notfallkompetenzen Arzneimittellehre, Venenzugang und Infusion, Beatmung und Intubation
16.	**Zahnärztliche Assistenz** Zahnärztliche Assistentin/Zahnärztlicher Assistent Prophylaxeassistent/in

14.3 Dokumentation

Peter Hansak

14.3.1 Grundlagen der Dokumentation, Dokumentationssysteme und Transportnachweis

Die Dokumentation im Rettungsdienst ist neben der Patientenversorgung eine der ***grundlegenden Aufgaben des Sanitäters***. Dokumentation findet man im Rettungsdienst im regulären Dienstbetrieb und in abgewandelter Form im Rahmen von Sondereinsätzen und im Leitstellenwesen. Es ist die Aufgabe jedes Sanitäters, sich mit den in seinem Dienstbereich verwendeten Dokumentationsformen und Regeln vertraut zu machen. Die Erfassung von Patientendaten kann ***mittels Formular*** (mit und ohne Durchschlag) ***oder in elektronischer Form*** direkt mittels eines Handheld-Geräts, eines PCs oder eigener Erfassungsgeräte erfolgen.

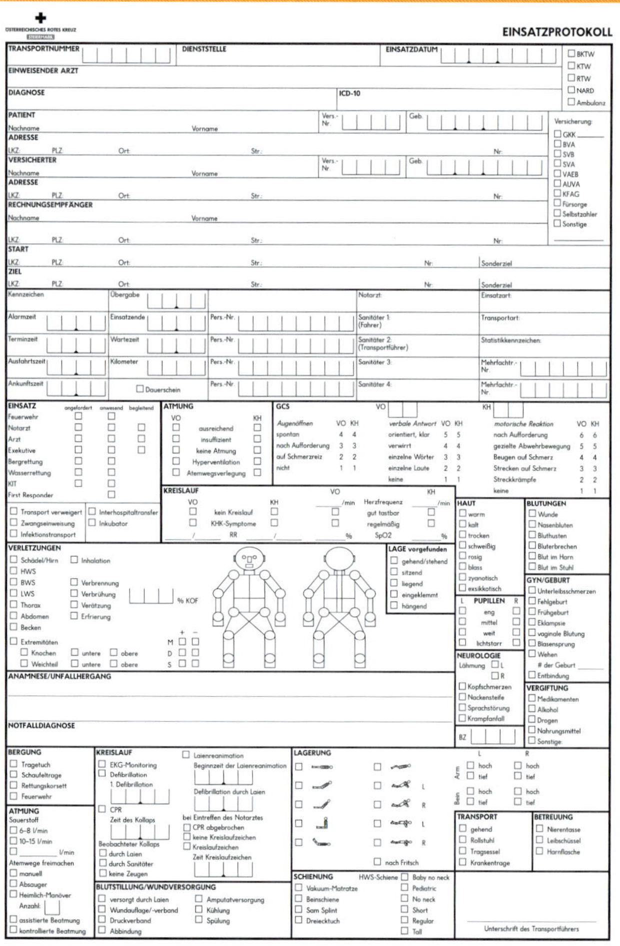

Österreichisches Rotes Kreuz
Steiermark
EINSATZPROTOKOLL

TRANSPORTNUMMER | DIENSTSTELLE | EINSATZDATUM
☐ BKTW ☐ KTW ☐ RTW ☐ NARD ☐ Ambulanz
EINWEISENDER ARZT
DIAGNOSE | ICD-10
PATIENT: Nachname | Vorname | Vers.-Nr. | Geb.
ADRESSE: LKZ: | PLZ: | Ort: | Str.: | Nr.:
VERSICHERTER: Nachname | Vorname | Vers.-Nr. | Geb.
ADRESSE: LKZ: | PLZ: | Ort: | Str.: | Nr.:
RECHNUNGSEMPFÄNGER: Nachname | Vorname
LKZ: | PLZ: | Ort: | Str.: | Nr.:
Versicherung: ☐ GKK ☐ BVA ☐ SVB ☐ SVA ☐ VAEB ☐ AUVA ☐ KFAG ☐ Fürsorge ☐ Selbstzahler ☐ Sonstige
START: LKZ: | PLZ: | Ort: | Str.: | Nr.: | Sonderziel
ZIEL: LKZ: | PLZ: | Ort: | Str.: | Nr.: | Sonderziel

Kennzeichen | Übergabe | Notarzt: | Einsatzart:
Alarmzeit | Einsatzende | Pers.-Nr. | Sanitäter 1: (Fahrer) | Transportart:
Terminzeit | Wartezeit | Pers.-Nr. | Sanitäter 2: (Transportführer) | Statistikkennzeichen:
Ausfahrtszeit | Kilometer | Pers.-Nr. | Sanitäter 3: | Mehrfachtr.-Nr.
Ankunftszeit | ☐ Dauerschein | Pers.-Nr. | Sanitäter 4: | Mehrfachtr.-Nr.

EINSATZ (angefordert / anwesend / begleitend): Feuerwehr, Notarzt, Arzt, Exekutive, Bergrettung, Wasserrettung, KIT, First Responder
☐ Transport verweigert ☐ Zwangseinweisung ☐ Infektionstransport ☐ Interhospitaltransfer ☐ Inkubator

ATMUNG (VO / KH): ausreichend, insuffizient, keine Atmung, Hyperventilation, Atemwegsverlegung

GCS (VO / KH)
Augenöffnen: spontan 4 4; nach Aufforderung 3 3; auf Schmerzreiz 2 2; nicht 1 1
verbale Antwort: orientiert, klar 5 5; verwirrt 4 4; einzelne Wörter 3 3; einzelne Laute 2 2; keine 1 1
motorische Reaktion: nach Aufforderung 6 6; gezielte Abwehrbewegung 5 5; Beugen auf Schmerz 4 4; Strecken auf Schmerz 3 3; Streckkrämpfe 2 2; keine 1 1

KREISLAUF (VO / KH): kein Kreislauf; KHK-Symptome; Herzfrequenz /min: gut tastbar, regelmäßig; RR; SpO2 %

VERLETZUNGEN: ☐ Schädel/Hirn ☐ HWS ☐ BWS ☐ LWS ☐ Thorax ☐ Abdomen ☐ Becken ☐ Extremitäten (☐ Knochen ☐ untere ☐ obere; ☐ Weichteil ☐ untere ☐ obere) ☐ Inhalation ☐ Verbrennung ☐ Verbrühung ☐ Verätzung ☐ Erfrierung; % KOF; M D S + –

LAGE vorgefunden: ☐ gehend/stehend ☐ sitzend ☐ liegend ☐ eingeklemmt ☐ hängend
HAUT: ☐ warm ☐ kalt ☐ trocken ☐ schweißig ☐ rosig ☐ blass ☐ zyanotisch ☐ exsikkotisch
PUPILLEN (L / R): eng, mittel, weit, lichtstarr
NEUROLOGIE: Lähmung ☐ L ☐ R; ☐ Kopfschmerzen ☐ Nackensteife ☐ Sprachstörung ☐ Krampfanfall
BZ
BLUTUNGEN: ☐ Wunde ☐ Nasenbluten ☐ Bluthusten ☐ Bluterbrechen ☐ Blut im Harn ☐ Blut im Stuhl
GYN/GEBURT: ☐ Unterleibsschmerzen ☐ Fehlgeburt ☐ Frühgeburt ☐ Eklampsie ☐ vaginale Blutung ☐ Blasensprung ☐ Wehen # der Geburt ☐ Entbindung
VERGIFTUNG: ☐ Medikamenten ☐ Alkohol ☐ Drogen ☐ Nahrungsmittel ☐ Sonstige:

ANAMNESE/UNFALLHERGANG
NOTFALLDIAGNOSE

BERGUNG: ☐ Tragetuch ☐ Schaufeltrage ☐ Rettungskorsett ☐ Feuerwehr
ATMUNG: Sauerstoff ☐ 6–8 l/min ☐ 10–15 l/min ☐ ___ l/min; Atemwege freimachen ☐ manuell ☐ Absauger ☐ Heimlich-Manöver Anzahl: ☐ assistierte Beatmung ☐ kontrollierte Beatmung
KREISLAUF: ☐ EKG-Monitoring ☐ Defibrillation 1. Defibrillation ☐ CPR Zeit des Kollaps; Beobachteter Kollaps ☐ durch Laien ☐ durch Sanitäter ☐ keine Zeugen; ☐ Laienreanimation Beginnzeit der Laienreanimation; Defibrillation durch Laien; bei Eintreffen des Notarztes ☐ CPR abgebrochen ☐ keine Kreislaufzeichen ☐ Kreislaufzeichen Zeit Kreislaufzeichen
BLUTSTILLUNG/WUNDVERSORGUNG: ☐ versorgt durch Laien ☐ Wundauflage/-verband ☐ Druckverband ☐ Abbindung ☐ Amputatversorgung ☐ Kühlung ☐ Spülung
LAGERUNG: L R; ☐ nach Fritsch; Arm ☐ hoch ☐ tief; Bein ☐ hoch ☐ tief
SCHIENUNG: ☐ Vakuum-Matratze ☐ Beinschiene ☐ Sam Splint ☐ Dreiecktuch; HWS-Schiene ☐ Baby no neck ☐ Pediatric ☐ No neck ☐ Short ☐ Regular ☐ Tall
TRANSPORT: ☐ gehend ☐ Rollstuhl ☐ Tragsessel ☐ Krankentrage
BETREUUNG: ☐ Nierentasse ☐ Leibschüssel ☐ Harnflasche
Unterschrift des Transportführers

Abb. 2 ▶ Beispiel für ein Einsatzprotokoll

Die Erfassung aller Fakten und Daten im Rahmen eines Transports oder Einsatzes ist Teil des Verwaltungsablaufs an einer Dienststelle, bei welchem dem Sanitäter die wichtigste Aufgabe zufällt. Die von ihm erfassten Daten dienen mehreren ***Zwecken***:

- der Dokumentation von am Patienten gesetzten Maßnahmen im Rahmen der Versorgung und Betreuung,
- zur rechtlichen Absicherung der Sanitäter,
- als Grundlage für die Verrechnung der Versorgungs-/Transportleistung und
- als Grundlage für Leistungsnachweise und Statistiken.

Gemäß dem SanG besteht für den Sanitäter eine ***direkte Dokumentationspflicht***. Diese ist im § 5 SanG geregelt und verlangt von jedem Sanitäter, alle am Patienten gesetzten Maßnahmen zu dokumentieren. Die entsprechenden ***Protokolle*** sind durch den Betreiber des Rettungsdienstes ***zehn Jahre aufzubewahren***. Eine Verletzung der Dokumentations- oder Aufbewahrungspflicht gehört zu den Verwaltungsübertretungen nach dem SanG und kann mit Geldstrafen von bis zu 3 600 Euro geahndet werden.

Grundsätzlich sind die erfassten ***patientenbezogenen Daten*** als ***vertraulich*** zu betrachten und daher in solcher Weise zu verwahren, dass Dritte nicht ohne Weiteres Zugang zu ihnen erhalten. Auch im Dienstbetrieb sollte jede Wagenbesatzung darauf achten, dass ihre erfassten und noch nicht zur Abrechnung abgegebenen Transportprotokolle nicht für jeden Mitarbeiter an der Dienststelle einsehbar sind. Meist gibt es an den Dienststellen eigene Fächer, in welche die Protokolle nach Einsatzende eingeworfen werden. Nicht die Strafbestimmungen, sondern der ***Eigenschutz*** sollte der Beweggrund für eine gewissenhafte Dokumentation durch den Sanitäter sein. Im Falle von Rechtsstreitigkeiten dient die ***Einsatzdokumentation*** der Sanitäter ***als Beweismittel***, um Verfehlungen festzustellen bzw. ein korrektes Vorgehen zu belegen. Auch wenn im Rahmen einer Akutversorgung nicht gleichzeitig eine Dokumentation erfolgen kann, ist sie zum nächstmöglichen Zeitpunkt nachzuholen. So wichtig auch die Dokumentation ist, es gilt der Grundsatz: ***»Zuerst der Patient, dann die Dokumentation!«***

14.3.2 Aufbau und Inhalt der Dokumentation

Für die ***Dokumentationsprotokolle*** zur Erfassung von Daten gibt es ganz verschiedene Bezeichnungen wie Transportprotokoll, Transportauftrag, Patientenbogen. Sie werden ***nach*** den ***Bedürfnissen des*** jeweiligen ***Rettungsdienstbetreibers gestaltet*** und sind trotz Empfehlungen auch innerhalb einzelner Organisationen österreichweit unterschiedlich gehalten. Meist setzt sich ein Protokoll aus den folgenden Abschnitten zusammen:

- Patienten- und Transportdaten,
- sanitätshilfliche Maßnahmen,
- Maßnahmen der Notfallkompetenzen,
- Revers (Transportverweigerung, vgl. Kap. 3.8),
- Kostenübernahmeerklärung,
- Berichtfeld,
- Effektenübergabe (Übergabe von Patienteneigentum),
- Übernahmebestätigung des Krankenhauses.

Weiters können ***eigene Felder für*** die ***Todesfeststellung*** und die Erteilung des ***Transportauftrags*** bei Selbstzahlern enthalten sein. Erfolgt die »Vorläufige Feststellung des Todes« durch den Sanitäter, hat er neben der Protokollierung und der Begründung seiner Entscheidung eine Kopie des Protokolls vor Ort für den Beschauarzt zu hinterlassen.

Im Rahmen der Versicherungsleistung werden von der zuständigen Sozialversicherung, aber nur bei Vorliegen einer ärztlichen Begründung, die Transportkosten in das nächstgelegene geeignete Krankenhaus übernommen. Besteht ein Patient auf einem Ziel, für welches seine Versicherung voraussichtlich keinen Kostenersatz für den Transport erbringen wird, muss der Patient eine ***Kostenübernahmeerklärung*** unterschreiben. Wird die Verrechnung von der Kasse abgelehnt, erhält der Patient eine Rechnung seitens der Einsatzorganisation. Solche Kostenübernahmeerklärungen sind auch dort notwendig, wo der Patient die Hilfe von Fachpersonal (Sanitätern) in Anspruch nehmen will und bereits im Vorhinein geklärt ist, dass er die Kosten für diese Hilfeleistung selbst zu tragen hat.

Das Berichtsfeld dient der ***Erfassung besonderer Vorkommnisse***, die sich sonst nicht im Protokoll dokumentieren lassen. Insbesondere wenn Fremdverschulden als Ursache für den Einsatz nicht auszuschließen ist, werden die Eindrücke bei Eintreffen am Einsatzort als mögliche Unterstützung für die Ermittlung des Tathergangs durch die Behörde festgehalten. Der Bericht soll in kurzen Worten die notwendigen Fakten enthalten, die im Abstand zum jeweiligen Ereignis wieder von Relevanz sein könnten. Hierzu zählen Aussagen vor Gericht, bei der Polizei oder gegenüber Angehörigen ebenso wie Stellungnahmen gegenüber einem Vorgesetzten. Mithilfe des Berichts und der Daten aus einem Protokoll soll die Wagenbesatzung auch noch Monate nach dem Ereignis in der Lage sein, ein Gesamtbild des Einsatzes darlegen zu können.

Unter ***Effekten*** versteht man Wertgegenstände wie Geld, Schmuck etc., die ein Patient mit sich führt. Oftmals ist der

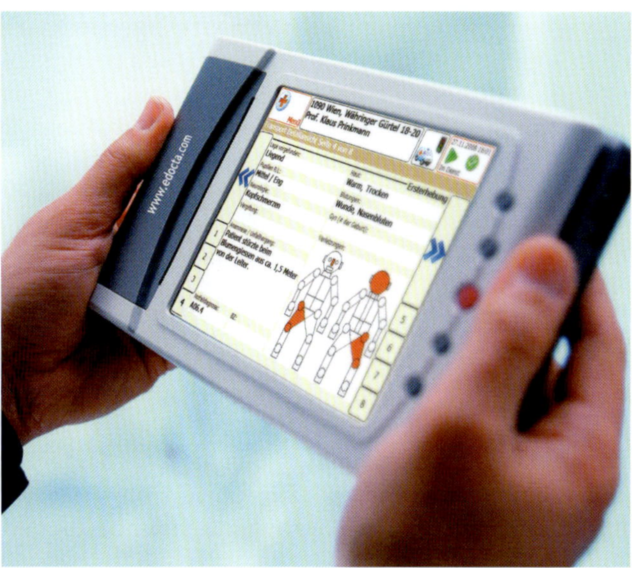

Abb. 3 ▶ Mobile elektronische Patientendatenerfassung (Edocta®)

Patient nicht in der Lage, auf diese im Rahmen des Transports selbst achtzugeben. Daher nimmt der Sanitäter diese in Gewahrsam und übernimmt damit die Verantwortung für derartige Gegenstände. Nicht selten kommt es nach Transporten zu voreiligen Anschuldigungen wegen Diebstahls oder zu Haftungsansprüchen durch Patienten oder Angehörige. Daher ist jede ***Übergabe von Wertgegenständen*** im Krankenhaus gegen Unterschrift zu ***bestätigen***. Es ist nicht die Aufgabe des Sanitäters, jeden Patienten nach Wertgegenständen zu befragen oder zu untersuchen und diese in Verwahrung zu nehmen! Es gilt die allgemeine Sorgfaltspflicht (vgl. Kap. 3.1.3.4).

Mit der ***Übergabe*** des Patienten an eine autorisierte Person in einem Krankenhaus endet die Verantwortung der Sanitäter für diesen. Hierbei handelt es sich um die sensibelste Schnittstelle im Rettungsdienst. Damit der Nachweis der Übergabe auch festgehalten ist, muss diese ***mittels Unterschrift bestätigt und*** der ***Zeitpunkt*** der Übergabe ***notiert*** werden. Grundsätzlich ist diese Unterschrift auch für eine Verrechnung des Einsatzes unerlässlich.

Um die Verwahrung und Übergabe von Effekten effizienter zu gestalten, gibt es im Rettungsdienst sog. ***Patienteneigentumsbeutel***. Diese helfen, dass Patienteneigentum nicht leicht in Verlust geraten kann. Der abgebildete Beutel (s. Abb. 4) verfügt zusätzlich über einen Patientenstreifen, der dem Patienten um das Handgelenk geklebt werden kann, um das Pflegepersonal auf das Vorhandensein eines solchen Patienteneigentumsbeutels hinzuweisen (s. Abb. 5).

Im Rahmen von Schnittstellen in der Abwicklung eines Transports ist es sehr wichtig, die dem Ereignis zugehörige Uhrzeit festzuhalten. Zu den wichtigsten Zeiten, die erfasst werden müssen, zählen:

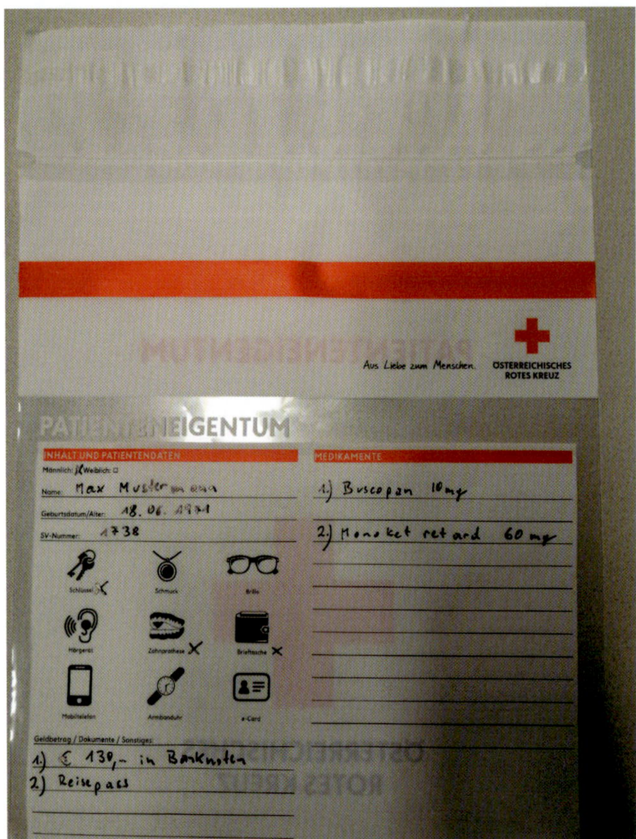

Abb. 4 ▶ Beutel für Patienteneigentum

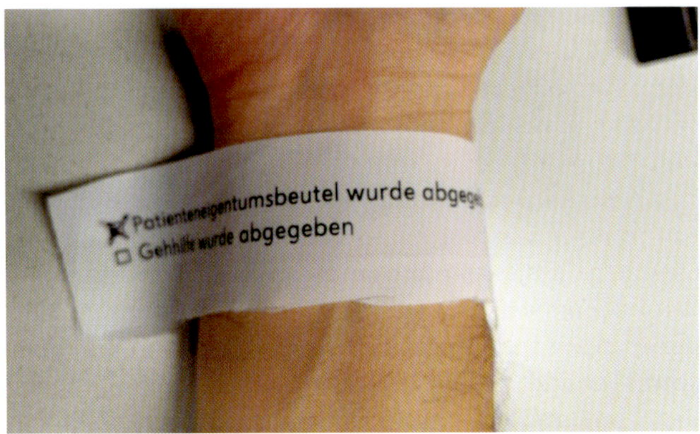

Abb. 5 ▶ Hinweis auf Patienteneigentum am Handgelenk

- Alarmzeit,
- Ausfahrzeit,
- Ankunftszeit am Einsatzort,
- Zeitpunkt der Übergabe des Patienten.

Diese Zeitpunkte sind oft bei Gerichtsverhandlungen von wesentlicher Bedeutung, wenn es darum geht, den Nachweis eines korrekten Ablaufs eines Einsatzes zu erbringen. Im Rahmen des Leitstellenwesens werden viele Einsatzzeiten auch als Statusmeldungen von den Einsatzmitteln an einen Einsatzleitrechner übermittelt und dort zusätzlich gespeichert.

Um die Handlungen des Sanitäters in ihrer Verhältnismäßigkeit bewerten zu können, ist es notwendig, über eine ***Anamnese*** zu einer »***Notfalldiagnose***« zu gelangen. Festgehaltene sanitätsdienstliche Maßnahmen ohne Notfalldiagnose stellen einen schweren Dokumentations- und Handlungsfehler dar, denn erst in Folge einer Notfalldiagnose kann die Entscheidung für die korrekten Maßnahmen getroffen werden.

14.3.3 Patienten-/Personenleitsystem und Dokumentation im Rahmen von Sondereinsätzen

Neben der Standarddokumentation, die bei jedem Patienten durchgeführt werden muss, gibt es Ereignisse, die aufgrund spezieller Abläufe eine eigene Dokumentation notwendig machen. Hierzu zählen insbesondere Ereignisse mit mehreren Verletzten. Neben ***Patienten-/Personenleittaschen*** (PLT, vgl. Kap. 11.5) kommen auch ***spezielle Transportprotokolle*** für den Leiter Transport oder Protokolle für die Dokumentation des Einsatzes durch den Einsatzleiter zur Anwendung. Diese Dokumentation wird unabhängig von der individuellen Patientendokumentation durchgeführt und im Rahmen eines ***Einsatzberichts durch den jeweiligen Einsatzleiter (EL)*** abgelegt. Die handgeschriebene Einsatzdokumentation wird im Anschluss an den Einsatz durch den Einsatzleiter am PC zusammengefasst und archiviert. Zwar gelten für diese Art der Dokumentation keine rechtlichen Vorgaben, jedoch ist es wichtig, die handschriftlichen Originaldokumente aufzubewahren und dem Akt beizulegen. Diese besitzen im Gegensatz zur leicht manipulierbaren Niederschrift am PC wesentlich stärkere Beweiskraft.

14.3.4 Datenschutz

Der Datenschutz stellt im Rettungsdienst einen besonders sensiblen Bereich dar und trägt wesentlich zur Vertrauensbeziehung zwischen Sanitäter und Patient bei. Auch dem Gesetzgeber ist der Schutz der Privatsphäre der Patienten ein Anliegen, daher sind alle Personen, die in Gesundheitsberufen tätig sind, einem »***Geheimnisschutz***« unterworfen. Dieser Schutz ***betrifft alle personenbezogenen Daten und Informationen***, die z. B. der Sanitäter im Rahmen seiner Tätigkeit wahrnimmt oder die ihm anvertraut werden. Damit soll die Verwendung solcher Informationen zum Nachteil des Patienten verhindert werden. Unter einem Geheimnis werden in der Regel Informationen verstanden, die nur dem Betroffenen selbst oder einem kleinen Personenkreis bekannt sind und deren Offenbarung nicht im Interesse des Patienten liegt. Der Geheimnisschutz wird in folgenden Normen geregelt:

- § 16 ABGB (Allgemeines bürgerliches Gesetzbuch),
- DSG (Datenschutzgesetz) und DSGVO (Datenschutz-Grundverordnung),
- § 4–7 SanG (Sanitätergesetz),
- § 54 ÄrzteG (Ärztegesetz),
- § 6 GuKG (Gesundheits- und Krankenpflegegesetz),
- § 9 KAKuG (Krankenanstalten- und Kuranstaltengesetz),
- § 121 StGB (Strafgesetzbuch),
- Dienstvorschriften.

Aufgrund der zunehmenden Möglichkeiten, Patientendaten direkt vom Einsatzort über diverse medizinische Geräte oder PCs an eine zentrale Stelle zu übermitteln, hat auch das Gesundheitstelematikgesetz (GTelG) für den Rettungsdienst an Bedeutung gewonnen.

14.3.4.1 *ABGB, Datenschutzgesetz und Datenschutz-Grundverordnung*

Das Allgemeine Bürgerliche Gesetzbuch (ABGB) nimmt auf die »Geheimsphäre« im Zuge der Personenrechte in § 16 Bezug, indem jedem Menschen angeborene, durch die Vernunft einleuchtende Rechte zugesprochen werden. Im Gegensatz zu anderen, meist berufsspezifischen Bestimmungen setzen die Datenschutz-Grundverordnung (DSGVO), das Datenschutzgesetz (DSG) und das ABGB nicht die Berufsausübung zu ihrer Anwendung voraus. Nach DSGVO und DSG hat ***jedermann***, insbesondere auch im Hinblick auf die Achtung seines Privat- und Familienlebens, ***Anspruch auf Geheimhaltung der ihn betreffenden personenbezogenen Daten***, soweit ein schutzwürdiges Interesse daran besteht. Das Bestehen eines solchen Interesses ist ausgeschlossen, wenn Daten infolge ihrer allgemeinen Verfügbarkeit oder wegen ihrer mangelnden Rückführbarkeit auf den Betroffenen einem Geheimhaltungsanspruch nicht entsprechen.

MERKE

Die EU-weit gültige Datenschutz-Grundverordnung (DSGVO) ist seit 2018 die Grundlage des allgemeinen Datenschutzes in Österreich, das DSG ergänzt diese nur.

Jedermann hat, soweit ihn betreffende personenbezogene Daten zur automationsunterstützten Verarbeitung oder zur Verarbeitung in manuell geführten Dateien bestimmt sind, nach Maßgabe gesetzlicher Bestimmungen das ***Recht auf Auskunft*** darüber, wer welche Daten über ihn verarbeitet, woher die Daten stammen und wozu sie verwendet, insbesondere auch, an wen sie übermittelt werden. Weiters bestehen das ***Recht auf Richtigstellung*** inkorrekter Daten und das ***Recht auf Löschung*** unzulässigerweise verarbeiteter Daten.

14.3.4.2 *Sanitätergesetz*

Das SanG selbst regelt bereits im 2. Abschnitt im Zuge der Aufzählung der Pflichten des Sanitäters den Umgang und die Weitergabe von Daten im Sanitätsdienst. Alle Sanitäter sind gemäß § 5 SanG verpflichtet, die von ihnen gesetzten Maßnahmen zu dokumentieren. Neben der Verpflichtung zur Zulassung der Einsichtnahme im Rahmen von gerichtlich angeordneten Erhebungen oder Untersuchungen hat dem ***Patienten*** selbst oder seinem gesetzlichen Vertreter ***jederzeit Einsicht gewährt*** zu werden. Bei gesetzlichen Vertretern ist vor der Gewährung der Einsichtnahme deren Legitimität zu überprüfen und im Zweifelsfall die Einsichtnahme zu verweigern. Rettungsdienstbetreiber sind im Falle einer behaupteten Vertretungsbefugnis berechtigt und gut beraten, eine schriftliche Erklärung des Patienten zu verlangen. Gegenüber dem angeführten Personenkreis besteht eine ***ausdrückliche Auskunftspflicht***, die auch für das Krankenhauspersonal im Rahmen der Patientenübergabe gegeben ist, da dieses Personal sonst nicht adäquat seiner Behandlungs- bzw. Betreuungspflicht nachkommen kann.

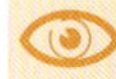
BEACHTE

Im § 6 des SanG wird dem Sanitäter ausdrücklich eine Verschwiegenheitspflicht über alle ihm in der Ausübung seiner Tätigkeit anvertrauten oder bekannt gewordenen Geheimnisse auferlegt.

Die Verschwiegenheitspflicht wird nur in folgenden Situationen durchbrochen:

- wenn gesetzliche Vorschriften anderes verlangen (z.B. bei meldepflichtigen Krankheiten),
- bei der Weitergabe von Daten an Kostenträger, die zur Wahrnehmung ihrer Aufgabe notwendig sind (z.B. Krankenanstalten, Versicherungsträger),
- wenn der Sanitäter vom Patienten von der Geheimhaltung entbunden wurde,
- oder wenn höherwertige Interessen als jene des Patienten im Rahmen der öffentlichen Gesundheits- oder Rechtspflege es erforderlich machen.

14.3.4.3 *Ärztegesetz und Krankenanstalten- und Kuranstaltengesetz*

Paragraf 54 des ÄrzteG verpflichtet den Arzt und seine Hilfspersonen zur Verschwiegenheit über alle ihnen in Ausübung ihres Berufes anvertrauten oder bekannt gewordenen Geheimnisse. Die Entbindung des Arztes von dieser Verpflichtung ähnelt jener des Sanitäters. Aufgrund seiner umfassenderen Tätigkeit am Patienten und seiner Verantwortung sind für den Arzt in speziellen Fällen (z.B. bei Kindesmisshandlung) eigene Regelungen im Rahmen des Datenschutzes und der Meldepflicht vorgesehen.

Das Krankenanstalten- und Kuranstaltengesetz bezieht sich auf die Geheimhaltungspflicht von Krankenhauspersonal, im Rettungsdienst betrifft dieses Gesetz die Notärzte.

14.3.4.4 *Strafgesetzbuch*

§ RECHTSGRUNDLAGE

§ 121 StGB: Verletzung von Berufsgeheimnissen

(1) Wer ein Geheimnis offenbart oder verwertet, das den Gesundheitszustand einer Person betrifft und das ihm bei berufsmäßiger Ausübung eines gesetzlich geregelten Gesundheitsberufes oder bei berufsmäßiger Beschäftigung mit Aufgaben der Verwaltung einer Krankenanstalt (...) ausschließlich kraft seines Berufes anvertraut worden oder zugänglich geworden ist und dessen Offenbarung oder Verwertung geeignet ist, ein berechtigtes Interesse der Person zu verletzen, die seine Tätigkeit in Anspruch genommen hat der für die sie in Anspruch genommen worden ist, ist mit Freiheitsstrafe bis zu sechs Monaten oder mit Geldstrafe bis zu 360 Tagessätzen zu bestrafen.

(4) Den Personen, die eine der in den Abs. 1 (...) bezeichneten Tätigkeiten ausüben, stehen ihre Hilfskräfte, auch wenn sie nicht berufsmäßig tätig sind, sowie die Personen gleich, die an der Tätigkeit zu Ausbildungszwecken teilnehmen.

(5) Der Täter ist nicht zu bestrafen, wenn die Offenbarung oder Verwertung nach Inhalt und Form durch ein öffentliches oder ein berechtigtes privates Interesse gerechtfertigt ist.

(6) Der Täter ist nur auf Verlangen des in seinem Interesse an der Geheimhaltung Verletzten (...) zu verfolgen.

Die Rechtslehre geht davon aus, dass durch diesen Paragrafen auch Sanitäter – freiwillige ebenso wie angestellte – in die Pflicht genommen werden. ***Strafbarkeit*** liegt bei der Verletzung des Berufsgeheimnisses nur vor, ***wenn*** die ***Interessen des Betroffenen verletzt wurden***. Daher ist dieser Tatbestand ein Privatanklagedelikt und kann vom Staatsanwalt nur auf Verlangen des Geschädigten verfolgt werden. Der Antrag auf Strafverfolgung muss innerhalb von sechs Wochen ab Bekanntwerden der Tat erfolgen. Ein Geheimnis offenbart, wer es mindestens einer Person weitererzählt oder sonst der Allgemeinheit zugänglich macht.

14.3.4.5 *Dienstvorschriften*

Von der ***Schweigepflicht*** nach dem StGB und den anderen angeführten Normen ist jene der Dienstvorschriften nach dem Dienstrecht zu unterscheiden. Sie ***bezieht sich nur auf innerbetriebliche Angelegenheiten***, deren Veröffentlichung z.B. dem Arbeitgeber bzw. der Organisation zum Nachteil gereichen kann. Verstöße gegen die dienstliche Schweigepflicht können für den freiwilligen Sanitäter zum Ausschluss aus der Organisation/dem Verein führen, für den angestellten Mitarbeiter ***arbeitsrechtliche Konsequenzen*** bis zur Entlassung nach sich ziehen. Selbstverständlich kann der Verstoß gegen eine der oben angeführten Normen zusätzlich zu einer Verurteilung durch ein Gericht ebenso einen Kündigungsgrund darstellen. Wie in solchen Fällen mit Mitarbeitern verfahren wird, hängt von der Bewertung des Vorfalles durch und von den Folgen für den Dienstgeber ab.

14.3.4.6 *Strafbestimmungen*

Der Geheimnisbruch kann vorsätzlich und fahrlässig begangen werden. Fahrlässigkeit ist bereits gegeben, wenn ein Sanitäter ohne Absicht und aus Sorglosigkeit entsprechende Informationen weitergibt. Hierzu zählen auch Gespräche mit Kollegen, die in den »Fall« nicht miteinbezogen waren. Die ***Weitergabe solcher Geheimnisse an Kollegen ist ebenfalls untersagt und strafbar***. Werden die Informationen z.B. im Rahmen einer Fortbildung verwendet, müssen sie so aufbereitet sein, dass eine Identifizierung der betroffenen Person nicht möglich ist, ansonsten würde es sich um einen rechtswidrigen Geheimnisbruch handeln. Zu personenbezogenen Daten im Zusammenhang mit dem Rettungsdienst zählen insbesondere:

- Name, Geburtsdatum, Geschlecht und Sozialversicherungsnummer,
- Adresse,
- Gesundheitszustand,
- Vermögensverhältnisse,
- Lebensgewohnheiten.

Das Sanitätergesetz sieht für den Geheimnisbruch Strafen bis zu 3600 Euro vor. Diese Strafe hat der betreffende Sanitäter selbst zu tragen, sie fällt nicht in den Verantwortungsbereich der Organisation. Das StGB sieht eine ***Freiheitsstrafe*** von bis zu sechs Monaten oder eine ***Geldstrafe*** bis zu 360 Tagessätzen vor. Neben den angeführten Strafen könnte es, sollte aus der Offenbarung eines Geheimnisses ein Schaden für den Betroffenen entstanden sein, zusätzlich zu ***Schadensersatzklagen*** im Zivilrechtsweg kommen.

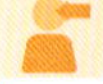

MERKE

Im Zweifelsfall sollten Sanitäter zu ihrem eigenen Schutz vor der Weitergabe von Daten mit ihrem zuständigen Vorgesetzten Rücksprache halten.

14.4 Allgemeine Grundlagen der Betriebsführung

Sandra Novak, Eva Mayer

14.4.1 Grundlagen wirtschaftlicher Betriebsführung

Wirtschaft ist der Inbegriff aller planvollen menschlichen Tätigkeiten, die unter Beachtung des ökonomischen Prinzips (Rationalprinzip) mit dem Zweck erfolgen, die – an den Bedürfnissen der Menschen gemessen – bestehende Knappheit der Güter zu verringern.

Die Betriebswirtschaftslehre ist die Lehre der Betriebsführung, betrachtet die wirtschaftliche Seite eines Betriebes und beschäftigt sich demnach mit den ökonomischen Grundlagen und Vorgängen in den Betrieben, wobei auch soziale, ökologische und technische Aspekte berücksichtigt werden.

14.4.1.1 *Betriebswirtschaftliche Verfahrenstechnik*

Um langfristig seine Existenz zu sichern, muss jedes Unternehmen wirtschaftlich handeln. Daher richten sich Betriebe nach dem ökonomischen Prinzip aus. Das ***ökonomische Prinzip*** ist ein normatives Prinzip und besagt, dass bei Güterknappheit nach diesem Prinzip vorzugehen ist, während es keinerlei Aussagen zu den Motiven wirtschaftlichen Handelns trifft. Die drei Ausprägungen des ökonomischen Prinzips sind:

- ***Minimalprinzip:*** Ein vorgegebener Output soll mit minimalem Input erreicht werden.
  Input minimal – Output konstant.
- ***Maximalprinzip:*** Bei vorgegebenem Input soll ein maximaler Output erzielt werden.
  Input konstant – Output maximal.
- ***Optimalprinzip:*** Weder Input noch Output sind vorgegeben. Die beiden Faktoren sollen so aufeinander abgestimmt werden, dass ein optimales Wirkungsverhältnis erzielt wird.
  Input variabel – Output variabel.

Die Erfüllung des ökonomischen Prinzips hängt von den vorhandenen Informationen und den individuellen Kosten-Nutzen-Vorstellungen des Entscheidungsträgers ab.

14.4.1.2 *Einteilung der Betriebswirtschaftslehre*

Die Betriebswirtschaftslehre kann nach funktionellen, genetischen und institutionellen Aspekten gegliedert werden.

Die ***funktionelle Gliederung*** beruht auf dem betrieblichen Umsatzprozess und hat die einzelnen Haupttätigkeitsgebiete im Betriebsablauf zum Betrachtungsgegenstand. Man unterscheidet u. a. folgende Funktionen:

- Organisation,
- Führung,
- Controlling,
- Personalwirtschaft,
- Materialwirtschaft,
- Marketing,
- Rechnungswesen.

Die ***genetische Gliederung*** beruht auf dem Lebenszyklus eines Betriebes. Sie wird in die drei Phasen Gründungs-, Umsatz-, und Liquidationsphase unterteilt:

- ***Gründungsphase:*** Grundlegende Entscheidungen, die bei Gründung eines Unternehmens zu berücksichtigen sind, werden getroffen (z. B. die Rechtsform, der Standort und das Leistungsprogramm des Unternehmens).
- ***Umsatzphase:*** Entscheidungen, die den laufenden Umsatzprozess betreffen, stehen im Vordergrund. Diese Entscheidungen ergeben sich aus gesellschaftlichen, ökologischen, technologischen und ökonomischen Umweltbedingungen. Es kann auch notwendig sein, Entscheidungen aus der Gründungsphase zu revidieren.
- ***Liquidationsphase:*** kann aus unterschiedlichen Gründen eingeleitet werden: das Erreichen des Betriebszwecks, ungenügende Rentabilität oder Konkurseröffnung. Ziel dieser Phase ist es, eventuell vorhandene Schulden zu tilgen und einen Überschuss an die Eigentümer auszuzahlen.

Bei der ***institutionellen Gliederung*** wird die Betriebswirtschaftslehre aufgrund der Zugehörigkeit des Betriebs zu verschiedenen Wirtschaftszweigen unterteilt. Man bezeichnet diese Unterteilung auch als spezielle Betriebswirtschaftslehre. Für u. a. folgende Bereiche haben sich spezielle Betriebswirtschaftslehren entwickelt: Industrie, Handel, Banken, Versicherungen, Wirtschaftsprüfung und Steuerwesen, Tourismus, öffentliche Betriebe und öffentliche Verwaltung.

14.4.1.3 *Abgrenzung der Funktionen in der Betriebsführung*

Nachstehend werden die Funktionen Rechnungswesen, Kostenrechnung, Controlling, internes Kontrollsystem und interne Revision erläutert.

▶ Rechnungswesen

Die Basis des Rechnungswesens ist die Finanzbuchhaltung. Die ***Finanzbuchhaltung*** dokumentiert alle wirtschaftlich bedeutenden Geschäftsfälle eines Unternehmens und dient als Basis zur ***Erstellung der Gewinn- und Verlustrechnung und der Bilanz***. Die Finanzbuchhaltung unterliegt gesetzlichen Vorschriften und soll ein wahrheitsgetreues Bild über die Vermögens-, Finanz- und Ertragslage eines Unternehmens geben. Die Gewinn- und Verlustrechnung gibt Auskunft über den Periodenerfolg eines Unternehmens. Jeder Geschäftsfall, der sich auf den Aufwand oder den Ertrag des Unternehmens auswirkt, wird in der Gewinn- und Verlustrechnung erfasst. Die Differenz zwischen Aufwand und Ertrag ergibt den Gewinn bzw. den Verlust der Periode.

Die ***Bilanz*** ist eine stichtagsbezogene ***Darstellung der Vermögens- und Finanzlage*** eines Unternehmens. Sie gibt auf der Aktivseite eine Übersicht über die Mittelverwendung und erläutert auf der Passivseite die Herkunft der finanziellen Mittel. Aktiv- und Passivseite einer Bilanz müssen ausgeglichen sein.

▶ Kostenrechnung

Im Gegensatz zur Finanzbuchhaltung ist die Kostenrechnung nicht an gesetzliche Vorschriften gebunden und ***dient rein internen Zwecken***. Die Hauptbestandteile der Kostenrechnung sind die Kostenarten-, die Kostenstellen- und die Kostenträgerrechnung.

- ***Kostenartenrechnung:*** Welche Kosten sind angefallen? Man unterscheidet zwischen Personalkosten, Materialkosten, Raumkosten, Energiekosten usw. Wichtig für die Kostenrechnung ist die Unterteilung in ***fixe und variable Kosten***. Die fixen Kosten sind unabhängig von der Produktion bzw. Ausführung der Dienstleistung. Hierzu zählen u. a. Abschreibungen, Mieten und Versicherungen. Die variablen Kosten hingegen sind abhängig von der Produktionsmenge bzw. von der Erbringung von Dienstleistungen (z. B. Materialkosten oder Treibstoffkosten). Diese Unterscheidung zwischen fixen und variablen Kosten ist beispielsweise für die Deckungsbeitragsrechnung wichtig. Der Deckungsbeitrag errechnet sich aus der Differenz zwischen den Erlösen und den variablen Kosten. Er gibt an, wie hoch der Anteil ist, der zur Abdeckung der Fixkosten zur Verfügung steht. Der Deckungsbeitrag muss dabei zumindest Null ergeben, da ansonsten weder die zusätzlichen Material- noch die Fertigungskosten gedeckt sind. Langfristig jedoch muss das Unternehmen in der Lage sein, alle Kosten, sowohl die variablen als auch die fixen, abzudecken.
- ***Kostenstellenrechnung:*** Wo sind die Kosten angefallen? Die Zuordnung von Kosten zu Kostenstellen gibt einerseits den Kostenstellenverantwortlichen eine Kosteninformation und dient andererseits auch als Basis für Kalkulationen.
- ***Kostenträgerrechnung:*** Wofür sind die Kosten angefallen? Kostenträger können Produkte und Dienstleistungen sein. Sie müssen die im Betrieb anfallenden Kosten tragen und durch ihren Verkauf wieder einbringen – möglichst mit Gewinn.

▶ Controlling

Das Controlling unterstützt den unternehmerischen Entscheidungs- und Steuerungsprozess durch zielgerichtete Informationsbeschaffung und -verarbeitung und hat ***Planungs-, Steuerungs-, Informations- und Kontrollaufgaben***. Das Controlling greift für die Erfüllung des breiten Aufgabenspektrums auf die Datenbasen des Unternehmens zu (z. B. die Bilanz, Gewinn- und Verlustrechnung, die Kostenrechnung und die Personalverrechnung). Diese Basisdaten werden weiterverarbeitet, analysiert, nachvollziehbar dargestellt und benutzerorientiert aufbereitet und dienen der Unterstützung von Entscheidungen. Man unterscheidet zwischen dem operativen und dem strategischen Controlling:

- ***Operatives Controlling***: Das operative Controlling ist ein umfassendes Controllingsystem, das die Steuerung des Unternehmens unterstützt und auf die Erstellung von Planungs- und Kontrollkonzepten und die Einhaltung der Erfolgsziele im kurzfristigen Bereich abzielt. Hierbei hat die ***Sicherstellung der Wirtschaftlichkeit betrieblicher Prozesse*** die vorrangige Orientierung. Ebenso hat das operative Controlling die Aufgabe der operativen Planung, der Budgetierung, der Überwachung und der Steuerung inne. Zu den klassischen Instrumenten des operativen Controllings zählen Soll-Ist-Vergleiche, Kennzahlen, Kennzahlensysteme, Investitionsrechnungen etc.
- ***Strategisches Controlling***: Die Aufgabe des strategischen Controllings besteht darin, die Unternehmensführung im Prozess der Strategieplanung und -durchsetzung zu unterstützen. Ziel ist die langfristige und nachhaltige Existenzsicherung des Unternehmens. Die beiden Hauptaufgaben des strategischen Controllings sind die ***strategische Planung und die strategische Überwachung*** und Steuerung. Bei der Planung sind sowohl unternehmensinterne als auch unternehmensexterne Einfluss- und Entwicklungsfaktoren zu berücksichtigen. Die strategische Überwachung muss geeignete Instrumente zur Verfügung stellen, um die Erreichung der strategischen Ziele

sicherzustellen. Abweichungen müssen frühzeitig erkannt werden, damit Maßnahmen zur Gegensteuerung eingeleitet werden können. Zu den Instrumenten des strategischen Controllings zählen u.a. die SWOT-Analyse, Konkurrenzanalyse, Szenariotechnik, Umfeldanalyse, Erfahrungskurven.

Das operative und das strategische Controlling können nicht streng voneinander getrennt werden, da eine starke Wechselwirkung zwischen den Bereichen besteht (z.B. hängt die operative Planung stark von der strategischen Planung ab).

▶ Internes Kontrollsystem

Das interne Kontrollsystem umfasst die Gesamtheit aller Maßnahmen und Methoden der internen Kontrolle, die exakt aufeinander abgestimmt sind. Das interne Kontrollsystem bezieht sich auf alle Bereiche des Unternehmens und soll in die gesamte Aufbau- und Ablauforganisation eingebunden sein. Mit einem internen Kontrollsystem soll sichergestellt werden, dass sowohl gesetzliche Vorschriften als auch interne Normen und Vorschriften eingehalten werden. Es soll die ***Sicherheit, Ordnungsmäßigkeit und Wirtschaftlichkeit von allen betrieblichen Prozessen sicherstellen***. Zu den Maßnahmen eines internen Kontrollsystems zählen z.B.: Kompetenzordnungen, Unterschriftenregelungen, Funktionstrennung, das Vier-Augen-Prinzip, das Formularwesen und Arbeitsanweisungen.

▶ Interne Revision

Die interne Revision ist vergangenheitsorientiert. Im klassischen Sinn ist die interne Revision eine ***mit Prüfungsaufgaben befasste Stelle***. Interne Prüfungen können grundsätzlich in jedem beliebigen Bereich des Unternehmens stattfinden, mit Ausnahme der Unternehmensführung. Zu den Hauptaufgaben gehören Ordnungsmäßigkeitsprüfungen im Bereich Finanz- und Rechnungswesen und Prüfungen im organisatorischen Bereich. Interne Revision ist nicht mit Controlling gleichzusetzen, dessen Tätigkeitsfeld sehr viel weiter zu fassen ist. Die Grenzen zwischen interner Revision und Controlling sind fließend. Während die interne ***Revision schwerpunktmäßig vergangenheitsorientierte*** Prüfungen durchführt, widmet sich das ***Controlling vor allem*** der ***zukunftsorientierten*** Überwachung.

14.4.2 Besonderheiten von Non-Profit-Organisationen

Nachstehend werden einige Aspekte der Besonderheiten von Non-Profit-Organisationen (NPO) gegenüber For-Profit-Organisationen angeführt und erläutert:

▶ Nutzenoptimierung vs. Gewinnoptimierung

Ein wesentlicher Unterschied zwischen For-Profit-Organisationen und NPO ist das Ziel der Gewinnmaximierung der For-Profit-Organisationen. Im Gegensatz dazu hat eine NPO das Ziel, im Interesse des gewählten Zwecks den maximalen Nutzen aus den ihr zur Verfügung stehenden Mitteln zu generieren.

▶ Komplexe Austauschverhältnisse

Das traditionell wirtschaftliche Wirkungsbild zeigt ein direktes Austauschverhältnis einer Leistung und Gegenleistung zwischen dem Anbieter und dem Nachfragenden. Bei einer NPO wird vielfach eine Leistung erbracht, ohne jedoch eine Gegenleistung zu erhalten.

▶ Möglichkeit der Unterstützung durch ehrenamtliche Mitarbeiter

Ein weiteres wesentliches Unterscheidungsmerkmal von NPO ist die teilweise oder vollständige Nutzung von ehrenamtlichen Mitarbeitern.

▶ Stärkere intrinsische Mitarbeitermotivation

Im Bereich der Mitarbeiterorientierung zeigen sich Unterschiede in der Führung und der Motivation. Mitarbeiter werden in vergleichbaren Positionen in For-Profit-Organisationen teilweise besser bezahlt als in NPO. Jedoch spielt für diese Mitarbeiter oder auch ihre ehrenamtlichen Kollegen »die gute Sache« eine große Rolle – die intrinsische Motivation ist höher.

14.4.3 Managementfunktionen in der Betriebsführung

Als allgemeine Aufgabe des Managements gilt die Fixierung der konkreten betrieblichen Zielsetzungen, mit denen das Endziel, die langfristige Gewinnmaximierung, erreicht werden soll. Ebenso zählt die Festlegung der Betriebspolitik, die die ***»Marschroute« für den Betrieb*** vorgibt, zu den Aufgaben des Managements.

14.4.3.1 *Managementkreislauf*

Da sich laufend neue Anforderungen an das Unternehmen ergeben können (z.B. aufgrund sich verändernder Marktsituationen oder Rahmenbedingungen), ist ein effizientes Regelkreis- und Steuerungssystem erforderlich, um die Basis für wirtschaftliches Handeln zu gewährleisten.

Um diese Aufgaben effizient zu erfüllen, gibt es unterschiedliche Abschnitte. Diese werden auch als Managementkreislauf bezeichnet:

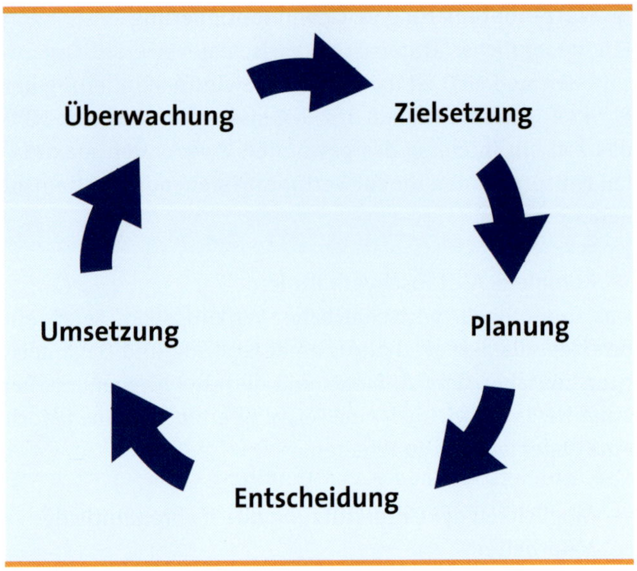

Abb. 6 ▶ Managementfunktionen als Kreislauf

- Zielsetzung,
- Planung,
- Entscheidung,
- Umsetzung,
- Überwachung.

Diese fünf Funktionen sind als Regelkreis zu betrachten, der viele Interdependenzen und Rückkoppelungen beinhaltet (vgl. Abb. 6). Nachstehend wird auf die Managementfunktion Planung näher eingegangen.

14.4.3.2 *Managementfunktion Planung*

Planung ist die gedankliche Vorwegnahme zielgerichteten zukünftigen Handelns durch das ***Abwägen verschiedener Handlungsalternativen*** und der Entscheidung für den günstigsten Weg.

▶ Bedeutung der Planung für die Unternehmensführung

Die Planung setzt klar formulierte Ziele voraus, welche wiederum die Systemzusammenhänge berücksichtigen müssen. Denn jede Entscheidung in einem Bereich des Unternehmens hat Auswirkungen auf andere Bereiche. Durch eine Gesamtplanung können somit bewusste oder unbewusste Ressortegoismen verhindert werden.

Durch die Planung ist bei Abweichungen von IST zu SOLL ein frühzeitiges Gegensteuern möglich. Um eine möglichst realistische Planung durchzuführen, ist eine intensive Auseinandersetzung mit Chancen und Risiken Voraussetzung.

▶ Grundsätze der Planung

Es gibt einige Grundsätze, die es bei der Planung zu berücksichtigen gilt:

- ***Effizienz***: Das Kosten-Nutzen-Verhältnis der Planung entscheidet darüber, ob eine Planung effizient durchgeführt wurde. Die weiteren Grundsätze müssen dieses Prinzip berücksichtigen.
- ***Vollständigkeit***: Es sollen alle Informationen berücksichtigt werden, die für die Steuerung des Unternehmens relevant sind.
- ***Relevanz***: Die bestehende Informationsflut muss auf Relevanz geprüft werden.
- ***Genauigkeit***: Die notwendige Genauigkeit hängt vom Planungsziel ab.
- ***Aktualität***: Bei der Planung soll mit möglichst aktuellen Daten gearbeitet werden.
- ***Objektivität***: Die Daten sollen möglichst objektiv dargestellt werden. Eine Bewertung der Daten erfolgt zu einem späteren Zeitpunkt.
- ***Flexibilität***: Eine Planung soll der Dynamik ihres Umfeldes angepasst werden können.
- ***Klarheit***: Pläne sollen klar und übersichtlich gestaltet werden.
- ***Realisierbarkeit***: Die Planungsverantwortlichen sollen möglichst realistische Pläne erstellen.
- ***Konsistenz***: Widersprüche zwischen Teilplänen sollen beseitigt werden.
- ***Zielbezogenheit***: Die Planung muss sich nach vorhandenen Unternehmenszielen ausrichten.

▶ Planungssystem

Das Planungssystem wird von einem Unternehmen frei gewählt, es umfasst sämtliche Pläne und beschreibt deren Beziehungen zueinander. Folgende Aspekte müssen bei der Erstellung des Planungssystems festgelegt werden:

- ***Planungsbezug***: Es wird festgelegt, auf welche Bereiche sich die Planung bezieht (auf das gesamte Unternehmen, auf Teilbereiche oder auch auf Projekte).
- ***Planungstiefe***: Hier wird zwischen einer Grob- und einer Feinplanung unterschieden.
- ***Planungszeitraum***: Der Planungszeitraum unterscheidet zwischen kurz- (bis 1 Jahr), mittel- (1 bis 5 Jahre) und langfristigen (mehr als 5 Jahre) Zeithorizonten.
- ***Planungsstufe***: Die Planungsstufe legt fest, welche Managementebene für die Erstellung der Pläne zuständig ist.

▶ Planungsmethoden

Je nachdem, von welcher Unternehmensebene die Pläne der vor- oder nachgelagerten Planungsebene abgeleitet werden, unterscheidet man zwischen der Top-down-Planung, der Bottom-up-Planung oder dem Gegenstromverfahren.

- ***Top-down-Planung (retrograde Planung)***: Der Plan der Unternehmensführung wird von der nächsten Ebene in Teilpläne zerlegt und dient der nachstehenden Ebe-

ne wieder als Rahmenplan. Vorteil dieser Methode ist die Übereinstimmung der Zielsetzungen der unteren Ebenen mit den Unternehmenszielen. Jedoch fühlen sich die unteren Ebenen dadurch bevormundet.
- ***Bottom-up-Planung (progressive Planung)***: Die Teilpläne werden auf unterster Ebene erstellt, durch die obere Ebene zusammengefasst und koordiniert und wiederum an die obere Ebene gebündelt weitergegeben. Da die Planung von den unmittelbar Betroffenen durchgeführt wird, geht man in der Regel von einem guten Informationsstand aus. Einzelne Teilpläne können sich jedoch widersprechen und lassen sich somit nicht koordinieren.
- ***Gegenstromverfahren:*** Diese Methode versucht, die Nachteile der oben genannten Verfahren auszuschalten, indem von der oberen Ebene zunächst ein sogenannter Rahmenplan vorgegeben wird. Dieser wird durch die unteren Ebenen auf die Realisierbarkeit überprüft und ggf. gemeinsam angepasst.

▶ Exkurs: Personalplanung

Das Personalwesen wird in folgende Teilgebiete untergliedert:
- Personalpolitik,
- Personalbeschaffung,
- Personaleinsatz,
- Personalführung,
- Personalentlohnung,
- Personalentwicklung,
- Personalverwaltung,
- Personalcontrolling,
- Personalplanung.

Personalplanung ist die ***gedankliche Vorwegnahme zukünftiger personeller Maßnahmen***. Personalplanung soll dafür sorgen, dass kurz-, mittel- und langfristig die im Unternehmen benötigten Arbeitnehmer in der erforderlichen Qualität und Quantität zum richtigen Zeitpunkt, am richtigen Ort und unter Berücksichtigung der unternehmenspolitischen Ziele zur Verfügung stehen. Die Personalplanung ist Teilaufgabe der Personalwirtschaft.

Personalplanung vollzieht sich in mehreren Prozessabschnitten:
1. Ermittlung des Personalbedarfs,
2. Planung der Personalbeschaffung,
3. Planung der Personalentwicklung,
4. Planung des Personaleinsatzes,
5. Planung der Personalfreisetzung.

Für eine aussagekräftige Personalplanung sind umfassende Informationen über die Stellen, Personen und über interne und externe Faktoren notwendig. Ein Personalinformationssystem, das dem Datenschutz Rechnung zu tragen hat, kann hierbei behilflich sein.

Das Stadium der Planung ist erreicht, wenn die Überlegungen über Personalbedarf und Personaldeckung so weit gediehen sind, dass man sie als Vorgabe ansehen kann, nach der der Arbeitgeber in der betrieblichen Personalpolitik künftig verfahren will.

Die Aufgabe der Planung und der laufenden Überwachung der Effektivität und Effizienz des personalwirtschaftlichen Handelns übernimmt das Personalcontrolling, das bei Abweichungen steuernd und korrigierend eingreifen kann.

Voraussetzungen für ein gut funktionierendes Personalcontrolling sind klare Zielsetzungen und Plandaten für Bereiche wie Beschaffung, Entwicklung und Freisetzung. Das Grundproblem hierbei besteht darin, dass personalwirtschaftliche Ziele meist qualitative Ziele sind und demnach schwer quantifizierbar und messbar sind.

Literatur:

Allgemeines Bürgerliches Gesetzbuch (ABGB).

Allgemeines Pensionsgesetz (APG).

Arbeitslosenversicherungsgesetz (AlVG).

Arbeitsvertragsrechts-Anpassungsgesetz (AVRAG).

Behrendt H (2012) Personalbedarf und Dienstplangestaltung im Rettungsdienst. 2. Aufl. Stumpf + Kossendey, Edewecht.

Bens D (2010) Rettungsdienst-Management. 2. Aufl. Stumpf + Kossendey, Edewecht.

Bundesgesetz betreffend die Arbeitsverfassung (Arbeitsverfassungsgesetz – ArbVG).

Bundesgesetz betreffend die Vereinheitlichung des Urlaubsrechtes und die Einführung einer Pflegefreistellung (UrlG).

Bundesgesetz über Ausbildung, Tätigkeiten und Beruf der Sanitäter (Sanitätergesetz – SanG).

Bundesgesetz über den Dienstvertrag der Privatangestellten (Angestelltengesetz – AngG).

Bundesgesetz über den Hebammenberuf (Hebammengesetz – HebG).

Bundesgesetz über die Ausübung des ärztlichen Berufes und die Standesvertretung der Ärzte (Ärztegesetz – ÄrzteG).

Bundesgesetz über die Beschränkung der Schadenersatzpflicht der Dienstnehmer (Dienstnehmerhaftpflichtgesetz – DNHG).

Bundesgesetz über die Fortzahlung des Entgelts bei Arbeitsverhinderung durch Krankheit (Unglücksfall), Arbeitsunfall oder Berufskrankheit (Entgeltfortzahlungsgesetz – EFZG).

Bundesgesetz über die Regelung der gehobenen medizinisch-technischen Dienste (MTD-Gesetz).

Bundesgesetz über die Sozialversicherung der in der gewerblichen Wirtschaft selbständig Erwerbstätigen (Gewerbliches Sozialversicherungsgesetz – GSVG).

Bundesgesetz über die wöchentliche Ruhezeit und die Arbeitsruhe an Feiertagen (Arbeitsruhegesetz – ARG).

Bundesgesetz über Gesundheits- und Krankenpflegeberufe (Gesundheits- und Krankenpflegegesetz – GuKG).

Bundesgesetz über Krankenanstalten und Kuranstalten (Krankenanstalten- und Kuranstaltengesetz – KAKuG).

Bundesgesetz über Suchtgifte, psychotrope Stoffe und Vorläuferstoffe (Suchtmittelgesetz – SMG).

Bundesgesetz über die Regelung der Arbeitszeit (Arbeitszeitgesetz – AZG).

Bundesgesetz über Sicherheit und Gesundheitsschutz bei der Arbeit (ArbeitnehmerInnenschutzgesetz – ASchG).

Bundesgesetz zum Schutz natürlicher Personen bei der Verarbeitung personenbezogener Daten (Datenschutzgesetz – DSG).

Bundesgesetz zur Bekämpfung der Tuberkulose (Tuberkulosegesetz).

Bundesgesetz über die Allgemeine Sozialversicherung (Allgemeines Sozialversicherungsgesetz – ASVG).

Bundesministerium für Arbeit, Soziales, Gesundheit und Konsumentenschutz (BMASGK) (Hrsg.) (2019) Das österreichische Gesundheitssystem: Zahlen – Daten – Fakten. 3. Aufl. BMASGK, Wien.

Bundesministerium für Arbeit, Soziales, Gesundheit und Konsumentenschutz (BMASGK) (Hrsg.) (2019) Gesundheitsberufe in ÖsterreichZahlen 2019. BMASGK, Wien.

Bundes-Verfassungsgesetz (B-VG).

Epidemiegesetz.

Gewerbeordnung 1859 – Gewerbliches Hilfspersonal (GewO).

Konvention zum Schutze der Menschenrechte und Grundfreiheiten (Europäische Menschenrechtskonvention – EMRK).

Leiner F, Gaus W, Haux R et al. (2012) Medizinische Dokumentation: Lehrbuch und Leitfaden. 6. Aufl. Schattauer, Stuttgart, New York.

Sozialversicherungs-Organisationsgesetz (SV-OG).

Strafgesetzbuch (StGB).

Verordnung (EU) 2016/679 des Europäischen Parlaments und des Rates zum Schutz natürlicher Personen bei der Verarbeitung personenbezogener Daten, zum freien Datenverkehr und zur Aufhebung der Richtlinie 95/46/EG (Datenschutz-Grundverordnung – DSGVO).

Wöhe G, Döhring U, Brösel G (2020) Einführung in die allgemeine Betriebswirtschaftslehre. 27. Aufl. Vahlen, München.

Anhang

Inhalt:

Abbildungsnachweis

Alle hier nicht aufgeführten Grafiken und Fotos wurden vom Verlag nach Vorlagen der jeweiligen Autoren bzw. der Herausgeber erstellt. Weitere Quellenangaben finden sich direkt bei den Abbildungen und im Literaturverzeichnis.

Ambu GmbH
In der Hub 5, D-61231 Bad Nauheim
Kap. 9 Abb. 104, 105

BASF Aktiengesellschaft DOA
Arbeitsmedizin und Gesundheitsschutz, D-67056 Ludwigshafen
Kap. 7 Abb. 47

Thomas Beyer
Johanniter-Unfall-Hilfe e.V., Frankfurter Straße 666, D-51107 Köln
Kap. 9 Abb. 96

Berufsfeuerwehr Frankfurt am Main
Feuerwehrstraße 1, D-60435 Frankfurt a. M.
Kap. 10 Abb. 17, 18
Oliver Brang: Kap. 10 Abb. 16

Bildungsinstitut des DRK-Landesverbandes Rheinland-Pfalz
Bauerngasse 7, D-55116 Mainz
Kap. 13 Abb. 2, 4
Johannes Becker: Kap. 9 Abb. 62, 91–94, 97, 98
Ulrich Mayer: Kap. 9 Abb. 99

BODE Chemie GmbH
Melanchthonstraße 27, D-22525 Hamburg
Kap. 2 Abb. 3

B. Braun-Melsungen AG
Carl-Braun-Straße 1, D-34212 Melsungen
Kap. 2 Abb. 2; Kap. 9 Abb. 88

Miran Brvar
(Slowenien)
Kap. 6 Abb. 26–28

corpuls | GS Elektromedizinische Geräte G. Stemple GmbH
Hauswiesenstraße 26, D-86916 Kaufering
Kap. 5 Abb. 25; Kap. 8 Abb. 1

Ralf Daniel
Freiwillige Feuerwehr Steimbke, Hauptstraße 16, D-31634 Steimbke
Kap. 7 Abb. 14, 15

Prof. Dr. med. Dr. c. Bernd Domres
Stiftung des Deutschen Instituts für Katastrophenmedizin gGmbH, Unteres Schloss Kilchberg, Bahnhofstraße 1, D-72072 Tübingen
Kap. 7 Abb. 46

Prim. Dr. Reinhard Doppler
Leiter der Abteilung für Innere Medizin, LKH Rottenmann, Steiermärkische Krankenanstaltengesellschaft m. b. H., St. Georgen 2 - 4, A-8786 Rottenmann
Kap. 9 Abb. 74 – 81

DRK Rettungsdienst Mittelhessen gGmbH
Am Krekel 41, D-35039 Marburg
Kap. 2 Abb. 1; Kap. 7 Abb. 29; Kap. 9 Abb. 47–52, 82–87

Drug Enforcement Administration (DEA)
Hearing Clerk/LJ, 8701 Morrissette Drive, Springfield, VA 22152, USA
Kap. 6 Abb. 23

Fotoagentur Gerrit Schneider
Pasteurallee 12, D-30655 Hannover
Kap. 7 Abb. 18; Kap. 9 Abb. 15–18, 61

Grünes Kreuz Steiermark
St. Stefan ob Stainz 132, A-8511 St. Stefan ob Stainz
Kap. 10 Abb. 4

Helmut Holler
ÖAMTC
Kap. 10 Abb. 11

Johanniter-Unfall-Hilfe e. V.
Landesverband Niedersachsen/Bremen, Kabelkamp 5, D-30179 Hannover
J. Dommel: Kap. 12 Abb. 6

Jonhy Wee GmbH & Co. KG
Zur Grafenmühle 144 - 147, D-46244 Bottrop
Kap. 13 Abb. 1

Prof. Dr. phil. Harald Karutz
Medical School Hamburg (MSH), Am Kaiserkai 1, D-20457 Hamburg
Kap. 12 abb. 1, 4

Dr. med. Peer G. Knacke:
Fachabteilung Anästhesie der Sana Kliniken Ostholstein GmbH – Klinik Eutin, Hospitalstraße 22, D-23701 Eutin
Kap. 1 Abb. 26, 27; Kap. 5 Abb. 27; Kap. 6 Abb. 17, 21, 29, 30; Kap. 7 Abb. 1, 4, 6, 12, 13, 20–22, 26, 27, 32, 36, 42; Kap. 9. Abb. 89

Landesfeuerwehrverband Steiermark
Florianistraße 22, A-8403 Lebring
Franz Fink (Landesfeuerwehrkommando): Kap. 7 Abb. 30
M. Gaber: Kap. 11 Abb. 1, 2
Martin Jeindl: Kap. 12 Abb. 7

Landesmuseum Joanneum
Abteilung Bild- und Tonarchiv, Sackstraße 17, A-8010 Graz
Kap. 10 Abb. 1

LKA Rheinland-Pfalz
Valenciaplatz 7, D-55118 Mainz
K. Berkefeld: Kap. 6 Abb. 24
M. Sturm: Kap. 6 Abb. 25

Lohmann & Rauscher GmbH & Co. KG
Irlicher Straße 55, D-56567 Neuwied
Kap. 1 Abb. 59

Alexander Nikendei
Burg 8, D-88260 Eglofs
Kap. 12 Abb. 2, 3

ÖRK Landesverband Steiermark
Bezirksstelle Graz-Stadt, Münzgrabenstraße 51, A-8010 Graz:
Kap. 10 Abb. 7
Bildungs- und Einsatzzentrum Laubegg, Laubegg 1, A-8413 Ragnitz:
Kap. 1 Abb. 34, 35; Kap. 5 Abb. 17, 38; Kap. 9 Abb. 30; Kap. 10 Abb. 10
Landesrettungskommando, DOKUteam: Kap. 1 Abb. 36–41, 45, 61; Kap. 5 Abb. 11, 12, 18, 26; Kap. 7 Abb. 38, 41, 50; Kap. 8 Abb. 8–10; Kap. 9 Abb. 1–6, 8–14, 19, 20, 25–29, 31, 32, 53, 54, 100, 103; Kap. 10 Abb. 6, 8, 9, 12, 13–15; Kap. 11 Abb. 3; Kap. 12 Abb. 5
Peter Hansak
Kap. 5 Abb. 9; Kap. 7 Abb. 48; Kap. 11 Abb. 8–11
Andreas Mörth-Neßhold
Kap. 1 Abb. 32; Kap. 9 Abb. 63

Österreichische Bundesbahn (ÖBB)
Kap. 10 Abb. 20

PerSys Medical
5310 Elm St., Houston, TX 77081, USA
Kap. 9 Abb. 70

Prof. Dr. med. Christian Poets
Universitätsklinik für Kinder- und Jugendmedizin, Calwer-Straße 7, D-72076 Tübingen
Kap. 7 Abb. 62

Prof. Dr. med. Klaus Püschel
Ehem. Direktor des Instituts für Rechtsmedizin, Universitätsklinikum Hamburg-Eppendorf, Butenfeld 34, D-22529 Hamburg
Kap. 7 Abb. 67–69

Pyng Medical Corporation
210–13480 Crestwood Place, Richmond, British Columbia V6V 2J9, Canada
Kap. 9 Abb. 71

Dr. med. Joachim Risse
Zentrum für Notfallmedizin, Universitätsmedizin Essen, Hufelandstraße 55, D-45147 Essen
Kap. 9 Abb. 90

Dr. med. Peter Rupp
Zentrale Notaufnahme und Innere Medizin, InnKlinikum gKU Altötting und Mühldorf, Klinik Mühldorf a. Inn, Krankenhausstraße 1, D-84453 Mühldorf am Inn
Kap. 5 Abb. 19–23; Kap. 6 Abb. 1, 3–8; Kap. 8 Tab. 1

Prof. Dr. Med. Holger Rupprecht
Thorax-, Gefäß- und Viszeralchirurgie, Klinikum Fürth, Jakob-Henle-Straße 1, D-90766 Fürth
Kap. 7 Abb. 3, 8, 9, 11, 16, 17, 19, 23, 24, 28

O. Schad
Kap. 10 Abb. 19

Dr. med. Ralf Schnelle
Phloxweg 2, D-70565 Stuttgart
Kap. 3 Abb. 1, 2; Kap. 4 Abb. 7; Kap. 7 Abb. 34, 51

Hendrik Sudowe
Malteser Hilfsdienst gGmbH, Richterskamp 9, D-49078 Osnabrück
Kap. 9 Abb. 95

Teleflex Medical GmbH
Willy-Rüsch-Straße 4 - 10, D-71393 Kernen i. R.
Kap. 9 Abb. 39

Sylvi Thierbach
Blücherstraße 46, D.89077 Ulm
Kap. 10 Abb. 26

Thorsten Trütgen
DRK-Kreisverband Ahrweiler e.V., Ahrweilerstraße 1, D-53474 Bad Neuenahr-Ahrweiler
Kap. 12 Abb. 8

Dr. med. Volker Umlauf
Inselspital, Universitätsspital Bern, Universitätsklinik für Kinderheilkunde, Freiburgstraße, CH-3010 Bern
Kap. 7 Abb. 63–65; Kap. 9 Abb. 109

VBM Medizintechnik GmbH
Einsteinstraße 1, D-72172 Sulz a. N.
Kap. 9 Abb. 101

Vorarlberger Krankenhaus-Betriebsges. m. b. H.
Carinagasse 41, A-6800 Feldkirch
Kap. 9 Abb. 72

WEINMANN Emergency Medical Technology GmbH + Co. KG
Frohbösestraße 12, D-22525 Hamburg
Kap. 9 Abb. 106

WERO-MEDICAL Werner Michallik GmbH & Co. KG
Idsteiner Straße 94, D-65232 Taunusstein
Kap. 1 Abb. 69–71; Kap. 5 Abb. 31

Peter Wiese
Hessische Landesfeuerwehrschule (HLFS), Heinrich-Schütz-Allee 62, D-34134 Kassel
Kap. 10 Abb. 24, 25; Kap. 12 Abb. 9

Wikipedia
John Oliver Smeltzer (Portland, Oregon): Kap. 13 Abb. 3

Mathias Wosczyna
Grafik-Designer/Illustrator, Hauptstraße 84, D-53557 Bad Hönningen
Kap. 1 Abb. 42, 46, 47, 50, 53–56, 60, 62, 65–67, 72; Kap. 4 Abb. 1–6, 8–20, 23–31, 36–54; Kap. 5 Abb. 3, 7, 8, 10, 30–32; Kap. 6 Abb. 9–16, 18–20; Kap. 7 Abb. 2, 7, 10, 25, 31, 33, 35, 37, 39, 40, 43–45, 52–56, 58–61, 69–71; Kap. 8 Abb. 3; Kap. 9 Abb. 33–45, 68, 102

Herausgeber und Autoren

▶ Herausgeber

Dr. Peter Hansak
Österreichisches Rotes Kreuz
Landesverband Steiermark
Landesrettungskommandant
Leiter Einsatz, Bildungs und Entwicklungszusammenarbeit
Bildungs- und Einsatzzentrum Laubegg
Laubegg 1
A-8413 Ragnitz

Ass.-Prof. Dr. med. Berthold Petutschnigg
Facharzt für Chirurgie und Intensivmedizin, Notarzt,
Kursleiter für Schiffsarztausbildung und Chief Senior Doctor
TUI Cruises,
Modulkoordinator „Spezielle Notfallmedizin"
Medizinische Universität Graz

Hans-Peter Hündorf, M.Sc.
Notfallsanitäter, Fachkrankenpfleger, QM-Manager
Geschäftsführer
DRK-Kreisverband Dessau e.V.
Amalienstraße 138
D-06844 Dessau-Roßlau

Roland Lipp
Leiter des Bildungsinstituts und Abteilungsleiter Nationale Hilfsgesellschaft
DRK-Landesverband Rheinland-Pfalz e.V.
Im Brühl 1
D-55299 Nackenheim

Steffen Lipp
DRK-Landesverband Rheinland-Pfalz e.V.
Mitternachtsgasse 4
D-55116 Mainz

Johannes Veith
Stv. Schulleiter
Aus- und Weiterbildungszentrum Mainz
ASB-Kreisverband Mainz-Bingen
Hattenbergstraße 5
D-55122 Mainz

▶ Autoren

Ralf Ackermann (†)
Kap. 9.4

Matthias Bastigkeit
Medizinjournalist
Dorfstraße 83
D-23815 Geschendorf
Kap. 6.6.4

Alexander Becht
Landesbeauftragter IuK BOS
DRK-Landesverband Thüringen e.V.
Heinrich-Heine-Straße 3
D-99096 Erfurt
Kap. 10.3

Johannes Becker
Stv. Leiter des Bildungsinstituts
DRK-Landesverband Rheinland-Pfalz e.V.
Im Brühl 1
D-55299 Nackenheim
Kap. 3

Dirk Biersbach
Teamleiter Team Continuing Medical Education (CME)
Malteser Hilfsdienst gGmbH
Bildungszentrum HRS
Franz-Langsdorf-Platz 1
D-35578 Wetzlar
Kap. 5.1 - 5.4.1, 5.4.3, 8.8, 9.6.6, 9.11.1, 9.12

Verena Blank-Gorki, Dipl.-Soz.Wiss.
Notfallpädagogisches Institut
Müller-Breslau-Straße 30a
D-45130 Essen
Kap. 12.6

Dr. med. Markus Böbel
Facharzt für Allgemeinmedizin, Ärztliches Qualitätsmanagement
Steinachstraße 9
D-72770 Reutlingen-Betzingen
Kap. 1.1.4, 9.7

Mag. Dr. Christoph Brandl
Rechtsanwalt
Land Steiermark, Fachabteilung Verfassungsdienst
Burgring 4
A-8010 Graz
Kap. 14.1

Dr. med. Barbara Enke
Fachärztin für Kinder- und Jugendmedizin/Notfallmedizin
Klinik für Kinder- und Jugendmedizin
Klinikum Bremen-Mitte
St. Jürgen-Str. 1
D-28205 Bremen
Kap. 7.7

KERSTEN ENKE
Diplom-Gesundheitslehrer und Notfallsanitäter
Leiter Johanniter-Akademie Bildungsinstitut Hannover
Johanniter-Unfall-Hilfe e.V.
Büttnerstraße 19
D-30165 Hannover
KAP. 1.3.1, 1.3.7, 1.3.9, 7.7

DR. MED. ANDREAS FLEMMING
Facharzt für Anästhesiologie
Oberarzt an der Stabsstelle für Interdisziplinäre Notfall- und Katastrophenmedizin an der Medizinischen Hochschule Hannover,
ÄLRD in Hannover
Landeshauptstadt Hannover – Feuerwehr OE 37.04.1
Feuerwehrstraße 1
D-30169 Hannover
KAP. 1.2, 1.3.5

PROF. DR. BERND GASCH
Bolland 58
D-59394 Nordkirchen
KAP. 12.5.1–12.4.5

DR. WOLFRAM GEIER
Leitender Regierungsdirektor
c/o Bundesamt für Bevölkerungsschutz und Katastrophenhilfe (BBK)
Provinzialstraße 93
D-53127 Bonn
KAP. 10.1–10.2

PROF. DR. MED. JAN-THORSTEN GRÄSNER
Direktor des Instituts für Rettungs- und Notfallmedizin (IRuN)
Universitätsklinikum Schleswig-Holstein (UKSH)
Arnold-Heller-Straße 3
D-24105 Kiel
KAP. 4.8, 7.2.3, 7.3

BERTHOLD GROSS
Groß, Gliwitzky & Schädler MegaMED GbR
Weideweg 50
D-67487 Maikammer
KAP. 4.5.1–4.5.4.2, 6.3

DR. PETER HANSAK
Österreichisches Rotes Kreuz
Landesverband Steiermark
Landesrettungskommandant
Leiter Einsatz, Bildungs und Entwicklungszusammenarbeit
Bildungs- und Einsatzzentrum Laubegg
Laubegg 1
A-8413 Ragnitz
KAP. 1.1.1–1.1.3, 1.2, 3, 5.6, 6.7.1–6.7.2, 7.4, 8.1, 8.3–8.9, 9.8–9.10, 9.11.2, 9.13–9.14, 10.1–10.2, 10.4–10.5, 11.4–11.5, 12.7, 14.1, 14.3

MIKE HALLANZY
Freiberuflicher Dozent im Rettungsdienst
Essen
KAP. 4.1–4.2.3, 4.3–4.4

CARSTEN HAUSER
DRK-Rettungsdienst Mittelhessen gGmbH
Am Krekel 41
D-35039 Marburg
KAP. 6.1, 6.4

ULRIKE HIEBL
DGKS Akad. Lehrerin für Gesundheits- und Krankenpflege
Österreichisches Rotes Kreuz
Landesverband Steiermark
Bildungs- und Einsatzzentrum Laubegg
Laubegg 1
A-8413 Ragnitz
KAP. 13.3.3, 14.2

MATHIAS HIRSCH
DRK-Rettungsdienst Rheinhessen-Nahe gGmbH
Binger Straße 25
D-55131 Mainz
KAP. 5.4.2, 7.2.1 - 7.2.2, 9.6.1–9.6.5

KLAUS HOFMANN
Leiter des DRK-Bildungswerkes Eifel-Mosel-Hunsrück e.V.
Familienbildungsstätte
Rote-Kreuz-Straße 1 - 3
D-54634 Bitburg
KAP. 5.5.3, 6.6.1

HANS-PETER HÜNDORF, M.Sc.
Notfallsanitäter, Fachkrankenpfleger, QM-Manager
Geschäftsführer
DRK-Kreisverband Dessau e.V.
Amalienstraße 138
D-06844 Dessau-Roßlau
KAP. 5.5.3, 6.6.3.9, 7.2.4

OLAF JORZYK
Mohnweg 10
D-66333 Völklingen
KAP. 6.2

PROF. DR. PHIL. HARALD KARUTZ
Professor für Psychosoziales Krisenmanagement, Diplom-Pädagoge,
Notfallsanitäter, Praxisanleiter
Medical School Hamburg (MSH)
Am Kaiserkai 1
D-20457 Hamburg
KAP. 12.1–12.3.3, 12.6

DR. MED. PEER G. KNACKE
Facharzt für Anästhesie und Notfallmedizin
ÄLRD Kreis Ostholstein und Oberarzt in der Fachabteilung Anästhesie der Sana Kliniken Ostholstein GmbH – Klinik Eutin
Hospitalstraße 22
D-23701 Eutin
KAP. 7.1

DR. PHIL. MARCEL KÖHLER, DIPL.-BERUFSPÄD.
Wissenschaftlicher Mitarbeiter
TU Dresden, Fakultät Erziehungswissenschaften
Institut für Berufspädagogik und Berufliche Didaktiken
Professur für Berufspädagogik
Dornblüthstraße 11
D-01277 Dresden
KAP. 12.5

PRIV.-DOZ. DR. MED. HABIL. MICHAEL KRETZSCHMAR
Chefarzt
Klinik für Schmerzt- und Palliativmedizin
SRH Wald-Klinikum GmbH
Straße des Friedens 122
D-07548 Gera
KAP. 1.3.8

PROF. EM. DR. FRANK LASOGGA
Ehem. Technische Universität Dortmund
Institut für Psychologie
Emil-Figge-Straße 50
D-44221 Dortmund
KAP. 12.5.1–12.4.5

ROLAND LIPP
Leiter des Bildungsinstituts und Abteilungsleiter Nationale Hilfsgesellschaft
DRK-Landesverband Rheinland-Pfalz e.V.
Im Brühl 1
D-55299 Nackenheim
KAP. 1.2

CHRISTOPH LIPPAY
Leiter Vertrieb
WISAG Sicherheit & Service Nord GmbH & Co. KG
Heidenkampsweg 51
D-20097 Hamburg
KAP. 12.4.6

PROF. DR. MED. FELIX MAHFOUD
Klinik für innere Medizin III
Kardiologie, Angiologie und Internistische
Intensivmedizin
Universitätsklinikum des Saarlandes
Kirrberger Straße 1
D-66421 Homburg/Saar
KAP. 1.3.4

MAG. EVA MAYER
Österreichisches Rotes Kreuz
Landesverband Steiermark
Stabsstelle Controlling
Merangasse 26
A-8010 Graz
KAP. 14.4

PROF. DR. MED. ERICH MILTNER
Ehem. Direktor des Instituts für Rechtsmedizin der Universität Ulm
Prittwitzstraße 6
D-89075 Ulm
KAP. 1.3.6

MARCEL NEUMANN
Wachenleiter
DRK-Rettungsdienst Rheinhessen-Nahe gGmbH
Binger Straße 25
D-55131 Mainz
KAP. 6.6.3.9, 6.8–6.9, 7.2.4

MATTHIAS NEUMANN
Krankenhaus der Barmherzigen Brüder Trier
Stabsstelle für Krankenhaushygiene und Infektionsprävention
Nordallee 1
D-54292 Trier
KAP. 2

MAG. SANDRA NOVAK
Österreichisches Rotes Kreuz
Landesverband Steiermark
Stabsstelle Controlling
Merangasse 26
A-8010 Graz
KAP. 14.4

DR. PHIL. KEN OESTERREICH
SAMTACS (Strategische Artikulations Managment Taktiken)
Dozent, Fachautor, Handlungstrainer für Eigensicherungs-, Deeskalations-, und Gewaltschutzstrategien für präklinische Settings
Werner-Seelenbinder-Straße 35
D-04668 Großsteinberg
www.samtacs.com
KAP. 12.5

ELKE OTTO
DRK-Kreisverband Saarlouis e.V.
Carl-Friedrich-Gauss-Straße 4
D-66793 Saarwellingen
KAP. 13.1–13.3.2, 13.3.4–13.3.5

MARK OVERHAGEN
Bundesamt für Bevölkerungsschutz und Katastrophenhilfe (BBK)
Abteilung I – Krisenmanagement
Referat I.3 – Psychosoziales Krisenmanagement (PsychKM)
Provinzialstraße 93
D-53127 Bonn
KAP. 12.1–12.3.3

GÉRARD PETERS
Ferschweilerstraße 3
D-54668 Holzthum
KAP. 1.3.2–1.3.3

JENS PETERS
DRK-Ortsverein Warendorf e.V.
Südstraße 10
D-48231 Warendorf
KAP. 4.1–4.2.3, 4.3–4.4

Ass.-Prof. Dr. med. Berthold Petutschnigg
Facharzt für Chirurgie u. Intensivmedizin, Notarzt,
Bezirksstellenleiter der Rotkreuz-Bezirksstelle Graz-Stadt
Chirurg. Klinik der Mediz. Universität Graz
Klinische Abteilung für Transplantationschirurgie
Auenbruggerplatz 35a
A-8036 Graz
Kap. 8.1, 8.3–8.7

Dr. Josef Prassl (†)
Österreichisches Rotes Kreuz
Landesverband Steiermark
Ausbildungszentrum
Exerzierplatzstraße 47
A-8054 Graz
Kap. 14.1

Prof. Dr. med. Klaus Püschel
Ehem. Direktor des Instituts für Rechtsmedizin
Universitätsklinikum Hamburg-Eppendorf
Butenfeld 34
D-22529 Hamburg
Kap. 1.3.6

Christiane Rauen
Bildungsinstitut des DRK-Landesverbandes Rheinland-Pfalz e.V.
Im Brühl 1
D-55299 Nackenheim
Kap. 4.9, 7.6

Dr. med. Martin Rexer
Facharzt für Chirurgie mit Schwerpunkt Viszeralchirurgie
Ltd. Oberarzt der Allgemein-, Viszeral-, und Gefäßchirurgie
Kliniken des Landkreises Neustadt a.d. Aisch – Bad Windsheim
Paracelsusstraße 30
D-91413 Neustadt a. d. Aisch
Kap. 4.7

Dr. med. Matthias Rohrberg
Facharzt für Neurologie
Medizinisches Versorgungszentrum Dr. R. Riffelmacher GmbH
Klubgartenstraße 4
D-38640 Goslar
Kap. 4.6, 6.5

Prof. Dr. med. Holger Rupprecht
Facharzt für Allgemeinchirurgie, Viszeral- und Thoraxchirurgie
Leitung Sektion Thoraxchirurgie
Klinikum Neumarkt
Chirurgische Klinik
Nürnberger Straße 12
D-92318 Neumarkt i.d. OPf.
Kap. 4.7

Dipl.-Psych. Claudia Schedlich
Bundesamt für Bevölkerungsschutz und Katastrophenhilfe (BBK)
Abteilung I – Krisenmanagement
Referat I.3 – Psychosoziales Krisenmanagement (PsychKM)
Provinzialstraße 93
D-53127 Bonn
Kap. 12.3.4

PD Dr. med. Dr. phil. nat. Achim Schmidtko
Merianstraße 40
D-60316 Frankfurt am Main
Kap. 6.6.3.1–6.6.3.8

Gerrit Schneider
Berufsfeuerwehr Hannover
Weidendamm 50
D-30167 Hannover
Kap. 1.3.7, 1.3.9

Johannes Siglen
DRK-Rettungsdienst Rhein-Main-Taunus gGmbH
Flachstraße 6
D-65197 Wiesbaden
Kap. 9.1–9.3, 9.5

Dr. med. Frank Tappert (†)
Kap. 4.5.4.3–4.5.4.4, 5.5.1–5.5.2

Dr. med. Peter Tonn
Facharzt für Neurologie sowie Psychiatrie und Psychotherapie
Geschäftsführer
Neuropsychiatrisches Zentrum Hamburg-Altona NPZ GmbH
Stresemannstraße 23
D-22769 Hamburg
Kap. 7.5

Günter Trugenberger
Rohrackerstraße 362
D-70329 Stuttgart
Kap. 4.2.4, 6.6.5

Johannes Veith
Stv. Schulleiter
Aus- und Weiterbildungszentrum Mainz
ASB-Kreisverband Mainz-Bingen
Hattenbergstraße 5
D-55122 Mainz
Kap. 1.2, 1.3.2–1.3.3, 5.5.1–5.5.2, 6.6.2

Prof. Dr. med. Erwin Volles
Facharzt für Neurologie und Psychiatrie
ehemals an den Asklepios-Kliniken Schildautal
Karl-Herold-Straße 1
38723 Seesen/Harz
Kap. 4.6, 6.5

Peter Wiese
Brandamtmann
Abteilung Trupp- und Führungsausbildung, Katasstrophenschutz
Fachgruppe Katastrophenschutz
Hessische Landesfeuerwehrschule (HLFS)
Heinrich-Schütz-Allee 62
D-34134 Kassel
Kap. 10.6, 11.6

Dr. med. Gregor Wisser
Klinik für Anästhesiologie
Universitätsmedizin Mainz
Langenbeckstraße 1
D-55131 Mainz
Kap. 1.3.2–1.3.3

Benjamin Zurek M.Sc. PH
Schillerstraße 7
D-55595 Hargesheim
Kap. 1.3.4

Jörg Zydziak
Großer Sand 115
D-24536 Uetersen
Kap. 10.5

Index

A

B

C

D

E

H

I

L

Q

R

S

T

U

V

W

Z

Herzfrequenz und Blutdruckwerte (mittlere Ruhewerte)

Altersstufe	Herzfrequenz / min	Blutdruck systolisch / diastolisch [mmHg]
Neugeborene (< 28 Tage)	125–160	60/40–70/50
Säuglinge (1 Monat – 1 Jahr)	115–140	80/60–90/70
Kleinkinder (1 – 5 Jahre)	95–120	90/60–105/70
Schulkinder (6 – 13 Jahre)	85–100	95/60–120/75
Jugendliche (14 – 18 Jahre)	65–80	120/70–130/85
Erwachsene (> 18 Jahre)	60–80	120/70–140/90

Körpertemperatur und ihre Bewertung

Temperatur	Befund
> 42,6 °C	Tod
> 40 °C	sehr hohes Fieber
> 38,6 - 39,9 °C	hohes Fieber
> 37,5 °C	Fieber
36 - 37,5 °C	normale Temperatur
34 - 36 °C	leichte Hypothermie
30 - 34 °C	mittlere Hypothermie
< 30 °C	schwere Hypothermie
< 24 °C	Atem- und Kreislaufstillstand

Normalwerte EKG

	Dauer	Amplitude
P-Welle	0,05 – 0,1 sec	0 – 0,25 mV
PQ-Zeit	0,12 – 0,2 sec	–
Q-Zacke	< 0,04 sec	< 1/4 der höchsten R-Zacke
QRS-Komplex	0,06 – 0,1 sec	–
QT-Zeit	0,26 – 0,4 sec	(PQ-Zeit und QT-Zeit sind frequenzabhängig)

Altersabhängige Größen der Ventilation (in Ruhe)

Altersstufe	Atemfrequenz/min	Atemzugvolumen (ml)
Neugeborene	40	20 – 40
Säuglinge	30	50 – 100
Kleinkinder	25	100 – 200
Schulkinder	20	200 – 400
Jugendliche	15	300 – 500
Erwachsene	12	500 – 800

W-Fragen zur Beurteilung von Vergiftungen

Wer?	Alter, Körpergewicht, Konstitution, Gesundheitszustand/Vorerkrankungen
Was?	exakte Bezeichnung der Substanz (Produktname und Hersteller bzw. chemischer Stoffname), beobachtete Vergiftungssymptome
Wie viel?	aufgenommene Menge (möglichst exakt, sonst minimal/maximal mögliche Menge)
Wie?	Aufnahmeweg in den Körper (oral, inhalativ, dermal, intravenös)
Wann?	Zeitpunkt bzw. Zeitraum der Aufnahme und ggf. des Beginns der Symptome (Latenzzeit)
Wo?	Umfeld des Vorfalls: privat/gewerblich/industriell/militärisch
Warum?	Unfall, Substanzverwechslung, absichtliche Eigen- oder Fremdbeibringung

Wichtige Fakten bei einer Voranmeldung

- Geschlecht
- Alter/Kind
- Arbeitsdiagnose
- bei Trauma: Unfallhergang und Verletzungsmuster
- vitale Situation (stabil/instabil) gemäß ABCDE-Schema
- Infektiöser Patient?
- Schwerlast-Patient?
- geschätzte Ankunftszeit
- boden- oder luftgebundener Transport
- Art des Rettungsmittels

APGAR-Score zur Beurteilung von Neugeborenen

Punkte	0	1	2
Aussehen und Hautfarbe	blass/blau	zyanotisch, Stamm rosig, Extremitäten blau	rosig
Puls- oder Herzfrequenz	keine	< 100/min	> 100/min
Grimassen oder Reflexe beim Absaugen	keine	Verziehen des Gesichtes	Husten, Niesen oder Schreien
Aktivität/Muskeltonus	schlaff	träge Flexion	aktive Bewegung
Respiration oder Atmung	keine	Schnappatmung oder unregelmäßige Atmung	regelmäßig, kräftig schreiend

4A – C – 4E

A	Atemgifte
A	Angstreaktionen
A	Ausbreitung
A	Atomare Strahlung
C	Chemische Stoffe
E	Erkrankungen (Verletzungen)
E	Explosion
E	Einsturz
E	Elektrizität

MELDEN

- Art des Not-/Unfallgeschehens
- Meldeort
- Einsatzort
- Lage
- Durchgeführte Maßnahmen
- Eingesetzte Kräfte
- Nachforderungen

WASB

W	Wach (Spontanreaktion)
A	Ansprache (verzögerte Reaktion auf deutliche Ansprache)
S	Schmerzreiz (Reaktion auf Schmerzreiz)
B	Bewusstlos (keine Reaktion)

Glasgow Coma Scale

Augen öffnen		Antworten		Motorik	
spontan	4	orientiert	5	auf Aufforderung	6
auf Aufforderung	3	verwirrt	4	gezielt auf Schmerz	5
auf Schmerz	2	inadäquat	3	ungezielte Reaktion	4
keine Reaktion	1	unverständlich	2	Beugereaktion	3
		keine	1	Streckreaktion	2
				keine Reaktion	1

GCS = ermittelter Gesamtpunktwert (mind. 3, max. 15 Punkte)

SAMPLE(R)

S	Symptome
A	Allergien
M	Medikamente
P	Patientengeschichte
L	Letzte Mahlzeit
E	Ereignis (Wie kam es zum Ereignis?)
R	Risikofaktoren

FAST

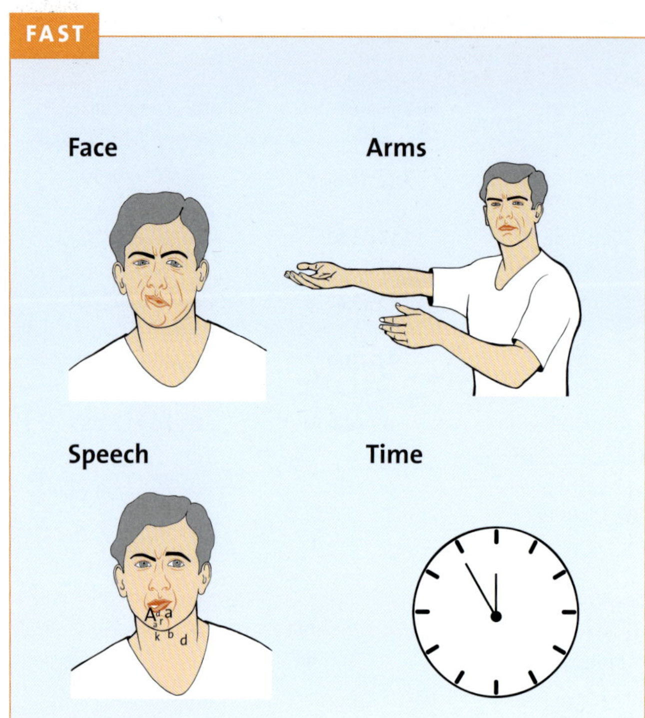

4 H / HITS

Hypoxämie	Herzbeuteltamponade
Hypovolämie	Intoxikation
Hyper-/Hypokaliämie	Thromboembolie
Hypothermie	Spannungspneumothorax

OPQRST

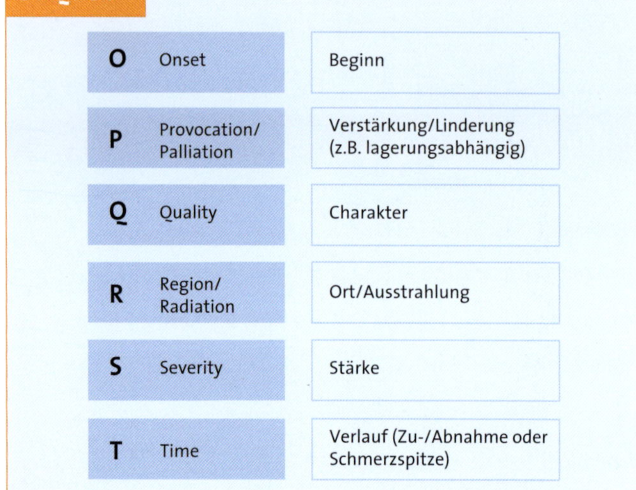

O	Onset	Beginn
P	Provocation/ Palliation	Verstärkung/Linderung (z.B. lagerungsabhängig)
Q	Quality	Charakter
R	Region/ Radiation	Ort/Ausstrahlung
S	Severity	Stärke
T	Time	Verlauf (Zu-/Abnahme oder Schmerzspitze)

Verbale Analogskala (VAS) + Numerische Rating-Skala (NRS)

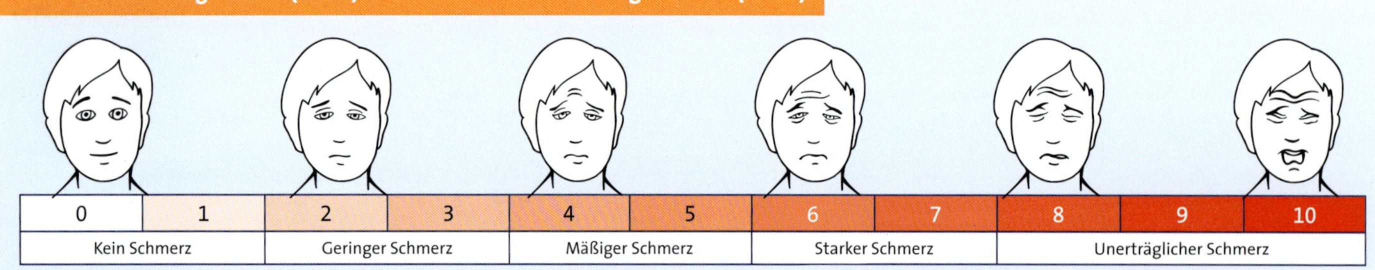